Hefte zur Unfallheilkunde
Beihefte zur Monatsschrift für Unfallheilkunde
Herausgegeben von
J. Rehn und L. Schweiberer

121

38. Jahrestagung

der Deutschen Gesellschaft
für Unfallheilkunde, Versicherungs-,
Versorgungs- und Verkehrsmedizin e.V.

21. bis 23. November 1974, Berlin

Kongreßbericht
im Auftrage des Vorstandes zusammengestellt von

J. Probst

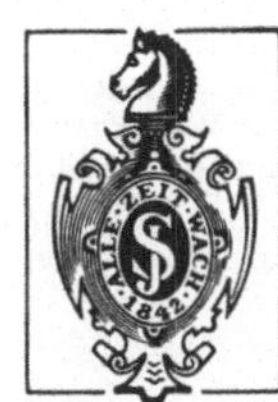

Springer-Verlag
Berlin · Heidelberg · New York 1975

Reihenherausgeber:

Prof. Dr. Jörg Rehn, Chirurgische Klinik und Poliklinik der Berufsgenossenschaftlichen Krankenanstalten „Bergmannsheil", 4630 Bochum, Hunscheidtstraße 1

Prof. Dr. Leonhard Schweiberer, Direktor der Abteilung für Unfallchirurgie der Chirurgischen Universitätsklinik 665 Homburg

Deutsche Gesellschaft für Unfallheilkunde, Versicherungs-, Versorgungs- und Verkehrsmedizin e.V.

Geschäftsführender Vorstand 1974:

Präsident: Prof. Dr. W. T. Ulmer, Bochum
1. stellv. Präsident: Prof. Dr. G. Friedebold, Berlin
2. stellv. Präsident: Prof. Dr. W. Faubel, Hamburg
1. Schriftführer: Prof. Dr. H. Contzen, Frankfurt/Main
2. Schriftführer: Dr. W. Arens, Ludwigshafen
Kassenführer: Dr. G. Dorka, Berlin

Zusammenstellung des Berichts:

Priv.-Doz. Dr. J. Probst. Ärztlicher Direktor der Berufsgenossenschaftlichen Unfallklinik Murnau

Mit 245 Abbildungen

ISBN-13: 978-3-540-07467-0 e-ISBN-13: 978-3-642-80978-1
DOI: 10.1007/978-3-642-80978-1

Library of Congress Catalog Card Number: 53-26914

Inhaltsverzeichnis

Referentenverzeichnis

AIGNER, P. W., Dr.; Chirurg. Univers.-Klinik und Poliklinik, 53 Bonn 1, Venusberg

ARENS, W., Dr.; Ärztlicher Direktor der Berufsgenossenschaftlichen Unfallklinik, 67 Ludwigshafen, Pfennigsweg 13

ASANGER, R., Dr., jur.; Landesverband Bayern der gewerblichen Berufsgenossenschaften, 8 München 60, Am Knie 6

BÄUERLE, E., Dr.; Berufsgenossenschaftliche Unfallklinik, 74 Tübingen, Rosenauer Weg 95

BAUMGARTL, F., Prof., Dr.; Chefarzt der II. Chirurg. Klinik des Krankenhauszweckverbandes Augsburg, 89 Augsburg, Unterer Graben 4

BECK, E., Prim., Dr.; Landes-Unfallkrankenhaus, Abt. Unfallchirurgie, A-6807 Feldkirch (Österreich)

BEDACHT, R., Priv.-Doz., Dr.; Leitender Oberarzt der Chirurg. Univers.-Klinik der Universität München, 8 München 15, Nußbaumstraße 20

BEHRENS, S., Dr.; Med. Hochschule Hannover, Unfallchirurgische Klinik, 3 Hannover-Kleefeld, Postfach 180

BEIER, G., Dipl.-Phys., Dr. rer. nat.; Institut für Rechtsmedizin der Universität München, 8 München 15, Frauenlobstraße 7a

BELZER, W., Dr.; Univ.-Kliniken Mainz, Unfallchirurgie, 65 Mainz, Langenbeckstraße 1

BENZER, H., Doz., Dr.; Leiter der Intensivpflegestation der II. Chirurg. Univers.-Klinik, A-1090 Wien (Österreich), Spitalgasse 23

BERGK, K. H., Dr.; Orthop. Univers.-Klinik und Poliklinik, Gesamthochschule Essen, 43 Essen, Hufelandstraße 55

BERNDT, V., Dr.; Städt. Kliniken Osnabrück, Chirurg. Klinik, 45 Osnabrück, Natruper-Tor-Wall 1

BERNSMEIER, A., Prof., Dr.; Direktor der I. Med. Klinik der Universität Kiel, 23 Kiel, Schittenhelmstraße 12

BITTNER, R., Dr.; Chirurg. Univers.-Klinik und Poliklinik der Freien Universität Berlin, Klinikum Westend, 1 Berlin 19, Spandauer Damm 130

BLAYE, U., Prof., Dr.; Pathologisches Institut der Universität 69 Heidelberg, Im Neuenheimer Feld 220–221

BLÖMER, A., Dr.; Chirurg. Univers.-Klinik und Poliklinik, 53 Bonn 1, Venusberg

BLÖMER, J., Dr.; Med. Hochschule Hannover, Unfallchirurg. Klinik, 3 Hannover-Kleefeld, Postfach 180

BOLT, W., Prof., Dr.; Direktor des Institutes und Poliklinik für Arbeits- und Sozialmedizin der Universität Köln, 5 Köln 41, Joseph-Stelzmann-Straße 9

BORELLI, S., Prof., Dr., Dr. phil.; Direktor der Dermatolog. Klinik und Poliklinik der Technischen Universität München, 8 München 40, Biedersteiner Straße 21–29

BRÖHL, B., Dr.; Städt. Kliniken Osnabrück, Chirurg. Klinik, 45 Osnabrück, Natruper-Tor-Wall 1

BRÜGGEMANN, H., Dr.; Med. Hochschule Hannover, Unfallchirurg. Klinik, 3 Hannover-Kleefeld, Postfach 180

BUCK, F., Dr.; Orthop. Klinik, Gesamthochschule Essen, 43 Essen, Hufelandstraße 55

BÜHLMANN, A. A., Prof., Dr.; Kantonsspital Zürich, Department für Innere Medizin der Universität, CH-8006 Zürich (Schweiz), Rämistraße 100

BURRI, C., Prof., Dr.; Leiter des Department für Chirurgie der Universität Ulm, 79 Ulm/Donau, Steinhövelstraße 9

CHICOTE, F., Dr.; Orthop. Univers.-Klinik und Poliklinik, Gesamthochschule Essen, 43 Essen, Hufelandstraße 55

CHLEBAROV, ST., Dr.; Oberarzt der Dermatolog. Klinik und Poliklinik der Techn. Universität München, 8 München 40, Biedersteiner Straße 21–29

CONTZEN, H., Prof., Dr.; Ärztlicher Direktor der Berufsgenossenschaftl. Unfallklinik, 6 Frankfurt am Main 60, Friedberger Landstraße 430

COTTA, H., Prof., Dr.; Direktor der Orthop. Klinik und Poliklinik der Universität, 69 Heidelberg-Schlierbach, Schlierbacher Landstraße 200a

DAU, U., Dr.; Berufsgenossenschaftl. Unfallklinik Duisburg-Buchholz, 41 Duisburg 28, Großenbaumer Allee 250

DELANK, H. W., Priv.-Doz., Dr.; Chefarzt der Neurolog. Abt. der Berufsgenossenschaftl. Krankenanstalten „Bergmannsheil", 463 Bochum, Hunscheidtstraße 1

DIEHL, K., Dr.; Orthop. Univers.-Klinik und Poliklinik, 665 Homburg/Saar

DIETERICH, H., Dr.; Chirurg. Abt. d. Kantonsspitals Liestal, CH-4410 Liestal (Schweiz)

DÖLLE, H., Dr.; Univers.-Krankenhaus Eppendorf, Abt. für Unfallchirurgie, 2 Hamburg 20, Martinistraße 52

DOTZAUER, G., Prof., Dr.; Direktor des Institutes für Gerichtl. Medizin der Universität Köln, 5 Köln 30, Melatengürtel 60–62

DRAGOJEVIĆ, D., Dr.; Med. Hochschule Hannover, Unfallchirurg. Klinik, 3 Hannover-Kleefeld, Postfach 180

DREYER, J., Priv.-Doz., Dr.; Orthop. Klinik, 282 Bremen-Lesum

DÜNGEMANN, H., Priv.-Doz., Dr.; Leitender Oberarzt der Dermatolog. Klinik und Poliklinik der Techn. Universität München, 8 München 40, Biedersteiner Straße 21–29

EBERLE, H., Prof., Dr.; Leitender Arzt der Chirurg. Univers.-Poliklinik B, CH-8006 Zürich (Schweiz), Rämistraße 100

ECKE, H., Prof., Dr.; Zentrum für Chirurgie am Klinikum der Justus Liebig-Universität, Unfallchirurg. Abt., 63 Gießen, Klinikstraße 37

EHLERS, G., Prof., Dr.; Leitender Oberarzt der Dermatolog. Klinik und Poliklinik der Techn. Universität München, 8 München 40, Biedersteiner Straße 21–29

ENDER, H. G., Dr.; A-1090 Wien (Österreich), Ferstelgasse 6/20

ENES-GAIAO, F., Dr.; Universität Mainz, Unfallchirurgie, 65 Mainz, Langenbeckstraße 1

ERDMANN, H., Dr.; Chefarzt der Röntgenabteilung der Berufsgenossenschaftl. Unfallklinik, 6 Frankfurt am Main 60, Friedberger Landstraße 430

ERNST, ST., Dr.; Chefarzt der Inneren Abteilung der Berufsgenossenschaftl. Unfallklinik, 811 Murnau/Obb.

FASOL, P., Dr.; Oberarzt, Lehrkanzel für Unfallchirurgie II der Universität Wien, A-1090 Wien (Österreich), Spitalgasse 23

FAUBEL, W., Prof., Dr.; Ärztlicher Direktor des Berufsgenossenschaftl. Unfallkrankenhauses, 205 Hamburg 80, Bergedorfer Straße 10

FERBER VON CHR., Prof., Dr.; Fakultät für Soziologie der Universität Bielefeld, 48 Bielefeld, Kurt-Schumacher-Straße 6

FLORIAN, H.-J., Dr.; Betriebsärztl. Dienststelle der Siemens AG, 8 München 70, Hofmannstraße 51

FRANKE, E., Dr.; Oberarzt der Chirurg. Klinik und Poliklinik der Berufsgenossenschaftl. Krankenanstalten „Bergmannsheil", 463 Bochum, Hunscheidtstraße 1

FRIEDEBOLD, G., Prof., Dr.; Direktor der Orthop. Klinik und Poliklinik der Freien Universität Berlin, Oskar-Helene-Heim, 1 Berlin 33, Clayallee 229

FRISCHMUTH, R., Dr.; Orthop. Univers.-Klinik und Poliklinik, Gesamthochschule Essen, 43 Essen, Hufelandstraße 55

FUCHS, E., Dr. med. habil.; Deutsche Klinik für Diagnostik, Sektion Allergologie, 62 Wiesbaden, Aukammallee 33

GISBERTZ, A., Dr.; Med. Hochschule Hannover, Unfallchirurg. Klinik, 3 Hannover-Kleefeld, Postfach 180

GLINZ, W., Dr.; Oberarzt der Chirurg. Univers.-Klinik B Kantonsspital Zürich, CH-8006 Zürich (Schweiz), Rämistraße 100

GONSIOR, E., Dr.; 6382 Friedrichsdorf 4/Taunus, Im Dammwald 18

GONZALES, W., Dr.; Chirurg. Univers.-Klinik, 5 Köln 41, Joseph-Stelzmann-Straße 9

GOTZEN, L., Dr.; Med. Hochschule Hannover, Unfallchirurg. Klinik, 3 Hannover-Kleefeld, Postfach 180

GOYMANN, V., Dr.; Orthop. Univers.-Klinik und Poliklinik, Gesamthochschule Essen, 43 Essen, Hufelandstraße 55

GREINEMANN, H., Dr.; Leitender Arzt der Poliklinik der Berufsgenossenschaftl. Krankenanstalten „Bermannsheil", 463 Bochum, Hunscheidtstraße 1

GREWE, H. E., Prof., Dr., Dr.; Chefarzt der Chirurg. Klinik der Städt. Kliniken Osnabrück, 45 Osnabrück, Natruper-Tor-Wall 1

GRÜNERT, A., Dr.; Univers.-Kliniken, 65 Mainz, Langenbeckstraße 1

HAIDER, W., Dr.; Chirurg. Univers.-Klinik, A-1090 Wien (Österreich), Spitalgasse 23

HALDEMANN, G., Dr.; Institut für Anaesthesiologie, Kantonsspital Zürich, CH-8006 Zürich (Schweiz), Rämistraße 100

HANCK, G., Dr.; Berufsgenossenschaftl. Unfallklinik Duisburg-Buchholz, 41 Duisburg 28, Großenbaumer Allee 250

HARRFELDT, H. P., Dr.; Chefarzt der Anaesthesieabteilung der Berufsgenossenschaftl. Krankenanstalten „Bergmannsheil", 463 Bochum, Hunscheidtstraße 1

HEISER, H., Dipl.-Psychologin; Institut für Gerichtliche Medizin und Sozialmedizin der Universität Frankfurt, 6 Frankfurt am Main, Kennedyallee 104

HELLER, W., Dr.; Orthop. Univers.-Klinik und Poliklinik, Gesamthochschule Essen, 43 Essen, Hufelandstraße 55

HEIDENREICH, W., Dr.; Chirurg. Klinik und Poliklinik der Berufsgenossenschaftl. Krankenanstalten „Bergmannsheil", 43 Bochum, Hunscheidtstraße 1

HIERHOLZER, G., Priv.-Doz., Dr.; Ärztlicher Direktor der Berufsgenossenschaftl. Unfallklinik Duisburg-Buchholz, 41 Duisburg 28, Großenbaumer Allee 250

HINZ, P., Priv.-Doz., Dr.; Orthop. Klinik und Poliklinik der Universität, 69 Heidelberg-Schlierbach, Schlierbacher Landstraße 200a

HOFMANN, S., Prof., Dr.; Chirurg. Universitätsklinik, 65 Mainz, Langenbeckstraße 1

HORT, W., Dr.; Orthop. Univers.-Klinik und Poliklinik, 665 Homburg/Saar

HÜFSTETTER, A., Dr.; 8 München 80, Triester Straße 61

HÜTTEMANN, U., Priv.-Doz., Dr.; Med. Klinik und Poliklinik der Freien Universität Berlin, Klinikum Steglitz, 1 Berlin 45, Hindenburgdamm 30

HUPFAUER, W., Dr.; Orthop. Univers.-Klinik und Poliklinik, Gesamthochschule Essen, 43 Essen, Hufelandstraße 55

HYMMEN, R., Assessor; Verw. Direktor der Bezirksverwaltung Köln 1, Berufsgenossenschaft der chem. Industrie, 5 Köln 1, Theodor-Heuss-Ring 44

IMIG, H., Dr.; Chirurg. Univers.-Klinik, 5 Köln 41, Joseph-Stelzmann-Straße 9

JÄGER, M., Prof., Dr.; Leitender Oberarzt der Orthop. Klinik München, 8 München 90, Harlachinger Straße 51

JUNGBLUTH, K. H., Prof., Dr.; Direktor der Abt. für Unfallchirurgie des Universitätskrankenhauses Eppendorf, 2 Hamburg 20, Martinistraße 52

JUNGE, H., Prof., Dr.; Chefarzt der Chirurg. Klinik des Oldenburg. Landeskrankenhauses Sanderbusch, 2945 Sande/Oldb.

KÄMMERER, H., Dr.; Abt. für Anaesthesiologie der Universität Köln, 5 Köln 41, Joseph-Stelzmann-Straße 9

KALLIERIS, Dr., Dipl.-Phys.; Institut für gerichtl. Medizin der Universität Heidelberg, 69 Heidelberg, Voßstraße 2

KAPP, H., Dr.; Oberarzt der Chirurg. Klinik II, Städt. Kliniken Darmstadt, 61 Darmstadt, Grafenstraße 9

KARIMI-NEJAD, H. H., Prof., Dr.; Wissenschaftl. Rat in der Neurochirurg. Univers.-Klinik Köln, 5 Köln 41, Joseph-Stelzmann-Straße 9

KEHR, H., Dr.; Berufsgenossenschaftl. Unfallklinik Duisburg-Buchholz, 41 Duisburg 28, Großenbaumer Allee 250

KERSTEN, O., Dr. jur.; Direktor der Berufsgenossenschaft für Nahrungsmittel und Gaststätten, 8 München 38, Postfach 46

KESSLER, E., Prof., Dr.; Oberarzt der Chirurg. Univers.-Klinik, 65 Mainz, Langenbeckstraße 1

KLAMMER, H. L., Dr.; Chirurg. Univers.-Klinik und Poliklinik, 53 Bonn 1, Venusberg

KLASCHIK, K., Dr.; Abt. für Anaestesiologie der Universität Köln, 5 Köln 41, Joseph-Stelzmann-Straße 9

KLEINING, R., Dr.; Berufsgenossenschaftl. Unfallklinik Duisburg-Buchholz, 41 Duisburg 28, Großenbaumer Allee 250

KLEMS, H., Dr.; Orthop. Klinik und Poliklinik der Freien Universität Berlin, Oskar-Helene-Heim, 1 Berlin 33, Clayallee 229

KOCH, U., Dr.; Chirurg. Klinik der Städt. Kliniken Osnabrück, 45 Osnabrück

KÖNN, G., Prof., Dr.; Direktor des Patholog. Institutes der Berufsgenossenschaftl. Krankenanstalten „Bergmannsheil“, 463 Bochum, Hunscheidtstraße 1

KOLBOW, H., Dr.; Med. Hochschule Hannover, Unfallchirurg. Klinik, 3 Hannover-Kleefeld, Postfach 180

KONERMANN, H., Dr.; Orthop. Univers.-Klinik und Poliklinik, Gesamthochschule Essen, 43 Essen, Hufelandstraße 55

KOOB, E., Priv.-Doz., Dr.; Orthop. Univers.-Klinik und Poliklinik, Gesamthochschule Essen, 43 Essen, Hufelandstraße 55

KRAAS, E., Dr.; Chirurg. Univers.-Klinik und Poliklinik der Freien Universität Berlin, Klinikum Westend, 1 Berlin 19, Spandauer Damm 130

KREUZER, H., Prof., Dr.; Klinische Anstalten der Universität, I. Med. Klinik, 4 Düsseldorf 1, Moorenstraße 5

KUMMER, B., Prof., Dr.; Direktor des Anatom. Institutes der Universität Köln, 5 Köln 41, Joseph-Stelzmann-Straße 9

KUNZE, J., cand. med.; Institut für Gerichtliche Medizin und Sozialmedizin der Universität Frankfurt, 6 Frankfurt am Main, Kennedyallee 104

LACKNER, F., Dr.; Oberarzt des Institutes für Anaesthesiologie der Universität Wien, A-1090 Wien (Österreich)

LANSER, K., Dr.; Med. Abteilung des Silikose-Forschungsinstitutes der Bergbau-Berufsgenossenschaft, 463 Bochum, Hunscheidtstraße 12

LEGAL, H., Dr.; Orthop. Univers.-Klinik und Poliklinik im Waldkrankenhaus St. Marien, 852 Erlangen, Rathsberger Straße 57

LEHETA, F., Dr.; 8 München 80, Triester Straße 61

LENHARDT, E., Prof., Dr., Dr.; Direktor der Hals-Nasen-Ohren-Klinik der Med. Hochschule Hannover, 3 Hannover-Kleefeld, Postfach 180

LENNER, V., Dr.; Universitätskliniken Mainz, Unfallchirurgie, 65 Mainz, Langenbeckstraße 1

LEWRENZ, H., Prof., Dr.; Leiter des Med.-psycholog. Institutes TÜV Norddeutschland, 2 Hamburg 54, Große Bahnstraße 31

LINDNER, J., Prof., Dr.; Patholog. Institut der Universität, Universitäts-Krankenhaus Eppendorf, 2 Hamburg 20, Martinistraße 52

LINKE, E., Dr.; Direktor der Chirurg. Klinik II, Städt. Kliniken Darmstadt, 61 Darmstadt, Grafenstraße 9

LÖFFLER, D., Dr.; Orthop. Univers.-Klinik und Poliklinik, Gesamthochschule Essen, 43 Essen, Hufelandstraße 55

LOTH, R., Dr.; Chirurg. Univers.-Klinik, 65 Mainz, Langenbeckstraße 1

LUFF, K., Prof., Dr.; Wiss. Rat am Institut für Gerichtliche Medizin und Sozialmedizin der Universität Frankfurt, 6 Frankfurt am Main, Kennedyallee 104

LUGGER, L. J., Dr.; Oberarzt, Lehrkanzel für Unfallchirurgie, A-6020 Innsbruck (Österreich), Anichstraße 35

LUTHER, R., Priv.-Doz., Dr.; Chefarzt der Orthop. Abteilung der Unfallklinik Dr. Erler GmbH, 85 Nürnberg, Kontumazgarten

LUTZ, U. F., Dr.; Institut für Gerichtliche Medizin und Sozialmedizin der Universität Frankfurt, 6 Frankfurt am Main, Kennedyallee 104

MANNER, G., Dr.; Berufsgenossenschaftl. Unfallklinik, 74 Tübingen, Rosenauer Weg 95

MATTERN, R., Dr.; Institut für gerichtliche Medizin der Universität Heidelberg, 69 Heidelberg, Voßstraße 2

MAYENBURG VON, J., Dr.; Dermatolog. Klinik und Poliklinik der Techn. Universität München, 8 München 40, Biedersteiner Straße 21–29

MEINECKE, F. W., Dr.; Direktor des Berufsgenossenschaftl. Forschungsinstituts für Traumatologie, 6 Frankfurt/M. 60, Friedberger Landstraße 430

MORGENSTERN, M., Dr.; Berufsgenossenschaftl. Unfallklinik Duisburg-Buchholz, 41 Duisburg 28, Großenbaumer Allee 250

MÜLLER, J., Dr.; Kantonsspital Liestal, CH-4410 Liestal (Schweiz)

MÜLLER, K.-H., Dr.; Chirurg. Klinik und Poliklinik der Berufsgenossenschaftl. Krankenanstalten „Bergmannsheil“, 463 Bochum, Hunscheidtstraße 1

MÜLLER, W., Dr.; Universitätskliniken, 65 Mainz, Langenbeckstraße 1

MÜLLER-WIEFEL, H., Priv.-Doz., Dr.; Oberarzt der Chirurg. Univers.-Klinik, 23 Kiel, Hospitalstraße 40

MÜNCH, H., Dr.; Orthopäd. Klinik der Gesamthochschule Essen, 43 Essen, Hufelandstraße 55

MÜSSIGGANG, H., Dr.; 8 München 80, Triester Straße 61

MUHR, G., Dr.; Med. Hochschule Hannover, Unfallchirurg. Klinik, 3 Hannover-Kleefeld, Postfach 180

NOLTE, D., Prof., Dr.; Med. Universitätsklinik Gießen, 63 Gießen, Klinikstraße 32b

OEHLSCHLAEGEL, G., Priv.-Doz., Dr.; Akad. Direktor, Dermatolog. Klinik und Poliklinik der Techn. Universität München, 8 München 40, Biedersteiner Straße 21–29

OESTERN, H.-J., Dr.; Med. Hochschule Hannover, Unfallchirurg. Klinik, 3 Hannover-Kleefeld, Postfach 180

PALLESEN, J., Dr.; Chirurg. Klinik und Poliklinik der Berufsgenossenschaftl. Krankenanstalten „Bergmannsheil", 463 Bochum, Hunscheidtstraße 1

PANNIKE, A., Prof., Dr.; Chirurg. Klinik der Universität, Abt. Unfallchirurgie, 6 Frankfurt/M.

PERRET, W., Dr.; 8 München 22, Königinstraße 61

PETRIDES, P., Prof., Dr.; Chefarzt der Inneren Abteilung des Bethesda-Krankenhauses, 41 Duisburg 1, Heerstraße 219

PICK, CH., Dr.; Orthop. Univers.-Klinik und Poliklinik, Gesamthochschule Essen, 43 Essen, Hufelandstraße 55

PIPER, H. S., Prof., Dr.; Direktor der Augenklinik der Med. Akademie Lübeck, 24 Lübeck, Ratzeburger Allee 160

PLAUE, R., Priv.-Doz., Dr.; Orthop. Klinik und Poliklinik der Universität, 69 Heidelberg-Schlierbach, Schlierbacher Landstraße 200a

POLITZER, P., Dr.; II. Chirurg. Univers.-Klinik, A-1090 Wien (Österreich), Spitalgasse 23

POVACZ, F., Dr.; Oberarzt des Arbeitsunfallkrankenhauses, Allgem. Unfallvers.-Anstalt, A-4021 Linz (Österreich), Blumauerplatz 1, jetzt Wels (Österreich)

PROBST, J., Priv.-Doz., Dr.; Ärztlicher Direktor der Berufsgenossenschaftl. Unfallklinik, 811 Murnau/Obb.

RADLOFF, H., Dr.; Oberarzt der Orthop. Klinik und Poliklinik der Freien Universität Berlin, Oskar-Helene-Heim, 1 Berlin 33, Clayallee 229

RAHMANZADEH, R., Prof., Dr.; Universität Mainz, Unfallchirurgie, 65 Mainz, Langenbeckstraße 1

REHN, J., Prof., Dr.; Chefarzt der Chirurg. Klinik der Berufsgenossenschaftl. Krankenanstalten „Bergmannsheil", 463 Bochum, Hunscheidtstraße 1

REICHEL, G., Prof., Dr.; Leitender Arzt der Lungenfunktionsabteilung der Klinik der Med. Abteilung des Silikose-Forschungsinstitutes der Bergbau-Berufsgenossenschaft, 463 Bochum, Hunscheidtstraße 12

REIDEMEISTER, J. CHR., Prof., Dr.; Direktor der Abt. für Herz- und Thoraxchirurgie des Universitätsklinikum der Gesamthochschule Essen, 43 Essen 1, Hufelandstraße 55

REILL, P., Dr.; Oberarzt, Leiter der handchirurg. Abt. der Berufsgenossenschaftl. Unfallklinik, 74 Tübingen, Rosenauer Weg 95

RENNÉ, J., Dr.; Berufsgenossenschaftl. Unfallklinik, 74 Tübingen, Rosenauer Weg 95

RESCHAUER, R., Dr.; Med. Hochschule Hannover, Unfallchirurg. Klinik, 3 Hannover-Kleefeld, Postfach 180

RICCABONA, G., Prof., Dr.; Lehrkanzel für Nuklearmedizin, A-6020 Innsbruck (Österreich), Anichstraße 35

RICHTER, K., stud. med.; Med. Hochschule Hannover, Unfallchirurg. Klinik, 3 Hannover-Kleefeld, Postfach 180

RITTER, G., Dr.; Univers.-Kliniken Mainz, Unfallchirurgie, 65 Mainz, Langenbeckstraße 1

ROSCHER, R., Dr.; Chirurg. Univers.-Klinik und Poliklinik der Freien Universität Berlin, Klinikum Westend, 1 Berlin 19, Spandauer Damm 130

ROSENKRANZ, K. A., Prof., Dr.; Leitender Arzt der Kardiolog. Abt. der Med. Klinik der Berufsgenossenschaftl. Krankenanstalten „Bergmannsheil", 463 Bochum, Hunscheidtstraße 1

ROTHER, K., Dr.; Messerschmitt-Bölkow-Blohm, 8012 Ottobrunn b. München

RUDOLPH, H., Dr.; Universitäts-Krankenhaus Eppendorf, Abt. für Unfallchirurgie, 2 Hamburg 20, Martinistraße 52

RÜTER, A., Dr.; Dep. f. Chirurgie der Universität Ulm, 79 Ulm/Donau, Steinhövelstraße 9

SARVESTANI, M., Dr.; Univers.-Kliniken Mainz, Unfallchirurgie, 65 Mainz, Langenbeckstraße 1

SCHELLMANN, W., Dr.; Oberarzt der Berufsgenossenschaftl. Unfallklinik, 6 Frankfurt am Main 60, Friedberger Landstraße 430

SCHINK, W., Prof., Dr.; Direktor der Chirurg. Klinik des Städt. Krankenhauses Köln-Merheim, II. Ordinariat für Chirurgie, 5 Köln-Merheim, Ostmerheimer Straße 200

SCHLEGEL, K. F., Prof., Dr.; Direktor der Orthop. Univers.-Klinik und Poliklinik, Gesamthochschule Essen, 45 Essen, Hufelandstraße 55

SCHMIDT, G., Prof., Dr.; Institut für gerichtl. Medizin der Universität Heidelberg, 69 Heidelberg, Voßstraße 2

SCHMIDT, H.-D., Dr.; Chirurg. Universitätsklinik, 65 Mainz, Langenbeckstraße 1

SCHMIT-NEUERBURG, K. P., Priv.-Doz., Dr.; Med. Hochschule Hannover, Unfallchirurg. Klinik, 3 Hannover-Kleefeld, Postfach 180

SCHNABEL, P.; Dermatolog. Klinik und Poliklinik der Techn. Universität München, 8 München 40, Biedersteiner Straße 21—29

SCHNEIDER, I., Dr.; Chirurg. Klinik und Poliklinik der Berufsgenossenschaftl. Krankenanstalten „Bergmannsheil", 463 Bochum, Hunscheidtstraße 1

SCHÖNBAUER, R., Prim., Dr.; Ärztlicher Leiter des Orthop. Spitals, A-1134 Wien (Österreich), Speisinger Straße 109

SCHOTTKY, H., Dr.; Chirurg. Klinik und Poliklinik der Berufsgenossenschaftl. Krankenanstalten „Bergmannsheil", 463 Bochum, Hunscheidtstraße 1

SCHRAMM, W., Priv.-Doz., Dr.; Chefarzt der Chirurg. Abt. des Knappschaftskrankenhauses, 465 Gelsenkirchen-Ueckendorf

SCHUH, R., Dr.; Orthop. Univers.-Klinik und Poliklinik, Gesamthochschule Essen, 43 Essen, Hufelandstraße 55

SCHULITZ, K.-P., Priv.-Doz., Dr.; Oberarzt der Orthop. Klinik und Poliklinik der Universität, 69 Heidelberg-Schlierbach, Schlierbacher Landstraße 200

SCHWARTING, H. H., Dr.; Leitender Arzt der Asthmaklinik „Waldsanatorium", 4792 Bad Lippspringe

SCHWEIBERER, L., Prof., Dr.; Direktor der Abt. für Unfallchirurgie der Univers.-Kliniken, 665 Homburg/Saar

SCHWEIKERT, C.-H., Prof., Dr.; Univers.-Kliniken Mainz, Unfallchirurgie, 65 Mainz, Langenbeckstraße 1

SCHWENKE, K., Dr.; Oberarzt der Chirurg. Abt. des Allgem. Krankenhauses Wandsbek, 2 Hamburg 70, Jüthornstraße 75

SEIFERT, J., Dr.; Orthop. Univers.-Klinik und Poliklinik, Gesamthochschule Essen, 43 Essen, Hufelandstraße 55

SELING, A., Priv.-Doz., Dr.; Universitätsklinikum Gesamthochschule Essen, Chirurg. Klinik und Poliklinik, 43 Essen, Hufelandstraße 55

SPANN, W., Prof., Dr.; Institut für Rechtsmedizin der Universität München, 8 München 15, Frauenlobstraße 7a

SPECHT, G., Priv.-Doz., Dr.; Chefarzt des Auguste-Viktoria-Krankenhauses, 1 Berlin 41, Rubensstraße 125

SPIER, W., Dr.; Oberarzt des Department für Chirurgie der Universität Ulm, 79 Ulm/Donau, Steinhövelstraße 9

SRIVASTAVA, S., Dr.; Abt. für Unfallchirurgie der Univers.-Kliniken, 665 Homburg/Saar

STAEHLER, G., Dr.; 8 München 80, Triester Straße 61

STAHLSCHMIDT, M., Dr.; Universität Mainz, Unfallchirurgie, 65 Mainz, Langenbeckstraße 1

STAUDTE, H. W., Dr.; Universität Mainz, Unfallchirurgie, 65 Mainz, Langenbeckstraße 1

STOCKMANN, U., Dr.; Chirurg. Univers.-Klinik und Poliklinik der Freien Universität Berlin, Klinikum Westend, 1 Berlin 19, Spandauer Damm 130

STÜRTZ, G., Dr.; Institut für Landverkehrsmittel der Techn. Universität Berlin, 1 Berlin

SUREN, E. G., Dr.; Med. Hochschule Hannover, Unfallchirurg. Klinik, 3 Hannover-Kleefeld, Postfach 180

SZYSZKOWITZ, R., Dr.; Med. Hochschule Hannover, Unfallchirurg. Klinik, 3 Hannover-Kleefeld, Postfach 180

TERBRÜGGEN, D., Dr.; Oberarzt der Chirurg. Abt. des Kantonspitals Liestal, CH-4410 Liestal (Schweiz)

THIELEMANN, F., Dr.; Chirurg. Klinik und Poliklinik der Universität, 74 Tübingen

THOMAS, W., Dr.; Orthop. Abt. und Poliklinik der Med. Akademie Lübeck, 24 Lübeck, Ratzeburger Allee 160

THÜMLER, R., Dr.; Univers.-Kliniken Mainz, Unfallchirurgie, 65 Mainz, Langenbeckstraße 1

TITTEL, K., Dr.; Univers.-Kliniken Mainz, Unfallchirurgie, 65 Mainz, Langenbeckstraße 1

TÖNNIS, D., Prof., Dr.; Direktor der Orthop. Klinik, Städt. Kliniken Dortmund, 46 Dortmund, Beurhausstraße 40

TRENTZ, O., Dr.; Med. Hochschule Hannover, Unfallchirurg. Klinik, 3 Hannover-Kleefeld, Postfach 180

TRITZ, W., Dr.; Neurochirurg. Univers.-Klinik Köln, 5 Köln 41, Joseph-Stelzmann-Straße 9

TSCHERNE, H., Prof., Dr.; Med. Hochschule Hannover, Unfallchirurg. Klinik, 3 Hannover-Kleefeld, Postfach 180

TURBAN, K. L., Dr.; Berufsgenossenschftl. Unfallklinik Duisburg-Buchholz, 41 Duisburg 28, Großenbaumer Allee 250

ULMER, W. T., Prof., Dr.; Chefarzt der Med. Abt. des Silikose-Forschungsinstitutes der Bergbau-Berufsgenossenschaft, 463 Bochum, Hunscheidtstraße 12

VEIHELMANN, D., Dr.; Chirurg. Klinik und Poliklinik der Universität, 74 Tübingen

VILL, H., Dr.; Lehrkanzel für Unfallchirurgie, A-6020 Insbruck (Österreich), Anichstraße 35

Vogt, H.-J., Dr.; Oberarzt der Dermatolog. Klinik und Poliklinik der Techn. Universität München, 8 München 40, Biedersteiner Straße 21–29

Voigt, J., Dr.; Chirurg. Univers.-Klinik, 23 Kiel, Hospitalstraße 40

Voorhoeve, A., Dr.; Berufsgenossenschaftl. Unfallklinik Duisburg-Buchholz, 41 Duisburg 28, Großenbaumer Allee 250

Walcher, K., Priv.-Doz., Dr.; Chefarzt der Chirurg. Abt. II (Unfallchirurgie), St.-Joseph-Krankenhaus I, 1 Berlin 42, Bäumerplan 24

Wanderer, M., Dipl.-Ing.; Med. Hochschule Hannover, Unfallchirurg. Klinik, 3 Hannover-Kleefeld, Postfach 180

Weigert, M., Prof., Dr.; Orthop. Klinik und Poliklinik der Freien Universität Berlin, Oskar-Helene-Heim, 1 Berlin 33, Clayallee 229

Weller, S., Prof., Dr.; Ärztlicher Direktor der Berufsgenossenschaftl. Unfallklinik Tübingen, 74 Tübingen, Rosenauer Weg 95

Wieck, H. H., Prof., Dr.; Direktor der Univers.-Nervenklinik, 852 Erlangen, Schwabachanlage 10

Wilde, C. D., Dr.; Med. Hochschule Hannover, Unfallchirurg. Klinik, 3 Hannover-Kleefeld, Postfach 180

Wilhelm, K., Priv.-Doz., Dr.; Oberarzt der Chirurg. Univ.-Klinik München, 8 München 2, Thalkirchnerstraße 48

Winkler, W., Dr.; Techn. Überwachungs-Verein Hannover e.V., Physiolog. Institut, 3 Hannover-Wülfel, Loccumerstraße 63

Witt, A. N., Prof., Dr.; Direktor der Orthop. Klinik und Poliklinik der Universität München, 8 München 90, Harlachinger Straße 51

Wolf, F., Dr.; Chefarzt der Chirurg. Klinik der Berufsgenossenschaftl. Krankenanstalten „Bergmannsheil Buer", 466 Gelsenkirchen-Buer, Schernerweg 4

Zichner, L., Dr.; Orthop. Univers.-Klinik und Poliklinik Friedrichsheim, 6 Frankfurt am Main-Niederrad, Marienburgstraße 2

Eröffnungsansprache

W. Ulmer

Meine sehr verehrten Damen, meine Herren!

Anläßlich der 38. Jahrestagung unserer Gesellschaft, der "Deutschen Gesellschaft für Unfallheilkunde, Versicherungs-, Versorgungs- und Verkehrsmedizin", begrüße ich Sie hier wieder in Berlin sehr herzlich.

Mein besonderer Gruß gilt unseren Gästen:

dem Präsidenten der Freien Universität Berlin, Herrn Rolf KREIBICH, dem Präsidenten der Ärztekammer Berlin, Herrn Dr. SCHMIDT, den Vertretern der Ärztekammern und Kassenärztlichen Vereinigungen, den Professoren Dr. HEIM, Dr. SCHMIDT und Dr. DOMRICH, dem Vertreter des Bundesministeriums für Jugend, Familie und Gesundheit, Herrn Dr. ZÖLLICK, dem Hauptgeschäftsführer des Hauptverbandes der gewerblichen Berufsgenossenschaften, Herrn Dr. WATERMANN, Herrn Professor Dr. Otto RAISCH, Präsident des Bundesverbandes der für Berufsgenossenschaften tätigen Ärzte.

Ferner begrüße ich die Vertreter der Versicherungsgesellschaften und der befreundeten ärztlichen wissenschaftlichen Vereinigungen. Vom Malteser-Hilfsdienst begrüße ich Herrn Konrad WILCZEK.

Der Regierende Bürgermeister der Stadt Berlin, Herr SCHÜTZ, mußte in letzter Stunde wegen der zur gleichen Zeit beginnenden Trauerfeier für den Kammergerichtspräsidenten von Berlin, Herrn von DRENKMANN, seine Begrüßungsansprache absagen; er hofft, daß unsere Gesellschaft für seine Entscheidung Verständnis zeigt. Seine besonderen Wünsche gelten unserer Arbeit.

Daß einige unserer Ehrenmitglieder wieder auch heuer unter uns sind, erfüllt uns mit besonderer Freude. Ich begrüße unsere Ehrenmitglieder, Prof. LOB, Murnau, Prof. WITT, München, Prof. HEIM, Berlin, Prof. JUNGHANNS, Frankfurt/Main.

Sehr freuen wir uns über die zahlreichen Gäste aus dem Ausland, die uns immer willkommen sind.

Ich begrüße unsere Kollegen aus Österreich, der Schweiz, aus Jugoslawien, Ungarn, aus Spanien und Finnland. Besonders möchte ich Herrn Dr. KROESL als Vorsitzenden der Oesterreichischen Gesellschaft für Unfallchirurgie begrüßen. Herr Dr. KROESL ist Ärztlicher Direktor der Arbeiterunfallversicherungsanstalt in Wien.

Unsere Gesellschaft tagt nun zum 7. Mal hier in Berlin. Auch für die gemeinsame Tagung im kommenden Jahr mit den uns befreundeten Gesellschaften, der "Österreichischen Gesellschaft für Unfallchirurgie" und der "Schweizerischen Gesellschaft für Unfallmedizin" ist Berlin als Tagungsort vorgesehen. Hiermit zeichnen sich der Wunsch und die Notwendigkeit ab, für unsere Gesellschaft einen ständigen Tagungsort zu finden. Eine Gesellschaft in der Größenordnung der "Deutschen Gesellschaft für Unfallheilkunde" mit weit über 1000 Mitgliedern bedarf einer ständigen Heimat für ihren Jahreskongreß.

Eine so große Gesellschaft wie die unsrige bekommt auch die Schicksalsschläge, welche das Leben beinhaltet, in ihren eigenen Reihen zu spüren.

Im vergangenen Jahr verstarben folgende Mitglieder unserer Gesellschaft:

Obermedizinal-Rat Dr. PAUL SCHRÖDL,
Dr. HANS LUBINUS,
Professor Dr. KARL KINDLER,
Dr. MAX JOHANNSEN,
Professor Dr. ROBERT HERGET; Herr Herget war unserer Gesellschaft besonders verbunden, er hat langjährig als 1. Schriftführer unserer Gesellschaft gedient;
Obermedizinalrat Dr. PAUL HUBMANN,
Dr. GUSTAV KLEßMANN,
Professor Dr. Dr. h.c. HEINRICH BÜRKLE DE LA CAMP. Professor Dr. BÜRKLE DE LA CAMP, als Arztsohn am 3.6.1895 geboren, war fast 30 Jahre Chefarzt der Chirurgischen Klinik und Poliklinik der Berufsgenossenschaftlichen Krankenanstalten "Bergmannsheil". Es ist eine besondere Pflicht für mich, der ich ebenfalls an diesen Krankenanstalten tätig bin, dieses großen Arztes zu gedenken. Unsere Gesellschaft verdankt BÜRKLE DE LA CAMP die Wiedergründung nach dem Kriege. Die Monatsschrift für Unfallheilkunde hat er über viele Jahre redigiert; das zu diesem Kongreß vorliegende Heft der Monatsschrift für Unfallheilkunde hat er selbst, bis in die Einzelheiten hinein, geplant. Sein Werk und seine Persönlichkeit haben vielfältige Ehrungen im In- und Ausland erfahren. Auch die höchste Auszeichnung, die unsere Gesellschaft zu verleihen hat, wurde Professor BÜRKLE DE LA CAMP zuteil; er war Ehrenpräsident der "Deutschen Gesellschaft für Unfallheilkunde". Mit zahlreichen Mitgliedern nahm unsere Gesellschaft von ihm am 3.4.1974 in Dottingen Abschied.

Ferner verstarben:

Dr. BERNHARD HEINRICH TRENTMANN,
Professor Dr. WILHELM THOMSEN,
Dr. jur., Dr. rer. pol. h.c. JOHANNES KROHN, welcher Ehrenmitglied unserer Gesellschaft seit 1934 war;
Dr. KARL ABEL,
Dr. HERBERT OTTE und
Professor Dr. LUDWIG ZUKSCHWERDT.
Unsere Gesellschaft hat Herrn Professor ZUKSCHWERDT 1969 zum Ehrenmitglied gewählt.

Ich bitte Sie, sich zu Ehren der Verstorbenen von Ihren Plätzen zu erheben. Ich danke Ihnen.

Diesem Abschiednehmen steht erfreulicherweise eine Großzahl von Anträgen auf Mitgliedschaft zu unserer Gesellschaft gegenüber. Weit über 100 Ärzte können wir erstmals bei der diesjährigen Tagung hier in Berlin als neue Mitglieder begrüßen.

Die Themen unserer diesjährigen Tagung sind vorwiegend chirurgischer Art. Da ich als Internist der Tagung vorzustehen habe, glaubte ich doch, einiges Internistische in wohl dosierter Art einmischen zu dürfen und einmischen zu müssen. Es ist auch hier für den internistischen Bereich gelungen, hervorragende Referenten zu gewinnen. Für die Übernahme der Referate möchte ich hier schon vielmals danken.

Diese, unsere Gesellschaft, heißt "Gesellschaft für Unfallheilkunde", und das Gebiet der Unfallheilkunde reicht weit über die Unfallchirurgie hinaus. So verständlich der Wunsch zu immer mehr fachlich begrenzten Fachkongressen ist, so sollten wir uns doch nicht die Möglichkeit einer übergeordneten Zusammenschau nehmen lassen. Das Beibehalten des größeren Rahmens darf nicht dazu führen, daß unser Kongreß den Charakter einer Fortbildungsveranstaltung unter Aussparung der wissenschaftlichen Details und des in der Forschung Problematischen annimmt. Wir müssen in Kauf nehmen, daß der eine oder andere Teilnehmer einmal in einer Problemstellung überfordert ist und vielleicht sogar den Streit um Details als lästig empfindet. Der wissenschaftliche Fortschritt, dem unsere Gesellschaft dient, macht diese Auseinandersetzung erforderlich.

Als wissenschaftlicher Gesellschaft obliegt es uns, den "Hans Liniger Preis" für eine hervorragende Arbeit auf dem Gebiet der Unfallheilkunde anläßlich unserer Tagung zu verleihen.

Das Preiskomitee hat erfreulicherweise eine größere Zahl von Arbeiten erhalten, welche als preiswürdig angesehen wurden. Die Arbeit, welcher der Preis zuerkannt wurde, trägt den Titel:

> "Defektüberbrückung an den langen Röhrenknochen (Experimentelle Untersuchungen zur Einheilung massiver Corticalistransplantate)".
>
> Diese Arbeit wurde verfaßt von den Herren KLAUS-PETER SCHMIT-NEUERBURG und CHRISTIAN-DIETRICH WILDE, Hannover.

Ich bitte die Herren SCHMIT-NEUERBURG und WILDE hier herauf zu kommen, damit die Urkunde zu diesem Preis überreicht werden kann.

Die Urkunde trägt folgenden Wortlaut:

Die Deutsche Gesellschaft für Unfallheilkunde, Versicherungs-, Versorgungs- und Verkehrsmedizin e.V. verleiht ihrem Mitglied

> Herrn Priv. Doz. Dr. med. KLAUS-PETER SCHMIT-NEUERBURG
> Oberarzt der Unfallchirurgischen Klinik der Medizinischen Hochschule Hannover
> und
> Herrn Dr. med. CHRISTIAN-DIETRICH WILDE

wissenschaftlicher Assistent an der Unfallchirurgischen Klinik der Medizinischen Hochschule Hannover

für deren wissenschaftliche Arbeit "Defektüberbrückung an den langen Röhrenknochen" (Experimentelle Untersuchungen zur Einheilung massiver Corticalistransplantate) den

Hans-Liniger-Preis 1974

Die Autoren haben in dieser Arbeit die Möglichkeiten der Defektüberbrückung an Röhrenknochen umfassend dargestellt und insbesondere durch eigene experimentelle Ergebnisse strittige Fragen der Knochenheilung geklärt.

Bochum/Berlin, den 21. November 1974

Der Erste Schriftführer | Der Präsident

Ich gratuliere Ihnen vielmals, auch im Namen unserer Gesellschaft, zu diesem schönen Erfolg und wünsche Ihrer Arbeit weiterhin gutes Gelingen.

Unsere im 81. Jahr stehende Gesellschaft ist aus einer freien Vereinigung von Unfallversicherungsärzten hervorgegangen. Die großen Fortschritte, welche auf dem Gebiet der Unfallheilkunde gelungen sind, sind undenkbar ohne die Zusammenarbeit der Ärzteschaft mit den Versicherungsträgern. Die Tatsache, daß die Bundesrepublik Deutschland mit zu den führenden Ländern auf dem Gebiet der Unfallheilkunde zählt, ist vor allem auch der intensiven Förderung der Forschungsarbeiten, insbesondere durch die Berufsgenossenschaften, zu danken. Angefangen von den berufsgenossenschaftlichen D-Ärzten bis hin zu den Spezialkrankenhäusern und Spezialinstituten wurden in vorbildlicher Arbeit Grundlagen geschaffen, die heute eine optimale Versorgung der Unfallverletzten wie der an Berufskrankheiten Leidenden sicherstellen. Auch in der Erforschung geeigneter praeventiver Maßnahmen - dies scheint mir besonders wichtig zu betonen - wurde Mustergültiges geschaffen. Hier steht eine soziale Verpflichtung vor uns, deren überragende Leistungen nicht aufs Spiel gesetzt werden dürfen. Den Berufsgenossenschaften obliegt aus diesen Erfolgen weiterhin die Aufgabe, entsprechende Pionierleistungen sicherzustellen. Unsere Gesellschaft hofft, daß diese eminente Verpflichtung erkannt ist.

Unsere Gesellschaft sieht sich durch die von ihr vertretene Thematik auch besonders mit der Arbeits- und Sozialmedizin verbunden. Die hierbei täglich zu treffenden Entscheidungen erfordern ein hohes Maß an Verantwortlichkeit. Diese ärztliche Verantwortlichkeit kann aber nur aus einer hiermit eng verbundenen Unabhängigkeit unseres ärztlichen Berufes geleistet werden. "Eine Besinnung darauf, daß ein besonders Maß an Freiheit erforderlich ist, um als Arzt verantwortungsbewußt handeln zu können, ist notwendig".

Dieses Wort aus der Feder von Bischof HENGSBACH läßt erkennen, daß auch an anderen Stellen, vielleicht auch mit anderer Blickrichtung, letztlich aber doch mit dem gleichen Ziel es als erforderlich angesehen wird, die Notwendigkeit der Unabhängigkeit des ärztlichen Berufes zu betonen. Nur so kann das unabdingbare Vertrauen in unsere ärztliche Tätigkeit erhalten bleiben. Ärztliche Tätigkeit ohne persönliches oder auch institutionelles Vertrauen ist sehr in Frage gestellt.

Unabhängig von diesen ethischen Grundlagen des Arzttums bieten auch alle auf anderer Basis aufgebauten Strukturen rein materiell für die zu versorgende Bevölkerung sicher entscheidend weniger. Natürlich sind hier und dort Korrekturen und Anpassungsvorgänge erforderlich. Die Ärzteschaft hat solche oft von ihr selbst getragenen Reformen auch auf sozialmedizinischem Gebiet immer freudig aufgenommen, wenn sie nicht Verantwortlichkeit, Vertrauen und Freiheit in Frage stellten.

Da das Vertrauen auch auf Vertrauensnormen aufgebaut ist und da unsere Tagungen der Festlegung entsprechender Vertrauensnormen dienen, so erfüllen unsere Kongresse auch hiermit eine wesentliche Aufgabe ärztlicher Arbeit.

Unser erstes Thema dieser Tagung "Unfall und alter Mensch" enthält neben rein medizinischen Problemen eine große Zahl sozialmedizinischer, gesellschaftsstruktureller und soziologischer Fragen. Nur vor diesem Hintergrund, an dem sicher noch besonders viel zu verbessern ist, können wir dieses, unser großes Thema sehen. Aber auch für die anderen Hauptthemen: das "Thoraxtrauma" oder die "Begutachtung mit Vorschäden" wie für das Thema "Trauma des Rückfußes und der Achillessehne" wie für unsere Parallelsitzungen mit den Themen "Der alte Mensch im Straßenverkehr" und die "Berufsallergien im dermatologischen und internistischen Bereich" gelten ähnliche sozialmedizinische Hintergründe.

Ich bin sicher, daß unsere Gesellschaft auch mit dieser Tagung wieder mithilft, die Sicherheit unseres ärztlichen Handelns zu verbessern und neue Wege zur Behandlung Unfallverletzter aufzuzeigen. Ich hoffe hiermit, den Rahmen abgesteckt zu haben, in dem unsere Arbeit hier in Berlin in den kommenden 3 Tagen ablaufen sollte.

Die 38. Jahrestagung der "Deutschen Gesellschaft für Unfallheilkunde" ist hiermit eröffnet!

Festvortrag

W. Winkler

Unfälle im höheren Lebensalter unter Berücksichtigung der Verkehrsunfälle

1. Der Unfall - eine Panne im Mensch/Maschine-System

Unfälle verteilen sich über die Altersgruppen in einer U-förmigen Kurve: Absolut und relativ gesehen erleiden Kinder und Jugendliche unter 21 und alternde Menschen über 65 Jahren die meisten Unfälle. Im Straßenverkehr der Bundesrepublik z.B. sind an über 60% aller tödlich endenden Fußgänger-Unfälle Kinder unter 14 und alternde Personen über 65 Jahren beteiligt.

Für dieses Phänomen bietet sich sogleich die Erklärung an, es handele sich um die Folgen der "mangelnden Entwicklung" der körperlichen, seelischen und geistigen Fähigkeiten in der Kindheit und Jugend und um die Folgen des "Nachlassens der Kräfte" im Alter, so etwa nachzulesen in den Dienstanweisungen der Straßenverkehrszulassungsordnung. Die Argumentation läuft auf das viel zitierte "menschliche Versagen" hinaus, das als primäre Unfallursache gilt.

Die Unfallforschung des letzten Jahrzehntes hat die Vordergründigkeit derartiger Thesen deutlich gemacht, indem sie, was zunächst überraschen mag, ihr Augenmerk nicht dem Fehlverhalten sondern dem Normalverhalten des Menschen zuwandte.

Der Umgang des Menschen mit Risiken, gleich welcher Art, z.B. beim Sport, im Haushalt, bei der Arbeit und im Straßenverkehr wird unter dem Aspekt des Zusammenspiels von menschlichen Variablen einerseits, Umgebungs- und Situations-Variablen andererseits gesehen. Dafür hat sich der Begriff "Mensch/Maschine-System" HOYOS, 1971) eingebürgert, wobei unter "Maschine" alle situativen wie Umgebungs-Variablen zusammengefaßt sind.

Im Normalfall funktioniert dieses System von gegenseitigen Informationen, Aktionen, Rückkoppelungsprozessen und Reaktionen ungestört. Der Unfall dagegen stellt, wie formuliert wurde, eine Panne im System dar. Es läßt sich leicht logisch ableiten, daß die Panne ausgelöst sein kann

a) durch eine Störung im menschlichen Anteil des Systems,

b) durch eine Störung im Maschinen-Anteil des Systems und

c) durch eine Störung der sogenannten Systembedingungen, die jene Interaktionen von Mensch- und Umgebungs-Variablen begleiten und ermöglichen.

Wenn z.B. die Automobilindustrie in den Jahren 1968 bis 1970, wie PFAFFEROTT (1971) feststellte, ihre Werbung eindeutig auf die Sportlichkeit ihrer Produkte abstellte, so erreichte sie damit, daß vor allem sportliche Fahrzeuge gefragt waren und sportliche Fahrverhaltensweisen entwickelt wurden. Unter den Bedingungen eines sportlich akzentuierten Interaktionsmusters von Mensch und Maschine stieg zwangsläufig das Risiko des Gesamtsystems erheblich an und führte zu den bekannten Gipfeln der Unfallzahlen im bundesdeutschen Straßenverkehr Anfang der siebziger Jahre.

Das Beispiel zeigt, wie das Mensch/Maschine-System unseres Umganges mit den durch die Technik bestimmten Lebensbedingungen dieser Welt einem labilen Gleichgewichtssystem ähnelt: Ändern wir die Maschinen-Variablen, erfordert das eine Anpassung der menschlichen Bedingungen, ändern sich die menschlichen Variablen, so ist eine Anpassung der Maschinen erforderlich.

Eine derartige Änderung des menschlichen Anteils in unserem Mensch/Maschine-System erleben wir derzeit mit der zunehmenden Veränderung der Bevölkerungspyramide: Die Zahl der über 65-jährigen Bürger der Bundesrepublik nimmt ständig zu und wird nach Schätzungen der Statistiker 1980 um über 30% höher sein als im Jahre 1965. Derzeit sind 13% aller Bundesbürger, das sind mehr als 8 Millionen, älter als 65 Jahre.

Unser, das Unfallgeschehen übergreifendes Mensch/Maschine-System wird also eine neue Variable unter seinen Bedingungen berücksichtigen müssen, auf die wir uns sinnvollerweise jetzt schon einstellen sollten, indem wir überlegen, wie der Faktor "großer Anteil alternder Menschen" künftig optimal adaptiert werden kann.

Dazu bieten sich nach unserer Gliederung in Mensch-, Maschine- und Systembedingungen einige Erfahrungen an, die aus der bisherigen Forschung zur Verminderung der Unfallgefahren abgeleitet werden können.

2. Die Variable "Mensch"

Jedes Industrieunternehmen betrachtet Trainingsverfahren als integralen Bestandteil eines gut funktionierenden Mensch/Maschine-Systems. Das gilt nicht nur für den Fall der Veränderung des Maschinen-Anteils - etwa bei der Aufstellung neuartiger Werkzeuge -, sondern auch für das Normalverhalten" unter gleichbleibenden Bedingungen, von dem eingangs die Rede war. Training bedeutet unter anderem Optimierung des Ist-Standes der Kenntnisse und Fertigkeiten auf den geforderten Sollstand hin. Daß Ist- und Soll-Werte schnell divergieren, weiß jeder, der kritisch seine beruflichen Kenntnisse überprüft und ihre Veränderungen mit dem Quadrat der Entfernung von der letzten fachlichen Überprüfung registriert.

Gegen Trainingsmethoden zur Verminderung der Unfallzahlen alternder Menschen wird in der Regel eingewandt, die alterungsbedingten Veränderungen ihrer psychophysischen Leistungsfähigkeit, ihrer Umweltbeziehungen und ihrer Persönlichkeitsstruktur würden jedem Versuch eines erneuten Lernprozesses enge Grenzen setzen. Ein derart pessimistischer Standpunkt ist nicht gerechtfertigt. In den USA sind 1973 Zahlen über die Erfolge von sogenannten "Defensive Driving Courses" des National Safety Council (1973) bekannt geworden. Es handelt sich bei diesen Kursen um eine rein theoretische Unterweisung mit kognitiven und affektiven Lernzielen, die Kraftfahrern helfen sollen, ihren Fahrstil statt von einer risikofreudigen von einer eher risikomeidenden Einstellung bestimmen zu lassen. Der Vergleich der Verkehrsdelikte und Unfallzahlen ein Jahr vor und ein Jahr nach den Kursen läßt eine Reduktion bei den Verkehrsdelikten von 25% und bei den Unfällen sogar um 33% erkennen. Besonders nahmen die Unfälle beim Abbiegen sowie die Auffahrunfälle ab. Interessanterweise erzielten Personen der Altersgruppe von 65 bis 74 Jahren die relativ größte Verbesserung, nämlich eine Verminderung der Unfallzahlen um 41%. Das Ergebnis spricht nicht nur für die Lernfähigkeit der geschulten Personen, sondern auch dafür, daß die früher erlittenen Unfälle u.a. lernbedingte Ursachen hatten.

Ganz allgemein kann man sagen, ein intaktes Mensch/Maschine-System erfordert nicht nur eine ständige Wartung der Technik, sondern auch ein regelmäßiges Training des Menschen.

Gegen die Defizit- und Abbau-Theorie des Alterns sprechen übrigens auch Untersuchungsergebnisse aus der Sportmedizin. LIESEN (1974), der am Institut für Kreislaufforschung der Deutschen Sporthochschule in Köln Untersuchungen über die Trainierbarkeit psychophysischer Leistungen im Alter durchführte, fand bei einer Gruppe von nicht-trainierten gesunden 55- bis 70-Jährigen, daß eine durch Passivität verloren gegangene Leistungsfähigkeit etwa der mittleren Jahre durch üben wieder zu gewinnen ist.

Insofern ist das neuerdings vom Deutschen Verkehrssicherheitsrat inaugurierte und von THOMAE und seinen Mitarbeitern am Psychologischen Institut der Universität Bonn entwickelte Modell, alternden Fußgängern in Gruppengesprächen Hilfestellungen zu geben, künftig sicherer am Straßenverkehr teilzunehmen, erfolgversprechend (MATHEY, 1972 und TISMER-PUSCHNER et.al., 1974). Der Gedanke, durch gezielte Trainingsmethoden das Unfallrisiko alternder Menschen zu verbessern, ist übrigens nicht neu. Bereits 1962 hat der amerikanische Verkehrsexperte FINESILVER in Denver spezielle Trainingsprogramme für alternde Kraftfahrer entwickelt und erprobt, nachdem er glaubte, aus der Analyse von Unfällen die besonderen Gefährdungen dieser Altersgruppe erkannt zu haben.

In der Bundesrepublik neigen wir gerne dazu, die menschliche Komponente unseres Systems mit leisem oder intensiverem Druck verbessern zu wollen, ein Verfahren, das die Amerikaner als "Inforcement" bezeichnen. Diesbezügliche Bemühungen sind bei alternden Menschen weniger erfolgreich verlaufen: Die vorliegenden Untersuchungsergebnisse (WIENER, 1968) lassen erkennen, daß ältere Fußgänger lediglich wegen der sogenannten Inforcement Campaigns achtloses Betreten der Straße oder illegales Überqueren der Fahrbahn an Stellen oder zu Zeiten, an denen es nicht erlaubt ist, verringerten. Vier Monate später erreichte das Fehlverhalten dieser Altersgruppe wieder den alten Standard.

Offensichtlich ändert eine Bestrafung nicht die Verhaltensstruktur des alternden Menschen, wie das von den oben beschriebenen Trainingsmethoden angestrebt worden ist.

Daß die Inforcementbemühungen weniger erfolgreich verliefen als die Trainingsverfahren, kann aber auch seinen Grund darin haben, daß an den Defensive Driving Courses in erster Linie aktive, selbstkritische und vermutlich auch relativ gesunde Personen teilnahmen, während die Inforcement Campaigns sich auf alle älteren Fußgänger erstreckten, also auch auf kränkliche und weniger selbstkritische.

Das ist der Grund, warum viele Fachleute die Meinung vertreten, es sei leichter und erfolgversprechender, die Umweltbedingungen unseres Systems zu verbessern, um das Unfallrisiko des alternden Menschen zu senken.

3. Die Variablen "Umgebung" und "Situation"

Trotz der außerordentlichen Anpassungsfähigkeit des Menschen an die durch die Technik veränderten Lebensbedingungen ist nicht zu übersehen, daß bei der raschen Veränderung der Maschinenelemente unseres Systems die Belastung und Beanspruchung des Menschen bereits Grenzwerte erreicht oder zumindest immer mehr Anforderungen an die Qualifikation des Menschen gestellt werden. Das zeigt beispielhaft eine Analyse des Unfallgeschehens im häuslichen Bereich.[1]

Haushaltsunfälle alternder Menschen sind häufig darauf zurückzuführen, daß sie, wie es heißt, unvorsichtig, oder unsachgemäß mit den modernen technischen Geräten hantieren. Aber was heißt "unvorsichtiges" und "unsachgemäßes" Hantieren? Welcher Grad an Vorsicht und Sachkunde ist erforderlich, welcher Grad ist zumutbar, welcher ist zu erwarten bei Menschen, die in ihrer Kindheit und Jugend mehr oder weniger keine technischen Haushaltsgeräte kennengelernt haben? Offenbar werden Haushaltsgeräte hergestellt, ohne zu bedenken, wer mit ihnen umgeht.

Der alternde Mensch hat z.B. Schwierigkeiten, sich zu bücken, er hat das Bedürfnis, bei Arbeiten in der Küche zu sitzen, u.U. fällt es ihm schwer, Töpfe und andere kleinere Arbeitsgeräte richtig anzufassen, weil er an einer Arthrose leidet. Sind seine Kücheneinrichtungen auf diese Eigenarten abgestimmt, sind sie "altersadäquat" wie MÜLLER, 1974, mit Recht fragt.

Obwohl sich inzwischen der Fachnormen-Ausschuß des Deutschen Normenausschusses bereits mit diesen Fragen beschäftigt, liegen kaum entsprechende Hinweise oder gar Normen für Hersteller und Vertreiber vor, z.B. daß Kühlschränke und Backöfen hochgestellt werden, um ein Bücken zu vermeiden, daß Sitzhöhe und Arbeitsplatz

---

[1] Im Jahre 1973 verteilten sich die gemeldeten Unfälle auf die Lebensbereiche wie folgt: Am Arbeitsplatz: 35%; im Haushalt: 15%; im Straßenverkehr: 13%; bei Spiel und Sport: 13%; sonstige Unfälle: 24%.

in der richtigen Relation miteinander korrespondieren, daß verstellbare, nicht kippende Stühle zur Verfügung stehen, usw..
Es ist sinnvoller, einen Backherd zu konstruieren, an dessen Sichtfenster Temperaturen von 100 Grad nicht auftreten können, um Verbrennungsunfälle zu vermeiden, weil die Anpassung an ein derart risikohaltiges Maschinenteil des Mensch/Maschine-Systems, in dem alternde Menschen mitwirken, so belastet, daß es zu den eingangs genannten Pannen - d.h. Unfällen - kommen muß.

Was man an Risikominderung durch eine Anpassung der Umgebungsbedingungen an die beim alternden Menschen veränderte Leistungsfähigkeit noch erreichen kann, lassen wiederum Untersuchungen aus dem Bereich des Straßenverkehrs erkennen.

In Hamburg kam es in der näheren Umgebung eines Heimes für alternde Menschen solange gehäuft zu Fußgängerunfällen infolge des unachtsamen Überquerens der Straße zwischen parkenden Fahrzeugen, bis sich die Behörde entschloß, ein absolutes Park- und Halteverbot zu erlassen.

In Detroit gelang es (MALO, 1967), Fußgängerunfälle durch eine bessere Kennzeichnung des Fußgängerüberweges um über die Hälfte zu reduzieren: große Hinweisschilder wurden quer über der Fahrbahn angebracht, um die Kraftfahrer früher und zuverlässiger zu informieren. Ebenso wirkungsvoll erwies sich die Aufstellung von Fußgängerampeln, sogenannten "Walk-Don't-Walk- signal indications", die dem alternden Menschen, wie dem Kinde, die schwierige Entscheidung, ob und wann eine Straße überquert werden kann, abnehmen.

Noch deutlicher wird der kompensatorische Effekt altersadäquater Veränderungen der Umweltbedingungen bei einer anderen Maßnahme sichtbar: wo immer man statt des üblichen Verkehrs in zwei Fahrtrichtungen den Einbahn-Verkehr einführte, kam es zu Senkungen der Fußgängerunfälle. In Hamilton, Ontario konnte EWENS (1960) eine Reduzierung der Fußgänger-Unfälle um 66% registrieren, während in der gleichen Beobachtungsperiode die Unfallzahlen auf den Straßen mit Verkehr in beiden Richtungen um über das Doppelte anstiegen.

Aus Untersuchungen an alternden Kraftfahrern (LEWRENZ, 1964; WINKLER, 1970; PLANEK und FOWLER, 1971) und aus entsprechenden Untersuchungen im Bereich des betrieblichen Unfallgeschehens (SPEAKMAN, 1956 und LAMBERT, 1971) wissen wir, daß beim alternden Menschen vor allem Probleme auftreten infolge der verlangsamten Informationsverarbeitung, durch Mangel in der selektiven Wahrnehmung und im Zusammenhang mit den Schwierigkeiten, sich von einer einmal eingenommenen Haltung im Entscheidungsprozeß zu lösen (disengaging process).

Der Einbahnverkehr nimmt dem alternden Fußgänger mindestens 50% der Entscheidungen ab und reduziert dementsprechend sein Risiko. Dieses Beispiel weist auf die Notwendigkeit hin, die Systembedingungen, unter denen der alternde Mensch lebt und arbeitet, kontinuierlich zu analysieren, die sich verändernden Bedingungen und damit die auftretenden Beanspruchungen und Belastungen auf der menschlichen wie auf der Seite der Umwelt-Variablen zu erkennen und dementsprechende Veränderungen der Systembedingungen vorzunehmen.

4. Die Variable "Systembedingungen"

Wir hatten eingangs die Bedingungen, unter denen die Variable "Mensch" und "Maschine" unserer Betrachtungsweise interagieren, als "Systembedingungen" bezeichnet. Dies ist ein weites Feld von psychologischen, soziologischen, politischen, aber auch rechtlichen und oekonomischen Größen.

Wir fanden z.B. bei Untersuchungen der Einstellungen jüngerer Kraftfahrer zum alternden Kraftfahrer und alternder Kraftfahrer zum jüngeren (WINKLER, 1974) eine aus dem Konflikt der Generationen zu erwartende Verzerrung der Realität sowie eine Neigung zum gegenseitigen Rivalisieren. Der alternde Kraftfahrer sieht im Jugendlichen stärker die negativen Qualitäten des jungen Fahrers, der junge wiederum akzentuiert die negativen Merkmale des alternden Fahrers. Daß derartige Einstellungen auch Auswirkungen auf das Unfallgeschehen haben, ergaben Untersuchungen von SCHLEIERMACHER (1971), der über 4.000 Fußgängerunfälle in Nordrhein-Westfalen daraufhin analysierte, welche Altersgruppen der Fußgänger mit welchen Altersgruppen der Fahrzeugführer verunfallten. Dabei zeigte sich z.B., daß die über 60-jährigen Fußgänger unerwartet oft mit 16- bis 30-jährigen Fahrzeugführern, aber unerwartet selten mit 31- bis 60-jährigen Fahrzeugführern kollidieren. Einstellungen prägen nicht nur das Bild, das man von sich selbst und von anderen hat, sie beeinflussen auch das Verhalten. Gerontologen und Psychologen, die sich besonders mit der Altenforschung beschäftigt haben, wie THOMAE und MATHEY (1971) und LEHR (1972), weisen darauf hin, daß ein negativ getöntes Bild, das sich die Gesellschaft vom Alter macht, nicht ohne Wirkung auf die Selbsteinschätzung des alternden Menschen und damit auch auf sein subjektives Sicherheitsbewußtsein bleibt (KLEBELSBERG, 1971).

Das Bild vom "alternden Menschen" kann die ohnehin schon oft zu beobachtende ängstlich getönte Grundhaltung gegenüber Risiken, wie wir sie bei einer Untersuchung von älteren Fußgängern fanden (WINKLER, 1966) und wie sie kürzlich von CARP (1971) erneut bestätigt worden ist, noch verstärken oder zu einer unrealistischen Selbstüberschätzung führen, wie das besonders bei alternden Männern beobachtet wird (THOMAE und MATHEY, 1971).

Interessanterweise sind alternde Männer über 65 Jahre auch unter Berücksichtigung ihrer Gefahrenexposition bei der Verkehrsteilnahme als Fußgänger zwei- bis dreimal häufiger in Unfälle verwickelt als alternde Frauen, die ihrerseits eher geneigt sind, zuzugeben, daß sie gewisse Leistungsminderungen an sich selbst beobachtet haben und gern einmal Hilfe in Anspruch nehmen, um über die Fahrbahn zu gelangen.

<u>Was geschieht, um die hier genannten psychologischen Variablen der Systembedingungen zu beeinflussen?</u> Empirische Arbeiten zu diesem Thema liegen ebenso wenig vor wie Informationen über laufende Forschungsprojekte.

Ebenso ist die Frage zu stellen, ob genügend Anstrengungen unternommen werden, um die ärztlich-therapeutischen Variablen des hier betrachteten Mensch/Maschine-Systems altersadäquat zu gestalten. Hier sollen nicht die verkehrsmedizinisch relevanten Fragen zur Diskussion gelangen, ob regelmäßige Qualifikationsuntersuchungen alternder Kraftfahrer erforderlich und erfolgversprechend sind, oder ob die Ärzteschaft konsequenter das Merkblatt der Bundesärztekammer über die Auswirkung von Medikamenten auf die Fahrtüchtigkeit beachten müßte, insbesondere im Hinblick auf die bei alternden Patienten häufig zu beobachtenden unerwünschten Nebenwirkungen, z.B. von Schlaf- und Beruhigungsmitteln, von Hochdruckmitteln, usw.. Hier geht es globaler um das Problem, welche sicherheitstechnischen Konsequenzen sowohl im verkehrsmedizinischen als auch im arbeitsmedizinischen Bereich und im Bereich des häuslichen Lebens die alterungsbedingten Insuffizienzen und Verschleißerscheinungen nach sich ziehen müßten, einmal hinsichtlich der Bedingungen der ärztlichen Versorgung, zum anderen hinsichtlich der ärztlichen Vorsorge. Ist es denn sinnvoll, alternden Menschen zuzumuten, trotz einer bestehenden Neigung zu Schwindelanfällen auf Leitern zu steigen, um anschließend für teures Geld die Unfallschäden zu kurieren, oder ist es nicht angemessener, präventive Maßnahmen zu erdenken und zu unterstützen?

5. Kurative und präventive Unfallabwehr

Die Beispiele mögen genügen, um deutlich zu machen, daß Unfälle des alternden Menschen nicht als gottgewollte, unabänderliche Schicksalsschläge aufgefaßt werden können, weder als bloße Folgen des "Nachlassens der Kräfte im Alter" noch als unverzeihliche Mängel der Umweltbedingungen. Vielmehr bestimmen wir selbst, d.h. unsere Gesellschaft, mit der Gestaltung der Systembedingungen, welche Risiken wir in Kauf zu nehmen bereit sind. Diese Überlegungen führen zwangsläufig zu der Konsequenz, den präventiven Maßnahmen mehr Bedeutung zukommen zu lassen, als es bislang der Fall ist.

Bei den Bemühungen, die Unfallrisiken des alternden Menschen zu verringern, sollten die folgenden Projekte im Vordergrund stehen:

a) Die Verbesserung der Umweltbedingungen im Straßenverkehr, im Betrieb und im Haushalt im Interesse einer Verminderung der Beanspruchung des alternden Menschen.

b) Die Entwicklung spezieller Trainingsmethoden für alternde Personen und die Verbesserung vorliegender Modelle.

c) Das Bemühen, dem alternden Menschen zu einer realistischen Selbsteinschätzung zu verhelfen, ihm Möglichkeiten zur Gefahrenminderung aufzuzeigen und seine spezifischen Unfallgefährdungen erkennen zu lassen.

d) Eine konsequente Entwicklung sicherheitstechnischer und medizinisch-psychologischer Maßnahmen der Unfallverhütung auf der Basis einer kontinuierlichen Analyse der Systembedingungen, mit denen der alternde Mensch im Betrieb, im Verkehr und im Haushalt zu rechnen hat als Forschungsbereich der Gerontologie.

Literatur

BÖHM, H.: Alte Menschen als Fußgänger im Straßenverkehr, Drucksache Nr. 47 der Bundesverkehrswacht, Bonn, 1966.

CARP, F.M.: Walking as a means of tranportation for retired people. Gerontologist 11, 104-111 (1971).

EWENS, W.E.: Report on the One-Way-Street-System, Departement of Traffic, Hamilton, Ontario, 1960, zit. n. MUELLER, E.A., RANKIN, W.W.: Traffic Control and Roadway Elements-Their Relationship to Highway Safety, Chapter 8: Pedestrians Highway Users Federation for Safety and Mobility, 1970.

FINESILVER, S.A.: Denver Citizens go to Traffic School, Traffic Safety 61, 20 (1962).

HOYOS, C. Graf: Verkehrsverhalten und Persönlichkeit, in: HOYOS (Hg.): Psychologie des Straßenverkehrs. Bern und Stuttgart: Hans Huber 1965.

KLEBELSBERG, D.v.: Subjektive und objektive Sicherheit im Strassenverkehr als Aufgabe für die Verkehrssicherheitsarbeit; Heft 51 der Schriftenreihe der Deutschen Verkehrswacht, Bonn-Beuel, 1971.

LAMBERT, U.: Lebensalter und Unfallhäufigkeit - Beobachtungen in einem chemischen Großbetrieb. Zbl. f. Arbeitsmedizin und Arbeitsschutz 11, 185-188 (1961).

LEHR, U.: Psychologie des Alterns; Heidelberg: Quelle und Meyer, 1972.

LEWRENZ, H.: Die Eignung zum Führen von Kraftfahrzeugen. Stuttgart, 1964.

LIESEN, H.: Sport noch im hohen Alter. FAZ vom 30.10.1974.

MALO, A.F.: Signal Modernization. Special Report 93 Highway Research Board, 96-113 (1967).

MATHEY, F.J.: Verhaltensgewohnheiten, Motivationen und Einstellungen von älteren Fußgängern. Z. f. Verkehrssicherheit 18, 200-203 (1972).

MÜLLER, M.: Der häusliche Bereich unter besonderer Berücksichtigung der Situation älterer Menschen. Vortrag anläßlich der Landesarbeitssicherheitskonferenz Lüneburg 1974.

NATIONAL SAFETY COUNCIL: An evaluation of the National Safety Council's DEFENSIVE DRIVING COURSE. Chicago, January 1973.

PFAFFEROTT, I.: Deutsche Automobilwerbung 1954 bis 1970. Z. f. Verkehrssicherheit, 3, 180-191 (1971).

PLANEK, Th.W., FOWLER, R.C.: Traffic accident problems and exposure characteristics of the aging driver; J. of Gerontology 26, 224-230 (1971).

SCHLEIERMACHER, B.: Auffällige Beziehungen in der Statistik von Fußgängerunfällen. In: Z. F. Verkehrssicherheit, 17, 48-57 (1971).

SPEAKMAN, D.: Bibliographie of research on changes in working capacity with age. London 1956. Zit. n. LEHR, U.: Psychologie des Alterns, Heidelberg 1972.

TISMER-PUSCHNER, I. et al.: Bericht über ein gruppenpsychologisches Programm zur Verkehrsinstruktion älterer Menschen. Z. actuelle gerontologie 4, 1974.

THOMAE, H., MATHEY, F.J.: Verhaltensgewohnheiten, Motivationen und Einstellungen älterer Fußgänger. In: Forschungen für die Sicherheit im Straßenverkehr, Heft 4. Frankfurt/Main: Dr. A. Tetzlaff-Verlag 1972.

WIENER, E.L.: The elderly pedestrian: response to an enforcement campaign; Traffic Safety Research Review 12, 100-110 (1968).

WINKLER, W.: Einige sozialpsychologische Aspekte der Verkehrsteilnahme. In: Psychologische Beiträge 9, 351-367 (1966).

WINKLER, W.: Die Auseinandersetzung des alternden Menschen mit dem motorisierten Straßenverkehr. In: Aktuelle Probleme der Geriatrie, Geropsychologie, Gerosoziologie und Altenfürsorge; Veröffentlichungen der Deutschen Gesellschaft für Gerontologie 3, 37-53 (1970).

WINKLER, W.: Verkehrsteilnahme und Verkehrseinstellungen alternder Kraftfahrer, im 21. Mitteilungsblatt des TÜV Stuttgart, 39-42, 1974.

I. Unfall und alter Mensch

A. Gefährdung und Therapie

A. Bernsmeier, Kiel

Gefährdung von Herz und Kreislauf

Es erscheint mir erforderlich, im Rahmen des heutigen Themas: "Unfall und alter Mensch" das Altern an den Anfang unserer Diskussionen zu stellen. Wir alle wollen alt werden, aber niemand will alt sein! Warum wollen wir nicht alt sein? Weil wir uns fürchten vor den Organschäden und Funktionsstörungen, die sich bei alten Menschen gehäuft einstellen. Die Beeinträchtigung der biologischen Funktionen durch das Altern spielt auch bei der Entstehung und Behandlung des Unfalls eine große Rolle.

Es ergibt sich also zunächst die Frage: Was bedeutet eigentlich Altern? Den biologisch denkenden Arzt interessiert vor allem das biologische Altern, das wir früher definiert haben als die Summe aller Schäden und Abnutzungserscheinungen, die sich während des Lebens am Organismus einstellen. Wir wissen heute, daß es für das Altern des Organismus keinen einheitlichen pathogenetischen Mechanismus gibt, sondern daß verschiedene Faktoren vor allem in der Bildung der Proteine und im Aufbau der Zellstrukturen eine Rolle spielen.

Der Prozeß des Alterns erfaßt primär vor allem die wenig differenzierten Mesenchymzellen, Fibroblasten und Immunocyten, die der Abwehr von exogenen Noxen und der Regeneration des Gewebes dienen.

Wie in anderen der Proliferation und Regeneration unterworfenen Elementen treten auch in diesen Zellen im Verlaufe der Zeit gelegentlich Mutationen und Fehler im genetischen Apparat auf. Dadurch können Veränderungen in der Synthese der Proteine sowie Funktionsstörungen der neu gebildeten Enzyme entstehen. Durch Fehler in der genetischen Information kommt es schließlich zu einer Begrenzung der Regenerationen in diesen Zellinien; die Mitosen werden weniger oder bleiben gänzlich aus. Diese Veränderungen an den molekularen Strukturen und an den Zellen sind für unsere Betrachtung in doppelter Hinsicht von Bedeutung:

1. Sie haben einen entscheidenden Einfluß auf die Intensität und die Geschwindigkeit, mit der eine exogen bedingte Schädigung im Organismus repariert werden kann und
2. durch Mutationen bei den Immunocyten können Eigenschaften verändert werden, welche für die Toleranz gegenüber den normalen Eigenkomponenten wichtig sind. Dadurch kommt es gelegentlich zur Bildung von Zellklonen mit potentieller Autoimmunpathogenität.

Unter den Organschäden des höheren Lebensalters sind die Störungen des Herzens und der Gefäße sowie des Kreislaufs am häufigsten anzutreffen. Es überwiegen Herzinsuffizienz und Rhythmusstörungen, die deswegen eine besondere Beachtung auch in therapeutischer Hinsicht verdienen. Diese Störungen der Herzfunktion sind aber nicht allein die Folge des Alterns an sich. Meistens findet man daneben Organschäden und Narben nach früheren Entzündungen und Zirkulationsstörungen sowie arteriosklerotisch bedingte Gefäßerkrankungen. Für das reine Altersherz liegen bisher nur wenig gesicherte Untersuchungsergebnisse vor.

Als Altersherz bezeichnet man im klinischen Sprachgebrauch das Herz eines älteren Menschen, das durch eine verminderte Anpassungsbreite und eine besondere Störanfälligkeit charakterisiert ist. Die Physiologen prägten dafür den Begriff der "latenten physiologischen Altersinsuffizienz des Herzens" (10), um damit das im Alter auftretende Mißverhältnis zwischen der Ventrikelmuskulatur und seiner Förderleistung zu charakterisieren. Das morphologisch faßbare Äquivalent für das leistungsschwächere Altersherz wird von LINZBACH (6) in einer diffusen Sklerosierung der Gefäße und des interstitiellen Bindegewebes gesehen, die in über 90% der zwischen dem 60. und 95. Lebensjahr Verstorbenen gefunden wurde.

Von großer Bedeutung ist nun die Frage, ob es sinnvoll ist, dieses sogenannte Altersherz mit seiner verminderten Adaptionsbreite zu behandeln. Soll man auch dann, wenn klinisch keine manifesten Symptome einer Herzinsuffizienz vorliegen, digitalisieren? Ich würde meinen: Im Prinzip ja, denn neuere Untersuchungen haben gezeigt, daß die Digitalisglykoside nicht nur auf das insuffiziente Herz einwirken sondern auch die systolische Kraftentwicklung des in Ruhe noch suffizienten Herzens zu fördern vermögen. Wenn also eine plötzliche Belastung droht, z.B. ein chirurgischer Eingriff, so erscheint eine angemessene Digitalisierung notwendig.

In diagnostischer und therapeutischer Hinsicht ist gerade beim Altersherzen eine enge Zusammenarbeit zwischen Chirurgen und Internisten erforderlich. Art und Dosierung der Digitalisglykoside müssen hier individuell besonders sorgfältig angepaßt werden, weil nicht selten eine altersbedingte Empfindlichkeitssteigerung oder Toleranzminderung gegenüber Digitalis besteht. Die Digitalisbehandlung kann deswegen nur unter ständiger Kontrolle erfolgen, weil eine Intoxikation den alten Menschen besonders gefährdet. Ein anderes spezielles Alterscardiacum, das bei gleicher Wirksamkeit besser toleriert wird, gibt es nicht. Alle diesbezüglichen Anpreisungen entsprechen nicht den Fakten.

Der Entschluß zu einer Digitalisbehandlung in der geriatrischen Praxis ist in der Mehrzahl der Fälle der Beginn einer Dauertherapie. Mitunter kann eine vorübergehende Behandlung bei zeitlich begrenzter stärkerer Belastung angezeigt sein, so z.B. bei Erkrankungen oder Operationen. Wir bevorzugen für die Dauerbehandlung die orale Darreichungsform; intravenöse Gaben sind nur in Ausnahmefällen bei Resorptionsstörungen erforderlich. Bei den tachycarden Formen der manifesten und latenten Herzinsuffizienz haben sich die langhaftenden Digitoxinderivate am besten bewährt, bei den mit Bradycardie einhergehenden Insuffizienzen die kürzer wirkenden Glykoside der Digoxinreihe.

Bei jeder Digitalismedikation ist zu bedenken, daß alle Präparate neben der beabsichtigten positiven Inotropie eine verlangsamende Wirkung auf die Überleitung haben, die zwar bei Vorhofflimmern und Flattern erwünscht ist. Unerwünscht ist dieser Effekt aber bei partiellen Blockierungen der Überleitung. Unerwünscht ist auch die Steigerung der Reizbildung in den tertiären Zentren mit der Gefahr der Auslösung von Extrasystolen. Diese möglichen Nebenwirkungen sollten durch entsprechende Überwachung frühzeitig erkannt und ausgeschaltet werden. Es ist jedoch davor zu warnen, sie dadurch zu umgehen, daß ungenügende Dosierungen gewählt werden: Eine Behandlung mit der sogenannten "kleinen Glykosidtherapie" oder mit "verzettelten Dosen" wird in der geriatrischen Praxis leider allzu häufig zum Schaden des Patienten angewandt.

Als klinische Hinweise einer Digitalisüberdosierung müssen neben EKG-Veränderungen, Übelkeit, Appetitlosigkeit und Erbrechen, Extrasystolien und Rhythmusstörungen sowie Xanthopsien gewertet werden. Dabei ist die Zuordnung von Rhythmusstörungen als Symptom der Digitalisüberdosierung oft besonders schwierig, denn Extrasystolen können auch Zeichen der Herzinsuffizienz und der Hypoxaemie des Herzmuskels sein und sich durch eine Behandlung mit Digitalis zurückbilden.

Wichtige Voraussetzung für eine erfolgreiche Digitalistherapie und für die Vermeidung der Intoxikationen ist die sorgfältige Bilanzierung des Kaliumhaushaltes. Deswegen sollten auch Saluretica nur mit besonderer Vorsicht verordnet werden, weil sie in der Regel mit einer gesteigerten Kaliumausscheidung verbunden sind. Auch der regelmäßige Gebrauch von Laxantien führt zu Kaliumverlusten. Der Kaliumspiegel des Blutes muß bei einer Digitalisierung immer wieder überprüft und an der oberen Normgrenze gehalten werden.

Ist die cardiale Insuffizienz mit einer Angina pectoris verbunden, so wird eine zusätzliche Medikation erforderlich. Hier müssen an erster Stelle die Nitrokörper, Amylnitrit und Nitroglycerin genannt werden, die durch Senkung der peripheren Gefäßwiderstände im großen und kleinen Kreislauf den myocardialen Sauerstoffverbrauch herabsetzen. Die Anwendung von Purinderivaten sollte wegen der vermehrten Ausscheidung von Katecholaminen mit Vorsicht geschehen.

In diesem Zusammenhang müssen auch die Betareceptorenblocker Erwähnung finden. Sie hemmen bestimmte Funktionen des adrenergischen Systems, drosseln die Herzfrequenz, vermindern die Herzarbeit und setzen den Sauerstoffverbrauch des Herzens herab. Neben diesen erwünschten Effekten vermindern die Betablocker aber gleichzeitig die Kontraktionsgeschwindigkeit der Herzmuskelfaser und können deswegen in Grenzfällen auch einmal Schaden stiften. Sie sollten aus diesem Grunde nur unter strenger Überwachung und nur in Verbindung mit Glykosiden gegeben werden; bei manifester Herzinsuffizienz sind sie kontraindiziert.

Für die Funktionsstörungen des Herzens bei alten Menschen sind weiter die Rhythmusstörungen von großer Bedeutung, die wesentlich häufiger sind als wir bisher angenommen haben. Wir finden sie bei Dauerregistrierung des Herzschlages in fast 30% bei klinisch gesund erscheinenden Menschen im Alter von 65 Jahren und darüber. Am häufigsten sind ventrikuläre und supraventrikuläre Extrasystolen, seltener absolute Arrhythmien und bradykarde Formen der Rhythmusstörung mit partiellen und totalen AV-Blockierungen.

Die Behandlung der Rhythmusstörung im Alter unterscheidet sich im Prinzip nicht von der üblichen Therapie. Digitalis-Überdosierungen und Hypokaliaemien sind primär auszuschließen. Bei gehäufter ventrikulärer Extrasystolie hat sich in den letzten Jahren das Diphenylhydantoin täglich bewährt. Als Therapeuticum der supraventrikulären Tachycardie sei Iproverapamin genannt. Chinidin ist immer noch bei den tachycarden Rhythmusstörungen, insbesondere beim Vorhofflimmern das Mittel der Wahl. Wir geben es in steigender Dosierung unter klinischer und elektrocardiographischer Kontrolle, weil nicht selten Nebenerscheinungen auftreten. Bei Kammertachycardien ist Xylokain angezeigt, aber auch die Elektrokonversion mit einem Stromstoß von 150 bis 400 Wattsekunden, die praktisch in kürzester Zeit die sehr schnell zur Herzinsuffizienz führende Rhythmusstörung beseitigen kann. Die Elektrokonversion wenden wir mit gutem Erfolg und kleinem Risiko auch bei alten Menschen zur Behandlung des Vorhofflimmerns an: Allerdings sollte die Flimmerarrhythmie nicht länger als 1/2 bis 1 Jahr bestanden haben.

Bradycarde Formen der Rhythmusstörungen können medikamentös mit Atropin oder wirksamer mit Orciprenalin angegangen werden. Seit Einführung der Schrittmachertherapie und ihrer technischen Vervollkommnung wird die medikamentöse Behandlung der bradycarden Rhythmusstörung mehr und mehr durch die elektrische Stimulation verdrängt. Ein Adams-Stokes-Syndrom, ein Anfall von Asystolie ist eine absolute Indikation für die Schrittmachertherapie. Wir übersehen und überwachen in unserer Klinik fast 600 Schrittmacherimplatationen, 2/3 der Patienten sind älter als 65 Jahre.

Ich bin am Ende meines Berichtes, in dem nur wenige Probleme der geriatrischen Cardiologie in ihrer Beziehung zum Unfall dargestellt werden konnten. Ich war gezwungen, eine Auswahl zu treffen und kann nur hoffen, daß mir diese gelungen ist.

Literatur

1. BURNET, F.M.: Aust. J. exp. Biol. med. Sci. 50,1 (1972).
2. HAHN, H.P. von: J. Geront. 21, 291 (1966).
3. HAHN, H.P. von: Adv. Geront. Res. 3, 1 (1971).
4. HAYFLICK, L.: Cell culture and the aging phenomenon. In: Topics in the biology of aging. Ed. P.L. Krohn. New York: Interscience publishers, 1966.
5. HOLLIDAY, R.: Nature (Lond) 221, 1224 (1969).
6. LINZBACH, A.J.: Verhandl. Dtsch. Ges. Kreisl. Forsch. 24, 242 (1958).
7. MEDVEDER, Z.A.: Exp. Geront. 7, 227 (1972).

8. ORGEL, L.E.: Proc. nat. Acad. Sci (Wash) 49, 517 (1963).
9. PELC, S.R.: Exp. Geront. 5, 217 (1970).
10. WEZLER, K.: Verhandl. Dtsch. Ges. Kreisl. Forsch. 24,74 (1958).

G. Reichel, Bochum

Früherkennung unfallbedingter respiratorischer Komplikationen beim alternden Menschen

Die Früherkennung respiratorischer Komplikationen des älteren Menschen ist ein wichtiges Anliegen des Unfallchirurgen und Anaesthesisten. Die diagnostischen Bemühungen müssen sowohl die bereits vor dem Unfall bestehenden pulmonalen Insuffizienzen als auch die posttraumatisch auftretenden pulmonalen Komplikationen und ihre Spätfolgen umfassen. Die notwendigen Verfahren beginnen mit der klinischen Beobachtung und Untersuchung des Patienten und enden bei den verschiedenen Methoden der modernen Lungenfunktionsdiagnostik (1,2,6).

Es gibt eine Reihe von Vorschlägen, wie die Krankheitszustände mit respiratorischer Insuffizienz nach pathophysiologischen Gesichtspunkten geordnet werden können. Aus praktischen Erwägungen ist es am zweckmäßigsten, die in Betracht kommenden atemmechanischen Insuffizienzen in obstruktive und restriktive Belüftungsanomalien zu unterscheiden (Tabelle 1). Mit den Ventilationsstörungen gehen häufig Gasaustauschstörungen parallel (Tabelle 2), die unter Zuhilfenahme der Blutgasanalyse im Kapillarblut des hyperaemisierten Ohrläppchens diagnostiziert werden können (3,5).

Tabelle 1. Nachweis von Ventilationsstörungen nach Thoraxverletzungen

obstruktive Belüftungsstörung	restriktive Belüftungsstörung
Intrabronchialer Strömungswiderstand ($R_t > 3{,}5$ cm $H_2O\,l^{-1}$sec)	Statische Compliance von Lunge bzw. Thorax ($C_{st} < 0{,}15$ l/cm H_2O)
1-Sekundenkapazität absolute relative (% der VC) vermindert	Vitalkapazität vermindert
Vitalkapazität vermindert	1-Sekundenkapazität absolute vermindert, relative (% der VC) normal
Gasaustauschstörungen können fehlen	

Tabelle 2. Nachweis von Gasaustauschstörungen nach Thoraxverletzungen

Globalinsuffizienz (alveoläre Hypoventilation)	Partialinsuffizienz (Verteilungsstörungen, Pulmonaler Shunt, Diffusionsstörungen)	
1. Erniedrigter Sauerstoffdruck PaO_2 mm Hg (70 mm Hg)	1. Erniedrigter Sauerstoffdruck PaO_2 mm Hg (70 mm Hg)	
2. Erhöhter Kohlensäuredruck $PaCO_2$ mm Hg (45 mm Hg)	2. Normaler oder erniedrigter Kohlensäuredruck $PaCO_2$ mm Hg (40 mm Hg)	
3. Erniedrigter oder normaler pH (7,4) bei chronischen Fällen meistens weitgehend "kompensiert"	pulmonaler Shunt keine oder unzureichende Normalisierung des PaO_2 nach inspiratorischer O_2-Gabe	Diffusionsstörungen starker belastungsabhängiger Abfall des PaO_2

Gasaustauschstörungen gehen meist mit atemmechanischen Störungen einher
Ausnahme: zentrale Atemstörungen

Die klinisch wichtigste Erkrankungsgruppe des alternden Menschen stellt die obstruktive Atemwegserkrankung dar. Zu ihr zählen die chronisch obstruktive Bronchitis, das Obstruktionsemphysem, das Asthma bronchiale und die sekundäre Obstruktion der Atemwege im Verlauf von Lungenfibrosen und Pneumokoniosen. Fast 30% aller Männer und Frauen jenseits des 50. Lebensjahres leiden unter einem obstruktiven Bronchialsyndrom unterschiedlichen Schweregrades. Zu den führenden klinischen Symptomen gehört die Dyspnoe mit Erschwerung und Verlängerung der Exspiration und die Steigerung der Atem- und Herzfrequenz. Das funktionelle Charakteristikum der Krankheitsgruppe ist die durch eine Bronchialstenosierung hervorgerufene Erhöhung der Bronchialwiderstände und der viscösen Atemarbeit (3,5,6). Das Ausmaß der Ventilationsstörung läßt sich quantitativ am besten mit dem Strömungswiderstand erfassen (Tabelle 1). Die obstruktiven Atemwegserkrankungen tragen die Tendenz zur Entwicklung einer alveolären Hypoventilation in sich. Dieser Zustand, in der Literatur auch als Globalinsuffizienz bezeichnet (1), ist an dem erhöhten arteriellen Kohlensäuredruck bei gleichzeitig erniedrigtem Sauerstoffdruck zu erkennen. An sich banale Thoraxtraumen, die von einem Lungengesunden in funktioneller Hinsicht toleriert werden, können beim älteren Menschen mit obstruktiven Bronchialerkrankungen zu einer erheblichen Verschlechterung der bronchialstenosierenden Krankheitsprozesse mit einem Zusammenbruch des Gasaustausches führen, der sich in einer Erhöhung des arteriellen Kohlensäuredruckes und einer kritischen Verminderung des Sauerstoffdruckes äußert.

Verstärkt werden die an sich schon vor dem Trauma bestehenden pulmonalen Ausfallerscheinungen durch die typischen, nach dem Unfall und nach der Operation zu beobachtenden respiratorischen Anomalien (4). So kann sich auch bei Lungengesunden im Anschluß an ein Trauma als Folge eines pulmonalen Shunts, wahrscheinlich durch Atelektasen bedingt, eine Erniedrigung des arteriellen Sauerstoffdruckes bei gleichzeitig normalem oder sogar vermindertem arteriellen Kohlensäuredruck entwickeln (4). Die Veränderungen sind nach thorakalen und intracardialen Eingriffen besonders ausgeprägt, werden jedoch auch nach abdominalen Operationen, Thorax- und Extremitätenverletzungen beobachtet. Das Ausmaß des Funktionsschadens kann nach schweren Eingriffen und ausgedehnten Verletzungen erhebliche Grade annehmen und bei schon bestehendem pulmonalen Krankheitsprozeß zu schweren Funktionsschäden Anlaß geben.

Die Gefährdung der lungen- und bronchialerkrankten älteren Menschen nimmt natürlich mit der Schwere des Unfalles zu. Im Einzelfall ist jedoch die Prognose nicht allein vom Ausmaß des Traumas abhängig. Es wird ganz entscheidend durch den vor dem Unfall bestehenden Funktionszustand mitbestimmt. Patienten mit Bronchialwiderstandserhöhungen über 10-12 cm H_2O 1^{-1}sec sind besonders gefährdet. In diesem Fall sollte schon sofort nach dem Unfallereignis durch eine intensive antibiotische, spasmolytische und entzündungshemmende Therapie versucht werden, den drohenden Zusammenbruch des Gasaustausches zu verhindern. Von chirurgischer Seite sollte dabei alles getan werden, um den Thoraxraum nicht zu verkleinern, die Beweglichkeit der Thoraxwand sicherzustellen und bei Thoraxtraumen die Verschwartung der Pleura zu vermeiden. Frühzeitig einsetzende Atmungsgymnastik kann die gestörten lokalen Bewegungsabläufe wiederherstellen und so eine Beeinträchtigung des lokalen Reinigungsmechanismus vermeiden helfen, die unter Umständen die Keimzellen schwerer, progredient verlaufender obstruktiver Bronchitiden werden.

Literatur

1. BÜHLMANN, A.A., ROSSIER, P.H.: Klinische Pathophysiologie der Atmung. Berlin-Heidelberg-New York: Springer 1970.
2. COMROE, J.H., FORSTER, R.E., DUBOIS, A.B., BRISCOE, A.A., CARLSEN, E.: Die Lunge. Klinische Physiologie und Lungenfunktionsprüfungen. Stuttgart: F.K. Schattauer 1964.
3. REICHEL, G.: Z. prakt. Anästh. 2, 77 (1966).
4. REICHEL, G., ULMER, W.T., LÖHR, B.: Med. thorac. 21, 27 (1964).
5. REICHEL, G., REHN, J., ULMER, W.T.: Chirurg 43, 317 (1972).
6. ULMER, W.T., REICHEL, G., NOLTE, D.: Die Lungenfunktion. Stuttgart: G. Thieme 1970.

P. Thümler und V. Lenner, Mainz

Besondere Probleme der postoperativen Lungenembolie nach Osteosynthese beim alten Menschen

Die Angaben über tödlich verlaufende Lungenembolien nach operativen Eingriffen schwanken zwischen 0,01 und 1%. Im pathologisch-anatomischen Material werden pulmonale Embolien als Todesursache in 1,5 bis 4% aller Sektionen gefunden.

Ausgangspunkt für die venösen Embolien sind in den meisten Fällen Thromben in den Beinvenen. Als wichtigste Faktoren für die Entstehung der peripheren Phlebothrombose dürften die Blutstromverlangsamung und die dadurch bewirkte Änderung der rheologischen Eigenschaften des Blutes sein, die ihrerseits eine unterschwellige Aktivierung des gesamten Gerinnungssystems bewirken. Die echten kausalen pathogenetischen Zusammenhänge, die letztlich zur Ablösung der Thromben führen, sind noch weitgehend unbekannt.

Der Virchow'schen Trias für die formale Thrombogenese, die in enger Wechselbeziehung zueinander stehen, können verschiedene Krankheitszustände und konstitutionelle Merkmale als prädisponierende Faktoren zugeordnet werden (Abb. 1). Jüngste Forschungsergebnisse rücken die Blutplättchen in das Zentrum der Thromboseentstehung.

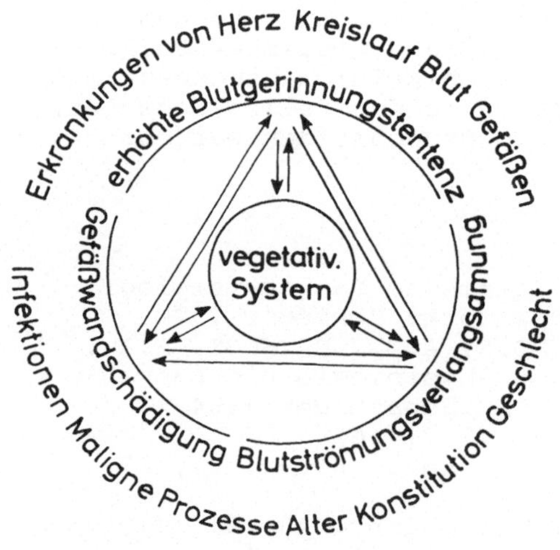

Abb. 1. Virchow'sche Trias: Die einzelnen Glieder stehen in enger Wechselbeziehung zueinander. Verschiedene Krankheitsbilder und konstitutionelle Merkmale können ihnen zugeordnet werden. (Aus Th. NAEGELI et al.: Die thromboembolischen Erkrankungen. Stuttgart: Fr.-K. Schattauer-Verlag)

Die Häufigkeit der Thrombosegefährdung steigt mit zunehmendem Alter (Abb. 2). Hierbei stellt die Verlängerung der Kreislaufzeit an den unteren Extremitäten als Folge der Bettlägerigkeit einen ausschlaggebenden Faktor dar.

Wir haben an unserer Klinik operativ behandelte Schenkelhalsfrakturen bei Patienten über 65 Jahren untersucht (Tabelle 1).

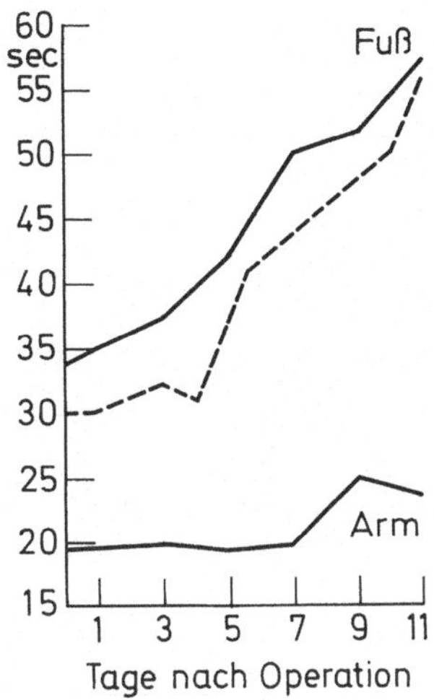

Abb. 2. Bettlägerigkeit führt zu einer Verlängerung der Kreislaufzeit (auf der Ordinate aufgetragen die Kreislaufzeit) (Aus Th. NAEGELI et al.: Die Thromboembolischen Erkrankungen. Stuttgart: Fr.-K. Schattauer-Verlag)

Tabelle 1. Analyse der operierten Patienten über 65 Jahre mit Schenkelhalsfrakturen

Patienten insgesamt	518	(Durchschnittsalter: 75 Jahre)
davon weibl. Patienten	380	(entspricht: 71%)
davon männl. Patienten	138	(entspricht: 29%)
Todesfälle insgesamt	91	(Durchschnittsalter: 80 Jahre)
davon weibl. Patienten	69	(entspricht: 76%)
davon männl. Patienten	22	(entspricht: 24%)
Gesamtzahl der Todesfälle entspricht 17,6% aller Schenkelhalsfrakturen über 65 Jahre		

Bezeichnend ist das hohe Durchschnittsalter. Frauen waren dreimal häufiger vertreten als Männer. Das gleiche Verhältnis sahen wir bei den Todesfällen, bei denen das Durchschnittsalter 80 Jahre war. Die Letalität von 17,6% ist Ausdruck dieser Patientenauswahl.

Bei Verletzungen und Operationen im Bereich der Hüfte ist die Thrombo-Embolie eine der häufigsten Todesursachen (Tabelle 2).

Tabelle 2. Analyse der tödlichen Lungenembolien nach Schenkelhalsfrakturen

Tödliche Lungenembolien insgesamt	21	(Durchschnittsalter: 80 Jahre)
davon weibliche Patienten	14	(entspricht 66,7%)
davon männliche Patienten	7	(entspricht 33,3%)
klinisch diagnostiziert	12	
autoptisch diagnostiziert	19	
keine Obduktion	2	
Gesamtzahl der tödlichen Lungenembolien entspricht 23,1% aller Todesfälle		

An der Gesamtletalität war in unserem Krankengut die Lungenembolie mit 23,1% vertreten und stand nach den kardiovasculären Ursachen an zweiter Stelle. Bei 19 Todesfällen konnte die Diagnose autoptisch gesichert werden. 7 pulmonale Embolien waren klinisch nicht erkannt worden. In 2 Fällen wurde die Obduktion nicht durchgeführt. Diese Aufstellung deckt sich mit der allgemeinen Erfahrung, daß nur 2/3 der autoptisch gesicherten tödlichen Lungenembolien klinisch diagnostiziert werden.

Eine bedeutende Erkenntnis stellt die Tatsache dar, daß der Fußpunkt des Fernthrombus häufig intraoperativ oder in der unmittelbaren postoperativen Phase entsteht.

Der Morbiditätsgipfel der Thromboembolie findet sich dementsprechend auch bei unseren Kranken bis zum 16. postoperativen Tag (Tabelle 3).

Tabelle 3. Zeitpunkt des Auftretens der tödlichen Lungenembolie nach dem operativen Eingriff

bis 3. postop. Tag	6 Todesfälle
3. bis 8. postop. Tag	3 Todesfälle
8. bis 16. postop. Tag	5 Todesfälle
16. postop. Tag und später	3 Todesfälle
wegen zu schlechten AZ nicht operierte Patienten	4 Todesfälle

Da die anfangs geschilderten Entstehungsursachen der Thrombose lokaler Art sind und keine Veränderung des Hämostasepotentials im peripheren Blut nach sich ziehen, ist auch eine Erkennung der Thrombosegefährdung durch Gerinnungstests nicht möglich. Als Konsequenz resultiert die Forderung nach einer wirkungsvollen Thromboembolieprophylaxe.

Die Möglichkeiten zur Vorbeugung können in drei Gruppen eingeteilt werden:

1. Prophylaxe durch physikalische Maßnahmen
2. die gezielte Anticoagulantienprophylaxe
3. die generelle medikamentöse Vorbeugung

Die Erfolge durch Anticoagulantienprophylaxe sind unbestreitbar. Sie bieten uns derzeit zwar die wirksamsten aber gerade beim alten Menschen nur begrenzt anwendbaren Möglichkeiten im Kampf gegen die Thromboembolien.

Im Alter erhöhen manifeste oder latente Veränderungen am Gefäßsystem und die vermehrte Kapillaranfälligkeit in Verbindung mit der meist bestehenden Hypertonie das postoperative Blutungsrisiko erheblich. Außerdem müssen die oft bestehenden Leber- oder Nierenparenchymschäden sowie hämorrhagische Diathesen als Kontraindikationen für die Anticoagulantientherapie angesehen werden.

An unserer Klinik wird für die alten Patienten auf physikalische Maßnahmen besonderer Wert gelegt, um der durch die Bettlägerigkeit hervorgerufenen Blutstromverlangsamung in den unteren Extremitäten entgegenzuwirken.

Eingehende Untersuchung bei Klinikaufnahme, Atemgymnastik, Inhalations- und ausreichende Infusionstherapie haben vorrangige Bedeutung. Einer möglichst früh und schonend durchgeführten Operation folgt die kontrollierte Frühmobilisierung, Weiterführung der Atemgymnastik und ausreichende Inhalationstherapie.

In den Jahren 1961 bis 1967 entfielen auf insgesamt 43 Todesfälle nach Schenkelhalsfrakturen bei Patienten über 65 Jahre 13 tödliche Lungenembolien. Von 1968 bis heute stellten wir bei 86 Verstorbenen mit gleicher Verletzung in 14 Fällen die pulmonale Embolie als Todesursache fest.

Bei richtiger und konsequenter Durchführung der physikalischen Embolieprophylaxe lassen sich in Verbindung mit den modernen Operations- und Anaesthesieverfahren die thromboembolischen Komplikationen beim alten Menschen zweifellos verringern.

P. Petrides, Duisburg

Gefährdungen durch Stoffwechselstörungen (Niere, Diabetes, Leber)

Niere: Die verschiedenen Nierenkrankheiten werden nicht nur durch die altersbedingte Leistungsabnahme des Herzens, sondern, wegen der besonders starken Durchblutung der Nieren, auch durch die physiologische Alterung des Gefäßsystems ungünstig beeinflußt. Jede Nierenerkrankung des alten Menschen kann somit zur manifesten renalen Insuffizienz führen (KRECKE, 1966). Bei der einseitigen Nierenarterienstenose, die allerdings gelegentlich aus anderen Ursachen auch bei jüngeren Patienten auftritt, entsteht beim älteren Menschen durch die Bildung gröberer atherosklerotischer Plaques vor allem in der Arteria renalis über das Wirksamwerden eines Goldblatt-Mechanismus eine renovasculäre Hypertonie mit allen dabei möglichen Komplikationen. Die funktionelle Situation kennzeichnet sich dadurch (Abb. 1), daß als Folge der eingeschränkten Durchblutung die Filtrationsrate herabgesetzt wird. Bei besserer Ausnützung des Konzentrationsmechanismus ist die Urinausscheidung in noch stärkerem Maße reduziert als es der Filtrationseinschränkung entspricht. Analog dazu ist die Natriumkonzentration auf der Seite der Stenose erniedrigt und die osmotische Konzentration erhöht (HEBERER et al., 1973). Die klinische Diagnose stützt sich auf das plötzliche Auftreten eines Hypertonus, das höhere Lebensalter, den diastolischen RR über 100 und auf ein Strömungsgeräusch in Abdomen und Flanke. Durch ein i.v.-Frühurogramm, die Isotopenrenographie und Nierenszintigraphie sowie vor allem durch die Angiographie kann die Lokalisation der Gefäßstenose geklärt und die Frage einer evtl. Operabilität diskutiert werden.

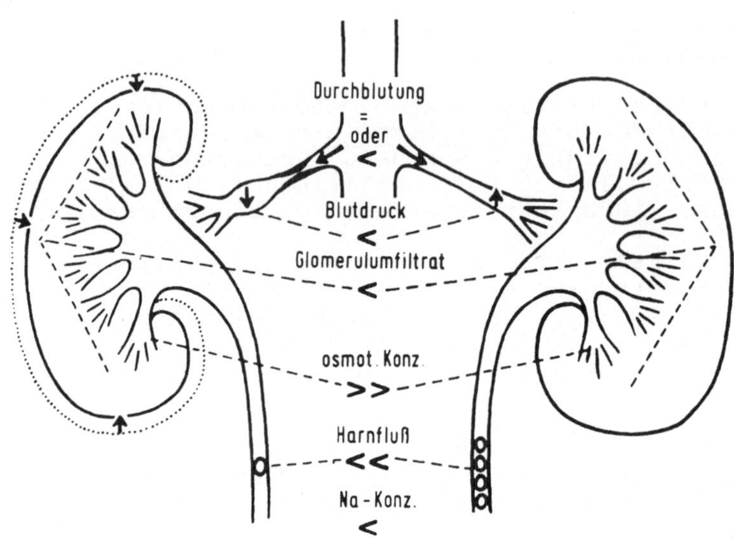

Abb. 1. Funktionelle Situation bei einseitiger Nierenarterienstenose (HEBERER et al., 1973)

Das klinische Bild der vorwiegend bei älteren Menschen auftretenten Nierenpapillennekrosen bietet die Zeichen einer schweren akuten Nierenerkrankung mit Fieber und Schüttelfrost, Oligurie, Urämie und hoher Letalität, überwiegend bei Harnwegsobstruktion und (oder) Diabetes mellitus (BERNING et al., 1974).

Als letztes sei kurz auf die häufigste Nierenerkrankung, die Pyelonephritis, hingewiesen. Diese besonders in den letzten Dezennien bei beiden Geschlechtern auftretende Erkrankung resultiert als sog. obstruktive Pyelonephritis aus Obstruktionen der ableitenden Harnwege durch Prostatahypertrophien und Prostatacarcinome wie durch Genitaltumoren und Kolontumoren der Frauen. Als eine weitere Ursache dieser häufigen Nierenerkrankung ist die Keimeinschleppung infolge der gerade in höherem Alter immer häufigeren instrumentellen Eingriffe und des Diabetes mellitus anzusehen. Mehr als 20% aller Diabetiker sind damit behaftet: neben der allgemeinen Infektanfälligkeit, vor allem des nicht gut eingestellten Diabetikers, wird das Entstehen der Pyelonephritis durch eine begleitende Neuropathie mit Abflußstörungen im Bereich der ableitenden Harnwege begünstigt. Die Erkrankung verläuft bei älteren Patienten oft ausgesprochen symptomarm, so daß regelmäßig Urinkontrollen mit bakteriologischer Untersuchung und bei positivem Bakteriennachweis eine konsequente chemotherapeutische Behandlung erfolgen müssen (PETRIDES et al., 1972).

Diabetes: Aus den Ergebnissen zahlreicher Diabetes-Suchaktionen wissen wir, daß die Krankheit besonders beim älteren Menschen oft lange Zeit symptomarm verläuft. Die therapeutischen Fortschritte haben chirurgische Eingriffe beim Diabetiker in viel größerem Umfang möglich gemacht als früher. Jeder zweite Diabetiker kommt einmal in seinem Leben zum Chirurgen und nach BRIEM

(1969) ist jeder siebente chirurgische Patient Diabetiker. Zahlreiche subklinische Diabetiker werden prä- oder intraoperativ entdeckt, und durch Unfälle kann es sehr oft zur Manifestation eines bisher latent verlaufenen Diabetes kommen. WOTKE und LINDENSCHMIDT (1970) stellten fest, daß 5/6 aller Todesfälle bei verunglückten Diabetikern auf Verletzungen an den unteren Extremitäten zurückzuführen waren. Unter multiplen Frakturen steigt der Insulinbedarf oft erheblich an, zuweilen auch erst in den Tagen nach dem Unfall. Die Fahndung nach Diabetes sollte bei chirurgischen Patienten eine Selbstverständlichkeit sein und sich nicht auf eine Harnuntersuchung beschränken: bei Altersdiabetikern können infolge der erhöhten Glucose-Ausscheidungsschwelle auch ausgeprägte Hyperglykämien ohne Glucosurie verlaufen, und es müssen also bei negativem Ausfall einer Teststreifenuntersuchung für Glucose, z.B. mit Glukotest, in Notfallsituationen unbedingt auch Blutzuckerschnellbestimmungen mit dem Hämo-Glukotest- bzw. Dextrostixverfahren durchgeführt werden. Bei der Feststellung eines Diabetes, aber auch einer erheblichen Hypoglykämie bei medikamentös behandelten Diabetikern, sollte der Internist hinzugezogen werden. Er sollte bei akut notwendig werdenden chirurgischen Eingriffen den Chirurgen beraten, wie eine evtl. bestehende Acidose und Hyperglykämie, aber auch Dehydratation und Elektrolytstörungen schnellstmöglich beseitigt werden können. Neben hohen Insulingaben muß der Kranke Infusionen, Plasmaexpander sowie eine entsprechende Kreislauf- und Herztherapie erhalten. Bei genauer Kontrolle des Säure-Basenhaushaltes kann die metabolische Acidose durch Infusionen mit Trispuffer behandelt werden. Im diabetischen Coma und bei schwerer Ketoacidose verbietet sich wegen der Kreislaufinsuffizienz jede größere Operation (PETRIDES _et al_., 1972).

Bei schweren Hypoglykämien, wie sie heute auch unter stark wirkenden Sulfonylharnstoffen gelegentlich beobachtet werden, müssen sofort i.v. 20-40 ml einer 40% Glucoselösung gegeben werden, evtl. noch zusätzlich, falls ein ausreichender Erfolg nicht beobachtet wird, 1 mg Glukagon i.v. oder i.m. bzw. i.v. 20-40 mg einer Hydrocortisonlösung, um die endogene Glucosebereitstellung zu fördern.

Leber: Altersbedingte Lebererkrankungen gibt es nicht. Beim älteren Menschen ist eine chronische Stauungsleber aufgrund einer Rechtsherzinsuffizienz oder eines chronischen Lungenemphysems eine der häufigsten Lebererkrankungen. Häufiger als die infektiöse Hepatitis kommt beim alten Patienten die sog. _toxische Hepatitis_ vor, deren ätiologische Faktoren weitgehend unbekannt sind, und die auch nach Operationen auftreten kann. Diese Hepatitiden sind oft schwer von der Virushepatitis zu unterscheiden. Schnellwachsende schmerzhafte Lebervergrößerung von außerordentlicher Härte, Meteorismus, Gewichtsverlust, Anämie, Ikterus, Ascites und Ödeme weisen auf den wichtigsten Lebertumor des alten Menschen, das Carcinom, hin, das sich in etwa 34 bis 82% aller Fälle auf dem Boden einer Lebercirrhose entwickelt (KOMMERELL, 1966). Zwei Notfallsituationen, die bei Erkrankungen der Leber auftreten können, seien noch kurz besprochen: Die Ösophagusvarizenblutung und das Lebercoma. Die zahlreichen dabei erforderlichen diagnostischen und therapeutischen Maßnahmen sollen im Krankenhaus unbedingt Internist und Chirurg gemeinsam besprechen. Neben den bei akuten Blutungen aus dem oberen Magen-Darmtrakt üblichen Untersuchungen, von denen die Endoskopie der Röntgenuntersuchung eindeutig überlegen ist, weist die Notfallanamnese mit Angaben über eine überstandene Hepatitis, eine bekannte Lebercirrhose und Alkoholabusus auf eine Blutung aus Oesophagusvarizen hin. Blutbild, Gerinnungsstatus, Elektrolyt-, Harnstoff- und Blutzuckerbestimmung sind unerläßlich, daneben selbstverständlich die Blutgruppenbestimmung. Neben dem Blutersatz kommt therapeutisch in erster Linie eine Vasopressin-Infusion (Cave bei Coronarerkrankung!) und das Einlegen einer Sengstaken-Blakemore-Sonde infrage (MARKOFF, 1973).

Das Coma hepaticum beruht auf einer schweren Leberzellschädigung und kann als endogenes Lebercoma, z.B. bei fulminant verlaufender Virushepatitis, und als portocavale Encephalopathie oder "exogenes Lebercoma" (z.B. nach Ösophagusvarizenblutungen, Elektrolytstörungen, Narkosen und operativen Eingriffen) auftreten. Die typischen Krankheitszeichen äußern sich einmal in zentralnervösen und neurologischen Symptomen und in metabolischen Störungen, von denen hier nur die Hypokaliämie, Hyponatriämie und die Störungen des Säure-Basen-Haushalts erwähnt seien. Größte Bedeutung kommt der hierbei so oft angetroffenen Koagulopathie zu. Von allen Laboruntersuchungen haben sich die Blutgerinnungstests (d.h. die Quicksche Methode der Bestimmung des Prothrombinkomplexes und die gesonderte Bestimmung der Faktoren II, V und VII) als die zuverlässigsten Kriterien für die Beurteilung des Schweregrades und damit der Prognose der akuten Leberschädigung erwiesen (FAHRLÄNDER u. KAPP, 1974). Die zahlreichen Behandlungsversuche bei beiden Comaformen und die Maßnahmen zur Überwachung dieser Patienten können hier nicht erörtert werden.

Literatur

BERNING, H., ORELLANA, K., SELBERG, W.: Dtsch. med. Wschr. 99, 1749-1754 (1974).

BRIEM, A.: Die Häufigkeit des manifesten Diabetes mellitus in einem allgemein chirurgischen Krankengut. In: FEURSTEIN, V.: Anaesthesie und Kohlenhydratstoffwechsel. S. 30-33. Berlin-Heidelberg-New York: Springer 1969.

FAHRLÄNDER, H., KAPP, F.: Coma hepaticum. In: Internistische Notfallsituationen. Hrsg.: KOLLER, F., NAGEL, G.A., NEUHAUS, K. S. 603-609. Stuttgart: Thieme 1974.

HEBERER, G., ZEHLE, A., KRISTEN, H.: Klinik d. Gegenw. 11, 187-259 (1973). München-Berlin-Wien: Urban & Schwarzenberg.

KOMMERELL, B.: Erkrankungen der Verdauungsorgane bei älteren Menschen. In: Alterskrankheiten. Hrsg.: G. SCHETTLER. Stuttgart: Thieme 1966.

KRECKE, H.-J.: Die Alterskrankheiten der Niere unter Berücksichtigung des Mineralhaushalts. In: Alterskrankheiten. S. 185-199. Hrsg.: G. SCHETTLER. Stuttgart: Thieme 1966.

MARKOFF, N.: Ösophagusvarizen. In: Klinische Gastroenterologie. Band I, S. 137-146. Hrsg.: L. DEMLING. Stuttgart: Thieme 1973.

PETRIDES, P., WEISS, L., LÖFFLER, G., WIELAND, O.: Diabetes mellitus. 2. Aufl. München-Berlin-Wien: Urban & Schwarzenberg 1972.

H.W. Delank, Bochum

Neurologische Probleme

Für den Neurologen hat unser Tagungsthema "Unfall und alter Mensch" sehr verschiedenartige Aspekte. Diese eröffnen sich, wenn man einerseits die Einflüsse des gealterten Nervensystems auf Entstehung, Entwicklung und Verlauf von Unfallschäden betrachtet, andererseits - gewissermaßen in umgekehrter Blickrichtung - die mittel- und unmittelbaren Einwirkungen von traumatischen Noxen auf ein durch Alterungsprozesse verändertes Zentralorgan zu erfassen versucht.

Bei dieser unschwer erkennbaren Problemfülle mag sich als erstes die Frage nach einer allgemeinen Unfallgefährdung durch gealterte nervale Funktionen stellen (Tabelle 1).

Tabelle 1. Gealtertes Nervensystem = Unfallursache

durch Störungen:	des Reaktionsvermögens
	der Sinnesorgane
	des Gleichgewichtsorgans
	der motor. koordinativen Leistungen
	des Bewußtseins (Vigilanz)
durch	senilen Persönlichkeitsabbau

Der alte Mensch ist, wie eingehende Unfallanalysen gezeigt haben (2,3,5,9), durch "endogene", d.h. in seinem Gesundheitszustand begründete Faktoren mindestens ebenso unfallgefährdet wie durch "exogene" Unfallursachen. Das macht verständlich, daß die Unfälle der älteren Menschen sich zu einem großen Teil nicht am Arbeitsplatz und nicht im Straßenverkehr sondern in der vertrauten häuslichen Wohnung oder gar unter der Obhut einer Krankenhausbehandlung ereignen. Unter diesen "endogenen" Unfallfaktoren im Alter dürften Störungen der Hirn- und Nerventätigkeit an erster Stelle stehen. Neben dem reduzierten allgemeinen Reaktionsvermögen bringen vor allem Leistungseinbußen der Sinnesorgane, Gleichgewichtsstörungen und motorische Funktionsbehinderungen den gealterten Menschen gehäuft in gefahrenträchtige Situationen. Des weiteren besitzen eine besondere Unfallkausalität vielgestaltige Bewußtseins- und Vigilanzstörungen, für deren Pathogenese eine akute cerebrale Hypoxie vordergründig in Betracht zu ziehen ist. Dabei darf nicht außer Acht bleiben, daß diese Bewußtseinsstörungen keineswegs immer nur cerebrallokale Bedingungen haben, sondern in vielen Fällen die pathophysiologische Endstrecke von inneren Krankheiten, vor allem Herzkreislauf- und Stoffwechselerkrankungen sind (5). Zu einer ausgeprägten senilen Unfallpersönlichkeit können schließlich jene psychopathologischen Veränderungen führen, die mit Merkschwäche, Vergeßlichkeit, reduziertem Kritikvermögen und affektiver Modulationsminderung den cerebralen Altersabbau häufig kennzeichnen (2).

Doch nicht nur als Kausalfaktor bei der Unfallentstehung besitzt das gealterte Nervensystem eine beachtenswerte Relevanz. Unverkennbar ist auch sein pathoplastischer Einfluß auf verschiedenartige Unfallschäden (Abb. 1).

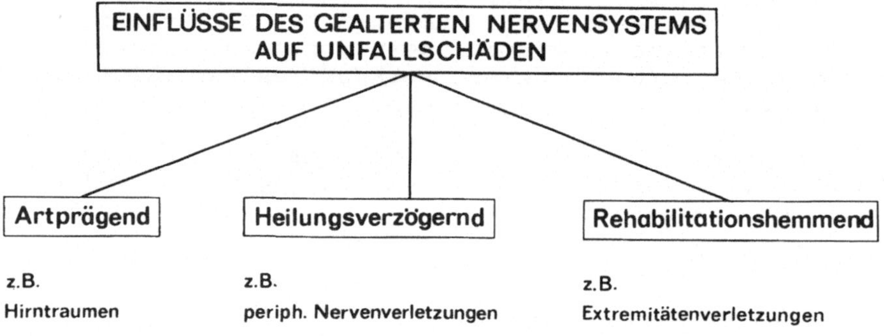

Abb. 1

So werden vor allem beim Neurotrauma die klinischen Erscheinungsbilder und Verläufe durch bestehende Alterungsprozesse geprägt (3,6,7,8). Ein augenfälliges Beispiel gibt die Gehirnerschütterung. Während beim jugendlichen Verletzten diese Hirnschädigung akut stets mit Bewußtseinsverlust und einer schweren zentralvegetativen Regulationsstörung verbunden ist, verläuft sie im Alter häufig mit einer auffallend spärlichen, unvollständigen Initialsymptomatik. Nicht selten wird dann der anfängliche Vigilanzverlust von der Umwelt überhaupt nicht bemerkt, sondern gibt sich erst später durch eine anterograde Amnesie zu erkennen. Andererseits klingen die vegetativen Störungen in der postcommotionellen Phase des Jugendlichen gewöhnlich rasch ab, während sie beim alternden Menschen oft viele Monate bestehen bleiben.

Beachtenswert ist auch die im Alter erhöhte Gefahr von cerebralen Contusionsverletzungen und traumatischen intracraniellen Blutungen. Subdurale Haematome entwickeln sich nach Traumen im fortgeschrittenen Lebensalter oft ohne Schädelfrakturen und ohne gröbere contusionelle Parenchymdefekte, werden daher als posttraumatische Komplikationen nicht selten erst spät, häufig zu spät diagnostiziert (6,8).

Da im Alter schlechthin alle Adaptions- und Regenerationsleistungen gemindert sind, weisen die Heilverläufe der neurotraumatischen Schäden fast stets eine erhebliche Verzögerung auf. Dies gilt nicht zuletzt auch für die peripheren Nervenverletzungen, bei denen die Reinnervation des distalen Nervenstumpfes an eine Latenzperiode mit deutlicher Altersabhängigkeit gebunden ist (1,3,4).

Wie in der Rekonvaleszenz nach Neurotraumen wirkt sich die altersbedingte nervale Leistungseinbuße aber auch in der Heilphase nach vielen anderen Organ- und Extremitätenverletzungen aus. Die Beurteilung der Rehabilitationsmöglichkeiten hat vornehmlich auch den nervalen Leistungsstand des gealterten Patienten in Rechnung zu stellen. Z.B. bleibt der Erfolg einer noch so stabilen Knochenbruchheilung unbefriedigend, wenn eine zentral- oder peripher-nervale Steuerungseinbuße die Nutzung der geheilten Extremität einschränkt.

Für den Unfallchirurgen von ganz besonderer Bedeutung sind schließlich die cerebralen Komplikationen, die schlechterdings nach allen Unfällen alter Menschen drohen und den posttraumatischen Heilverlauf oft überraschend verschlechtern und verzögern können (Abb. 2). Diese resultieren nicht aus einem unmittelbaren traumatischen Hirnschaden, sondern entwickeln sich aus der Dekompensation von praetraumatisch latenten, cerebralen Altersveränderungen.

Klinische Erscheinungen:

LOKALE ISCHÄMIEN
VERWIRRTHEITSZUSTÄNDE
ANTRIEBSARMUT
KONZENTRATIONSMANGEL
SCHLAFSTÖRUNGEN
DEPRESSIVE REAKTIONEN
EXTRAPYRAMIDALE BEWEGUNGSARMUT

Pathogenese:

Abb. 2. Cerebrale Komplikation bei posttraumatischen Verläufen im Alter

Die klinischen Erscheinungsbilder dieser auf jeder Unfallstation gefürchteten Komplikationen reichen von apoplektischen Insulten mit neurologischen Ausfällen über Verwirrtheitszustände, amentielle Syndrome, Affektinkontinenz und Antriebsarmut zu Schlafstörungen und schweren depressiven Verstimmungen. Eine hochgradige Verlangsamung der psychomotorischen Abläufe kann sich gelegentlich allen Rehabilitationsbemühungen als ein unüberwindbares Hindernis in den Weg stellen. Für die Therapie und Prophylaxe dieser cerebralen Dekompensationserscheinungen alter Unfallverletzter ist es wichtig, die pathophysiologischen Wege, auf welchen sie sich entwickeln, zu kennen und zu erkennen. Vornehmlich sind es zwei, z.T. sich kumulierende Faktoren, die hier klinische Berücksichtigung finden müssen: und zwar erstens die cerebrovasculäre Insuffizienz und des weiteren ein biogener Aminmangel, d.h. ein altersbedingter Produktionsmangel vor allem der Amine, die als Transmittersubstanzen die integralen Hirnstammleistungen steuern. Zur cerebralen Hypoxie als Ausdruck der vasculären Insuffizienz führen neben einem cardialen Leistungsversagen, einer Hypertonie und Gefäßsklerose auch Veränderungen der Blutviskosität und gelegentlich Embolien aus arteriosklerotischen Beeten an extracraniellen Gefäßen. Vorbeugen und Hilfe können daher erhofft werden von einer ausreichenden Digitalisierung, einer Erhöhung der Strömungsgeschwindigkeit mit Infusionen von niedermolekularen Dextranen sowie durch den Versuch einer Hemmung von Thrombozytenaggregationen mit Acetylsalicylsäure.

Erfahrungsgemäß weniger beachtet wird die Bedeutung des biogenen Aminmangels nach Unfällen alter Menschen. Vor allem hinzuweisen wäre an dieser Stelle auf den Dopaminmangel, der bei alten Menschen nicht selten erstmalig nach einem Trauma manifest wird. Wie mancher Mißerfolg bei den Mobilisationsbemühungen nach Unfällen alter Menschen ließe sich abkürzen, wenn die im Hintergrund stehende extrapyramidale Bewegungsarmut rechtzeitig erkannt und medikamentös substituiert würde. Denn zweifellos gehört ein "lavierter Dopaminmangel" zu den häufigen, nur leider auch häufig übersehenen Rehabilitationshindernissen bei unseren älteren Unfallpatienten.

Oder wie leicht läßt sich in machen Fällen mit geringen Gaben eines tricyclischen Antidepressivums, welchem eine Reuptake-Blockade der biogenen Amine zugesprochen wird, die mürrische, mißmutige Unlust und Verstimmung der alten Patienten nach einem Unfall aufhellen.

Andererseits muß auch und gerade bei der Auswahl von Sedativa und Antidepressiva in der posttraumatischen Behandlungsphase der alten Patienten ein möglicher Nebenwirkungseffekt durch Verstärkung des biogenen Aminmangels, also die Gefahr einer Verschlimmerung von depressiven Reaktionen und extrapyramidalen Bewegungsstörungen, richtig abgeschätzt werden. Dieserhalb sind Barbiturate hier tunlichst zu meiden, Tranquilizer nur äußerst sparsam und blutdrucksenkende Mittel sehr behutsam einzusetzen.

Meine Aufgabe konnte nur sein, in kurzen Sätzen die Breite der Problematik zu umreißen, die sich dem Neurologen bei Unfällen alter Menschen stellt. Die dabei gesetzten wenigen Akzente mögen vor allem dem Unfallchirurgen die Wertigkeit und Dringlichkeit auch neuropsychiatrischer Aspekte in der geriatrischen Traumatologie vor Augen geführt haben.

Literatur

1. BÜRGER, M.: Einführung in die Pathologische Physiologie. 4. Aufl. G. Thieme-Verlag-Leipzig (1953).
2. DELANK, H.W.: Acta medica Medianae, God. VIII-Broj 3, 12-16 (1969).
3. DELANK, H.W.: Z. Gerontologie 5, 217-220 (1972).
4. GUTMANN, E.: Die funktionelle Regeneration der peripheren Nerven. Berlin: Akad.-Verlag 1958.
5. HOFF, F.: Med. Welt 31, 1761-1767 (1967).
6. HUHN, B.: Z. Gerontologie, 5, 248-261 (1972).
7. MEINECKE, F.W.: Gerontologie 5, 231-242 (1972).
8. REHN, J., HARRFELD, H.P., ZILKENS, J.: Z. Gerontologie 5, 221-230 (1972).
9. STANOJEVIC, N., STRÄTZ, A.: Z. Gerontologie 5, 262-270 (1972).

Podiumsdiskussion (Leitung: W. Ulmer, Bochum)

Teilnehmer: Bernsmeier (Kiel), Delank (Bochum), Petrides (Duisburg), Reichel (Bochum)

Zum Vortrag von Herrn BERNSMEIER "Gefährdung von Herz und Kreislauf" wurde von Herrn HUMPERDINCK gefragt, ob Lungenembolien als Folge von Rechtsherzinsuffizienzen häufiger vorkommen. Herr BERNSMEIER beantwortete die Frage dahingehend, daß eine solche Häufung von Lungenembolien bei Cor pulmonale bekannt sei. Als Ursache werden die bei Rechtsherzbelastung häufiger auftretenden Rhythmusstörungen angesehen. Diese Rhythmusstörungen führen zur Thrombenbildung in den Vorhöfen. Diese Rhythmusstörungen können u.U. nur kurzzeitig vorhanden sein und sich unserer Erkenntnis entziehen.

Herr GIEBEL stellte die Frage, warum Herztodesfälle intraoperativ verhältnismäßig selten beobachtet werden. Warum aber die postoperative Phase doch häufiger mit cardialen Komplikationen belastet ist. Diese Frage wurde dahingehend beantwortet, daß wohl vorwiegend auf Elektrolytstörungen geachtet werden muß. Die Elektrolytstörungen treten besonders in den nächsten Tagen nach der Operation auf, wobei Oedementstehung und Veränderungen des Wasserhaushaltes eine große Rolle spielen. Der intra operationem auftretende Blutdruckabfall dürfte nicht zu erheblichen Störungen der Coronarcirculation führen. Ein derartiger Blutdruckabfall müßte erheblich sein; dann wäre auch die Nierencirculation eingeschränkt, was ebenfalls zu erkennen wäre.

Zum Vortrag von Herrn THÜMLER "Besondere Probleme der postoperativen Lungenembolie nach Osteosynthese beim alten Menschen" wurde von Herrn EBERLE zur Diskussion gestellt, die Anticoagulantientherapie routinemäßig durchzuführen. Seit 1972 werden in der Unfallklinik in Zürich alle Patienten anticoaguliert. Es wird die Ansicht vertreten, daß ein Quickwert von 30-35% genügt, aber die Gefahrenquote herabsetzt. Unter dieser Therapie könnten nur kleine Embolien entstehen. Die Gefahr der Apoplexie sei sicher überschätzt worden. Die Antworten von Herrn THÜMLER und Herrn BERNSMEIER lauteten dahingehend übereinstimmend, daß, wenn schon anticoaguliert werden soll, dann doch ein Quick-Wert von 20-30% zu fordern ist. Sicher gibt es eindeutige Gegenindikationen, die streng zu beachten sind; so z.B. Hypertonien mit systolischen Blutdruckwerten über 200, das Vorliegen eines Diabetes mellitus, bei alten Menschen stellt sich insbesondere das Problem der späteren Weiterbehandlung mit Anticoagulantien, die oft nicht sorgfältig genug durchgeführt wird. Colfarit wird nicht als genügender Ersatz für eine sachgemäß durchgeführte Anticoagulantien-Therapie angesehen. Auch das Auftreten von Stress-Ulcera nach einem Unfallgeschehen kann zu schwerwiegenden Komplikationen führen. Schließlich muß auch an die Indifferenz mit anderen Arzneimitteln gedacht werden, welche bei älteren Menschen doch häufig im Einsatz sind. Herr KÖNN weist von pathologisch-anatomischer Seite darauf hin, daß bei den Lungenembolien auch häufig kleine rezidivierende Embolien genügen, um das vorgeschädigte rechte Herz zur tödlichen Insuffizienz zu bringen. Solche Embolien sind häufig auch von pathologisch-anatomischer Seite nur schwer auffindbar. Die Frage, ob Heparin besser für die Anticoagulantien-Therapie eingesetzt werden sollte als Cumarinpräparate, wurde dahingehend beantwortet, daß prinzipiell Heparin wegen seiner guten Steuerbarkeit gewisse Vorzüge hat, daß aber dann auch mit Heparin ausreichende Quick-Werte erreicht werden müssen.

An Herrn DELANK zu seinem Referat über "Neurologische Probleme" wurde die Frage gestellt, wie häufig bei Gehirnerschütterungen oder auch schwereren cerebralen Beeinflussungen Schäden am Gehör zurückbleiben. Herr DELANK antwortete, daß Vestibularisschäden wohl beobachtet werden, daß sie aber keineswegs im Alter gehäufter als Unfallfolge zu beobachten seien als bei jüngeren Patienten. Als vorbeugende Maßnahme bei cerebraler Hypoxie wurde vor allem auf eine sachgemäße Digitalisierung hingewiesen. Die Flut von gefäßerweiternden Mitteln, welche zur Verbesserung der Hirndurchblutung angepriesen werden, ist im Beobachtungsgut des Neurologen ohne überzeugende Wirkung geblieben.

Der Pathologe hat oft Schwierigkeiten, die entscheidende cerebrale Minderdurchblutung nachzuweisen, wenn diese nur kurze Zeit bestanden hat, aber unter Umständen entscheidend für den tödlichen Ausgang des Unfalles war. Herr BERNSMEIER wies darauf hin, daß solche cerebralen Hypoxien immer einen erheblichen Blutdruckabfall annehmen lassen. Wenn normalerweise ein Mitteldruck von 70 bis 75 mm Hg genügt, um cerebrale Schäden hervorzurufen, so genügt bei Patienten mit arterieller Sklerose u.U. schon ein Mitteldruck von 100 bis 120 mm Hg, um entsprechende Reaktionen auszulösen.

B. Frakturen im höheren Lebensalter

Einleitung (J. Rehn)

Die Therapie der Frakturen des alten Menschen wird an erster Stelle von der erhöhten Gefährdung, d.h. der größeren Lebensgefahr beim operativen Eingriff, vor allem aber auch den vermehrten Komplikationsmöglichkeiten nach der mit langen Liegezeiten verbundenen konservativen Behandlung bestimmt. Die Frühmobilisation muß also unser Ziel sein.

Die Teil- oder vollkommene Entlastung einer unteren Gliedmaße wird beim alten Menschen nur selten möglich sein. Wir erstreben zwar die Belastungsstabilität bei Frakturen der unteren Extremität; hier ergeben sich z.T. erhebliche Probleme. Weiterhin müssen altersbedingte Osteoporosen und die nach Ruhigstellung auftretenden dystrophen Erscheinungen mit Gelenkeinsteifungen bei unserer Therapie bedacht werden. - Verbleibende Gelenkstufen kommen dagegen beim alten Menschen in Form einer Arthrosenentwicklung häufig nicht mehr zum Tragen. Wesentlich ist es, durch nicht zu lange Immobilisation die völlige Invalidität zu vermeiden. Die Möglichkeiten für die Unterbringung pflegebedürftiger Menschen sind nicht gegeben.

Diese kurze unvollständige Aufzählung soll Ihnen vor Augen führen, daß die Frakturenbehandlung des alten Menschen allgemein und lokal viele Besonderheiten beinhaltet. Im Folgenden wollen wir uns mit der besonderen Problematik der lokalen Therapie beschäftigen.

W. Faubel, Hamburg

Therapie und Prognose bei absoluter Gegenindikation zum operativen Vorgehen

Wenn wir bedenken, daß sich die Lebenserwartung der Menschen in den hochentwickelten Industriestaaten von 1870 bis heute fast verdoppelt hat und bei 70 Jahren liegt, wenn wir uns ferner darüber klar sind, daß jeder 5. Deutsche heute über 60 Jahre alt ist, wird deutlich, wie häufig im höheren Lebensalter Frakturen auftreten müssen, und wie wichtig demzufolge ihre kunstgerechte Behandlung ist. Die großen Fortschritte und Erfolge der primär operativen Knochenbruchbehandlung, in erster Linie mit den Methoden der AO, haben gerade für den alten Menschen eine nicht zu überschätzende Bedeutung, die vor allem in der durch die Operation frühzeitig möglich werdenden Übungsbehandlung liegt. Mit Recht sind deshalb die Maßnahmen, die eine längere Inaktivierung einer Gliedmaße oder des ganzen Menschen verlangen, immer mehr in den Hintergrund getreten und nur noch erlaubt, wenn der Allgemeinzustand aktiveres Handeln, wie z.B. operative Maßnahmen, nicht ohne Gefährdung des Lebens zuläßt, oder wenn früh oder sofort durchzuführende funktionelle Behandlung ein gleichgutes oder gar besseres Ergebnis als die Operation erwarten läßt.

Funktionelle Knochenbruchbehandlung ist Behandlung ohne starre äußere oder auch innere Fixation, verbunden mit frühzeitiger Mobilisation, aber nicht unbedingt frühzeitiger Belastung (HÜBNER). Sie war schon immer üblich bei eingestauchten Brüchen, ohne sich aber auf diese zu beschränken. Geeignet für funktionelle Behandlung sind Brüche der spongiösen und damit gut durchbluteten Knochenabschnitte, z.B. an der Grenze von Epiphyse und Metaphyse; nicht geeignet sind dagegen mechanisch stark exponierte Knochenregionen. In der Tabelle nicht aufgeführt sind Brüche der Brustwirbelkörper, der Rippen und weiterer weitgehend stabiler Knochenabschnitte, da ihre spezielle Anatomie von vornherein Behandlung ohne Fixation ermöglicht. Die Wiederherstellung der gesamten Leistungsfähigkeit des Verletzten ist das - oft leider unerreichbare - Ziel jeder Behandlung, nicht nur die Behebung des lokalen Schadens. Das gilt für den alten Menschen genauso wie für den jüngeren, noch im Beruf stehenden.

Schon beim Beginn, aber auch im weiteren Verlauf der funktionellen Behandlung setzt der Schmerz die Grenzen jeglicher Maßnahme. Besonderes Einfühlungsvermögen und Fingerspitzengefühl jedes Behandelnden vermag die Schmerzgrenze hinauszuschieben und den Erfolg der Behandlung von Anfang an zu sichern.

Lassen Sie mich nun einige Beispiele funktioneller Behandlungsmöglichkeiten anführen, wie sie sich uns und vielen anderen bewährt haben bei absoluter Gegenindikation zum operativen Vorgehen, aber teilweise auch operative Maßnahmen überflüssig machen, selbst wenn diese möglich wären.

Einen besonderen Platz nehmen dabei die subcapitalen Oberarmfrakturen ein, die 42,5% der Oberarmbrüche des alten Menschen ausmachen. Hier bringen Repositionsmanöver und Abduktionsgipse evtl. Gefahren für alte Menschen. Achsenabweichungen von 30° können vernachlässigt werden, wenn die auf LUCAS CHAMPIONNIERE zurückgehende, von POELCHEN ausgebaute funktionelle Behandlung sofort zur Anwendung kommt. Oberarmgipsschalen mit Schulterkappe erleichtern die nächtliche Armlagerung und die Mühen der ersten Behandlungstage. Sie können auch u.U. von vornherein entfallen. Ein Gewicht von 200 - höchstens 300 g wird dem Patienten in die Hand gegeben oder durch mit Mastisol am Arm befestigte Nesselzüge gehalten. Im Vordergrund der sofort beginnenden Übungen stehen neben isometrischen Spannungsübungen Pendel- und Kreiselbewegungen des Armes im Schultergelenk bei leicht vorgeneigtem Oberkörper und Anspannungsübungen mit Beugung im Ellbogengelenk. Das Gewicht in der Hand vermittelt über den teilweisen Faustschluß eine "Selbstinnervation" der Oberarm- und Schultermuskulatur mit einer gewissen Druckwirkung der Fragmente auf den Bruchspalt. Trotzdem auftretende leichtere Diastasen im Schultergelenk und Stauungen in den abhängigen Unterarm- und Handbereichen sind bei entsprechender Beachtung und Behandlung ohne Bedeutung. Jedenfalls wurde bei dieser Behandlung von uns nie ein dystrophisches Syndrom im Sinne Sudecks beobachtet. Schon nach wenigen Tagen ist unter dieser Behandlung rechtwinkelige Abduktion des gebrochenen Armes im Schultergelenk möglich. Desaultverbände halten wir für ebenso falsch wie im allgemeinen Repositionsmanöver auch bei stärkeren Dislokationen, sofern der Oberarmkopf nicht luxiert ist.

Oberarmschaftfrakturen, auch Querfrakturen, sind für den hanging-cast geeigneter, als für die ebenfalls mögliche Poelchenbehandlung.

Auch bei Condylenfrakturen kann funktionelle Behandlung ohne Reposition befriedigende Resultate bringen. Grundsätzlich hat beim Ellbogengelenk möglichst gute Beugefähigkeit gegenüber der Streckung Vorrang. Das gilt vor allem auch bei Olecranonfrakturen, bei denen aus irgendwelchen Gründen operatives Vorgehen nicht erlaubt ist. Komplette Unterarmfrakturen sollten dagegen möglichst exakt reponiert werden.

Bei Verletzungen des Beckens und der Beine gehe ich davon aus, daß bei absoluter Gegenindikation zum operativen Vorgehen auch länger dauernde Zug- und Extensionsverbände kontraindiziert sind. Frühaufstehen und Wiedererlangung der Selbständigkeit stehen auch hier im Vordergrund. So habe ich z.B. eine 78-jährige mit Beckenringfraktur vom 1. Tag an mit Unterstützung umhergehen lassen, ohne daß die Patientin überhaupt erfahren hat, daß sie einen Knochenbruch hatte.

Tibiakopffrakturen werden nach Abklingen der ersten Schmerzen - evtl. nach Punktion größerer Ergüsse - sofort bewegt. Isometrische Spannungsübungen vom ersten Tage an. Für die Bewegungsübungen bewährt sich die Frankfurter Schiene. Es gilt der Leitsatz: frühe Übungsbehandlung - späte Belastung; diese, wenn durchführbar, nach 3-4 Wochen im Gehgips, später zunächst im Wasser bzw. unter allmählich zunehmender Belastung außerhalb des Wassers. Leichte Impressionen und geringe Fehlstellungen können beim alten Menschen ebenso in Kauf genommen werden wie Beugebeschränkungen über 110° hinaus. Im Vordergrund steht im Kniegelenk immer möglichst vollständige Streckfähigkeit.

Wir wissen u.a. durch die Untersuchungen von PLAUE, daß bei frischen Wirbelkompressionsbrüchen 50-70% der Tragfähigkeit des Wirbels erhalten bleiben, allerdings abnehmend mit zunehmendem Alter. Deshalb kann bei über 50-jährigen u.U. ein Dreipunktkorsett einmal erforderlich werden. Dasselbe gilt für Spontanverformungen der Wirbelkörper i.S. WITTs. Wirbelstückbrüche sind dagegen vorsichtiger anzugehen. Bei Kompressionsbrüchen der Brustwirbelsäule scheuen wir uns nicht, die Patienten nach 10-14 Tagen unter strenger Observierung aufstehen zu lassen, bei Lendenwirbelbrüchen später, nach Abklingen des akuten Schmerzes, aber immer unter der selbstverständlichen Voraussetzung des Fehlens neurologischer Symptome.

Calcaneusfrakturen schließlich pflegen wir praktisch stets frühzeitig funktionell zu behandeln, wobei, ebenso wie bei Tibiakopffrakturen, die volle Belastung - bis zu 12 Wochen - hinausgeschoben werden sollte.

Bei jeder funktionellen Behandlung spielt neben der Krankengymnastik die Wasserbehandlung - passiv und aktiv im Bewegungsbad, nur aktiv im Schwimmbad - eine ebenso wichtige Rolle wie die Gehschule, evtl. die Elektrobehandlung und natürlich gerade beim alten Menschen auch die funktionelle und die ablenkende Beschäftigungstherapie.

Lassen Sie mich schließen mit den über 2000 Jahre alten Worten des Römers Statius CAECILIUS: "Für das Beklagenswerteste aber im Alter halte ich das Gefühl, anderen lästig zu sein". Das Aufkommen dieses Gefühls gilt es durch unsere Behandlung möglichst zu verhüten.

S. Weller, Tübingen

Sofortindikation bzw. aufgeschobene Dringlichkeit

Die Gelenkfraktur

Mit der fortschreitenden Überalterung unserer Bevölkerung haben wir uns in der täglichen Praxis häufig auch mit Gelenkbrüchen alter Menschen zu befassen. Dabei gelten gewisse Gelenkbrüche geradezu als typische Altersbrüche, wie z.B. der Schenkelhalsbruch, der Oberarmkopfbruch, der Handgelenksbruch.

Die geriatrische Traumatologie wirft im Gegensatz zu den Verletzungen jüngerer Menschen eine ganze Reihe von speziellen Problemen und Fragen auf, von denen wir bereits vernommen haben oder im Verlauf der nachfolgenden Vorträge noch hören werden. Im Rahmen meiner Ausführungen über die Gelenkbrüche bei alten Menschen werde ich, nicht zuletzt auch aus Zeitgründen, nur soweit notwendig allgemeine Gesichtspunkte bei der Behandlung von Verletzungen alter Menschen berühren.

Während bei der Behandlung von Gelenkfrakturen jüngerer Patienten die anatomisch exakte Reposition und die Frühfunktion ohne Belastung als Behandlungsprinzipien zu fordern sind, gelten für die Behandlung von Gelenkbrüchen alter Menschen andere Gesichtspunkte. Wegen der Gefahr zusätzlicher allgemeiner Komplikationen können alte Menschen mit Knochenbrüchen in aller Regel nicht längere Zeit im Bett liegend immobilisiert bleiben. Auch die Gefahr und Bedeutung einer Sekundärarthrose nach Gelenkbrüchen mit all ihren unangenehmen Folgen ist nicht so gravierend wie bei jungen Menschen, deren Lebenserwartung und damit eine Dauerbelastung auf das verletzte Gelenk sehr viel größer ist. Darüberhinaus sind ältere Menschen nicht in der Lage, nach diffizilen Gelenkrekonstruktionen die Extremität längere Zeit zu entlasten oder speziellen Anordnungen auf Teilbelastung nachzukommen. Aus diesem Grunde steht bei der Behandlung von Gelenkbrüchen alter Menschen die frühzeitige und schmerzfreie Belastungs- und Gehfähigkeit als wichtigstes Ziel im Vordergrund.

Sicherlich wird man gerade bei älteren Patienten den jeweiligen Behandlungsplan nach den individuellen Umständen und Gegebenheiten ausrichten, d.h. es ist zu beurteilen, wie der Allgemeinzustand des Verletzten ist und was man ihm ohne größere Gefahren zumuten kann. Hier sei auf die bei alten Menschen so häufigen Grunderkrankungen und gesundheitlichen Belastungen allgemeiner Art ausdrücklich hingewiesen. Auch vorbestandene Altersveränderungen am verletzten oder den benachbarten Gelenken sind zu berücksichtigen. Dies insbesondere dann, wenn man sich zu einer operativen Behandlung entschließen muß. Die Lokal- oder Regionalanaesthesie kann gerade bei der Rekonstruktion und Stabilisierung von verletzten Gelenken wegen der geringeren Belastung wertvolle Hilfe leisten. Hinsichtlich der Rekonstruktion schwerverletzter Gelenkflächen und Gelenkanteile kann man im Vergleich zu jüngeren Patienten sehr viel großzügiger verfahren. Immer ist bei Gelenkfrakturen alter Leute zu bedenken, daß der Knochen in der Regel weich, wenig widerstands- und tragfähig ist.

Wenn man zu einer Osteosythese gezwungen ist, gilt es immer, die angestrebte Belastungsstabilität im Auge zu behalten. Hier sind die kombinierten Osteosynthesen mit zusätzlichem Knochenzementverbund in extremen Fällen der Osteoporose nicht selten ein letzter und hilfreicher Ausweg.

Ist die Osteosynthese trotz aller Hilfsmaßnahmen nicht ausreichend stabil, so scheuen wir uns, sofern die Möglichkeit besteht, bei alten Patienten nicht, postoperativ zusätzlich einen Gipsverband anzulegen, um den Patienten trotzdem frühzeitig mobilisieren zu können.

Auch die Nachbehandlung nach Gelenkbrüchen alter Leute unterscheidet sich von der bei jüngeren Patienten. Im Vordergrund steht hier die Erreichung einer sicheren Gehfähigkeit, wobei die Gelenkbeweglichkeit erst an zweiter Stelle steht.

Besondere Bedeutung kommt der Verhütung thromboembolischer Komplikationen und einer cardialen Entgleisung zu. Neben der vor allem bei operierten Patienten häufiger notwendigen prophylaktischen Anticoagulantientherapie wird sich die krankengymnastisch-physikalische Behandlung wiederum nach der Belastungsfähigkeit der einzelnen Verletzten richten müssen. Dies betrifft vor allem auch die Balneotherapie.

Sollten sich unter einer solchen Behandlung von Gelenkbrüchen zu einem späteren Zeitpunkt schmerzhafte Gelenkveränderungen unter dem Bild posttraumatischer Arthrosen entwickeln, so wird man dann unter entsprechenden Umständen und Vorbereitungen mit gelenkplastischen und endoprothetischen Eingriffen oder Versteifungen die jeweilige Situation verbessern können.

Ein sehr häufiger Gelenkbruch beim alten Menschen ist der Schenkelhalsbruch. Ihn möchte ich besonders ansprechen, da sich hier angesichts der zahlreichen Komplikationen nach Nagel- und Schraubenosteosynthesen verschiedenster Form und Technik und der in vielen Fällen dadurch nicht erreichbaren Teilbelastung der primäre alloarthroplastische Gelenkersatz in den letzten Jahren immer mehr durchgesetzt hat. Während man zunächst nur zögernd eine sofortige Teilarthroplastik durch Ersatz des Hüftkopfes durchführte, entschließt man sich heute bei Patienten mit noch größerer Lebenserwartung immer mehr zur primären Totalendoprothese. Die Teilarthroplastik hat immer den Nachteil einer fortschreitenden Druckschädigung des Knorpels auf der korrespondierenden Gelenkfläche, was über längere Zeit mit der Gefahr einer schmerzhaften Protrusion und schließlich der Notwendigkeit einer neuerlichen Operation verbunden ist. Selbst bei bettlägerigen Patienten oder bei solchen, die auch vor dem Unfall schon nicht mehr gehfähig waren, wird man sich gelegentlich zur Verbesserung der Pflegefähigkeit zu einem operativen Vorgehen entschließen. Hier hat dann, speziell am Hüftgelenk bei Schenkelhalsbrüchen, der alleinige Hüftkopfersatz seinen berechtigten Anwendungsbereich.

Es gibt Ausnahmefälle, wo man z.B. bei breit offenen Gelenkzertrümmerungen sich unter den gegebenen Umständen und Bedingungen auch einmal zu einer Sofortarthrodese entschließt. Hierdurch wird man eine frühzeitige gute und schmerzfreie Belastungsfähigkeit der Extremität erreichen. Dies ist jedoch mehr die Ausnahme als eine Regel.

Ohne im einzelnen auf die Behandlungsmaßnahmen bei bestimmten Gelenkbrüchen alter Menschen weiter einzugehen, möchte ich Ihnen anhand eines Übersichtsschemas unsere derzeitige Grundeinstellung darlegen und einige wenige Fälle demonstrieren. Dabei sei jedoch ausdrücklich darauf hingewiesen, daß in jedem Fall die individuelle Indikationsstellung der Maßstab für unser jeweiliges Vorgehen ist (Tabellen 1-3).

Tabelle 1. Behandlungsprinzipien bei Gelenkbrüchen

1. Wiederherstellung der normalen Gelenkanatomie (Blutige Reposition - Bandnähte etc.)
2. Funktionsstabile Osteosynthese
3. Frühfunktionelle Behandlung
4. Spätbelastung

Ältere Verletzte: (Z.B. über "65 Jahre"!)

1. Stabile Fixierung der Frakturen
2. Schmerzfreie Frühbelastung und Bewegung

Niemand von uns kann sich dem physiologischen Gesetz des Älter- und Altwerdens entziehen; d.h. aber nicht, daß wir im Rahmen der Behandlung von Verletzungen alter Menschen großzügig den Mantel der therapeutischen Resignation überziehen. Auch der alte Mensch hat ein Anrecht auf optimale Behandlung, die ihn in die Lage versetzt, seine noch verbliebenen Jahre in möglichst guter Gesundheit und Kondition zu genießen. Im Rahmen der Behandlung von verletzten alten Menschen ist die Bedeutung der psychischen Führung und Unterstützung nicht zu unterschätzen. Dieser Tatsache Rechnung zu tragen und ihr wirksam zu begegnen, ist ein wichtiger Teil unserer Therapie. Ob all der Technik und Handwerklichkeit bei der Behandlung von Frakturen darf auch in der Unfallchirurgie die Psyche des Verletzten nicht unberücksichtigt bleiben, was ganz besonders bei unseren alten Patienten bedeutsam ist.

So gilt es bei der Behandlung von Gelenkfrakturen alter Menschen im allgemeinen, den Patienten so schnell als möglich wieder zur Selbständigkeit und in seine alte ihm gewohnte Umgebung zu führen, um ihm dadurch die besten Überlebenschancen zu geben. Nach Abklärung des körperlichen Allgemeinzustandes sind die Risiken der operativen Therapie mit schneller Rehabilitation gegenüber konservativen Behandlungsmaßnahmen mit längerem Krankenlager gegen einander abzuwägen. Obgleich im Vordergrund unserer Bemühungen bei Verletzten alten Menschen die Wiederherstellung der Gesamtleistungsfähigkeit steht, spielt doch die angepaßte und sachgerechte Behandlung der lokalen Verletzung hierbei eine nicht unwesentliche Rolle.

Kein geringerer als AUGUST BIER hat einmal gesagt: "Wer Kranke behandeln will, muß Optimist sein!" Sie werden mit mir übereinstimmen, daß diesem Satz gerade bei der Behandlung von verletzten alten Menschen eine ganz besondere Bedeutung zukommt.

Tabelle 2. Behandlung von Gelenkbrüchen alter Menschen

Obere Extremität (nicht belastete Extremität)	
Schultergelenk:	
Oberarmkopfbrüche	Funktionell
Oberarmkopfverrenkungsbrüche (irreponibel!)	Blutige Reposition Plattenosteosynthese
Gelenkfortsatzbrüche Schulterblatt	Funktionell
Ellenbogengelenk:	
Verrenkungsbrüche	Reposition - Gips oder blutige Reposition und Osteosynthese und Frühfunktion
Olecranonbrüche	Operativ - Frühfunktionell
Monteggiafrakturen	Operativ
Handgelenk:	
Distale Radiusfrakturen (loco typico!)	Reposition und Gips Funktionell!
Fingergelenke:	Frühfunktionell nach kurzfristiger Ruhigstellung

Tabelle 3. Behandlung von Gelenkbrüchen alter Menschen

Untere Extremität (belastete Extremität)		
Hüftgelenk:		
Mediale Schenkelhalsfraktur		
Adduktionsfraktur		Operativ
Abduktionsfraktur		Frühbelastung oder operativ
Laterale Schenkelhalsfraktur		Winkelplatte - Kombinationsosteosynthese mit Knochenzement
Luxationsfraktur mit Pfannenbeteiligung		Reposition - Funktionell Reposition Instabil - Operativ
Kniegelenk:		
Distale Femurcondylenbrüche		Operation (zusätzlich Spongiosa oder Knochenzement)
Tibiakopffrakturen	→ ohne schwere Depression oder Impression	Konservativ Frühfunktionell
	→ schwere Depression oder Impression	Operativ (Spongiosaplastik oder Knochenzement)
Patella:		
Dislokation		Operation mit Zuggurtung
ohne Dislokation		Gips - Frühzeitige Belastung
Knöchelgelenk:		
Typ A		Konservativ
Luxationsfrakturen (Typ B und C)		Operativ und Gipsverband Frühbelastung
Distale Tibiafrakturen		Konservativ Gipsverband
Fußgelenk und Zehengelenk:		
Fußwurzel		
Mittelfuß		Reposition und Gipsverband
Zehen		

H. Klems und M. Weigert, Berlin

Behandlung der Sprunggelenksfrakturen beim alten Menschen

Eine unterschiedliche Indikationsstellung zur Behandlung von Sprunggelenksfrakturen bei Erwachsenen des mittleren Lebensalters auf der einen und alten oder sehr alten Menschen auf der anderen Seite ist aus mehreren Gründen erforderlich.

1. Kann die praearthrotische Deformität in Grenzen vernachlässigt werden, da der sehr alte Mensch wegen der ohnehin eingeschränkten Beweglichkeit und der geringen Lebenserwartung die aus einer unzureichenden anatomischen Wiederherstellung des Gelenks resultierende Arthrose in der Regel nicht erlebt.

2. Die Frühmobilisierung des Verletzten und damit eine mögliche Verbesserung seiner Überlebenschancen hat Vorrang vor einer exakten Rekonstruktion der Sprunggelenksgabel.

3. Im Vordergrund der Bemühungen steht die Erhaltung oder Schaffung einer belastungsfähigen Tragfläche der distalen Tibia und nicht die minutiöse Wiederherstellung aller Anteile des verletzten Sprunggelenks.

Daraus ergibt sich die Forderung nach frühzeitiger definitiver Versorgung der Fraktur auf konservativem oder operativem Wege mit dem Ziel, den alten Menschen nicht länger als unbedingt nötig ans Bett zu fesseln. - Ergeben Anamnese und orientierende interne Untersuchungen keinen Anhalt für das Vorliegen einer dekompensierten Stoffwechselstörung, einer kardiovasculären oder respiratorischen Insuffizienz oder schwerer arterieller Durchblutungsstörungen, wird eine erforderliche operative Intervention notfallmäßig innerhalb der ersten Stunden durchgeführt. Besteht eine der genannten Kontraindikationen, wird versucht, den Verletzten möglichst schnell in einen operationsfähigen Zustand zu bringen, da jedes längere Zuwarten die Erfolgsaussichten verringert und eine mehrtägige Vorbehandlung dem Patienten eher schadet als nützt. Besonders beim alten Menschen sollte die 8-Stunden-Grenze, innerhalb derer operiert werden kann, streng eingehalten werden, da häufig durch vorbestehende venöse und gelegentlich arterielle Durchblutungsstörungen die Wundheilung nach mehrtagiger Vorbereitungszeit und dadurch bedingter vermehrter Anschwellung der Weichteile noch stärker gefährdet ist als beim jüngeren Menschen.

Unter Berücksichtigung der genannten Überlegungen ergibt sich für den Einzelfall folgendes Vorgehen:

Primär konservative Behandlung ist angezeigt bei stabilen Frakturen, wenn das Repositionsergebnis ohne wesentliche Stufenbildung der distalen Tibiagelenkfläche und ohne stärkere Dislokation im Bereich der Malleolengabel gehalten werden kann. Zunehmende Belastung im Unterschenkelgehgips mit kurzfristigen Röntgenkontrollen gestattet eine frühzeitige Mobilisierung der Patienten.

Relativ stabile Frakturen, d.h. Frakturen des Innen- und Außenknöchels und Hinterkantenabbrüche der distalen Tibia, wenn sie weniger als 1/4 der Gelenkfläche ausmachen, werden reponiert und ebenfalls mit einem Unterschenkelgehgips versorgt. In diesen Fällen kann jedoch keine volle Belastung, sondern lediglich Bodenkontakt konzediert werden, um dem Patienten das Aufstehen zu ermöglichen. Evtl. auftretende Sekundärverschiebungen sind dabei in Kauf zu nehmen. Läßt sich bei instabilen Frakturen ein befriedigendes Repositionsergebnis im Gips ohne wesentliche Fußfehlstellung halten, wird der konservativen Behandlung der Vorzug gegeben, wobei erforderliche Druckreduzierung durch Anlegen von Filzpelotten erreicht werden kann. Bereitet die Retention Schwierigkeiten, wird die operative Rekonstruktion sofort angeschlossen. Sekundärosteosynthesen lassen sich bei diesem Vorgehen nicht immer vermeiden (Abb. 1).

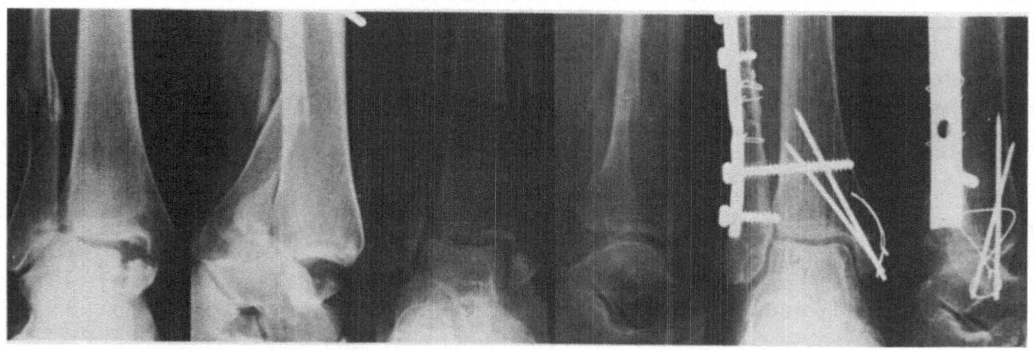

Abb. 1. Talussubluxation nach konservativem Behandlungsversuch - Indikation zur Osteosynthese

Primär operatives Vorgehen ist indiziert bei konservativ nicht reponierbaren Frakturen mit Rotationsfehlstellung einzelner Fragmente und Repositionshindernissen in Form von Weichteilinterponaten. Ferner wenn es mit konservativen Mitteln nicht gelingt, den Talus achsengerecht in der Malleolengabel zu halten. Die gelegentlich noch geübte Calcaneus-Drahtextension scheidet wegen der langdauernden Immobilisierung aus. Bei weitgehender Zerstörung der distalen Tibiagelenkfläche ist abzuwägen, ob eine Rekonstruktion ein funktionell brauchbares Sprunggelenk erwarten läßt oder ob durch eine Früharthrodese nicht ein besseres Ergebnis zu erzielen ist (Abb. 2).

Im Gegensatz zum Vorgehen beim jüngeren wird beim alten Menschen nach der Osteosynthese stets ein Gipsverband angelegt, weil das Osteosynthesematerial im osteoporotischen Knochen wenig Halt findet und eine ungewollte Belastung des verletzten Beins beim Aufstehen häufig nicht zu vermeiden ist.

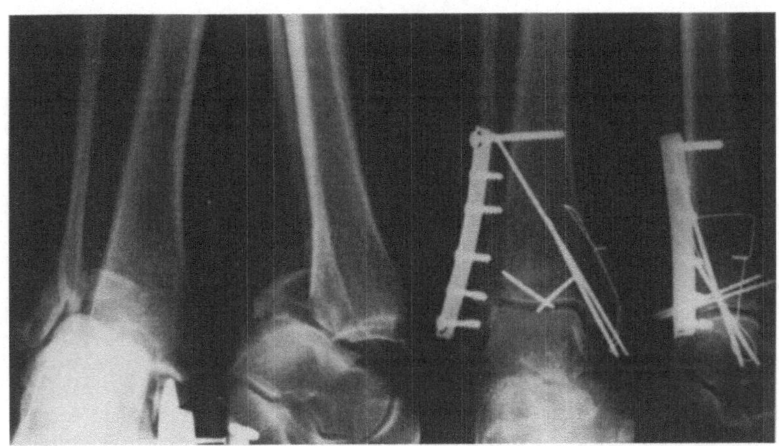

Abb. 2. Talussubluxation unter Extensionsbehandlung. Intraoperativ ausgedehnter Knorpelschaden der Tibiagelenkfläche. Gutes Frühergebnis nach Rekonstruktion. (Alternativindikation - Früharthrodese)

R. Luther und H. Legal, Erlangen

Zur Problematik der Behandlung von Patellafrakturen beim alten Menschen

Die Alternative in der Behandlung der Patellafraktur des alten Menschen lautet:

1. frühestmögliche Mobilisierung des Kniegelenkes bei Wiederherstellung der aktiven Streckfähigkeit oder
2. längere Fixation zur Erzielung einer Gelenkstabilität unter möglicher Inkaufnahme einer Teilsteife.

Die Patellafraktur wird in der Literatur über sämtliche Lebensalter mit einer Häufigkeit von 0,7 bis 1,7% aller Frakturen angegeben (PICHLMEIER u. Mitarb., SCHÖNBAUER, LABITZKE und REHN).

WITT fand in einem Krankengut von 3240 Frakturen und Luxationen bei Patienten über 60 Jahre 49 derartige Verletzungen, also 1,5%. Somit stellt die Patellafraktur auch des älteren Menschen keine Seltenheit dar.

Angeregt durch die Berechnungen von FÜRMAIER haben zahlreiche Autoren die Bedeutung der Patella hinsichtlich ihrer Schutzfunktion für das Kniegelenk herausgearbeitet.

Die Kniescheibe verbessert als Hypomochlion nicht nur die Oekonomie des Quadriceps, sondern verhindert auch eine Gonarthrose durch sinnvolle Verteilung und Verminderung des tibio-femoralen Gelenkdruckes. Während aus vorgenannten Gründen beim jungen Menschen eine operative oder konservative Rekonstruktion der gesamten Patella unter stufenloser Readaptation der Fragmente auch unter Inkaufnahme einer längeren Ruhigstellung angestrebt werden sollte, müssen beim alten Menschen in der Behandlung dieser Frakturen Differenzierungen nicht nur hinsichtlich der Bruchform, sondern auch bezüglich der alterbedingten Gelenkveränderungen getroffen werden.

Entsprechend der Bruchform müssen Längsfrakturen, Querfrakturen einschließlich Polfrakturen und Trümmerfrakturen jeweils mit oder ohne Zerreißung des Reservestreckapparates, offen oder geschlossen, unterschieden werden. Die Versorgung einer offenen Gelenkfraktur beim alten Menschen beinhaltet dieselbe Infektionsproblematik wie beim jugendlichen. Ebenso zwingt der Verdacht einer Beteiligung des Reservestreckapparates sowohl beim Jugendlichen als auch beim Älteren zum operativen Vorgehen.

Längsfrakturen der Patella beim alten Menschen, die immer ohne Einriß des Reservestreckapparates verlaufen, werden ohne äußere Fixation funktionell behandelt. Bei den äußerst seltenen Fehlstellungen der Fragmente einer Längsfraktur kann ohne größeren Aufwand eine Querverschraubung angelegt werden, die ebenso eine funktionelle Behandlung gestattet.

Auch bei einer fortgeschrittenen Arthrose des Tibiofemoralgelenkes selbst mit Varus- oder Valgusfehlstellung oder Beugekontraktur ergibt sich bei dieser Frakturform keine andere Behandlungsalternative.

Unterschiedliche Behandlungsprinzipien bestehen bei der Patellaquerfraktur des jugendlichen und alten Menschen. Während die Patellaquerfraktur ohne Dislokation beim Jugendlichen konservativ im Gipsverband zur Ausheilung zu bringen ist, würde die erforderliche lange Ruhigstellung dieser Fraktur beim alten Menschen einen schwerwiegenden Eingriff in die Gelenkbiologie des infolge Degeneration vorgeschädigten Gelenkes bedeuten. Der alte Mensch muß sein Gelenk zum Erhalt der Funktion bewegen, deshalb gilt es bei ihm eine übungsstabile Osteosynthese nach dem Zuggurtungsprinzip Pauwels' anzulegen. Die dislozierte Patellaquerfraktur dagegen muß wie beim jugendlichen auch beim älteren Patienten operativ versorgt werden, weil bei ihr immer eine Mitverletzung des Reservestreckapparates vorliegt.

Ebenso bedürfen Polfrakturen mit komplettem Ausriß des Ligamentum patellae proprium oder der Quadricepssehne operativer Fixation mit dem Ziel übungsstabiler Osteosynthese entsprechend der Fragmentgröße durch Zugschraube oder Zuggurtung.

In Abhängigkeit vom biologischen, nicht vom numerischen Alter des Kniegelenkes ist die Behandlung der Patellatrümmerfraktur zu sehen. Soll eine freie Kniegelenksbeweglichkeit erhalten werden, scheidet für das biologisch alte Gelenk eine minutiöse Adaptationsosteosynthese sämtlicher Frakturfragmente mit nachfolgender längerer Ruhigstellung aus. Eine ähnliche Problematik bietet die Patellektomie. Bei ihr wäre infolge der beim alten Menschen vorliegenden eingeschränkten regeneratorischen Kraft der gefäßarmen und degenerativ vorgeschädigten Sehnenstümpfe (MITTELMEIER) ebenfalls eine längere postoperative Ruhigstellung erforderlich. Das Röntgenbild (Abb. 1) zeigt die entsprechend eingetretene Inaktivitätsosteoporose nach Patellektomie.

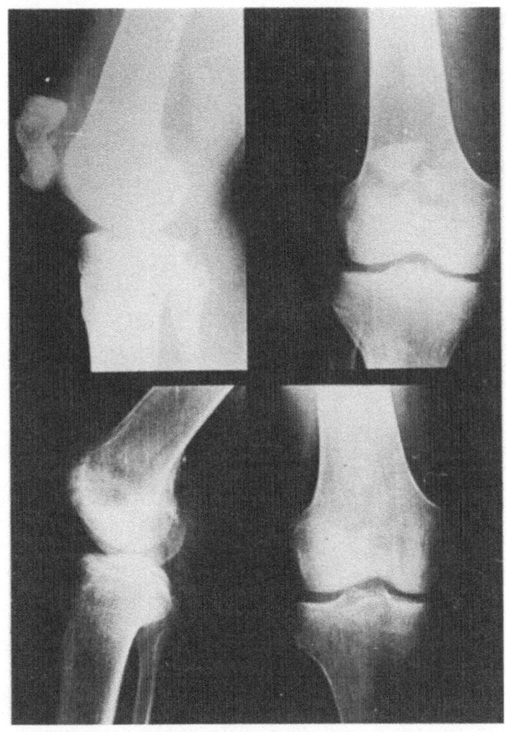

Abb. 1. Patellatrümmerfraktur bei 64-jährigem Patienten. Zustand nach Patellektomie mit deutlicher Inaktivitätsosteoporose

Für den alten Menschen ergibt sich weiterhin die Frage, ob bei der häufig vorbestehenden Quadricepsatrophie die Kraft dieses Muskels ohne die Kniescheibe als kraftspendendes Hypomochlion zur Stabilisierung des Gelenkes unter Funktion, so zum Beispiel beim Treppensteigen, überhaupt ausreicht. Darüber hinaus muß für das biologisch gealterte Gelenk bedacht werden, daß nach Patellektomie infolge Verkürzung des Hebelarmes des Quadriceps mit einer Erhöhung des tibiofemoralen Gelenkdruckes zu rechnen ist, was auf Dauer gesehen zur Potenzierung einer vorbestehenden Arthrose (LUTHER) führen muß. Für die minutiöse Adaptationsosteosynthese wie für die Patellektomie gilt es individuell in Abhängigkeit von biologischem Alter, Aktivität und Lebensinteressen abzuwägen, ob die infolge postoperativer Ruhigstellung eintretende fibröse Teilsteife als Preis für die Gelenkstabilität und damit Standsicherheit in Kauf genommen werden kann.

Ist der Funktionserhalt bei aktiven älteren Patienten mit biologisch gealtertem Gelenk gleichrangig zur stabilen Belastungsfähigkeit zu werten, so bieten sich als Alternative zwei Operationsverfahren an. Bei Trümmerfrakturen (Abb. 2) mit zwei größeren Fragmenten können diese mittels Zuggurtung adaptiert und sämtliche kleineren Fragmente entfernt werden. Bei Erhaltungsmöglichkeit nur eines größeren Fragmentes kann nach Teilpatellektomie zur Sicherung der Naht des Streckapparates eine Zügelung des Patellafragmentes zur Tuberositas tibiae erforderlich werden. Mit beiden letztgenannten Methoden kann sofort mit einer Übungsbehandlung begonnen werden.

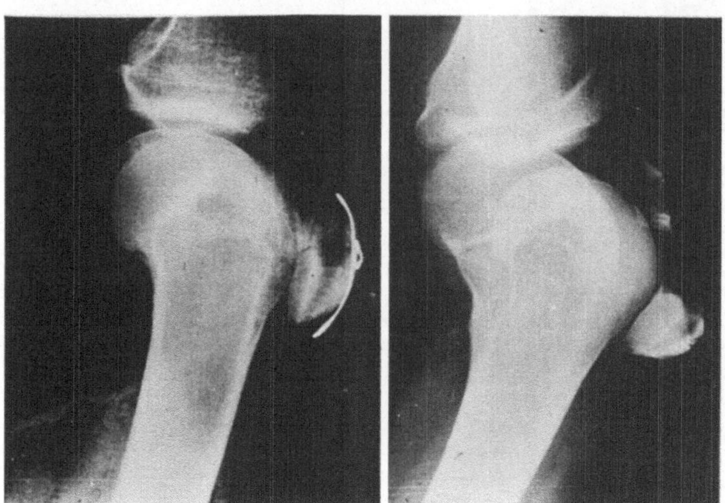

Abb. 2. Zuggurtung bei Patellatrümmerfraktur. Readaptation der beiden großen und Entfernung kleinerer Fragmente

Die Versorgung einer Patellafraktur beim alten Menschen birgt eine besondere Problematik in sich, weil bei ihm im Gegensatz zum jungen Patienten nicht nur die Bruchform, sondern zusätzlich besonders biologisches Alter des Gelenkes, Lebensinteressen und Aktivität des Patienten über den Versorgungsmodus entscheiden müssen.

Literatur

1. FÜRMAIER, A.: Arch. Orthop. Unfall-Chir. 46, 78 (1953)
2. LABITZKE, R., REHN, J.: Arch. Orthop. Unfall-Chir. 77, 64 (1973).
3. LUTHER, R.: Z. Orthop. 111, 529 (1973).
4. MITTELMEIER, H.: Beih. Z. Orthop. 105 (1969).
5. PAUWELS, F.: Gesammelte Abhandlungen zur funktionellen Anatomie des Bewegungsapparates. Berlin-Heidelberg-New York: Springer 1965.
6. PICHLMEIER, H., HAMELMANN, H., BESIRSKY, W.: Arch. Orthop. Unfall-Chir. 55, 20 (1963).
7. SCHÖNBAUER, H.R.: Arch. Orthop. Unfall-Chir. 47, 266 (1955).
8. WITT, A.N.: Die Verletzungen des alten Menschen. Beih. Z. Orthop. 12 (1969).

D. Tönnis, Dortmund

Die Behandlung von Meniscusverletzungen älterer Menschen

Das Thema "Meniscusverletzungen bei älteren Menschen" mag vielleicht so klingen, als gäbe es im Alter ähnliche Meniscusverletzungen wie bei jüngeren Menschen. Das soll mit dieser Themenwahl jedoch keineswegs behauptet werden. Unsere Menisceu werden im Laufe des Lebens in ihrer Form und Festigkeit verändert. Vor allem an der medialen Kniegelenksfläche, die wegen der medial verlaufenden Belastungslinie mehr unter Druck steht, wird der Meniscus zuerst ausgewalzt. Bei entsprechender Vorschädigung genügen dann Bagatelltraumen, um ihn zum Einreissen und Einklemmen zu bringen. Aber im Grunde gilt dieses für die meisten Verletzungen des Alters, die Vorschädigung des Gewebes spielt bei der Entstehung eine entscheidende Rolle.

Der Meniscus des älteren Menschen kann Beschwerden allein aufgrund degenerativer Veränderungen auslösen. Er kann aber auch einreissen und dann akute Einklemmungserscheinungen machen. Die Differentialdiagnose ist manchmal schwierig. Auch bei degenerativen Veränderungen bestehen Meniscuszeichen wie örtlicher Druckschmerz, Rotationsschmerz in Beugestellung und Überstrekkungsschmerz. Sie lassen sich aber durch einige Cortison-Injektionen in das Kniegelenk bessern.

Eine akute Ruptur verursacht meist eine stärkere Einklemmung und damit auch stärkere Beschwerden, vor allem eine ausgeprägtere Streckbehinderung. Die Beschwerden können ähnlich akut und stark wie bei jüngeren Menschen sein. In der Vorgeschichte wird meistens auch ein plötzliches auslösendes Ereignis angegeben.

Demgegenüber gibt es Lockerungen der Menisceu im Alter, bei denen es schwer zu sagen ist, in wie weit kleine Bagatelltraumen eine auslösende Rolle spielten oder nur degenerative Veränderungen. Neben den typischen Blockierungs- und Einklemmungserscheinungen sprechen auch plötzlich einsetzende, stechende Schmerzen mit einem Wegknicken oder Verlust des Haltes im Kniegelenk für Meniscuslockerungen und -verschiebungen zwischen den Gelenkflächen.

Differentialdiagnostisch muß schließlich abgegrenzt werden, in welchem Maße auch die meist gleichzeitig vorhandene Arthrose des Gelenkes Beschwerden macht. Diese äußern sich mehr unbestimmt, in Druckschmerz an den Gelenkspalten, Schmerz bei Beginn der Bewegung und längerer Belastung.

Die Behandlung muß selbstverständlich von der Diagnose ausgehen. Bei Fällen mit leichteren Beschwerden, die mehr an degenerative Meniscusbeschwerden denken lassen, empfehlen sich einige Cortison-Injektionen. Diese zeigen meistens schon bald entsprechende Wirkung. Wenn aber akute und starke Schmerzen mit Streckbehinderung vorhanden sind und fortbestehende Einklemmung, empfiehlt sich auch bei gleichzeitig ausgeprägter Arthrose die Meniscusentfernung. Man muß den Patienten darüber aufklären, daß sich auf diese Weise nur die akuten Einklemmungserscheinungen beseitigen lassen, während die Arthrose des Gelenkes weitergeht und auch ihrerseits Beschwerden verursacht.

Meniscusoperationen bei gleichzeitiger Arthrose werden im allgemeinen ungern vorgenommen. Es herrscht die Befürchtung vor, daß ein arthrotisches Gelenk stärker und mit zunehmender Versteifung auf einen Eingriff reagiert. Diese Befürchtung ist nach unserer Erfahrung nicht zutreffend. Bei sofortiger Mobilisierung erreicht das Gelenk gerade bei alten Menschen schneller seinen Ausgangszustand wieder, weil es vegetativ nicht mehr so stark reagiert. Wir hatten einmal gleichzeitig einen Radrennfahrer mit hochtrainierter Muskulatur und eine 80-jährige Dame wegen Meniscuseinklemmung als Patienten. Die 80-jährige Dame ging am 13. Tag nach der Operation beschwerdefrei nach Hause, das Kniegelenk des Radrennfahrers brauchte über 3 Wochen um reizlos zu werden.

Zum Schluß sei noch auf eine andere heutige Möglichkeit bei akuter Meniscuseinklemmung und gleichzeitiger Arthrose aufmerksam gemacht - die Versorgung mit Teilprothesen des Kniegelenkes. Bei einer 71-jährigen Patientin (Abb. 1) war zunächst rechtsseitig wegen einer akuten Meniscuseinklemmung in einem auswärtigen Krankenhaus eine Innenmeniscusentfernung vorgenommen worden. 2 Jahre später stellte sie sich bei uns wegen Einklemmungserscheinungen eines Restmeniscus vor. Diese wurden durch die Operation beseitigt.

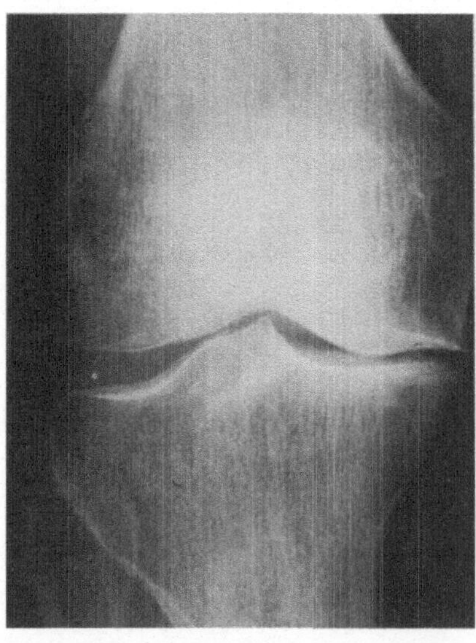

Abb. 1. Röntgenbild einer 70-jährigen Patientin, 2 Jahre zuvor Innenmeniscusentfernung rechts, Einklemmungen aufgrund eines Restmeniscus. Nach Entfernung in 17 Tagen früheres Bewegungsausmaß, Beseitigung der Einklemmung

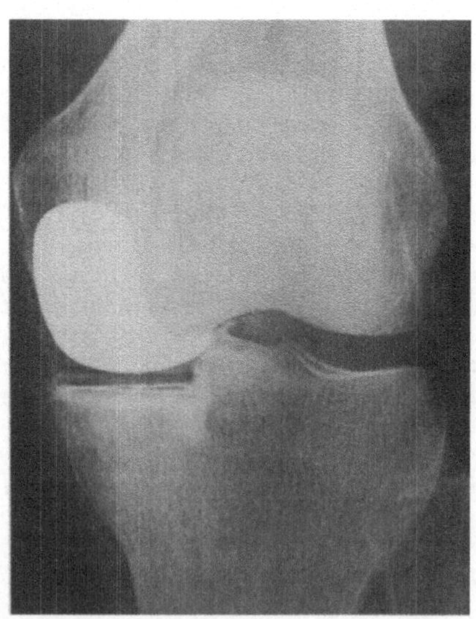

Abb. 2. Dieselbe Patientin, 1 Jahr später nach Bagatelltrauma Innenmeniscusläsion links. Wegen auch hier schon bestehender arthrotischer Veränderungen und des Wunsche nicht zweimal operiert zu werden, sofort Einsetzen einer Knieteilprothese nach Marmor. Danach ganz beschwerdefrei

Sie konnte nach 17 Tagen mit ihrem früheren Bewegungsausmaß entlassen werden. Es blieben selbstverständlich bestimmte Beschwerden aufgrund der gleichzeitigen Arthrose. Als sie dann in diesem Jahr nach einem Bagatelltrauma mit einer Innenmeniscuseinklemmung auf der Gegenseite kam und aufgrund der Veränderungen der Gelenkflächen bei der Operation keine volle Beschwerdefreiheit zu erwarten war, wurde sie nach der Meniscusoperation gleichzeitig mit einer Teilprothese nach Marmor versorgt und innerhalb kurzer Zeit beschwerdefrei (Abb. 2). Die Prothese nach Marmor besitzt eine Art Schlittenkufe in verschiedenen Größen für die Oberschenkelcondylen und ein halbmondförmiges Kunststoffplateau, das auf die Gelenkflächen des Tibiaplateaus paßt. Es ist in verschiedenen Höhen vorrätig, so daß damit auch Substanzverluste ausgeglichen werden können. Bei Meniscuseinklemmungen arthrotischer Gelenke, die eine Schmerzfreiheit nicht mehr erwarten lassen, setzen wir heute bei Menschen in höherem Lebensalter sofort die Teilprothese ein.

<u>Zusammenfassung:</u> Meniscusrisse und -einklemmungen entstehen in höherem Alter vorwiegend aufgrund altersbedingter Vorschädigung. Sie sind abzugrenzen von leichteren degenerativen Beschwerden. Bei akuten, sehr schmerzhaften Meniscuseinklemmungen kann auch in höherem Alter unbedenklich die Meniscusentfernung durchgeführt werden, wenn anschließend sofort mobilisiert wird. Bei einer gleichzeitig ausgebildeten Arthrose sind auf die Dauer zunehmende Beschwerden zu erwarten. Sie lassen sich durch Verwendung einer Teilprothese des Kniegelenkes beseitigen.

C.-H. Schweikert, Mainz

Gelenknahe Frakturen

Für die Behandlung gelenknaher Frakturen im fortgeschrittenen Lebensalter kommen funktionelle, konservative, aber insbesonders operative Maßnahme zur Anwendung. Wegen des gelenknahen kurzen Fragmentes lassen sich derartige Frakturen mit Ausnahme des Oberarmhalses und handgelenksnahen Speichenbruches schwer reponieren und oft nicht retinieren. Bei der Auswahl des Verfahrens ist daran zu denken, daß gerade für den alten Menschen Bewegung Leben bedeutet. Schon eine Immobilisation von mehreren Tagen bringt in einem hohen Prozentsatz Komplikationen von seiten des Herz-Kreislauf-Systems und der Atemwege. Hinzu kommen Dekubitus, aufsteigende Harnwegsinfekte u.a.

Mehrfachverletzungen bzw. Mehrfachfrakturen stellen im fortgeschrittenen Lebensalter die Ausnahme dar. In solchen Fällen ist eine aufgeschobene Dringlichkeit, was die Versorgung der Frakturen angeht, nicht zu umgehen.

Die offene Fraktur ist immer auch in der geriatrischen Unfallchirurgie ein Notfall und muß somit notfallmäßig behandelt werden!

Die sofortige endgültige und meistens operative Versorgung eines gelenknahen Knochenbruchs sollte in der Geriatrie zur Regel werden. Nur so lassen sich mehrmalige Nachrepositionen mit den zusätzlichen Gefahren gehäufter Narkosen sowie die Schäden der Immobilisation vermeiden.

Die eingestauchten subcapitalen Humerusfrakturen werden auch heute noch mit gutem Ergebnis früh funktionell behandelt; operative Maßnahmen sind z.B. bei starker Dislokation bzw. bei pathologischen Frakturen angezeigt. Meine Mitarbeiter werden im Anschluß noch darüber berichten.

Humerusfrakturen, die vom Schultergelenk bis in den Schaft reichen, lassen sich als isolierte Verletzung ohne größere Beeinträchtigung des alten Patienten im hanging-cast mit gutem Ergebnis behandeln. Die Indikation zur Plattenosteosynthese ist z.B. wegen Mehrfachfrakturen gegeben.

Die distalen Humerusfrakturen sind als instabile Frakturen für uns eine absolute Indikation zum operativen Vorgehen. Eine Schraubenosteosynthese allein erfordert zusätzlich einen Gipsverband. Deshalb geben wir der AO-Platte den Vorzug.

Supracondyläre Humerusfrakturen sowie Epicondylusabrisse sind beim alten Menschen genauso selten wie die Monteggia-Fraktur. In unserem Krankengut fand sich bei 43 Monteggiaschäden ein Patient, der älter als 65 Jahre war. Die Methode der Wahl ist die operative. Selbstverständlich gilt dies auch für die hohe Ulnafraktur.

Vorderarmschaftfrakturen im distalen Drittel lassen sich in Leitungsanaesthesie schonend und wenn möglich am Unfalltag operieren.

Der Radiusbruch am typischen anatomischen Ort wird in der überwiegenden Anzahl der Fälle konservativ behandelt. In einigen Fällen sind operative Maßnahmen angezeigt. Auch hierüber werden meine Mitarbeiter berichten.

In der Behandlung gelenknaher Oberschenkelschaftfrakturen ist die Osteosynthese allen konservativen Maßnahmen überlegen. Als bester Operationszeitpunkt hat sich uns beim alten Menschen die Zeitspanne der ersten 2 x 24 Stunden nach dem Unfall gut bewährt. Das Ziel unserer Bemühungen muß in der Geriatrie die belastungsstabile Osteosynthese sein. Dies wird durch die Verbundosteosynthese erreicht. Nur so ist es möglich, die alten Leute bald wieder in ihr gewohntes häusliches Milieu zu geben. - Ich darf Ihnen dazu einige Beispiele zeigen:

1. Pertrochantere Schenkelhalsfraktur (Abb. 1). 2. Subtrochantere Fraktur (Abb. 2). 3. Distale Femurfraktur (Abb. 3).

Bei den gelenknahen Frakturen am Unterschenkel sind die Meinungen, was die Therapie angeht, noch nicht einheitlich. Lokale

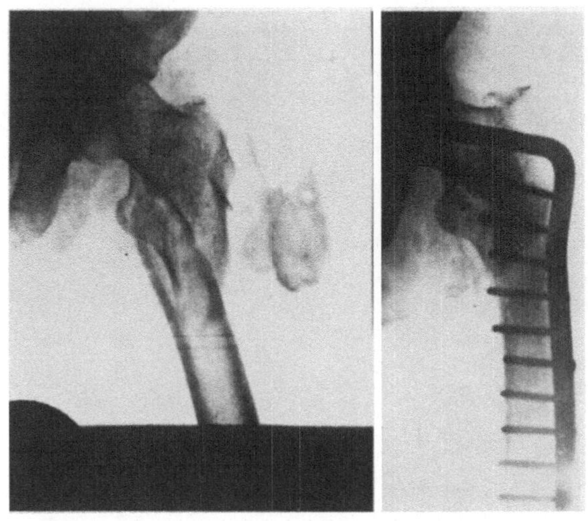

Abb. 1. 78-jährige Frau, pertrochantere Schenkelhalsfraktur; Verbundosteosynthese

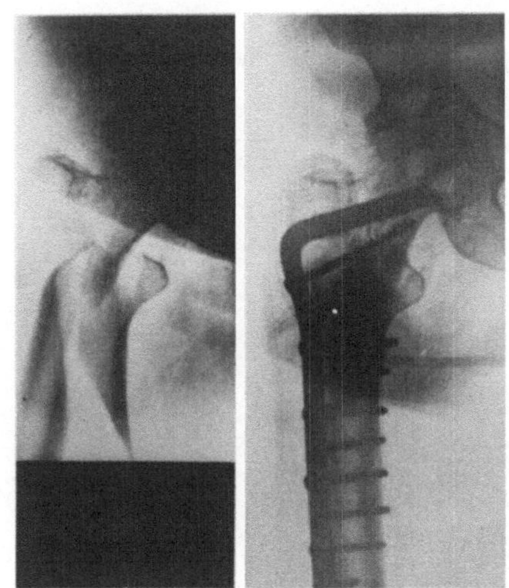

Abb. 2. 76-jährige Frau, subtrochantere Femurfraktur; Verbundosteosynthese

Veränderungen wie arterielle Durchblutungsstörungen, ausgedehnte Varizen, Thrombophlebitiden u.a. machen es notwendig, von Fall zu Fall die Indikation zur Operation zu stellen. In den meisten Fällen werden die lokalen Veränderungen durch eine wochenlange konservative Behandlung nur noch verschlechtert. Die primäre Osteosynthese setzt sich auch hier immer mehr durch. Denn nur so ist es möglich, einer weiteren Störung des Blutumlaufs zu begegnen. Selbstverständlich kommen bei einer konservativen Behandlung die bekannten Allgemeinkomplikationen hinzu. Auch hierzu einige Beispiele:

1. 83-jähriger Mann: Distale Femur- und proximale Tibiafraktur, Plattenosteosynthese

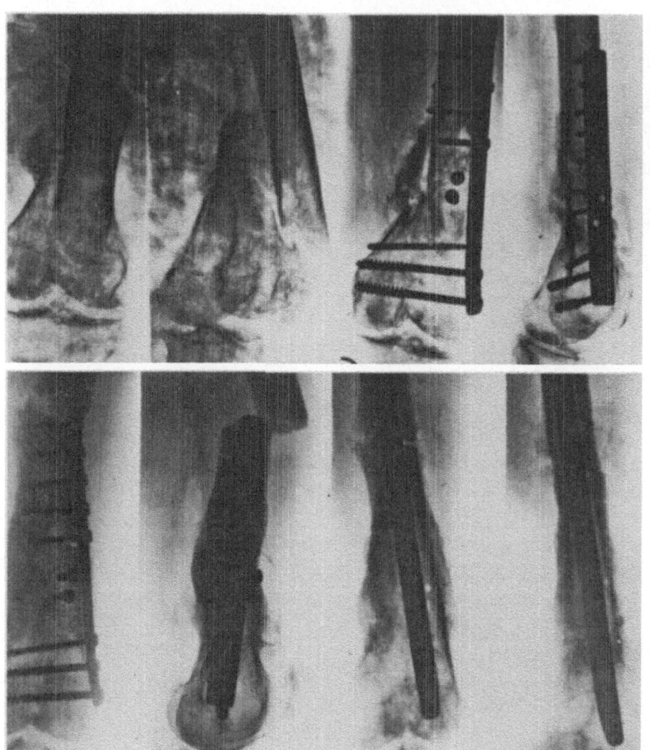

Abb. 3. 68-jährige Frau, 8 Wochen alte distale Femurfraktur; Plattenosteosynthese; 2 Jahre später erneuter Unfall mit Femurfraktur oberhalb der Platte; Marknagelung nach Plattenentfernung

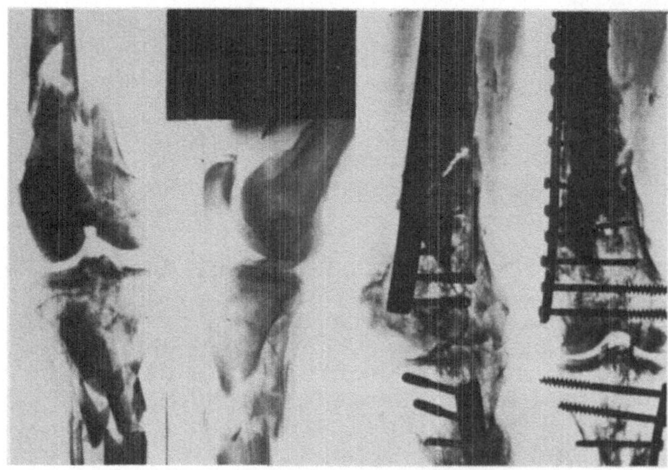

Abb. 4. 83-jähriger Mann, distale Femur- und proximale Tibiafraktur; Plattenosteosynthese

2. 60-jähriger Mann: Proximale Tibiafraktur mit einer falsch verstandenen Verbundosteosynthese versorgt. Wir haben den Zement entfernt und eine Spongiosaplastik gemacht (Abb. 5).
3. Distale Unterschenkelfraktur (Abb. 6).

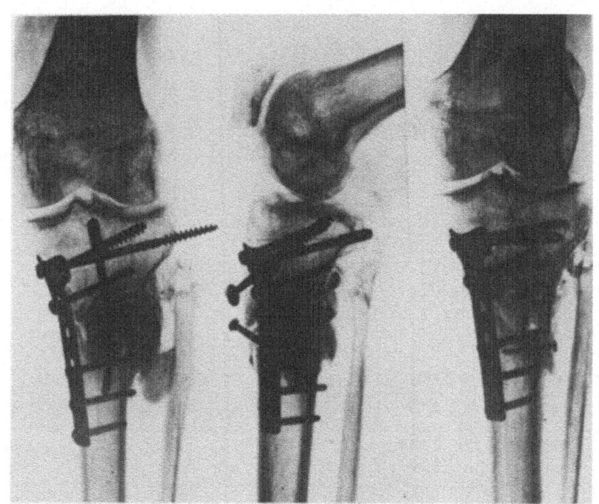

Abb. 5. 60-jähriger Mann; Zustand nach Verbundosteosynthese; Entfernung des Zements, Spongiosaplastik

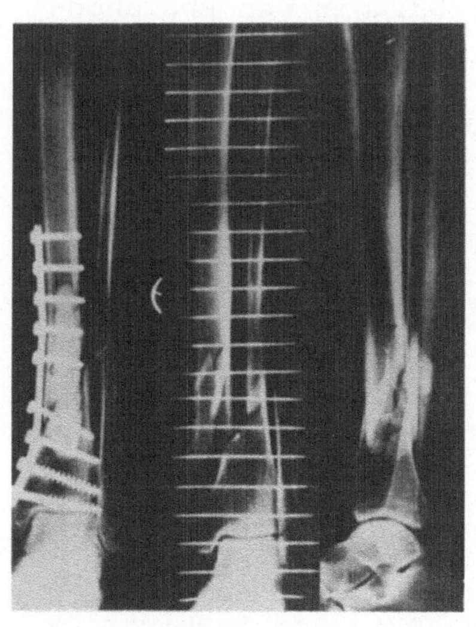

Abb. 6. 74-jähriger Mann, distale Unterschenkelfraktur; Verbundosteosynthese

Die Methode der Wahl in der Behandlung der gelenknahen Frakturen im hohen Lebensalter ist bis auf bestimmte Fälle die operative. Die sofortige Indikation läßt sich an der oberen Extremität so gut wie immer vertreten. An der unteren Extremität ist eine kurze Vorbereitungszeit von 1-2 Tagen nicht schädlich. Nur so lassen sich die gefürchteten Komplikationen in einem vertretbaren Rahmen halten. Darüber hinaus gibt eine sachgemäße planvolle Osteosynthese den alten Menschen wieder Hoffnung und macht auch den weiteren Lebensabend wieder lebenswert.

M. Sarvestani, R. Rahmanzadeh, M. Stahlschmidt und F. Enes-Gaiao, Mainz

Die operative Versorgung der subcapitalen Humerusfraktur im hohen Lebensalter als Ausnahmeindikation

Frakturen im Bereich des proximalen Humerus finden sich besonders häufig beim älteren Menschen. Eine konservative Behandlung - kurzzeitige Ruhigstellung im Desault-Verband, Thorax-Abduktions- oder Hängegips und frühzeitige Mobilisierung - führt meistens zu guten bis ausreichenden funktionellen Ergebnissen. Operative Maßnahmen lassen sich jedoch nicht immer umgehen. Die Entscheidung zum operativen Vorgehen wird abhängig gemacht von der Bruchform, dem allgemeinen Zustand und dem Lebensalter des Patienten.

Am häufigsten treten Brüche im Bereich des Collum chirurgicum auf. Wir unterscheiden hier Ab- und Adduktionsbrüche.

Eingestauchte Frakturen werden konservativ behandelt, entweder rein funktionell nach CHAMPIONNIÈRE oder durch Ruhigstellung im Hängegipsverband nach CALDWELL. Wir bevorzugen den Poelchen-Verband.

Operatives Vorgehen bei der subcapitalen Humerusfraktur im hohen Lebensalter halten wir für angezeigt bei:

1. Stark dislozierten Frakturen,
2. Nicht retinierbaren Frakturen,
3. Offenen Frakturen mit Nerven- oder Gefäßläsion,
4. Polytraumatisierten,
5. Adipositas, Emphysem und Herzkreislaufinsuffizienz,
6. Erheblichen Achsenfehlstellungen,
7. Pathologischen Frakturen (Tumoren oder Metastasen).

Bei frischen Frakturen mit erheblicher Dislokation der Fragmente, die sich leicht reponieren, jedoch nicht retinieren lassen, ist besonders beim älteren Menschen die Indikation zur perkutanen temporären Kirschner-Draht-Fixation unter Bildwandlerkontrolle gegeben (Abb. 1). Gelingt die geschlossene Reposition bzw. Retention nicht, so muß in gleicher Weise unter Sicht des Auges vorgegangen werden. Bei offenen Frakturen, evtl. in Kombination mit einer Nerven- bzw. Gefäßbeteiligung, hat sich die AO-Löffel- oder T-Platte bewährt. Die osteosynthetische Versorgung der subcapitalen Humerusfraktur bei Mehrfachverletzten ist anzustreben, um eine frühzeitige Mobilisierung zu erreichen. Ferner ist eine Operation indiziert bei in erheblicher Fehlstellung verheilter subcapitaler Humerusfraktur mit Funktionseinbuße (Abb. 2). Bei pathologischen Frakturen infolge Primärtumoren oder Metastasen ist der endoprothetische Ersatz als Palliativmaßnahme anzusehen.

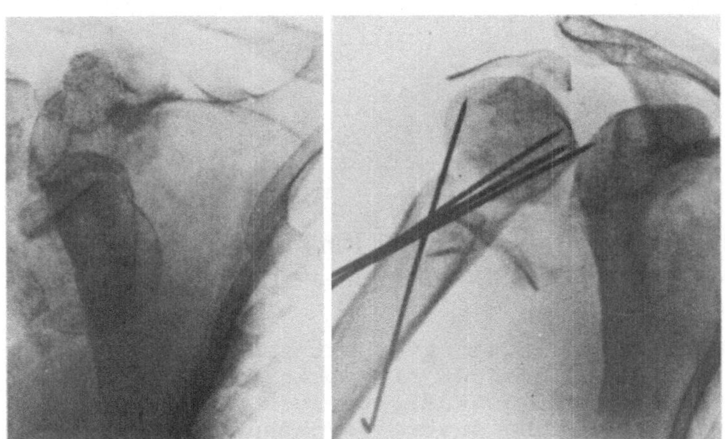

Abb. 1. Geschlossene Reposition und Fixation bei einem 71-jährigen Patienten mit subcapitaler Abduktionsfraktur

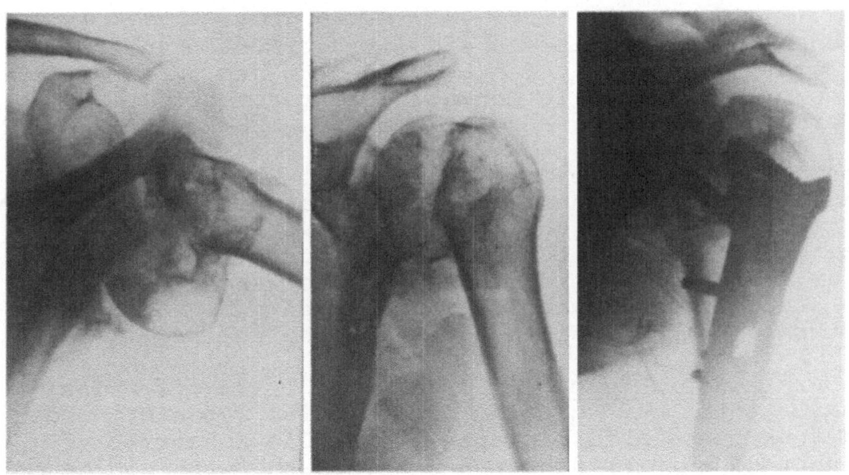

Abb. 2. In starker Fehlstellung verheilte Oberarmkopffraktur bei hochgradiger Einschränkung der Abspreizung und Innenrotation und starken Schmerzen; Stabilisierung der Abduktions- und Derotationsosteotomie durch Löffelplatte

Zusammenfassung: Unter Beachtung frühzeitiger Mobilisation werden subcapitale Humerusfrakturen beim älteren Menschen vorwiegend konservativ behandelt. Frakturen, die sich zwar reponieren, jedoch nicht retinieren lassen, werden perkutan mit Kirschner-

Drähten fixiert. Extrem dislozierte Brüche erfordern die offene Reposition und Stabilisierung mit Kirschner-Drähten bzw. Löffel- oder T-Platte. Achsenfehlstellungen sollten korrigiert werden. Der endoprothetische Ersatz bleibt vorläufig noch der Tumorversorgung vorbehalten.

E. Bäuerle, J. Renné und G. Manner, Tübingen

Die Behandlung der Oberarmkopffrakturen unter Einschluß der subcapitalen Oberarmfrakturen beim alten Menschen

Die Behandlung der Oberarmkopf- und Halsfrakturen hat ohne Zweifel in den letzten zehn Jahren erneut eine prinzipielle Änderung erfahren. Außerordentlich häufiges Auftreten von Gelenksteifen und die nicht seltene Beobachtung dystrophischer Erscheinungen führten zur Überprüfung von Art und Ausmaß der Immobilisierung.

Beim jüngeren Verletzten kann auch nach längerer Ruhigstellung im Thorax-Abduktionsgipsverband unter nachfolgender krankengymnastischer Behandlung ein gutes funktionelles Ergebnis erwartet werden.

Beim alten Menschen dagegen lassen sich irreversible Ruhesteifen und dystrophische Syndrome mit den bekannten Folgen nur vermeiden durch eine frühfunktionelle Behandlung unter Verzicht auf fixierende Verbände über mehr als 1-2 Wochen.

Die Frage operativer Maßnahmen stellt sich unter den erwähnten Voraussetzungen nur in seltenen Fällen. Die Tatsache, daß es sich um ein hängendes, d.h. wenig belastetes Gelenk handelt und die ganz im Vordergrund stehende funktionelle Betrachtungsweise dieser Fraktur im höheren Alter, lassen die Notwendigkeit einer insbesondere stabilen Osteosynthese ganz in den Hintergrund treten. Pseudarthrosen sind in diesem Bereich sehr selten.

Irreponible Luxationsfrakturen und Brüche mit Dislokation des Tuberculum majus unter das Acromion müssen offen reponiert und anschließend funktionsstabil fixiert werden. Die konservative Behandlung führt dann zu brauchbaren Ergebnissen, wenn einige wichtige Richtlinien beachtet werden (Abb. 1).

Miteinander verzahnte Fragmente sollen nicht gelöst werden, es sei denn, die Achsenknickung beträgt mehr als 30 Grad. Stark dislozierte Brüche werden in Allgemeinnarkose eingerichtet, exakte Reposition ist nicht erforderlich. Die Ruhigstellung soll über die akute Schmerzphase so kurzzeitig wie möglich erfolgen. Entsprechend hat eine gezielte und schonende Übungsbehandlung sofort im Anschluß an die Abnahme fixierender Verbände zu erfolgen.

Nach diesen Überlegungen ergibt sich etwa folgendes Vorgehen. Die nicht extrem verschobene und abgewinkelte Fraktur wird über

4-7 Tage im Desault-Verband ruhiggestellt (Abb. 2a u. b). Nach Abnahme beginnt man in Rückenlage mit aktiven Bewegungsübungen des Hand- und Ellenbogengelenkes. Die Schultermuskulatur arbeitet isometrisch mit.

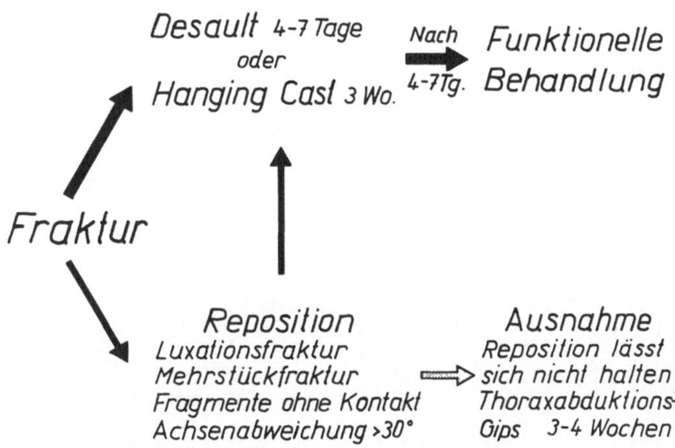

Abb. 1. Behandlungsvorschlag

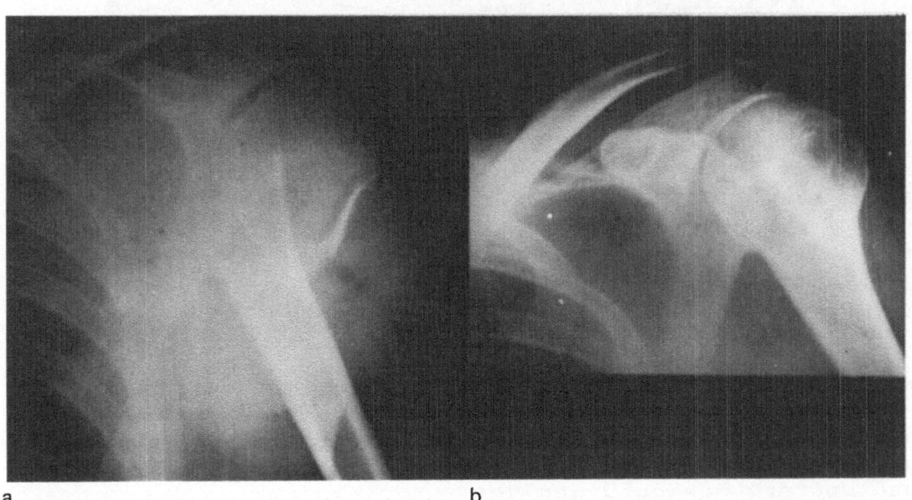

Abb. 2 a u.b. (a) Subcapitale Humerusfraktur vom Abduktionstyp. (b) Ergebnis nach Ruhigstellung im Desault-Verband und anschliessender funktioneller Behandlung

Nach 2 Tagen führt der Patient mit einem Gewicht von 1-2 kg in der Hand pendelnde Bewegungen des Armes bei vorgeneigtem Oberkörper in der Sagittalebene durch, was eine weitere Einstellung der Fragmente erwarten läßt.

Nach 5 Tagen werden Pendelübungen in der Frontalebene und nach 8 Tagen achtertourenförmige und kreisende Bewegungen in das Programm aufgenommen. In der zweiten Woche übt der Patient Schürzen- und Nackengriffe. Nach 3 Wochen sind die Frakturen soweit abgebunden, daß Innen- und Außenrotation durchgeführt werden können. Kletterübungen an der Fingerleiter bis zur Schmerzgrenze runden das Programm ab.

Neben dieser Behandlungsform wenden wir den hanging cast an, da dieser Gipsverband die Schulter nicht immobilisiert, in vielen Fällen die achsengerechte Einstellung der Fragmente fördert und eine frühe funktionelle Behandlung gestattet.

Frakturen, die sich nicht mit den beschriebenen Methoden retinieren lassen, erfordern gelegentlich die Ruhigstellung im Thorax-Abduktionsgipsverband (Abb. 3 a u. b).

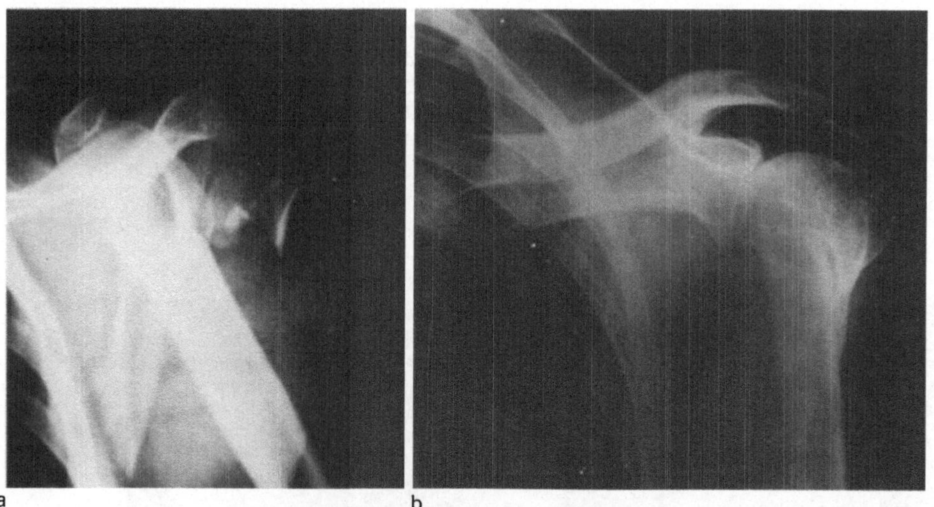

Abb. 3 a u. b. Oberarmkopfbruch und subcapitale Humerusfraktur (b) Ausheilungsergebnis nach Reposition und Retention im Thorax-Abduktionsgipsverband sowie nachfolgender Übungsbehandlung

Beläßt man den Verband so kurzzeitig wie möglich, d.h., allenfalls 3-4 Wochen, darf er in Ausnahmefällen angewandt werden. Er bedeutet eine erhebliche Belastung der Herz-Kreislauffunktion und birgt immer die Gefahr der bleibenden Ruhesteife mit Verlötungen und später Verwachsungen der Synovialmembran, der Kapsel und Schrumpfungen der parartikulären Strukturen in sich. Eine Ruhigstellung des Schultergelenkes im Gipsverband über Wochen kann und darf keine Standardbehandlung sein.

Bei der Wertung unserer Behandlungsergebnisse fällt zunächst auf, daß die Behandlungsdauer nach Verwendung des Desault-Verbandes und des hanging cast nur zwischen 8 und 9 Wochen, nach Fixierung im Thorax-Abduktionsgips jedoch durchschnittlich 14 Wochen betrug. Das funktionelle Resultat war in der Regel umso besser, je früher die Mobilisierung einsetzte.

Patientengut

50 Patienten ⌀ Alter 62 Jahre

Notwendigkeit der Reposition bei 11 Patienten

Retention:

Desault	⌀ 5 Tage	→ 31 Patienten
Hanging Cast	⌀ 3 Wochen	→ 15 Patienten
Thoraxabduktions Gips	⌀ 3-4 Wochen	→ 4 Patienten

Behandlungsdauer:

Desault	→ ⌀ 54 Tage
Hanging Cast	→ ⌀ 61 Tage
Thoraxabduktions Gips	→ ⌀ 98 Tage
⌀ Behandlungsdauer insgesamt	⌀ 71 Tage

Abb. 4

Tabelle 1. Ergebnis

Sehr gut	Freie Schultergelenks-Beweglichkeit	14 Pat.
Gut	Abduktion u/o Rotation unter 1/3 eingeschränkt	29 Pat.
Ausreichend	Mehrere Bewegungsmögl. höchstens 1/2 eingeschränkt	6 Pat.
Schlecht	Wackelbewegungen	1 Pat.

Die Wertung der Ergebnisse und neuerer Angaben aus der Literatur lassen keinen Zweifel daran, daß beim Oberarmkopfbruch alter Menschen der Erhalt der Beweglichkeit vorrangige Bedeutung hat. Schlagwortartig könnte man auch hier sagen: "just forget the fracture"; denn es gilt nicht die Fraktur, sondern das Gelenk und seine Funktion zu behandeln.

M. Sarvestani, K. Tittel, C.-H. Schweikert und W. Belzer, Mainz

Zur Therapie des Überbiegungsbruches am distalen Radiusende

Die distale Radiusfraktur ist die häufigste Fraktur an der oberen Extremität. Im Gegensatz zur oft vorkommenden Überstreckungsfraktur kommt es beim seltenen Überbiegungsbruch wegen der kräftiger und zahlreicher ausgebildeten dorsalen Bandverbindungen zwischen Unterarm und Handwurzel zusätzlich zu Ausrißfrakturen - z.B. schalenförmigem Triquetrumausriß. Bei der Entstehung des Überbiegungsbruches wird die Hand ruckartig volarflektiert. Durch die maximale Zerrung des Ligamentum carpi dorsale kommt es zu einer Kraftübertragung auf das untere Radiusende und daraus resultierendem Rißbruch. Infolge der gleichzeitigen Längsstauchung und Biegung entsteht die Fraktur. Die Bruchebene verläuft hier umgekehrt wie beim Überstreckungsbruch: von distal-dorsal nach proximal-volar.

Während der Überstreckungsbruch nach der exakten Reposition im Gipsverband meist leicht zu retinieren ist, macht die Überbiegungsfraktur am distalen Radiusende wesentlich mehr Schwierigkeiten, was auf die verschiedenen Mitverletzungen zurückzuführen ist. Die das therapeutische Vorgehen komplizierenden Zusatzverletzungen fassen wir nach SCHWEIBERER wie folgt zusammen:

1. Extraartikuläre Frakturen,
2. intraartikuläre Frakturen mit Beteiligung des Radiocarpalgelenks,
3. intraartikuläre Frakturen mit Beteiligung des distalen Radioulnargelenks,
4. intraartikuläre Frakturen mit Beteiligung des Radiocarpal- und distalen Radioulnargelenks - jeweils mit und ohne Ulnabeteiligung.

Die Einteilung ist sowohl für die Fraktur mit volarer, als auch dorsaler Verschiebung anwendbar.

Mit zunehmender Komplexität der Verletzungen wird die Gefahr des Auftretens einer Sudeckschen Dystrophie immer größer. Mehrmalige Repositionsmanöver und Retentionsversuche mit Gipsverbänden sollten unbedingt vermieden werden.

Wir bemühen uns, nach einmaliger, möglichst schonender Reposition eine dauerhafte Ruhigstellung zu erreichen. Dies gewährleistet am ehesten die Minimalosteosynthese, sei es percutan oder offen. Wir gehen wie folgt vor: Die Hand wird in überkorrigierter Dorsalflexion gehalten, die abgebrochenen Fragmente werden mit Kirschner-Drähten von der radio-volaren Seite her fixiert. Beim Nachlassen der Überkorrektur entsteht somit im Frakturspalt der notwendige Druck, der in der späteren Resorptionsphase die weitere exakte Fragmentstellung sowie Stabilität gewährleistet. Zusätzlich wird ein ulnarseits gespaltener, leichter zirkulärer Unterarmgips bis zu den Fingergrundgelenken unter Einbeziehung des Daumensattelgelenks angelegt. Der volle Faustschluß muß möglich sein. Nach üblichen Röntgenverlaufskontrollen werden die Spickdrähte nach 4 bis 6 Wochen entfernt. Anschließend aktive krankengymnastische Bewegungsübungen (Abb. 1).

Eine Überbiegungsfraktur mit ausgedehnter Zertrümmerung, Band- und Gelenkbeteiligung erfordert die offene Rekonstruktion und Osteosynthese (Abb. 2).

Zusammenfassung: Die Ätiopathogenese der Sudeckschen Dystrophie ist auch heute noch als nicht geklärt anzusehen. Als Mitursache spielt wohl das Trauma die größte Rolle. Hinsichtlich der Behand-

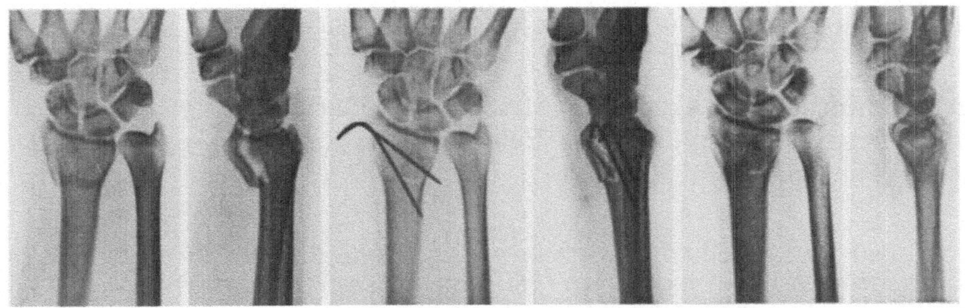

Abb. 1. Überbiegungsfraktur am distalen Radiusende und schalenförmiger Ausriß aus dem Os triquetrum. Percutane Kirschner-Draht-Fixation. Zustand nach Metallentfernung. Klinisch kein Anhalt für Sudecksche Dystrophie, schmerzfreie Beweglichkeit

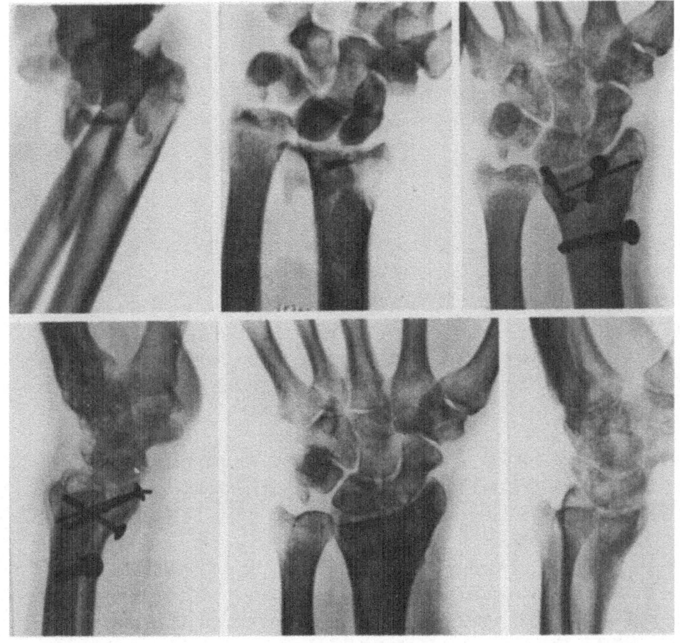

Abb. 2. Distale Radius-Überbiegungs- und Trümmerfraktur mit Abriß des Proc. styloideus ulnae und Sprengung des distalen Radioulnargelenks. Osteosynthetische Versorgung. Zustand nach Metallentfernung. Klinisch kein Anhalt für Sudecksche Dystrophie, gutes funktionelles Ergebnis

lung der distalen Radiusüberbiegungsfraktur ist besonders auf die schonende Reposition bzw. Rekonstruktion sowie sachgemäße Fixierung und eine frühstmögliche krankengymnastische Nachbehandlung zu achten. Bei Befolgen dieser Richtlinien kann das Auftreten der Sudeckschen Dystrophie auf ein Minimum reduziert werden.

D. Veihelmann, A. Pannike und F. Thielemann, Tübingen

Berechtigt die hüftnahe Fraktur im Alter die Forderung einer absoluten Operationsindikation? Vergleichende Behandlungsstatistik operativer und konservativer Therapie über 20 Jahre

Wahrscheinlich wird jeder praktisch tätige Unfallchirurg die als Überschrift gestellte Frage mit ja beantworten. Trotzdem wird ihm diese oder eine ähnlich formulierte Frage immer wieder gestellt werden vor allem, wenn es um sehr alte Patienten geht, die sich oft dazu in einem schlechten Allgemeinzustand befinden. Denn auch heute noch finden sich Gegner der operativen Behandlung vor allem bei den trochanteren Frakturen. Begründet wird diese Einstellung damit, daß die Mortalität in höheren Altersgruppen ohne die Operation auch nicht höher sei, und daß durch die Operation die Gefahr der hypostatischen Pneumonie vergrößert würde, und daß tödliche Komplikationen häufig in der 3. bis 4. Woche auftreten und damit auch in die Zeit der postoperativen Bettlägerigkeit fielen.

Abgesehen davon, daß operierte Patienten eben nicht 3 bis 4 Wochen nach Operation liegen dürfen, haben wir unser Krankengut der letzten 20 Jahre durchgesehen, um anhand exakter Zahlen eine Überprüfung unserer therapeutischen Einstellung vornehmen zu können.

Die operative Behandlung beschränkt sich bis zur Mitte der 60er Jahre hauptsächlich auf die Nagelungen. Danach wurde entweder ein endoprothetischer Gelenk- oder Hüftkopfersatz vorgenommen oder eine 130-Grad bzw. 90-Grad -Winkelplatte eingesetzt. Bei schon vor dem Unfall gehunfähigen Patienten wurde zur Erlangung der Schmerzfreiheit und Pflegefreiheit die Kompressionsschraube nach WELLER verwendet.

Insgesamt wurden von 1954 bis 1974 840 hüftnahe Frakturen bei über 60-jährigen Patienten behandelt. Davon waren 194 Männer und 646 Frauen. Die Frakturen gliedern sich auf in 329 mediale, 249 laterale und 262 trochantere.

Die Verteilung der Frakturtypen über 20 Jahre zeigt keine besonderen Tendenzen. Der hohe Anteil der lateralen Frakturen von 1957-1966 liegt an der statistischen Verschlüsselung in jener Zeit; es wurden die pertrochanteren Frakturen als laterale Schenkelhalsfrakturen dokumentiert. (Abb.1).

Bei Vergleich von Frakturtyp und Alter sieht man, daß mit zunehmendem Alter die Fraktur weiter nach lateral verlagert wird, d.h. die pertrochanteren Frakturen am häufigsten vorkommen.

Die Altersverteilung hat sich dahingehend verschoben, daß die über 80-jährigen in den letzten 5 Jahren stark zugenommen haben (Abb. 2).

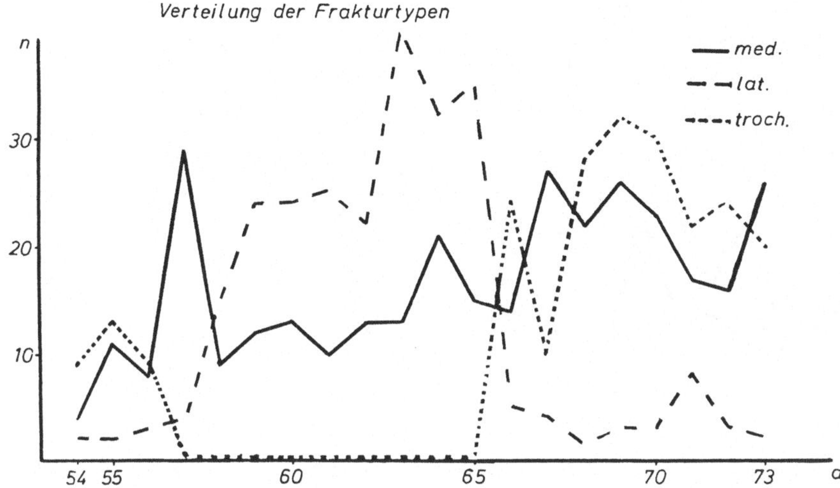

Abb. 1. Anzahl der einzelnen Frakturtypen in den Jahren 1954-1973

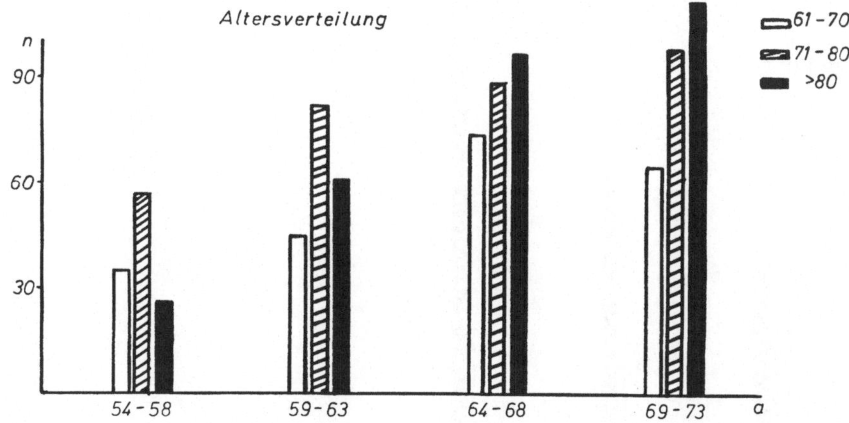

Abb. 2. Gesamtzahl hüftnaher Frakturen bei 60-70-, 70-80- und über 80-jährigen Patienten in 5-Jahresgruppen

Erfreulicherweise hat aber mit Zunahme der operierten Fälle und mit Zunahme der über 80-jährigen die Sterblichkeit nicht auch zugenommen, sondern es zeigt sich vielmehr in den letzten Jahren eine leicht fallende Tendenz (Abb. 3).

Vergleicht man die in 5 Jahresräumen zusammengefaßten Ergebnisse, so zeigt es sich, daß die konservativ behandelten einen wesentlich größeren Anteil an letalen Ausgängen haben. Auch im letzten 5 Jahreszeitraum, in dem nur 5% Patienten nicht operativ behandelt wurden, ist die Sterblichkeit nicht angestiegen (Abb. 4).

Bei Aufgliederung in verschiedene Altersgruppen erkennt man, daß die operativ behandelten fast um die Hälfte weniger Todesfälle

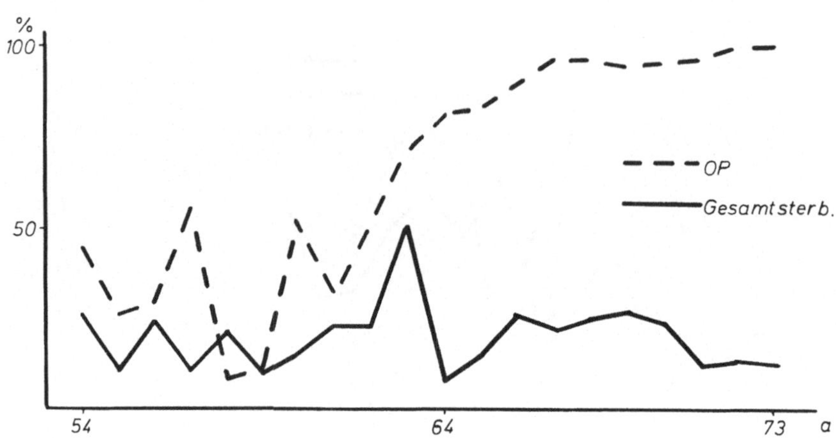

Abb. 3. Prozentualer Anteil der von allen Fällen operativ Behandelten und dazu der prozentuale Anteil sämtlicher Todesfälle sowohl der operierten als auch der nichtoperierten Patienten während der stationären Behandlung

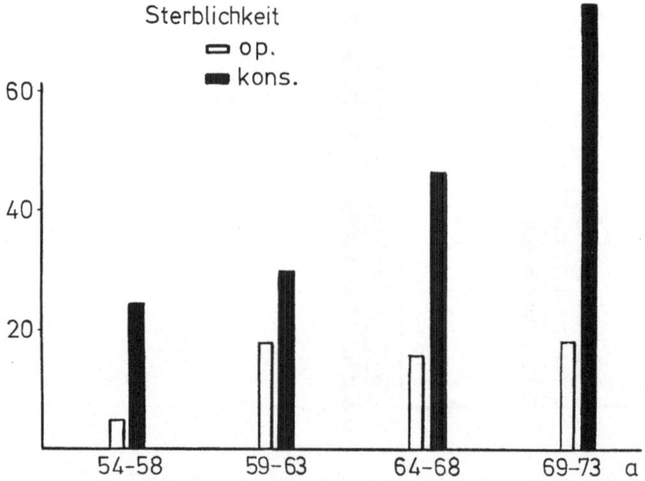

Abb. 4. Prozentuale Sterblichkeit der operierten und nichtoperierten Patienten zusammengefaßt in 5-Jahreszeiträume

zu verzeichnen haben (Tabelle 1). Hinsichtlich des günstigsten Zeitpunktes der Operation ergab sich, daß längeres Zuwarten, wie in früheren Jahren üblich, keine Vorteile bringt (Tabelle 2). Wir operieren jetzt in den meisten Fällen nach kurzer Vorbereitung des Patienten am 1. oder 2. Tag nach dem Unfall.

Natürlich ist es schwierig, anhand von Statistiken über die Mortalität nach verschiedenen Behandlungsarten Aussagen zu machen. Oft wird entgegengehalten, daß die Mortalität nach konservativer Behandlung schon deshalb höher liege, weil auch die Todesfälle enthalten seien, die vor einer beabsichtigten Operation eingetreten seien. Andererseits sei die Letalitätsziffer der operierten Fälle günstiger, weil für die Operationen eine positive Auswahl getroffen werde.

Tabelle 1. Altersabhängige Sterblichkeit bei operativer und nichtoperativer Behandlung (in %)

	op.	kons.
61-70 Jahre	8,8	13,1
71-80 Jahre	12,0	22,9
über 80 Jahre	28,4	56,0

Tabelle 2. Letalität in Abhängigkeit der präoperativen Vorbereitungszeit in den letzten 5 Jahren

bis 2 Tage	16,4%
2-4 Tage	21,3%
über 4 Tage	21,8%

Der letztere Einwand ist bei unserer Zusammenstellung nicht stichhaltig, zumindest nicht für die letzten 5 Jahre, weil wir in diesem Zeitraum die Ansicht vertreten haben, daß eine operative Frakturstabilisierung die beste Überlebenschance darstelle. Deshalb wurden alle Patienten operiert und selbst bei extrem schlechtem Allgemeinzustand wurde zur Erlangung der Pflegefähigkeit eine Operation häufig auch in Lokalanästhesie durchgeführt. Daß in seltensten Einzelfällen tatsächlich einmal ein Patient starb, bevor operiert werden konnte, muß hingenommen werden.

Die Zusammenstellung zeigt, daß die Todesfälle während der stationären Behandlungszeit bei den Nichtoperierten 39,6% betrug, bei den operierten 14,75%. Ein weiterer wesentlicher Faktor scheint uns die Verkürzung des Krankenhausaufenthaltes von durchschnittlich 8 Wochen bei den konservativ behandelten, auf 4 Wochen bei den operativ behandelten zu sein. Nicht zuletzt werden dadurch auch die Probleme der Rückführung in die häusliche Gemeinschaft verringert, die erfahrungsgemäß umso schwieriger werden, je länger sich der Krankenhausaufenthalt hinzieht.

H.G. Ender, Wien (Österreich)

Die Behandlung von per- und subtrochanteren Brüchen beim alten Menschen mit Federnägeln

Gerade für alte Menschen ist es unwesentlich, durch aufwendige Operationsmethoden wie mit Nagel- Plattenkonstruktionen die so gepriesene millimetergerechte Reposition für das Röntgenbild zu erzielen, um so mehr als selbst die Monoblockosteosynthese in vielen Fällen nicht im Stande ist, diese Stellung auch bei der frühen Belastung zu halten. Dazu drohen immer die Gefahr der Infektion der breit freigelegten Bruchzone und bisweilen die verzögerte Heilung.

Auch die Auffüllung bestehender Knochenhöhlen mit Bone Zement ist nur der Versuch das insuffiziente Nagel-Plattensystem zu verstärken und verringert die aufgezeigten Gefahren keineswegs.

Wir wollen uns doch bewußt sein, daß die Natur beim alten Menschen noch vorhandene Lebensenergie auf einen Schongang eingestellt hat. Lassen wir doch ab von der mechanistischen Vorstellung, daß mit aufwendigen Operationsmethoden und materialstarken Implantaten den alten Menschen wirklich geholfen ist.

Nur eine einfache und schonende Methode kann für den alten Menschen die optimale sein, zumal dann, wenn sie durch den Vorteil der höheren Stabilität eine echte Frühmobilisierung ermöglicht.

LEZIUS hat meines Wissens als erster den intramedullären Weg beschritten. KÜNTSCHER hat 1967 mit seinem starren gebogenen Trochanternagel die Stabilität von Nagel-Plattenkonstruktionen erstmals wesentlich überschritten. Die Nachteile seines starren Einzelnagels sind vor allem: Die Bruchstücke müssen sich dem Nagel anpassen, dieser schneidet oft beim Zusammenrücken der Bruchstücke durch den Kopf, Kniebeschwerden kommen dadurch häufiger vor.

Um diese Nachteile des starren Einzelnagels zu umgehen, haben ENDER und SIMON-WEIDNER die Behandlung dieser Brüche mit elastischen Rundnägeln empfohlen, von denen meist 3 im Kopf-Halsfragment fächerförmig verteilt werden.

Diese Nägel werden auch Federnägel genannt, weil die Nagelspitze durch ihre besondere Biegung die Kraft einer Feder enthält, mit der man durch Drehen am speziellen Vorschlaginstrument auch stark verschobene Fragmente auffädeln und reponieren kann.

Bei diesem pertrochanteren Bruch mit Verschiebung um volle Breite nach hinten, konnten die Bruchstücke durch die Federkraft der Nägel gedeckt reponiert und fixiert werden. Die erstaunliche Manipulation gelingt fernab vom Bruchbereich fast perkutan durch einen kleinen Hauteinschnitt über dem medialen Oberschenkelcondyl.

Bei den technisch schwierigeren subtrochanteren Brüchen schlagen wir auch ein oder zwei Nägel vom lateralen Condyl in den Trochanter major. Da sich die Nagelenden der Kortikalis glatt anlegen, sind Kniebeschwerden selten.

Da die Nagelenden außerhalb des Knochens liegen und nicht durch Bolzen oder Schrauben fixiert sind, können die Bruchstücke, ohne daß die Nägel den Kopf perforieren, zusammenrücken. Die Nagelenden gleiten lediglich einige Millimeter aus der Einschlagstelle heraus.

Es wird immer versucht, die Nägel zumindest in einer Ebene fächerförmig zu verteilen, manchmal wie bei diesem Fall im Seitenbild. Das ergibt auch eine gute Rotationsstabilität (Abb. 1).

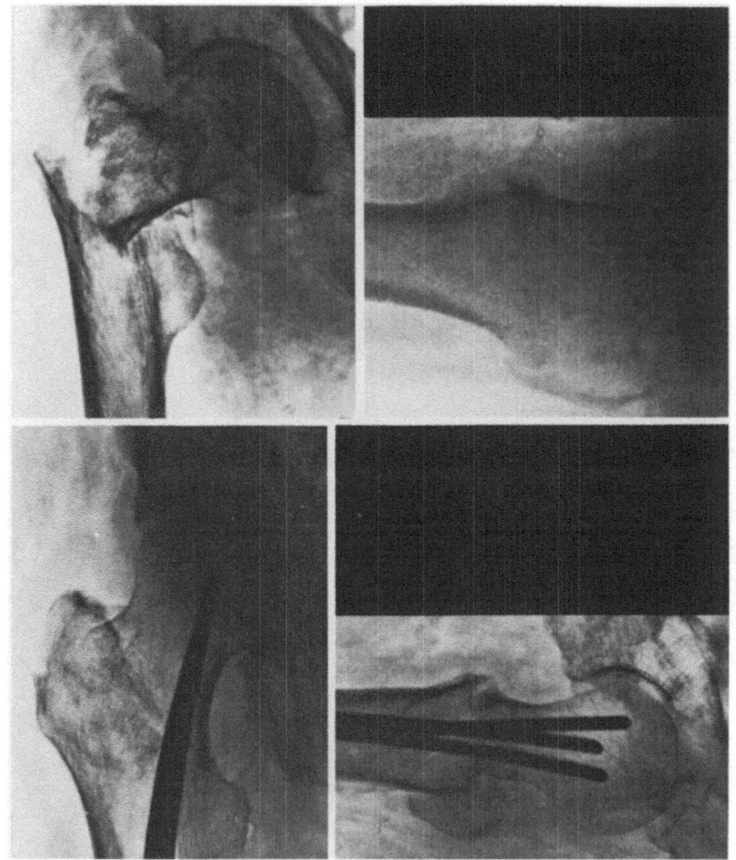

Abb. 1. Durch die fächerförmige Aufspreizung der Nägel in die harte Kopfspongiose erhalten diese immer einen guten Halt und sichern auch gegen Rotation

Auch bei hinteren Trümmerzonen und Ausbruch des Trochanter minor finden die aufgespreizten Nägel im Kopf- Halsfragment einen guten Halt, die Fragmente rutschen entlang den Nägeln achsengerecht zusammen und eine frühe callöse Heilung ist die Folge.

Bei den pertrochanteren Brüchen können unsere alten Verletzten in den meisten Fällen in den ersten Tagen nach der Operation das Bett verlassen und belasten.

Bei den subtrochanteren Brüchen sind die Verletzten im Durchschnitt etwas geringer, die Verletzung geht jedoch meist mit einem großen Unfallschock einher. Bei diesen Brüchen schlagen wir meist auch vom lateralen Condyl Nägel in den Trochanter major.

Bei diesem Querbruch mit weitem Markraum, wie er bei der Osteoporose alter Menschen häufig ist, füllen wir den Markraum gerne mit einem zusätzlichen Nagel (Abb. 2).

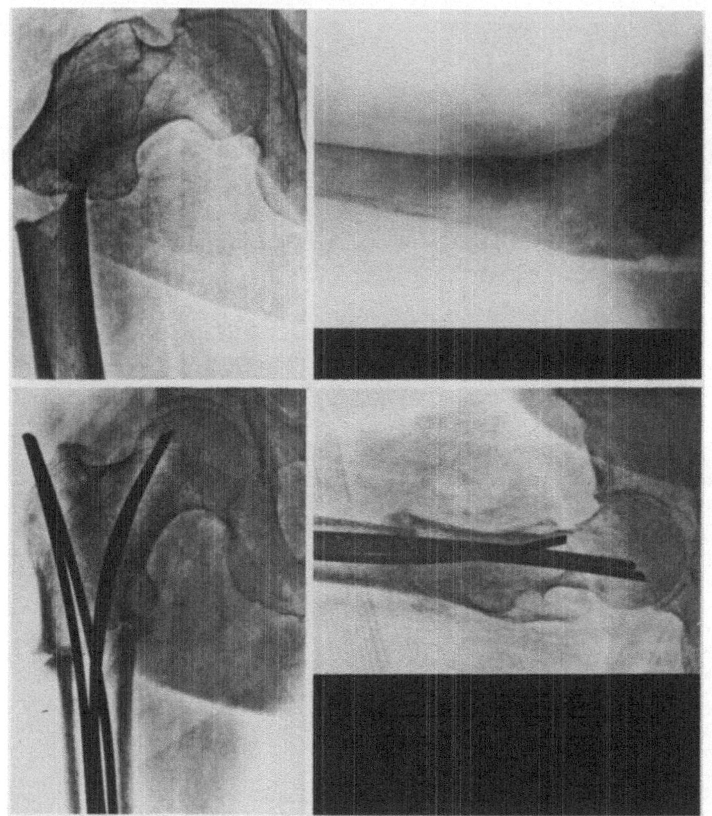

Abb. 2. Bei den subtrochanteren Brüchen werden die Nägel V-förmig aus dem Bruchbereich in das Kopf- Halsfragment und den trochanter major aufgespreizt

Bei den subtrochanteren Brüchen erreichen auch wir nur in Ausnahmefällen eine sofort belastungsstabile Osteosynthese - praktisch immer jedoch eine übungsstabile Osteosynthese.

Bei subtrochanteren Drehbrüchen schließen wir an die Nagelung meist eine Extensionsbehandlung durch 2-3 Wochen an und lassen aktiv üben. Man ist erstaunt, wie schnell sich Callus bildet und die Verletzten belasten können.

Gerade für alte Menschen, aber auch für die Polytraumatisierten eignet sich diese schonende und ohne Blutverlust durchführbare Methode bestens.

Durch das Eingehen fernab von Bruchbereich kommen Infektionen praktisch nicht vor. Durch den medialen Verlauf werden die Nägel nur wenig auf Biegung beansprucht. Durch die Schonung des Periostes und der Ernährung der Fragmente entsteht rasch Callus. So mußten wir bei unseren 300 Fällen keinen Nagelbruch und keine Pseudarthrose beobachten.

Die Methode kann auch in kleinen Krankenhäusern durchgeführt werden, weil sie technisch einfach ist und keines aufwendigen Instrumentariums bedarf.

F. Povacz, Wels (Österreich)

Die Behandlung der pertrochanteren Oberschenkelbrüche mit dem Trochanternagel nach Küntscher

Auch heute noch sterben 22-24 von 100 Verletzten mit einem pertrochanteren Oberschenkelbruch. Wie aus der Literatur zu entnehmen ist, hat daran die 1937 von THORTON eingeführte operative Behandlung mit Nagel und Platte nichts zu ändern vermocht. HAASCH fand 1959 bei 2911 rein konservativ behandelten Brüchen eine Mortalität von 22,7%. In einer gemischten Gruppe von 1454 konservativ und 1582 operativ behandelten lag die Mortalität bei konservativer Behandlung um 29,6%, nach Operation um 15,2%, die Gesamtmortalität ergibt 22,1%.

Ähnliches zeigt eine Zusammenstellung von Mitteilungen am österreichischen Unfallchirurgenkongreß 1969, dessen Thema der pertrochantere Oberschenkelbruch war. Bei einer Gesamtzahl von 6011 mitgeteilten Fällen, war die Mortalität 21,3%. Sie betrug bei den Operierten 14,9%, bei den konservativ behandelten 32,9%. Daraus geht hervor, daß die operierten Verletzten eine positive Auswahl darstellen und die Risikopatienten zumindest bis 1969 nicht operiert wurden, bzw. vor der Operation starben. Man kann heute zwar sagen, daß die Operation das Risiko für den Patienten nicht erhöht, eine Aussage ob die Operation die Mortalität senkt, wird erst möglich sein, wenn lückenlose, unausgewählte Serien operierter pertrochanterer Brüche vorliegen. Dazu bedarf es einer schonenderen Methode als der Nagel-Platten-Kombination, um auch Risikopatienten frühzeitig operieren zu können.

Ein weiterer Grund um nach einer anderen Methode zu suchen, ist die mangelnde Stabilität. Die, bei den meist sehr alten Patienten mit der Bettruhe verbundenen Folgekrankheiten, wie Decubitus, Thrombose, Embolie, Pneumonie und Harnwegsinfektion, können nur durch frühe Mobilisierung mit belastungsstabiler Osteosynthese verhindert werden. Die Nagel-Platten-Kombination gibt nur bei den sogenannten "stabilen", nicht aber bei den "unstabilen" Bruchformen eine volle Belastbarkeit. Die verschiedenen Modifikationen, wie Verstärkung des Osteosynthesematerials, "Medialisierung", "Valgisierung" und Beigabe von Knochenzement, erhöhen zwar die Stabilität, der Gewinn wird jedoch mit einer Ausdehnung des Eingriffes und erhöhten Infektraten erkauft. In Salzburg wurden für 1331 Operationen 94 Infekte (7%) angegeben. Die Ausdehnung des Eingriffes hat erhebliche Bedeutung, weil eine Operationsdauer von über einer Stunde beim alten Menschen die Letalität verdoppelt.

Die von KÜNTSCHER 1966 angegebene Trochanternagelung erhebt den Anspruch, diese Schwierigkeiten zu überwinden. Der Eingriff ist kurz und schonend, die Osteosynthese stabil. Wir haben deshalb im Unfallkrankenhaus Linz die Methode nach 1969 übernommen und bisher 150 Nagelungen durchgeführt. KÜNTSCHER hat keine genauen technischen Hinweise gegeben. Anfangs gab es einige Schwierigkeiten und Komplikationen.

Tabelle 1

	Patienten 1 - 100	Patienten 101 - 150
1. Oberschenkelbruch	4	0
2. Sprengung des OS an der Einschlagstelle	3	0
3. Perforation des Nagels cranial am Hals	8	0
4. Unmöglichkeit den Nagel in das Kopffragment einzuführen	1	0

Insgesamt wurde dadurch achtmal das Operationsziel - frühe Mobilisierung bei voller Belastung - zunichte gemacht. Postoperativ kam es zweimal zu einem Knieerguß, viermal zum Herausgleiten des Nagels und einmal zu einer oberflächlichen Infektion bei der Nagelentfernung.

Aufgrund dieser Erfahrungen und nach Studien an Präparaten haben wir die Operationstechnik modifiziert und standardisiert.

Technik:

1. Längsschnitt von 3 cm am medialen OS-Condyl 1 cm streckseitig vom tuberculum adductorium
2. Darstellen des Ansatzes der Sehne des Adductor magnus
3. Anbringen des Hautschutzes
4. Einbohren des Pfriems 1 cm streckseitig und distal vom tuberculum adductorium in Richtung Markraum
5. Einführen eines Bohrspießes
6. Aufbohren der Einschlagstelle mit der biegsamen Welle von 9-11 cm
7. Entfernen des Bohrspießes und Einbringen des Führungsspießes
8. Vorbiegen eines Nagels geeigneter Länge am proximalen und distalen Ende. (Das Vorbiegen erfolgt, damit der Nagel proximal am Adam'schen Bogen gleitet und distal nicht im Condyl verschwindet).
9. Einschlagen des Nagels
10. Das distale Ende muß immer mit dem Querbolzen verriegelt werden.

Unter genauer Beachtung dieser technischen Details hatten wir in einer zweiten unausgewählten, lückenlosen Serie von 50 Verletzten keine Komplikationen mehr zu verzeichnen. Die durchschnittliche Operationszeit betrug 45 min, es war nie eine Blutkonserve erforderlich. Die Verletzten wurden am Tag nach der Operation aus dem Bett gesetzt und begannen nach einer Woche mit Gehübungen unter voller Belastung. Der durchschnittliche stationäre Aufenthalt bei isolierter pertrochanterer Fraktur betrug 26 Tage.

Die Nachuntersuchungsergebnisse beider Serien zeigt Tabelle 2.

Tabelle 2

Anzahl der Operierten	150	
gestorben während des stationären Aufenthaltes	12	(8%)
nicht erschienen	35	
nachuntersucht	103	(6-22 Mon. nach Op.)
knöchern geheilt	103	
Verbiegung des Nagels	0	
secundärer Varus 5-20°	10	(10 + 0)
secundäre Perforation des Nagels am SH- oder Oberschenkelkopf	13	(12 + 1)
Verkürzung 10-15 mm	9	(5 + 4)
Außenrotationsstellung des Beines 5-20°	16	(8 + 8)
Bewegungseinschränkung im Knie	4	(2 + 2) max. 30°
Knieschmerzen	6	(4 + 2)

In Klammern sind die Zahlen für beide Serien getrennt angegeben.

Seit der exakten Einhaltung der von uns festgelegten Technik wurde nicht nur in allen Fällen das Operationsziel ohne Komplikationen erreicht, es ließen sich auch secundäre Veränderungen, Varusstellung, Herausgleiten des Nagels und Perforation des Nagels weitgehend vermeiden.

H. Kapp und E. Linke, Darmstadt

Die Behandlung der pertrochanteren Oberschenkelfrakturen mit dem aufsteigenden Küntschernagel

An der unfallchirurgischen Klinik der Städt. Kliniken in Darmstadt wurden vom 15. September 1973 - 15. September 1974 140 hüftnahe Eingriffe am Femur durchgeführt. Das Durchschnittsalter betrug 75 Jahre. 46 Schenkelhalsfrakturen standen 67 per- und subtrochantären Brüchen gegenüber.

Je nach Bruchform, allgemeiner Operabilität und Gehfähigkeit vor dem Unfall haben wir 39 Frakturen nach den Prinzipien der AO mit Winkelplatten, evtl. als Verbundosteosynthese, versorgt und 28 Patienten mit dem aufsteigenden Nagel nach KÜNTSCHER. Das Durchschnittsalter der mit Winkelplatten versorgten Patienten betrug 70,5 Jahre, bei einer Mortalität von 15,8%. Die mit dem aufsteigenden Nagel behandelten Patienten waren schwer vorgeschädigt, kaum noch mobile Personen mit einem Durchschnittsalter von 80 Jahren. Für diesen Personenkreis liegen die Vorzüge dieser Methode auf der Hand. Die Operation erfolgt meist am nächsten Tag, die Operationsdauer beträgt zwischen 7 und 20 min, vom ersten postoperativen Tag an werden die Patienten aus dem Bett herausgesetzt. Patienten mit Bruchformen vom Typ Evans I a-c, also mit einfachen Aufklappbrüchen mit oder ohne Absprengung der Trochanteren, jedoch intaktem Adambogen, haben wir nach 2 Wochen zunehmend belasten lassen.

Schon präoperativ bettlägerige Patienten haben wir zur Erzielung einer Pflegefähigkeit auch dann mit dem Trochanternagel versorgt, wenn eine mediale Abstützung nicht gewährleistet war. Nach HARTEL ersetzt der Nagel den medialen Tragpfeiler. Dies ist jedoch nur bei idealer Nagellage, d.h. bei nahem Verlauf am Adam'schen Bogen und sicherer Verankerung der Nagelspitze subchondral im Kopf der Fall. Voraussetzung dafür ist ein ziemlich steiler Collum-Diaphysenwinkel, der mit zunehmendem Alter immer seltener wird.

An Komplikationen sahen wir einmal einen oberflächlichen Wundinfekt an der Nageleinschlagstelle, einmal eine Wanderung aus dem Kopf bei einem Pflegefall, bei welchem neben der altersbedingten Osteoporose noch eine schwere nephrogene Osteopathie bei fehlender medialer Abstützung des Kopfes bestand. Einmal wurde uns bei der pathologisch anatomischen Demonstration eine Fissur des Oberschenkelschaftes, ausgehend von der Nageleinschlagstelle, demonstriert. In einem weiteren Fall kam es zu einer Sprengung des Oberschenkelschaftes, den wir dann durch Zugschrauben versorgten. Offensichtlich hielt in diesem Fall der porotische Knochen nicht der ansonsten gewünschten Nagelspannung stand.

Von den 28 genagelten Patienten verstarben 6. Das entspricht einer Mortalität von 21%. HAASCH und MATZ gaben bei konservativem Vorgehen bei pertrochantären Frakturen eine Gesamt-Mortalität von 22,7% an. Da unser Kollektiv - über 80-jährig - ausgesprochen negative Selektionsmerkmale aufweist, ergibt sich verglichen mit der unselektierten Gruppe von MAASCH eine echte Indikation zur Versorgung dieser Patientengruppe mit dem aufsteigenden Küntschernagel. Auch für die Versorgung einfacher Aufklappbrüche jüngerer Patienten stellt der Nagel eine operative Alternative dar.

E. Beck, Feldkirch (Österreich)

Percutane Trochanterosteotomie und Condylennagelung nach Ender und Simon Weidner bei pertrochanteren Oberschenkelfrakturen

Die Versorgung pertrochanterer Frakturen alter Menschen durch eine Nagelung vom medialen Oberschenkelcondyl her stellt einen technisch einfachen, kurzdauernden und wenig belastenden Eingriff dar. Wegen der etwas höheren Komplikationsrate beim weniger elastischen Küntschernagel haben wir uns der Nagelung mit dem Federnagel nach ENDER und SIMON WEIDNER zugewandt. Das Ziel dieser Nagelung soll es sein, alle Operierten nach 48 Std unter voller Belastung mobilisieren zu können. Der Vorteil dieser Nagelung liegt vor allem auch darin, daß sonst unstabile Mehrfachfrakturen durch gedeckte Reposition unter Valgisierung und Medialisierung des Oberschenkelschaftes belastungsstabil genagelt werden können. Diese Frakturen könnten sonst nur durch offene Reposition und Osteosynthese unter Medialisierung und Valgisierung oder durch eine Verbundosteosynthese stabilisiert werden. Beides sind große Eingriffe mit entsprechendem Blutverlust und belasten den alten Menschen beträchtlich.

In manchen Fällen gelingt die Federnagelung jedoch nicht genügend stabil. Dies trifft vor allem bei sehr steilem Verlauf der Fraktur zu. Hier verbleibt nach der Reposition häufig medial ein Defekt, sodaß die Abstützung fehlt. Die Nägel werden nicht in ihrer Achse, sondern auf Biegung belastet. Die Fraktur kann in Varusstellung absinken und die Nagelspitze die Kopfoberfläche perforieren. Um auch diese Fälle primär belastungsstabil nageln zu können, hat JÖRG BÖHLER die percutane Trochanterosteotomie angegeben.

Anlaß zu diesem Eingriff war eine 87-jährige Frau, bei der bei steilem Frakturverlauf die Trochanternagelung durchgeführt wurde. Die Nagelspitzen haben nicht weit in den Kopf hineingereicht. Unter Belastung kam es zum Absinken der Fraktur in Varusstellung. Nach gedeckter Trochanterosteotomie und Valgisierung heilte die Fraktur sehr rasch bei voller Belastung. Sie konnte 2 Wochen nach der zweiten Operation nach Hause entlassen werden.

Der Eingriff ist technisch sehr einfach. Der Verletzte wird auf den Extensionstisch aufgelegt; unter Bildwandlerkontrolle wird eine 2,5 cm lange Incision über der Trochantergegend angelegt. Nun wird mit einem 2 cm breiten Meißel in der Längsachse des Oberschenkelschaftes eingegangen bis Knochenkontakt vorhanden ist. Dann wird das Osteotom um 90 Grad gedreht und die Spitze des peripheren Fragmentes mit einigen Hammerschlägen abgeschlagen. Dadurch entsteht ein Dreifragmentbruch. Der Schenkelhals kann jetzt valgisiert und auf den Oberschenkelschaft aufgestellt werden, was unter Bildwandlerkontrolle sehr leicht gelingt.

Der wenig belastende Eingriff soll an Hand einiger Fälle demonstriert werden:

Hier das Röntgenbild einer 85-jährigen Frau mit einem sehr steil verlaufenden pertrochanteren Oberschenkelbruch. Die gedeckte Osteotomie und Nagelung nach ENDER und SIMON WEIDNER brachte Heilung in guter Stellung bei voller Belastbarkeit.

Bei dieser 84-jährigen Frau wurde ebenfalls die gedeckte Osteotomie durchgeführt. Die Reposition und Nagelung mit 3 Endernägeln erfolgte in Valgusstellung. Der Bruch ist nur unwesentlich in Varusstellung abgesunken und in guter Stellung fest geworden.

Auch bei dieser pertrochanteren Fraktur hat die gedeckte percutane Trochanterosteotomie mit Valgisierung und Nagelung zu einer vollen Belastbarkeit und Heilung in guter Stellung geführt.

Wir glauben, daß in manchen Fällen von pertrochanteren Oberschenkelbrüchen, bei denen der Bruchspalt sehr steil verläuft, und eine Valgisierung infolge Behinderung durch die Spitze des peripheren Fragmentes nicht möglich ist, durch die von JÖRG BÖHLER angegebene percutane Trochanterosteotomie mit Valgisierung und Medialisierung und eine Nagelung in der von ENDER und SIMON WEIDNER angegebenen Technik volle Belastbarkeit erreicht werden kann. Dieser Eingriff bedeutet für viele alte Menschen nur eine geringe Belastung.

K. Schwenke, Hamburg

Versorgung pertrochanterer Frakturen mit der Pohlschen Laschenschraube, Bericht über 800 Fälle

Etwa 1954 war von HÄBLER, SCHUMPELICK, OSTERRIETH und POHL das Prinzip der Laschenschraubung der pertrochanteren Frakturen so weit entwickelt worden, daß es als eine der Standard-Methoden Eingang in den täglichen Klinikgebrauch finden konnte.

Obwohl es sich um ein einfaches, gut durchdachtes Verfahren handelt - der geforderte Kraftfluß ist gewährleistet, Schraube und Lasche sind sehr stabil, ein Zusammensintern der Fragmente ist möglich - blieb seine Anwendung eigentlich bis heute auf relativ wenige Kliniken beschränkt.

Wir haben an der Chirurgischen Abteilung des Allgemeinen Krankenhauses Wandsbek in Hamburg diese Operationsmethode 1954 aufgenommen und inzwischen etwa 800 Fälle mit dieser Laschenschraube versorgt. In dieser Verfahrenswahl sehen wir noch heute folgende Vorteile:

Zunächst für den Patienten: Kurze Operationsdauer und damit geringe Belastung für die alten Menschen.

Sofortige Bewegungsstabilität.

Sehr selten Komplikationen im Operationsgebiet.

Belastbarkeit bei entsprechender Bruchform nach wenigen Tagen und somit kurze Krankenhausverweildauer.

Gerade letztere hat für den nur noch wenig umstellungsfähigen alten Menschen, der durch den Unfall gewaltsam aus seinem vertrauten Lebenskreis gerissen wurde, erhebliche Bedeutung.

Für den Arzt bietet die Pohl'sche Laschenschraubung den technisch einfachen, leicht zu erlernenden Eingriff, der auch in der Hand des Mindergeübten ausgesprochen risikoarm ist. Im Laufe der Jahre wurden bei uns beispielsweise 34 junge Operateure mit dem Verfahren vertraut gemacht. Die Strahlenbelastung durch den Bildverstärker kann für den die Ausbildung Leitenden niedrig gehalten werden.

Allgemeine Vorteile: Die immer zu erzielende postoperative Funktionsstabilität erleichtert die Pflege der alten, oft übergewichtigen Menschen sehr. Die fast immer vorhandene sofortige Belastungsstabilität läßt auch bei jenen Kranken, die manchmal schon in der ersten postoperativen Nacht - stark cerebralsklerotisch perturbiert - aufstehen und über die Station irren, dennoch ein gutes Ergebnis bezüglich der Heilung der Fraktur erwarten.

Der instrumentelle Aufwand für den Eingriff ist gering. Maschinen sind zur Not entbehrlich, die Lagerhaltung der Laschen und Schrauben beansprucht wenig Raum. Nicht zuletzt spricht für die Pohl'sche Schraube, daß bei gleicher Effizienz die Materialkosten deutlich geringer sind als bei anderen ähnlichen Verfahren.

In unserem Krankengut überwogen die weiblichen Verletzten (den Ursachen dafür kann hier nicht nachgegangen werden). In der Mehrzahl der Fälle war der Bruch durch die Rollhügel die einzige Verletzung unserer Patienten, bei Multitraumatisierten war sie oft unter zahlreichen schweren Verletzungen die geringfügigste.

Da der Allgemeinzustand des verletzten alten Menschen eine sehr große Rolle für die Wahl des Operationszeitpunktes spielt, haben wir uns bisher nicht entschließen können, die operative Versorgung sofort vorzunehmen, würden dies aber anstreben, wenn Untersuchungen der vitalen Funktionen labormäßig exakt jederzeit möglich wären. Vorläufig extendieren wir zunächst und operieren am Abend aufgenommene Verletzte frühestens am nächsten Vormittag.

Bezüglich der Technik des Vorgehens darf ich mich in diesem Kreise kurzfassen:

Allgemeinnarkose. Unter Bildverstärker Einrichten der Fraktur. Eindrehen der Schraube. Fräsen des Laschensitzes und Anschrauben der Lasche an den Schaft. Besondere technische Kniffe sind nicht erforderlich. Reine Operationsdauer beim Ungeübten 35 bis 45 min, der Erfahrene kommt meistens mit 20 min aus.

H. E. Grewe, V. Berndt und B. Bröhl, Osnabrück

Spätergebnisse nach Behandlung pertrochanterer Oberschenkelfrakturen mit dem Trochanternagel

Auf der Suche nach einem wenig aufwendigen Verfahren, das bei alten und biologisch geschädigten Patienten erfolgreich durchgeführt werden kann und auch ein ausreichendes funktionelles Ergebnis erwarten läßt, wurde bei uns im August 1970 die Trochanternagelung nach Küntscher eingeführt.

Innerhalb von 4 Jahren wurden 100 Nagelungen vorgenommen, wobei die Indikation neben der pertrochanteren Fraktur auch bei Polytraumatisierten auf komplizierte Oberschenkelstückbrüche ausgedehnt wurde.

Während des Krankenhausaufenthaltes verstarben 20 Patienten, davon 7 in der primären postoperativen Phase bis zum 10. Tag.

Zum Zeitpunkt der Nachuntersuchungen lebten noch 44 Patienten. Bei der Nachuntersuchung interessierten neben der allgemeinen Gehfähigkeit die Beinlänge und Fehlstellungen, sowie die Beweglichkeit im Hüft- und Kniegelenk.

Wesentliche Beinverkürzungen, d.h. über 1 cm, wurden bei 12 Patienten gefunden. Die übrigen Patienten hatten nahezu gleiche Beinlängen.

Eine praktisch unbehinderte Beugefähigkeit im Hüftgelenk hatten 34 Patienten. Häufiger dagegen war eine geringe Außenrotationsstellung des Beines nachweisbar. Diese Fehlstellung hatten 24 Patienten. Eine Behinderung der Innenrotation hatten dagegen nur 16 von ihnen (Abb. 1).

Die Behinderung der Hüftbeweglichkeit war oft mit einer stärkeren Außenrotationsstellung des Beines und einer Beinverkürzung kombiniert. Hier zeigte sich, daß schlechte funktionelle Ergebnisse der Teiluntersuchungen vornehmlich auf gleiche Patienten zutreffen.

Während Beinverkürzungen und Außendrehfehlstellungen zum Teil Ausdruck einer unzureichenden und nicht möglichen Stabilisierung der Reposition sind, ist die Minderung der Beugefähigkeit im Kniegelenk, die bei 16 Patienten vorlag, in erster Linie auf eine nicht korrekte Nageleinschlagstelle zurückzuführen.

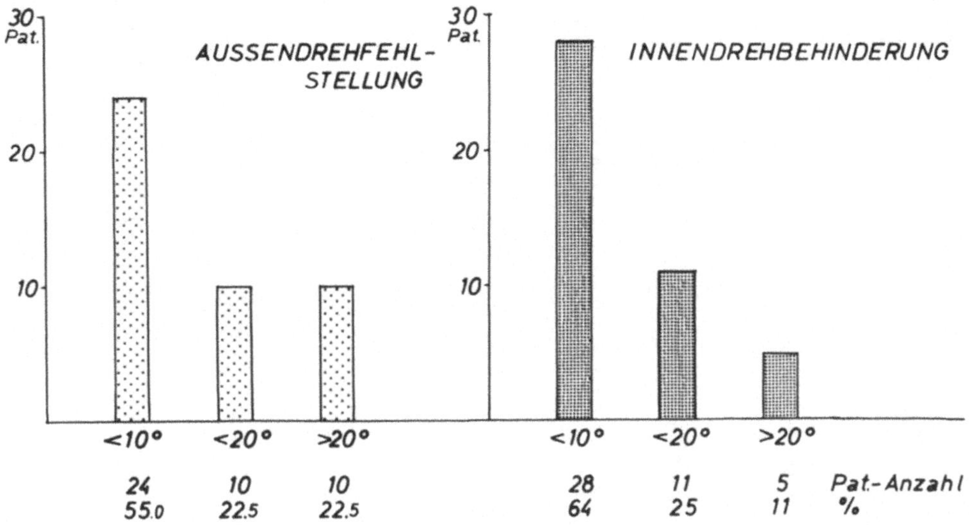

Abb. 1

Die gesamten Komplikationen, die nach der Trochanternagelung von uns festgestellt wurden, sind in der Tabelle 1 aufgeführt. Sie liegen vornehmlich auf technischen Fehlleistungen.

Tabelle 1. Komplikationen nach Trochanternagelung (n=100)

1. Schenkelhalsperforation durch Nagelspitze	4
2. zu hohe Nageleinschlagstelle (Knochenlamellen-ausbruch)	1
3. zu tiefe Nageleinschlagstelle (Kniegelenkerguß)	4
4. Splintlockerung	1
5. Nagellockerung (Tiefertreten des Nagels)	4
6. lokale Wundheilungsstörung	5
7. Ostitis bzw. Osteomyelitis	0
8. Lagerungsschaden (Peronäusparese)	2

Als positiv zu bewerten ist die Tatsache, daß keine Infektion im Knochen aufgetreten ist, und lokale Weichteilinfektionen entsprechend der Operationstechnik fern der Fraktur in Erscheinung traten.

Wie Abb. 2 zeigt, war bei dem überwiegenden Teil der nachuntersuchten Patienten eine gute bis ausreichende Gebrauchsfähigkeit des Beines festzustellen. Unter kritischer Würdigung unserer Ergebnisse kommen wir daher zu dem Schluß, daß die Trochanternagelung ein technisch anspruchsloses Verfahren ist, das in die Gruppe der nicht exakt stabilisierenden Eingriffe gehört. Unter dieser Berücksichtigung sehen wir eine Indikation zur Nagelung bei sehr alten und biologisch geschädigten Patienten.

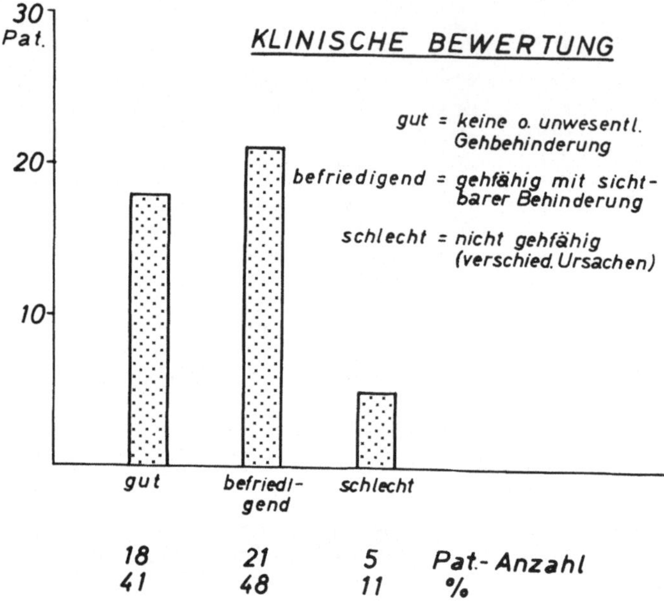

Abb. 2

Voraussetzung für die Indikationsstellung ist aber eine zu erwartende Mitarbeit des Patienten. Je mangelhafter diese Mitarbeit, desto stärker machen sich Fehlstellungen, die oft schon Folge der nicht immer exakt durchzuführenden und zu stabilisierenden Reposition sind, verstärkt bemerkbar. Deshalb eignet sich das Verfahren auch nicht zur Verbesserung der Pflegebedürftigkeit bei bettlägerigen Patienten.

M. Weigert und H. Klems, Berlin

Der pertrochantere Bruch beim alten Menschen

Bei der Behandlung der Fraktur des alten Menschen gilt der Imperativ:

Der Patient muß so schnell wie möglich aus dem Bett heraus.

Ein Becken-Beingips kann nur ausnahmsweise die eingestauchten Fragmente einer stabilen pertrochantären Fraktur ausreichend fixieren. Eine supracondyläre Drahtextension bei Trümmerbrüchen kommt beim alten Menschen nicht in Frage. Nicht nur tritt oft schon nach wenigen Tagen Liegen im Bett ein Decubitalulcus oder eine hypostatische Pneumonie ein, sondern der alte Mensch gewinnt oft, wenn er längere Zeit in der Horizontalen verbracht hat, die Vertikale nicht mehr.

Den Besonderheiten der pertrochantären Brüche des alten Menschen begegnen wir im Oskar-Helene-Heim, Berlin, durch eine vom Alter, Allgemeinzustand, der Porosität des Knochens, der Zahl und Beschaffenheit der Knochenfragmente, insbesondere von der Rekonstruierbarkeit des inneren Pfeilers abhängige Indikationsstellung. Wir verwenden dabei die 130-Grad-, die Condylen-, die 160-Grad-Winkelplatte der AO sowie die Kopfprothese. Grundsätzlich werden alle operablen Patienten entweder sofort oder zum frühestmöglichen Zeitpunkt operiert wegen der erwähnten Gefahren insbesondere der Pneumonie und des Decubitalulcus (Abb. 1).

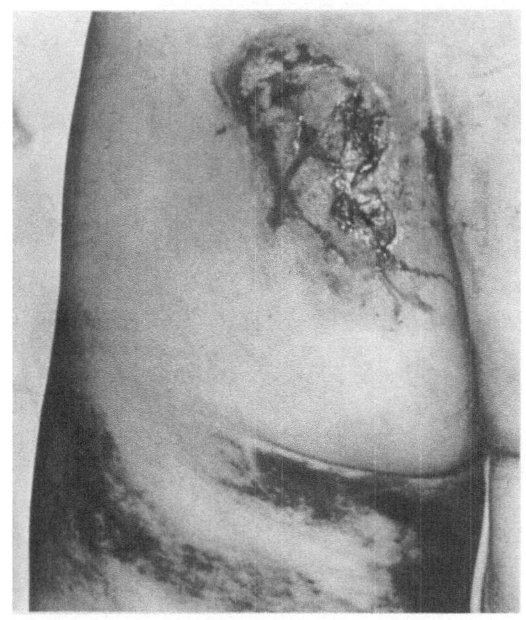

Abb. 1. Decubitus 3 Tage nach Schenkelhalsfraktur

Stabile pertrochantäre Brüche, bei denen die Dislokation und die Zahl der Fragmente gering ist, können durch Extension auf dem Maquét-Tisch reponiert werden, und mit doppeltem Bildwandler halbgeschlossen mit einer 130-Grad-, 4-6-Loch-Platte fixiert werden (Abb. 2).

Ist dem Patienten ein längerer offener Eingriff noch zumutbar, ist die Osteoporose so gering, daß Schrauben und Klinge einen ausreichenden Halt gewinnen, so rekonstruieren wir auch bei instabilen Trümmerbrüchen den medialen Pfeiler. Die Stabilität des rekonstruierten medialen Pfeilers kann aber nicht im Bildwandler, sondern nur unter Sicht des Auges beurteilt werden. Reicht die Spitze der lateralen Femurcorticalis in die Höhe der

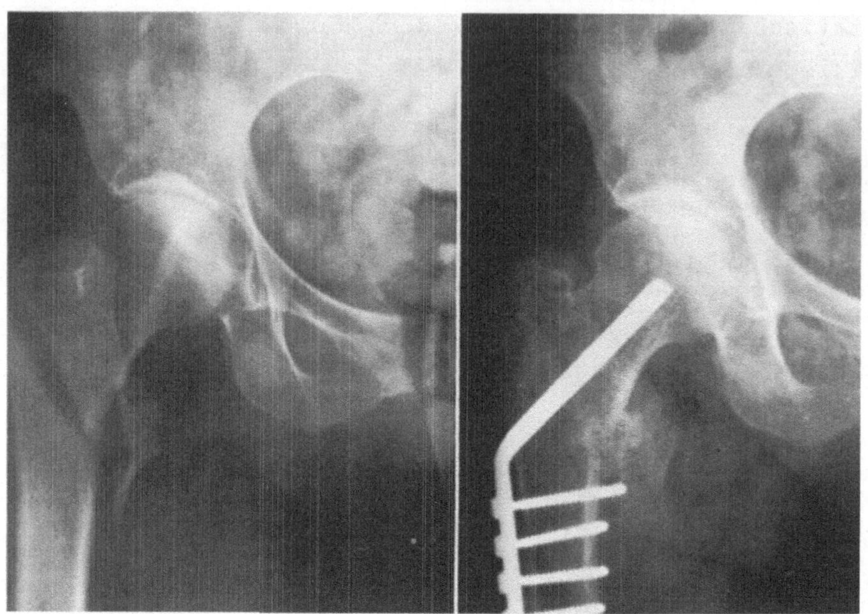

Abb. 2. Stabile pertrochantäre Fraktur, Osteosynthese mit 130° Platte

Nageleinschlagstelle der 130-Grad-Platte, so verwenden wir die Condylenplatte, die oberhalb des Tuberculum inominatum eingeschlagen wird, und die überdies eine Druckosteosynthese gestattet (Abb. 3).

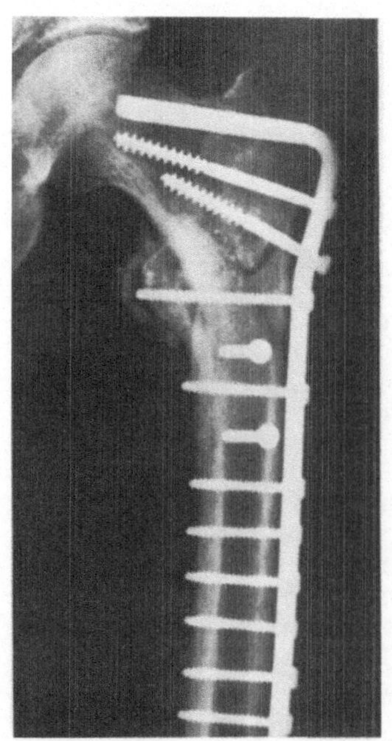

Abb. 3. Pertrochantärer Trümmerbruch mit Condylenplatte fixiert

Instabile pertrochantäre Brüche, bei denen der Calcar femorale in mehrere dünnwandige Fragmente zerborsten ist, so daß ein medialer tragfähiger Pfeiler nicht rekonstruiert werden kann, vor allem dann nicht, wenn dem Patienten ein längerer Eingriff nicht zugemutet werden kann, werden durch die medialisierende valgisierende Osteotomie stabilisiert, und zwar mit einer 160-Grad-Platte. Voraussetzung ist auch hier, daß das Kopf-Halsfragment wenigstens 5 cm lang ist, damit die Klinge in der harten Hüftkopfspongiosa ausreichend Halt gewinnen kann.

Der laterale Femoralissporn wird horizontal osteotomiert, der Femurhals in seiner Circumferenz dargestellt. Die Klinge der 160-Grad-Platte wird unter Bw-Kontrolle in die obere Circumferenz des Schenkelhalses bis in die Spongiosa des Hüftkopfes eingeschlagen. Danach Aufrichtung des Halses bis zu einem Winkel von 150-160 Grad.

Der unterstellte Femurschaft muß kräftig nach innen gedreht werden, sonst resultiert eine Außendrehfehlstellung. Die Verschraubung der Platte erfolgt nach Einstauchung der medialen Femurcorticalis. Die Fixierung der Trochanterfragmente lateral am Femurschaft oder an der Platte mit Schrauben oder Zuggurtungsdrähten beendet den Eingriff. Eine Teilbelastung ist nach dieser Konstruktion möglich.

Ein Vorteil ist darin zu sehen, daß der Patient frühzeitig belasten kann und das Bein nicht wesentlich kürzer wird; ein Nachteil, daß es mitunter nach Jahren doch zu arthrotischen Beschwerden infolge der Fehlstellung des hüftnahen Femurendes kommt (Abb. 4).

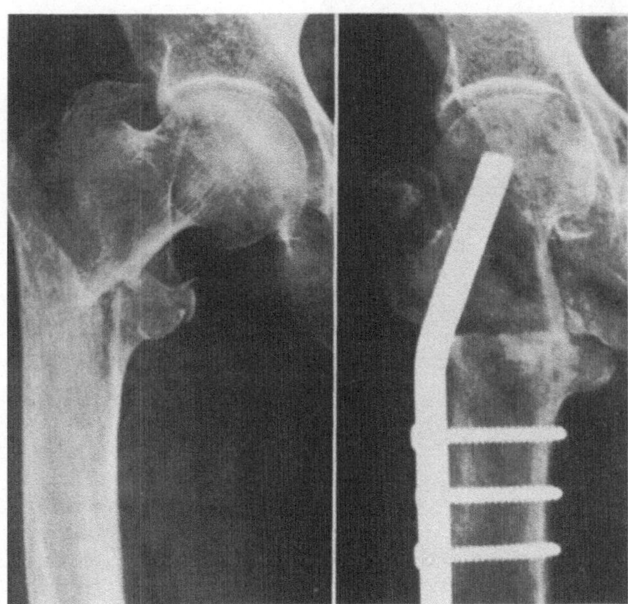

Abb. 4. Instabiler Trümmerbruch bei 85-jähriger Pat. Valgisierende und medialisierende Osteotomie, Fixierung mit 160° Platte

Ist dem Patienten eine längere Operation nicht zumutbar, liegen zahlreiche Trümmer vor bei erheblicher Osteoporose, und ist vor allem das Kopf-Hals-Fragment sehr kurz, so führen wir den Kopf-Hals-Ersatz durch eine langstielige Prothese durch. Die Verankerung im Schaft erfolgt mit Knochenzement, die Glutaeen werden an der Prothese oder am Femurschaft befestigt. Wegen des fehlenden Muskelzuges empfiehlt sich die Vernähung der Gelenkkapsel über dem Prothesenkopf, um eine Luxation zu vermeiden. Auch hiernach kann der Patient sofort voll belasten (Abb. 5).

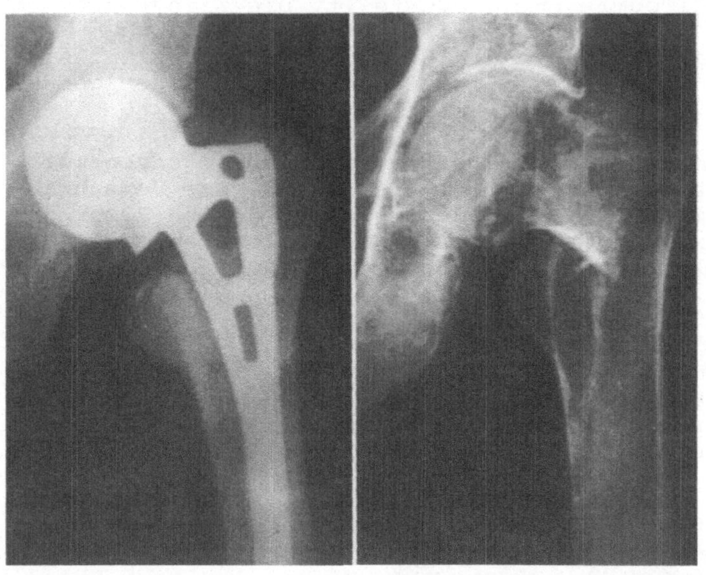

Abb. 5. Pertrochantärer Trümmerbruch, erhebliche Osteoporose Versorgung mit Kopfprothese

Mit Hilfe dieser differenzierenden Indikationsstellung gelingt es uns, den meisten Situationen des pertrochantären Bruches, vor allem bei sehr alten Menschen, gerecht zu werden.

H. Tscherne und O. Trentz, Hannover

Unfall und alter Mensch: Schaftfrakturen

Indikationsstellung und Therapie von Schaftfrakturen beim alten Menschen bieten im Vergleich zu anderen Altersgruppen oft erhebliche Probleme. Altersbedingte Polymorbidität kann den Zeitpunkt und die Verfahrenswahl bei der Frakturversorgung erheblich beeinflussen. Ziel jeder Frakturbehandlung muß es sein, den alten

Menschen rasch zu mobilisieren und bei Schaftfrakturen der unteren Extremität möglichst bald volle Belastbarkeit wieder zu erreichen. Frische Extremitätenfrakturen sollten daher beim alten Menschen möglichst sofort, zumindest aber früh sekundär definitiv versorgt werden, denn das Trauma trifft beim geriatrischen Unfallpatienten einen in Belastbarkeit, Funktions- und Kompensationsreserven stark herabgesetzten Bewegungsapparat. Erschwerend bei der Rehabilitation kommt häufig mangelnde Mitarbeit und Energie bei der Nachbehandlung hinzu. Unter Berücksichtigung all dieser Gesichtspunkte bieten sich bei der Behandlung von Schaftfrakturen alter Menschen nur wenig Alternativen an.

An unserer Klinik hat sich folgendes Vorgehen bewährt:

Schaftfrakturen am Humerus werden meist konservativ, selten operativ behandelt, Unterarmschaftbrüche dagegen fast ausnahmslos operativ. Auch am Femurschaft gehen wir prinzipiell operativ vor. Unterschenkelschaftbrüche führen bei konservativer und operativer Behandlung in der Regel zu guten Ergebnissen (Abb. 1).

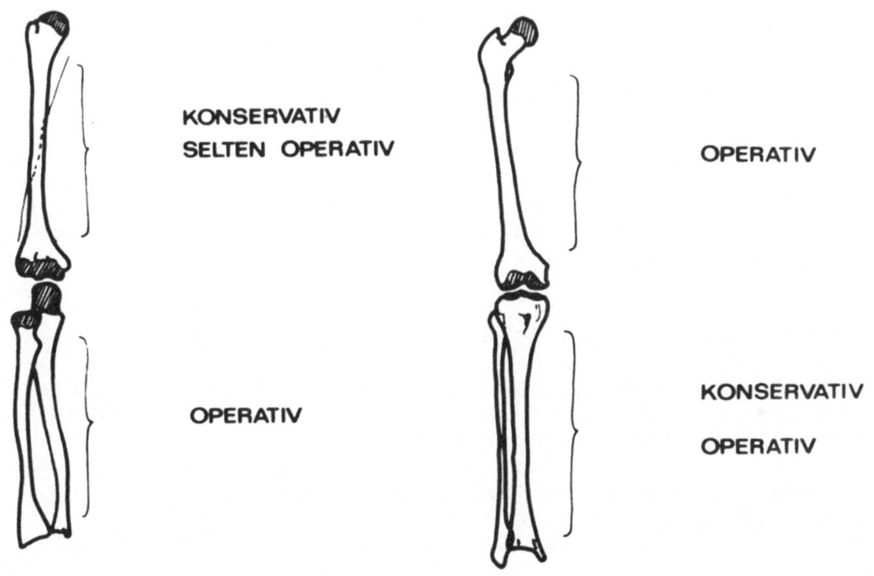

Abb. 1. Frakturbehandlung beim alten Menschen

Oberarmschaftbrüche können konservativ ohne Immobilisierung und Hospitalisierung des Patienten behandelt werden. Die Reposition der Fraktur beschränkt sich auf den Ausgleich von Dreh- und groben Achsenfehlern, die Ruhigstellung im Oberarm- U - Gips beeinträchtigt die Atemexkursionen des Thorax nicht. Nach 2-3 Wochen kann man bei noch plastischem Callus eine etwa erforderliche Achsenkorrektur mühelos vornehmen. Immobilisationsschäden, die den alten Menschen in seinen alltäglichen Verrichtungen auf Dauer beeinträchtigen würden, treten in der Regel bei guter Nachbehandlung nicht auf (Abb. 2).

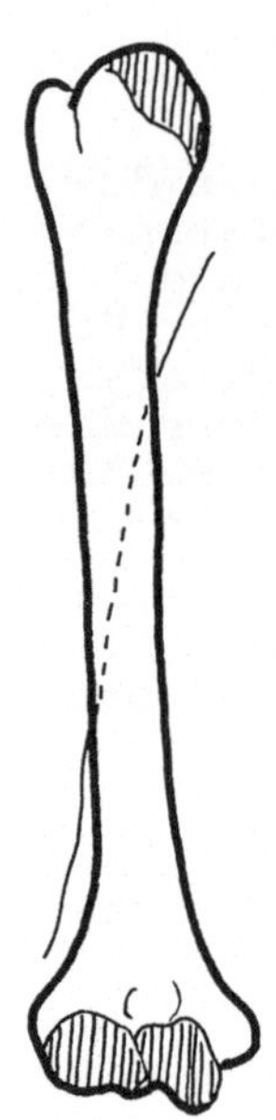

PRINZIPIELL KONSERVATIV :
OBERARM - U - GIPS

OPERATIV :

PLATTENOSTEOSYNTHESE
BÜNDELNAGELUNG

OP - INDIKATION

ABSOLUT : INTERPOSITION
DEFEKTBRÜCHE
GEFÄSSVERLETZUNG
SEK. RADIALISPARESE

RELATIV : OFFENE FRAKTUREN
PRIM. RADIALISPARESE
POLYTRAUMA
SERIENFRAKTUREN
DISTALE SCHAFTBRÜCHE
QUER - UND SCHRÄGBRÜCHE

Abb. 2. Indikation bei Humerusschaftfrakturen

69-jährige Patientin, proximale Humerusfraktur rechts, Drehkeilfraktur des Humerusschaftes links. Volle Wiederherstellung 10 Wochen nach dem Unfall durch funktionelle Behandlung rechts und Gipsruhigstellung für 6 Wochen links.

In ausgewählten Fällen haben wir auch durch rein funktionelle Behandlung gute Ergebnisse erzielt.

Diese 83-jährige Patientin mit Querfraktur des Humerusschaftes wurde ohne Ruhigstellung rein funktionell behandelt. Einwandfreie Frakturheilung und gute Funktion.

Absolute Operationsindikationen am Humerusschaft sehen wir bei grober Interposition von Weichteilen, Defektbrüchen, Gefäßverletzungen und sekundär auftretenden Radialisparesen, eine relative Operationsindikation bei schweren offenen Frakturen, primärer Radialislähmung, bei Polytraumatisierten, bei Serienfrakturen der oberen Extremität, bei schwer retinierbaren distalen Schaftbrüchen und bei Quer- und kurzen Schrägbrüchen. Als Operationsverfahren kommen für uns nur die Plattenosteosynthese und bei den einfachen Bruchformen in Schaftmitte die Bündelnagelung nach HACKETHAL infrage.

Bei diesem 79-jährigen Patienten mit Querfraktur in Oberarmmitte führte die am Unfalltag vorgenommene Bündelnagelung schon nach kurzer Zeit zu ausgezeichneter Funktion.

Unterarmschaftbrüche versorgen wir prinzipiell operativ. In Plexusanaesthesie läßt sich durch Plattenosteosynthese in der Regel eine übungsstabile Osteosynthese erzielen. Nur bei hochgradiger Osteoporose geben wir postoperativ einen kurzbefristeten Gipsverband. Konservative Behandlung mit langwieriger Gipsfixation bringt an diesem Skelettabschnitt in hohem Maße schlechte Endresultate (Abb. 3).

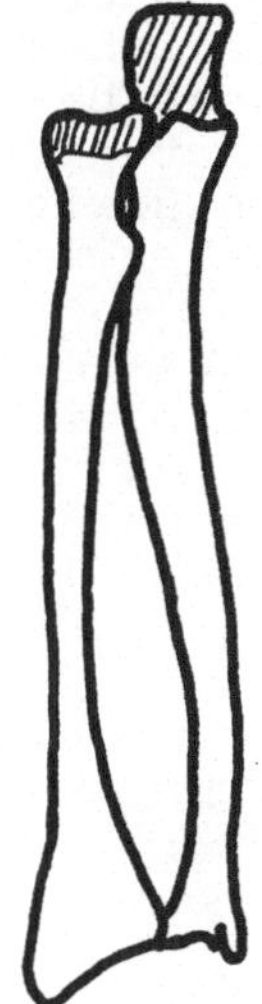

PRINZIPIELL OPERATIV :

PLATTENOSTEOSYNTHESE

BEI OSTEOPOROSE EVT .
KURZFRISTIGE GIPSFIXATION

Abb. 3. Indikation bei Vorderarmschaftfrakturen

Bei Femurschaftbrüchen stellt die konservative Behandlung mit vielwöchiger Extension und Beckengips kaum noch eine Alternative zur Osteosynthese dar. Als Methode der Wahl ist die Marknagelung anzusehen (Abb. 4), allerdings sind die nagelgerechten Frakturen beim geriatrischen Patienten in der Minderheit.

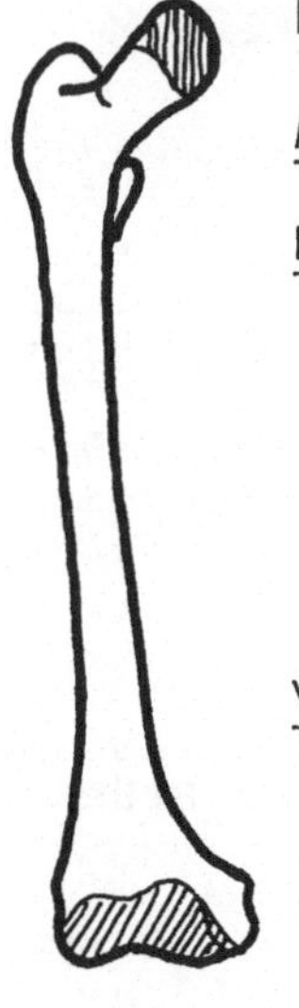

PRINZIPIELL OPERATIV:

MARKNAGELUNG EVT . MIT CERCLAGEN

PLATTENOSTEOSYNTHESE
- 2. - 3. GRADIG OFFENE BRÜCHE
- BETEILIGUNG DER FEMURENDEN
- DEFEKT- U. TRÜMMERBRÜCHE
- GEFÄSSVERLETZUNG

VERBUNDOSTEOSYNTHESE
- STARKE OSTEOPOROSE
- PATHOLOGISCHE BRÜCHE

Abb. 4. Indikation bei Femurschaftfrakturen

75-jährige Patientin mit geschlossener Querfraktur in Oberschenkelschaftmitte. Am Unfalltag gedeckte Marknagelung, 12 Tage nach dem Unfall ausgezeichnete Gangleistung und volle Mobilisation dieser Patientin.

Bei Mehrfragmentbrüchen und Frakturen mit großem Biegungs- oder Drehkeil bevorzugen wir die offene Marknagelung mit zusätzlichen Drahtumschlingungen. Die Indikation zur Plattenosteosynthese besteht bei zweit- und drittgradig offenen Brüchen, bei Mitbeteiligung der Femurenden, bei großen Defekt- und Trümmerzonen sowie bei Gefäßverletzungen.

69-jähriger Patient, Torsionsbruch des Femurschaftes mit Ausbruch von 2 Drehkeilen. Die Fraktur setzt sich nach distal bis in das Condylenmassiv fort. Die Fragmente werden nach dem Zugschraubenprinzip fixiert und anschließend mit einer langen Condylenplatte stabilisiert. Gutes funktionelles Ergebnis (Abb. 5).

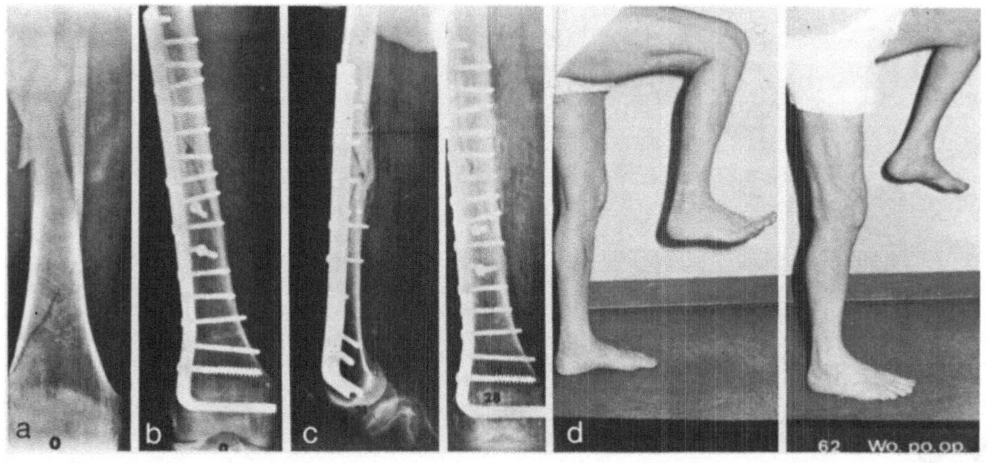

Abb. 5 a-d. 69-jähriger Patient, Drehbruch des Oberschenkelschaftes mit Ausbruch von 2 großen Drehkeilen, die Fraktur setzt sich nach distal bis in das Condylenmassiv fort (a). Der Drehbruch mit den Drehkeilen wird nach dem Zugschraubenprinzip verschraubt und anschließend mit einer Condylenplatte stabilisiert (b). Röntgenkontrolle 28 Wochen nach dem Unfall. Die Frakturspalten noch teilweise erkennbar. Es hat sich dorsal und medial ein tragfähiger Fixationscallus entwickelt (c). Bei der Nachuntersuchung 62 Wochen nach dem Unfall standfestes, schmerzfreies Bein, normales Gangbild (d)

Die Verbundosteosynthese mit der Möglichkeit sofortiger Belastung setzen wir bei starker Osteoporose und bei pathologischen Brüchen ein.

80-jähriger, nahezu 200 Pfund schwere Patientin mit ankylosiertem Hüftgelenk, Drehkeilfraktur des Oberschenkelschaftes bei hochgradiger Osteoporose. Verbundosteosynthese mit 2 langen Platten, wobei eine Platte im Markraum, die zweite lateral an der Corticalis zu liegen kommt. Die Schrauben gehen durch beide Platten, die Verbundosteosynthese vermittelt sofortige Belastbarkeit.

Am Unterschenkelschaft konkurrieren bei den meisten Bruchformen konservative und operative Verfahren. Bei konservativem Vorgehen sollte die Dauer der Extensionsbehandlung möglichst kurz gehalten werden, um den Patienten mit Oberschenkelgehgips oder Sarmientogips so früh wie möglich gehfähig zu bekommen. Dem gleichen Ziel dient beim operativen Vorgehen eine sehr weit gestellte Marknagelindikation. Viele, im strengen Sinne nicht nagelgerechte Frakturen lassen sich durch die Marknagelung mit zusätzlichen Maßnahmen zur Rotationsstabilisierung so versorgen, daß sie in kurzer Zeit voll belastbar werden. Wir scheuen uns nicht, bei der sog. erweiterten Marknagelindikation für 4-6 Wochen einen Gipsverband zu geben (Abb. 6).

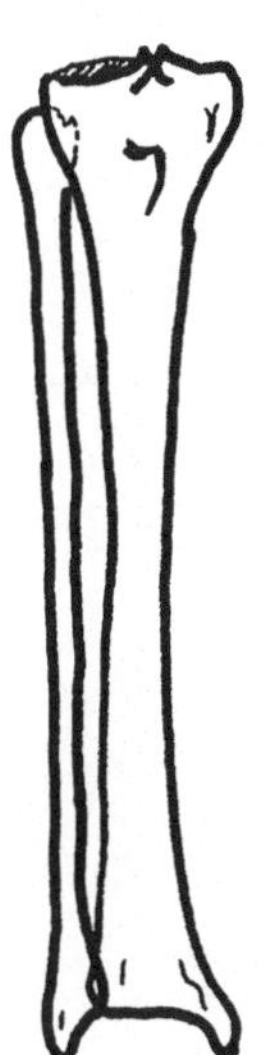

KONSERVATIV :

VERKÜRZTE EXTENSION
OBERSCHENKELGEHGIPS ODER
SARMIENTO - GIPS

OPERATIV :

ERWEITERTE MARKNAGELINDIKATION
EVT. MIT GIPS FÜR 4 - 6 WOCHEN

PLATTENOSTEOSYNTHESE
2. - 3.GRADIG OFFENE BRÜCHE
DEFEKTBRÜCHE

ÄUSSERE SPANNER
SCHWERE WEICHTEILLÄSIONEN
ARTERIELLE VERSCHLUSSKRANKHEIT
ULCUS CRURIS

Abb. 6. Indikationen bei Unterschenkelschaftbrüchen

88-jährige Patientin, leichtes Schädel-Hirntrauma, Unterschenkelbruch links. Wegen schwerer cardialer Dekompensation zunächst konservative Behandlung und Operationsverbereitung. 2 1/2 Wochen nach dem Unfall geschlossene Unterschenkelmarknagelung, 11 Tage später mit Stockhilfe gehfähig entlassen. Kontrolle 2 Jahre nach dem Unfall. Die nun 90-jährige Patientin ist beschwerdefrei und geht ohne Stock.

68-jähriger Patient, zweitgradig offene Unterschenkelschaftfraktur an der Grenze vom proximalen zum mittleren Drittel. Als Ausnahmeindikation wird eine gedeckte Unterschenkelmarknagelung vorgenommen. Mit einer Schraube durch das proximale Nagelende wird der Bruch gegen Rotation gesichert. Die mediale Weichteilwunde bleibt offen und wird 4 Tage später mit Spalthaut gedeckt. Nach zunächst funktioneller Behandlung und nach Abschluß der Wundheilung, 2 Wochen nach dem Unfall, wird für 4 Wochen ein Oberschenkelgehgipsverband angelegt. Einwandfreie Ausheilung.

Die Plattenosteosynthese sollte vorwiegend bei zweit- und drittgradig offenen Frakturen und bei Defektbrüchen eingesetzt werden. Die Stabilisierung mit äußeren Spannern ist ein brauchbares Verfahren bei schweren Weichteilschäden, chronischer arterieller Verschlußkrankheit und bei großen ulcera cruris.

67-jähriger Patient, geschlossener Querbruch des Oberschenkelschaftes. Vorangegangen war hier eine Osteomyelitis nach einer offenen Fraktur, Osteomyelitis ausgeheilt. Erstgradig offener Drei-Etagenbruch des Unterschenkels. Am Unfalltag Plattenosteosynthese aller Frakturen, einwandfreie Wundheilung, freie Funktion und glatte Frakturheilung bei der Kontrolle 6 Monate nach dem Unfall.

Während noch im Jahre 1936 CLAIRMONT und BRUNNER operative Eingriffe bei nicht akut lebensbedrohlichen Situationen jenseits des 50. Lebensjahres ablehnten, sind wir heute in der Lage, Schaftfrakturen auch in extremen Altersstufen so zu versorgen, daß in vielen Fällen lebensbedrohende Komplikationen vermieden und Unabhängigkeit und Selbständigkeit im Hinblick auf Umwelt und frühere Lebensgewohnheiten wieder erlangt werden können.

H. Rudolph und H. Dölle, Hamburg

Versorgungsprobleme bei Femurschaftfrakturen distal von Winkelplatten und Prothesen

Intra- und extramedulläre Kraftträger führen zur Belastungsverminderung des versorgten Knochens (stress protection). Dadurch kommt es zur histologisch eindrucksvollen, röntgenologisch weniger imponierenden Spongiosierung der Corticalis. Die Folge können Brüche des distal vom Implantat gelegenen Schaftes sein. Erschwerend wirken sich in diesen Fällen Altersosteoporosen oder Knochenstoffwechselerkrankungen aus.

Beispiel für eine distal einer Winkelplatte im Femurschaftbereich gelegene Fraktur ist der Fall einer 78-jährigen Patientin (Krbl.-Nr. 8057283/14): Im November 1973 per- und subtrochantäre Trümmerfraktur des Femur. Übungsstabile Versorgung mit 9-Loch 130° Winkelplatte der AO. Wegen hochgradiger Osteoporose mußte das distale Schraubenloch durch beide Corticales gebohrt werden. 12 Wochen nach dem Eingriff bei röntgenologisch stabilisierter Fraktur volle Belastung. 3 Wochen später nach einem Sturz lange Spiralfraktur der distalen Femurhälfte (Abb. 1).

Wegen der relativ kurzen Zeit nach dem ersten Eingriff war die Entfernung der Winkelplatte mit anschließender Marknagelung des Femur als optimaler Versorgung nicht möglich.

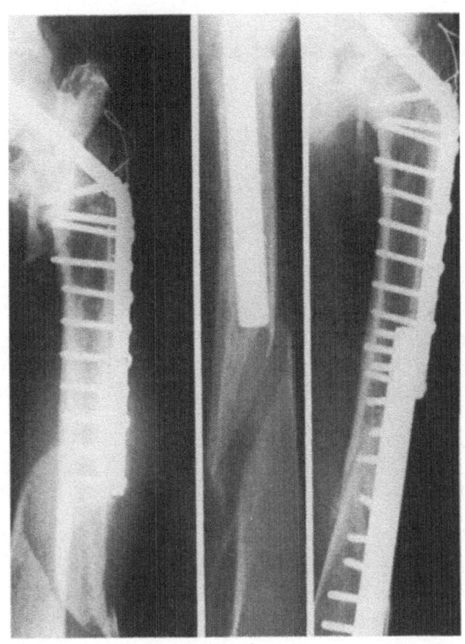

Abb. 1

Deshalb Anlegen einer etwas nach medial verlagerten breiten 10-Lochplatte und autologen Spongiosaspänen. 5 Monate später Teilbelastung, 6 Monate später Vollbelastung.

In allen Fällen, bei denen die Winkelplatte belassen werden muß, kann man eine Überlagerung der 2 Platten mit den Schrauben durch Verlagerung einer Platte nach vorn oder hinten vermeiden.

Wesentlich problematischer sind Femurfrakturen distal von Hüftgelenksprothesen. Wir teilen die Frakturen in 3 Typen ein (Abb. 2).

Am schwierigsten ist die Versorgung von Frakturen des Typ I. Hier handelt es sich fast immer um Prothesenschäfte, deren Palacosplombe nicht über das distale Prothesenschaftende herausreicht. Offensichtlich ist der Elastizitätsabfall durch den fehlenden Palacoszapfen, der das Prothesenschaftende einige cm überragen soll, so abrupt, daß die Fraktur unmittelbar am distalen Prothesenschaftende auftritt. Es ist möglich, daß man durch einen genügend langen Palacoszapfen einen minder abrupten Elastizitätsabfall erreicht und so die schwierig zu versorgende Fraktur des Typ I weitgehend vermeiden kann.

40-jähriger Patient (Krbl.-Nr. 8219867/34): 1968 wegen Coxarthrose Hüftgelenksendoprothese. 1970 wegen Prothesenlockerung Prothesenwechsel. 1974 nach einem Sturz diese Fraktur des Typ I. Übungsstabile Versorgung mit breiter 18-Lochplatte, 3 Zugschrauben und Spongiosaspananlagerung. 4 Monate später volle Belastung.

Bei diesem relativ jungen Patienten war die Anbringung der Platte bei nur mäßiger Osteoporose und großkalibrigem proximalem Femurschaft durch ein jeweiliges Versetzen der Schraubenlöcher nach vorn und hinten unmittelbar neben dem Prothesenschaft noch relativ einfach.

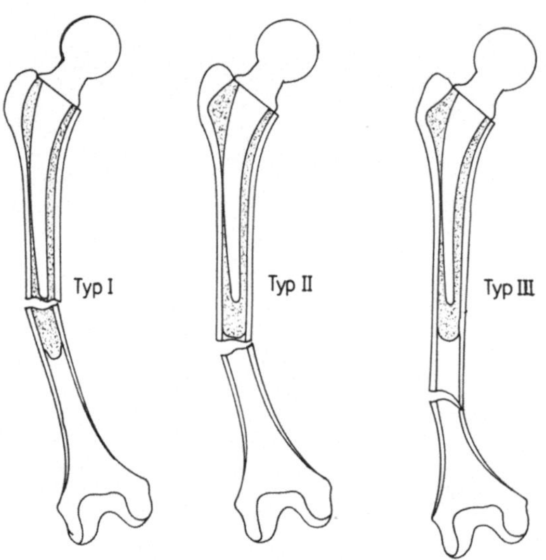

Abb. 2. Typ I: Frakturen unmittelbar am distalen Prothesenschaftende. Typ II: Frakturen unmittelbar am distalen Ende des Palacoszapfens. Typ III: Frakturen 3 cm distal des Palacoszapfens

Bei einer 77-jährigen Patientin mit gleichem Frakturtyp war die Versorgung wesentlich schwieriger (Krbl.-Nr. 8142234). 1966 erste Prothese wegen medialer Schenkelhalsfraktur. Im gleichen Jahr und 1972 wegen Spätinfekt jeweils Prothesenwechsel. Im Februar 1974 nach einem Sturz Femurschaftfraktur des Typ I. Bei der operativen Freilegung war die Corticalis weit proximal und distal der Fraktur aufgelöst, der Defekt nur durch eine massive Palacosplombe überbrückt. Die Fraktur wurde durch eine breite 12-Lochplatte und Spongiosaspananlagerung versorgt. Wegen des dicken Prothesenschaftes konnten proximal der Fraktur nur mit 2 Corticalisschrauben beide Corticales erfaßt werden. Die übrigen proximalen Schrauben wurden bei teilweise papierdünner Corticalis in der massiven Palacosplombe fest verankert. Nach 3 Wochen Teilbelastung, nach 6 Monaten volle Belastung.

Bei den Frakturen des Typ II und III ist die Versorgung etwas einfacher, da mehr Platz zum Unterbringen der Schraubenlöcher im proximalen Schaftbereich vorhanden ist.

74-jährige Patientin (Krbl.-Nr. 8040099/34). 1966 Mooreprothese mit langem Schaft wegen Coxarthrose. Im Februar 1974 Sturz und Femurfraktur des Typ III - 12 cm distal der Palacosplombe - . Ein seitliches Vorbeiführen des Bohrers am Prothesenschaft war wegen des schlanken Femur nicht möglich. 5 Monate post operationem Teilbelastung. 4 Wochen später Vollbelastung bei röntgenologisch verifizierbarer Fragmentstabilisierung.

Eine zweite Möglichkeit derartige Frakturen, besonders des Typ I, zu versorgen, wäre der Prothesenwechsel unter Verwendung einer speziellen Prothese mit langem Schaft.

Uns erscheint dieser Weg zu gefährlich, da 1. bei Prothesen- und Palacosentfernung und gleichzeitiger Osteoporose die Gefahr einer Zerstörung des proximalen Femur besteht und 2. die Gefahr eines Rezidivinfektes nach mehrmaligem Prothesenwechsel wegen bereits vorausgegangener Infekte zu hoch ist.

A. Grünert und G. Ritter, Mainz

Experimentelle Untersuchungen für Druckosteosynthesen relevanter Festigkeitswerte von Röhrenknochen und deren Veränderungen im Alter

Das mechanische Prinzip der Druckosteosynthese ermöglicht eine besonders hohe Osteosynthesestabilität. Im Gegensatz zur einfachen Frakturschienung, bei der der Knochen nur passiv ruhig gestellt wird mit allen sich daraus ergebenden Nachteilen, ist der Knochen bei der Druckosteosynthese integriert und nimmt aktiv über seine elastische Verformbarkeit an der Stabilisierung teil.

Entscheidende Voraussetzung für die Erhaltung der Stabilität ist eine langzeitige Sicherung des Osteosynthesedruckes, der nur dann erhalten bleiben kann, wenn sowohl am Implantat, als auch am Knochen selbst auch kleinste Strukturzerstörungen vermieden werden.

Ausschlaggebend für die Qualität einer Osteosynthese ist die Stabilität an der Übertragungsstelle aller zwischen Platte und Knochen auftretender Kräfte - und das ist die Schraubenknochengrenze: Aufgrund dieser Situation stellt sich die grundlegende Frage, welche Kräfte von einer Schraube auf den Knochen übertragbar sind und zwar sowohl im Bezug auf die maximalen Festigkeitswerte als auch deren Veränderung mit zunehmendem Lebensalter.

Zur Beantwortung dieser Frage wurden von uns Untersuchungen an frischen Leichenknochen aller Altersklassen durchgeführt. Entsprechend der Übertragungsfunktion der üblichen Knochenschrauben bei Druckosteosynthesen wurden die maximalen axialen Druckbelastbarkeiten der Corticalis von Femur, Tibia und Humerus in den verschiedenen Schaftabschnitten überprüft. Die Untersuchungen wurden mit einer Präzisionsmaterialprüfmaschine durchgeführt. Die Druckübertragung erfolgte über einen 5 mm-Querbolzen, der mit einem axial im Markraum liegenden Zuganker belastet wurde.

Bei den Untersuchungen zur Feststellung der Belastungsgrenze genügt es keineswegs, die makroskopisch auftretenden Veränderungen, die sich beim weiteren Überschreiten der Belastungsgrenze als typisches Einschneiden des Bolzens in die Knochencorticalis zeigen, zu registrieren. Diese makroskopische Veränderung ist an den ausgezogenen Belastungslöchern des Präparates nach Abschluß der Überbelastung zu sehen. Wegen des außerordentlich kleinen elastischen Verformungsweges des Knochens unter dem Druck üblicher Druckosteosynthesen können bereits mikroskopisch feine Strukturzerstörungen an der Druckübertragungsfläche zum Verlust des zunächst erzielten Osteosynthesedruckes führen, was dann gleichbedeutend ist mit einem wesentlichen Stabilitätsverlust.

Mit einem speziellen Meßverfahren können bei unseren Untersuchungen über cyclische Wechseldruckbelastungen feinste Knochendestruktionen im Bereich weniger um genau erfaßt werden. Diese Veränderungen entsprechen auch größenordnungsmäßig dem Verformungsgrad bei der elastischen Druckverformung des Knochens, weshalb es vorrangig ist, plastische d.h. bleibende Veränderungen am Knochen in diesem Bereich möglichst genau zu messen.

Bei den Ergebnissen, die in detaillierter Form an anderer Stelle bekannt gegeben wurden, zeigt sich deutlich, daß in Schaftmitte selbst bei alten Menschen mit Werten von meist über 500 Kp so hohe Stabilitätswerte vorliegen, daß für übliche Druckosteosyntheseverfahren auch mit zunehmendem Alter genügend Stabilitätsreserve bleibt.

In Gelenknähe dagegen sinken die Belastungsgrenzen mit zunehmendem Alter in steigendem Maße auf Werte ab, die für eine stabile Druckübertragung nicht mehr ausreichen. Bei der Beurteilung der Festigkeitswerte muß noch berücksichtigt werden, daß bei Druck-Plattenosteosynthese vorwiegend nur die eine der Platte anliegende Corticalis die Kräfte aufnehmen muß.

Im Prinzip vergleichbare Verhältnisse finden wir an Tibia und Humerus. Z.B. sinkt die Belastungsgrenze über beide Corticales gemessen bei einer 81-jährigen Frau 4 cm bzw. 6 cm über dem Sprunggelenk auf 72 bzw. 106 Kp, summiert also für mediale und laterale Corticalis, ab. Am Humerus finden sich im proximalen Anteil vergleichbare Stabilitätsabfälle, die im distalen Bereich aufgrund des anatomischen Aufbaus nicht zur Auswirkung kommen.

Zusammengefaßt kann gefolgert werden, daß auch am Knochen alter Menschen im Bereich der Schaftmitte der großen Röhrenknochen noch so große Stabilitätsreserven vorhanden sind, daß sich für die üblichen Platten-Druckosteosynthesen keine besonderen Probleme ergeben.

In gelenknahen Abschnitten können allerdings die Festigkeitswerte mit zunehmendem Alter soweit absinken, daß übliche Osteosyntheseverfahren keine ausreichende Stabilität erzielen lassen. In diesen Fällen kann mit Hilfe des sog. Knochenzements im Sinne einer Verbundosteosynthese ein entscheidender Stabilitätsgewinn erreicht werden.

Der Stabilitätsverlust des Knochens mit zunehmendem Alter hat im wesentlichen seine Ursache in zwei unabhängigen Veränderungen.

Zum einen nimmt die Corticalisdicke wesentlich ab, und zum zweiten reduziert sich auch die spezifische Druckbelastbarkeit der Corticalis von Werten um 1600 Kp/cm^2 bei jungen Menschen auf Werte um 600 Kp/cm^2.

Die Kenntnis der untersuchten Festigkeitswerte und deren Veränderungen im Alter sind Grundlage und Voraussetzung für Entwicklung und Einsatz der verschiedensten Osteosyntheseverfahren und zwar im ganz besonderen Maße zusammen mit biomechanischen Prinzipien hinsichtlich deren Optimierung bezüglich der Dimensionierung und Anwendung.

Literatur

GRÜNERT, A., RITTER, G.: Res. exp. Med. 160, 213-219 (1973).

RITTER, G., GRÜNERT, A., SCHWEIKERT, C.-H.: Z. orthop. 111, 791-795 (1973).

RITTER, G., GRÜNERT, A.: Arch. orthop. Unfall-Chir. 75, 302-316 (1973).

H. W. Staudte und P. Thümler, Mainz

Die geschlossene Marknagelung beim alten Menschen

In der Unfallchirurgischen Klinik Mainz nehmen die alten Patienten zahlenmäßig einen beträchtlichen Anteil ein. In den Jahren 1968 bis 1972 kamen zwischen 840 und 914 Frakturen jährlich zur stationären Behandlung. Der Anteil der Sechzigjährigen und älteren betrug erstaunlich konstant 20 - 27%, der Anteil der Siebzigjährigen und älteren betrug noch immer zwischen 11 und 14%.

Innerhalb dieses Krankengutes der über Siebzigjährigen fanden sich 54 Oberschenkel- und 45 Unterschenkelfrakturen, davon wurden 13 Oberschenkel- und 27 Unterschenkelfrakturen mit einem AO-Marknagel versorgt. An der oberen Extremität wurden keine Nägel verwendet. Dieser hohe Anteil geriatrischen Unfallkrankengutes ergibt die Notwendigkeit, die Indikationen zu operativen Eingriffen den besonderen Gegebenheiten des alten Menschen anzupassen, wobei der geschlossenen Marknagelung eine besondere Bedeutung zukommt.

Grundlage für die Indikation zur geschlossenen Marknagelung bleibt naturgemäß die Frakturform, die von SCHWEIKERT in verschiedene Kategorien eingeteilt wurde (Abb. 1).

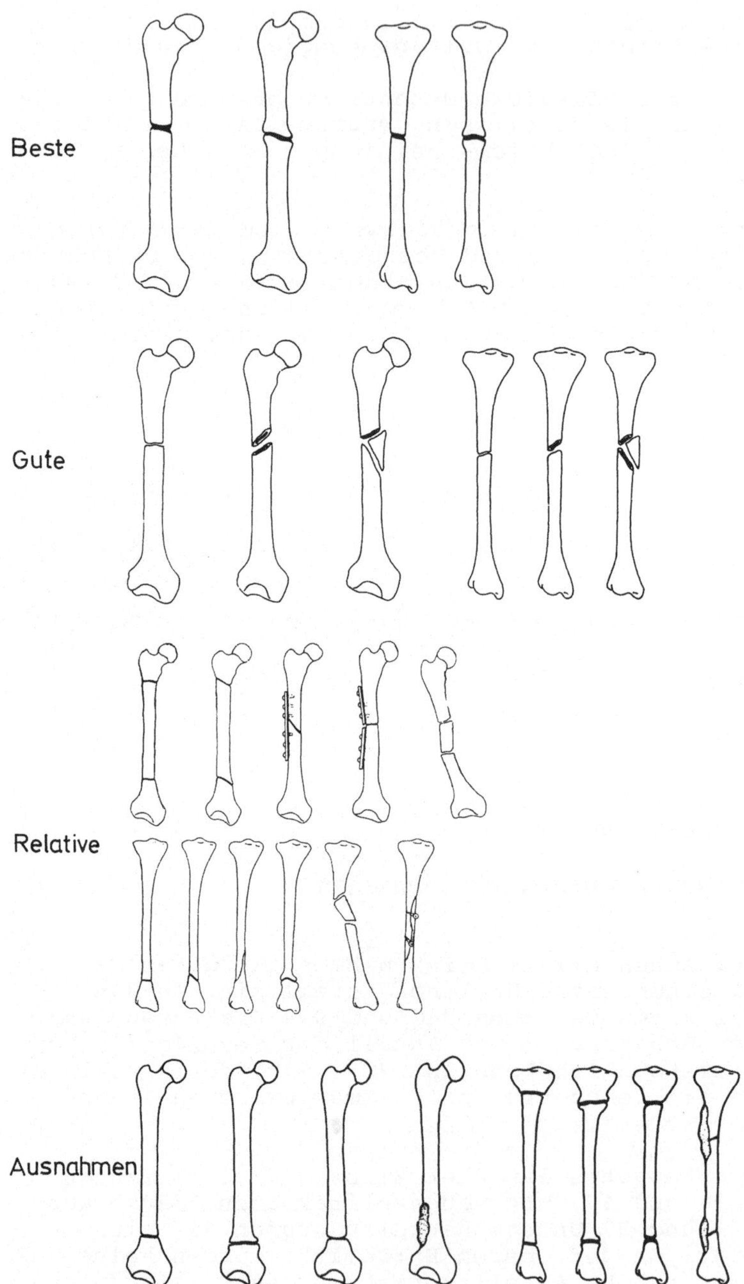

Abb. 1. Indikation zur Marknagelung nach der Frakturform

Die beste Indikation ist der isolierte Quer- und Schrägbruch oder Pseudarthrose in Schaftmitte. Eine gute Indikation stellt die Fraktur oder Pseudarthrose im Übergang zum proximalen oder distalen Schaftdrittel mit kleineren Aussprengungen dar. Als relative Indikationen gelten die Schaftfrakturen im ersten und letzten Schaftdrittel, Stückfrakturen, lange Schrägfrakturen, sowie die entsprechenden Pseudarthrosen. Als Ausnahmeindikation betrachten wir Frakturen im proximalen und distalen Sechstel und die entsprechenden Stückfrakturen und Pseudarthrosen.

Zusätzlich zu diesen allgemeingültigen Überlegungen kommen nun Besonderheiten, die für den alten Menschen typisch sind. Beim Unfallverletzten im hohen Lebensalter besteht immer der therapeutische Zwang zur Mobilisation und Vollbelastbarkeit. Die fatalen Komplikationen längerer Liegezeiten sind bekannt und schränken auch bewährte konservative Verfahren erheblich ein. Daneben ist es eine Erfahrungstatsache der täglichen therapeutischen Praxis, daß der alte extremitätenverletzte Patient nicht teilbelasten lernt, so daß er im Bett zwar anmobilisiert werden kann, allerdings mit Beginn des Laufenlernens mit der Vollbelastung gerechnet werden muß.

Im allgemeinen muß man mit einer Beeinträchtigung der Durchblutung des Gewebes rechnen, so daß die Heilungsvorgänge verzögert ablaufen. Es erscheint daher nicht ratsam, in diese traumatisierten Weichteile in der Frakturgegend hineinzuoperieren. Vielmehr wird bei der geschlossenen Marknagelung fern vom traumatisierten Bereich operiert, wodurch eine ungestörte Wundheilung begünstigt wird. Im höheren Alter ist mit großer Regelmäßigkeit mit einer erheblichen Einschränkung der knöchernen Festigkeit aufgrund der bestehenden Involutionsosteoporose zu rechnen. Diese Situation schränkt den Einsatz von Schrauben ein, da, wie GRÜNERT und RITTER soeben berichteten, im altersosteoporotischen Knochen die mechanische Verankerung, vor allem im spongiösen Bereich, erheblich reduziert ist. Der Einsatz des Marknagels dagegen führt zur konzentrischen Belastung des Knochens unter Ausschaltung schädlicher Scherwirkungen und erscheint hier überlegen, so daß er auch unter relativer oder sogar Ausnahmeindikation zur Stabilisation osteoporotischer Knochen zur Anwendung kommen kann, unter anatomischen Bedingungen also, die bei normalen Knochenverhältnissen zur Verwendung einer Plattenosteosynthese geführt hätten.

Auch wenn unter den angeführten Umständen eine nicht belastungsstabile, sondern nur übungsstabile Fixierung der Fraktur erreicht werden kann, ist für die weitere therapeutische Zukunft des alten Verletzten eine wichtige Voraussetzung geschaffen: im Rahmen einer effektiven Pflege und der krankengymnastischen Übungsbehandlung ist die Stabilisation der Frakturen conditio sine qua non, da nur so Schmerzfreiheit und eine Aussicht auf Heilung besteht.

Am Beispiel dieses 66-jährigen Schwerstverletzten soll gezeigt werden, daß diesen Grundsätzen gefolgt wurde (Abb. 2). Nach kurzfristiger Stabilisation der Herz-Kreislauf-Situation wurden die beiden Unterschenkelfrakturen primär mit der geschlossenen Marknagelung versorgt. Nach kurzzeitigem stationärem Aufenthalt konnte der Patient gehfähig entlassen werden.

Zum Schluß sei noch die beim alten Menschen häufiger auftretende pathologische Fraktur erwähnt. Unter den obengenannten Grundsätzen bewährt sich die geschlossene Marknagelung, da der tumor-

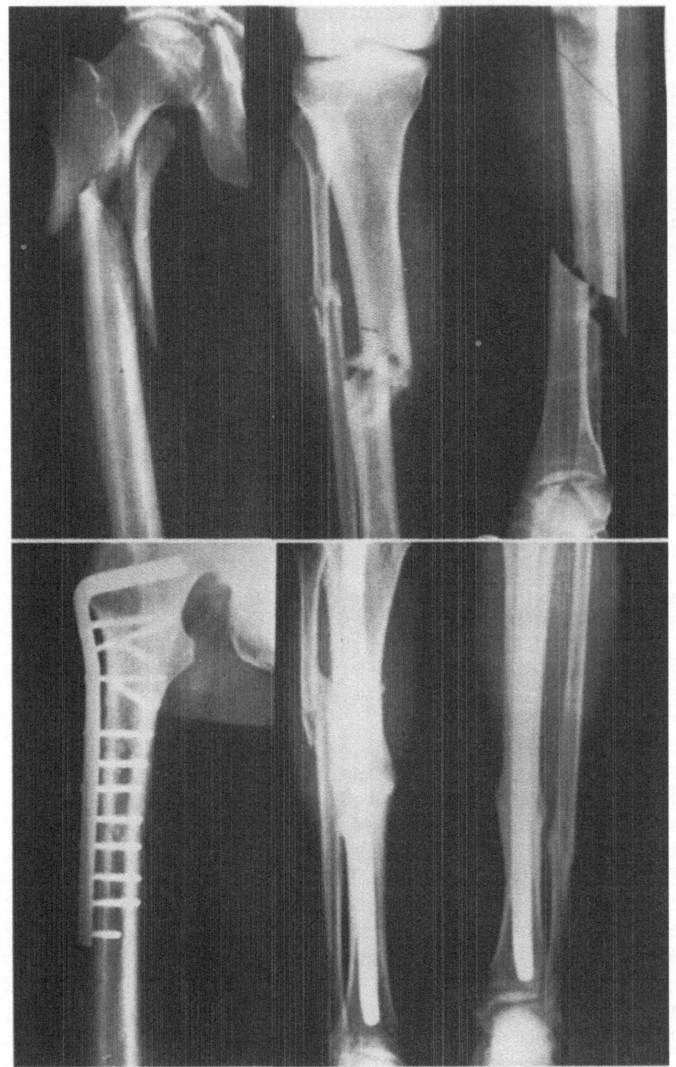

Abb. 2. 66-jähriger polytraumisierter Patient mit einer Condylenplatte und zwei Unterschenkelmarknägeln versorgt

tragende Abschnitt nicht operativ eröffnet wird und eine gute Stabilität erreicht werden kann. Im ersten Beispiel handelte es sich um eine Mammatumormetastase, die zur pathologischen Femurfraktur führte (Abb. 3a). Die anschließende Nagelung führte zu einer ausreichenden Stabilität. Im zweiten Beispiel drohte eine Tibiafraktur durch eine Blasenkarzinommetastase (Abb. 3b). Die prophylaktische Nagelung erhielt das Gehvermögen.

Zusammenfassend kann nach unseren Erfahrungen die geschlossene Marknagelung beim alten Menschen als eine leistungsfähige Methode mit einem breiten Indikationskatalog bezeichnet werden.

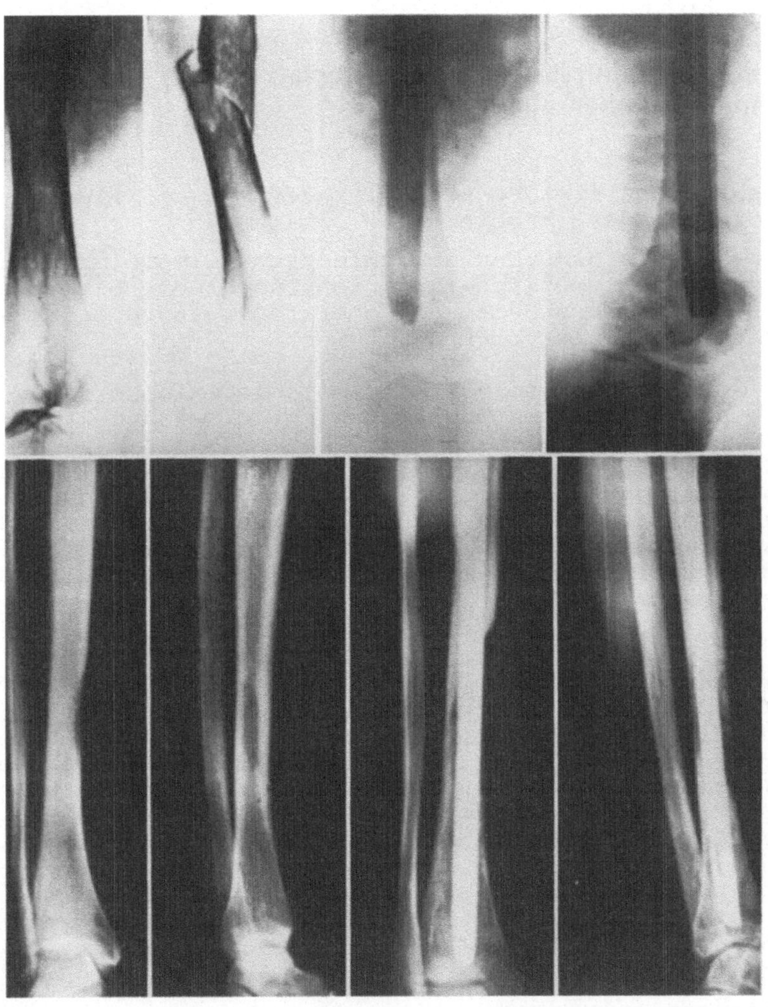

Abb. 3. (a) 70-jährige Patientin mit pathologischer Femurfraktur aufgrund einer Mammatumormetastase mit geschlossener Marknagelung versorgt. (b) 68-jähriger Patient mit Blasenkarzinommetastase und drohender pathologischer Tibiafraktur. Prophylaktische geschlossene Marknagelung

Literatur

KÜNTSCHER, G.: Praxis der Marknagelung. Stuttgart: Schattauer 1962.

C. Burri, A. Rüter und W. Spier, Ulm

Verbundosteosynthese und alloplastischer Gelenkersatz bei Frakturen im höheren Lebensalter

In der Frakturbehandlung stellen zwei klar definierte Situationen den Operateur vor besondere Probleme:

1. Die Fraktur des alten Menschen in schlechtem Allgemeinzustand, der eine längerdauernde Immobilisation nicht überlebt, bei der Mobilisation auf der anderen Seite die operativ versorgte Extremität aber unweigerlich belastet und

2. die pathologische Fraktur bei Metastasen, die infolge der Grundkrankheit einen knöchernen Durchbau nicht erreichen kann.

Es ist das Verdienst MÜLLERS (6), 1962 auf eine neue Möglichkeit in der Frakturbehandlung hingewiesen zu haben, die die Technik schon seit langer Zeit kennt, die Verbundkonstruktion. Definitionsgemäß entspricht dieses Prinzip der Verbindung zweier Baustoffe mit unterschiedlichen Festigkeitseigenschaften zu einem einheitlichen Tragwerk.

Das klassische Beispiel hierfür ist der Stahlbeton. Bei Biegebelastung eines Tragkörpers bildet sich im Querschnitt dieses Trägers eine Biegedruck- und Biegezugzone aus. Beim Verbundträger (Stahlbeton) nimmt entsprechend den materialgebundenen Eigenschaften der Beton die Druck- und der Stahl die entstehenden Zugkräfte auf (OEST, 7). Setzt man bei der Verbundosteosynthese den Knochenzement (Druckbelastung) in Analogie zum Beton und das metallische Implantat zum Stahl (Zugbelastung), so bleibt dabei der Knochen als dritte, biologische Komponente unberücksichtigt. Dies scheint anläßlich der Behandlung von Frakturen bei Metastasen erlaubt, stellt aber u.E. bei Brüchen des osteoporotischen Knochens eine unzuverlässige Vereinfachung dar:

Zwar kann durch die genannte Verbundkonstruktion beispielsweise bei der pertrochanteren- oder Oberschenkelschaftfraktur auch bei fehlender medialer Abstützung eine sofortige Belastbarkeit erreicht werden (Abb. 1), aber unter Dauerbelastung kann es zu sekundärer Instabilität und Refrakturen kommen. Als Ursache dieser Komplikation müssen die Beeinträchtigung der Blutversorgung, Abbau und Resorptionsvorgänge an der Knochen - Zementgrenze und die Versprödung der Acrylate angesehen werden. U.E. ist deshalb als zusätzliche Maßnahme die mediale Anlagerung von biologischem Stützmaterial angezeigt, um, wie bei jeder anderen Fraktur, die knöcherne Heilung zu erzielen.

Bei der operativen Versorgung von Frakturen des Oberschenkels wird zunächst die Reposition und übliche Metallfixation durchgeführt. Im Schaftbereich sägen wir anschließend ventral ein ca. 6 cm langes und 1,5 cm breites Fenster (proximal und distal) heraus, füllen von hier aus den Markraum mit Zement und befestigen den entnommenen Span auf der medialen Seite durch Zugschrauben, die durch die frakturnahen Plattenlöcher eingelegt werden (Abb. 2, I). Bei den proximalen und distalen gelenknahen Frak-

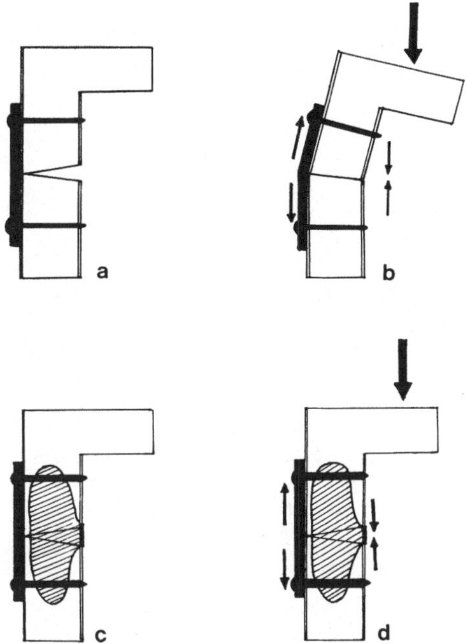

Abb. 1. Biomechanik der Schaftfraktur mit medialem Defekt. (a) Zuggurtungsplatte - medialer Defekt, (b) Verformung der Platte unter der Belastung (Instabilität), (c) Einbringen von Zement mit medialer Abstützung, (d) Die Platte wird auf Zug, der Zement medial auf Druck beansprucht. Es besteht Belastungsstabilität

turen verwenden wir zur biologischen Überbrückung von medialen Defekten ortsständige autologe Spongiosa, wobei sich die Entnahme aus dem zukünftigen Zementlager anbietet (Abb. 2, II und III). Auf der Abbildung 3 ist ein derartig gelagerter Fall mit einer Oberschenkelschaftfraktur dargestellt.

Die Therapie der medialen (Abduktion) und lateralen Schenkelhalsfraktur beim alten Menschen sollte heute durch einen vollständigen alloplastischen Ersatz des Hüftgelenkes erfolgen. Die Indikation zur einfachen Kopfprothese beschränkt sich auf nicht mehr gehfähige Patienten. Bei den übrigen Gelenken der belasteten Extremitäten sind die Ergebnisse nach prothetischem Ersatz noch so, daß uns äußerste Zurückhaltung geboten erscheint. Frakturen im Knie- und Sprunggelenksbereich werden deshalb bewegungsstabil versorgt - nur in seltensten Fällen ist die Verwendung von Zement zum Erreichen der sofortigen Belastungsstabilität angezeigt.

Bei Frakturen der oberen Extremität tritt die Bedeutung der Belastungsfähigkeit gegenüber der Bewegungsstabilität in den Hintergrund - entsprechend selten stellt sich die Indikation zu einer Verbundosteosynthese. Ein alloplastischer Gelenkersatz kann u.E. höchstens bei Trümmerfrakturen des Humeruskopfes in Betracht gezogen werden.

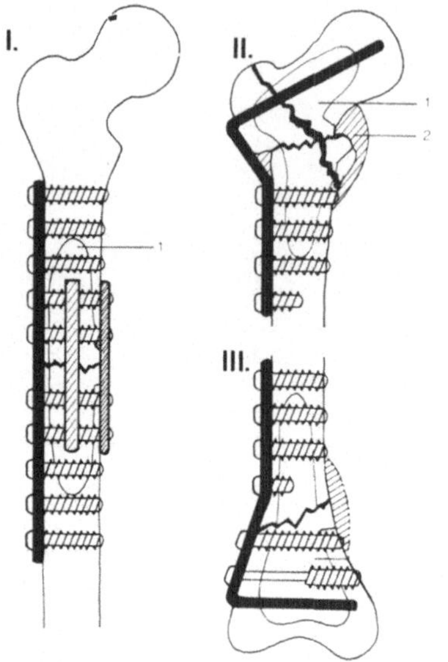

Abb. 2. Biologische Frakturheilung bei Verbundosteosynthesen. (I) Schaftfraktur: Mediale Abstützung durch Zement (= Sofortbelastung) und angeschraubter Corticalisspan aus der ventralen Femurfläche (= Dauerbelastung), (II) Spongiosa aus Zementbett als mediale Abstützung bei pertrochanteren Frakturen, (III) Spongiosa aus Zementbett als mediale Abstützung bei distaler Femurfraktur

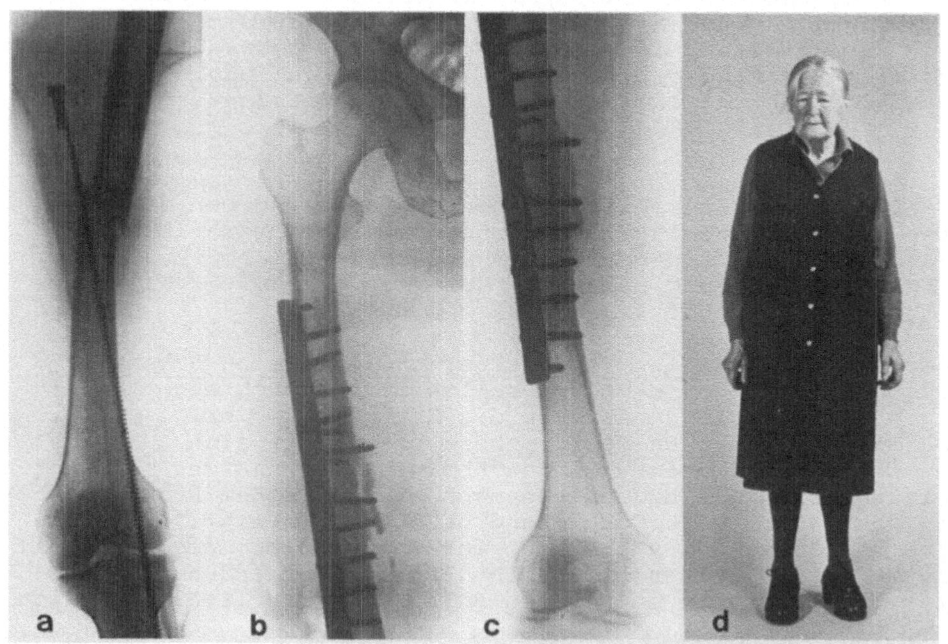

Abb. 3. Klinische Beispiele zur Verbundosteosynthese am Femurschaft mit biologischer Frakturheilung (Dauerstabilität). (a) Unfallbild, (b) Plattenosteosynthese mit Zement und medialer Spananlagerung (Zugschrauben!), (c u. d) Kontrolle 6 Monate postoperativ: Knöcherner Durchbau und mediale Überbrückung

Pathologische Frakturen bei Metastasen dagegen stellen einen weiten und in den meisten Fällen dankbaren Indikationsbereich zu Verbundosteosynthese und erweitertem alloplastischem Gelenkersatz dar. Hier steht in den meisten Fällen die Wiederherstellung der Belastbarkeit auf Zeit im Vordergrund, während die Heilung der Fraktur, wenn sie überhaupt möglich ist, vom fatalen Ende der Grundkrankheit überholt wird. In diesen Fällen erübrigt sich somit jede biologische Zusatzmaßnahme (Abb. 4). Solitärmetastasen bei radikal operablen Primärtumoren stellen eine Indikation zur Kontinuitätsresektion mit Stabilisierung dar. Da sich hier der Verlauf nicht absehen läßt, sollte bei diesen Patienten eine ossäre Überbrückung mit oder ohne Zement angestrebt werden.

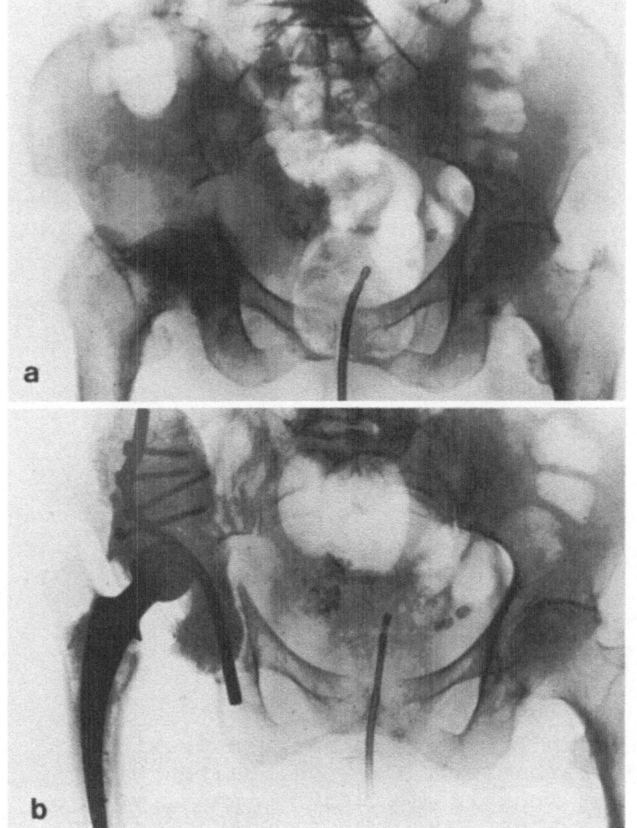

Abb. 4. Pathologische zentrale Hüftluxationsfraktur infolge Metastase eines Mammacarcinoms. (a) Unfallbild, (b) Postoperative Kontrolle bei Belastungsstabilität

Hüft- und schultergelenksnahe Metastasen werden nach ihrer Resektion durch erweiterte prothetische Maßnahmen versorgt.

Unter den angeführten Indikationsstellungen haben wir in den letzten Jahren über 100 Verbundosteosynthesen und erweiterte Alloplastiken durchgeführt. Aufgrund der mit diesem Patientenkollektiv gemachten Erfahrungen können wir uns die Aussage erlauben, daß die Verbundosteosynthese beim alten Menschen mit porotischen Knochen unter kritischer Anzeigestellung eine wertvolle Erweiterung der üblichen Osteosyntheseverfahren darstellt. Der erweiterte alloplastische Gelenkersatz zur chirurgischen Behandlung von pathologischen Frakturen im Bereich der Hüfte stellt die einzig sinnvolle Möglichkeit zur Wiederherstellung der Gehfähigkeit des Patienten, zumindest aber eine wesentliche Erleichterung der Pflege dar.

Literatur

1. BOITZY, A.: Ther. Umsch. 26, 172 (1969).
2. CHARNLEY, J.: Acrylic cement in orthopaedic surgery. Edinburgh: Livingstone 1970.
3. CONTZEN, H., STRAUMANN, F., PASCHKE, E.: Grundlagen der Alloplastik mit Metallen und Kunststoffen. Stuttgart: Thieme 1967.
4. DEBRUNNER, H. U.: Z. Orthop. 83, 557 (1953).
5. KÖLBEL, R., BOENICK, U., KRIEGER, W., WILK, R.: Arch. orthop. Unfall-Chir. 77, 339 (1973).
6. MÜLLER, M.E.: Arch. orthop. Unfallchir. 54, 513 (1962).
7. OEST, O.: Verh. Dtsch. Ges. Orth. Traumat. 367, 1970.
8. RITTER, G.: Act. traumatologie 3, 141 (1973).
9. RITTER, F., GRÜNERT, A.: Arch. orthop. Unfall-Chir. 79, 153 (1974).
10. RITTER, G., GRÜNERT, A.: Langenbecks Arch. Chir. Suppl. Chir. Forum 217 (1974).
11. SCHEUBA, G.: Mschr. Unfallheilk. 76, 430 (1973).
12. SCHMIDT, G.Ph., WILHELM, K., WINDHORST, Ch., RUNZHEIMER, J.: Arch. orthop. Unfall-Chir. 73, 157 (1972).
13. SZYSZKOWITZ, R.: Arch. orthop. Unfall-Chir. 71, 71 (1971).
14. TSCHERNE, H., SZYSZKOWITZ, R.: Act. chir. Austr. 1, 142 (1969).

R. Szyszkowitz, G. Muhr, R. Reschauer und H. Tscherne, Hannover

Ergebnisse der Verbundosteosynthese bei pertrochanteren Oberschenkelbrüchen

Die Verbundosteosynthese - 1962 von M. E. MÜLLER (1) angegeben - gewährleistet bei allen instabilen pertrochanteren Frakturen sofort eine verläßliche Belastbarkeit. Deswegen halten wir sie dann für indiziert, wenn die mediale Abstützung fehlt, wenn ein Mindestalter von 65 Jahren besteht und wenn eine außergewöhnliche Osteoporose vorliegt. Entsprechend haben wir an der Chirurgischen Universitätsklinik in Graz vom 1.10.1965 bis zum 1.10. 1969 (6) und an der Unfallchirurgischen Klinik der Medizinischen Hochschule Hannover vom 1.1.1971 bis 1.1.1974 (2) 217 frische pertrochantere Frakturen mit Verbundosteosynthesen versorgt.

Bezogen auf das Durchschnittsalter von 81,1 Jahren liegt die Letalität von 22%, verglichen mit den Angaben in der Literatur, (5) niedrig. Die Letalität steigt sprunghaft zwischen 90 und 100 Jahren an, ebenso wie das Überwiegen des weiblichen Geschlechtes (Abb. 1).

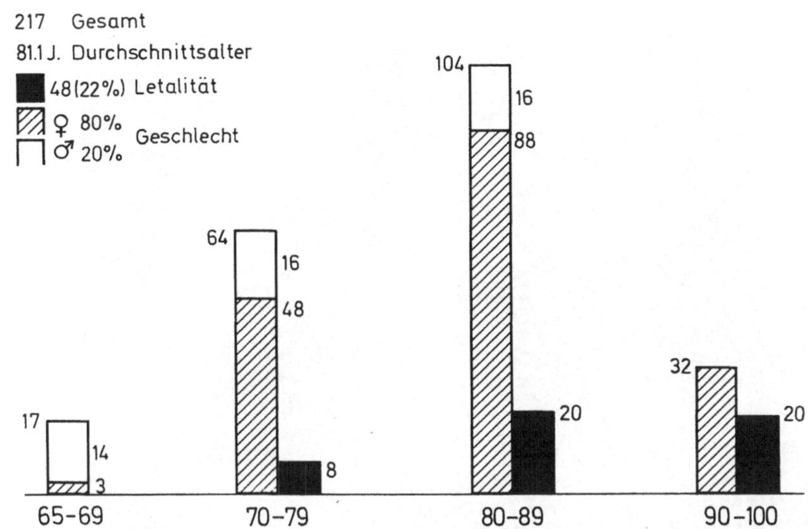

Abb. 1. Krankengut nach Alter, Geschlecht und Letalität

Die offene Reposition, wie sie MÜLLER (1) angibt, haben wir bis auf Ausnahmefälle verlassen. Wir reponieren die Hauptfragmente geschlossen am Extensionstisch unter Bildwandlerkontrolle und legen nach Möglichkeit nur die laterale Femurcorticalis frei, um den Knochenzement, die Winkelplatte und Schrauben einzubringen.

Durch den Knochenzement wird sowohl der spongiöse als auch der corticale Defekt aufgefüllt. Der spongiöse Defekt entsteht durch die stempelartige Impression des proximalen in das distale Hauptfragment. Der corticale Defekt ergibt sich durch den Zug des Musculus ileopsoas am Trochanter-minor-fragment, das disloziert bleibt. Ist der Trochanter major in sich gebrochen, so kann er durch eine Schraube oder durch eine Zuggurtung belastungsstabil fixiert werden. Die Klinge der Winkelplatte soll bis auf 1 cm an den Gelenkspalt reichen, um den Kopf optimal zu fassen.

Der durchschnittliche stationäre Aufenthalt betrug an der Grazer Klinik 29,6 Tage, wobei keine Primär-Operation durchgeführt wurde. An der Medizinischen Hochschule in Hannover dagegen fanden wir einen durchschnittlichen Spitalaufenthalt von nur 14,9 Tagen, wobei von 54 Patienten 42 am Aufnahmetag operiert wurden. Neben den 48 Todesfällen (22% Letalität) hatten wir unter den 42 Komplikationen: 6 Infekte, 5 ausgedehnte Hämatome, 10 Thrombosen, 14 vorübergehende Pneumonien und 7 mal eine sekundäre Instabilität, wobei stets ein operationstechnischer Fehler vorlag (Abb. 2).

Von den 169 entlassenen Patienten konnten wir 96 nachuntersuchen. 43 waren mittlerweile verstorben, von 30 Patienten waren örtlicher Aufenthalt oder objektives Befinden nicht eruierbar. 57 Patienten gaben keine Schmerzen oder nur bei Wetterumschwung an, 35 bei längerem Gehen, 4 klagten über Dauerschmerzen.

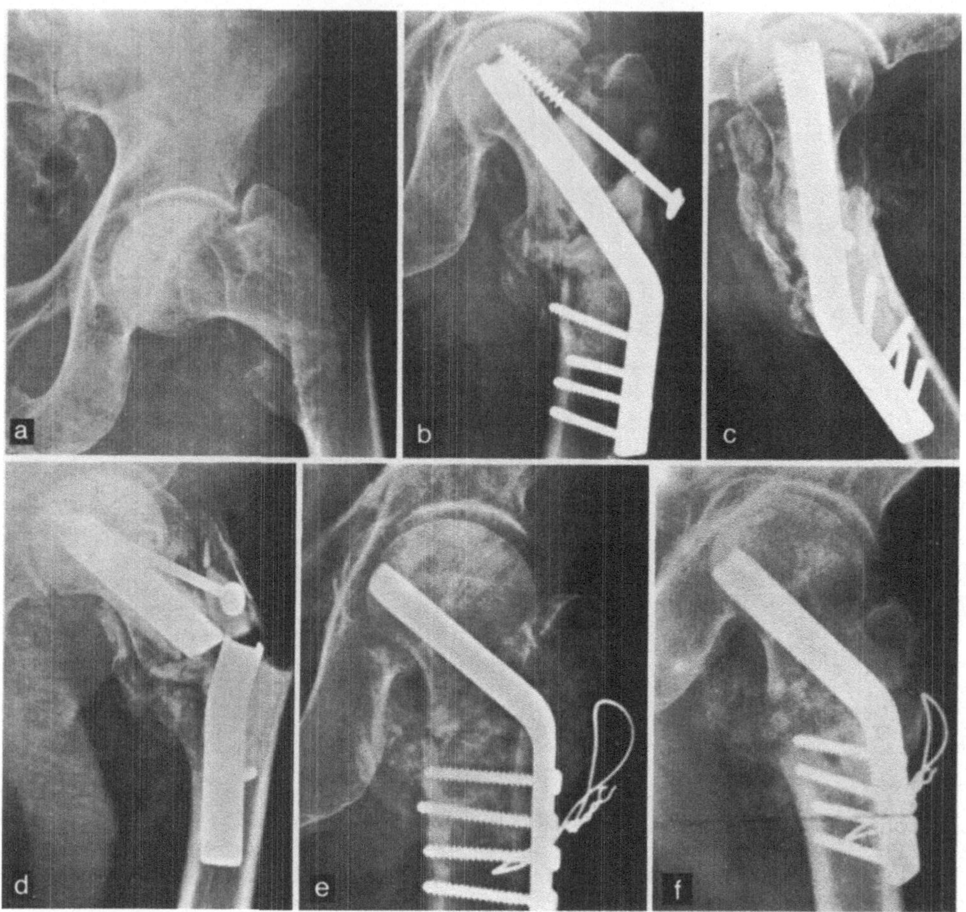

Abb. 2a-f. 79-jähriger Patient mit instabiler pertrochanterer Oberschenkelfraktur (A). Postoperativ: Lateralisierung des Oberschenkelschaftes (B,C). Plattenbruch 8 Wochen später (D). Resektions- und Valgisations-osteotomie in Konsolidierung (E,F)

Die Beweglichkeit erwies sich bei 31 Patienten als seitengleich, bei 46 als endgradig und bei 19 als deutlich eingeschränkt. 87 konnten allein, 9 nur mit fremder Hilfe gehen.

Röntgenologisch fanden wir bei den Nachkontrollen alle Frakturen achsengerecht verheilt (Abb. 3). Häufig bildet sich um die Trochanteren vermehrt Callus, der auf eine gewisse Instabilität im trochanteren Bereich hinweist. Es kam jedoch zu keiner sekundären Verschiebung der Hauptfragmente. Nur bei 2 Patienten bildeten sich überschießende Callusformationen, die - wie wir auch im Tierversuch beschrieben haben (3) - neben einer geringen Instabilität auf eine stärkere Nekrose der Fragmente, wie sie bei der offenen Reposition häufiger auftritt, zurückzuführen sind (4).

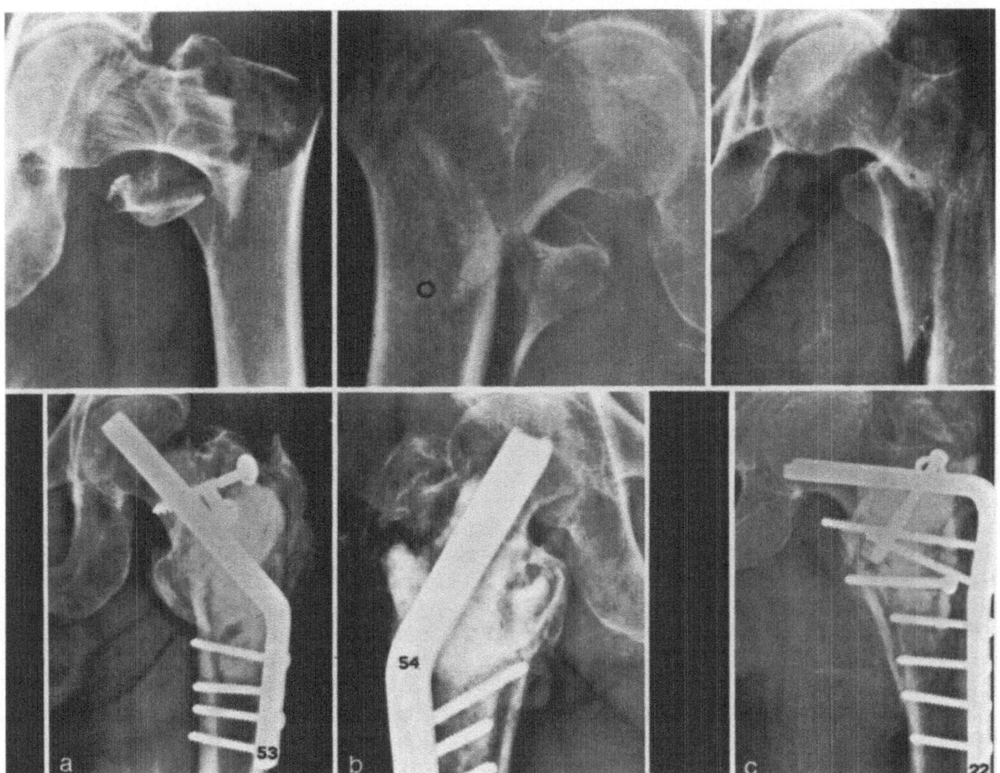

Abb. 3a-c. Instabile pertrochantere Frakturen bei einer 83-jährigen Frau (A), 77-jährigen Frau (B) und einer 80-jährigen Frau (C) mit zunehmender Größe des Trochanter-minor-fragmentes und Bruch des Trochanter major. Achsengerechte knöcherne Heilung bei 1 Jahres- bzw. 22 Wochen-Kontrolle. Unruhecallus im Bereich der Trochanteren

Zusammenfassend können wir feststellen, daß sich die Verbundosteosynthese bei 217 Patienten mit einem Durchschnittsalter von 81,1 Jahren zur Behandlung instabiler pertrochanterer Frakturen bewährt hat. Die Ergebnisse ließen sich relativ noch verbessern, seitdem wir die Reposition geschlossen durchführen. Die Vorteile der Verbundosteosynthese liegen in der verläßlichen Belastbarkeit und in der sicheren knöchernen und achsengerechten Knochenbruchheilung.

Literatur

1. MÜLLER, M.E.: Arch. orthop. Unfall-Chir. 54, 513 (1962).
2. MUHR, G.: Act. traumatologie: im Druck.
3. SZYSZKOWITZ, R., WEISS, H., WESTERMANN, C.: Act. traumatologie: im Druck.
4. SZYSZKOWITZ, R., WEISS, H., MUHR, G.: Arch. orthop. Unfall-Chir. 79, 281 (1974).

5. TSCHERNE, H., SZYSZKOWITZ, R.: Acta chir. Austriaca 1, 142-148 (1969).
6. TSCHERNE, H., SZYSZKOWITZ, R.: Hefte Unfallheilk. 106, 88 (1970).

W. Müller und G. Ritter, Mainz

Zur Behandlung ausgedehnter Knochenzerstörungen im Alter

Ausgedehnte Knochenzerstörungen im Altersskelett finden wir in der Regel durch Einbruch osteoporotisch aufgelockerter Knochen und bei tumorös aufgebrauchten Knochenstrukturen. Letztere werden oft erst nach pathologischer Frakturierung erkennt. Trotz vorbestehender physiologisch altersabhängiger Veränderungen werden solche Defekttrümmerfrakturen meist noch gut kompensiert. Dagegen bedeutet die zusätzliche Belastung einer langwierigen und immobilisierenden konservativen wie operativen Behandlung meist den Zusammenbruch der bereits voll ausgeschöpften vitalen Reserven und damit das Ableben des Alterspatienten. Demnach gilt therapeutisch der Grundsatz, daß der kürzeste Eingriff meist auch der beste ist, besonders wenn gleichzeitig sofortige Funktions-, besser noch Belastungsstabilität der überwiegend betroffenen Extremitäten zu erreichen ist. Zur Behandlung kommen grundsätzlich je nach Art und Ausdehnung des zu versorgenden Knochendefektes die Verbundosteosynthesen und die verstümmelnden Eingriffe in Frage (Tabelle 1).

Tabelle 1. Behandlungsverfahren bei ausgedehnten Knochenzerstörungen im Alter

Behandlungsziel ausgedehnter Knochenzerstörung im Alter Sofort belastungsstabile Funktion
durch: 1. Verbundosteosynthese a. Zement/Metallüberbrückung am Knochenschaft b. Endoprothesen am Gelenk 2. "Verstümmelnde Eingriffe" a. Nur-Resektion b. Amputation

Gleichgültig ob Bewegungs- oder Belastungsextremität, bietet sich im dia- und metaphysären Bereich die Zement-Metall-Überbrückung als Platzhalter und Leitschiene des oft folgenden knöchernen Anschlusses an. Als Beispiel beweist eine 1970 entsprechend versorgte Humerusschaftmetastase einer 6 Jahre vorher totalthyreoidektomierten jetzt 70-jährigen Frau mit Schilddrüsenkarzinom die knöcherne Überbrückung (Abb.1). Selbst bei ausgedehnter osteoporotisch-traumatischer Zertrümmerung im Trochanterbereich wie bei einem ebenfalls gezeigten 96-jährigen Mann gewährleistet die Verbundosteosynthese mittels Condylenplatte und Zementunterfütterung sehr gute Ergebnisse. So konnte auch der vorgenannte Patient als ältester eines bisher nachuntersuchten Kollektivs von über 80 Patienten die Klinik nach 3 Wochen gehfähig verlassen.

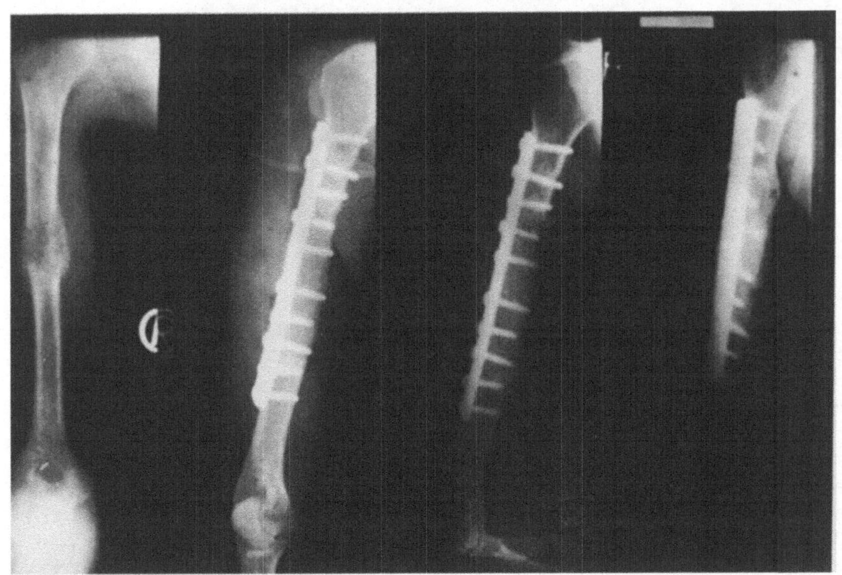

Abb. 1. Knöcherne Überbrückung nach Verbundosteosynthese

Während bei zu versorgenden gelenksnahen oder gelenkigen Knochendefekten eine Nur-Resektion wie etwa bei einer 65-jährigen Frau mit Hypernephrommetastase im Humeruskopfbereich heute nicht mehr zur Anwendung kommt, so macht jetzt gehäuft, etwa an der Hüfte, die massive Infektion eine Prothesenentfernung notwendig. Dieser Zustand entspricht dann zumindest bis zur Prothesenneuimplantation dem Bild einer Nur-Resektion. Vorgezeigte Humeruskopfzerstörung wie auch Defekte an anderen großen Gelenken versorgen wir heute primär teil- totalendoprothetisch (Abb. 2). Warnen möchten wir vor der auf dem diesjährigen Münchener Chirurgenkongreß propagierten Tumorprothese bei proximalen Femurfrakturen. Ihre Implantation bedeutet eine ungleich höhere operative Belastung mit Blutverlust und ausgedehnter Zerstörung des Weichteilmantels sowie der Muskelansätze und erlaubt nur eine behutsame Remobilisierung. Hier ist die Verbundosteosynthese fast immer überlegen.

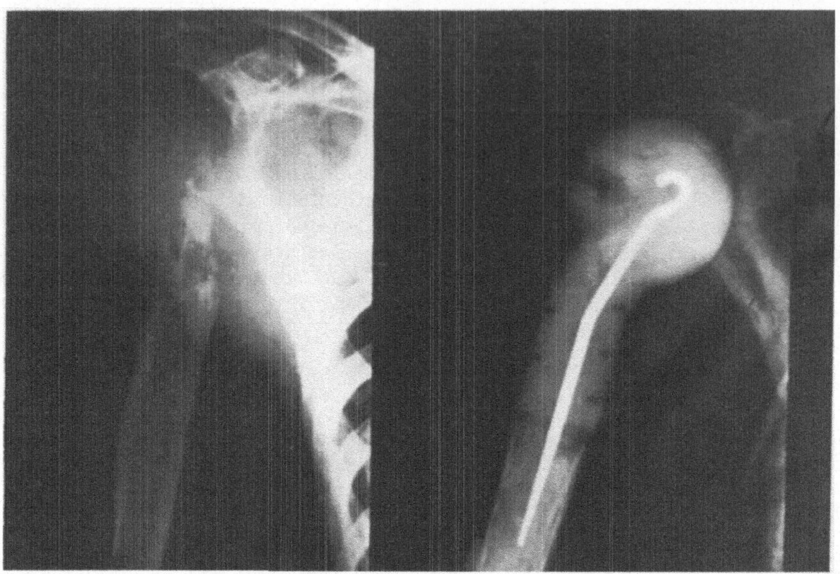

Abb. 2. Endoprothese wegen Gelenkszerstörung

Als negatives Beispiel kam es bei dieser Mittsiebzigerin, deren lateraler Schenkelhalsbruch aus schlechter Indikation mit einer Krückstockprothese versorgt wurde, zunächst zu einer Luxation und wenige Wochen nach blutiger Reposition zur Infektlockerung mit einbrechender Pfanne in das kleine Becken. Wegen kaum zu beeinflussender Dauerschmerzen, schwerster Deformierung und völliger Bewegungsunfähigkeit entschlossen wir uns schließlich bei der stark geschwächten Frau zum kürzesten Eingriff der Exartikulation. Sie erholte sich danach rasch und ist inzwischen mit Hilfe eines Rollstuhls wieder recht mobil geworden. Auch für den folgenden 71-jährigen Mann mit ausgedehnt metastasierendem Hypernephrom bedeutete das gebrauchsunfähige rechte Bein nur noch einen Ballast. Einem heroischen prothetischen Erhaltungsversuch zogen wir die schnelle und wenig belastende Exartikulation vor, von deren Vorteilen sich der zunächst skeptische Patient inzwischen selbst überzeugen konnte. Auch er ist mit Hilfe eines Rollstuhls bzw. zweier Unterarmkrücken wieder so beweglich geworden, daß eine prothetische Versorgung nicht mehr erwogen wurde.

Zusammenfassend stehen uns zur Behandlung ausgedehnter Knochenzerstörungen im Alter je nach Ausdehnung und Art des zu versorgenden Knochendefektes, also die Verbundosteosynthese einschließlich endoprothetischem Gelenkersatz und die sogen. verstümmelnden Eingriffe gleichwertig zur Verfügung.

Literatur

MÜLLER, M.E.: Arch. Orthop. Unfall-Chirurg. 54, 513-522 (1962).

MÜLLER, M.E., ALLGÖWER, A., WILLENEGGER, H.: Manual der Osteosynthese. Berlin, Heidelberg, New York: Springer.

RITTER, G. GRÜNERT, A.: Arch. Orthop. Unfall-Chirurg. 79, 153-161 (1974).

RITTER, G.: Act. traumat. 3, 141 (1973).

J. Pallesen, Bochum

Spezielle Indikationen bei der Knochenbruchbehandlung alter Menschen

Bei der Knochenbruchbehandlung des alten Menschen können nicht die gleichen Grundsätze gelten, die wir üblicherweise anwenden. Die Forderung, die anatomische Wiederherstellung des Knochens bei regelrechter Funktion anzustreben, ist sowohl durch allgemeine wie auch lokale Faktoren eingeschränkt.

Vorerkrankungen, verminderte Belastbarkeit von Kreislauf und Stoffwechsel, die erhöhte Gefahr von Pneumonie als auch von Thrombose und Embolie erhöhen das Operationsrisiko. Die gleichen Faktoren schließen jedoch eine längere Liegezeit aus. Lokal besteht zumeist eine Minderdurchblutung. Frühzeitige Atrophie von Weichteilen und Knochen ist daher zu befürchten. Die Einsteifung der Gelenke tritt rasch ein.

Aus diesen besonderen Gegebenheiten ergeben sich spezielle Indikationen bei der Knochenbruchbehandlung des alten Menschen. Das Ziel ist dabei die frühestmögliche Mobilisierung bei geringster allgemeiner und lokaler Gefährdung. Die Mobilisation schließt hierbei im weiteren Sinne auch das alleinige Aufsitzen oder Heraussetzen in den Sessel ein. Gegenüber der Forderung nach der Mobilisation und der ausreichenden Gelenkfunktion tritt die anatomische Wiederherstellung zurück. Das Problem der posttraumatischen Spätarthrose kann beim alten Menschen vernachlässigt werden.

Im Vordergrund steht also eindeutig die Forderung nach der Frühmobilisierung. Diese erreichen wir einmal durch funktionelle Behandlung. Brüche, die sich dafür vorzugsweise eignen, sind die des proximalen und mittleren Oberarmes, der nicht zu stark verschobene handgelenknahe Speichenbruch sowie die gut valgisierten Abduktionsbrüche des Schenkelhalses. Als Beispiel dafür zeige ich ihnen Röntgen- und Funktionsaufnahmen einer 69-jährigen Frau, die einen Oberarmhalsbruch erlitt sowie Röntgenaufnahmen eines Abduktionsbruches des Schenkelhalses vom Typ PAUWELS I. Allgemeine Komplikationen sind hier bei konsequenter krankengymnastischer Behandlung am wenigsten zu erwarten. Im Gegensatz dazu müssen wir alle Frakturen, die bei konservativem Vorgehen eine absolute Immobilisation erfordern, so früh wie möglich operativ angehen. Zuwarten verschlechtert hier im allgemeinen die Prognose quo ad vitam und ist allenfalls angezeigt, wenn der interne Untersuchungsbefund eine Besserung durch medikamentöse Therapie, z.B. einer Herzinsuffizienz oder eines entgleisten Diabetes mellitus innerhalb weniger Tage erwarten läßt. Zu den letztgenannten Frakturen gehören in erster Linie solche des Schenkelhalses und des Oberschenkels.

Die Versorgung der Adduktionsbrüche des Schenkelhalses mit der Totalprothese wird gleich noch abgehandelt werden. Brüche im pertrochanteren Bereich stabilisieren wir mit einer Winkelplatte und bei stark osteoporotisch veränderten Knochen zusätzlich mit Palacos. Der Oberschenkelschaftbruch eines 85-jährigen Mannes kam nach Plattenosteosynthese zur Ausheilung. Brüche des Unterschenkelschaftes stellen wir im Gipsverband ruhig. Die Mobilisation ist hiermit möglich. Brüche des Schienbeinkopfes und der Sprunggelenke sollten aus Gründen der besseren Achsenstellung und späteren Funktion ebenfalls operativ behandelt werden. Hier sollte jedoch in Risikofällen die Rücksicht auf die Vorschädigung schwerer wiegen als das Streben nach röntgenologisch und funktionell gutem Resultat, da sich derartige Fälle ebenfalls gut im Gipsverband mobilisieren lassen.

Insgesamt gesehen besteht das Problem bei der Knochenbruchbehandlung des alten Menschen darin, den schmalen Weg zwischen Vorschädigung und zumutbarer Belastung durch unsere Therapie zur besten erreichbaren Funktion zu finden.

Auch spät wiederherstellende Maßnahmen beim alten Menschen sind möglich, wie der Fall einer 86-jährigen Patientin, bei der 2 Jahre nach Unfall ein Oberarmfalschgelenk erfolgreich behandelt wurde, gezeigt hat.

G. Ritter, A. Grünert und W. Müller, Mainz

Modifiziertes Verfahren einer Verbundosteosynthese zur Versorgung von Schenkelhalsfrakturen alter Menschen: Biomechanische Grundlagen, experimentelle Untersuchungen und klinische Erfahrungen

Bei den häufigen per- und subtrochanteren Schenkelhalsfrakturen alter Menschen ist - ähnlich wie bei pathologischen Prozessen - der Knochen in seiner Stabilität oft so negativ verändert, daß mit üblichen Metallimplantaten keine befriedigende Festigkeit erzielbar ist. Gerade bei alten Patienten ist aber aus vitaler Indikation eine sofortige Belastungsstabilität vordringlich.

In diesen Fällen hat sich die zusätzliche Anwendung von sog. Knochenzement als wertvolle Hilfe bewährt, wobei als Metallimplantate meist die üblichen 130-Grad-Winkelplatten benützt werden. Sicher läßt sich mit dieser bisher üblichen Technik, wie sie auch bei uns früher angewandt wurde, im allgemeinen ein gutes Ergebnis erzielen. (MÜLLER, 1962; TSCHERNE u. SZYSZKOWITZ, 1969; SCHEUBA, 1966).

Aufmerksam gemacht durch mehrere Komplikationen in Form von Metallbrüchen und erneuten Frakturen 3-12 Monate postoperativ, haben wir die biomechanische Situation dieser üblichen Verbundosteosynthese überprüft, wobei wesentliche Mängel festgestellt und als Ursache für die beobachteten Komplikationen erkannt wurden. Die bei den weiteren Untersuchungen gewonnenen Erkenntnisse waren für uns Anlaß, das Operationsverfahren folgendermaßen abzuändern: Wir verwenden für die modifizierte Verbundosteosynthese eine 95-Grad-AO-Condylenplatte, wobei im Gegensatz zur üblichen Technik mit der 130-Grad-Winkelplatte nicht der ganze Schenkelhals, sondern nur der Raum unter der Plattenklinge mit Zement ausgefüllt wird.

In Ergänzung zu primär theoretischen Betrachtungen haben wir experimentelle Untersuchungen durchgeführt mit dem Ziel, die Stabilität der beiden Verbundosteosynthesen - 130-Grad-Winkelplatte und Knochenzement als übliches Verfahren, bzw. AO-Condylenplatte und Knochenzement als modifiziertes Verfahren - zu überprüfen und die gewonnenen Ergebnisse hinsichtlich der vorliegenden verschiedenen biomechanischen Funktionen zu interpretieren (RITTER u. GRÜNERT, 1974).

An 5 Paar frischen Leichenknochen von Menschen zwischen 72 und 83 Jahren wurde nach einer der pertrochanteren Fraktur entsprechenden Osteotomie jeweils rechts eine übliche Verbundosteosynthese mit AO-130-Grad-Winkelplatte links das modifizierte Verfahren mit 95-Grad-AO-Condylenplatte durchgeführt.

Unter Verwendung einer speziell angefertigten Halterung, die eine Belastung des Hüftkopfes in physiologischer Richtung erlaubt, und einer Präzisionsmaterialprüfmaschine wurden Belastungsversuche an den wie vor erwähnt versorgten Oberschenkelknochen durchgeführt. Durch spezielle Meßverfahren (GRÜNERT u. RITTER, 1973) können dabei schon feinste, makroskopisch noch nicht sichtbare plastische Veränderungen an der Stabilitätsgrenze im Gesamtsystem erfaßt werden, die erst später auch makroskopisch im Überbelastungsexperiment gezeigt und dokumentiert werden können.

Welche Ergebnisse finden wir zunächst für das gebräuchliche Verbundosteosyntheseverfahren mit 130-Grad-Platten?

Es zeigt sich, daß bei dieser Operationstechnik beachtliche maximale Stabilitätswerte zwischen 270 und 480 Kp erreichbar sind. Beim Überschreiten dieser Belastungsgrenze tritt bei weiterhin erhaltener Stabilität am versorgten Frakturspalt eine zusätzliche Fraktur in einem durch den Unfall primär nicht geschädigten Knochenbereich ein. Diese Fraktur verläuft vom lateralen Einschlagloch der Winkelplatte ausgehend quer durch den Femur zum Trochanter minor.

Die Analyse der an dieser Osteosynthese auftretenden Kräfte wird auf Abb. 1 dargestellt.

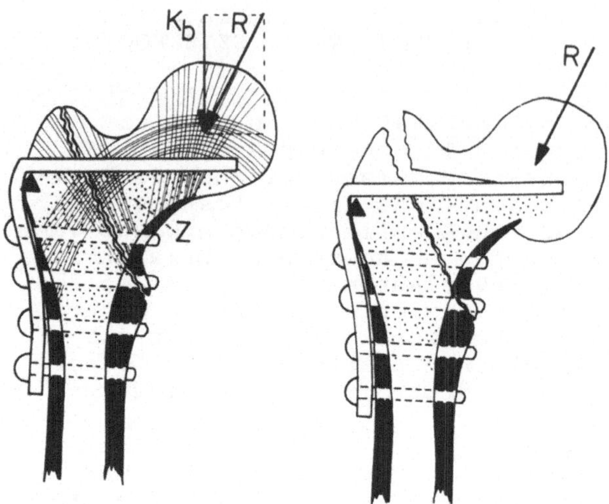

Abb. 1. Verbundosteosynthese und 130-Grad-Winkelplatte und Knochenzement: Auftretende Kräfte und ihre Auswirkungen. R resultierende Gesamtbelastung, K_b Biegekräfte an der Winkelplatte, Z Knochenzement. (RITTER u. GRÜNERT, 1974)

Zwei wesentliche Punkte daraus sollen wegen ihrer vorrangigen Bedeutung herausgestellt werden:

1. An der Plattenklinge wirken sich erhebliche Kraftkomponenten als Biegekräfte (K_b) aus. In vivo handelt es sich um dynamische Vorgänge, die zu dauernden Biegewechselbeanspruchungen des Metalls führen, durch die es schließlich zum Ermüdungsbruch kommen kann. In diesem System wirkt der Zement als Hypomochlion.

2. Den entscheidenden Nachteil dieses Osteosynthesesystems offenbart im Überbelastungsexperiment die zusätzliche Querfraktur: Sie wird dadurch verursacht, daß die Einschlagöffnung für die Winkelplatte die laterale Corticalis praktisch in ganzer Breite an einer Stelle unterbricht, die biomechanisch durch Biegezugkräfte in hohem Maße beansprucht wird.

Unsere in der Klinik beobachteten Komplikationen entsprechen in überzeugender Weise den theoretischen und experimentellen Ergebnissen.

Wie sind nun die Ergebnisse bei der vergleichenden Untersuchung des modifizierten Verfahrens mit der 95-Grad-Condylenplatte und Knochenzement?

Die Auswertung ergibt, daß hier eine grundsätzlich andere biomechanische Situation vorliegt (Abb. 2). Die Stabilitätsgrenze dieser Osteosynthese liegt mit Werten zwischen 395 und über 500 Kp deutlich höher als die der üblichen Verbundosteosynthese. Bei diesen hohen Drucken kommt es im Überbelastungsexperiment entweder zum langsamen Aufklappen des proximalen, über der Klinge der Condylenplatte liegenden Anteils des Osteotomiespaltes, oder

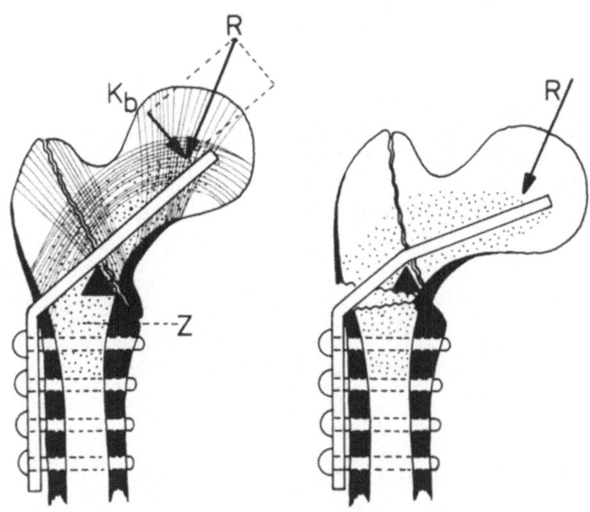

Abb. 2. Modifizierte Verbundosteosynthese mit 95-Grad-AO-Condylenplatte und Unterfütterung mit Knochenzement: Auftretende Kräfte und ihre Auswirkungen. R resultierende Gesamtbelastung, K_b als Druckkraft wirkende Kraftkomponente, Z Knochenzement. (RITTER u. GRÜNERT, 1974)

aber wir finden eine so hohe Stabilität, daß selbst bis zum Einstauchen des Schenkelhalses in den Hüftkopf der Osteotomiespalt nicht aufgeklappt werden kann.

Auch für dieses Verfahren sollen aus der biomechanischen Analyse zwei wesentliche Gesichtspunkte herausgestellt werden:

1. Durch die Unterfütterung der Condylenklinge mit Knochenzement können die weitgehend senkrecht auf die Klinge einwirkenden Kräfte als Druckkräfte auf das distale Fragment weitergeleitet werden.
   Durch diese Anordnung können am Metall keine Biegewechselbelastungen wirksam werden.
2. Ein besonders hervorzuhebendes Merkmal des modifizierten Verfahrens besteht darin, daß durch die Operation keine zusätzliche künstliche Schwächung des Knochens an biomechanisch exponierter Stelle verursacht wird.
   Die Einschlagstelle für die Condylenplatte befindet sich im Gegensatz zur Winkelplatte außerhalb des Bereiches, der durch die Übernahme der Biegezugkräfte für die Stabilität des Knochens von ausschlaggebender Bedeutung ist. Während die Osteosynthese mit der Condylenplatte alle Vorteile des Prinzips der Zuggurtung beinhaltet, fehlt bei der gebräuchlichen Osteosynthese mit Winkelplatte nicht nur diese für die Stabilität des Systems wichtige Funktion, sondern es werden sogar die für die Aufnahme der Biegezugkräfte vorhandenen Knochenstrukturen unterbrochen.

Hervorgehoben werden muß, daß diese künstlich gesetzte Schwächung auch nach Ausheilung der eigentlichen Fraktur als Ort verminderter Resistenz erhalten bleibt, wie die klinischen Beobachtungen bestätigen.

Wegen seiner biomechanischen Vorzüge ist das beschriebene Verbundosteosyntheseverfahren, wie unsere klinischen Erfahrungen bestätigen, nicht nur zur Versorgung von Frakturen alter Menschen, sondern auch zur Stabilisierung von pathologischen Frakturen im per- und subtrochanteren Oberschenkelbereich besonders geeignet.

Literatur

GRÜNERT, A., RITTER G.: Res. exp. Med. 160, 213-219 (1973).

MÜLLER, M.E.: Arch. orthop. Unfall-Chir. 54, 513-522 (1962).

RITTER, G. GRÜNERT, A.: Arch. orthop. Unfall-Chir. 79, 153-161 (1974).

SCHEUBA, G.: Mschr. Unfallheilk. 69, 361-368 (1966).

TSCHERNE, H., SZYSZKOWITZ, R.: Acta Chir. Austr. 1, 142-148 (1969).

K. Walcher, Berlin

Verbundosteosynthese am Oberschenkel im hohen Alter

Es ist bereits soviel über Verbundosteosynthesen gesprochen worden, daß ich nur noch einige ergänzende Bemerkungen machen möchte, zunächst zur Technik.

Es ist sicher besser, die richtige Reihenfolge, nämlich zunächst Reposition der Fraktur - Einmodellieren des Zementes - Osteosynthese einzuhalten. Macht man erst die Osteosynthese und preßt anschließend den Zement durch ein zusätzliches Corticalisfenster ein, kann es leichter zu Füllungsdefekten und damit zu einer geminderten Stabilität kommen.

Wir haben in diesem Fall einer 78-Jährigen allerdings keine Nachteile bei der 6-Monats-Kontrolle gesehen.

Nun kann es geschehen, daß bei dem geforderten Vorgehen die präparierten Schraubenkanäle sich mit den Plattenlöchern nach dem definitiven Einschlagen der Platte nicht mehr exakt decken. Wir haben uns deshalb die beiden obersten Löcher bei der pertrochanteren Platte gering nach oben und unten, also oval, ausfeilen lassen, um auf jeden Fall ein sofortiges Eindrehen in das noch weiche Palacos zu gewährleisten.

Hier das coxale Femurende einer 84-Jährigen, die 5 Wochen p. o. an intercurrenter Erkrankung verstorben ist. Auch sonst haben wir keine Nachteile von dieser Stabilitätsminderung der Platte gesehen.

Bei unzureichender Reposition, übertriebener Valgisierung oder zu brüskem Einpressen des Palacos tritt Zement vor allem medial in die Weichteile über. Wir haben das in 2 Fällen beobachtet, jedoch keine Komplikationen davon gesehen; bei den auftretenden Temperaturen von über 90 Grad ist aber immerhin mit einer Hitzeschädigung benachbarter Gebilde zu rechnen, ganz abgesehen von der ungünstigen Palacosinterposition auf der medialen Druckseite.

Hier die 6-Monats-Kontrolle dieser 86-jährigen Patientin.

Ein kurzes Wort zur Frakturheilung bei der Verbundosteosynthese. Es ist nunmehr klinisch und im Tierexperiment nachgewiesen, daß es auch unter den Bedingungen der Verbundosteosynthese nicht nur zur schnellen Frakturheilung kommt, auch angelagerte Spongiosa wird relativ rasch eingebaut und garantiert die mediale Abstützung. Diese medialseitige Spangenbildung erlangt besonders dann große Bedeutung, wenn es zwischenzeitlich wegen Instabilität zum Plattenbruch kommt.

Bei dieser 84-jährigen Patientin haben wir den Plattenbruch bei einer Routineuntersuchung 6 Monate p. o. festgestellt, Tomographien beweisen wohl eindeutig den knöchernen Durchbau, die Patientin ist weitgehend beschwerdefrei.

Im Schaftbereich mußten wir bisher nur einmal Zement verwenden, im allgemeinen ist hier die Festigkeit des alten Knochens für eine Osteosynthese ausreichend.

Eine gute und öfters zu stellende Indikation sind metastatische Prozesse. Man sollte aber dazu noch ausführen, daß der gegenüber dem Röntgenbefund weitergehende Befall einkalkuliert werden muß. Daher wird die Markhöhle weit nach proximal und distal curettiert und ausgegossen.

Auch im supracondylären Bereich sind sofort belastungsstabile Ergebnisse zu erzielen.

Wir waren allerdings bei der 6-Monats-Kontrolle überrascht, wie wenig knöcherner Durch- und Umbau festzustellen ist.

Und noch ein kurzes Wort zur Indikation:

Bei per- und subtrochanteren Frakturen alter Menschen sollte nach unserer Erfahrung nur bei gleichzeitiger schwerer Coxarthrose eine TE implantiert werden. Wir haben dieses Verfahren nur in einem Fall durchgeführt. Wegen schwerer gleichzeitiger Coxarthrose implantierten wir eine Minneapolis-Totalprothese, mit deren Ergebnis die Patientin und wir wegen der mangelhaften muskulären Führung nur bedingt zufrieden sind.

Und hier noch abschließend zur Histologie der Verbundosteosynthese.

Von Oktober 1973 bis Oktober 1974 mußten wir bei 42 Patienten bei einem Durchschnittsalter von 81,7 Jahren eine Verbundosteosynthese am Oberschenkel machen. 9 Patienten verstarben innerhalb der stationären Behandlung. Bei 7 Patienten konnten wir zwischen 14 Tagen und 6 Wochen p. o. die Operationspräparate bei der Sektion gewinnen.

Immer war das coxale Femurende in einen stabilen, belastungsfähigen Block umgewandelt, hier Rö-Bild und Präparat einer 81-Jährigen 6 Wochen p. o.

Wir fertigten Mazerationspräparate an, an denen man sehr schön die innige Verzahnung zwischen Zementzapfen und Knochentrabekeln sehen kann.

Histologisch konnten wir zusammen mit von LÜDINGHAUSEN, München, die Beobachtungen, wie sie bei der Endoprothetik an der Zement-Knochen-Grenze in Form eines Nekrosesaums gemacht wurden, nicht bestätigen. Bei der Verbundosteosynthese fanden wir dagegen vitalen Knochen bzw. Knochenmark mit Osteocyten und allerdings Fremdkörperriesenzellen.

Die fehlende Hitzeschädigung des Knochens und Knochenmarks ist möglicherweise abhängig von der ausgiebigen Spülung, die wir während des Polymerisationsvorganges durchführen.

K.-H. Müller, Bochum

Primärer totalendoprothetischer Ersatz des Hüftgelenkes nach Schenkelhalsbruch

Die Operation des Schenkelhalsbruches beim alten Menschen muß vielfach als vitale Behandlungsmaßnahme aufgefaßt werden. Biomechanische Erkenntnisse haben die operative Therapie so beeinflußt, daß die Pseudarthrosenrate, als eine der Komplikationen bei hüftgelenkerhaltenden Operationen, erheblich gesenkt wurde. Aber nicht nur der Frakturneigungswinkel, sondern auch das Ausmaß der primären traumatischen Hüftkopfschädigung und der sekundären Kopfnekrose sowie die senile Osteoporose bestimmen die Prognose der Schenkelhalsbrüche. Da zufriedenstellende, klinisch praktikable Methoden zum Nachweis der Vitalität des Hüftkopfes fehlen, konnten auch biomechanisch ausgereifte Osteosyntheseverfahren posttraumatische Hüftkopfnekrosen nicht verhindern. Abgesehen von den genannten Komplikationen erlaubt keine Hüftgelenkosteosynthese volle Belastung. Der alte Mensch ist aber nur sehr bedingt in der Lage, das operierte Bein zu entlasten, was den Therapieerfolg in Frage stellt. Als entscheidenden Vorteil garantiert der alloarthroplastische Hüftgelenkersatz Belastungsstabilität. Mit der dadurch ermöglichten Frühmobilisation wird den gefürchteten allgemein-medizinischen Komplikationen wirksam begegnet, die Pflege erleichtert, und der inaktivitätsbedingte Kräfteschwund im fortgeschrittenen Lebensalter vermieden.

Die Frühoperation wird angestrebt, da bei nicht manifest Erkrankten ein besserer Allgemeinzustand nicht erwartet werden kann. Der übrige Großteil der Patienten kann nach interner Behandlung meist im Laufe einer Woche der Operation zugeführt werden. Kontraindikationen sehen wir nur bei Krankheitsbildern, die auch jeden anderen operativen Eingriff verbieten würden.

Die Indikation zum primären totalprothetischen Gelenkersatz stellen wir bei Schenkelhalsbrüchen mit einem Frakturneigungswinkel entsprechend Typ Pauwels II und III ab einem biologischen Alter von 65 - 70 Jahren, bei kleinen Kopfhalsfragmenten, bei hochgradiger seniler Osteoporose und bei unverschobenen Brüchen mit primären Arthrosen.

Gut eingestauchte Abduktionsfrakturen werden konservativ, nicht eingestauchte Brüche vom Typ Pauwels I gelenkerhaltend operativ mit einem AO-Schenkelhalsnagel behandelt. Bei biologisch "jungen" Patienten kann eine primäre Umlagerungsosteotomie in Betracht gezogen werden. Bei vorbestehender Bettlägerigkeit nehmen wir nur eine Osteosynthese zur Pflegeerleichterung vor. Alleinige Kopfhalsendoprothesen implantieren wir auch bei sehr alten Menschen nur in seltenen Ausnahmen.

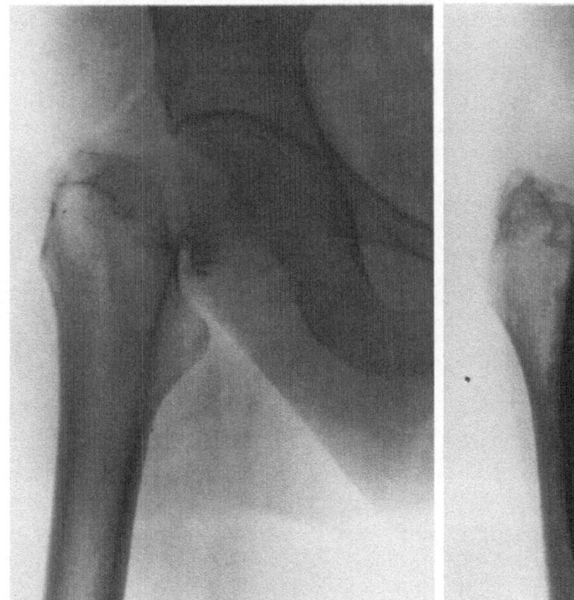

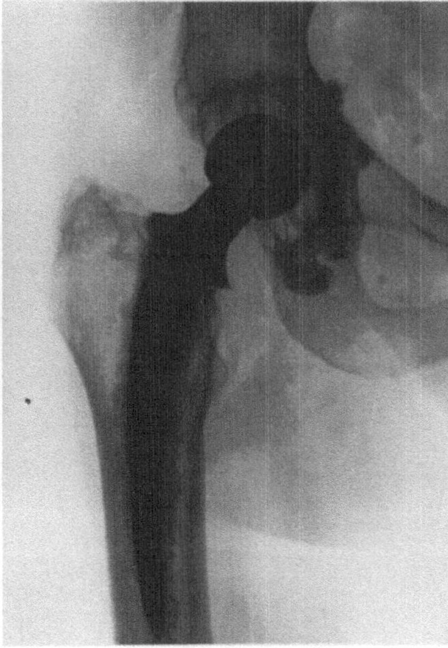

Abb. 1 u. 2. Medialer Schenkelhalsbruch Typ Pauwels II bei einer 71-jährigen Frau. Indikation zum primären Totalprothetischen Hüftgelenkersatz

Die Komplikationen des primären Hüftgelenkersatzes entsprechen den allgemeinen Problemen der Hüftalloarthroplastik, wie Lockerung der Gelenkteile, Früh- und Spätinfektionen, Prothesenstiel- und Oberschenkelschaftbruch, Hüftpfannendislokation, Luxation, periartikuläre Gewebsreaktionen, Nervenläsion u.a. Kriterien zur Vermeidung von Mißerfolgen sind strenge Indikation, geschulte Operationstechnik, absolute Einhaltung der Prinzipien der Asepsis und postoperative krankengymnastische Führung.

V. Goymann, W. Heller und K. F. Schlegel, Essen

Hat die Hüftkopfresektion nach posttraumatischen Zuständen bei älteren Verletzten noch eine Berechtigung?

Die Behandlung des traumatisierten Hüftgelenkes muß gerade im hohen Alter eine schnelle Funktionsfähigkeit anstreben. Im allgemeinen wird diese bei entsprechender Indikation durch den endoprothetischen Ersatz befriedigend erreicht.

Die zunehmende Konfrontation mit Prothesenlockerungen jedoch - infiziert oder nicht - stellt die Frage nach dem weiteren Vorgehen. Die Arthrodese scheidet für das hohe Lebensalter aus, sie ist zudem nach vorausgegangenem endoprothetischen Ersatz schwierig. Eine erneute Implantation muß nach unseren Erfahrungen aus vielen Gründen (mangelnde Stabilisierungsmöglichkeit bei Aufbrauch der Spongiosa etc.) sehr zurückhaltend beurteilt werden, wenngleich neuerdings mit der Langschaftprothese auch hier noch eine genügende Fixierung erreicht werden kann.

Der Rückgriff auf die Hüftkopf-Schenkelhalsresektion nach GIRDLESTONE bietet sich in solchen Situationen an - zwar als ultima ratio, dennoch ausgezeichnet geeignet, den Patienten aus dem desolaten Zustand einer mit Schmerzen verbundenen, völligen Immobilisation herauszuführen (Abb. 1).

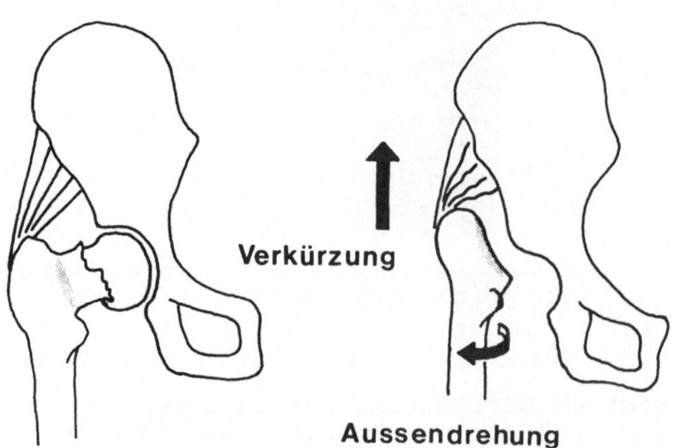

Abb. 1. Hüftkopf-Schenkelhals-Resektion

Die operative Technik bietet für den Geübten keine Schwierigkeit. Es können grundsätzlich alle Zugänge verwandt werden, die zu Eingriffen am Hüftgelenk und an der Pfanne gebräuchlich sind, wobei sich dennoch die Schnittführung nach WATSON-JONES und das Eingehen auf das Hüftgelenk zwischen dem M. tensor fasciae latae und dem M. glutaeus medius optimal bewährt haben. Die Resektion erfolgt in einer Ebene, die oben von der Spitze des Trochanter major und unten vom Trochanter minor begrenzt wird. Je nach bestehenden Kontrakturen muß die Kapsel eingekerbt werden, im anderen Fall bietet sich das Kapselgewebe als Interponat an, indem es über den Resektionsstumpf geschlagen und hier wieder vereinigt wird. Im Einzelfall kann noch die Cheilotomie, d. h. die Glättung der Pfannenränder, zusätzlich notwendig sein.

Nach Resektion des Kopfanteiles des Oberschenkelknochens rutscht der verbliebene Halsstumpf durch Muskelzug nach proximal. Gleichzeitig wird er durch die Außenrotatoren nach außen gedreht. In dieser Position stellt sich zumeist der Adam-Bogen-Stachel mit dem kleinen Rollhügel im Cavum der Pfanne oder am oberen Pfannenrand ein oder er rutscht noch weiter nach proximal und wird dann eingebettet in die Muskelweichteile, nur zwischen diesen und der Beckenschaufel gehalten.

Es resultiert in jedem Fall eine Verkürzung von unterschiedlichem Ausmaß und eine Instabilität, die sich u.a. durch positiven Trendelenburg und positiven Duchenne anzeigt.

Die Beinlängendifferenz kann durch einen Schuhausgleich mit Absatzerhöhung, Sohlenerhöhung, eventuell durch Innenausbau, ausgeglichen werden.

Wesentlicher Faktor im Therapieplan ist die krankengymnastische Behandlung, die am ersten Tag mit isometrischen Übungen eingeleitet wird. Ab 3. bis 4. Tag werden isotonische Streck- und Beugeübungen durchgeführt. Wegen der ohnehin bestehenden Tendenz zu vermehrter Außenrotation muß entsprechend die Innenrotation stärker krankengymnastisch geübt werden.

Gleichzeitig erfolgt täglich eine Extensionsbehandlung über eine Knöchelledermanschette, die ebenfalls mit einer leichten Innenrotationszügelung erfolgen soll. Die Belastung beträgt 3-4 kg, extendiert wird 2-3mal täglich 2 Std.

Zweifellos stellt die Hüftkopf-Schenkelhalsresektion nach GIRDLESTONE einen verstümmelnden Eingriff dar. Aber ähnlich wie in vielen anderen Fällen - man denke an die Hoffmann'sche Operation beim rheumatischen Spreizfuß - steht die operativ geschaffene Defektbildung in umgekehrtem Verhältnis zum Funktionsgewinn.

Haben wir auf der einen Seite infolge des Schmerzes, bedingt durch posttraumatische Kontaktarthrose oder Infektion, praktisch eine völlige Functio laesa, die gerade im hohen Alter zur verhängnisvollen Immobilisation führt, so gewinnen wir durch die Resektion eine im allgemeinen schmerzfreie Funktionsfähigkeit mit ausreichender Belastbarkeit des Hüftgelenkes, die freilich mit einem gewissen Maß an Instabilität einhergeht.

Die Effektivität dieser Maßnahme wird durch die gezeigten Abbildungen unterstrichen. Es handelt sich in diesen Fällen jeweils um posttraumatische Zustände, teils nach fehlgeschlagenem endoprothetischem Ersatz, teils nach fehlgeschlagener Schenkelhalsnagelung bzw. nach Pseudarthrosenbildung (Abb. 2).

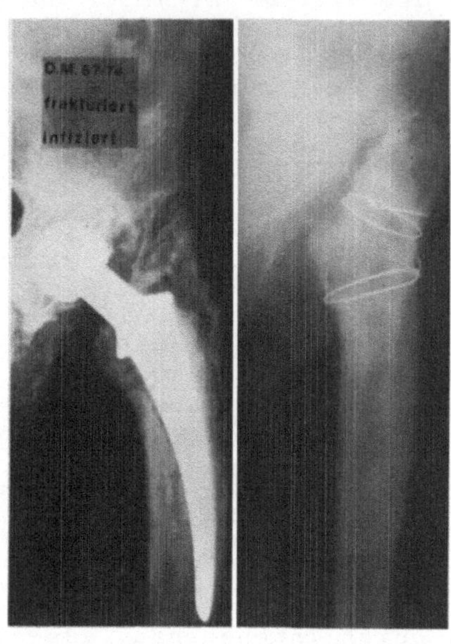

Abb. 2. D.M., 67 J.: 1970 doppelseitige endoprothetische Versorgung. 1972 TP-Wechsel li. wegen Lockerung. 1974 Entfernung der TP infolge Lockerung und Fraktur im Schenkelhalsbereich bei gleichzeitiger Infektion

Es ist eine Frage der persönlichen aktiven Einstellung des Einzelnen zu seinem Handicap, welches funktionelle Endresultat erzielt wird. Daß eine wesentliche funktionelle Beeinträchtigung nicht eintreten muß, zeigen die abschließenden Bilder, die einen zwar eben 60jährigen, allerdings blinden Mann betreffen (Abb. 3).

Die Aufnahmen demonstrieren, daß durch ein entsprechendes Training eine enorme Standfestigkeit auf dem Girdlestone-Bein erreicht werden kann und daß bei sachgemäßer Durchführung der Extensionsbehandlung und der Beachtung der krankengymnastischen Regeln eine wesentliche Beinlängendifferenz nicht eintreten muß, wie dies u.a. die Röntgen-Belastungsaufnahme im Stehen eindeutig ausweist.

Wir glauben, mit diesen kurzen Ausführungen und insbesondere mit den gezeigten Bildern die thematische Frage eindeutig beantwortet zu haben. In Anbetracht der zunehmenden Häufung jener Problemfälle, die sich aus hohem Alter und den Folgen fehlgeschlagener endoprothetischer Versorgung oder anderer nicht gelungener operativer Maßnahmen ergeben, ist die Behauptung gerechtfertigt, daß die Hüftkopfresektion nach GIRDLESTONE in zunehmendem Maße

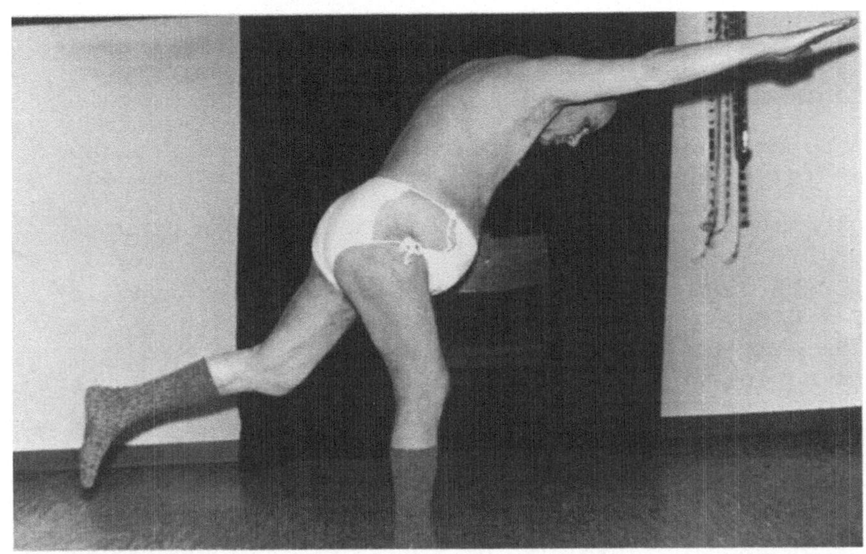

Abb. 3. S.E., 67 J.: 1973 Schenkelhalsbruch. Primäre Nagelung. Dabei Abbruch eines ins Abdomen perforierten Führungsdrahtes - Gefäßverletzung - Laparotomie. Wegen ungenügender Fixierung des Nagels wird dieser bereits 4 Wochen nach dem Ersteingriff entfernt - Extensionsbehandlung - völlige Immobilisierung. 6 Monate post Unfall Übernahme der Behandlung - Op. nach Girdlestone - Mobilisierung - Gehfähigkeit

wieder einen wichtigen Platz auch in der Traumatologie des Hüftgelenkes des Erwachsenen und alten Menschen erlangen wird.

H. Eberle, Zürich (Schweiz)

Röntgenologische Spätkomplikationen bei Femurkopfendoprothesen nach Schenkelhalsfrakturen und Hüftkopfnekrosen und deren Behandlungsmöglichkeiten

Bei den Schenkelhalsfrakturen betagter Patienten sind Hüftarthroplastiken mit intramedullären Kopfendoprothesen zu einem festen Bestandteil des Behandlung geworden. Mit der Verbreitung der Methode einerseits und mit der Länge der Verweildauer des Implantates im Körper andererseits nehmen insbesondere die röntgenologischen Spätkomplikationen zu. Wir haben uns deshalb in vermehrtem Maße mit diesen Operationsfolgen zu befassen.

Zweifellos stehen die prothesenbedingten Pfannenveränderungen im Vordergrund. Sie reichen vom bloßen konzentrischen Knorpelschwund bis zur vollständigen Luxation des Prothesenkopfes. Eine konstante Relation zwischen Zeitintervall und Stärke der Pfannenveränderungen läßt sich nicht feststellen. Immerhin zeigen unsere Verlaufskontrollen an über 350 Patienten, daß es innerhalb von 3 Jahren fast in allen Fällen zu einem mehr oder weniger ausgeprägten Schwund des Pfannenknorpels kommt. Die ersten Anzeichen lassen sich häufig schon nach 2-3 Monaten nachweisen.

Für die druckbedingte Knochenresorption sind folgende Ursachen wichtiger als der bloße Zeitfaktor:

1. Erhöhter Prothesendruck durch verstärkte Muskelspannung infolge Prothesenhochstand oder in seltenen Fällen durch Muskelverkürzung bei Femurkopfnekrosen.

2. Inadäquate Kopfgröße mit umschriebener oder ungleichmäßiger Druckbelastung der Pfanne.

3. Verminderte Widerstandsfähigkeit des Knochens, z.B. bei Osteoporose.

Unter diesen Ursachen spielt die vermehrte Muskelspannung durch fehlerhafte Prothesenimplantation im Sinne des Prothesenhochstandes die Hauptrolle bei der Entwicklung der druckbedingten Pfannenveränderung. Bei der korrekt eingesetzten Kopfendoprothese liegt das Zentrum des Kopfes unterhalb einer Linie, welche senkrecht auf der Femurachse steht und durch die Trochanterspitze geht. Beim Prothesenhochstand befindet sich das Kopfzentrum oberhalb dieser Linie, was zu einer vermehrten Anspannung der pelvitrochanteren Muskulatur und des Iliopsoas führt. Oft manifestiert sich dieser Operationsfehler in einem mehr oder weniger starken Beckenschiefstand mit Gehbehinderung und im Langzeitverlauf mit schweren röntgenologischen Pfannenveränderungen. Seltener wird die vermehrte Muskelspannung durch eine vorbestandene Verkürzung der Muskulatur bei Femurkopfnekrosen hervorgerufen.

Durch <u>Vermeidung des Prothesenhochstandes</u> oder durch entsprechend <u>tiefes Einsetzen der Kopfendoprothese</u> bei vorbestehender Muskelverkürzung, wobei gelegentlich sogar der obere Teil des Trochanter minor samt Iliopsoasansatz mitreseziert werden muß, gelingt es immer physiologische Spannungsverhältnisse der Hüftmuskulatur zu erzielen. Auf Grund eigener Erfahrungen ist es stets empfehlenswert vor der definitiven Einzementierung der Prothese durch provisorische Reposition die Spannungsverhältnisse der Muskulatur zu überprüfen. Eine Korrektur der Prothesenstellung oder eine Durchtrennung des Iliopsoasansatzes läßt sich dann noch ohne Schwierigkeiten ausführen.

Keine Gelenkpfanne ist auf die Dauer einem ständig erhöhten Prothesendruck gewachsen. Es entwickeln sich umschriebene ossäre Druckatrophien, je nach der resultierenden Druckrichtung mehr zentralwärts gegen das kleine Becken oder mehr nach cranio-dorsal.

Bei hauptsächlich zentralwärts gerichteter Druckkomponente unterscheiden wir verschiedene Schweregrade von prothesenbedingten Pfannenveränderungen: Knorpelschwund, leichte bis starke Kopfwanderung gegen das kleine Becken mit mehr oder weniger ausgeprägter reaktiver Sklerose in der Zone des größten Druckes, Auswalzung des Acetabulum, Kopfprotrusion mit glockenförmiger reaktiver Knochenneubildung über dem Prothesenkopf, völlige Resorption des Pfannengrundes und schließlich als schwerste Komplikation die vollständige Luxation des Prothesenkopfes ins kleine Becken (Abb. 1).

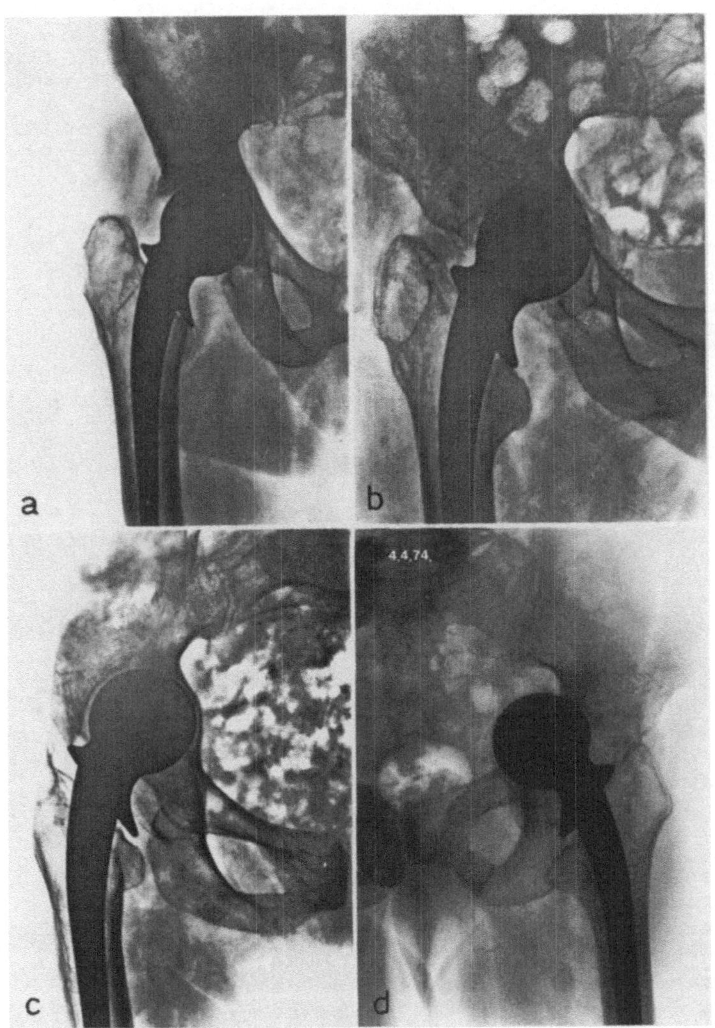

Abb. 1 a-d. Prothesenbedingte Pfannenveränderungen bei hauptsächlich zentralwärts gerichteter Druckkomponente: a) Konzentrischer Knorpelschwund der Hüftpfanne mit reaktiver Sklerose, b) Starke zentrale Kopfwanderung mit Auswalzung der Gelenkpfanne. Pfannengrund noch als dünne Knochenlamelle erhalten, c) Kopfprotrusion gegen das kleine Becken. Periostbedingte glockenförmige, reaktive Knochenneubildung über dem Prothesenkopf. Pfannenwanderung zentral und cranialwärts, d) Vollständige Luxation des Prothesenkopfes ins kleine Becken (fehlerhafte Protheseimplantation mit ausgesprochenem Prothesenhochstand. 4 1/2 Jahre nach Operation)

In den Fällen mit hauptsächlich cranio-dorsal gerichteter Druckkomponente kommt es vorwiegend zur Knochenresorption im Bereich des Pfannendaches und des hinteren Pfannenrandes und zur fortschreitenden Pfannenwanderung nach cranial und dorsal mit Subluxation des Prothesenkopfes und schließlich zur totalen craniodorsalen Prothesenluxation, wie das in Abb. 2 zur Darstellung kommt.

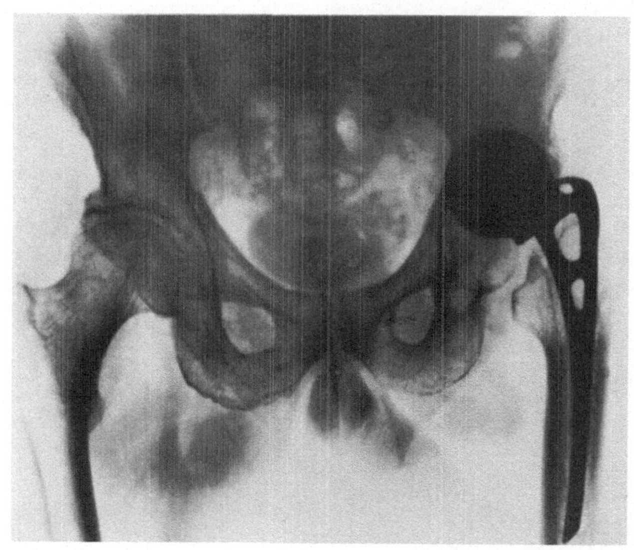

Abb. 2. Ausgesprochene Pfannenwanderung nach cranial mit Resorption des dorsalen Pfannenrandes und Luxatio ilica des Prothesenkopfes bei hauptsächlich cranio-dorsal gerichteter Druckkomponente. (Femurkopfnekrosebedingte Muskelverkürzung und Prothesenhochstand. 3 Jahre nach Protheseimplantation)

Zusammenfassend finden wir in unserem Krankengut bei den röntgenologischen Verlaufskontrollen in ca. 10% der Fälle eine ausgesprochene, vorwiegend zentrale Wanderung des Prothesenkopfes mit Protrusion, Pfannengrundresorption oder Luxation ins Becken. Ca. 6% zeigen eine cranio-dorsale Prothesenwanderung mit ausgesprochener Auswalzung der Gelenkpfanne, Subluxation oder Luxatio ilica des Prothesenkopfes.

Eine wesentliche Voraussetzung für die Vermeidung von prothesenbedingten Spätkomplikationen ist eine korrekte Operationstechnik, welche den oft beobachteten Prothesenhochstand vermeidet. Als prophylaktische Maßnahme sind die Benützung einer Stockhilfe - auch bei problemloser Prothese - und das Tragen von Schuhen mit Gummisohlen als Schockabsorber dringend zu empfehlen. Regelmäßige periodische Röntgenkontrollen sind wichtig zur Früherkennung der Prothesenwanderung.

Bei den leichteren Stadien der Pfannenveränderungen bietet der Ersatz der Kopfendoprothese durch eine totale Hüftprothese keine Probleme. Man wird sich für diesen Zweiteingriff entscheiden, wenn Gehbeschwerden, Funktionsausfall und insbesondere eine röntgenologische Progredienz der Pfannenveränderungen nachweisbar ist.

Bei den schwereren Formen von Pfannenveränderungen mit Resorption des Pfannengrundes oder des cranio-dorsalen Pfannenrandes mit Luxation der Prothese ins kleine Becken oder nach hinten ist das Einsetzen einer Totalprothese oft schwierig und kompliziert. In den Fällen mit weitgehend oder völlig resorbiertem Pfannengrund ist eine Armierung des Knochenzementes mit kreuzförmig zugeschnittenem Vitallium-Drahtnetz oder die Verwendung des Eichler-Ringes erforderlich, ansonst die Pfanne mangels Halt durchbricht oder sich lockert und luxiert. Schwierigkeiten bereitet auch der Aufbau des resorbierten cranio-dorsalen Pfannenrandes. Eine Fixation der Palacos-Plombe allein mit Schrauben hat sich uns nicht bewährt, da diese teils abbrachen, teils sich lockerten oder verbogen. Der Palacosaufbau ist unbedingt mit einer Platte zu armieren. Die alleinige Entfernung der Kopfendoprothese sollte nur ausnahmsweise ausgeführt werden, da solche Patienten doch eine erhebliche Gehbehinderung aufweisen. Abschließend sei nochmals ausdrücklich darauf hingewiesen, daß die schweren Formen von prothesenbedingten Pfannenveränderungen nur bei mangelhafter röntgenologischer Überwachung der Patienten auftreten. Operateure, welche Prothesen einsetzen, sind auch für deren regelmäßige Nachkontrolle verantwortlich.

P. Hinz, Heidelberg

Der Einfluß des degenerativen Vorschadens auf die Weichteilverletzungen der Wirbelsäule

Die Weichteilverletzungen der Wirbelsäule haben ihre eigene Problematik. Während an anderen Skeletteilen, die den Knochenbruch begleitende Weichteilverletzung in der überwiegenden Mehrzahl der Fälle untergeordnete Bedeutung besitzt, so kann an der Wirbelsäule mit ihrem besonders störanfälligen Gliederkettenmechanismus gerade die Weichteilverletzung vorrangige Bedeutung erlangen. Die klinische Befunddokumentation, die in der Traumatologie anderer Skelettabschnitte vorwiegend auf röntgenologischen Beschreibungen fußt, birgt bei der Wirbelsäulenverletzung mit dem oft wenig ausdrucksvollen Erscheinungsbild der reinen Weichteilverletzung somit die Gefahr in sich, ernste Tatbestände zu übersehen.

Mit isolierten Beschädigungen des Weichteilgewebes der Wirbelsäule ist vor allem bei Traktionsvorgängen zu rechnen, mit dem Paradebeispiel der Schleuderverletzung der Halswirbelsäule.

Vordere Band- und Bandscheibenzerreißungen, Hämarthrosbildung der Wirbelbogengelenke und Rupturen der hinteren Bandverbindungen bis zur kompletten Luxation sind bekannt.

Es lag nah, eine Aussage über die Zerreißfestigkeit des discoligamentären Gewebes in Abhängigkeit zum Alter und degenerativen Vorschaden der Verletzten anzustreben. Hierzu wurden Auffahr- und Frontalunfälle mit Wirbelsäulen Verstorbener auf einer Katapultanlage simuliert.

Dabei ergab sich als signifikante Tatsache, was in allen Versuchen immer wieder bestätigt wurde, daß röntgenologisch vorgeschädigte Wirbelsäulen in ihrer Belastbarkeit stark eingeschränkt sind.

Während es auf der einen Seite nicht gelang - auch für die Versuchsanlage höchste Impulsgrößen - bei völlig intakten, jugendlichen Halswirbelsäulen traumatische Läsionen hervorzurufen, so zeigten andererseits auch nur mäßig vorgeschädigte Halswirbelsäulen bei niedrigeren Impulsraten massive Zerreißungen in den degenerativ umgestalteten Bewegungssegmenten (Abb. 1).

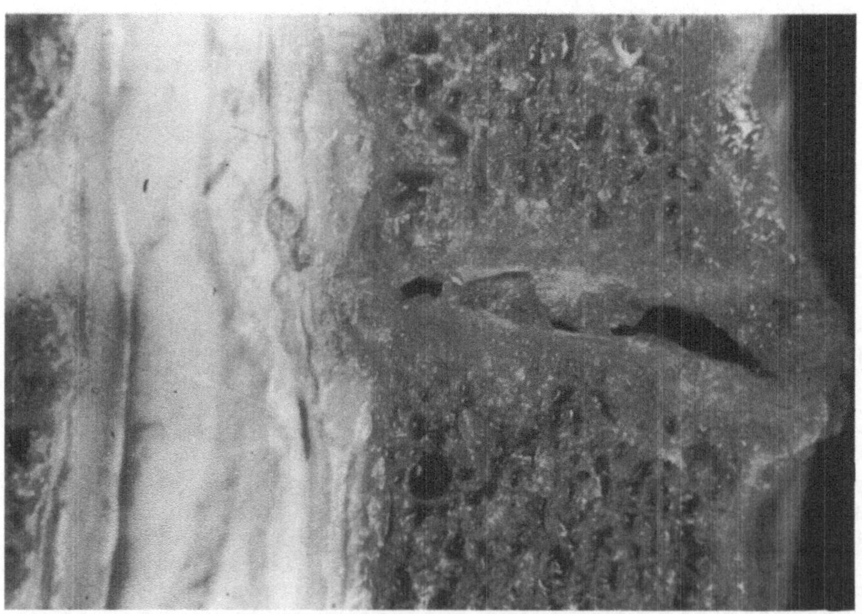

Abb. 1. Traumatische Ruptur der Bandscheibe C 5/6 bei vorbestehender Osteochondrose

Dieser Tatsache entsprechend waren auch die unteren Wirbelsäulensegmente C 5/6 und C 6/7 parallel zur Vorschädigung dieser Segmentabschnitte am häufigsten befallen.

Halswirbelsäulen mit ausschließlich spondylotischen Veränderungen waren in ihrer Belastbarkeit weniger eingeschränkt als bei osteochondrotischen Umformungen.

Bei monosegmentalen Vorschädigungen kam es jeweils in diesem umschriebenen Segment zur Zerreißung, während bei allgemein altersbedingten Verschleißerscheinungen das am meisten vorgeschädigte Segment betroffen wurde (Abb. 2).

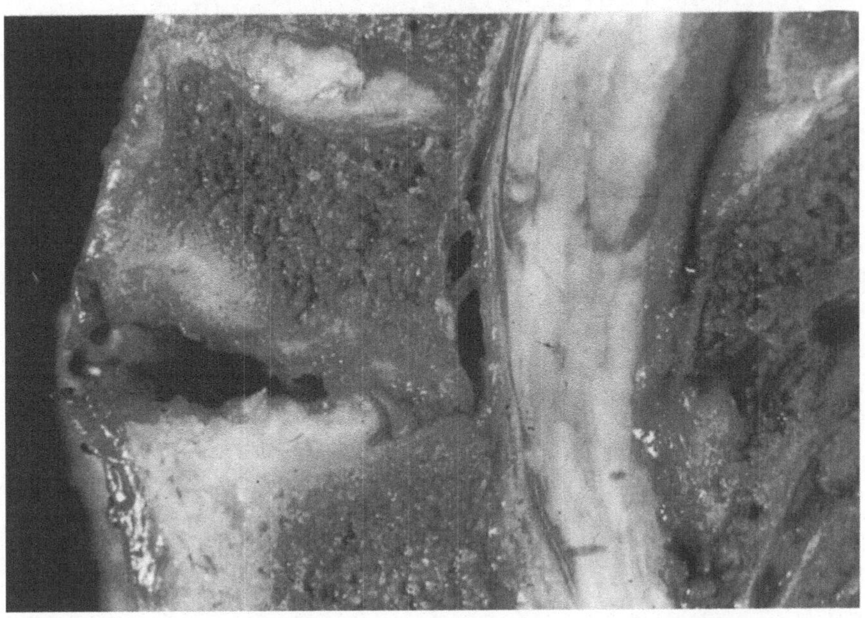

Abb. 2. Traumatische Ruptur bei monosegmentaler Vorschädigung C 5/6

Die Signifikanz dieser Abhängigkeit zwischen Belastbarkeit und degenerativer Vorschädigung ging so weit, daß man aufgrund der röntgenologischen Vorerhebung die Segmenthöhe der wahrscheinlichen Traumatisierung voraussagen konnte (Abb. 3).

Die Einordnung der unfallunabhängigen Vorschädigung der Halswirbelsäule in den durch physikalische Gesetzmäßigkeiten determinierten Bewegungsablauf beim Schleudertrauma ist somit die wesentliche Aufgabe, der sich der Kliniker bei Diagnostik und Beurteilung traumatischer Läsionen im Wirbelsäulenbereich nach Verkehrsunfällen gegenüber sieht. Dabei ist für jeden Einzelfall sehr sorgfältig abzuwägen, ob der Vorschaden oder der durch die Unfalleinwirkung neu errungene Schaden als wesentliche Teilursache anzusprechen ist.

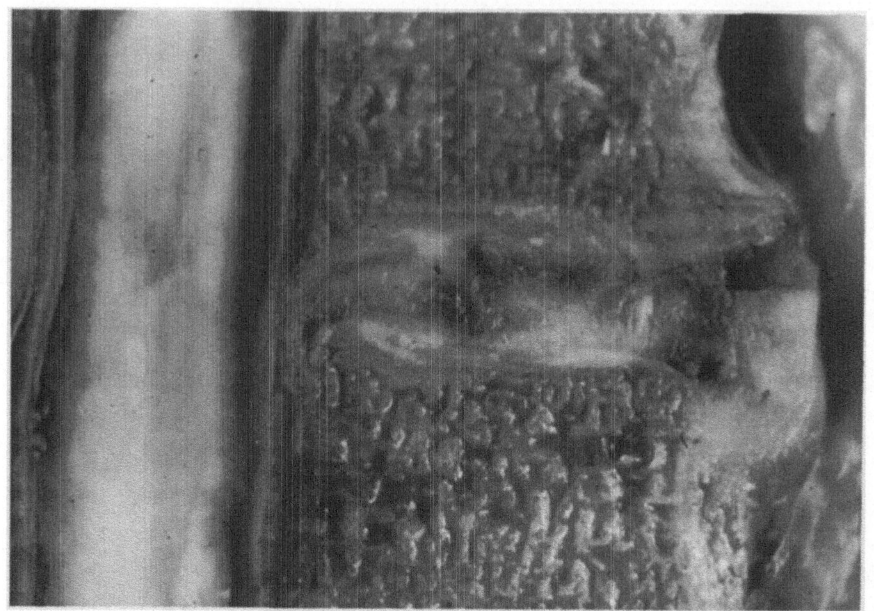

Abb. 3. Traumatischer Ausriß einer vorderen Spondylose C 4/5

R. Plaue, Heidelberg

Die Berücksichtigung altersabhängiger Strukturveränderungen bei der Wirbelbruchbehandlung

Die mechanischen Eigenschaften der Wirbelkörper stehen in engem Zusammenhang mit ihrer Spongiosastruktur. Die Wirbelspongiosa ist sehr regelmäßig aufgebaut. Im Frontalschnitt erkennt man vertikale und horizontale Bälkchen. Im Horizontalschnitt stellt sich die Spongiosa mehr als ein Röhrensystem dar. Wie immer man das spongiöse Maschenwerk beschreiben will, wesentlich erscheint, daß es fast ausschließlich aus vertikalen und horizontalen Trabekeln besteht.

Der Wirbelkompressionsbruch beginnt mit Knickfrakturen der Vertikaltrabekel, die sich auf eine begrenzte Horizontalschicht der Spongiosa konzentrieren. Anfangs treten die Trabekelbrüche lediglich als Infraktionen auf und ähneln Grünholzfrakturen. Weitere Kompression führt dann zu einer Trennung und Dislokation der Bruchstücke. Endet der Frakturvorgang in dieser Phase, weil die verformende Energie hiermit bereits aufgebraucht ist, so besteht kaum eine Chance, den Kompressionsbruch röntgenologisch nachzuweisen.

Wenn die komprimierende Kraft weiterwirkt, schieben sich die spongiösen Bruchflächen ineinander. Es kommt zu einer wechselseitigen Verzahnung und Abstützung. Auch in diesem Stadium ist der Wirbelbruch röntgenologisch noch schwer zu erfassen.

Je stärker der Wirbelkörper komprimiert wird, um so mehr verdichten sich die Bälkchentrümmer der Frakturzone. Immer breitere Schichten der Spongiosa werden in das Frakturgeschehen einbezogen. Im Röntgenbild stellt sich die Fraktur nun als ein schmales horizontales Verdichtungsband dar (Abb. 1a u. b).

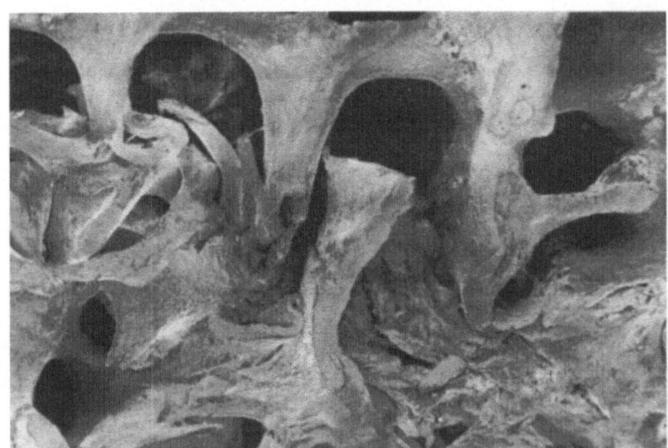

a)

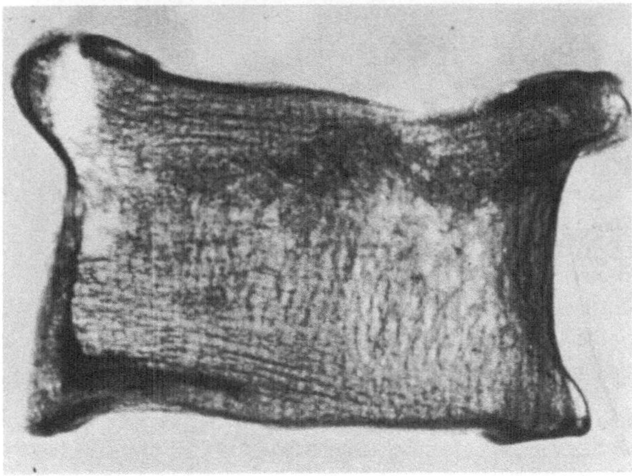

b)

Abb. 1a u. b. Die Frakturzone besteht beim Wirbelkompressionsbruch aus enggepackten, ineinander verkeilten Trabekelfragmenten. Röntgenologisch stellt sich die Fraktur in diesem Stadium als horizontales Verdichtungsband dar

Mit fortschreitender Kompression gewinnt der gebrochene Wirbelkörper wieder an Tragfähigkeit, weil der Druck immer gleichmäßiger und zuverlässiger von einer Bruchfläche auf die andere übertragen wird. Zeichnet man ein Kraft-Weg-Diagramm des Frakturvorgangs, so ergibt sich folgendes Bild (Abb. 2).

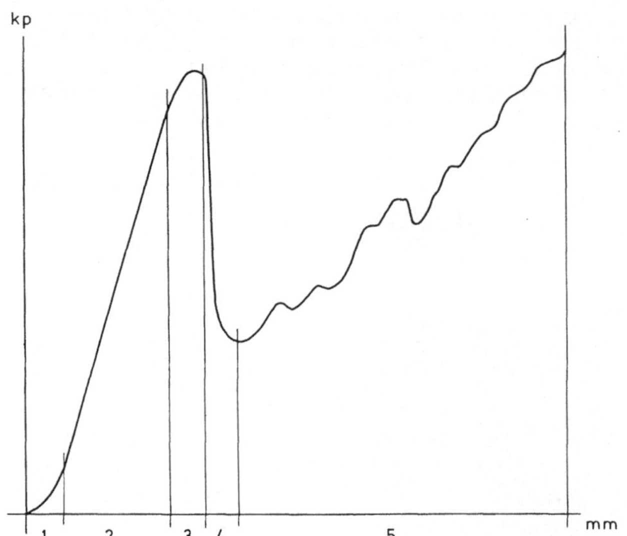

Abb. 2. Charakteristisches Kraft-Weg-Diagramm des Wirbelkompressionsbruches. 1 = Kontaktphase; 2 = Elastische Phase; 3 = Fließphase; 4 = Frakturphase; 5 = Sekundäre Druckanstiegphase

Die Tragfähigkeit des Wirbelkörpers fällt zwar in der Frakturphase steil ab, sie sinkt jedoch nie bis auf die Null-Linie, sondern fängt sich, um rasch wieder anzusteigen. In zahlreichen statischen und dynamischen Druckversuchen an Leichenwirbeln stellten wir fest, daß die meisten Wirbelkörper ihre ursprüngliche Tragfähigkeit zurückerlangt hatten, sobald sie um die Hälfte komprimiert worden waren.

Die Mechanik ist bei allen Wirbelkompressionsbrüchen die gleiche. Allerdings spielt sich der Vorgang in den einzelnen Altersgruppen auf unterschiedlichem Tragfähigkeitsniveau ab (Abb. 3). Mit zunehmendem Alter verringert sich die Spongiosadichte und mit ihr die Druckfestigkeit der Wirbelkörper. Die kritische Bruchlast der Wirbelkörper sinkt. Die Bruchlastwerte verändern sich übrigens nicht in linearer Abhängigkeit von der Spongiosadichte, sondern fallen in höherem Alter steiler ab, als es dem Rückgang der Dichte entsprechen würde.

NACHEMSON (1965) hat durch intravitale Messungen nachgewiesen, daß die Druckbelastung der Lendenbandscheiben bei normalen Tätigkeiten des täglichen Lebens 0,1 - 0,2 kp/mm^2 beträgt. In dieser Größenordnung ist die Festigkeitsgrenze zu suchen, die nicht unterschritten werden darf, wenn es nicht zum weiteren Einsinken des gebrochenen Wirbelkörpers kommen soll. Bei Wirbelbruch-

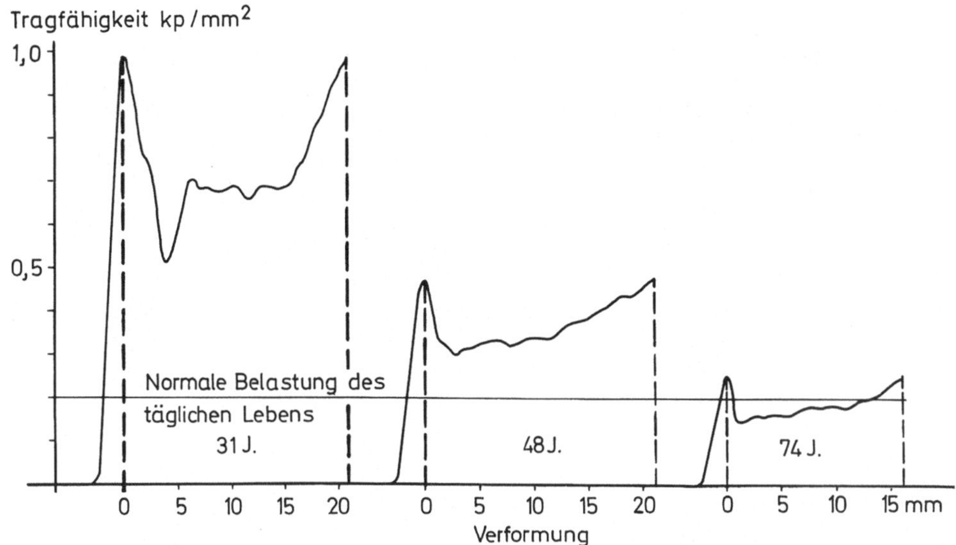

Abb. 3. Tragfähigkeit gebrochener Wirbelkörper verschiedener Altersgruppen

patienten bis zum 50. Lebensjahr ist diese Gefahr gering einzuschätzen.

Anders ist die Situation älterer Menschen zu beurteilen. Bei ausgeprägter Osteoporose kann die Tragfähigkeit der intakten Wirbel schon auf den kritischen Wert von 0,2 kp/mm^2 oder noch tiefer abgesunken sein. Besonderer Gewalteinwirkung bedarf es dann nicht mehr, um den Zusammenbruch der geschwächten Wirbelkörper herbeizuführen. Die Frakturgrenze ist soweit erniedrigt, daß sie bei einer ganz banalen Tätigkeit überschritten werden kann! Der Einbruch der osteoporotischen Wirbelkörper vollzieht sich in solchen Fällen ohne jede Gewalteinwirkung von außen. Da der Vorgang keinerlei Unfallcharakter trägt, hat WITT hierfür den Begriff der osteoporotischen Spontanverformung geprägt.

Entsprechend mehr noch sind natürlich osteoporotische Wirbelkörper gefährdet, die bereits einen Kompressionsbruch davongetragen haben. Ihre Tragfähigkeit liegt bei 0,1 kp/mm^2 oder darunter. Wie gering die Kompression hier primär auch sein mag, weiterer Höhenverlust ist unvermeidlich, weil das rarefizierte Spongiosagitter der Verformung zu wenig Widerstand entgegensetzt. Die Sinterung der gebrochenen Wirbelkörper nimmt ihren Fortgang, bis durch Verdichtung der Spongiosatrümmer wieder ein Maß an Festigkeit erreicht ist, das den täglichen Anforderungen genügt.

Bis zum 50. Lebensjahr kann also die Mobilisation der Verletzten ohne allzu große Sorge vor etwaigen Sinterungsvorgängen betrieben werden. Erst jenseits dieser Altersgrenze, die natürlich fließend zu denken ist, beginnt ein Belastungsrisiko. Hier empfiehlt sich als zusätzliche Maßnahme das Anlegen eines Dreipunktkorsetts, um jede Kyphosierung der Wirbelsäule zu vermeiden. Man muß sich allerdings darüber im Klaren sein, daß ein gewisser Höhenverlust schon aus Strukturgründen unvermeidlich ist. Selbstverständlich kann und soll das Dreipunktkorsett die funktionelle Behandlung nicht ersetzen. Es stellt lediglich eine ergänzende Hilfsmaßnahme dar und trägt dazu bei, die Mobilisation zu beschleunigen, indem es den Verletzten einen Teil ihrer Schmerzen nimmt.

Literatur

NACHEMSON, A.: Acta orthop. Scand. 36, 418 (1965).

F.W. Meinecke, Bochum

Querschnittlähmungen im Alter

Arbeitsunfälle treten beim alten Menschen gegenüber Verkehrs- und häuslichen Unfällen - hier vor allem der Sturz von der Treppe - ganz in den Hintergrund. Der prozentuale Anteil an der Gesamtgruppe der Rückenmarkgeschädigten ist vergleichsweise gering, GUTTMANN berichtet 1962 über 37 über 55jährige von 1.349 Patienten. ROSSIER und HEITZ stellten fest: "Der Allgemeinzustand der Verunfallten sowie die Ausdehnung der Läsion, aber nicht unbedingt deren Höhe, spielen eine ausschlaggebende Rolle für die Überlebenschance". Hirnleistungsschwächen, Wesensänderungen, Minderleistungen des Herzens und des Kreislaufs, Beeinträchtigung der Atmung oder der Harnbereitung und -ableitung und nachlassende Widerstandskraft der Haut sind Vorschäden, die wir in der einen oder anderen Form beim alten Menschen finden. Sie bestimmen ebenso wie endokrine oder Stoffwechselstörungen den Allgemeinzustand zum Unfallzeitpunkt.

Diese Vorbedingungen werden nun bei der traumatischen Querschnittlähmung durch zwei Faktoren ungünstiger beeinflußt als bei vielen anderen Unfallfolgen:

1. handelt es sich bei dieser Verletzung nicht um ein lokales Geschehen, sondern um eine Beeinträchtigung aller Körperfunktionen,

2. der sofort einsetzende "spinale Schock" führt zu einem völligen Ausfall aller vegetativen Funktionen unterhalb der Verletzungsstelle.

Es gibt also keine speziellen, durch die Querschnittlähmung hervorgerufenen Besonderheiten beim alten Patienten gegenüber jüngeren Altersgruppen. Es besteht aber wegen des Allgemeinzustandes eine höhere Anfälligkeit dieser Altersgruppe gegenüber bekannten, meist jedoch vermeidbaren Komplikationen.

Hinsichtlich der Einzelheiten der üblichen Behandlung Querschittgelähmter sei auf die Literatur verwiesen (GUTTMANN, 1972, 1973, MEINECKE, 1974, PAESLACK, 1965, 1968, 1971).

Bei Sofortbehandlung - und nur hiervon soll die Rede sein - gilt es also vor diesem Hintergrund, die lebensbedrohlichen Komplikationen zu vermeiden. Als Folge des spinalen Schocks besteht eine Hypotonie mit Tachycardie. Abhängig von der Verletzungshöhe stabilisieren sie sich meist in den folgenden Wochen, zeigen aber bei Schäden im oberen Brustmark noch stärkere, schwerere und nachhaltigere Störungen als bei Halsmarkschäden (MEINECKE et al.). Überdehnungen der Bauchorgane oder der Blase (auch bei Spülungen) können hypertone Blutdruckkrisen mit Herzstillstand oder Hirnblutungen auslösen. Die durch Ausfall der Zwerchfellnerven beim Tetraplegiker aufgehobene Interkostalatmung wird erst bei Schäden im oberen Brustmark wieder voll funktionsfähig. Überinfusionen führen zum Lungenödem. Es sind also Lungenkomplikationen zu erwarten (MÜHLBAUER). Intubationen oder Tracheotomien können bei Halsmarkschäden auf dem Reflexwege einen Herzstillstand auslösen, der auch gelegentlich bei Blasenoperationen ohne Narkose eintreten kann.

Die Nierenleistung ist für etwa 7 Tage eingeschränkt, das Ausscheidungs- und Konzentrationsvermögen herabgesetzt. Azidosen oder Alkalosen, Elektrolytverschiebungen und erhöhte harnpflichtige Substanzen weisen auf die Stoffwechselstörungen hin, denen sich häufig ein Eiweißmangel und eine Anämie hinzugesellen können. Sterilität der Harnwege sollte trotz Katheterisierens unter allen Umständen angestrebt werden. Es besteht eine erhöhte Gefahr zur Ausbildung von Thrombosen der tiefen Becken- und Beinvenen und von Lungenembolien, die oft ohne Warnzeichen eintreten, vorwiegend um den 14. Tag. Die Frage der Thromboseprophylaxe mit Antikoagulantien wird noch unterschiedlich beurteilt.

Druckgeschwüre entstehen schneller und häufiger. Konsequente Beobachtung und Entlastung gefährdeter Abschnitte sind besonders wichtig. Kann der Patient wegen des Allgemeinzustandes nicht gedreht werden, sollte er wenigstens regelmäßig kurzfristig angehoben werden. Umlagern ist auch im Hinblick auf Kreislauf, Atmung und Nierenfunktion günstiger.

Zur Vorbeugung sich schnell entwickelnder Gelenkversteifungen im Lähmungsbereich ist intensive Krankengymnastik notwendig.

Ein in 15 bis 20% vorliegender Volumenmangelschock verstärkt die Auswirkungen des spinalen Schocks.

Bei den Begleitverletzungen (über 50%) stehen Schädel-Hirntraumen im Vordergrund. Rippenbrüche, Hämato- und/oder Pneumothorax, Kontusionspneumonien und Atelektasen sind Folgen häufiger Brustkorbverletzungen. Ergüsse sind auf der im Liegen angefertigten Lungenübersicht schwierig zu erkennen. Immer sollte eine zusätzliche seitliche Aufnahme angefertigt werden, um den Raum hinter dem Zwerchfell einsehen zu können. Ergüsse treten auch nach freien Intervallen von Tagen und Wochen auf. Zwerchfellrisse wurden verschiedentlich beobachtet, aber auch übersehen. Die Darmatonie der ersten Tage kann eine an sich seltene Verletzung innerer Organe vortäuschen. Differentialdiagnostisch läßt sich mitunter ein Schulterschmerz links verwerten. Die Indikation zu einer übungsstabilen Osteosynthese bei Gliedmaßenbrüchen ist im Hinblick auf Pflege, Krankengymnastik und gute Achsenstellungen sehr weit zu stellen. Gipsverbände und Drahtzüge sind falsch. Blutleeren im Lähmungsbereich verbieten sich wegen der damit verbundenen Druckgeschwürgefahr.

Wenn LAUSBERG und GELETNEKY aufgrund ihrer Erfahrungen an einem besonderen Krankengut feststellen, "der konstant komplette Querschnitt besonders im Bereich des Halsmarks muß trotz aller Fortschritte in der Therapie weiterhin als absolut infaust angesehen werden", so kann man dem aufgrund der Literatur und eigener Erfahrung nicht zustimmen.

Über den weiteren Verlauf und die soziale Wiedereingliederung haben wir an anderer Stelle berichtet (MEINECKE, 1972). Ein beruflicher Wiedereinsatz wird verständlicherweise nur in Ausnahmefällen gelingen.

Literatur

BREITHAUPT, D.J., JOUSSE, A.T., WYNN-JONES, M.: Canad. Med. Assoc. I 85, 73 (1961).

GUTTMANN, L.: Month. Bull. Min. Health Publ. Health Lab. Serv. 21, 60 (1962).

GUTTMANN, L.: "Prinzipien und Methoden in der Behandlung und Rehabilitation von Rückenmarksverletzten". In: F.K. KESSEL, L. GUTTMANN, G. MAURER (Hrsg.): Neuro-Traumatologie" Bd. II, 76 (1972). München-Berlin-Wien: Urban-Schwarzenberg.

GUTTMANN, L.:"Spinal Cord Injuries, comprehensive management and research". Oxford, London, Edinburgh, Melbourne: Blackwell Scientific Publications 1973.

LAUSBERG, G., CELETNEKY, C.L.: Verh. Dtsch. Ges. Orthop. Traumat. 55 Kongr. (Kongressband). Stuttgart: Enke 1969.

MEINECKE, F.-W.: "Die Verletzungen der Wirbelsäule mit Markschäden". In: R. ZENKER, F. DEUCHER, W. SCHICK (Hrsg.) "Chirurgie der Gegenwart" Bd. 4 "Unfallchirurgie" Beitr. 16. München-Berlin-Wien: Urban u. Schwarzenberg 1974.

MEINECKE, F.-W.: Zschr. Geront. 5, 231 (1972).

MEINECKE, F.-W., ROSENKRANZ, K.A., KUREK, C.M.: Paraplegia 9, 109 (1971).

MÜHLBAUER, L.: Med. Welt 21, 1905 (NF) (1970).

PAESLACK, V.: "Internistische Störungen beim Paraplegiker". Stuttgart: Thieme 1965.

PAESLACK, V.: Internist 12, 230 (1971).

PAESLACK, V.: "Querschnittlähmung - Behandlung, Pflege und Rehabilitation". Stuttgart-Köln-Berlin-Mainz: Kohlhammer 1968.

ROSSIER, A.B., BORS, E.: Parapelgia 3, 34 (1965).

ROSSIER, A.B., HEITZ, PH.: "Die Lebenserwartung der Paraplegiker". Jahrb. Dtsch. Verein. Rehab. Behin. S. 163, 1967/1968. (Selbstverlag).

TRIBE, C.R.: Paraplegia 1, 19 (1963).

P. Reill, Tübingen

Schwere Handverletzungen im höheren Alter

Die außergewöhnlich großen Fortschritte, die die Handchirurgie seit Kriegsende zu verzeichnen hat, wurden ganz überwiegend an jungen Leuten, ausgehend bei Versorgung von Kriegsverletzten, erarbeitet. Wieviel davon kann man nun, und unter welchen Gesichtspunkten, auf den alten Menschen übertragen? Natürlich kann es sich hier nur um allgemeine Richtlinien handeln. Wie überall in der Medizin muß schließlich die individuelle Therapie im Einzelfalle geplant und entschieden werden.

Das 40. bis 45. Lebensjahr setzt eine Grenze für komplizierte, mehrere Strukturen der Hand umfassende, rekonstruktive Eingriffe. In diesem Alter läßt die Regenerationsfähigkeit nach, die Vernarbungs- und Einsteifungstendenz steigt, nach größeren Eingriffen kommt es zu länger dauernder Funktionsminderung beweglicher Strukturen der Hand.

An Beispielen wären zu nennen: Fingertranspositionen, Beugesehnentransplantationen an mehreren Fingern und Nerventransplantationen an den großen peripheren Nervenstämmen der oberen Extremitäten.

Jenseits des 50. Lebensjahres- 55. Lj. verzichten wir im allgemeinen auf Ersatzplastiken, etwa von der Art der Radialisersatzplastik, oder auf gelenknahe operative Eingriffe. Neben einer Zunahme der Einsteifungstendenz zeigen sich dabei Schwierigkeiten im funktionellen Umdenken.

Über 65 Jahre beschränken wir uns im großen und ganzen auf Palliativoperationen, die zum Ziel die Erhaltung schmerzfreier, einfacher Greiffunktionen haben, durch die die Unabhängigkeit im täglichen Leben gesichert wird. Sogenannte Erhaltungsversuche müssen in diesem Alter selten sein. Man wird sich hier eher auch einmal zu einer Fingeramputation mit dem Ziel einer möglichst frühzeitigen Wiedererlangung der Beweglichkeit entschließen. Im höheren Alter darf ohne besondere Begründung die Hand nicht länger als 3 Wochen ruhiggestellt werden.

Was läßt sich also, optimale operative Bedingungen vorausgesetzt, beim älteren schwerhandverletzten Patienten noch unternehmen?

Zur Haut: Es gilt hier, wie in jedem Lebensalter, daß eine primäre, plastische Deckung die Voraussetzung für eine ungestörte Heilung darstellt. Jedoch wird man entsprechend dem eben Gesagten keine Bauchhautlappen mit langdauernder Ruhigstellung mehrerer großer Gelenke anlegen, sondern möglichst Verschiebelappen oder, sollte dies nicht möglich sein, Spalt- oder Vollhaut verwenden. Sollte im Einzelfall eine Lappendeckung unumgänglich sein, so wird man wegen der Vermeidung der Schultersteife die gegenseitige obere Extremität zur Plastik anwenden. Wegen der verminderten Mikrozirkulation sind interdigitale Schwenklappen etwa in der Art der Fähnchenlappen nicht zu empfehlen.

Zu den Sehnen: Strecksehnendefekte können auch im höheren Alter, wenn eine gute Weichteildeckung gegeben ist, selbst unter Zuhilfenahme von Brückentransplantaten, noch zu guten funktionellen Ergebnissen führen. Beugesehnenverletzungen versuchen wir entweder durch eine primäre Naht so zu versorgen, daß durch den entstehenden Tenodese-Effekt eine funktionell günstige Stellung resultiert. Das Ziel der Operation ist in jedem Falle beim alten Patienten, die Beweglichkeit des Grundgelenkes zu erhalten, um Funktionsgriffe erzielen zu können. Endgelenksnahe Durchtrennungen werden durch Z-förmige Verlängerungen der Beugesehne am Handgelenk versorgt.

Ältere Profundussehnendurchtrennungen, die noch eine einigermaßen ausreichende Beugung im Mittelgelenk durch die Superficialissehne zeigen, versorgen wir mit einer Endgelenkschraubenarthrodese.

Ein zweizeitiges Vorgehen zum Beugesehnenersatz unter Verwendung eines Silastikimplantates ist im höheren Alter nur in Ausnahmefällen zu diskutieren. In unserem Material finden sich 94% der nicht befriedigenden Ergebnisse bei Beugesehnenoperationen bei Patienten über 50 Jahren.

Zu den Nerven: Die Reinnervation sinkt von distal nach proximal ab. Daher erscheint mit zunehmendem Alter sinnvoll nur die Naht von Fingernerven. Die Bedeutung liegt in der Wiedererlangung einer Schutzsensibilität. Trotzdem wird man im höheren Alter keine Nerventransplantation mehr an den Fingern, auch an den maßgeblich beanspruchten Gleitflächen durchführen, sondern man wird versuchen die Erstversorgung mit Lupenbrille und mikrochirurgischer Technik optimal zu gestalten. Bei frischer und glatter Durchtrennung an den großen Nervenstämmen, etwa des N. ulnaris oder des N. medianus sollte eine End-zu-End-Naht atraumatisch unter Lupenkontrolle durchgeführt werden. Wie bereits gesagt, sollte man sich nur in ausgewählten Einzelfällen zu einer interfasciculären Nerventransplantation entschließen.

Bei schwerer Knochenzertrümmerung ist überall dort, wo noch Aussicht auf Wiederherstellung eines Funktionsgriffes besteht, in jedem Alter eine primäre Stabilisierung anzustreben, auch unter Verwendung von Bankspongiosa. Hier haben auch Sekundäreingriffe ihre Berechtigung. Sind jedoch Weichteil- und Knochendefekten, insbesondere an der Mittel- und Endphalangen, kombiniert, ist eine primäre Amputation oft der planvollste Eingriff.

Ein schwieriges Kapitel stellt die Behandlung der Gelenkverletzungen dar. Ausgedehnte Verletzungen des Handgelenkes behandeln wir im höheren Alter durch Arthroplastik, durch Denervierung oder im Einzelfall durch ein Kunstgelenk. Eine Arthrodese mit Beckenkammspongiosa erscheint mit der damit verbundenen Immobilisierung und Traumatisierung und der nachfolgenden Umstellung in der Beweglichkeit oft nicht optimal. Besonders wichtig ist die Erhaltung der Fingergrundgelenksfunktion bis ins hohe Alter hinein, denn sie garantieren die Funktionsgriffe. Hier sind Arthroplastiken oder Kunstgelenke angezeigt. Ganz besonders wichtig ist die Beweglichkeit im Daumensattelgelenk. Hier verwenden wir bei Zerstörung des Gelenkes eine Interpositionsplastik unter Verwendung der Palmarissehne nach BUCK-GRAMCKO. Die Denervierung des Daumensattelgelenkes ist problematisch, eine Arthrodese in diesem Bereich führt häufig zu einer Arthrose des angrenzenden Gelenkes und ist zudem noch mit einer langen Ruhigstellung verbunden. Zerstörte Mittel- und Endgelenke werden in der Regel mit Schrauben-Arthrodesen versorgt.

Bei allen Behandlungen von Verletzungen im höheren Alter wird versucht, möglichst frühzeitig wieder aktiv eine funktionelle Bewegungsbehandlung durchzuführen, jede Ruhigstellung über 3 Wochen hinaus ist zu vermeiden. Vorausgehend dieser aktiven Bewegungsbehandlung wird eine passive Übungsbehandlung vom Operateur bereits nach acht bis zehn Tagen eingeleitet.

Trotz der Beschränkungen, denen wir infolge der im Alter herabgesetzten Regenerationsfähigkeit der Gewebe unterliegen, sind eine ganze Reihe von erfolgversprechenden Eingriffen möglich.

A. Voorhoeve und R. Kleining, Duisburg

Osteomyelitisbehandlung beim alten Menschen

Alte Menschen sind besonders hart von dem schweren Krankheitsbild der posttraumatischen bzw. postoperativen Osteomyelitis betroffen. Die verminderte Widerstandskraft, die alte Menschen der Infektion entgegenzusetzen vermögen, und die oftmals schon altersbedingte Minderdurchblutung der Extremitäten erhöhen einerseits die allgemeinmedizinisch zu befürchtenden Komplikationen und verringern andererseits die lokale Heiltendenz.

Gerade beim älteren oder alten Menschen müssen deshalb sowohl die allgemeinmedizinischen Behandlungsprinzipien als auch die chirurgischen Richtlinien der Osteomyelitisbehandlung streng und schnell befolgt werden.

Das unbedingt anzustrebende Ziel ist die Frühmobilisierung, Voraussetzung hierfür die Stabilisierung der verletzten Extremität.

Bei uns hat sich besonders die Stabilisierung mit dem Fixateur externe in seinen vielfältigen Anwendungsformen an den verschiedenen Röhrenknochen ausgezeichnet bewährt. Wir möchten deshalb zunächst an klinischen Beispielen unser technisches Vorgehen zeigen.

a) Am Oberarm stabilisieren wir die infizierte Pseudarthrose übungsstabil mit dem WAGNER-Apparat oder mit dem Doppelspanner, die von lateral oder von dorsal eingebracht werden können, wie Sie es z.B. bei dieser 59-jährigen Frau sehen.

b) Am Unterarm bringt der WAGNER-Apparat auch bei der Defektpseudarthrose eine gute Stabilisierung.

c) Am Oberschenkel können wir die übungsstabile Osteosynthese mit mehreren Methoden erreichen:

1. Mit der Stabilisierung durch den Fixateur externe in einer Ebene bei erhaltenem Knochenkontakt,

2. mit dem WAGNER-Apparat,

3. mit der räumlichen Verstrebung durch zwei miteinander verbundene äußere Spanner,

4. durch die Kombination des WAGNER-Apparates mit dem herkömmlichen Fixateur externe.

d) Am Unterschenkel, der am häufigsten von der Osteomyelitis betroffen ist, sind ebenfalls mehrere Methoden mit unterschiedlicher Stabilität anwendbar:

1. die Anwendung des in einer Ebene wirkenden Fixateurs, der Stabilität nur bringt, wenn die Knochenenden Kontakt haben oder wenn mehrere Steinmannnägel proximal und distal der Pseudarthrose eingebracht werden,

2. die Stabilisierung durch zwei, in einer Ebene versetzte Fixateure, mit denen auch bei fehlendem Knochenkontakt schon eine gewisse Stabilität erreicht werden kann,

3. die Anwendung zweier in verschiedenen Ebenen angebrachter Fixateure,

4. die räumliche Verstrebung, mit der wir auch bei der Defektpseudarthrose eine Stabilisierung erreichen und die zur Heilung notwendige Ruhe in den Entzündungsbereich bringen können.

Diese stabile Fixation ermöglicht uns bei ausgedehnten floriden Osteomyelitiden das zweizeitige Vorgehen, welches sich als sehr günstig erwiesen hat. Beim Ersteingriff wird nach vorheriger genauer diagnostischer Abklärung der Herdausdehnung durch Röntgenaufnahmen in mehreren Ebenen, durch Schichtaufnahmen und Knochenszintigraphie eine radikale Ausräumung des Osteomyelitisherdes und eine großzügige Sanierung der Weichteile vorgenommen. Die Abheilung der Wunden erfolgt nach stabiler Fixation des Knochengerüstes erfahrungsgemäß sehr schnell, so daß wir beim Zweiteingriff wenige Wochen später von einem nicht gefährdeten Weichteilzugang von lateral, von dorso-lateral oder von dorsomedial die sehr wertvolle Eigenspongiosa, mit der wir sehr sorgfältig umgehen, anlagern können und zwar entweder

1. in Form einer Defektüberbrückung

2. als Synostosierung zwischen Wadenbein und Schienbein oder

3. in der sehr bewährten Form der Decortication mit Spongiosaanlagerung, die auch bei alten Menschen, wie hier bei dieser 71-jährigen Patientin in wenigen Monaten zur belastungsstabilen Durchbauung der Pseudarthrose führen kann.

Vom 1.8.1972 bis zum 31.7.1974 haben wir insgesamt 298 Osteomyelitiden langer Röhrenknochen behandelt, davon 115 infizierte Pseudarthrosen bzw. Defektpseudarthrosen mit dem Fixateur externe.

Die Verteilung auf die einzelnen Extremitätenabschnitte und die Ergebnisse können Sie den Tabellen entnehmen.

Am häufigsten war der Unterschenkel betroffen : 92 mal
der Oberschenkel : 15 mal
der Unterarm : 5 mal
der Oberarm : 3 mal

Auf alte Menschen entfielen dabei:

in der Altersgruppe	abgeschlossen	noch in Behandlung	amputiert	Total
55 bis 60 Jahre	14	2	0	16
60 bis 70 Jahre	5	1	3	9
über 70 Jahre	2	0	1	3
				28

Die Behandlungsdauer betrug 3 bis 14 Monate, im Durchschnitt 7 Monate. Die Amputationsrate nimmt mit zunehmendem Alter wegen der altersbedingten Durchblutungsstörungen selbstverständlich zu, wie dies auch aus unserer Aufstellung hervorgeht. Die 4 Patienten über 60 Jahre, die wir amputieren mußten, hatten alle einen Diabetes. Selbst bei guter Operationstechnik und Ausschöpfung aller Behandlungsmöglichkeiten wird es immer wieder Fälle geben, bei denen schließlich die Amputation erforderlich wird.

Gegenüber einem vergleichbaren Krankengut von insgesamt 283 Fällen, bei denen der Fixateur externe nicht zur Anwendung kam, konnten wir jedoch insgesamt die Amputationsquote seit Anwendung des Fixateurs externe auf ein Drittel der vorher bestehenden Amputationsrate senken.

Podiumsgespräch mit Diskussion (Leiter: J. Rehn, Bochum)

Teilnehmer: Faubel (Hamburg), Weller (Tübingen), Schweikert (Mainz), Tscherne (Hannover), Burri (Ulm), Hinz (Heidelberg), Plaue (Heidelberg)

Die pertrochantären Frakturen werden in zunehmendem Maße mit Markraumstabilisatoren, die von der medialen Oberschenkelrolle eingebracht werden, versorgt. Die sogenannte Ender-Nagelung, nach dem Prinzip der Bündelnagelung, soll bei per- und subtrochantären Frakturen Übungs- und Belastungsstabilität gewährleisten. Neben der sofortigen Belastbarkeit werden Zeiten von 2-3 Wochen bis zur Belastung angegeben. Eine zusätzliche Umstellungsosteotomie bei fehlender medialer Abstützung oder Coxa vara ist selten erforderlich. Als Vorteil der Endernagelung werden - es handelt sich ja vorwiegend um alte Menschen - der geringe Blutverlust (gelegentliche Blutung aus dem Markraum), die kurze Operationsdauer - Angaben von 10-20 Minuten werden wegen der erforderlichen Reposition in Zweifel gezogen - und die fehlende zusätzliche Traumatisierung im Hüftbereich hervorgehoben. Die fehlende Rotationsstabilität mit häufiger Außenrotationsfehlstellung wird von einigen Autoren bestritten. Vielmehr wird die Außenrotation auf die Form des Oberschenkels (Antekurvation des Schaftes und Antetorsion des Schenkelhalses) und die Form des Nagels zurückgeführt. Durch Nagelung in Innenrotationsstellung von 10-15 Grad ist dieser Fehler vermeidbar.

Bei der Kombination Drahtumschlingung und Küntschernagelung bei Schaftfrakturen werden keine verzögerten Frakturheilungen oder Pseudarthrosen beobachtet. Die vorzeitige Entfernung der Drahtschlingen ist nach 6-8 Wochen indiziert, wenn die Drähte in Callusmassen eingemauert werden, oder wenn - ein Widerspruch zur obigen These - sich eine verzögerte Frakturheilung anbahnt. In 2/3 der Fälle können die Drahtschlingen bis zur endgültigen Frakturheilung belassen werden.

Eine zweite gegenüberliegende Platte bei Schafttrümmerfrakturen ist nur bei alten Menschen in diesen seltenen Ausnahmesituationen indiziert. In geeigneten Fällen von Schräg- oder Querfrakturen in Schaftmitte wird auf die Vorteile einer gedeckten Marknagelung gegenüber der Plattenosteosynthese hingewiesen. Die Gegenmutter an einer nicht fassenden Schraube ist wegen der zusätzlichen Denudierung zu vermeiden. Durch Palacos läßt sich in solchen Situationen ein gut fassendes Gewinde erreichen.

Die Verbundosteosynthese bei pertrochantären Frakturen kann bei der Plattenosteosynthese bessere Stabilität erbringen. Voraussetzung zur Frakturheilung ist ein ernährter Knochenmantel. Wird medial anstelle der Corticalis ein schnellhärtender Kunststoff eingebracht, so muß zusätzlich Spongiosa angelagert werden. Tritt der in die Markhöhle eingebrachte Kunststoff im Frakturspalt aus, so bleibt die Frakturheilung aus, es kommt zum Ermüdungsbruch, auch der Implantate.

Bei der Indikation zur Verbundosteosynthese nach Spontanfrakturen von Metastasen maligner Tumoren ist für die Indikation zum Eingriff der Allgemeinzustand wie die damit verbundene Lebenserwartung entscheidend. Die Beseitigung der erheblichen Schmerzen, die Pflegeerleichterung, die Mobilisierbarkeit und damit die Wiederkehr des Lebensmutes sind (unter diesen Voraussetzungen) Argumente für die Verbundosteosynthese.

Die Oberarmhalsfraktur ergibt unter früher funktioneller Behandlung gute Ergebnisse. Der Kopf-Hals-Ersatz mit Kunststoffprothesen ist demgegenüber nicht empfehlenswert.

Die Wirbelfraktur des alten Menschen - häufig ein Zufallsbefund - wird besser als osteoporotische Spontanverformungen bezeichnet. Die Wiederherstellung der normalen Form des Wirbelkörpers ist bei der hochgradigen Osteoporose unmöglich. Das Alter des Patienten zwingt, um allgemeine lebensbedrohliche Komplikationen auszuschalten, zur Frühmobilisation. Um ein weiteres Zusammensintern der Wirbelkörper zu vermeiden, kann gelegentlich ein Dreipunktekorsett empfehlenswert sein.

C. Anaesthesie – Grundlagen – Komplikationen

H.P. Harrfeldt, Bochum

Anaesthesieprobleme bei alten Menschen

Noch vor 30 Jahren haben CLAIRMONT und BRUNNER für elektive Operationen das 50. Lebensjahr als Grenze angesehen. Heute müssen ältere Menschen operiert werden. Grund hierfür ist einerseits der Anstieg der Lebenserwartung in den letzten 100 Jahren von 35 auf über 70 Jahre, andererseits die Multimorbidität älterer Menschen und ihre Unfallgefährdung. In den letzten 20 Jahren hat sich die prozentuale Beteiligung über 60-jähriger operationsbedürftiger Patienten in unseren Krankenanstalten von 4,5% auf 20,2% erhöht, ein Anstieg, der ähnlich in der Literatur beschrieben wird (Abb. 1).

Für den alten Patienten gibt es keine Spezialanaesthesie. Es können dieselben Substanzen und Techniken verwendet werden, wie bei Patienten im mittleren Lebensalter. Der alte Patient verhält sich während der Anaesthesie nicht wesentlich anders, als Patienten jüngerer Altergruppen, wenn gültige Prinzipien beachtet werden.

Für Nichtanaesthesisten muß betont werden, daß die Probleme der Anaesthesie im höheren Lebensalter nicht in der eigentlichen Zeit der Anaesthesie zu suchen sind, sondern in der prä- und postoperativen Phase liegen. Diese drei Abschnitte können aus Zeitgründen nur schlaglichtartig beleuchtet werden.

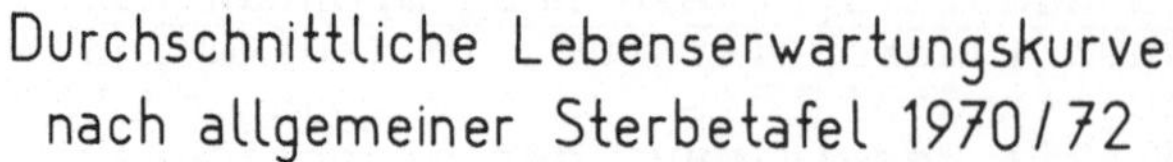

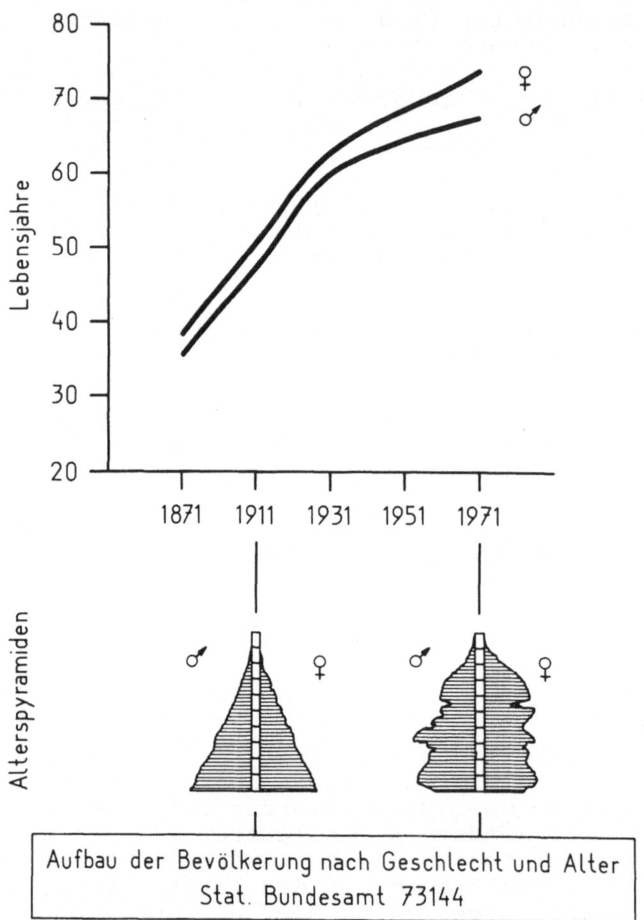

Abb. 1. Durchschnittliche Lebenserwartungskurve nach allgemeiner Sterbetafel 1970/72, getrennt nach Geschlecht. Alterspyramiden 1911 und 1971 nach Unterlagen des Statistischen Bundesamtes

Neben dem zu operierenden Grundleiden sollen Haupt- und Zusatzerkrankungen und auffällige Befunde mit potentiellem postoperativen Krankheitswert geklärt werden. Ohne Kenntnis der in diesem Lebensalter typischen Multimorbidität ist das Anaesthesierisiko nicht abschätzbar. Wir verzichten nicht auf die Mituntersuchung durch einen erfahrenen Internisten, wenn die Vorbereitungszeit dies gestattet. Die Risikobewertung übernehmen aber Operateur und Anaesthesist. Um die präoperativen Befunde möglichst genau zu erfassen, bedienen wir uns einer von LUTZ und PETER eingeführten Checkliste, die von uns erweitert wurde, um Rückschlüsse auf präoperative Behandlungsbedürftigkeit und Operabilität zu ermöglichen. Letztlich abgelehnt werden kann eine Narkose nicht, wenn trotz aller Bedenken die operative Maßnahme den einzigen Ausweg darstellt (Abb. 2).

Zu den pathophysiologischen Besonderheiten bei der geriatrischen Anaesthesie zählen die verminderte Anpassungs- und Leistungsfähigkeit des Herzens, Verringerung der Atemreserven, Funktionseinschränkungen von Leber und Nieren, wodurch die Entgiftung und Ausscheidung verwandter Pharmaka verzögert wird, unerkannte Stoffwechselstörungen, reduziertes Blutvolumen, Anaemien und Störungen des Wasser- und Elektrolyt-Haushaltes sowie des Säure-Basen-Gleichgewichtes.

Was präoperativ an speziellen Störungen erkannt und korrigierbar war, wird intraoperativ und in der postoperativen Phase Komplikationen mindern helfen.

Die Indikation zur Operation ist Anlaß zur Prämedikation, egal ob der Eingriff in Allgemeinanaesthesie oder einer Form der örtlichen Betäubung vorgenommen werden soll. Die Prämedikation soll qualitativ und quantitativ in einem zeitlich adäquaten Zusammenhang zum Anaesthesiebeginn einsetzen. Sie setzt sich von Fall zu Fall aus sedierenden, analgetisch wirkenden und vagolytischen Substanzen zusammen. Routinedosierungen sind umso weniger empfehlenswert, je älter die Patienten sind, weil an Lebensjahren ältere Menschen besonders empfindlich sind gegenüber zentral dämpfenden Medikamenten, zu denen ja nicht nur Substanzen aus der Prämedikationspalette zählen, sondern auch die amnestisch wirkenden Pharmaka, die zur Allgemeinanaesthesie verwandt werden. Die Prämedikation soll zum Anaesthesiebeginn kurz vor Einsetzen der operativ nutzbaren Zeit den erwünschten Wirkungsgrad erreicht haben, damit die Anaesthesieeinleitung nicht gestört wird durch Angst und Unruhe des Patienten soweit keine altersbedingte Entpersönlichung vorliegt. Zeitlich nicht in richtigem Zusammenhang durchgeführte Prämedikation beeinhaltet die Gefahr der Kumulation unter der Allgemeinanaesthesie.

Vor Anaesthesieeinleitung soll ein suffizienter intravenöser Zugang sichergestellt werden, um zunächst anaesthesieeinleitungsbedingte Blutdruckabfälle und intraoperative Volumenverluste ausgleichen zu können. Stellt die Hypovolaemie einen vermeidbaren Faktor während der Anaesthesie dar, muß die Hypoventilation im gleichen Atemzug angeführt werden. Seiner veränderten Lungenfunktion und der damit reduzierten Leistungsreserve hat sich der alternde Mensch kontinuierlich angeglichen. Plötzlich hinzukommende Lungenfunktionseinschränkungen können ihn an die Grenze der respiratorischen Insuffizienz bringen, deshalb muß er intubiert und während der Narkose kontrolliert beatmet werden, wobei der Sauerstoffanteil des Frischgasgemisches nicht unter 30% liegen soll. Ist die Eigenatmung am Operationsende nicht ausreichend (5 - 7 ml/kg/KG) sollte man sich nicht scheuen, den Endotrachealtubus zu belassen und den Extubationszeitpunkt im Aufwachraum oder der Intensivbehandlungsstation abzuwarten.

Vor wenigen Jahrzehnten wurde die nötige Narkosetiefe, Schmerzlosigkeit und Muskelerschlaffung erzwungen mit der ganzen Toxicität der zu diesen Mononarkosen verwandten Substanzen. Heute

Präoperative Risikoeinstufung

der Zentralen Anaesthesieabteilung
der Berufsgenossenschaftlichen Krankenanstalten
"Bergmannsheil" Bochum

Geplante Operation
Voraussichtliches Op.-Datum
Gewicht Größe

von Station auszufüllen

Untersucher Datum
Allergie?
Blutungsübel?
Gravidität? Letzte Regel am
Nikotin?
Alkohol?
Sedativa?
Hypnotika?
Analgetika?
Antihypertensiva?
Diuretika?
Cortikosteroide?
Digitalis?
Antidiabetika?

Voroperationen

Vor-Narkosen, Zwischenfälle?

Frühere sonstige Erkrankungen

0	1	2	4	8	16
stationär	ambulant	Notaufn.			
geplante Op.	dringl. Op.	Notoperation			
Alter 1 - 39 J.	Alter 0 - 1 / 40 - 69 J.	Alter 70 - 79 J.	Alter > 80 J.		
Normgew. 10 %	10 - 30 % Übergew. 10 - 15 % Untergew.	30 - 50 % Übergew. 15 - 25 % Untergew.	> 50 % Übergew. > 25 % Untergew.		
> 6 Std. nücht.	< 6 Std. nücht.	< 1 Std. nücht.			
Bewußts. klar	Somnolenz	Komatös			
Kreisl. stab.	Hypotension	Lab. Hypert.	Fix. Hypert.	Komp. Schock	Dekomp. Schock
Herz gesund	Organ. Herzf. voll kompens.	Leistungsabf. bei Belastg.	Herzinf. > 3 Mon.	Rekomp. Herz-insuff.	Dekomp. Herz-insuff.
Herzrhythm. norm.	Herzrhythm.-Strg.	Tot. A-V-Block	Tachyarrhythmie	Ventrik. Extrasyst.	
Atmung norm.	Atmung behind.	Atemwege Lunge erkrankt	Pneumonie	Ateminsuff.	
Nierenfkt. norm.	Niereninsuff.	Anurie Urämie			
Leberfkt. norm.	Leberinsuff.	Koma hepat.			
Zuckerstoffw. norm.	Eingestellter Diabetes	Entgleister Diabetes			
Elektrolyte norm.	Hyperkaliämie > 5 mVal	Hypokaliämie > 3 mVal	Hypokaliämie < 2,5 mVal		
Hydratation norm			Dehydratation		
Hb > 12,5 g %	Hb 12,5 - 7,5 g %	Hb < 7,5 g %			
Keine Allergie	Allergie	Zustand nach Verbrennung			
Keine and. Erkr.		Andere schwere Erkr.			
vorauss. Op.-Zeit < 120 Min.	vorauss. Op.-Zeit 121 - 180 Min.	vorauss. Op.-Zeit > 180 Min.			

Risikogruppe I (0 – 1) II (2 – 3) III (4 – 7) IV (8 – 15) V (über 15)

Abb. 2. Fragebogen zur Präoperativen Risikoeinstufung in Anlehnung an LUTZ und PETER

schafft der Anaesthesist dem Operateur Zeit und Ruhe im Operationsgebiet durch Dämpfung der Reflexerregbarkeit, Amnesie, Analgesie und Relaxation mit geringeren Mengen und geringerer Toxicität moderner Pharmaka. Für die Narkosetechnik gibt es zwei denkbare Möglichkeiten: Stets ein mit größter Perfektion beherrschtes Standardverfahren, oder von Fall zu Fall variable Anaesthesiemethoden. Wir bemühen uns am Ende einer oberflächlichen Kombinationsanaesthesie mit kontrollierter Beatmung und exakter Volumensubstitution einen in der postoperativen Phase kooperativen Patienten angeben zu können. Geeignet sind auch die Formen der Regionalanaesthesie, wenn nicht erwartet wird, daß mit dieser Anaesthesieform der Anaesthesist eingespart werden kann.

Intra operationem sind bei richtigem Vorgehen Komplikationen weitgehend vermeidbar und geringer als vielfach angenommen wird. In der postoperativen Phase ist der alte Patient zweifellos gefährdeter. Nach STAHLGREN beträgt die postoperative Mortalität 20% nach elektiven, aber bis zu 70% nach dringlichen Operationen. Nur der erfahrene Anaesthesist kann zusammen mit einer schnell und schonend tätigen Operationsmannschaft und geschultem Pflegepersonal dazu beitragen, die Mortalität in Grenzen zu halten, denn am Altern allein stirbt man nicht, aber je älter der Patient ist, umso weniger leistungseinschränkende Ereignisse durch operativ behandlungsbedürftige Krankheiten oder Unfälle dürfen auftreten, um den Tod auszulösen.

Zusammenfassend ist zum Anaesthesieproblem bei alten Menschen zu sagen:

1. es gibt keine speziellen Narkoseformen,
2. je besser die präoperative Vorbereitung, um so größer die Überlebensaussichten,
3. auch erkannte und behandelte Begleiterkrankungen beeinflussen das Operations- und Anaesthesierisiko mit zunehmendem Alter,
4. die Operationsdauer sollte so kurz wie möglich sein,
5. das Schicksal des operierten alten Patienten entscheidet sich in der postoperativen Phase.

Literatur

AHNEFELD, F.W., HALMAGYI, M.: Anästhesie im Alter. Berlin-Heidelberg-New York: Springer 1974.

BRAUN, H., EICHLER, J., LOBSIEN, I.: Anästh. Inform. 4, 152 (1973).

CLAIRMONT, P., BRUNNER, W.: Allgemeine Gegenanzeigen bei nicht dringlichen chirurgischen Eingriffen. Stuttgart: F. Enke 1936.

CLAUBERG, G., GERSTEIN, J.: Aktuelle Traumat. 4, 199 (1971).

DEMMEL, E., HENSCHEL, W.: Bremer Ärztebl. 5, 25 (1966).

FREY, R., HÜGIN, W., MEYERHOFER, O.: Lehrbuch der Anästhesiologie und Wiederbelebung. Berlin-Heidelberg-New York: Springer 1971.

HAMER, Ph.: Anästh. Inform. 2, 56 (1973).

HENSCHEL, W.F.: Langenbeck's Archiv für Chirurgie 327, 874, Kongressbericht 1970.

HUTSCHENREUTER, K., BIHLER, H., FRITSCHE, P.: Anästhesie in extremen Altersklassen. Berlin-Heidelberg-New York: Springer 1970.

KILLIAN, H.: Lokalanästhesie und Lokalanästhetika. Stuttgart: Thieme 1973.

LAWIN, P.: Anästhesist 14, 103 (1965).

MEYER, K., RÜCKERT, G.R.: Wirtschaft und Statistik 7, 465, 1974.

PETER, K., LUTZ, H.: Langenbeck's Archiv für Chirurgie 334, 671, Kongressbericht 1973.

SPIEß, W., DEMSIC-DURN, N.: Anästh. prax. 9, 35 (1974).

STAHLGREN, L.H.: Surg. Gynec. Obstet. 113, 283 (1961).

H. Cotta, Heidelberg

Altersveränderungen der Gelenke als Grundlage der Therapie

Bedenkt man, daß in der Bundesrepublik z.Zt. 15,2% aller Einwohner über 60 Jahre alt sind, so ist es verständlich, daß wir in zunehmendem Maße mit Gelenkverletzungen älterer Menschen konfrontiert werden.

Obwohl die Traumafolgen häufig nicht lebensbedrohlich sind, so kann schon eine zeitlich begrenzte Immobilisierung des alten Menschen zu eingreifenden Funktionsstörungen innerer Organe führen und somit das Leben unmittelbar gefährden.

Betrachtet man Unfallmechanismus und Verletzungsart, so ergeben sich im Vergleich zum jungen Menschen in der Regel keine wesentlichen Unterschiede. Betrachtet man jedoch die Spätfolgen primär gleichartiger Traumafolgen, so ergeben sich bei den verschiedenen Altergruppen schon deutliche Unterschiede. Das Trauma trifft beim alten Menschen auf ein in seiner funktionellen Belastbarkeit deutlich herabgesetztes und in seiner Kompensationsfähigkeit gemindertes Gelenk. Hinzu kommt, daß der Lokalbefund z.B. bei Trümmerbrüchen gelenknaher osteoporotischer Skelettanteile in der Regel schwerer ausgeprägt ist.

Als Grundlage zur Therapie müssen einige Ergebnisse der modernen Bindegewebsforschung skizziert werden.

Das Organ Gelenk muß als hochdifferenzierter Regelkreis betrachtet werden, in dem Knorpel, Kapsel und Knochen in ständiger Wechselbeziehung stehen und wobei der Gelenkflüssigkeit als ernährende Substanz des Knorpels einerseits und im Hinblick auf die Schmierfunktion andererseits eine wesentliche Bedeutung zukommt.

Die Ernährung des Gelenkknorpels beim älteren Menschen erfolgt vorwiegend durch einen Substratfluß von den Kapselkapillaren zum Knorpel hin und der Abtransport von Stoffwechselendprodukten erfolgt jeweils in gegensätzlicher Richtung.

Hinsichtlich der Differenzierung zwischen dem Gelenk des jungen und alten Menschen sind folgende Faktoren von Bedeutung:

1. Mit zunehmendem Alter wird die Strecke zwischen Kapselkapillaren und Gelenkinnenraum - von uns Transitstrecke genannt - verdichtet und damit der Diffusionsfluß der ernährenden Substanz gehemmt (Abb. 1). Es entsteht eine altersabhängige Funktionsänderung der inneren Kapselzellschicht.

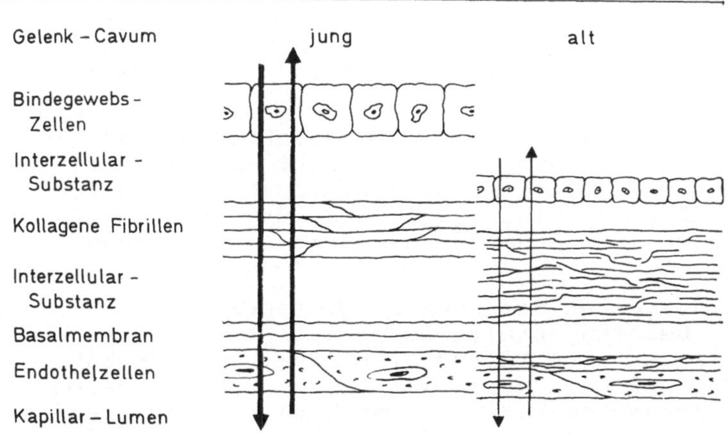

Abb. 1. Transitstrecke

2. Unsere elektronenoptischen Untersuchungen zeigten, daß es im Alter zu einer gesteigerten proliferativen Leistung der Bindegewebszellen zwischen Gefäßnetz und innerer Kapselschicht kommt, woraus eine Verdichtung der Transitstrecke und damit eine Diffusionsbehinderung entsteht.

3. Im Alter entstehen häufig infolge fortschreitender Involutionsprozesse Schäden an den Gefäßwänden. Durch Einengung des Kapillarlumens z.B. wird das an das Gelenk herangeführte Blutvolumen verringert, andererseits wird das Kapillarendothel als Träger einer aktiven selektiven Transportaufgabe geschädigt.

4. Im rasterelektronenoptischen Bild (Abb. 2) konnten wir nachweisen, daß die Kapseloberfläche beim alten Menschen durch eine Verarmung der Oberflächenstruktur gekennzeichnet ist, woraus

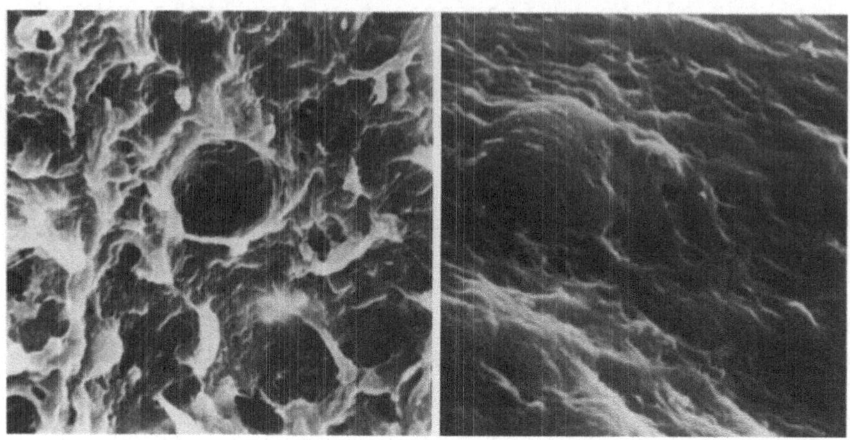

Abb. 2. Rasterelektonenmikroskopische Aufnahme der Gelenkkapsel eines Jugendlichen (links) und eines alten Menschen (rechts)

eine Einschränkung der resorptiven und sekretorischen Tätigkeit resultiert.

5. Die Behinderung des Substratflusses wirkt sich in erster Linie an den Zellen der inneren synovialen Schicht aus. Es entsteht eine unzureichende Produktion von Hyaluronsäure, die für den Viskositätsgrad der Gelenkflüssigkeit und für die Schmierfähigkeit verantwortlich ist. Außerdem entsteht eine Störung der Knorpelernährung.

6. Der Gelenkknorpel des alten Menschen zeigt einerseits Veränderungen, die seine Leistungsbreite wesentlich einschränken. Die Chondrozyten verlieren ihre Teilungsfähigkeit und die Zahl pro Volumeneinheit Knorpelmasse verringert sich. Infolgedessen muß der einzelne Chondrozyt im alternden Knorpel einen größeren Gewebsbereich versorgen. Hinzu kommt, daß der Chondrozyt die Mukopolysaccharide des Knorpels synthetisiert, die durch ihr hohes Wasserbindungsvermögen die typische Prallelastizität des Gewebes bedingen. Die Hydratation der Knorpelgrundsubstanz ist darüber hinaus eine wichtige Voraussetzung für eine gute Diffusion der Substrate zwischen Gelenkraum und Chondrocyt. Durch die Verringerung der Zellzahl pro Volumeneinheit-Knorpelgewebe gerät der Gelenkknorpel im Alter in eine Grenzsituation, in der seine Kompensationsfähigkeit gegenüber Noxen jeglicher Art hochgradig vermindert ist.

Schon eine geringe traumatische Schädigung der Gelenkkapsel - z. B. eine Distorsion - kann zu einer Ausschaltung eines Teiles der ernährenden Basis und damit zur Dekompensation der Gelenktrophik führen. Eine Immobilisation des Gelenkes bereits über kurze Zeiträume führt beim alten Menschen zu einem erhöhten hydrostatischen Druck und damit zur Abflußbehinderung im venösen Schenkel der Kapillaren. Die Folge ist chronischer Sauerstoffmangel, Freisetzung von Kininen und Veränderung der Kapillarpermeabilität. Es entsteht ein Ödem mit der Möglichkeit narbiger Umwandlungen der Kapsel und der Entstehung einer Kontraktur.

Besondere Gefahren drohen insbesondere dem Gelenk des alten Menschen beim Vorliegen eines Hämarthros. Die damit verbundene Überdehnung des Kapselbandapparates führt einerseits zu einer Lockerung desselben, andererseits werden die Kapselkapillaren komprimiert und damit die ohnehin im alten Gelenk schon geminderte Blutversorgung weiter gedrosselt. Die Überdehnung der Kapsel führt außerdem zu einer Behinderung des Stoffaustauschs zwischen Kapsel und Knorpel, wodurch einer dystrophischen Situation Vorschub geleistet wird.

Neben diesen genannten Schädigungsmöglichkeiten besteht beim Hämarthros außerdem noch die Möglichkeit einer enzymatischen Destruktion des Knorpels und der Entwicklung einer Synovitis, in deren Folge wiederum die Diffusionsstrecke der Kapsel verdichtet und verlängert wird (Abb. 3). Ganz ähnlich ist die Situation im übrigen bei einem posttraumatischen itraartikulären Reizerguß.

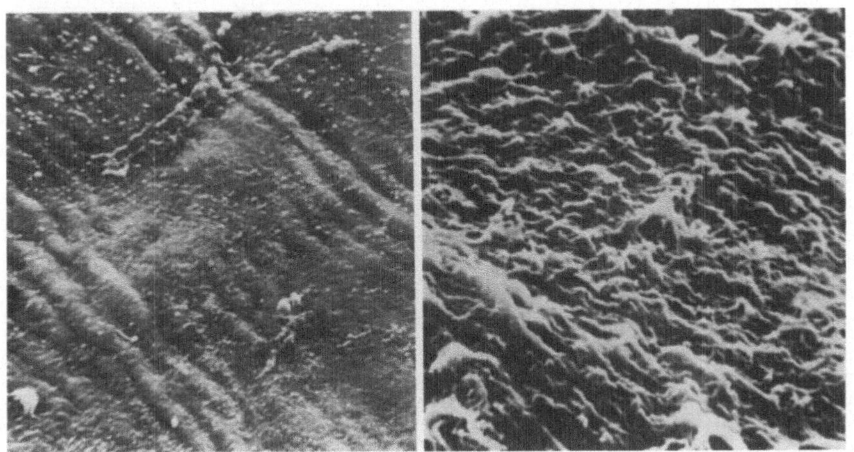

Abb. 3. Rasterelektronenmikroskopische Aufnahme des normalen Gelenkknorpels (links). Destruktive Veränderungen nach Hämarthros (rechts)

Die Therapie des intraartikulären Ergußes besteht in jedem Fall in einer entlastenden Punktion. Anschließend sollte ein Druckverband angelegt werden. Die Ruhigstellung sollte jedoch nur unter strengster Indikation erfolgen, evtl. nur in einer Gipsschale, aus der heraus das Gelenk frühzeitig bewegt werden kann.

Eine ähnliche Situation besteht bei Gelenkkontusionen mit Hämatom und Ödem in den paraartikulären Weichteilen. Hier sollte zusätzlich die Behandlung mit resorptionsfördernden Medikamenten erfolgen. Bei schweren Kontusionen mit intraartikulärem Erguß, erheblicher Traumatisierung des paraartikulären Gewebes mit der Möglichkeit einer Knorpelschädigung ist die kurzfristige Immobilisation nicht zu vermeiden, jedoch sollte der Erguß grundsätzlich vorher abpunktiert werden. Nach Abklingen der posttraumatischen Symptome muß sofort mit der Übungsbehandlung begonnen werden.

Die Behandlung der Meniskusschädigung ist im Alter insofern etwas problematischer als häufig zusätzlich eine Gonarthrose besteht. Liegen klassische Zeichen einer Meniskusschädigung und Zerreißung vor, so kann auch im hohen Alter die Meniscektomie indiziert sein. Dabei muß man damit rechnen, daß auch nach der Operation die von der Gonarthrose ausgehenden Beschwerden nicht gebessert sind. Liegt lediglich ein arthrotisch bedingter intraartikulärer Reizzustand vor, so sollte medikamentös vorgegangen werden, wobei auch intraartikuläre Corticosteroidinjektionen angewandt werden können. Wir haben in letzter Zeit auch gute Ergebnisse mit der Injektion von Proteinaseinhibitoren gesehen.

Die im Alter nicht selten auftretenden Luxationen, z.B. Schulter- oder auch Ellbogengelenk, müssen ebenfalls unter dem Gesichtspunkt einer schnellen funktionellen Wiederherstellung behandelt werden. Nach Reposition wird kurzfristig ruhiggestellt, aber bereits nach 8 bis 10 Tagen sollte mit der Übungsbehandlung begonnen werden. Die beim jungen Menschen gefürchteten Weichteilverkalkungen werden im Alter infolge des höheren Involutionsgrades des Gewebes nicht mehr beobachtet.

Bandzerreißungen, - z.B. am Kniegelenk (Abb. 4), - erfordern eine Gipsruhigstellung wie beim jungen Menschen für 6 bis 8 Wochen, um eine ausreichende Stabilität wieder zu gewinnen. Bei totalen Bandzerreißungen ist die sofortige operative Wiederherstellung u.U. auch durch Defektüberbrückung mit lyophilisierter Dura notwendig. Dies gilt auch für die Ruptur des Ligamentum patellae oder der Quadricepssehne.

Luxationsfrakturen - besonders an stark belasteten Gelenken wie Hüft-, Knie- und Sprunggelenk - werden nach den Prinzipien der Druckosteosynthese sofort operativ versorgt. Der Vorteil der frühzeitigen Beübungsmöglichkeit wiegt in der Mehrzahl der Fälle die Gefahren des operativen Eingriffs auf. Dies gilt im hohen Maße auch für gelenknahe Frakturen beim alten Menschen.

Die operative Wiederherstellung gelenknaher Trümmerbrüche, z.B. am Ellenbogen oder am Tibiakopf (Abb. 5), muß kritisch abgewogen werden, ob und inwieweit eine Osteosynthese ein gutes Ergebnis bringen oder ob durch eine konservative Therapie letztlich das bessere funktionelle Ergebnis erzielt werden kann.

Frakturen des coxalen Femurendes sollten grundsätzlich operativ behandelt werden, wenn keine zwingende Gegenindikation vorliegt. Bei medialer Schenkelhalsfraktur mit guter Hüftpfanne kann die partielle Alloarthroplastik ausreichen. Bereits am ersten postoperativen Tag beginnen die Patienten mit Gehübungen. Ebenso

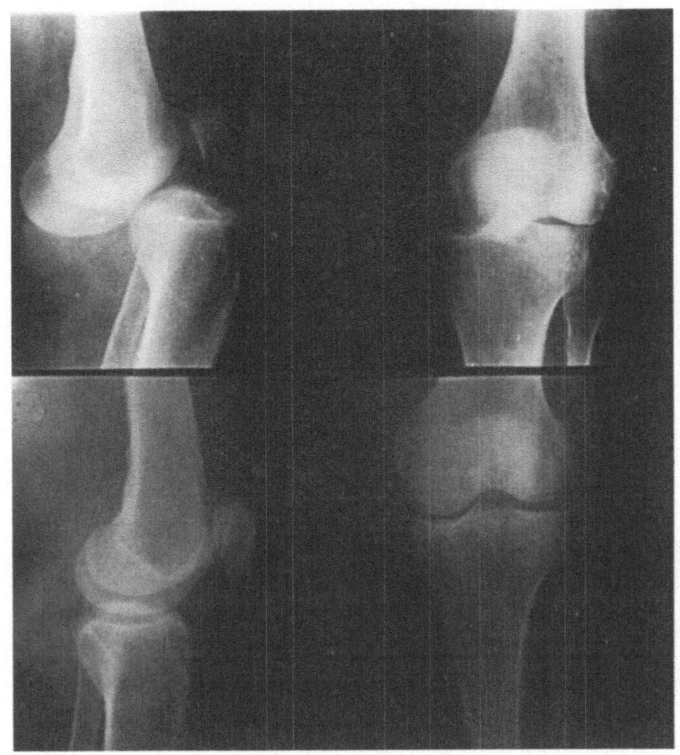

Abb. 4. 70 J. ♀ Kniegelenksluxation, Reposition, Ruhigstellung 6 Wochen im Gipsverband

frühzeitig beginnt die Beübung, wenn bei Schenkelhalsfraktur wegen fortgeschrittener arthrotischer Veränderungen der totale Gelenkersatz durchgeführt wurde. Kommt es bei einer Coxarthrose zu einer inter- oder subtrochantären Femurfraktur, so kann der totale Hüftgelenksersatz bei gleichzeitiger Osteosynthese der Fraktur indiziert sein (Abb. 6).

Patellafrakturen werden, wie beim jungen Menschen, operativ behandelt; bei einfachen Querbrüchen ist die Zuggurtung die Methode der Wahl. Fragmente am oberen oder unteren Pol werden exstirpiert mit anschließender Rekonstruktion der Weichteile. Bei Trümmerbrüchen erfolgt die sofortige totale Patellektomie, deren Spätergebnisse als durchaus gut zu bezeichnen sind.

Abschließend soll noch einmal darauf hingewiesen werden, daß sich das traumatisch geschädigte Gelenk des alten Menschen unter Berücksichtigung biologischer und mechanischer Gesichtspunkte deutlich von dem des jungen Menschen unterscheidet. Infolgedessen erfordert die Behandlung Erfahrung und Einfühlungsvermögen. Hier ist weniger oft mehr. Im Vordergrund unserer Bemühungen in der Versorgung und Behandlung von Verletzungen des alten Menschen muß das Bestreben stehen, in funktioneller Hinsicht das beste Ergebnis zu erzielen.

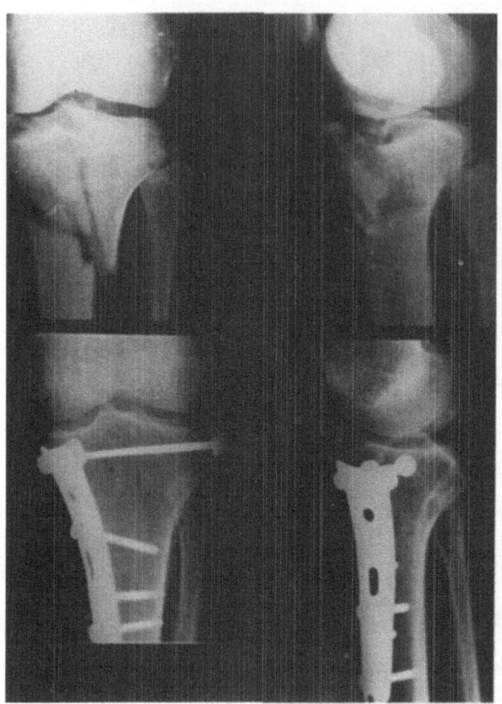

Abb. 5. 68 J. ♂ Trümmerbruch des Schienbeinkopfes, Osteosynthese mit Unterfütterung der Gelenkflächen

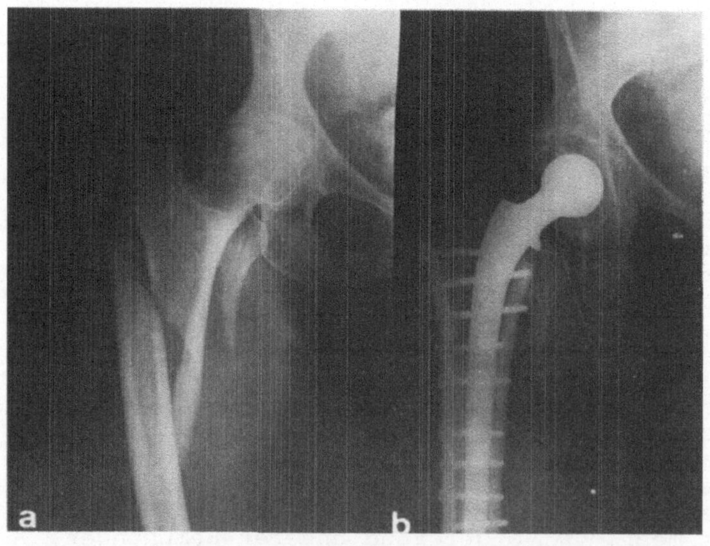

Abb. 6. 67 J. ♀ Subtrochantere Oberschenkelfraktur bei ausgeprägter Coxarthrose. Osteosynthese kombiniert mit totalem Hüftgelenksersatz in einer Sitzung

St. Ernst, Murnau

Allgemeine postoperative Komplikationen und deren Therapie

Derzeit sind in unserem Lande etwa 20% der Bevölkerung älter als 60 Jahre. Entsprechend hoch ist die Zahl der alten Menschen, die sich einer Operation unterziehen müssen. Sie verlangen die besondere Aufmerksamkeit und Fürsorge des Arztes, weil die Regulations- und Reparationsvorgänge bei ihnen nicht mehr so aktiv sind infolge verminderter Organdurchblutung, Funktionsstörungen, reduzierter Stoffwechselvorgänge, allgemeiner Verschleißerscheinungen und bestehender Vorerkrankungen. Auch wenn vor einer geplanten Operation eine gründliche Untersuchung und Behandlung vorhandener Krankheiten oder Störungen erfolgt ist, können postoperativ Komplikationen auftreten.

Wesentlich sind Störungen der Kreislaufregulation, ein Nachlassen der Herzleistung, Lungenkomplikationen, eine Beeinträchtigung der Nierenleistung, Magen-Darmatonie, Thromboembolien, Harnwegsinfekte, akute Hirnleistungsschwäche infolge Cerebralsclerose, außerdem Störungen des Flüssigkeits-, Elektrolyt- und Eiweißhaushaltes sowie des Säurebasengleichgewichts.

Die meisten Komplikationen entwickeln sich unbemerkt und werden nur bei laufender Überwachung rechtzeitig erkannt.

Zur <u>Beurteilung des Kreislaufs</u> sind folgende Untersuchungen erforderlich: Laufende Blutdruck- und Pulsmessungen, wenn möglich Überwachung am Monitor, was auch die Beurteilung der elektrocardiographischen Kurvenform erlaubt, EKG-Schreibungen, Messungen des zentralen Venendrucks und evtl. Bestimmungen des Herz-Zeitvolumens.

Zur <u>Normalisierung des Kreislaufes</u> ist Blutersatz bis zu einem Hb von mindestens 12g% und/oder Verabfolgung von Plasmaexpandern (Macrodex 6%ig oder Rheomacrodex, evtl. Humanalbumin) notwendig. Notfalls ist zusätzliche Gabe kreislaufwirksamer Medikamente wie Araminum mehrmals 5-10 mg, Akrinor mehrmals 1/2 - 1 Ampulle und evtl. Alupent mehrmals 0,5 mg i.v. erforderlich. Gabe von 1000-2000 mg Prednisolon kann unter Umständen lebensrettend sein. Übertransfusion muß vermieden werden. Der zentrale Venendruck darf nicht höher als 9 cm H_2O ansteigen.

Postoperativ auftretende Herzschwäche zeigt sich in Dyspnoe, Hustenreiz, Tachycardie, röntgenologischer Lungenstauung, peripheren Ödemen und Erhöhung des zentralen Venendrucks.

Die <u>Behandlung</u> muß individuell erfolgen und wird am zweckmäßigsten mit Digitalis lanata-Präparaten vorgenommen. Bei schwerer Dekompensation ist gleichzeitige Gabe eines Aldosteron-Antagonisten, am besten Aldactone in einer Dosierung von mindestens 100 mg täglich, und eines Magnesium-Kaliumaspartats zweckmäßig (Abb. 1). Rhythmusstörungen müssen nach Möglichkeit wegen Verminderung des Herz-Zeitvolumens mit peripherer Hypoxydose und cerebraler Mangeldurchblutung schnell beseitigt werden. Bei Extrasystolie empfehle ich Neo-Gilurytmal 2-4 x 1/2 Tbl., oder

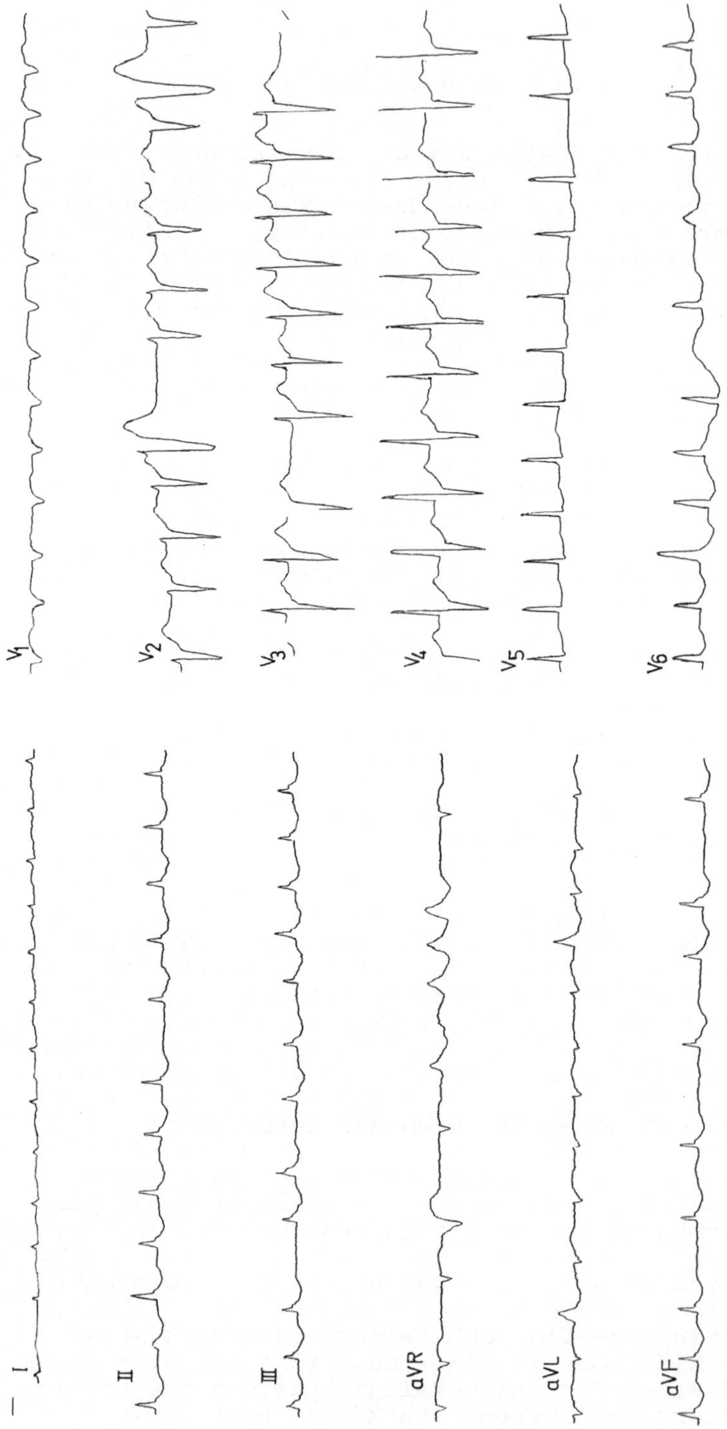

Abb. 1

Gilurytmal 2-4 x 50 mg i.v. Bei Flimmerarrhythmie soll ein Versuch zur medikamentösen Cardioversion mit Chinidin-Duriles in einer Dosis von 1-2 g erfolgen. Tritt nach 4-5 Tagen keine Normalisierung des Rhythmus ein, muß das Präparat abgesetzt werden. Eine paroxysmale Tachycardie kann mit Isoptin in einer Dosierung von 5-10 mg i.v., bei Rezidiv in höherer Dosis als Tropfinfusion meist schnell behoben werden. Hypokaliämie bedingt Digitalisüberempfindlichkeit und Neigung zu Rhythmusstörung. Kaliumsubstitution ist daher zwingend.

Trotz sorgfältiger Überwachung und Behandlung kann bei älteren Menschen unverhofft ein Herzstillstand eintreten infolge Kammerflimmern oder Asystolie. Reanimation ist dann selten erfolgreich, muß aber trotzdem lege artis durchgeführt werden.

Lungenkomplikationen treten am meisten in Form von Broncho- oder hypostatischen Pneumonien bzw. Atelektasen oder Exacerbation einer chronischen Bronchitis auf (Abb. 2).

Störungen des Blut-Gasaustausches können lebensbedrohliche Zustände bewirken. Daher sind Überwachung der Atmung, Auskultation der Lungen, erforderlichenfalls Rö.-Lungenaufnahmen und Blutgasanalysen in regelmäßigen Abständen notwendig.

Therapeutisch sind Antibiotica, Sekretolytica, evtl. Broncholytica bzw. ein Atemstimulans, ferner evtl. Vibrationsmassagen, Atemgymnastik, assistierte Beatmung und notfalls Tracheotomie angezeigt.

Ein Nachlassen der Nierenleistung wird meistens in Form eines zirkulatorisch ischämisch bedingten extrarenalen Nierensyndrom beobachtet. Differentialdiagnostisch sind davon eine obstruktive Nephropathie und Exacerbation einer chronischen Nephropathie abzugrenzen.

Ständige Überwachung der Nierenfunktion durch Messung der Urinmenge, des Harnstoffs, Kreatinin und der Osmolalität ist erforderlich. Bei Störung der Blasenentleerung ist 5-6 stündliches Katheterisieren oder bei Oligurie bzw. drohender Anurie Einlegen eines Dauerkatheter notwendig. Rückgang der Stundenurinmenge unter 30 ml ist bereits Ausdruck einer Nierenfunktionsstörung.

Voraussetzung zur Normalisierung der Nierenfunktion sind ausreichende Flüssigkeitszufuhr und Normalisierung der Blutdruckverhältnisse. Bleibt trotzdem eine Oligurie bzw. Anurie bestehen, sind folgende Maßnahmen angezeigt: Infusion von 150-250 ml 20%iges Mannit in ca. 15 min, oder wiederholt kleine Dosen Furosemid (Lasix) von 10-40 mg. Kommt daraufhin die Diurese nicht in Gang, empfiehlt sich die Gabe von 1000 mg Furosemid in 100 ml isotoner Lösung i.v. Fehlende Urinausscheidung bedeutet dann akutes Nierenversagen. Die harnpflichtigen Substanzen steigen bei nachlassender Nierentätigkeit in einigen Tagen beträchtlich an. Dann sind folgende Maßnahmen zu ergreifen:

Strenge Bilanzierung der Flüssigkeitszufuhr, d.h. 500 ml plus Menge der Ausscheidung vor Vortage, kaliumarme Ernährung von unter 20 mval Kalium/die, proteinarme Ernährung unter 0,4 g/kg,

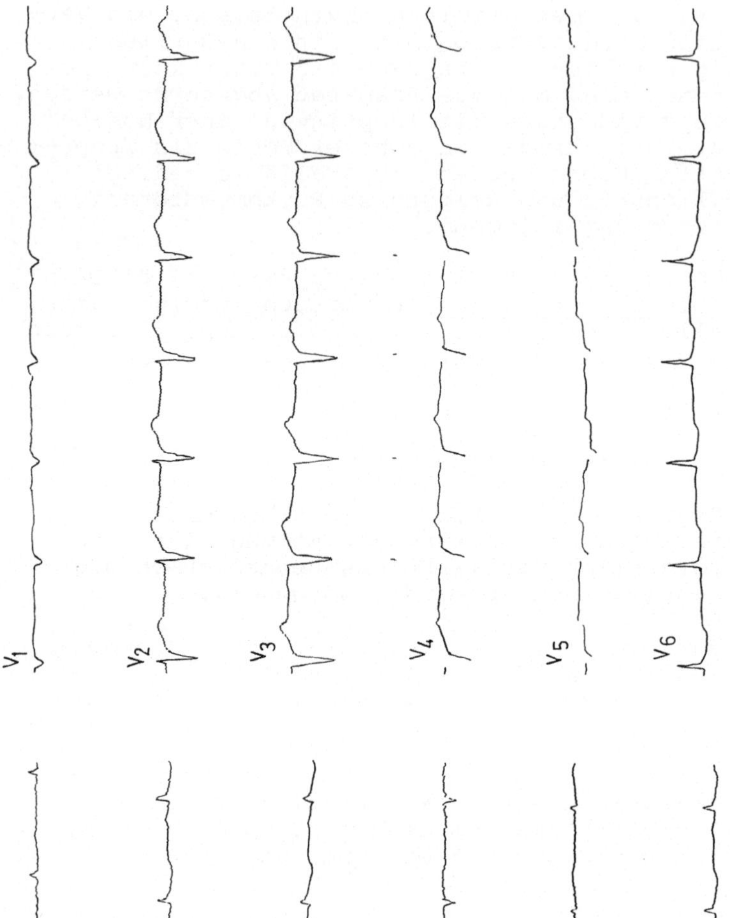

Abb. 2

kohlenhydratreiche Ernährung von mehr als 35 Calorien/die, Beseitigung einer Hyperkaliämie durch Infusion von 500 ml Glucose mit 16 E Altinsulin in ca. 2 Std zur Einschleusung von Kalium in die Zellen, Gabe von Kationenaustauschern oral bzw. per Klysma (Resonium oder Calcium-Serdolit) oder Osmolaxierung mit Sorbit oral oder per Klysma, Ausgleich einer Störung des Säurebasengleichgewichts, Gabe von Calcium gluconicum als Antidot von Kalium, Reduzierung von Digitalis und Antibiotica (Gentamycin, Cephalosporine, Tetracyclin), eventuelle Indikation zur Dialyse.

Eine postoperative Magen-Darmatonie kann sich nach Beseitigung einer Anaemie oder Hypokaliaemie, Einlegen einer Magensonde, Absaugen von Magen-Darminhalt, Gabe von Sorbit-Rheomacrodex zur Förderung der Mikrocirkulation im Bereich der Darmwand und Gabe von Cholinergica (Prostigmin, Ubretid, Bepanthen) schnell zurückbilden.

Thromboembolien verlangen eine konsequente Antikoagulantienbehandlung, am besten mit Heparin (Liquemin, Calciparin) in Dosen von 20-40 000 E.

Häufig sind Harnwegsinfektionen, die ausreichende Flüssigkeitszufuhr und gezielte Antibioticatherapie notwendig machen.

Schließlich werden postoperativ öfter cerebralsclerotische Verwirrtheitszustände bei älteren Patienten beobachtet, die pflegerische Probleme mit sich bringen. Therapeutisch empfiehlt sich zur Förderung der Hirndurchblutung Infusion von 500-1000 ml Glucose mit 3 Ampullen Lamuran DTI, Distraneurin in vorsichtiger Dosierung peroral oder parenteral, Coffein in kleinen Dosen über den Tag verteilt, auch zur Nacht, evtl. mehrmals Euphyllin oder Hydergin und Normabrain (Piracetam) in größeren Dosen. Depressive Phasen können z.B. mit Dogmatil gebessert werden.

Schließlich sind gelegentlich ein Eiweißmangel und verlängerter Katabolismus zu beobachten, die Ernährung von 3-3500 Cal/die mit hochprozentiger Kohlenhydratmischung (50% Fruktose, 25% Xylose, 25% Glucose) sowie Stickstoffzufuhr von minimal 1,0 g/kg am Tag erfordern.

Alle diagnostischen und therapeutischen Maßnahmen müssen konform vorgenommen und aufeinander abgestimmt werden. Aktive Übungsbehandlungen, insbesondere Frühmobilisierung des Kranken, Atemübungen und Stoffwechselgymnastik können wesentlich dazu beitragen, Komplikationen zu verhindern bzw. sie schneller zur Rückbildung zu bringen.

I. Schneider und H. Schottky, Bochum

Todesursachen bei hüftgelenknahen Oberschenkelfrakturen des alten Menschen

Bei den Patienten, die auf einer unfallchirurgischen Abteilung sterben, ist die Einweisungsdiagnose einer HOF (hüftgelenknahe Oberschenkelfraktur) am häufigsten. Dies ist für uns der Grund, um nach den Todesursachen zu fragen und aus ihrer Analyse nach Möglichkeiten zur Verringerung der Letalität zu suchen. Wir haben unser Krankengut aus den Jahren 1966 bis 1974 dazu unter den verschiedensten Gesichtspunkten ausgewertet.

Der Altersgipfel hat sich in den letzten Jahren offensichtlich nach oben verschoben. In unserem Krankengut aus den letzten 2 1/2 Jahren liegt er jedenfalls im 9. Dezennium (40%). Der Grund dürfte die allgemeine Zunahme der Lebenserwartung sein. Frauen sind deutlich häufiger betroffen als Männder, was aus der Asymmetrie der Alterspyramide an ihrem Gipfel leicht zu erklären ist.

Unsere Gesamtletalität ist mit 19% gegenüber älteren Serien hoch. Dies dürfte als Ausdruck der höheren Altersstruktur unserer Patientengruppe zu werten sein (Tabelle 1). Die Letalität nimmt - unabhängig von der Behandlungsart - mit dem Alter steil zu, was aus der sinkenden Lebenserwartung der höheren Altersgruppen zwar verständlich ist, den behandelnden Chirurgen jedoch nicht befriedigen kann (Tabelle 2).

Tabelle 1. Hüftgelenknahe Oberschenkelfrakturen (HOF)

1966-1974	"Bergmannsheil"
Anzahl:	421
Letalität:	80 = 19%

Tabelle 2. Letalität nach Altersgruppen

Alter in Jahren	Prozent
60 - 69	8
70 - 79	11,5
80 - 89	24
90 und älter	40

Die Frage, ob die operative Behandlung der konservativen prinzipiell überlegen ist, soll hier nicht neu diskutiert werden. An unserer Klinik werden alle Patienten mit einer HOF, bei denen ein Eingriff chirurgisch indiziert und allgemeinmedizinisch vertretbar erscheint, operiert aufgrund bereits seit langem gewonnener und Ihnen bekannter Ergebnisse.

Alle statistischen Aussagen liefern jedoch im Einzelfall keine ausreichende Argumente für eine Indikationsstellung. Ein nur geringfügig lebensverkürzender Eingriff hat als kontraindiziert zu gelten. Es ergibt sich somit die Forderung nach einer genaueren und wenn möglich quantitativen Erfassung des Risikos.

Zwei Gruppen lassen sich allerdings ohne sonderliche Schwierigkeiten von der Operationsindikation ausschließen: Die Patienten, die in einem moribunden Zustand eingeliefert werden und bei denen ein längeres Überleben nicht zu erwarten ist, und diejenigen, die ihren Unfall wegen einer Komplikation bei bestehender Grunderkrankung erlitten haben (Tabelle 3).

Tabelle 3. Unfallursachen die eine sofortige Operation ausschließen

1. Frischer Herzinfarkt
2. Adam-Stokes-Anfall
3. Frischer Apoplektischer Insult
4. Hypoglykämie bei Diabetes

Patienten mit Adam-Stokes-Anfällen können nach rasch erfolgter Versorgung mit einem Schrittmacher sehr bald operabel sein.

Vor dem Unfall bettlägerige Patienten können meist einer Operation nicht mehr zugeführt werden. Es kann aber in Ausnahmefällen eine Operationsindikation aus pflegerischen Gründen, und um ein voraussehbares Weiterleben für die Patienten erträglicher zu machen, gegeben sein.

Von dem verbleibenden größeren Teil der Patienten bieten diejenigen mit cerebralen Funktionsstörungen ("Cerebralsclerose") die größten Probleme. Eine Anamnese läßt sich nur von Dritten erfragen und ist daher ungenau und unvollständig. Lungenfunktionsprüfungen sind selbst in bescheidenem Umfange nicht möglich. Auch die postoperative Pneumonieprophylaxe sowie Rehabilitationsmaßnahmen sind zum großen Teil von der Kooperation des Patienten abhängig. Beides: Unsicherheit in der Beurteilung und mangelhafte postoperative Behandlungsmöglichkeit erhöhen das Risiko bei dieser Gruppe. Erfahrungsgemäß ist ihre Letalität am höchsten. Wir stellen hier im allgemeinen keine Operationsindikation, obwohl stets die Möglichkeit denkbar ist, daß die Rückführung in die vertraute Umgebung mit einer Besserung auch der Hirnfunktion einhergeht.

Es bleibt somit die große Gruppe der Patienten, die eine altersgemäße Hirnfunktion und keine unmittelbar bedrohliche interne Begleiterkrankung haben, und die sich vor ihrem Unfall selbständig außerhalb des Bettes bewegt haben. Die internistischen Diagnosen lassen die besondere Gefährdung der verstorbenen Patienten auch retro-spektiv nicht erkennen (Tabelle 4). Eine qualitative Diagnostik ist somit zur Risikoeinschätzung wenig hilfreich. Eine Quantifizierung beispielsweise der Diagnose "kompensierte Herzinsuffizienz" ist jedoch am Krankenbett ziemlich willkürlich (Tabelle 5).

Tabelle 4. Klinische Diagnosen bei 50 überlebenden (Ø) und 50 verstorbenen (+) HOF

	Ø	+
Hypertonie	22	22
Herzinsuffizienz	17	28
Coronarsclerose	16	16
Allgemeine Arteriosclerose	17	23
Cerebralsclerose	13	20
Lungenemphysem	25	28
Herzrhythmusstörungen	11	8
Diabetes	7	5

Tabelle 5. Klinische Todesursache

Herzversagen	52	davon "plötzlich":	6
		davon unter Anaesthesie :	3
Pneumonie	12		
Lungenembolie	10	(und 2 fraglich)	
Gesicherter Herzinfarkt	4		
	80		
Zusätzliche Diagnose "Marasmus"	12		

Die häufigste klinische Todesursache ist die unklare Angabe "Herzversagen" oder "zunehmende cardiorespiratorische Insuffizienz". Pulmonale Infektion, pulmonale und cardiale Insuffizienz sind bei den terminalen Zuständen nicht sicher zu trennen. Sie verknüpfen sich meist im Sinne eines circulus vitiosus.

Aus der Häufigkeit jedoch, mit der klinisch stumme, tiefe Venenthromben bei diesen Patienten nachgewiesen wurden (60%) darf man vermuten, daß weit häufiger als klinisch manifest bei der ominösen "cardiorespiratorischen Insuffizienz" Lungenembolien beteiligt sind, daß also die in der Todesursachentabelle auftretende Zahl zu niedrig ist.

Das Problem ist deswegen wichtig, weil hier am ehesten eine gezielte Prophylaxe möglich erscheint. Von den medikamentösen Verfahren ist wohl die niedrig dosierte (evtl. subcutane) Heparinprophylaxe das zur Zeit beste Verfahren. Acetylsalicylsäure erscheint wegen der möglichen Hämostasestörung problematisch. Dextrane sind bei diesen Patienten nicht sicher wirksam. Arvin befindet sich noch im Experimentalstadium. Mit den, besonders im englischen Schrifttum aufgeführten, rein physikalischen Verfahren wie intraoperative Elektrostimulation und mechanische Bewegung der Fußsohlen haben wir keine Erfahrung.

Die Anaesthesie ist bei der Sterblichkeit der Patienten mit HOF meßbar beteiligt, Zwischenfälle sind hier häufiger als bei irgendeiner anderen Erkrankung, und sie haben eine schlechte Prognose.

Zum Anaesthesieverfahren - d.h. ob Regional- oder Allgemeinanaesthesie - möchten wir keine definitive Stellung beziehen. Sofern jedoch eine rückenmarksnahe Leitungsanaesthesie nicht kontraindiziert ist, hat sie theoretische Vorteile: 1. ist sie empirisch günstig bei ateminsuffizienten Patienten, 2. verhindert sie wenigstens für die Dauer der Anaesthesie die allgemeine Trauma- und Streßreaktion und somit eine Zunahme des Katabolismus, der allein durch die Bettlägerigkeit in Gang gesetzt wird. Wir weisen darauf hin, wie häufig als begleitende Todesursache "Marasmus" angegeben wird. Die Frage, ob eine prolongierte Leitungsanaesthesie (Periduralkatheter) Vorteile bietet, möchten wir zur Diskussion stellen.

Wenig erfolgversprechend ist die antibiotische Therapie (oder gar Prophylaxe) der pulmonalen Komplikationen, weil es sich in der Regel um nosokomiale Infektionen mit Hospitalkeimen handelt.

Die Bedeutung der Operationsdauer ist bei unseren Patienten nicht ausschlaggebend. Sie überschreitet nicht die Zweistundengrenze, eine Grenze, jenseits der die Sterblichkeit offenbar deutlich zunimmt.

Zusammenfassend läßt sich anhand unseres Krankengutes das besondere Dilemma - vor allem in diagnostischer Hinsicht - feststellen, vor das Chirurg und Anaesthesist bei der Indikationsstellung zur Operation bei der HOF gestellt sind. Lediglich auf dem Gebiet der Thromboseprophylaxe scheinen sich neue Wege anzubahnen.

F. Wolf, Gelsenkirchen-Buer

Spezielle postoperative Komplikationen und deren Therapie

Postoperative Komplikationen werden trotz vorbeugender Maßnahmen den Erfolg oft infrage stellen. Ich bin mir bewußt, daß ich bei weitem nicht alle Zwischenfälle anführen kann, die sowohl nach der Versorgung von Traumen als auch nach operativen Eingriffen auftreten können.

Bei allgemeinchirurgischen Erkrankungen sollte man Zeit finden, eine Praemedikation durchzuführen, um das Operationsrisiko herabzusetzen, das mit zunehmendem Alter ansteigt. ALLGÖWER hat bei über 70-jährigen Patienten 44,7% an postoperativen Komplikationen gesehen, wobei die cardio-pulmonalen Zwischenfälle mit etwa 17% an erster Stelle stehen.

Nach diesen Vorbemerkungen nun zu einigen wesentlichen Komplikationen, die mir im Rahmen des Themas wichtig erscheinen. Beginnen wir mit der Schockbehandlung, die sowohl nach einem Trauma als auch nach einem operativen Eingriff erforderlich sein kann. Das Bild des Volumenschocks steht im Vordergrund, von dem der alte Mensch vor allem schwer betroffen ist. Bei der Schockbekämpfung bedarf die Infusionsbehandlung einer besonderen Sorgfalt. In diesem Zusammenhang erinnere ich an den Wasser-, Elektrolyt- und Säurebasenhaushalt. Durch eine allgemeine Permeabilitätssteigerung der Kapillaren aufgrund pathologischer Vorgänge im intermediären Stoffwechsel, auf die E. GOHRBANDT und HABELMANN aufmerksam gemacht haben, kommt es leicht zu einer Kreislaufgefährdung, weil gerade im Alter praeoperativ oft eine Exsiccose besteht. Der Unerfahrene ist geneigt, bei der Infusionsbehandlung leicht über das Ziel hinauszuschießen. Deshalb muß die Forderung heißen: Rechtzeitige Flüssigkeitszufuhr, langsam und in kleinen Mengen verabreichen, in 24 Std als Erhaltungsbedarf nicht mehr als zwei Liter. Ein plötzliches zu großes Angebot an Flüssigkeit kann zu einem akuten Herzversagen führen, das uns in der postoperativen Phase immer wieder überraschen kann. Davor bewahrt uns eine gezielte praeoperative Therapie, auf die Herr ERNST gestern besonders auch hingewiesen hat.

Bei der operativen Technik sollte man an die mangelnde Durchblutung der Gewebe und eine damit verbundene verzögerte Heilungstendenz denken. Sorgfältiges und schnelles Operieren setzt den Gewebszerfall herab und damit auch die Gefahr einer Acidose. Der in der Alterschirurgie wenig Erfahrene ist leicht geneigt, Nähte eng zu legen und die Knoten zu fest anzuziehen. Auch sind die Fäden länger als üblich zu belassen. Es ist ein Irrtum zu glauben, daß durch möglichst exakte engstichige Nähte ein Platzbauch verhindert wird. Oft beobachtet man, daß trotz unversehrter Haut ausgedehnte Weichteilzertrümmerungen in der Tiefe vorliegen, mit Blutungen kombiniert. Haematome sind baldmöglichst zu entlasten, da sich allzu häufig auf dem Boden von Spätnekrosen und Haematomen Infektionen entwickeln.

Nicht nur nach der operativen Knochenbruchbehandlung treten Komplikationen auf, sondern auch bei konservativen Maßnahmen, die dann oft zu irreversiblen Schäden führen.

Zunächst sei die Schultersteife genannt, die nicht nur nach harmlosen Prellungen bei zu langer Ruhigstellung - es genügen schon im Alter 5 bis 8 Tage - sondern auch nach osteosynthetischen Eingrifffen auftreten kann. Hier hilft nur eine rechtzeitige aktive und auch passive gezielte Bewegungstherapie, mit der nicht früh genug begonnen werden kann.

Bei unzureichender Gipstechnik kommt es zum Druckulcus, das - wie uns allen hinreichend bekannt - in der Behandlung außerordentlich hartnäckig sein kann und die stationäre Behandlung erheblich verlängert. Nicht zuletzt weise ich auf die Peronaeuslähmung hin, die als Folge unsachgemäßer Schienenlagerung gar nicht so selten zu beobachten ist und erst zufällig zu einem prognostisch bereits ungünstigen Zeitpunkt entdeckt wird.

Bei der Knochenbruchbehandlung sollte man bei gleichzeitig bestehenden Durchblutungsstörungen besser den konservativen Weg wählen, um Fehlschläge zu vermeiden, die selbst bei idealer osteosynthetischer Versorgung auftreten können. Davor haben WEBER und andere gewarnt.

Nach Osteosynthesen beobachtet man gelegentlich Drehfehler, die einen erneuten Eingriff fordern können. Bei alten Menschen aber sollte man in der Indikation zu einer Stellungskorrektur zurückhaltend sein. Die gleiche Forderung gilt auch für die Pseudarthrosebehandlung. In der Behandlung der Schenkelhalspseudarthrose ist in den letzten Jahren erfolgreich der endoprothetische Weg gewählt worden. Osteosynthetisches Material kann in den meisten Fällen ohne Bedenken belassen werden, denn jeder erneute Eingriff bringt Gefahren mit sich.

Die gefürchtetste Komplikation im Anschluß an eine operative Knochenbruchbehandlung ist die Infektion - die Osteomyelitis. Auf die einzelnen Behandlungsvorschläge, die immer wieder gemacht werden, kann ich nicht näher eingehen. Hier verweise ich auf Arbeiten aus der Rehn'schen Klinik, wo sich HIERHOLZER mit dieser Problematik besonders befaßt hat.

Ein weiterer schwerwiegender Zwischenfall ist die Fettembolie nach osteosynthetischen Eingriffen. Nach unserer Beobachtung ist sie eine seltene Komplikation. Ich kann mich nach einer über 25-jährigen Erfahrung in der Unfallchirurgie an eine manifeste Fettembolie - wohlgemerkt nach osteosynthetischen Eingriffen - nicht erinnern. Wir haben Embolien nach schweren Weichteil- und Knochenzertrümmerungen, oder auch bei Kombinationsverletzungen gesehen, wobei ich den Eindruck habe, daß die Beckentrümmerfrakturen besonders zu Fettembolie neigen. Über die therapeutischen Schritte divergieren die Auffassungen. Ich darf auf ein Referat von HARRFELDT hinweisen, in dem er ausführlich 1973 in Augsburg über die Problematik der Fettembolie berichtet hat.

Zwei postoperative Komplikationen seien noch genannt, da beide sowohl nach operativen Eingriffen, als auch posttraumatisch auftreten können:

Erstens das akute Nierenversagen, das immer noch mit einer hohen Mortalität verbunden ist. Gewissenhafte Kontrollen über Flüssigkeitsein- und -ausfuhr schützen vor Überraschungen. Die erforderlichen Maßnahmen hat Herr ERNST gestern bereits aufgeführt. Die Haemodialysebehandlung - rechtzeitig begonnen - gibt heute gute Überlebenschancen.

Zum zweiten der postoperative Ileus, der immer eine schwerwiegende Komplikation ist. Nach Angaben im Schrifttum tritt ein Ileus in etwa 7% nach abdominellen Eingriffen auf. Die Letalität liegt bei 40 bis 50%, wobei das Alter und nicht zuletzt der Zeitpunkt der Relaparotomie von entscheidender Bedeutung sein können. In diesem Zusammenhang erinnere ich an den paralytischen Ileus, der sich nach stumpfen Bauchverletzungen und insbesondere auch bei ausgedehnten retroperitonealen Haematomen entwickeln kann.

Noch ein paar Bemerkungen zu Spätkomplikationen, die häufig nicht rechtzeitig erkannt werden: einmal die sekundäre Wundinfektion und zum zweiten das thrombotische Geschehen.

Bei der Entwicklung einer Wundinfektion ist besonders darauf zu achten, daß gerade im Alter die Infektion meist symptomarm verläuft. Nicht selten sind die schon eingangs erwähnten Weichteilschäden Ausgangspunkte solcher schleichenden Infektionen. Auch nach offenen Frakturen und nicht zuletzt nach Osteosynthesen treten nicht frühzeitig, sondern sich langsam entwickelnde Infektionen auf, die häufig zu spät erkannt werden. Jede Art der Infektion bedarf sowohl einer allgemeinen, als auch einer lokalen durchdachten Behandlung. Das alte Gesetz: "Ubi pus ibi evacua" hat immer noch seine Gültigkeit, trotz der antibiotischen Therapie. Daran sollte man denken und nicht wahllos Antibiotica verabreichen, die im Alter oft nicht gut vertragen werden.

Neben der Infektion sind es die thrombotischen Zwischenfälle, von denen der Chirurg oft überrascht wird. Die Zeichen einer beginnenden Thrombose sind allgemein bekannt. Die akute occlusive venöse Thrombose im ileo-femoralen Abschnitt stellt ein schweres Krankheitsbild dar, das besonders wegen der möglichen Früh- und Spätfolgen gefürchtet ist. Vor kurzem hat ALEMANY über günstige operative Ergebnisse berichtet. Wir stehen auf dem Standpunkt, daß man nicht in jedem Fall eine Prophylaxe mit Anticoagulantien durchführen sollte, abgesehen von Varicenträgern und Kreislaufkranken. Die sonst übliche Marcumarbehandlung ist im Alter besonders problematisch durch die bekannten Kontraindikationen. Eine exakte gezielte aktive Bewegungstherapie halten wir für ausreichend, die schon am Abend nach einem operativen Eingriff beginnen sollte.

Eine der schwerwiegendsten Spätfolgen nach einer Thrombose ist das Ihnen allen bekannte postthrombotische Syndrom, das mit einer erheblichen sozialmedizinischen Auswirkung belastet ist, die bis zur Arbeitsunfähigkeit führen kann. Aus dem Schrifttum habe ich entnommen, daß z.Zt. in der Bundesrepublik Deutschland etwa eine Million Patienten von diesen Spätfolgen betroffen sind.

Abschließend noch ein paar Worte zur Prophylaxe, die schon in der praeoperativen Phase einsetzen sollte. Eine sorgfältige Kreislaufuntersuchung muß die Regel sein, ebenso wie eine praeoperative Atemgymnastik, mit der der alte Patient vor dem Eingriff vertraut gemacht werden sollte. In der postoperativen Phase ist die frühe Mobilisierung nach jeglicher Art von Eingriffen als ein ganz wesentlicher Faktor in der Nachbehandlung zu fordern. Bei alten Patienten ist nur das Frühaufstehen nicht immer möglich, statt dessen muß die Krankengymnastin auch schon auf der Intensivstation eingesetzt werden.

Die Zunahme der Lebenserwartung unterstreicht die Bedeutung der Alterschirurgie. Bedenken wir, daß etwa 25% der chirurgisch Kranken über 65 Jahre alt sind. Eine sorgfältige Vorbereitung senkt sicher die postoperativen Komplikationen und damit die Morbidität der chirurgischen Eingriffe.

Unser Ziel muß sein, einen höchstmöglichen Grad von Beschwerdefreiheit und persönlicher Unabhängigkeit zu erreichen. Leider gibt es nur wenige alte Menschen, die im Leben so umsorgt werden, daß sie die Abhängigkeit von ihrer Umgebung nicht als eine unerträgliche Last empfinden.

H. Kolbow, K. P. Schmit-Neuerburg, E. G. Suren und C. D. Wilde, Hannover

Komplikationen und Probleme bei mehrfachverletzten alten Menschen

Rund 20% der mehrfachverletzten Unfallpatienten stehen im höheren Lebensalter (SCHWARZ). Von 245 Polytraumatisierten, die an der Unfallchirurgischen Klinik der Medizinischen Hochschule Hannover in der Zeit vom 1.2.1972 bis 30.6.1974 behandelt wurden, waren 49 über 60, der Älteste 89 Jahre. Die Gefährdung dieser Patientengruppe ist wesentlich bestimmt durch Unfallart (DÖRR) und Verletzungsgrad (Tabelle 1): Allein 24 Patienten wurden als Fußgänger oder Zweiradfahrer verletzt, 19 als Kfz-Insassen. Die Hälfte aller Patienten hatten 4-12 schwere Einzelverletzungen. Von 49 Patienten starben 22. Prognostisch ungünstig erwiesen sich manifeste Vorerkrankungen des Herz-Kreislaufs, der Organe und des Stoffwechsels, die 35 mal diagnostiziert wurden, sowie ein langes therapiefreies Intervall, das bei 20 der 22 Verstorbenen mehr als 30 min betrug. Bei eingeschränkter Toleranz gegenüber Sauerstoffmangel und Blutverlust (DOHRMANN, HÖPPENER) ist eine rasch einsetzende, effektive Schocktherapie die wichtigste lebenserhaltende Maßnahme.

Tabelle 1. Aufschlüsselung des Patientengutes von 49 Mehrfachverletzten im Alter über 60 Jahre nach Unfallart und Verletzungsgrad, welche vom 1.2.1972 - 30.6.1974 in der Unfallchirurgischen Klinik der Med. Hochschule Hannover behandelt wurden

Unfallart	Zahl der Verletzten	Zahl der Verletzungen			+
		2-3	4-5	6 u. mehr	
Fußgänger Zweirad	24	13	8	3	12
KFZ-Insasse	19	8	7	4	8
Sonstige	6	4	2	-	2
Summe	49	25	17	7	22
+	22	7	13	2	

Der hohe Gefährdungsgrad des mehrfachverletzten alten Menschen wird auch aus der Verteilung der Einzelverletzungen (Abb. 1) ersichtlich. In Kombination mit 31 Schädelverletzungen, 30 Tho-

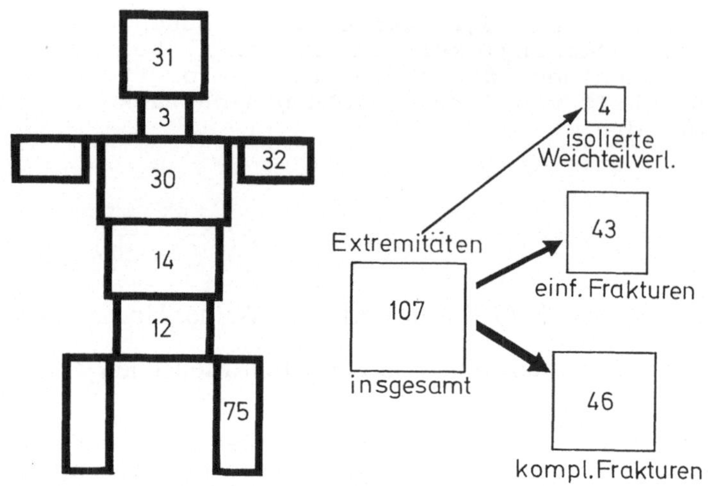

Abb. 1. Verteilung der Einzelverletzungen bei 49 Mehrfachverletzten im Alter über 60 Jahre

rax- und 26 Bauch- oder Beckenverletzungen verzeichneten wir 107 Extremitätenverletzungen. 46 mal handelte es sich dabei um offene Frakturen, um Trümmer- oder Gelenkbrüche.

Bei der Versorgung der Einzelverletzungen (Tabelle 2) stehen operative Eingriffe aus vitaler Indikation im Vordergrund. Eine dringliche Indikation zur Primärversorgung besteht jedoch auch bei zweit- bis drittgradig offenen Frakturen, wobei im Interesse der Lebenserhaltung gelegentlich die primäre Amputation zu erwägen ist (SCHMIT-NEUERBURG):

Tabelle 2. Versorgung der Einzelverletzungen am Unfalltag bei 49 Mehrfachverletzten im Alter über 60 Jahre

12	Trepan., Lap. Thorakotom.		
	Amputation	2	
	Osteosynthese	12	
	Osteosynth. + kons.	9	
	Konservativ	20	(davon 3 sek. op.)

81-jähriger, 8-fach verletzter Fußgänger (Abb. 2). Neben einem SHT, Rippenserienfrakturen, Beckenringbruch mit Symphysensprengung bestanden eine OA-Schaftfraktur links, ein drittgradig offener Tibiakopfbruch links und ein Verrenkungsbruch im oberen Sprunggelenk rechts mit mehrfachem Wadenbeinbruch.

Primärversorgung durch Oberschenkelamputation links, Resektionsarthroplastik des rechten Ellenbogengelenkes und Doppelplatten-

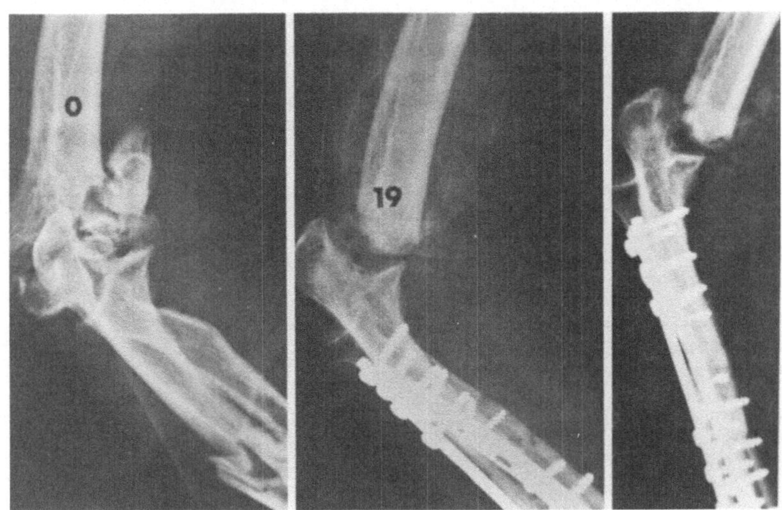

Abb. 2. 81-jähriger 8-fach verletzter Fußgänger. Primäre Resektionsarthroplastik des rechten Ellenbogengelenkes

osteosynthese am Unterarm. Nach 19-tägiger Beatmung kann der Patient 10 Wochen später in häusliche Pflege entlassen werden. Nachuntersuchung 5 Monate nach dem Unfall: Guter AZ, schmerzfrei bewegliches Ellenbogengelenk rechts.

Erlaubt es der Zustand des Patienten, können schwierige, gelenknahe Brüche und Traktionsfrakturen simultan versorgt werden, wenn der Eingriff ohne größeren Blutverlust innerhalb von 2 1/2 Std beendet wird:

72-jähriger 2-fach verletzter Autofahrer. Erstgradig offener distaler Oberschenkeltrümmerbruch rechts, zweitgradig offene Unterschenkelfraktur links. Multiple Weichteilverletzungen. Primäre Simultanversorgung beider Frakturen. Entlassung 4 Wochen später. Übungsbeginn wenige Tage postoperativ bei noch liegenden Fäden. 8 Monate nach dem Unfall volle Wiederherstellung.

Die Mehrzahl der Extremitätenfrakturen wird jedoch primär konservativ behandelt. Nach Stabilisierung des Allgemeinzustandes kann eine Woche später die operative Versorgung der Oberschenkelfrakturen und Gelenkbrüche erfolgen, mit dem Ziel, "ein standfestes" Bein zu schaffen. Spätere Operationen erstreben durch Implantation von Endoprothesen und Verbundosteosynthese die volle Mobilisierung und Wiederherstellung der Gehfähigkeit.

Die Maximalgefährdung des polytraumatisierten alten Menschen primär nach dem Unfall und in der Spätphase wird in der Aufschlüsselung der Todesursachen ersichtlich (Tabelle 3):

Schock und Schockfolgen sind unmittelbare Todesursache bei 8 Patienten, die bis zum 4. Tag verstarben. In der 2.-7. Woche dominieren dagegen pulmonale Komplikationen, die bei weiteren 8 Patienten zum Tode führten (BACHOFEN-PORCHET).

Tabelle 3. Aufschlüsselung von 49 Mehrfachverletzten nach Komplikationen, Todesursache und Todeszeitpunkt

	Verstorben nach			
	2-4 Std	3-4 Tg	10-12 Tg	30-40 Tg
28 Schock	4		1	
3 cardiogen	1	2		
8 unmittelbar. Schockfolgen (Niere, Gerinn., Schocklunge)		4		
4 pulmon. Frühkomplikat. (Fettembolie, Beatmungslunge)			4	
8 pulmon. Spätkomplikat. (Pneumonie, Embolie)				4
3 sonstige				2

Eine Senkung der Letalität ist nur zu erreichen durch rasche Diagnostik und richtige Beurteilung der Körperhöhlenverletzungen und Vorschäden, durch schnelle, ausreichende Schocktherapie und Vermeidung eingreifender Primärmaßnahmen unmittelbar nach dem Unfall, wie durch streng bilanzierte Infusionstherapie (BAUCH, HARTIG), adäquate Medikation und frühzeitige Beatmung in der Folgezeit, um möglichst bald Operabilität für Sekundäreingriffe herzustellen.

Literatur

BACHOFEN-PORCHET, M., BACHOFEN, H.: Schweiz. Med. Wschr. 103, 1 (1973).

BAUCH, K., HARTIG, W.: Zbl. Chir. 99, 897 (1974).

DÖRR, D.: Langenbecks Arch. Chir. 307, 238 (1964).

DOHRMANN, R., HÖPPENER, H.J.: Chirurg 43, 145 (1972).

SCHMIT-NEUERBURG, K.P.: Langenbecks Arch. Chir. 337, 435 (1974).

SCHWARZ, F.: Schweiz. Med. Wschr. 100, 1861 (1970).

Podiumgespräch (Leitung: A. N. Witt, München)

Teilnehmer: Cotta (Heidelberg), Ernst (Murnau), Harrfeldt (Bochum), Lindner (Hamburg), Wolf (Gelsenkirchen-Buer)

Auf die Eingangsfrage von Herrn WITT, wie er die Lumbal-, Peridural- und die Leitungsanaesthesie auch in Form der Plexusanaesthesie beim alten Menschen einsetze, führte Herr HARRFELDT aus, er wende die Peridural- und Spinalanaesthesie im Vergleich zur Allgemeinanaesthesie im Verhältnis von etwa 1:2 an. Beim alten Menschen sei die rückenmarknahe Anaesthesie aus technischen Gründen öfters nicht durchführbar und man müsse auch mit massiven kreislaufbedingten Zwischenfällen rechnen. Die regionale Anaesthesie bedeute jedoch grundsätzlich für alte Menschen im Hinblick auf die Erhaltung der vitalen Kapazität einen großen Vorteil. Herr HARRFELDT teilte auf Anfrage ferner mit, daß er für kleinere Eingriffe auch die Spinalanaesthesie verwende. Herr WITT berichtete anschließend über gute Erfahrungen mit der Bierschen Stauungsanaesthesie bei Knieendoprothesen.

Zur Frage der Akupunktur erklärte Herr HARRFELDT, ob diese als Anaesthesieform überhaupt in Frage komme, sei noch offen. Nach FREY werde neben der Akupunktur immer eine analgesierende oder sedierende Form der Beimedikation gegeben.

Die Frage (COTTA), ob es signifikante Unterschiede zwischen verschiedenen Anaesthesieformen im Hinblick auf die Menge des Blutverlustes gebe, verneinte Herr HARRFELDT.

Herr SCHNEIDER äußerte seine Erfahrung, daß nach einer 2- bis 3-stündigen Regionalanaesthesie der Allgemeinzustand des Patienten nach der Operation besser als nach einer Allgemeinanaesthesie sei, Anaesthesisten wiesen jedoch darauf hin, daß die schonende allgemeine Intubationsnarkose zur besseren Sauerstoffversorgung der lebenswichtigen Organe und Gewebe beitrage. Nach Herrn HARRFELDTs Ansicht muß jedoch wegen ihrer Vorzüge und Möglichkeiten die gezielt gesteuerte Allgemeinanaesthesie gerade bei alten Patienten den Vorrang behalten. An dieser Stelle wies Herr WITT auf das sehr wichtige psychologische Moment hin, da der schwerverletzte alte Mensch oft mit dem Gefühl kämpfe, daß seine letzte Stunde gekommen sei. Es bedürfe daher eines großen Einfühlungsvermögens von seiten des Arztes, ihm diese Angst zu nehmen. Auch er glaube, daß bei guter Praemedikation die Allgemeinnarkose das schonendere Verfahren darstelle. Die Frage, ob postoperativ auftretende Verwirrtheitszustände im Sinne cerebralsclerotischer Entgleisungen unter einer Regionalanaesthesie weniger häufig als in Allgemeinnarkose zu beobachten seien, wurde von Herrn HARRFELDT bejaht, wenn der Eingriff relativ kurz und wenn die Entpersönlichung schon soweit fortgeschritten sei, daß die äußeren Einflüsse nicht mehr registriert wurden.

Herr WOLF hatte die große Bedeutung der Thromboseverhütung angesprochen. Dies veranlaßte Herrn WITT, diesbezüglich auch die personellen Probleme bei Krankengymnastinnen und im Pflegebereich hervorzuheben, hierbei handele es sich nicht nur um Fragen der Qualifikation, sondern auch um solche der Personalgestellung, die gar nicht ernst genug genommen werden könnten. Die Bedeutung sowohl der ersten postoperativen als insbesondere auch der praeoperativen Phase wurde nochmals herausgestellt. In diesem Zusammenhang stellte Herr WITT zur Erörterung, ob an großen Kliniken ein eigener Internist zur Verfügung stehen müsse. Diese Anregung fand allgemeine Zustimmung bzw. Bestätigung, dadurch könne und dürfe aber die Rolle des Anaesthesisten im praeoperativen Bereich nicht verkleinert werden. Wo kein Klinik-Internist vorhanden sei, müsse man sich eines Konsiliarius versichern.

Herr WITT stellte fest, daß die Prostata des alten Mannes nach operativen Eingriffen oder nach schweren Traumen erhebliche Schwierigkeiten bereite. Dazu meinte Herr WOLF, deshalb müsse man bei alten Männern frühzeitig einen Katheter legen, nicht erst dann, wenn die Harnsperre bereits eingetreten sei. Herr HARRFELDT warnte davor, den Dauerkatheter länger liegen zu lassen, als die kritische Phase dies erforderlich mache, wobei er auf die drohenden Gefahren der Sekundärinfektion hinwies. Er ziehe es vor, wenn die Bestimmung der Stundenurinmenge nicht mehr notwendig sei, den Dauerkatheter zu entfernen und mehrmals unter sterilen Kautelen durch Katheterisieren zu entleeren. Dieser Auffassung schloß sich auch Herr ERNST auf Befragen ausdrücklich an.

Zum Problemkreis der Tibiakopfbrüche äußerte Herr WITT die Erwartung, daß man von der Grundlagenforschung eine Antwort auf die Frage bekomme, ob man bei Zertrümmerungen der Tibiabasis bzw. ihrer Gelenkfläche die Wiederherstellung des Tibiakopfes mit Spongiosa oder Fremdmaterial bewerkstelligen solle. Er stellte an Herrn COTTA die Frage, ob die Grundlagenforschung der Ansicht sei, daß der Knorpel allein von der Synovialflüssigkeit ernährt werde, oder ob für die Ernährung auch die subchondrale Spongiosa eine entscheidende Rolle spiele. Hierzu trug Herr COTTA vor, daß die Unterfütterung mit biologischer autoplastischer Spongiosa für die Durchblutungsverhältnisse im gelenknahen Bereich von Vorteil sei. Palacos und Bonezement würden von einem Kapillarnetz umgeben; aber es bildeten sich auch Fremdkörperriesenzellen, die die Ernährungssituation eher schädigten als verbesserten. Man sollte deshalb, wenn möglich, mit Spongiosa unterfüttern. Bei alten Menschen sei eine Rekonstruktion, die eine statische Belastung gewährleiste, wegen starker osteoporotischer Veränderungen des Materials oft nicht möglich. Die Verbundosteosynthese sei der einzige Weg. Mit Palacos könne man die Gelenkfläche für einige Zeit erhalten, aber biologisch sei der Unterfütterung mit autoplastischem Material der Vorzug zu geben.

Herr SCHMIT-NEUERBURG stellte fest, daß die Hauptkomplikationen bei Mehrfachverletzten darin bestünden, daß cardiale Störungen oder Stoffwechselstörungen (Diabetes) oft nicht ausreichend abgeklärt waren, so daß in der postoperativen Phase beispielsweise überdigitalisiert oder überinfundiert wurde.

Zum Abschluß sprach Herr WITT noch ein spezielles orthopädisches Anliegen an, als er bemerkte, daß bei nicht möglicher operativer Behandlung der orthopädische Apparat nicht vergessen werden solle. Die Aktivierung des Patienten mit einem Apparat sei immer noch besser, als einen Patienten wochen- oder monatelang im Bett liegen zu lassen und dadurch die letzten Aktivitätsreserven aufzubrauchen. Der alte Mensch vermöge den orthopädischen Apparat trotz der unvermeidbaren Belästigung dann als segensreich zu empfinden.

II. Thoraxtrauma

A. Bühlmann, Zürich (Schweiz)

Pathophysiologische Grundlagen zum Thoraxtrauma

Schwere Thoraxverletzungen können Ventilation der Lungen und Förderleistung des Herzens lebensgefährlich beeinträchtigen. Aspiration und Blutverlust verschlimmern zusätzlich die Situation.

Das Verbluten aus rupturierten größeren Gefäßen ist die häufigste Todesursache am Unfallort und während des Transportes. Intubation, Absaugen und Beatmung verhindern das Ersticken bei einer massiven Aspiration, bei Zwerchfell-Lähmung und bei paradoxen Thoraxbewegungen wegen Rippenserienfrakturen. Herztamponade, Spannungspneumothorax und Mediastinalemphysem mit Behinderung des venösen Rückflusses zum Herzen entwickeln sich progressiv. Eine lebensbedrohende Mangeldurchblutung des Gehirns und des Herzens ist auch noch einige Stunden nach dem Unfallereignis möglich. Die gefährliche Hypovolämie tritt nicht nur nach einem entsprechenden Blutverlust auf. Bei jedem schweren Trauma ist eine Hämokonzentration wegen Flüssigkeitsverschiebung in den extravasalen Raum möglich. Die Infusion von Humanplasma oder Plasmaexpandern ist deshalb immer indiziert. Hämatothorax, Pneumothorax und Atelektasen bedeuten in der Regel keine akute Lebensgefahr, können aber bei vorgeschädigten Lungen, z.B. bei einem Emphysem, eine schwere respiratorische Insuffizienz auslösen (Abb. 1).

Die Hauptsymptome wie Tachypnoe, Tachykardie, Pulsus parvus, Pulsus paradoxus, Hypotonie, Cyanose mit blasser Haut sowie Angaben über Dyspnoe und atemsynchrone Schmerzen sind ätiologisch vieldeutig und erlauben ohne zusätzliche Befunde keine kausalen Rückschlüsse auf die Art der Verletzung. Aspektmäßig läßt sich bei einer Tachypnoe nicht entscheiden, ob eine alveoläre Hypoventilation oder eine alveoläre Hyperventilation vorliegt. Entscheidend ist die Kontrolle des arteriellen P_{CO_2}, was nur in einem entsprechend eingerichteten Krankenhaus möglich ist. Die Cyanose, insbesondere die Cyanose der Lippen und Akren, wird sowohl bei einer alveolären Hypoventilation als auch einer alveolären Hyperventilation beobachtet. Falls die Atemwege durchgängig, die Zwerchfell- sowie Thoraxbeweglichkeit erhalten sind sowie kein schweres Emphysem vorliegt, besteht in der Regel eine alveoläre Hyperventilation mit arterieller Hypokapnie, was auch für einen Pneumothorax und Hämotothorax gilt. Schmerzen und Angst bewirken in der Regel ebenfalls eine alveoläre Hyperventilation. Diese alveoläre Hyperventilation, wie sie der Internist z.B. auch beim Herzinfarkt und bei der Lungenembolie beob-

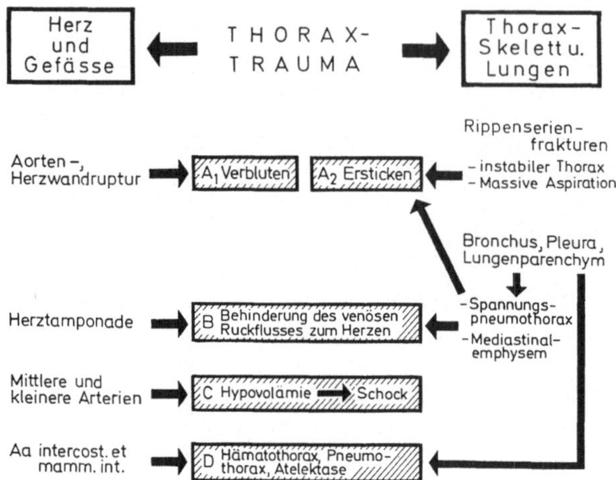

Abb. 1. Schwere Thoraxverletzung und Lebensgefährdung. (A_1 u. A_2) Unmittelbare Lebensgefahr am Unfallort und während des Transportes. (B u. C) Die lebensgefährliche Situation kann sich protrahiert entwickeln. (D) Nicht lebensgefährlich, falls keine schwere Lungenerkrankung, z.B. ein Emphysem vorbesteht

achtet, hat ungünstige, die Situation verschlechternde Effekte auf den Kreislauf. Die Hirn- und Coronardurchblutung nimmt ab, und es entwickelt sich eine Hämokonzentration infolge Flüssigkeitsverschiebung in den extravasalen Raum (5). Intubation und künstliche Beatmung, bei schwerer alveolärer Hypoventilation zur Lebenserhaltung dringend indiziert, haben auch bei einer alveolären Hyperventilation ohne unmittelbare Erstickungsgefahr mehr Vor- als Nachteile (Abb. 2).

Tachykardie und flacher Puls sind praktisch immer Ausdruck eines abnorm kleinen Herzschlagvolumens und Indiz für eine ungenügende Förderleistung des Herzens. Die Hypotonie mit kleiner Blutdruckamplitude weist auf eine Hypovolämie als Ursache der Tachykardie hin. Gestaute Halsvenen sind ein zuverlässiges Zeichen für eine Behinderung des venösen Rückflusses zum Herzen. Dieses Symptom kann aber durch eine gleichzeitige Hypovolämie an Augenfälligkeit verlieren. Da der Nachteil einer überflüssigen Blutvolumensubstitution gering ist, darf die Infusion einer Plasmakonserve bzw. eines Plasmaexpanders bei jedem schweren Thoraxunfall bereits bei der 1. Hilfe am Unfallort propagiert werden, sofern der Transport zur nächsten Notfallstation nicht verzögert wird.

Rhythmusstörungen, systolisches Geräusch, akute Lungenstauung sind Indizien für eine Contusio cordis mit Myokardblutung bzw. -nekrosen und Verletzung der Atrioventrikularklappen oder Riß eines Papillarmuskels (4).

Die Fettembolie in Lungen- und Körperkreislauf kann jede schwere Thoraxverletzung komplizieren. Das Vollbild mit den Symptomen Tachypnoe, Tachykardie, Cyanose, Hypotonie, Hypovolämie entwickelt sich innert einiger Stunden. Therapeutisch stehen wie-

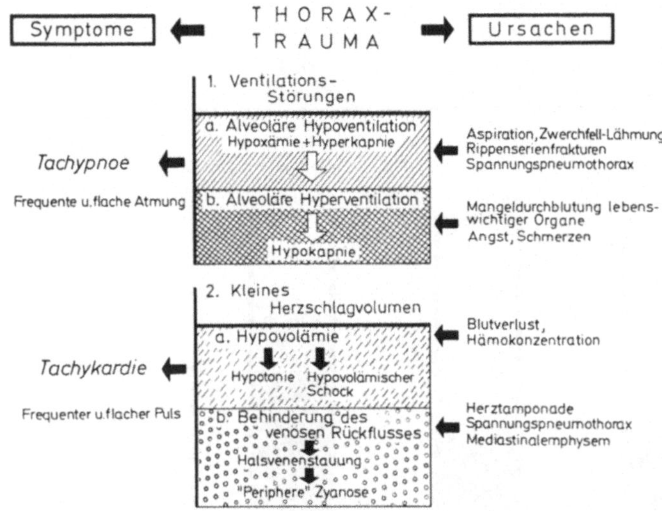

Abb. 2. Pathophysiologie der Symptome Tachypnoe, Tachykardie, Pulsus parvus, Hypotonie, Cyanose

derum Beatmung und Substitution des Blutvolumens ganz im Vordergrund.

Anstrengungsdyspnoe, Thoraxschmerzen, sowie Husten und Auswurf werden von den Patienten oft als Symptome einer bleibenden Schädigung angegeben. Nach unserer Erfahrung ist die konstriktive Perikardschwiele mit sicherer Behinderung des Kreislaufes selten. Etwas häufiger ist das Aneurysma spurium und dissecans. Die einseitige Zwerchfellähmung ist als Folge eines Thoraxtraumas wiederum eher selten. Häufig sind hingegen nach multiplen Rippenserienfrakturen mit und ohne Pneumothorax bzw. Hämatothorax Verwachsungen der Pleura. Die Lungenfunktion ist in diesen Fällen oft wesentlich besser als man es nach dem Röntgenbefund erwarten würde. Im Mittel sind 2 Jahre nach dem Unfall Total- und Vitalkapazität gegenüber den theoretischen Sollwerten nur geringfügig eingeschränkt. In Ruhe beobachtet man insbesondere bei den etwas älteren Patienten gehäuft eine leichte arterielle Hypoxämie als Folge einer ventilatorischen Verteilungsstörung, die sich bei körperlicher Arbeit bessert (1,2,3). Bei Befunden entsprechend den Mittelwerten der Abb. 3 nehmen wir keine pulmonal bedingte Invalidität an (Tabelle 1).

Schwieriger ist die Beurteilung beim Vorliegen einer chronischen Bronchitis und eines Emphysems entsprechend der 3. Patientengruppe der Abb. 3. Der Emphysematiker hat in der Regel eine Totalkapazität im oberen Normbereich. Beim Status nach multiplen Rippenfrakturen ist aber die Totalkapazität im Mittel wie bei den Patienten ohne Emphysem leicht eingeschränkt. Es liegt deshalb nahe, diese Einschränkung als Folge einer Pleuraverschwartung und somit als Unfallfolge zu interpretieren. Beginnen die Symptome der chronischen Bronchitis anamnestisch schon Jahre vor

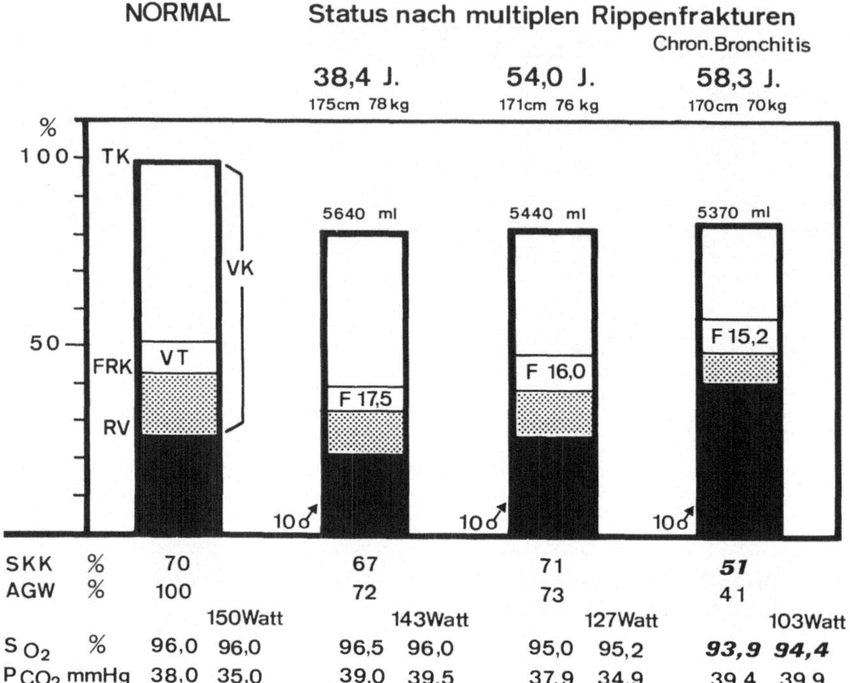

Abb. 3. Bleibende Einschränkung der Lungenfunktion nach multiplen Rippenfrakturen. Mittelwerte für Lungenvolumina und arterielle Blutgase in Ruhe und während körperlicher Arbeit bei je 10 Männern, 2 Jahre nach dem Unfall. (TK=Totalkapazität, VK=Vitalkapazität, FRK=Funktionelle Residualkapazität, RV=Residualvolumen, SKK=Sekundenkapazität in % der Ist-Vitalkapazität, AGW=Atemgrenzwert in % des Sollwertes. S_{O_2}=O_2-Sättigung des Hämoglobins, P_{CO_2}=CO_2-Spannung). Literatur: 1, 2 Sollwerte 3

dem Unfallereignis, so ist zu beurteilen, ob der Unfall die Situation bleibend verschlechtert hat. Umschriebene Stenosen im Bereiche der Glottis und Trachea nach Intubation oder Tracheotomie sowie Einengungen eines verletzten Hauptbronchus sind endoskopisch gut erkennbar. Der kausale Zusammenhang mit dem Unfall ergibt sich meist ohne Schwierigkeiten aus der Anamnese.

Literatur

1. BAUMANN, P.C., UNSELD, H., BÜHLMANN, A.A., ROSSIER, P.H.: Praxis 57, 255 (1968).
2. BÜHLMANN, A A., ROSSIER, P.H.: Klinische Pathophysiologie der Atmung. Berlin-Heidelberg-New York: Springer 1970.
3. BÜHLMANN, A.A., SCHERRER, M.: Schweiz. med. Wschr. 103, 660 (1973).
4. SALZMANN, C., SCHÜPBACH, P., ALTHAUS, U., GURTNER, H.P.: Therapeutische Umschau 31, 650 (1974).
5. STRAUB, P.W., BÜHLMANN, A.A.: Schweiz. med. Wschr. 98, 1256 (1968).

Tabelle 1. Mittelwerte der Lungenfunktion 1-2 Jahre nach schweren Thoraxverletzungen mit multiplen Rippenfrakturen. Je 10 Männer: A = 29-44 J., B = 46-61 J., C = 48-66 J. mit Emphysem

		Alter J.	Gr. cm	Gew. kg	TK ml	%S.	VK/TK	FRK/TK	SKK %	VT/TK	F	Hb g%	SO_2 %	P_{CO_2} mmHg	Watt	Puls	SO_2 %	P_{CO_2} mmHg
A	$\bar{x}$	38.4	175.2	78.0	5640	81	74	41	67	10	17.5	15.2	96.5	39.0	143	144	96.0	39.5
	SD	5.3	7.7	15.1	900	9	8	6	7	1	5.2	1.8	1.4	3.8	37	12	1.1	3.4
B	$\bar{x}$	54.0	170.7	76.0	5440	82	68	48	71	11	16.0	14.8	95.0	37.9	127	132	95.2	34.9
	SD	5.4	8.2	14.3	1115	14	10	6	9	2	4.0	1.7	1.8	6.8	14	15	1.7	6.5
C	$\bar{x}$	58.3	169.7	70.4	5370	84	51	58	51	11	15.2	15.3	93.9	39.4	103	137	94.4	39.9
	SD	6.6	5.7	10.2	900	13	9	8	17	4	3.7	1.8	3.1	3.8	25	16	2.6	4.7

	n	Art. Hypoxämie in Ruhe SO_2 <95%	Totalkapazität <80% Sollwert	Sekundenkapazität <60% der Vitalkap.
A	10	2	5	2
B	10	4	4	1
C	10	5	4	6

H. Imig, H. Kämmerer, W. Gonzales und E. Klaschik, Köln

Die Messung des intrapulmonalen Rechts-Links-Shunts beim Thoraxverletzten

Die frühzeitige Beatmung ist für zahlreiche Thoraxverletzte lebensrettend. Im Rahmen der Erstuntersuchung muß entschieden werden, ob bei wachem, kooperativem Patienten eine diskontinuierliche intermittierende Überdruckbeatmung ausreicht oder mit einer assistierenden - bei paradoxer Atmung - mit einer automatischen Beatmung begonnen werden muß.

Bei der Beantwortung dieser Frage hat sich das Röntgenbild des Thorax als unzuverlässiger, häufig geradezu irreführender Indikator erwiesen. Auf der ersten Abbildung sehen Sie die Lungenübersicht eines 32-jährigen Mannes (Abb. 1), der am gleichen Tag einen PKW-Unfall erlitten hat. Sie sehen zwar die Claviculafraktur, aber keinerlei Hinweis auf das Vorliegen einer Lungenkontusion. Eine hochgradige Dyspnoe sowie die gleichzeitig bestehende Bewußtlosigkeit erzwangen in diesem Fall die sofortige Intubation und Beatmung. Wie berechtigt diese Maßnahme war sieht man auch röntgenologisch, allerdings erst 24 Std später (Abb. 2).

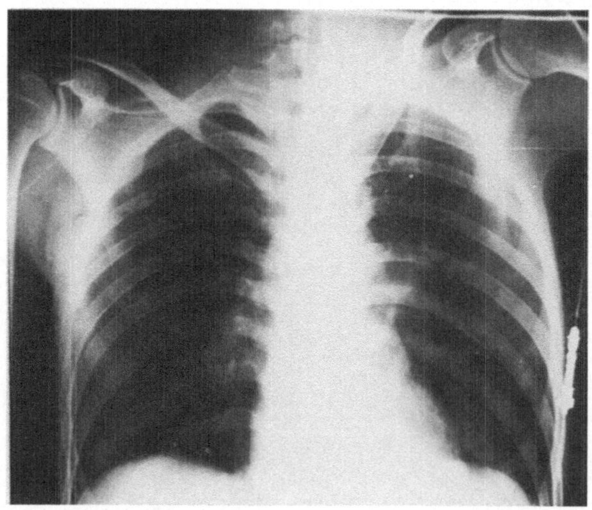

Abb. 1. Lungenübersicht bei Thoraxkontusion am Aufnahmetag

Eine Hilfe ist von der Bestimmung der arteriellen Sauerstoffsättigung bzw. der Messung des arteriellen Sauerstoffpartialdrucks zu erwarten. Sauerstoffaufnahme, inspiratorische Sauerstoffkonzentration, Herzzeitvolumen und Hämoglobingehalt beeinflussen jedoch auch bei normaler Lungenfunktion den arteriellen Sauerstoffpartialdruck bzw. die arterielle Sauerstoffsättigung. Folglich geben Abweichungen dieser Parameter von der Norm allein keinen sicheren Hinweis auf das Vorliegen einer traumatisch verursachten Störung des pulmonalen Gasaustausches.

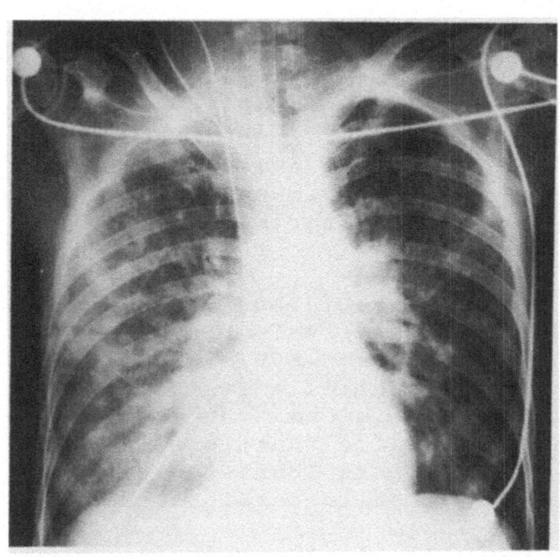

Abb. 2. Lungenübersicht bei Thoraxkontusion am 1. Tag nach dem Unfall

Dagegen ist der intrapulmonale Rechts-Links-Shunt ein Parameter, welcher auch beim Thoraxverletzten am besten mit dem Ausmaß der pulmonalen Schädigung korreliert. Im Steady state von Atemvolumen, Herzfrequenz und Stoffwechsel und nach wenigstens 20-minütiger Beatmung bzw. Atmung von 100% Sauerstoff wird art. Blut und gemischt venöses Blut aus der A. pulmonalis entnommen. Bei suffizientem Kreislauf begnügen wir uns anstelle von Pulmonalisblut mit Blut aus dem rechten Vorhof. Den Sauerstoffgehalt im gemischt venösen und arteriellen Blut bestimmen wir in der Regel mit Hilfe der Hüfner'schen Zahl und der Messung pO_2, SO_2 und Hämoglobingehalt. Der endkapilläre Sauerstoffgehalt läßt sich bei Kenntnis der inspirat. Sauerstoffkonzentration der Körpertemperatur und des arteriellen CO_2-Drucks errechnen. Damit verfügen wir über alle Größen, um den Anteil des Herzminutenvolumens, der ohne Kontakt mit Alveolargas durch die Lunge fließt, also den intrapulmonalen Rechts-Links-Shunt nach der bekannten Formel

$$Qs/Q = \frac{c - a}{c - v}$$ zu errechnen.

Die Aussagekraft dieses Parameters soll am Beispiel eines Patienten mit schwerem Thoraxtrauma demonstriert werden. Es handelt sich um einen 22 Jahre alten, 180 cm großen und 80 kg schweren Landarbeiter, der nach einer Kollision mit einem PKW unter den eigenen Traktor geraten war.

Es bestanden Rippenserienfrakturen beiderseits, Blutungen in den Bronchialbaum und in beide Pleurahöhlen, sowie eine rechtsseitig betonte paradoxe Atmung. Das Herzminutenvolumen in l/min, mit offenen Kreisen den Rechts-Links-Shunt in Prozent des jeweiligen Herzminutenvolumens. Bereits die ersten Messungen zeigen, daß 40% des Herzminutenvolumens ohne Gaskontakt durch die Lungen fließen. Trotz Relaxierung und tiefer Sedierung stieg im weiteren Verlauf der Anteil des rechts-links kurzgeschlossenen Blutes auf Werte zwischen 50 und 70% des Herzminutenvolumens an. Atemminutenvolumina bis zu 30 l und zunehmend höhere Sauerstoffkonzentration in der Inspirationsluft wurden notwendig. Bis zum 9. Behandlungstag war der Patient in der Lage, durch ein hohes Herzminutenvolumen - es betrug zwischen 9 und 16 l/min - trotz hohen Shuntanteils eine ausreichende Oxygenierung des arteriellen und gemischt venösen Blutes zu ermöglichen.

Am 10. Behandlungstag kam es bei etwa gleichbleibendem Shunt zu einem nicht mehr beeinflußbaren Abfall des Herzminutenvolumens. Zuletzt wurde bei einem Rechts-Links-Shunt von 66% ein Herzminutenvolumen von 7,5 l/min gemessen. Die arterielle Sauerstoffsättigung betrug dabei 57%, die Sättigung im gemischt venösen Blut 18%, d.h. der Patient verstarb, weil die funktionelle Schädigung der Lunge an der Höhe des Rechts-Links-Shunts ablesbar, auch durch ein hohes HZV auf Dauer nicht zu kompensieren war.

Der intrapulmunale Rechts-Links-Shunt ist als zuverlässiger Parameter zur Einschätzung des Ausmaßes einer traumatischen Schädigung von Herz und Lunge anzusehen. Wird der zur Bestimmung des intrapulmonalen Rechts-Links-Shunt notwendige gemischt venöse Sauerstoffgehalt über Hb-Gehalt und gemischt venöse Sauerstoffsättigung gemessen, so ist zusätzlich ein Aussage zur Kompensation durch Herz und Kreislauf möglich.

H. Contzen, Frankfurt/M.

Verletzungen der Thoraxwand mit Zwerchfell

Die Skala der stumpfen Brustkorbverletzung reicht von der Weichteilprellung bis zum Serien-Stückbruch mit Impression der Rippen und Brustwandinstabilität, resultierender Ateminsuffizienz und Schädigung intrathorakaler Organe.

Die überall registrierte Zunahme solcher Verletzungen geht offensichtlich zu Lasten der Verkehrsunfälle. Daraus erklärt sich auch der relativ große Anteil von Thoraxverletzungen bei Polytraumatisierten.

In der BG-Unfallklinik Frankfurt am Main wurden in der Zeit vom 1.7.1972 bis zum 30.6.1974 58 Patienten mit einer klinisch relevanten Brustkorbverletzung stationär behandelt. Als Haupt- oder Nebenverletzung lag gleichzeitig bei 26 Patienten eine Fraktur der Extremitätenknochen, bei 25 Verletzten ein Schädel-Hirntrauma, bei 2 zusätzlich eine intraabdominelle Verletzung vor.

Nun sind solche Zahlenangaben nur von geringem, allgemeinem Aussagewert, da die Zusammensetzung des Krankengutes einer Klinik von unterschiedlichen Faktoren bestimmt wird. Es kann außerdem davon ausgegangen werden, daß Patienten mit schwersten Brustkorbverletzungen die Klinik häufig nicht mehr lebend erreichen, daß andererseits Patienten mit Fraktur einzelner Rippen kaum stationär behandelt werden.

Die besondere Bedeutung sowohl der isolierten als auch der begleitenden Brustkorbverletzung ist dabei in der potentiellen Lebensgefährdung der Betroffenen zu sehen. Klinisch steht das Bild der schmerzbedingten Atemstörung im Vordergrund. Selbst die primär harmlose Brustwandprellung mit Oedem und/oder Haematombildung in der Brust- und Atemmuskulatur kann durch anhaltende Einschränkung der Brustkorbexcursion vor allem beim älteren Menschen lebensbedrohende Lungenkomplikationen zur Folge haben.

Der offene Pneumothorax, die Ausbildung eines Spannungspneumothorax oder eines Mediastinalemphysem bedeutet stets akute Lebensgefahr; ein nicht oder zu spät erkannter Haemato- / Sero-Pneumothorax wird durch die konsekutive Hypoxaemie der Wegbereiter auch einer schließlich kaum noch zu beherrschenden Schocksituation sein.

Daß der offene Pneumothorax sofort verschlossen und mit Saugdrainage versorgt, der Spannungspneumothorax umgehend durch Punktion, besser durch Bülau-Drainage entlastet werden muß, ist selbstverständlich. Bilden sich danach die Zeichen der oberen Einflußstauung nicht umgehend unter erkennbarer Besserung der Kreislaufverhältnisse zurück, ist an ein Mediastinalemphysem zu denken und sofort - nicht erst bei ausgeprägtem Emphysem der Hals- und Kopfweichteile - die kollare Mediastinotomie durch Querincision der Haut und des Platysma im Jugulum und in der Supraclaviculargrube beiderseits durchzuführen.

Der Haemato- / Sero-Pneumothorax sollte nur einmal durch Punktion beseitigt, bei erneutem Auftreten dann sofort mit einer geschlossenen Pleuradrainage (= Bülau-Drainage) behandelt werden. - Das durch Verletzung der Pleura visceralis resultierende Hautemphysem ist bei Ausschluß eines Pneumothorax ungefährlich und bedarf keiner besonderen Behandlung.

Diese Krankheitsbilder und die dafür ursächlichen pathophysiologischen Zusammenhänge sind bekannt und bedürfen hier keiner weiteren Erörterung.

Bei der Thoraxwandverletzung ohne pleurale Komplikation oder intrathorakale Organbeteiligung steht die Erkennung und Behebung einer vorliegenden Störung der Atemmechanik im Vordergrund, um die sonst drohende Ateminsuffizienz zu verhüten.

Die schmerzbedingte , reflektorische Einschränkung der Brustkorbexcursion läßt sich nach unserer Erfahrung durch täglich mehrmalige Durchflutung der betroffenen Brustkorbseite mit diadynamischen Strömen (Jonomodulator, Neodynator u.a.) am günstigsten beeinflussen; die Verletzten können danach auch nahezu schmerzfrei abhusten, besonders, wenn das Bronchialsekret durch Inhalationen usw. verflüssigt ist. Bei medikamentöser Schmerzdämpfung muß bedacht werden, daß zahlreiche Analgetica eine zentrale Atemdepression verursachen!

Ein Cingulum behindert die kompensatorische Exkursion der unverletzten Brustkorbseite und dem halbseitigen Dachziegel-Klebeverband ist in erster Linie ein subjektiver Stützeffekt zuzuerkennen.

Das Bild der sog. paradoxen Atmung (Film) - das Brustwandflattern - beweist die absolute Brustwandinstabilität meist als Folge eines Serien-Stückbruches der Rippen. Hier ist die maschinelle Überdruckbeatmung für 2 bis 3 Wochen als Behandlungsmethode der Wahl anzusehen, die vor allem die akute Lebensgefahr abwenden kann; die Stabilisierung der Brustwand durch äußere oder innere Schienen bzw. durch Rippenosteosynthese gilt heute als Ausnahme.

Ausgedehnte einseitige, insbesondere aber beidseitige Rippenserienbrüche verlangen zur Verhütung oder Behebung der respiratorischen Insuffizienz häufig eine maschinelle Atmungsassistenz.

Die Absaugung der oberen Luftwege bzw. eine permanente, subtile sog. Tracheobronchialtoilette gehören zu den selbstverständlichen Maßnahmen bei diesen lebensbedrohlich Verletzten, deren Behandlung grundsätzlich unter den Bedingungen der Intensivpflege erfolgen muß. Denn nur deren ständige Überwachung und die kontinuierliche Kontrolle der Lungen- und Herz-Kreislauffunktion, insbesondere die turnusmäßige Blutgasanalyse bieten die Parameter für eine realistische Beurteilung der jeweiligen Situation und helfen, die jederzeit drohende oft stürmische Verschlechterung der respiratorischen und cardiovasculären Funktionsleistung zu vermeiden.

Zur Erstuntersuchung jedes Verletzten, insbesondere aber bei anamnestisch oder klinisch begründetem Verdacht auf eine Bauch- oder Brustkorbverletzung gehört die Röntgenübersichtsaufnahme der Lungen. Hier ist u.a. auch auf die Lage und Konturierung des Zwerchfellschattens zu achten.

Die klinische Symptomatik der Zwerchfellruptur kann uncharakteristisch sein und bei Mehrfachverletzungen weitgehend überlagert werden. GALL u. Mitarb. berichten, daß im eigenen Krankengut von 12 Patienten mit Zwerchfellruptur die Diagnose nur bei 2 Verletzten am Unfalltag, bei 7 Verletzten erst nach mehreren Wochen, bei 3 Patienten zwischen 4 bis 40 Jahren nach dem Unfall gestellt worden ist.

Nun wird die Zwerchfellruptur vor allem durch die exzessive intraabdominelle Drucksteigerung beim stumpfen Bauchtrauma, seltener durch eine großflächige Gewalteinwirkung auf den Brustkorb verursacht; dementsprechend ist die Zwerchfellruptur linksseitig auch weitaus häufiger als auf der rechten, durch die anliegende Leber geschützten Seite zu beobachten und die Zerreissung betrifft fast immer das Centrum tendineum.

GALL und Mitarb. fanden bei 10 ihrer 12 Patienten die zentrale Zwerchfellruptur nach stumpfem Bauchtrauma; bei 2 Verletzten war nach stumpfem Thoraxtrauma ein Abriß des Zwerchfellansatzes im Bereich der pars costalis und lumbalis festzustellen.

Wir können am eigenen Krankengut der letzten beiden Jahre von 6 Verletzten mit Zwerchfellruptur diese Angaben und Beobachtungen bestätigen. Bei 5 Patienten lag ein stumpfes Bauchtrauma mit Milz- oder Leberruptur und Zerreißung des Centrum tendineum diaphragmae links vor.

Ein 40-jähriger Mann stürzt rücklings in einen Aufzugschacht, bleibt mit den Füßen an seinem Handkarren hängen und kann aus dieser Kopf-unten-Position erst nach 12 min befreit werden. Die Einlieferung in die BG-Unfallklinik Frankfurt am Main erfolgt mit dem Notarztwagen; der Notarzt hat bei dem Bewußtlosen auskultatorisch bereits linksseitig eine eingeschränkte Atmung und perkutorisch eine bis zur Achselhöhle reichende Dämpfung festgestellt.

Die körperliche Untersuchung zeigte u.a. längsgestellte Hautabschürfungen an der linken Brustkorbseite, der Bauchraum war klinisch unverdächtig.

Die Röntgenaufnahme des Brustkorbs (Abb. 1) bringt linksseitig den Zwerchfellschatten nicht mehr zur Darstellung; die linke Lunge ist nur im cranialen Anteil belüftet, der Brustraum links wird durch eine massive Verschattung ausgefüllt, in die sich neben den Herzschatten ein längsgestelltes, luftgefülltes Gebilde projeziert, das, wie die Kontrastmittelfüllung durch die eingebrachte Magensonde ausweist (Abb. 2), dem in den Brustraum vorgefallenen Magenfundus entspricht.

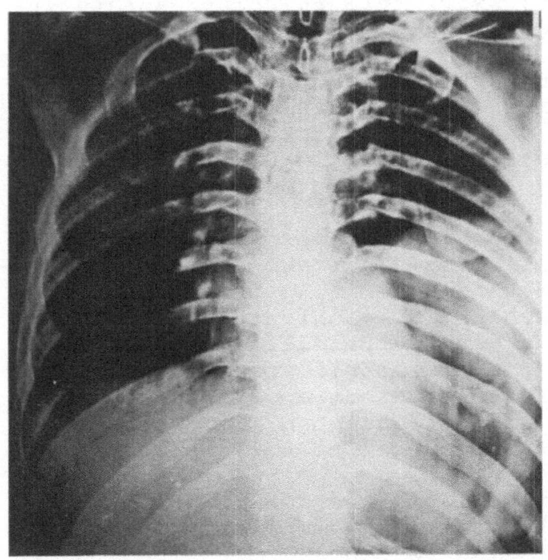

Abb. 1. Lungenübersichtsaufnahme: Zwerchfellschatten links nicht dargestellt, massive Verschattung des Brustraumes links mit längsgestelltem, luftgefülltem Gebilde links neben dem Herzschatten

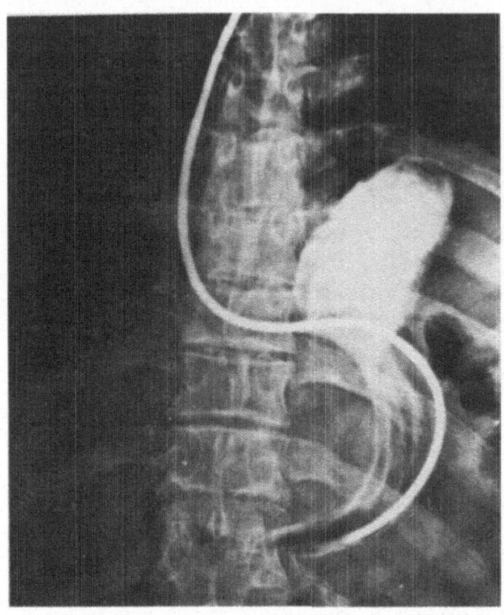

Abb. 2. Kontrastmittelfüllung durch eingelegte Magensonde: Magenfundus in den linken Brustraum vorgefallen. Diagnose: Zwerchfellruptur

Röntgenologisch waren außerdem eine Serienfraktur der Rippen 8 bis 12 links im hinteren Bogenbereich sowie Querfortsatzfrakturen an der Lendenwirbelsäule nachzuweisen. Bei der sofortigen Thorakotomie fand sich dann das Zwerchfell an seinem Ansatz in der gesamten pars costalis abgerissen.

Diese Beobachtung läßt unter Berücksichtigung des Unfallherganges den Schluß zu, daß der seitliche Zwerchfellabriß wohl in erster Linie durch eine grobe Deformierung des Brustkorbs, weniger durch eine exzessive Drucksteigerung im Bauch- oder Brustraum bedingt wird.

Die nachgewiesene Zwerchfellruptur insbesondere mit Vorfall von Bauchorganen bzw. -organteilen in den Brustraum erfordert natürlich die sofortige operative Behandlung mit Reposition der prolabierten Eingeweide und zweischichtigem Nahtverschluß des Defektes bzw. mit Wiederanheftung des Zwerchfellrandes. Die sonst drohende Strangulation der in die Brusthöhle vorgefallenen Organteile ist wegen der Kombination eines Strangulationsileus mit massiver cardiovasculärer Beeinträchtigung mit einer hohen Sterblichkeit, nach Schrifttumangaben bis zu 65%, belastet.

Bei der Sofortversorgung ist im allgemeinen der Zugang durch Laparotomie vorzuziehen, zumal ursächlich die stumpfe Bauchverletzung wesentlich häufiger eine Zwerchfellruptur bedingt und dabei intraabdominelle Organschäden zu erwarten sind. Für die Versorgung einer älteren Zwerchfellruptur hat sich die Thorakotomie oder der thorakoabdominale Zugang bewährt, da nur so die zu erwartenden Verwachsungen der prolabierten Bauchorganteile schonend gelöst und die Baucheingeweide dann unter Sicht reponiert werden können.

Die Diagnose einer Zwerchfellruptur ist nicht schwierig, vorausgesetzt, daß man an diese Verletzung denkt und daß bei der Erstuntersuchung routinemäßig eine Röntgenuntersuchung der Körperteile erfolgt, die nach dem Unfallhergang verletzt worden sein können.

Im übrigen ist noch einmal hervorzuheben, daß die Zunahme von Thoraxwandverletzungen vor allem durch Verkehrsunfälle bedingt ist und daß für den Autoinsassen das Risiko dieser oft lebensbedrohenden stumpfen Brustwandverletzung durch konsequentes Anlegen eines Dreipunkt-Sicherheitsgurtes nahezu vermieden werden kann.

Literatur

AMANN, E., WITEK, F.: Mschr. Unfallheilk. 74, 31 (1971).

BUMM, H.W.: Mschr. Unfallheilk. 72, 361 (1969).

DAUM, R.: Langenbecks Arch. Chir. 332, 635 (1972).

FISCHER, H.: Act. traumatologie 2, 187 (1972).

GALL, F., ACHATZKY, R.: Münch. med. Wschr. 113, 544 (1971).

IRMER, W.: Therapiewoche 19, 2082 (1969).

KAPPEY, F.: Mschr. Unfallheilk. 72, 3 (1969).

KNOTHE, W.: Therapiewoche 20, 1340 (1970).

REHN, J., HIERHOLZER, G., KAYSER, W.: Mschr. Unfallheilk. 73, 307 (1970).

REHN, J.: Münch. med. Wschr. 113, 541 (1971).

E. Kessler, Mainz

Eine einfache Operationsmethode zur Versorgung ausgedehnter Thoraxwandbrüche

Verletzungen des Brustkorbes sind vor allem als Mehrfachverletzungen im Zunehmen begriffen, ohne daß sie bisher an Gefährlichkeit eingebüßt haben (Tabelle 1).

Als Behandlung der Wahl gilt die "innere Schienung" der Brustwand durch Respiratorbehandlung unter positivem Druck. Leider sind zusätzliche mechanisch-chirurgische Maßnahmen zur Thoraxwandstabilisierung ganz in den Hintergrund getreten. Wir betrachten sie aber auch weiterhin als eine wertvolle Ergänzung, da sie gerade bei Mehrfachverletzten einen rascheren knöchernen

Tabelle 1. Anteil der Thoraxverletzungen am gesamten stationären Unfallkrankengut

KIRSCHNER	1938	4%
ZENKER	1956	8%
SPELSBERG	1961/71	9%
Chir. Univ. Klinik Mainz	1968/71	10%

Durchbau, eine Verkürzung der Respiratorbehandlung und ein gutes funktionelles Ergebnis sichern.

Tabelle 2. Methoden der Brustwandstabilisierung

1. äußere Aufhängung und Extension (umschriebener Thoraxwandbruch)
2. direkte Osteosynthese (mono- od. bifokale sowie intramedulläre Drahtspickung; Lochplatte)
3. Stabilisierung durch Stahlbügel (M.K. JENSEN, J. KONCZ)
4. Rippenadaptation durch Pericostalnähte von der Thoraxinnenseite

Liegen Mehrfachfrakturen oder ausgedehnte Rippenstückbrüche vor, so führt keines der oben genannten Verfahren zu einer stabilen Osteosynthese. Das Ergebnis ist vielmehr stets quantitativ zu werten: weitgehende Stabilisierung, größere Schmerzfreiheit, raschere Heilung (Abb. 1).

Die äußere Extensionsbehandlung wird heute nur selten beim umschriebenen Brustwandbruch als kurzfristige Notmaßnahme angewandt. Die Fixierung durch einen äußeren Zug erschwert nämlich die Mobilisierung und Pflege des Kranken. Die direkte Osteosynthese bringt selbstverständlich das anatomisch beste Ergebnis, ist aber zeitraubend und vor allem mit einer ausgedehnten Präparation des die Rippen bedeckenden Weichteilmantels verbunden. Der Vorteil von Stahlbügeln nach Art der Trichterbrustspangen (N.K. JENSEN, 1962; J. KONCZ, 1964) liegt in der schnell erreichbaren Stabilisierung eines umschriebenen Thoraxwandbruches.

Die hier dargestellte eigene Methode kann einzeitig durchgeführt und sowohl am knöchernen wie am knorpeligen Rippenanteil angewandt werden. Sie vermeidet die zeitraubende Präparation der Rippen durch die bedeckenden Weichteile hindurch, da sie von der Thoraxlichtung her arbeitet. Deshalb ist sie stets an eine einzige Vorbedingung gebunden: Es muß eine Indikation zur Thorakotomie vorliegen (Tabelle 3).

Dann gelingt es nach ausreichender Thoraxeröffnung leicht, von der Thoraxinnenseite her, ohne ausgedehnte Weichteilpräparation, jeweils 2 benachbarte Rippen durch einfache Pericostalnähte fest zu adaptieren. Die Knoten der geknüpften Fäden bleiben pleuraseitig liegen, was aber ohne Belang ist, da resorbierbares

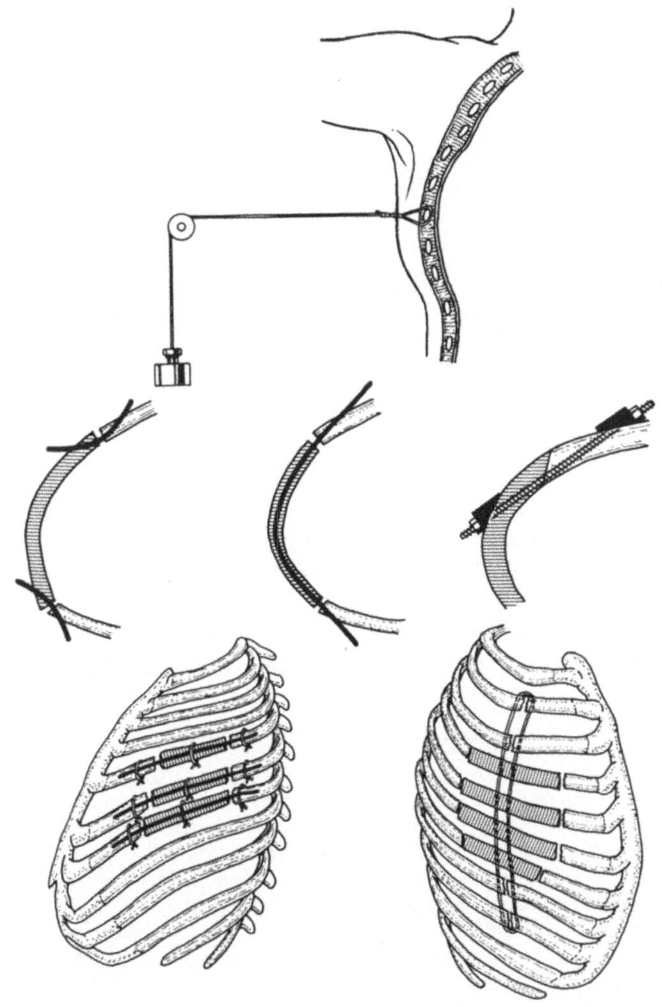

Abb. 1. Die Methoden der Brustwandstabilisierung

Tabelle 3. Indikation zur Thorakotomie beim schweren Rippenbruch und gleichzeitigen Bestehen

1. einer ausgedehnten intrapleuralen Blutung,
2. eines Sternumquerbruchs,
3. eines trotz Beatmung weiterbestehenden Lungenkollapses,
4. (einer offenen Thoraxverletzung)

Nahtmaterial (Chromcat oder Dexon) verwandt wird. Im Gegensatz zur Osteosynthese oder Stahlbügelverwendung wird auch kein bleibendes Fremdmaterial eingebracht, was das Risiko einer Infektion verringert. Mit fortschreitender Zahl der sich überlappenden Nähte bemerkt der Operateur eine zunehmende Verfestigung der Brustwand. Nach Einlegen einer Pleuradrainage bildet der

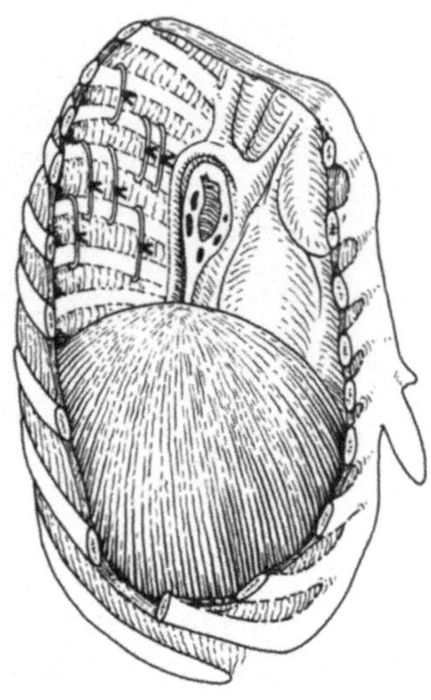

Abb. 2. Eigenes Verfahren zur Brustwandstabilisierung

Verschluß der eigentlichen Thorakotomie von außen den Abschluß (Abb. 2).

Unser Vorgehen soll an einem Beispiel erläutert werden:

Ein 53-jähriger Arbeiter hatte sich bei einem Verkehrsunfall folgende Verletzungen zugezogen: 1. eine Kehlkopffraktur mit Einriß des Lig. crico-thyreoideum, 2. ein Haut- und Mediastinalemphysem, 3. einen rechtsseitigen Schlüsselbeinbruch, 4. einen Abriß der rechtsseitigen A. mammaria int. und einen Hämatothorax, 5. einen Sternumquerbruch, 6. einen re Rippenserienbruch, 7. einen linksseitigen Thoraxwandbruch, 8. einen Einriß des li Lungenoberlappens, 9. einen linksseitigen Spannungspneumothorax und 10. eine beiderseitige Lungenkontusion.

Sofort nach der Einlieferung wurde im Notfallraum der Poliklinik durch den diensttuenden Arzt ohne vorherige Diagnostik die Intubation und Mediastinotomie wegen hochgradiger Dyspnoe bei bestehendem Emphysem durchgeführt.

Bei der Probepunktion der rechten Pleura mit einer dicken Kanüle kam nur Blut, links aber entwich Luft unter Druck, sodaß die Kanüle für den weiteren Transport in den Operationssaal liegenblieb. Eine rasch durchgeführte Röntgenübersicht des Thorax ergab bei mangelnder Qualität nur einen Hinweis auf die auch klinisch tastbaren Rippenbrüche. Da aber der linksseitige Thoraxwandbruch zusammen mit dem unteren Sternumbruchstück ein ausgedehntes, sich paradox bei der Beatmung bewegendes Imprimat bildete, wurde der Entschluß zur umgehenden Thorakotomie gefaßt. Von einer queren Inzision über der querverlaufenden hohen Sternumfraktur erfolgte die Ausdehnung des Schnittes bis in den benachbarten 2. Interkostalraum beiderseits. Rechts fand sich ein ausgedehnter Hämatothorax durch Abriß der A. mammaria interna, die durch Umstechung versorgt wurde. Links bildeten zwei, je 4 cm lange Einrisse des Oberlappens die Ursache des Pneumothorax. Sie wurden übernäht. Es folgte die Drainage beider Pleurahöhlen am tiefsten Punkt. Die Rippenadaptation erfolgte durch von innen her gelegte Pericostalnähte, die von lateral nach medial gelegt und geknotet wurden. Den Abschluß bildete die Stabilisierung der Sternumquerfraktur mit einigen Drahtnähten. Dann erst wurde die Kehlkopffraktur von der Mediastinotomiewunde aus durch Naht und plastische Deckung mit Muskulatur versorgt. Nach 8-tägiger assistierter Beatmung auf der anästhesiologischen Intensivstation (Prof. Dr. R. FREY) konnte der Patient auf die Normalstation zurückverlegt werden und verließ die Klinik 4 Wochen nach dem Unfall.

Zusammenfassung: Besteht bei ausgedehnten Thoraxwandverletzungen die Indikation zur Thorakotomie, so ist es einfacher als mit den bisher üblichen Methoden, die Thoraxwand durch eine Reihe von der Innenseite gelegte Pericostalnähte zu stabilisieren. Der Eingriff ist zeitsparend, kann ohne Verwendung von Fremdmaterial und unter weitgehender Schonung des bedeckenden Weichteilmantels durchgeführt werden. Die dadurch gewonnene Ergänzung zur Respiratorbehandlung bringt einen ausreichenden Erfolg, da auch alle übrigen Verfahren bei ausgedehnten Stückbrüchen der Thoraxwand keine stabile Osteosynthese bewirken.

Literatur

BRUNNER, L., HOFFMEISTER, H.E., KONCZ, J.: Med. Klin. 59, 515 (1964).

HASCHE, E., ENGELMANN, C.: Eingriffe bei Verletzungen des Brustkorbes. In: Bier, Braun, Kümmell: Chirurgische Operationslehre, 8. Aufl., Band 3/1. Operationen am Hals und Brustkorb, Leipzig 1971.

JENSEN, N.K., SCHMIDT, W.R., GARAMELLA, J.J.: J. thorac. Surg. 43, 731 (1962).

KESSLER, E., WERNITSCH, W.: 91. Tagung der dtsch. Ges. Chir., München 1974 (im Druck).

KIRSCHNER, M.: 62. Tagung der dtsch. Ges. Chir., Berlin 1938.

SPELSBERG, F.: Ärztliche Praxis 26, 1897 (1974).

G. Muhr, J. Blömer und H.-J. Oestern, Hannover

Indikation und Zeitpunkt der Osteosynthese beim schweren Thoraxtrauma

Thoraxtraumen finden sich bei 8,9% aller Unfallpatienten (GÖGLER) aber auch bei 50% der tödlich Verunglückten (KEMMERER). Allein bei Unfällen mit traumatischen Brustkorbverletzungen wird die Letalität im Mittel mit 20% angegeben (CLOEREN).

Die Kombination von Thoraxverletzungen mit Extremitäten- und weiteren Körperhöhlenschäden führt zur dramatischen Zunahme der Vitalgefährdung, die Letalität steigt auf 28-35% an (HEBERER).

Aus einer Serie 245 Polytraumatisierter, die in dem Zeitraum vom 1. Febr. 1972 bis zum 30. Juni 1974 in der Unfallchirurgischen Klinik der Med. Hochschule behandelt wurden, soll eine kritische Betrachtung des Verlaufes von 79 Patienten mit Thoraxkombinationsverletzungen den derzeitigen Indikationsstandpunkt in der Therapie begleitender Extremitätenfrakturen darlegen.

Von diesen, nun im Mittelpunkt stehenden 79 Patienten, erlitten 20 neben der Brustkorbverletzung allein periphere Knochenbrüche.

In weiteren 20 Fällen kam zum Thorax-Extremitätenschaden ein Schädel-Hirntrauma hinzu, während bei 14 Patienten stattdessen das Abdomen bzw. Becken mitverletzt war. Als exzessivster Grad lag 25 mal eine Läsion der Gliedmaßen und sämtlicher 3 Körperhöhlen vor (Tabelle 1).

Tabelle 1. Unfallchirurgische Klinik der Medizinischen Hochschule Hannover (1.2.1972 - 30.6.1974)

245	Polytraumatisierte	
	davon	
88	Thoraxtraumen (36%)	
79	Thorax-Kombinationstraumen (32,2%)	
	davon	
	20	Thorax u. Extr.
	20	Thorax u. Extr. u. SHT
	14	Thorax u. Extr. u. ABD bzw. Becken
	25	Thorax u. Extr. u. SHT u. ABD.

46 aller Patienten hatten 3 und mehr Frakturen erlitten, 33 Verunfallte wiesen nur 1-2 Knochenbrüche auf. Aus dem Kollektiv der 79 überlebten 45, 34 erlagen den Unfallfolgen.

Dabei verstarben von 20 Thorax-Extremitätenverletzten 5, von weiteren 20 Patienten mit cranieller Beteiligung 8. Abdominelle Zusatztraumen überlebten von 14 Patienten nur die Hälfte, während es bei 25 Patienten mit Verletzungen aller 3 Körperhöhlen 14 mal zum letalen Ausgang kam (Tabelle 2).

Tabelle 2. Unfallchirurgische Klinik der Medizinischen Hochschule Hannover (1.2.1972 - 30.6.1974)

79 Thorax-Kombinationstraumen

45 Überlebende (57%)

34 Verstorbene (43%)

davon

Thorax u. Extr.	20 Pat.	15 Leb. 5 +
Thorax u. Extr. u. SHT	20 Pat.	12 Leb. 8 +
Thorax u. Extr. u. ABD.	14 Pat.	7 Leb. 7 +
Thorax u. Extr. u. SHT u. ABD.	25 Pat.	11 Leb. 14 +

Innerhalb der ersten 24 Std verschieden 6 dieser Unfallopfer, 13 verstarben innerhalb der ersten Woche, 15 nach der ersten Woche.

Art und Typ der Fraktur bestimmten bei 17 der Überlebenden eine unverzügliche Osteosyntheseindikation, 8 mal erfolgte die Versorgung verzögert. Bei den Verstorbenen war in 10 Fällen primär, dagegen nur einmal sekundär operiert worden. Welche ausschlaggebende Bedeutung für den Gesamtorganismus eine massive Frühintervention jedoch haben kann, zeigt folgender Fall einer 49-jährigen Frau mit isolierten Rippenbrüchen, leichtem Schädeltrauma, supracondylären Femurfrakturen beidseits, links offen, und beidseitigen Unterarmbrüchen wiederum links offen. Nach entsprechender Schockbehandlung primäre Totalversorgung durch 2 Teams. 12 Std später Beatmungsbeginn, zunehmende Verschlechterung und exitus letalis am 6. Tag bei ausgeprägter Schocklunge.

Daraus ableitend müssen generell folgende Probleme die Indikation zur operativen Frakturbehandlung bei Thoraxkombinationsverletzungen mitbestimmen:

1. Schockzustand und mögliche Schockfolgen,
2. Grad der Thoraxverletzung,
3. Zusätzliche Körperhöhlenverletzungen,
4. Ausmaß der Extremitätenläsion.

Wegen der drohenden Gefahr einer pulmonalen Diffusion- und Ventilationsstörung ist somit die zusätzliche Belastung einer Primärosteosynthese zu vermeiden. Als Ausnahmen können dringliche Eingriffe gelten, die dem Erhalt der Extremität dienen, wie bei:

1. weit offenen Frakturen,
2. Frakturen mit Gefäßläsionen,
3. offenen Gelenkverletzungen,
4. irreponiblen Luxationen.

Möglichst primär, wenn auch in der zweiten Dringlichkeitsstufe stehen:

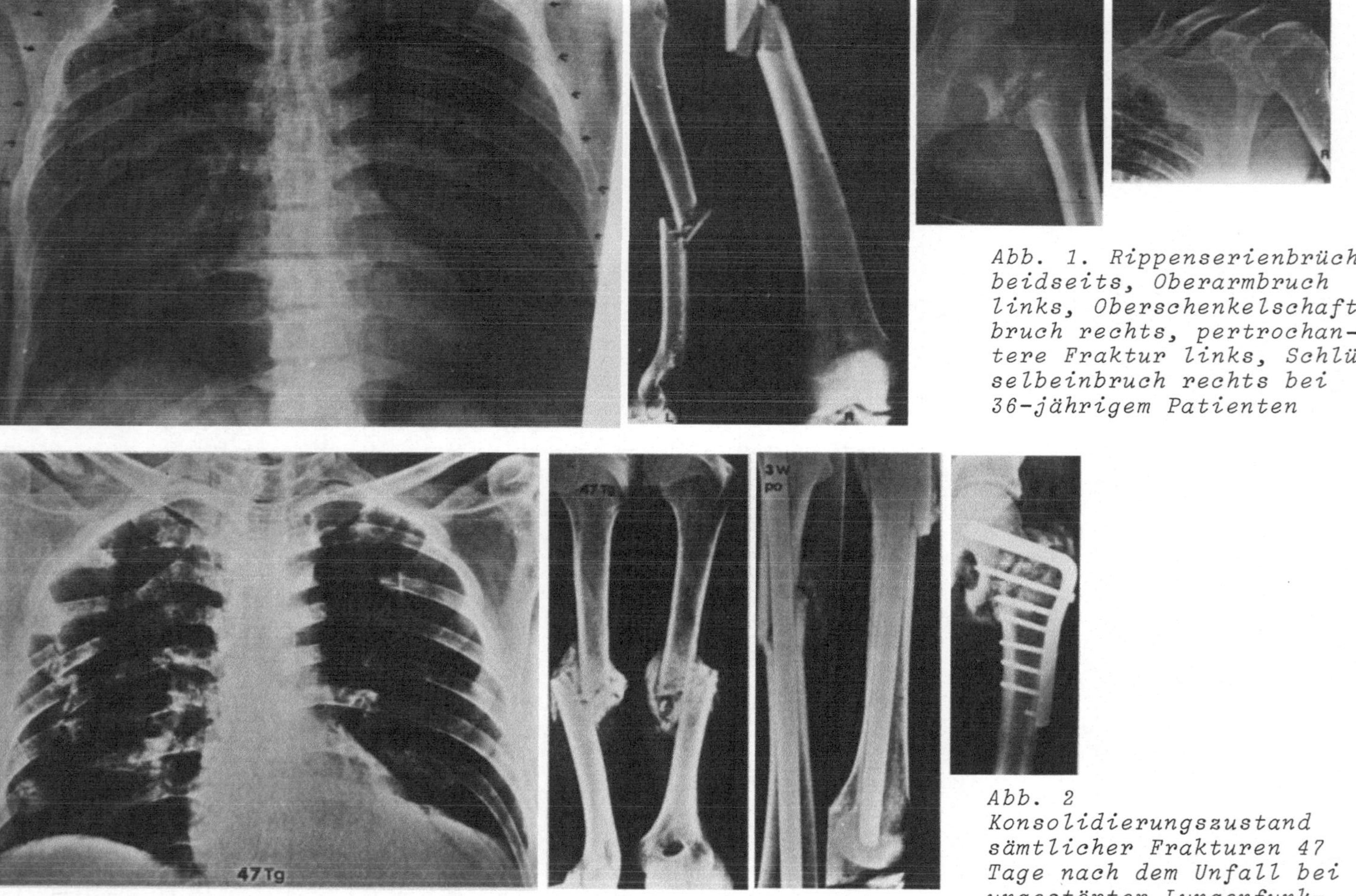

Abb. 1. Rippenserienbrüche beidseits, Oberarmbruch links, Oberschenkelschaftbruch rechts, pertrochantere Fraktur links, Schlüsselbeinbruch rechts bei 36-jährigem Patienten

Abb. 2 Konsolidierungszustand sämtlicher Frakturen 47 Tage nach dem Unfall bei ungestörter Lungenfunktion

1. Gelenkfrakturen mit isoliertem Fragment,
2. Frakturen mit Repositionshindernis,
3. Frakturen mit Nervenläsionen.

Alle anderen Extremitätenverletzungen werden mit geringem Risiko nach der Schockperiode, also zwischen der 1. bis 3. Woche, versorgt, wobei allgemein gesehen die Indikation zur Osteosynthese etwas großzügiger zu stellen ist als bei Patienten mit isolierten Knochenbrüchen.

Ist somit die vitale Gefährdung des Patienten in der posttraumatischen Frühphase durch ein "primum nil nocere" geprägt, so sollte nach Abklingen dieser Gefahr die operative Frakturenbehandlung wiederum jenen Platz im Therapiespektrum einnehmen, der ihr aufgrund der wesentlichen Pflegeerleichterung, baldiger Mobilisierung und rascheren Reintegration gebührt.

Ein abschließender Fallbericht soll dies betonen:

36-jähriger Mann mit Rippenserienbrüchen beidseits, Oberarmbruch links, pertrochantere Fraktur links, Oberschenkelbruch rechts (Abb. 1), Ateminsuffizienz, Hämato-Pneumothorax, 21 Tage Dauerbeatmung. Danach Marknagelung am rechten und Verplattung des linken Oberschenkels, funktionelle Behandlung am Oberarmschaft. Völlige Wiederherstellung (Abb. 2).

Literatur

1. CLOEREN, S., GIGON, J.P., HASSE, J., PUSTERLA, C., ALLGÖWER, M.: Thorax chir. 20, 1 (1972).
2. GÖGLER, E., JUNGBLUTH, K.H.: Langenbecks Arch. klin. Chir. 322, 1079 (1968).
3. HEBERER, G.: Langenbecks Arch. klin. Chir. 322, 268 (1968).
4. KEMMERER, W.T., ECKERT, W.G., GATHRIGHT, J.B., REEMTMA, K., CREECH, O.: J. Trauma 1, 545 (1961).
5. SCHMIT-NEUERBURG, K.P.: Langenbecks Arch. klin. Chir. 337, 435 (1974).

H. Müller-Wiefel und J. Voigt, Kiel

Zwerchfellrupturen bei stumpfen Traumen

Verglichen mit perforierenden Zwerchfell-Verletzungen stehen Diaphragma-Rupturen als Folge stumpfer Traumen zahlenmäßig weit im Vordergrund. Durch abrupte Erhöhung des pleuro-peritonealen Druckgradienten - sei es auf Grund einer erheblichen Kompression des Abdomens, sei es im Gefolge einer schweren Verformung des Brustkorbes - kommt es zu charakteristischen Berstungen der musculo-tendinösen Trennmembran zwischen Thorax und Bauchraum und damit zur Zweihöhlenverletzung.

Im 10-Jahreszeitraum 1964-1973 wurden an der Chirurg. Univ.-Klinik Kiel 27 Patienten mit einer Zwerchfell-Läsion - davon 22 nach stumpfer Gewalteinwirkung - behandelt (Abb. 1). Betroffen waren alle Alterklassen vom 5. bis zum 86. Lebensjahr. Bei einem Seitenverhältnis von 15:6 zeigte sich auch in unserem Krankengut ein deutliches Überwiegen linksseitiger Rupturen. Als ausgesprochen seltenen Befund sahen wir eine zentrale, intraperikardiale Zwerchfellruptur.

ZWERCHFELL-VERLETZUNGEN:

5 perforierend

22 gedeckt rupturiert

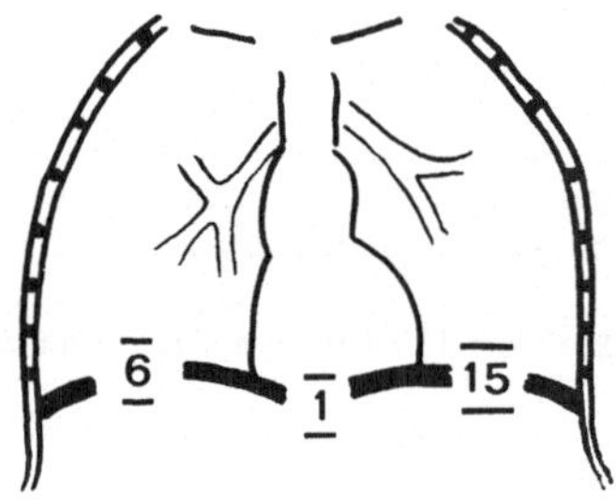

Abb. 1. Stumpf-traumatische Zwerchfellrupturen betrafen alle Zwerchfellabschnitte bei deutlicher Bevorzugung der linken Seite (Chirurg. Univ. Klinik Kiel (1964-1973)

Bei einem Frontalzusammenstoß hatte der 34-jährige VW-Fahrer einen Lenkradanprall gegen epigastrischen Winkel und unteres Brustbein erlitten und sich eine 8 x 3 cm messende, quer im Bereich der perikardio-diaphragmalen Verklebung verlaufende Ruptur zugezogen. Das Zurückfedern der in diesem Abschnitt besonders elastischen Thoraxpartie im Anschluß an die Kompression hatte offenbar zu einem erheblichen, ruckartigen Zug geführt, durch welchen das Zwerchfell an einem entwicklungsgeschichtlich bedingten Schwachpunkt einriß. Die Operation noch am Unfalltag erfolgte wegen begleitender Milzruptur von einer Oberbauchlaparotomie aus. Es ist dies unseres Wissens der erste bekanntgewordene Fall, bei dem nach Verstreichen nur weniger Stunden die operative Versorgung der frischen, in den Herzbeutel führenden Lücke möglich war.

Bei der Analyse der Unfallmechanismen erwies sich bei 20 von 22 Fällen das schwere Rasanztrauma des Verkehrsunfalles als führende Ursache. Dementsprechend waren gehäuft kombinierte Körpertraumen, die großflächig den Rumpf betrafen und auch Schädel und Extremitäten einbezogen, zu registrieren. Eine umschriebene Gewalteinwirkung auf den Brustkorb lag in 4 Fällen, eine solche auf das Abdomen in 8 Fällen, eine thorako-abdominale Kombinationsverletzung hingegen in 10 Fällen vor. Häufigkeit und Art der immer anzutreffenden Begleitverletzungen spiegeln die Stärke der den Körper treffenden Kräfte wieder und sind Ausdruck der Polytraumatisierung (Tabelle 1). Das Vorkommen von Läsionen des Thoraxskeletts und Rupturen im Bereich der Oberbauchorgane wird daher nur zu verständlich. Nennenswerte Lungenparenchymverletzungen treten demgegenüber zahlenmäßig in den Hintergrund. Auf die Häufung von Schädel-Hirn-Traumen und Frakturen im Becken-Hüftbereich sei besonders hingewiesen.

Tabelle 1. Zahlenmäßige Verteilung der Unfallarten bei 22 stumpftraumatischen Zwerchfellrupturen sowie begleitende Organverletzungen

isoliertes Thorax-Trauma	4 Pat.
isoliertes Bauch -Trauma	8 Pat.
thorako-abdominales Kombinations-Trauma	10 Pat.
	Σ 22 Pat.

Thoraxskelett-Frakturen	13	Magen-Darm-Ruptur	5
Lungenparenchym-Schäden	5	Niere-Ureter Ruptur	4
Contusio cordis	2	Schädel-Hirn-Trauma	14
Milz-Ruptur	9	Frakturen Becken-Hüftregion	11
Leber-Ruptur	5	weitere Knochenbrüche	15

Als Zweihöhlenverletzung kann von der Zwerchfellruptur eine Vitalgefährdung ausgehen, weniger durch den Einriß selbst, als vielmehr infolge der Auswirkungen auf die Lungenfunktion und durch die Komplikation des Enterothorax, wenn sich bei größeren Defekten neben Netzzipfel auch Magen, Milz und Colon ganz oder teilweise in den Brustkorb verlagern. Derartige Vorfälle nehmen im Laufe von Tagen an Volumen zu, da durch atemabhängige Sogwirkung der Übertritt gefördert wird. Bei 22 Patienten sahen wir 11 Magenprolapse und 8 Milzvorfälle. Je 5 mal waren Leber und Colon, je einmal Niere und Dünndarm betroffen.

Wie sehr thorakal-dystope Baucheingeweide kardio-respiratorische Störungen auslösen können, zeigt Abb. 2, wo es zu einer extremen Dilatation des Magens mit Mediastinalverdrängung und Totalkollaps der linken Lungen gekommen ist. Incarcerationen, wie sie vornehmlich bei engen Zwerchfell-Lücken wegen der Gefahr der ischämischen Wandnekrose gefürchtet werden, sahen wir nicht.

Die Diagnose der frischen Zwerchfellruptur gelingt nicht immer auf Anhieb, schon deshalb, weil bei den Polytraumatisierten vielfältige Symptome seitens anderer Verletzungen augenfälliger sind und mehr Aufmerksamkeit beanspruchen. Für die Erkennung ist das rechtzeitige "Darandenken" im Falle eines geeigneten Traumas wichtig. Nicht selten zeigt schon die Nativaufnahme des Thorax (Abb. 2) den Visceralprolaps auf Grund der luftgefüllten, überdehnten Magenblase oder Haustrierung des lufthaltigen

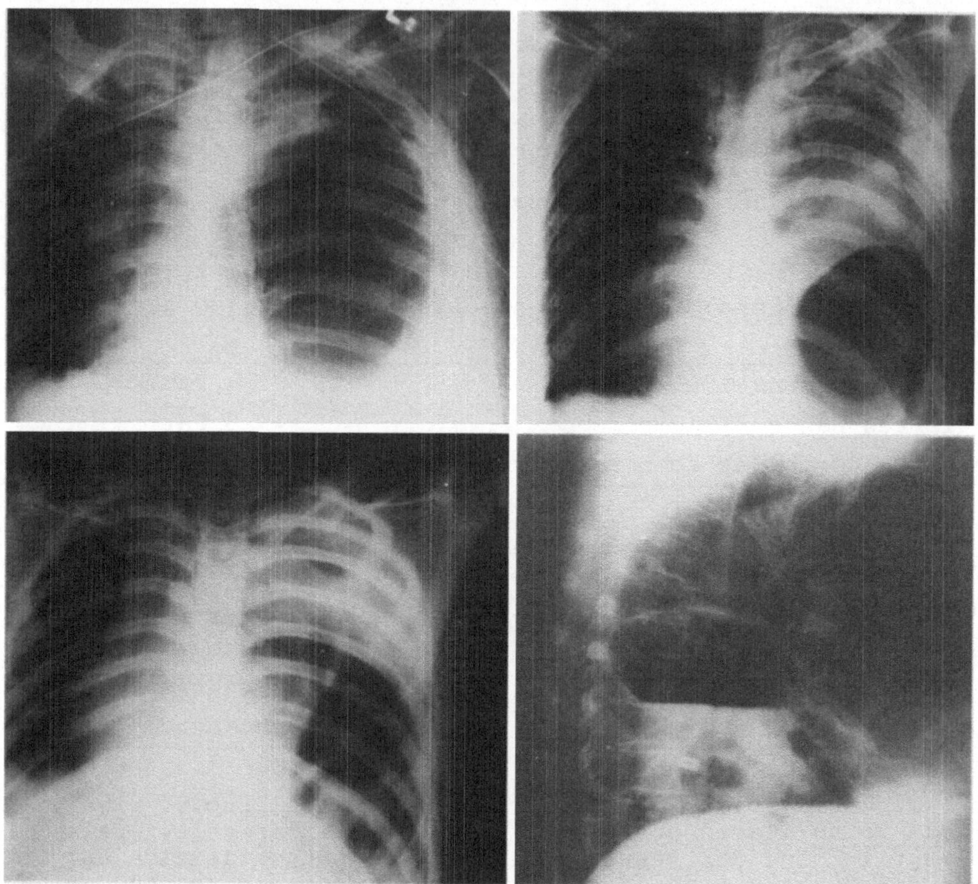

Abb. 2. Nativaufnahmen des Thorax mit Prolaps von Oberbauchorganen durch linksseitige Zwerchfellrisse in den Brustkorb. Links oben: extrem dilatierter Magen mit Mediastinalverdrängung nach rechts und Totalatelektase der linken Lunge; rechts oben und rechts unten: luftgefüllte Magenblase oberhalb des Zwerchfells im a.p.- und Seiten-Bild, wodurch die Diagnose zu sichern ist; links unten: Prolaps von Dickdarmanteilen mit deutlicher Haustrierungszeichnung im Mittel- und Untergeschoß des linken Thorax

Colons. In unklaren Fällen vermag die Kontrastdarstellung die anatomischen Beziehungen abzuklären. Auf die Möglichkeit der Verkennung einer Überdehnung des prolabierten Magens als "Spannungspneumothorax" sei hingewiesen.

Ist die Diagnose "Zwerchfellruptur" einmal gestellt, so ergibt sich für uns damit <u>immer auch die Indikation zu ihrer Versorgung</u>, sofern es der Allgemeinzustand des Verletzten erlaubt. Ob der Verschluß von einer Thorakotomie oder von einer Oberbauchlaparotomie aus erfolgt, machen wir von der klinisch führenden Symptomatik des "akuten Abdomens" oder des "akuten Thorax" abhängig.

Die Prognose der Ruptur an sich ist gut, ihr Verschluß ist durchweg mit direkter Naht möglich. Die hohe Koinzidenz von Begleitverletzungen bedingt jedoch eine größere Letalität, die in unserem Krankengut 38% ausmacht.

Literatur

1. AMMEDICK, U., KONRAD, R.M., TARBIAT, S., ULRICH, B.: Med. Welt 24, 925-928 (1973).
2. CHRISTIANSEN, L.A., STAGE, P., BILLE-BRAHE, E., BERTELSEN, S.: Thorax 29, 559-563 (1974).
3. COATS, R.R., SAKAI, K.,LAM, C.R.: J. Thorac. Cardiovasc. Surg. 63, 275-278 (1972).
4. GRISWOLD, F.W., WARDEN, H.E. GARDNER, R.J.: Amer. J. Surg. 124, 359-362 (1972).
5. MÜLLER-WIEFEL, H.: Chirurg 41, 315-320 (1970).
6. MÜLLER-WIEFEL, H.: Dtsch. Med. Wschr. 96, 645-646 (1971).
7. MÜLLER-WIEFEL, H.: act. Chir. 6, 289-294 (1971).
8. SPELSBERG, F., PICHLMAIER, H., JUNGINGER, Th.: chir. Praxis 16, 33-40 (1972).

P. W. Aigner, H.-L. Klammer und A. Blömer, Bonn

Stabilisierung von Rippenserienfrakturen mit Hilfe von Lochplatten des Kleinfragment-Instrumentariums der AO – Erste klinische Erfahrungen –

Die pneumatische Schienung des Brustkorbes in Form der maschinellen Beatmung kann bei einer mechanischen Schädigung des Atemapparates mit akuter respiratorischer Insuffizienz infolge Serien- und Stückbrüchen lebensrettend sein. Sie beherrscht die akute respiratorische Störung, bringt jedoch mit zunehmender Beatmungsdauer zahlreiche Gefahren und Komplikationen mit sich, wobei beatmungsbedingte Verteilungs- und Diffusionsstörungen und bronchoalveoläre Infektionen im Vordergrund stehen.

Fehlen schwere Begleitverletzungen in Form von ausgedehnten Lungenkontusionen und ein Schädel-Hirntrauma, bietet sich die Stabilisierung der Thoraxwand durch operative Verfahren als Alternative zur Dauerbeatmung an. Frakturschmerzen werden beseitigt, Anspießungen von Lunge, Zwerchfell und Intercostalgefäßen durch stark dislozierte Rippenfragmente vermieden, die Mobilisierung des Patienten und die Durchführung physikalischer Maßnahmen wesentlich erleichtert. Weitere Vorteile der operativen Stabilisierung sind die anatomische Wiederherstellung der Brustwand zur Vermeidung respiratorischer Spätfolgen. Unsere tierexperimentellen Untersuchungen haben gezeigt, daß mit Hilfe von geraden und Drittelrohr-Platten des Kleinfragment-Instrumentariums der AO eine bewegungs- und rotationsstabile Vereinigung frakturierter Rippen möglich ist. Der Frakturspalt ist nach 4 Wochen knöchern callusfrei durchbaut. Hervorzuheben ist, daß die Verplattung der Rippen auch ohne Eröffnung des Brustkorbes durchgeführt werden kann.

Wir haben 5 Patienten mit Rippenserienbrüchen durch kleine Platten stabilisiert und möchten an Hand eines Falles die Methode vorstellen.

Ein 52-jähriger Patient hat bei einem Verkehrsunfall Rippenserienfrakturen links in der mittleren Axillarlinie mit Hämatothorax und eine Lungenkontusion erlitten (Abb. 1). Wegen lebensbedrohender Beeinträchtigung der Atemfunktion bei instabilem Thorax erfolgte die maschinelle Beatmung. Am 2. Tage entschloß man sich zur Stabilisierung der Brustwand mit Hilfe von 4 Drittelrohrplatten (Abb. 2). Postoperativ war die Thoraxwand stabil. Der Mann atmete ausreichend spontan und konnte extubiert werden. Der Verlauf war komplikationslos. 2 Jahre nach der Stabilisierung ergaben sich keine Einschränkungen der ventilatorischen und respiratorischen Funktionen. Wir haben die festsitzenden Platten inzwischen entfernt.

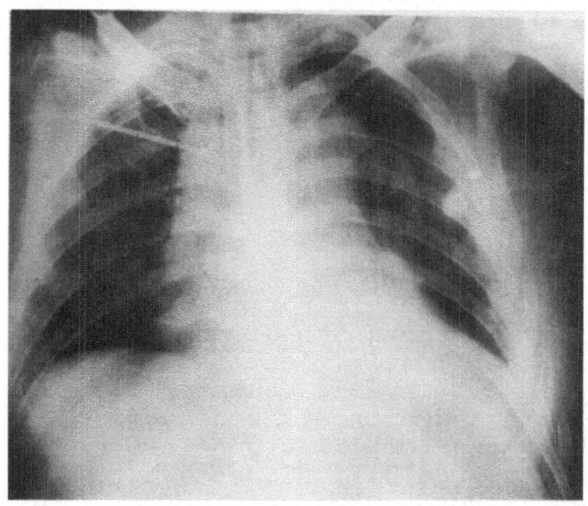

Abb. 1. Rippenserienfrakturen links im Bereich der lateralen Brustwand mit Hämatothorax und Lungenkontusion. Maschinelle Beatmung wegen lebensbedrohender Beeinträchtigung der Atemfunktion bei instabilem Thorax

Unsere Erfahrungen der Stabilisierung von Rippenserienfrakturen und des instabilen Thorax mit Hilfe von Platten des Kleinfragment-Instrumentariums der AO sind bisher folgende: Bei Fehlen schwerer Begleitverletzungen kann durch Stabilisierung der Thoraxwand bei geringem Operationstrauma die Dauerbeatmung vermieden oder wenigstens verkürzt werden.

Die Indikation zur operativen Stabilisierung stellen wir früh, wenn eine Langzeitbeatmung absehbar ist und vor Auftreten metabolischer Störungen und bronchoalveolärer Infektionen. Nach

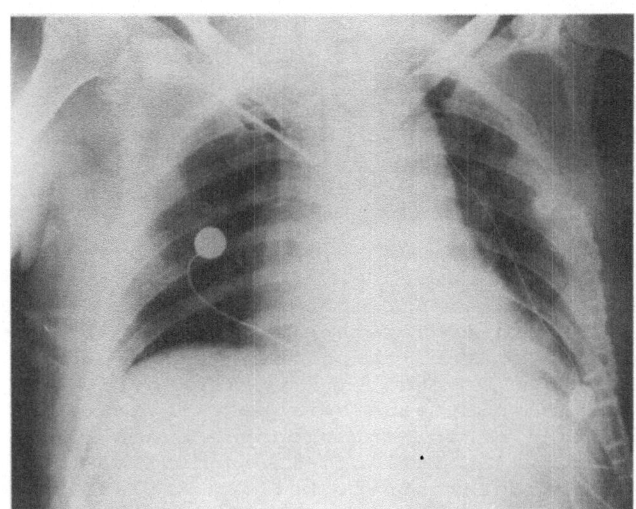

Abb. 2. Stabilisierung der Rippenserienfrakturen mit Hilfe von Drittelrohrplatten des Kleinfragment-Instrumentariums der AO. Unmittelbar postoperativ ausreichende Spontanatmung und sofortige Extubation

unserer bisherigen Erfahrung ist es nicht notwendig, alle frakturierten Rippen zu verplatten. Wir beschränken uns auf die Osteosynthese der sog. Pfeilerrippen (C IV - VII).

Die kleinen Platten sollten der Krümmung der Rippen entsprechend etwas vorgebogen werden, da es sonst unter der Atemmechanik zu einer Lockerung der Schrauben kommen kann. Die Platten sollten mit mindestens 6 Schrauben fixiert werden, je 3 beidseits des Frakturspaltes.

H.-D. Schmidt und S. Hofmann, Mainz

Die Compressio thoracis im Kindesalter

Die Compressio thoracis entsteht durch breite stumpfe Gewalteinwirkung, wie z.B. durch Überrollen oder Einklemmung des Thorax. Dabei kommt es durch Erhöhung des intrathorakalen Druckes zu einer gegen die Peripherie gerichteten Blutwelle in die Hals- und Kopfvenen und schließlich zu Kapillarzerreißungen in der Peripherie; in schweren Fällen auch im Gehirn und im Augenhintergrund mit kurzfristiger reversibler Bewußtlosigkeit bzw. Sehstörungen.

Die hierdurch entstandenen charakteristischen subkonjunktivalen und petechialen Blutungen gehen mit einer lividen Verfärbung im Kopf- und Halsbereich einher, was besonders für die Schleimhäute zutrifft.

In 3/4 der Fälle mit Compressio thoracis lag im vorliegenden Krankengut die Kombination mit einem Schädel-Hirn-Trauma vor. In bezug auf die Letalität erwies sich diese Kombination am gefährlichsten, da hier die Folgen der primären Hirnschädigung sich mit der sekundären pulmonal bedingten Hypoxie potenzieren.

Die Schwere dieser Verletzungen sowie die möglichen Komplikationen zeigt der nachfolgende Fall eindrucksvoll:

Es handelt sich um einen 10-jährigen Jungen, dem das Vorderrad eines Traktors über die rechte Thoraxseite gefahren war. Bei der Aufnahme fanden sich die typischen Zeichen einer Compressio thoracis. Die Röntgenuntersuchung ergab einen kleinen rechtsseitigen Erguß mit geringgradiger Verziehung des Herzens und Mediastinum nach links. Außerdem bestand eine Fraktur der V. Rippe rechts. Nach 5 Tagen fand sich eine Verschattung im rechten Lungenuntergeschoß im Sinne einer Kontusionspneumonie. Aus dieser entwickelte sich im weiteren Verlauf ein mandarinengroßer Abszeß im rechten Lungenunterlappen. Bei der Entlassung rückläufige Tendenz. Die Nachuntersuchung nach einem halben Jahr ergab keinen pathologischen Befund.

Es wurden die kindlichen Thoraxtraumen von 1960-1973 aufgeschlüsselt. Von diesen 128 Fällen zeigten 12 Kinder eine Compressio thoracis. 5 Kinder verstarben, wobei die Todesursache einmal eine Austauschstörung der Lunge und 4 mal ein Herz-Kreislaufversagen war. 7 Kinder mußten über längere Zeit assistiert bzw. kontrolliert beatmet werden.

Die Schwere der Thoraxverletzungen dieser 12 Patienten war Anlaß zur Überprüfung der Frage, inwieweit es bei den überlebenden Kindern zu Dauerstörungen der Ventilation bzw. der pulmonalen Leistungsfähigkeit kommt.

Leider liegen nur wenige Veröffentlichungen über Lungenfunktionsprüfungen bei Kindern nach Thoraxtraumen vor. Selbst die Normwerte nach KRIEGER, NOLTE und LEWISON zeigen eine große Schwankungsbreite. Außerdem ist eine Kontrolluntersuchung abhängig von der Aufgeschlossenheit und Mitarbeit der Kinder.

Im einzelnen haben wir folgende Untersuchungen durchgeführt:

Blutgasanalyse,
Lungenvolumina,
Atemmechanik.

Alle Untersuchungen wurden im Lungenfunktionslabor des Anästhesiologischen Institutes der Universität Mainz unter Leitung von Prof. GERBERSHAGEN durchgeführt.

Die folgenden Abbildungen zeigen das Ergebnis der Nachuntersuchung unserer Patienten:

Blutgasanalytisch bestand bei keinem der Kinder eine arterielle Hypoxie (Abb. 1). In den nächsten Abbildungen (2 a und b) sind die Befunde der Lungenvolumina und des Gaswechsels dargestellt. Wir haben die Atemfrequenz pro min, das Atemvolumen, das Atemminutenvolumen und die Totalkapazität bestimmt. Das intratho-

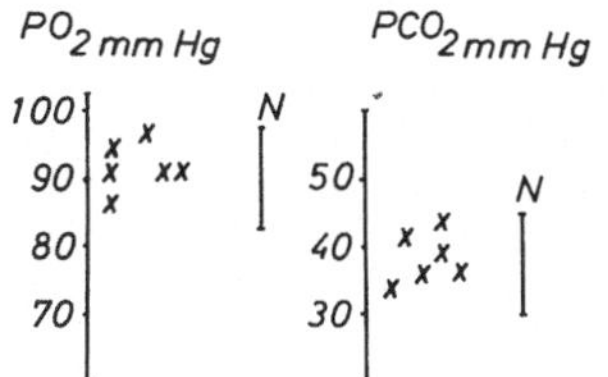

Abb. 1. PO_2 und PCO_2-Bestimmungen bei 6 Kindern mit Compressio Thoracis. Kontrolluntersuchungen (Chirurg. Univ.-Klinik Mainz, 1960-1973)

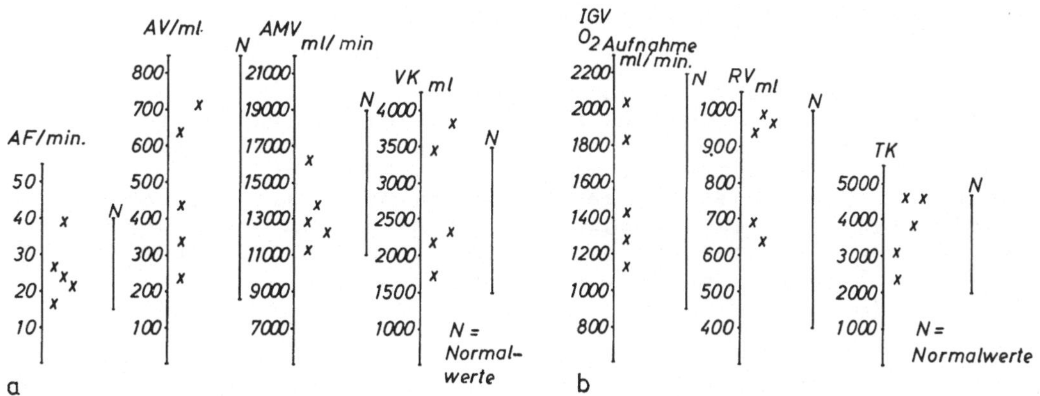

Abb. 2a u. b. Lungenvolumina und Gaswechsel bei 5 Kindern zwischen 7 und 14 Jahren nach Compressio Thoracis (Chirurg. Univ.-Klinik Mainz, 1960-1973)

rakale Gasvolumen wurde mit einem volumenkonstanten Ganzkörperplethysmographen registriert, ebenso die in der nachfolgenden Abbildung zu sehende Resistenz. Die restlichen Funktionsgrößen bestimmten wir pneumatographisch. Hierbei ist zu berücksichtigen, daß diese Werte höher liegen als bei der glockenspirometrischen Untersuchung. Die gefundenen Werte wurden durch Punkte dargestellt. Die Linie daneben ist die Streubreite der Normwerte. Hieraus ist zu erkennen, daß sämtliche Untersuchungsgrößen im Normbereich liegen. Dasselbe Ergebnis zeigte die Bestimmung der maximalen Exspiration und der Resistenz (Abb. 3). Die vorliegenden Untersuchungen ergeben somit, daß die Compressio thoracis im Kindesalter meist mit Schädel-Hirn-Traumen einhergeht und dadurch auch eine hohe Letalitätsrate zeigt. Die Ursache ist in einer anfänglich nicht erkannten und dadurch zu spät diagnostizierten und behandelten Ventilationsstörung zu sehen, da die Schwere des Schädel-Hirn-Trauma diesen Befund überdeckt oder fehlbewerten ließ. Bei frühzeitiger Erkennung der pulmonalen Störung in solchen Fällen und entsprechender Therapie dürfte eine Senkung der Sterberate zu erzielen sein; denn erstaunlicherweise bilden sich beim Kind - im Gegensatz zum Erwachsenen - die pulmonalen Veränderungen gut und schnell zurück.

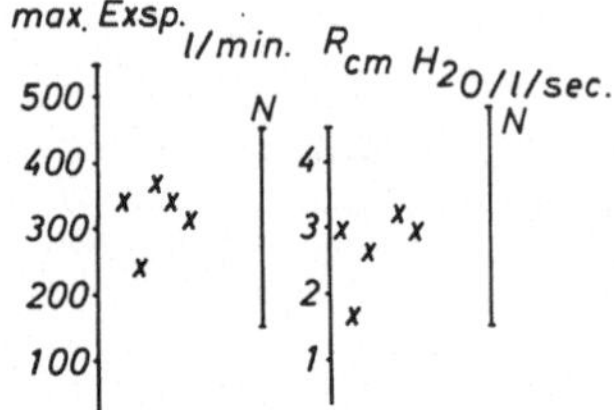

Abb. 3. Atemmechanik bei 5 Kindern nach Compressio Thoracis

Zusammenfassung: Von 1964-1973 wurden in der Chirurgischen Universitätsklinik Mainz 12 Kinder mit einer Compressio thoracis behandelt. Es zeigte sich, daß bei frühzeitiger Erkennung der pulmonalen Störung und entsprechender Therapie es besser und schneller als beim Erwachsenen zu einer vollständigen Rückbildung der pulmonalen Schäden kommt. Allerdings findet sich bei der Compressio thoracis in vielen Fällen eine Kombination mit einem Schädel-Hirn-Trauma, wodurch eine hohe Letalität verursacht ist. Im eigenen Krankengut verstarben 5 Kinder. Der Grund hierfür ist in einer anfänglich nicht erkannten und dadurch zu spät diagnostizierten und behandelten Ventilationsstörung zu sehen, da die Schwere der Schädel-Hirnverletzung diesen Befund überdeckte.

H. Brüggemann, D. Dragojevic und A. Gisbertz, Hannover

Diagnostik, diagnostische Irrtümer und Komplikationen bei traumatischen Zwerchfellrupturen

Traumatische Zwerchfellrupturen werden besonders bei schweren Kombinationsverletzungen nicht selten übersehen oder erst bei einer Laparotomie oder Thorakotomie als Zufallsbefund erhoben.

Da frische Zwerchfellverletzungen in der Regel problemlos zu versorgen sind, veraltete jedoch nicht selten zu lebensbedrohlichen Komplikationen führen, sollte bei jedem schweren Bauch- oder Thoraxtrauma eine Zwerchfellruptur primär ausgeschlossen werden.

Dazu sollen routinemäßig folgende Untersuchungen durchgeführt werden:

1. Auskultations- und Perkussionsbefund des Thorax,
2. Röntgenaufnahmen des Thorax in 2 Ebenen,
3. bei Verdacht auf eine Zwerchfellverletzung Magendarstellung mit einem wasserlöslichen Kontrastmittel evtl. über eine Magensonde.

Besonders bei ausgeprägter klinischer Symptomatik mit lokalen Verdrängungserscheinungen durch luftgefüllte Magen- oder Colonanteile in der Pleurahöhle, kann das akute Bild eines Spannungspneumothorax vorgetäuscht werden. Wird dann ohne weitere Diagnostik eine Thoraxdrainage eingelegt, besteht die Gefahr Magen oder Darmanteile zu punktieren.

Bei den 18 Verletzten mit traumatischen Zwerchfellrupturen, die in unsere Behandlung kamen, sahen wir diese Komplikationen bei 3 Patienten, die sekundär zu uns verlegt worden waren.

Eine 60-jährige Frau wurde nach einem Autounfall mit einem schweren stumpfen Bauch- und Thoraxtrauma in ein auswärtiges Krankenhaus eingeliefert. Klinisch bestand eine ausgeprägte Dyspnoe und Tachycardie (Abb. 1). Bei der Röntgenaufnahme des Thorax fand sich in der linken Pleurahöhle eine große Luftblase. Unter der Diagnose eines Spannungspneumothorax wurde nach mehreren Punktionen, nach denen sich die Symptomatik jedesmal deutlich besserte, am 3. Tag eine Thoraxdrainage eingelegt. Zur großen Überraschung entleerte sich daraus am nächsten Morgen der Kaffee, den die Patientin kurz zuvor getrunken hatte.

Daraufhin erfolgte Verlegung in unsere Klinik. Bei einer Röntgenkontrastdarstellung über die Thoraxdrainage fand sich ein großer überblähter Magen in der linken Pleurahöhle. Die Patientin wurde sofort thorakotomiert, wobei dieser Befund bestätigt wurde. Die Perforation wurde übernäht, der Magen reponiert und das Zwerchfell verschlossen.

Bei jeder unbehandelten Zwerchfellruptur droht noch nach Jahren die Gefahr der Strangulation prolabierter Baucheingeweide. HARRINGTON gibt in 95% eine solche Gefährdung an, KÜMMERLE fand unter 38 eigenen Fällen 7 mal eine Einklemmung. Auch ohne akute Incarcerationserscheinungen kann es am vorgefallenen Magen, möglicherweise auf dem Boden einer Mangeldurchblutung mit Entleerungsstörungen zur Ulcusbildung mit der Gefahr einer freien Perforation kommen. Wie KÜMMERLE sahen auch wir diese Komplikation bei einem unserer Patienten:

Ein 50-jähriger Mann (Abb. 2) erlitt vor 7 Jahren bei einem Verkehrsunfall eine Zwerchfellruptur. Trotz damals richtig gestellter Diagnose wurde dem Patienten vom erstbehandelnden Krankenhaus von einer Operation abgeraten. In der Folgezeit war der Patient bis auf gelegentliches Völlegefühl nach Mahlzeiten und Nüchtern-Magenschmerzen beschwerdefrei.

5 Jahre nach dem Unfall bekam er plötzlich heftige linksseitige Thoraxschmerzen. In einem auswärtigen Krankenhaus wurde eine Röntgenkontrastdarstellung des Magens mit Bariumbrei durchgeführt, wobei sich das Kontrastmittel in den Thorax entleerte. Der Patient wurde zu uns verlegt und sofort thorakotomiert. Dabei fand sich ein großes callöses praepylorisches Ulcus frei in die Pleurahöhle perforiert. Das Ulcus wurde übernäht, der Magen reponiert und das Zwerchfell verschlossen. Der Patient ist heute, 2 Jahre nach der Operation, beschwerdefrei.

In der Klinik für Herz-Thorax- und Gefäßchirurgie sowie in der Unfallchirurgischen Klinik der Medizinischen Hochschule Hannover wurden in den Jahren 1970 bis 1974 18 Patienten mit traumatischen Zwerchfellrupturen behandelt. 3 mal fand sich die Verletzung auf

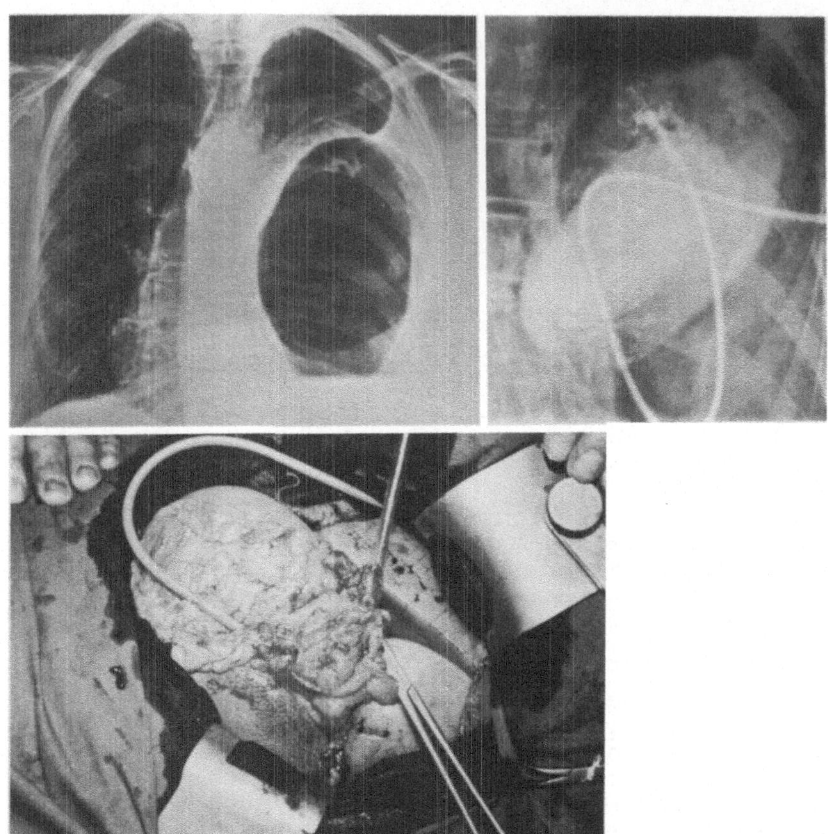

Abb. 1. 60-jährige Patientin mit einem stumpfen Bauch- und Thoraxtrauma. Der primäre Röntgenbefund wird als Spannungspneumothorax fehlgedeutet. Nach mehreren Punktionen Einlegen einer Thoraxdrainage, aus der sich am nächsten Morgen Mageninhalt entleert. Röntgenkontrastdarstellung über die Thoraxdrainage. Dabei findet sich ein großer prolabierter Magen in der linken Pleurahöhle. Dieser Befund wird bei der Thorakotomie bestätigt

der rechten und 15 mal auf der linken Seite. 13 Patienten wurden innerhalb der ersten 24 Std nach dem Unfall operiert, 3 mal erfolgte der Eingriff nach 2 bis 5 Tagen und in 2 Fällen wurden die Patienten erst nach 4 bzw. 7 Jahren operiert. Von den 13 akut operierten Patienten verstarben 6 an den Folgen ihrer schweren Nebenverletzungen, vor allen Dingen Thorax- und Schädel-Hirntraumen.

Zusammenfassend sollen noch einmal Hinweise zur chirurgischen Diagnostik und Therapie hervorgehoben werden.

1. Bei jedem Mehrfachverletzten muß eine Thoraxaufnahme in 2 Ebenen durchgeführt werden.

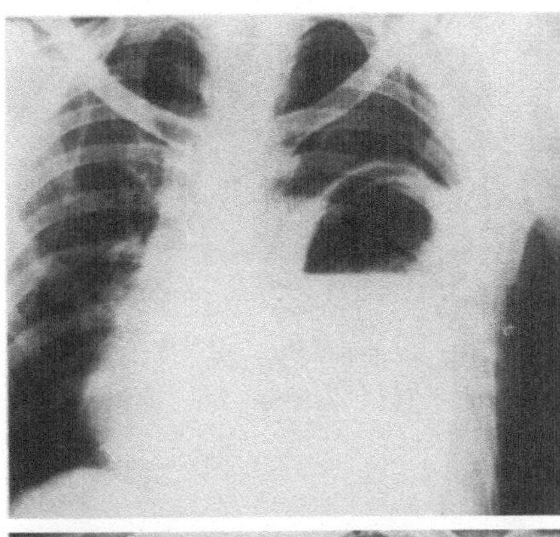

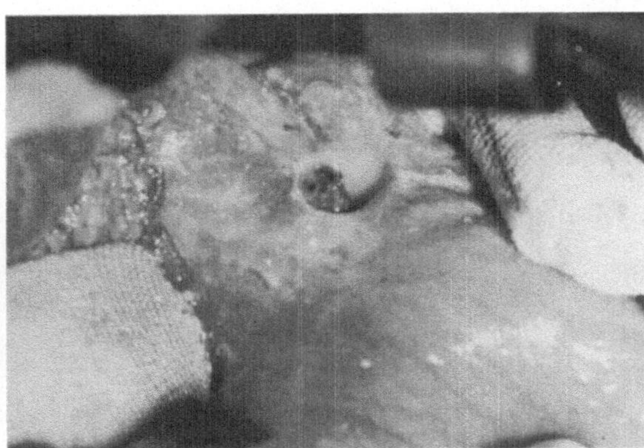

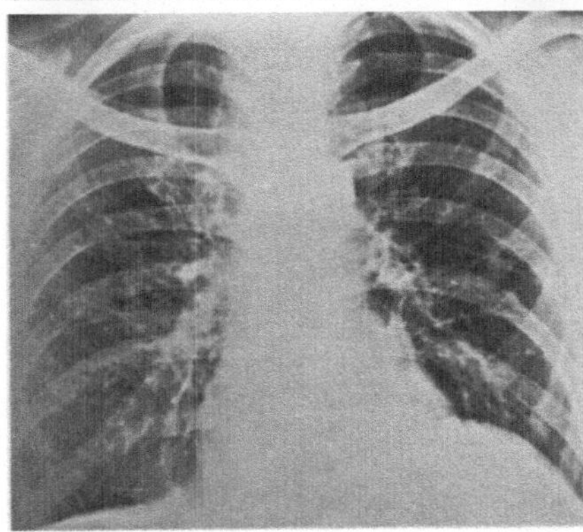

Abb. 2. 50-jähriger Patient, Unfall vor 7 Jahren, mit einer Zwerchfellruptur, die nicht versorgt wurde. Zunächst weitgehende Beschwerdefreiheit. 5 Jahre nach dem Unfall plötzlich heftige linksseitige Thoraxschmerzen. Bei einer Röntgenkontrastdarstellung entleert sich das Kontrastmittel aus dem Magen in die Pleurahöhle. Bei der Operation findet sich ein großes callöses Ulcus frei in die Pleurahöhle perforiert. 2 Jahre nach der Operation ist der Patient beschwerdefrei. Das Röntgenbild des Thorax zeigt einen unauffälligen Befund

2. Bei einer Spannungspneu-Symptomatik mit gleichzeitigem Verdacht auf eine Zwerchfellruptur sollte sofort ein Magenschlauch gelegt werden, ehe eine Pleurapunktion durchgeführt wird.
3. Ein Kontrastmittel-Schluck oder das Einspritzen von wasserlöslichem Kontrastmittel über eine eingeführte Magensonde kann Aufschluß über die Lage des Magens bei Verdacht auf eine traumatische Zwerchfellruptur bringen.
4. Patienten mit vitalen Komplikationen von Seiten der Atmung und des Kreislaufs müssen sofort operiert werden, wobei man sonst, wenn es die Symptomatologie erlaubt, eine entsprechende Operationsvorbereitung anstreben sollte.
5. Jede Zwerchfellruptur muß letztlich operativ versorgt werden, um Spätkomplikationen zu vermeiden.

Literatur

KÜMMERLE, F.: Z. Unfallheilk. 87, 89 (1965).

KÜMMERLE, F.: Chirurg 9, 399 (1967).

FISCHER, H.: act. traumatol. 4, 143 (1974).

HARRINGTON, S.W.: Amer. J. Surg. 50, 377 (1940); - Surg. Gynec. Obstet 86, 735 (1948); - J. Amer. med. Ass. 101, 987 (1953).

G. Specht, Berlin

Verletzungen von Lunge und Bronchien

Bei aller technischen Betonung der chirurgischen Gesichtspunkte von Lungenverletzungen steht die Wiederherstellung einer guten Atmungsfunktion im Mittelpunkt. Neben der Intensität des Traumas bestimmen der jeweilige Blähungszustand sowie die Elastizität des Lungengewebes die Schwere der Verletzungsfolgen.

Lungenkontusionsherde kommen in unterschiedlichsten Formen vor. Die Rückbildungstendenz ist gut, röntgenologisch bleiben meist keine Spuren zurück (Beispiel eines größeren ovalären Herdes; Beispiel ausgedehnter Lungenkontusion). Bei den geringsten Zeichen der Ateminsuffizienz wird die Beatmung empfohlen. Dabei muß an die Möglichkeit einer Undichtigkeit gedacht und daher besonders sorgfältig auf die evtl. Entstehung eines Spannungspneumothorax geachtet werden.

Restherde ohne Rückbildungstendenz verlangen eine umfassende Diagnostik (Beispiel eines kleinen, erfolgreich operierten Bronchialcarcinoms - 10 Jahre Überlebenszeit; Beispiel, bei dem der Restherd sich als ein Stück des zertrümmerten Oberarmkopfes entpuppte).

Lungenrupturen müssen nicht mit Pneumo- oder Haemothorax einhergehen (Beispiel schwerer Ruptur des linken Oberlappens ohne Pleuraverletzung - Symptom: Gefährliche endobronchiale Blutung). Wenn sich, wie meistens, das Blut im Pleuraraum sammelt, sollte die Menge mittels Drainage gemessen werden. Übersteigt der Blutverlust in den ersten 10-20 Std einen Wert von 1000 ml und hält immer noch weiter an, so ist die Thorakotomie anzuraten. Diese Situation ist bei Lungenverletzungen sehr selten (Beispiel).

Eine schwere Blutung nach Stich oder Schuß läßt vorwiegend eine Herz- oder große Gefäßverletzung vermuten, gelegentlich liegt aber die Blutungsquelle auch innerhalb der Lunge (je ein Beispiel von Verletzung der Pulmonalarterien im linken Unterlappen - Blutverlust primär 2000 ml - und Oberlappen - 3000 ml -, die nach Trennung der Lunge im Verletzungsgebiet - Segmentgrenze - versorgt wurden. Erhaltung jeweils der gesamten Lunge).

Trachea- und Bronchusrupturen sind klinisch und röntgenologisch am Mediastinalemphysem und Pneumothorax, bronchoskopisch durch direkte Betrachtung (Beispiel) erkennbar. Die Anamnese ist typisch (Kompression in sagittaler Richtung). Auch Fremdkörper, deren bronchoskopische Entfernung und Gewebsentnahmen bei Mediastinoskopien können Ursachen solcher Verletzungen sein. Während bei kompletten Rupturen thorakotomiert werden muß, kann man Teilrupturen bzw. iatrogene Verletzungen unter Umständen mediastinoskopisch durch Aufkleben von Dura abdichten (3 erfolgreiche Fälle).

R. Roscher, R. Bittner, E. Kraas und U. Stockmann, Berlin

Erfahrungen mit stumpfen Lungenverletzungen

Eine Lungenkontusion wird verursacht durch eine heftige und schnelle Kompression und Dekompression des Organs, wie sie bei schweren stumpfen Thoraxtraumen, z.B. im Rahmen von Auffahrunfällen oder Abstürzen vorkommt. Pathomorphologisch ist sie gekennzeichnet durch die Trias Blutung, Oedem und Atelectase. Das kann im Tierexperiment eindrucksvoll demonstriert werden: schon beim Vergleich des makroskopischen Aspekts gesunder und kontusionierter Rattenlungen sieht man die blutige Imbibierung und das Oedem des verletzten Organs.

Verständlicherweise ist bei so massiven Lungenveränderungen die Letalität hoch: sie wird in der Literatur zwischen 30 und 40% angegeben. Bei einer derart schlechten Prognose muß mit allen Mitteln eine Verbesserung der Therapie angestrebt werden.

Dazu kommen bisher folgende Möglichkeiten in Betracht:

1. die künstliche Beatmung mit intermittierendem Überdruck und positiv-endexspiratorischem Druck.
2. Im Extremfall die künstliche Oxygenierung über mehrere Tage zur Erhaltung des verletzten Organs.
3. Die Resektion zerstörter Lungenanteile.

Routinemäßig angewandt wird die Beatmung. Dabei wurde bisher meist so vorgegangen, daß nur in Abhängigkeit von bestimmten Beatmungskriterien, insbesondere von der Spontanatmung, dem Thoraxröntgenbild und der Blutgasanalyse, die künstliche Beatmung eingeleitet wurde.

Da sich nach stumpfen Lungenverletzungen die Ateminsuffizienz oft erst 1-2 Tage nach dem Trauma einstellt, ist dies nach unserer Meinung nicht mehr gerechtfertigt. Man sollte vielmehr, wenn nach Unfallanamnese und klinischer Untersuchung mit Thoraxröntgenbild der Verdacht auf ein schweres Thoraxtrauma besteht, auf jeden Fall den Patienten nasotracheal intubieren und eine Überdruckbeatmung beginnen. Wenn der weitere Verlauf voraussehbar erscheint, kann entweder die Beatmung beendet oder durch Anwendung von positiv-endexspiratorischem Druck und durch Veränderung der inspirierten O_2-Konzentration modifiziert werden.

In der folgenden Tabelle 1 werden zwei Gruppen stationär behandelter Patienten mit Lungenkontusion miteinander verglichen. In Gruppe 1 sind die Patienten angeführt, die vor Mitte 1971 behandelt wurden. Damals wurde eine Beatmungstherapie begonnen, wenn nach der arteriellen Blutanalyse gar keine andere Wahl mehr blieb. In der Gruppe 2 sind die seither behandelten Patienten mit Lungenkontusion zusammengefaßt, die generell sofort beatmet wurden.

Tabelle 1. Vergleich von 2 Patientengruppen mit Lungenkontusion. Gruppe 1: Beatmung erst nach manifester Ateminsuffizienz. Gruppe 2: Generelle sofortige Beatmung posttraumatisch

	Gruppe 1	Gruppe 2	Total
Patientenzahl	25	37	62
Durchschnittsalter	42 J.	39 J.	40 J.
Polytraumatisierte	22	35	57
Schock b. Einlieferung	10	14	24
Beatmungsbeginn:			
sofort nach Aufnahme	12	37	49
später als 12 h nach Aufnahme	9	0	9
verstorben	12	7	19

Die Patientenzahl in Gruppe 1 beträgt 25 mit einem Durchschnittsalter von 42 Jahren, in Gruppe 2 waren es 37 mit durchschnittlich 39 Jahren.

Der Anteil polytraumatisierter Patienten (d.h. mit zusätzlichen extrathorakalen Verletzungen) lag bei 89 bzw. 94%. Als Zeichen für eine Schocksymptomatik bei Aufnahme wurde bei 40% der Patienten der ersten Gruppe und bei 38% in der zweiten Gruppe ein RR von 80 mmHg oder weniger gemessen.

Von 25 Patienten in Gruppe 1 wurden 12 sofort nach Aufnahme, 9 mit einer mehr als 12-stündigen Verspätung und 4 gar nicht beatmet. Aus diesem Kollektiv starben 12 Patienten. In der Gruppe der Patienten, die nach Lungenkontusion sofort nach Aufnahme beatmet wurden, verstarben 7, das entspricht 19%.

Wenn auch wegen der Inhomogenität der Polytraumatisierten ein pauschaler Vergleich problematisch ist, so zeichnet sich doch in der Gruppe der sofort beatmeten Patienten eine deutlich positive Tendenz in Hinblick auf die Letalität ab.

Betrachtet man das histologische Bild der vorher gezeigten Rattenlungen, so wird ohne weiteres klar, weshalb die Beatmung nur effektiv sein kann, wenn sie möglichst früh posttraumatisch begonnen wird. Die Blutungen und insbesondere das Ödem nehmen zumindestens bis 24 h nach dem Trauma noch wesentlich zu. Nur durch eine sofortige Überdruckbeatmung kann diesem Krankheitsgeschehen Einhalt geboten werden. Nach voller Ausprägung der Blutungs- und Ödembezirke ist wegen des hohen Shuntvolumens und der regional unterschiedlichen Compliance die Beatmung unter Umständen wirkungslos.

H. E. Grewe, V. Berndt und U. Koch, Osnabrück

Der iatrogene Pneumothorax

Thoraxverletzungen besonderer Art bei Schwerverletzten sind Pleuraverletzungen durch den Arzt bei diagnostischen und therapeutischen Maßnahmen, die bei Nichterkennung lebensbedrohlich sind. Die Anlässe möglicher Pleuraverletzungen sind vielfältig. Im Folgenden soll lediglich auf Pleuraverletzungen im Rahmen maschineller Beatmung und nach Punktion der Vena subclavia eingegangen werden. Pleuraverletzungen bei brustkorbverletzten Patienten sind absichtlich ausgenommen, da bei ihnen aus vielfältigen Ursachen Pneumothoraces auftreten können, worauf in jüngster Zeit aus der Heidelberger Klinik hingewiesen wurde.

In den vergangenen 4 Jahren sind auf der Wachstation der Chirurgischen Klinik der Städtischen Kliniken Osnabrück 31 Patienten mit einem Pneumothorax nach Beatmung und Subclaviapunktion beobachtet worden (Tabelle 1). Vielfach trifft der Pneumothorax einen schon schwerkranken Menschen, für den er als zusätzliche lebensbedrohliche Erkrankung zu gelten hat. Die Tabelle 2 demonstriert die Erkrankungen, die Art anästhesiologischer Maßnahmen, die Symptomatik und das Schicksal der Patienten. Die sieben von einem Pneumothorax betroffenen Patienten waren alle schwerverletzt, meistens schädelhirnverletzt, oder aus anderen Gründen krank, was bedeutet, daß die beobachteten Symptome auch anderen Ursprungs sein konnten.

Tabelle 1. Iatrogener Pneumothorax (Chirurg. Klinik Osnabrück 1.1.1971-31.9.1974).

	Pneu	insgesamt	%
Beatmungspat.	7	360	1,9
Subclaviapunktion	24	ca. 1200	2.0

Die Diagnostik der Pneumothoraxerkrankung ist in diesen Fällen unterschiedlich von der klassischen Diagnostik dieser Erkrankung. Sie ist schwierig und erfordert klinisches Gespür. Bei 2 der 7

Patienten bedeutete der Pneumothorax sogar die zum Tode führende Komplikation in der Behandlung.

Tabelle 2. Pneumothorax (Beatmungsmaßnahmen, 1971-1974)

Pat.	Diagnosen	Vorkommen	Druck H_2O	Symptom	Expansion	Verlauf
V.R.17 010255/72	Lungenkontusion	Spiromat	+ 70	Ateminsuffizienz	+	+ nach 4 T.
K.K.18 182055/73	Schädeltrauma, Polytrauma	Assistor	+ 50	Tachycardie	+	+ nach 3 T.
W.N.24 090850/74	frontobas. Frakt. Polytrauma	Assistor	+ 40	Herzstillstand	∅	+ irrevers.
G.P.42 170531/73	Schädeltrauma, Lungenödem	Spiromat	+ 60	Herzstillstand	+	+ nach 5 Std
D.R.19 240153/72	Polytrauma Pneumonie	Assistor	+ 50	Herzstillstand	+	+ nach 3 T.
W.G.59 230214/73	Dünndarmperf. Sepsis	endobronch. Absaugen	-	Ateminsuffizienz	+	+ nach 4 T.
K.S.70 280100/73	Peritonitis Pneumonie	Spiromat	+ 42	Tachycardie	+	+ nach 2 T.

Alle Patienten mit apparativer Beatmung hatten Lungenschäden, die entsprechend hohe Beatmungsdrucke erforderten. Auch beim endobronchialen Absaugen treten beim Husten starke Drucke auf. Eine Abhängigkeit des Pneumothorax von der Art der durchgeführten Beatmung, wie sie von SPEIER für volumengesteuerte Beatmungsgeräte gefunden wurde, läßt sich aus der kleinen Zahl unserer Fälle nicht ableiten. Bei den beatmeten Patienten wurde 3 x der Assistor, ein druckgesteuertes Beatmungsgerät mit Druckvorwahl, und 3 x der Spiromat, ein volumengesteuertes Beatmungsgerät, eingesetzt.

Bei den 24 beobachteten Fällen von Pneumothorax nach einem Subclavia-Katheter besteht keine so wesentliche Lebensgefahr, da Röntgenaufnahmen nach der Punktion routinemäßig durchgeführt werden. Aus diesem Patientenkreis ist kein Patient an den Folgen des Eingriffs verstorben.

Bei einem jährlichen Verbrauch von ca. 300 Subclavia-Kathetern ergibt sich eine Pneumothoraxquote von rund 2%, was sich mit den Literaturangaben deckt. Da nach den Pleuraverletzungen durch Subclaviakatheter nur selten ein Spannungspneumothorax entsteht, wird sicherlich eine Anzahl derartiger Verletzungen nicht entdeckt, da sie klinisch symptomlos verlaufen und auf der unmittelbar nach der Maßnahme angefertigten Röntgenaufnahme noch nicht zu sehen sind. Die Dunkelziffer ist hier nicht gering zu schätzen (Tabelle 3).

Tabelle 3. Diagnostik des iatrogenen Pneumothorax

1. gezielt:	Herzstillstand sog. Ateminsuffizienz Tachycardie Hautemphysem Röntgenaufnahme
2. verzögert	sog. Routinethorax (ungezielt) Komplikationen
3. gar nicht:	klinisch symptomlos klinisch nicht erkannt röntgenolog. nicht erkennbar

Die klinische Symptomatik des iatrogenen Pneumothorax ist variabel und manchmal dramatisch. Speziell bei beatmeten Patienten entwickeln sich die Symptome gelegentlich foudroyant. Bei geschädigten und entzündeten, d.h. infiltrierten Lungen, braucht es nicht zum Lungenkollaps zu kommen, weil er wegen der starken Konsistenzvermehrung nicht eintreten kann. Ein schmaler Luftsaum entspricht dann schon einem Spannungspneumothorax, der vordringlich zu behandeln ist.

Fehldiagnosen infolge schwerwiegender Grunderkrankungen und anderer differentialdiagnostisch erwägenswerter Erkrankungen können vorkommen (Tabelle 4). Diese betreffen sowohl die Phänomene des Schocks, die Fettembolie und die Schocklunge, als auch Aspirationsfolgen oder Infektionen.

Tabelle 4. Differentialdiagnosen:

1. Fettembolie
2. Schocklunge
3. Aspiration
4. Pneumonie
5. Brustkorbverletzungen
   Thoraxwand
   Thoraxorgan
6. technische Defekte
   Luftwege
   Beatmungsgerät

Technische Probleme erschweren die Diagnostik erheblich. Die Röntgenaufnahmen auf Wach- und Intensivstationen lassen sich oft und hier besonders bei verletzten oder beatmeten Patienten nur unter Schwierigkeiten erstellen. Es entstehen Röntgenaufnahmen, die weit entfernt von Standardaufnahmen sein können und auf denen erst das gezielt suchende und geübte Auge den eigentlichen Sachverhalt erkennt (Tabelle 5).

Tabelle 5. Diagnostische Probleme technischer Art:

1. Rö-Aufnahme im Bett
2. Veratmungsunschärfe
3. Lagerungsfehler (Achsendrehung)
4. sog. Kugelaufnahme
5. Personalproblem

Wesentlich erscheint uns der Hinweis, an diese Komplikationsmöglichkeit bei Verletzten zu denken, um nicht den frühest möglichen Zeitpunkt der Behandlung zu verpassen.

Literatur

1. SIMMENDINGER, H.J., PACKSCHIES, P.: Prakt. Anaesth. 9, 343 (1974).
2. STEIER, M. et al.: J. Thorac. Cardiovasc. Surg. 67, 17 (1974).

P. Fasol, H. Benzer, W. Haider, F. Lackner und P. Politzer, Wien (Österreich)

Die Therapie der Atemstörung beim schweren Thoraxtrauma

Das schwere Thoraxtrauma führt nicht selten zur respiratorischen Insuffizienz. Für ihre Entstehung können verschiedene Ursachen in Frage kommen:

1. Die Instabilität des Thorax (paradoxe Atmung) infolge Serienrippen- bzw. Sternumfraktur.
2. Der durch die Verletzung bedingte Pneumo- oder Hämatothorax.
3. Die schwere Lungenkontusion, welche über ein sekundäres, interstitielles und alveoläres Lungenödem zu einer schweren Gasaustauschstörung führt.
4. Die im Gefolge der Lungenkontusion nicht selten auftretende sekundäre Pneumonie.
5. Im Rahmen der Lungenkontusion auftretende, ausgedehnte Atelektasen.
6. Die Verletzung der großen Luftwege.
7. Die Schocklunge, welche nicht selten bei einem ausgedehnten Thoraxtrauma bzw. dann auftritt, wenn Verletzungen im Sinne eines Polytraumas vorliegen.
8. Die schwere Aspiration.

Die respiratorische Insuffizienz ist in vielen Fällen eine absolute Indikation zur Langzeitüberdruckbeatmung, wofür volumengesteuerte Beatmungsgeräte Verwendung finden. Diese Therapie ist mit einem hohen Prozentsatz an Komplikationen verbunden:

1. Die Gefahr des Auftretens eines Pneumothorax oder Spannungspneumothorax, auch wenn nur kleinste Läsionen der Luftwege vorliegen.
2. Ungünstige Beeinflussung der Kardiozirkulation.
3. Komplikationen von seiten der Langzeitintubation bzw. des Tracheostomas.
4. Die Infektionsgefahr.
5. Die Beatmungslunge.

Diese, wie wir sehen werden, nicht selten auftretenden Komplikationen, haben dazu geführt, daß nach anderen Behandlungsmethoden der respiratorischen Insuffizienz gesucht wurde. Ein solches Verfahren steht uns heute mit der sogenannten konservativen, intensiven Atemtherapie für bestimmte Fälle zur Verfügung. Es besteht aus mehreren Faktoren:

1. Einer akuten Umschulung des Patienten von Thorax- auf Zwerchfellatmung,
2. dem Einsatz von einfachen Überdruckbeatmungsgeräten, die der Patient nach der Uhr selbst ergreift und bedient, und
3. der Anwendung verschiedener atemgymnastischer Techniken, wie Vibrationsmassage, Perkussionen, Aushustübungen, Lagerungsdrainagen, individuelle Sauerstoffzufuhr und Inhalationstherapie.

Allerdings ist die Anwendung dieses Verfahrens an verschiedene Voraussetzungen gebunden:

1. Der Patient muß voll ansprechbar und kooperativ sein.
2. Es müssen gut ausgebildete Atemtherapeutinnen zur Verfügung stehen.
3. Wichtige Laborbefunde, insbesondere Blutgaswerte müssen zu jeder Tag- und Nachtzeit durchgeführt werden können.

Mit der Anwendung dieses Verfahrens hat sich die Indikationsstellung zur Langzeitbeatmung auf folgende Patientengruppen eingeengt:

1. die respiratorische Insuffizienz, welche durch unkooperatives Verhalten des Patienten oder durch Bewußtseinstrübung kompliziert ist.
2. Schwere, allgemeine Schockzeichen mit Verbrauchscoagulopathie, der Verdacht einer entstehenden Schocklunge bzw. die manifeste Schocklunge.
3. Die massive Aspiration.
4. Patienten mit so schwerer Gesamtverletzung, die einen sofortigen Einsatz einer kontrollierten Beatmung notwendig macht.
5. Die sekundäre Indikation zur Langzeitbeatmung dann, wenn die konservativen Maßnahmen zu keinem Erfolg führen.

Zum Abschluß soll ein Blick auf das Krankengut unserer Klinik die Entwicklung der letzten Jahre veranschaulichen. In Tabelle 1 sind die Begleitverletzungen unserer 101 Patienten mit Thoraxtraumen angeführt. Es geht daraus hervor, daß der überwiegende

Teil der Patienten mit Brustkorbverletzungen Begleitverletzungen aufweist. Die Tabelle 2 gibt über das Ausmaß der Thoraxverletzung Auskunft, die Tabelle 3 weist auf die nicht geringe Zahl von Komplikationen der Langzeitüberdruckbeatmung hin. Schließlich veranschaulicht die Tabelle 4 die Entwicklung im Laufe der letzten Jahre, die von der Langzeitbeatmung zur konservativen, intensiven Atemtherapie tendiert.

Tabelle 1. Begleitverletzungen von 101 Thoraxverletzten

Intraabdominelle Verletzungen	4
Schädelhirntraumen	38
Contusio cerebri	23
Conquassatio cerebri	3
Fractura cranii	12
Frakturen	65
Obere Extremität	25
Untere Extremität	22
Becken	14
Wirbelsäule	4

Tabelle 2. Ausmaß der Thoraxverletzungen

Rippenfrakturen		beatmet	nicht beatmet
keine	5	1	4
weniger als 3	7	2	5
mehr als 3	83	59	24
Perf. Verl.	6	-	6

Tabelle 3. Komplikationen im Rahmen der Beatmung von 62 Patienten

Pneumothorax	12
Pneumonie	14
Atelectase	12
Bronchospasmus	2
Trachealstenose (tracheotomiert)	4
Endotracheale Blutung	2

Tabelle 4. Aufschlüsselung nach dem Behandlungsjahr

	Fälle	gest.	beatmet	nicht beatmet	davon instabil	beatmet	nicht beatmet
1968	9	2	7	2	2	2	-
1969	21	5	16	5	5	5	-
1970	21	9	11	10	6	5	1
1971	12	2	8	4	1	-	1
1972	15	2	9	6	2	1	1
1973	16	9	8	8	4	1	3
1974	7	3	3	4	2	-	2

Zusammenfassend kann gesagt werden, daß uns mit der konservativen, intensiven Atemtherapie die Möglichkeit gegeben ist, bei einer Reihe von thoraxverletzten Patienten die Langzeitüberdruckbeatmung und damit eine große Zahl von unangenehmen Komplikationen zu vermeiden.

L. J. Lugger, H. Fill und G. Riccabona, Innsbruck (Österreich)

Nuklearmedizinische Lungenfunktionsdiagnostik beim stumpfen Thoraxtrauma

Die kombinierte ^{133}Xe-/^{99m}Tc-MAP-Lungenszintigraphie in der Methode von RÖSLER/Bern, die sich mittlerweile an einem gemischten pulmologischen Krankengut von über 2000 Patienten hinsichtlich Aussage über Durchblutungs- und Ventilationsverhältnisse der Gesamtlunge und von Lungenbezirken eindruckvoll bewährt hat, wurde an 39 stumpfen Thoraxverletzungen als diagnostisches Hilfsmittel zur Frühverlaufsbeobachtung eingesetzt (4,5).

Zur Methode: 10 mC ^{133}Xe/10 ml NaCl werden dem auf dem Rücken über dem Meßkopf der Szintillationskamera liegenden Patienten i.v. injiziert. Die radioaktive Durchströmung wie Abatmung des keine biologische Bindung eingehenden Edelgases wird für beide Lungenhälften getrennt über ein log. geschaltetes Ratemeter in einer Meßkurve aufgezeichnet. Der daraus errechenbare Minutenexhalationswert (ME) beträgt beim Gesunden 31% der verabreichten Xe-Aktivität. Serienpolaroidbilder geben zusätzlich räumliche Hinweise auf abatmungsgestörte, obstruierte Lungenbezirke.

30 min später verabreichten wir 1 mC ^{99m}Tc-MAP, zeichnen wiederum für beide Lungenhälften getrennt eine Perfusionskurve über das nun linear geschaltete Ratemeter, der in den Praekapillaren der Lunge embolisierenden, markierten Albuminpartikel, berechnen aus der Impulsrate die Durchblutung und schiessen Photoszintigramme in verschiedener Körperlage. Beim Gesunden verteilt sich die Perfusion re.:li. wie 55%:45%.

Die mit dem Spirometer gemessene, tabellarisch ausgerechnete Vitalkapazität wird im prozentuellen Anteil des Sollwertes beigegeben. Das Erstsekundenvolumen (FEV_1) läßt sich aus der mittleren Minutenexhalation beider Lungen und der Vitalkapazität errechnen.

Aus unseren Ergebnissen: (Die Szintigramme sind p.a. gezeichnet und projizieren sich so seitenverkehrt). Abb. 1 zeigt bei Rippenserienfraktur rechts 5 Tage nach dem Trauma die Durchblutung des rechten Lungenflügels kaum verringert, die Xe-Abatmung im Verletzungsbereich und über dem gesamten linken, unverletzten Thoraxanteil hochgradig verzögert. Vitalkapazität und Erstsekundenvolumen sind auf ein Drittel eingeschränkt. Eine bereits

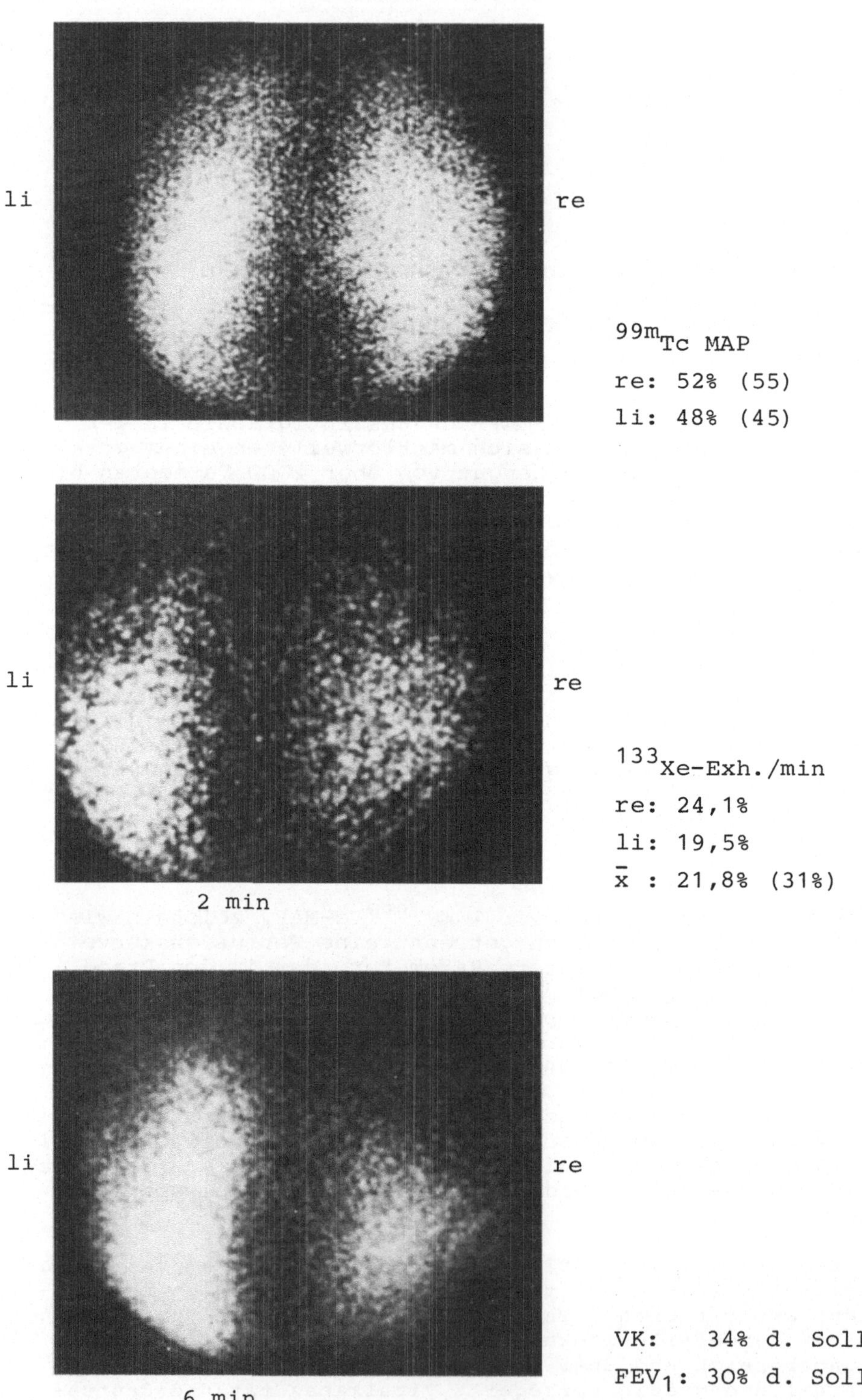

Abb. 1. P.K., 74 a, I 32341. Unfall: 22.2.1974. Untersuchung: 27.2.74. Rippenserienfraktur re

vor dem Unfall bestandene, obstruktive Emphysembronchitis hat den 74-jährigen durch das einseitige Trauma in eine kritische beidseitige Lungensituation gebracht. 14 Tage nach schwerem, linksseitigem Thoraxtrauma zeigt sich die verletzte Seite noch deutlich minderdurchblutet und im Xe-wash-out das linke Oberfeld überraschend abatmungsgestört (Abb. 2).

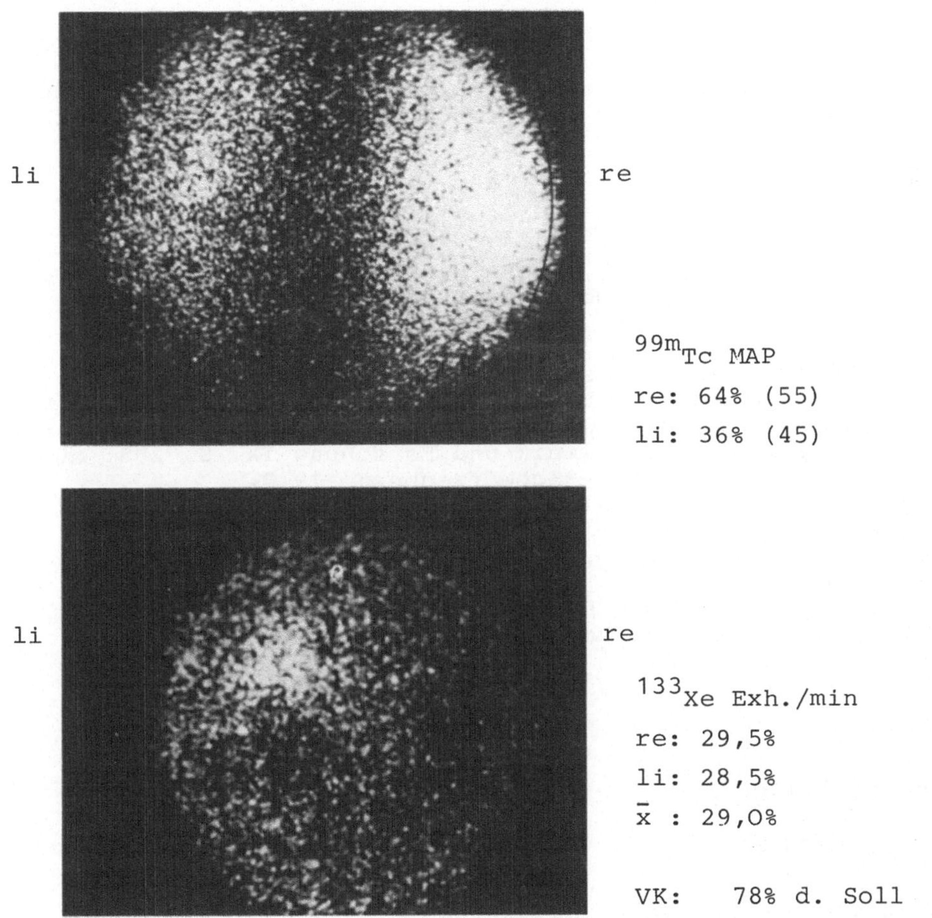

4 min

Abb. 2. P.A., 69 a, I 31705. Unfall: 10.1.1974. Untersuchung: 24.1.74. Rippenserienbruch li V-XII mit Hämato-Pneumothorax

Aus unseren Erfahrungen: Nach Thoraxtraumen ist die Abatmung vielfach langanhaltend gestört und die Obstruktion muß sich nicht auf das, der knöchernen Verletzung nächst gelegene, Lungeareal beschränken. Die Durchblutung der verletzten Lungenhälfte ist bei bereits geringem Trauma schon merklich eingeschränkt. Vorbestehende, röntgenologisch, posttraumatisch nicht faßbare Erkrankungen, etwa einfache Bronchitiden, werden miterfaßt, sodaß die Untersuchung über die Röntgendiagnose hinaus Einblick in die tatsächlich vorliegende Lungenfunktionsstörung gibt. Obwohl die strahlenbelastungsarme Methode am liegenden Schwerkranken durchgeführt werden kann, eignet sie sich nicht zur akuten Beurteilung des vitalgefährdeten Thoraxtraumas.

Wir glauben auf Grund unserer Ergebnisse wieder mehr broncholytisch behandeln zu müssen und in den nukluarmedizinisch erhobenen Perfusions-Exhalationswerten einen neuen Parameter für die Verlaufsbeobachtung des stumpfen Thoraxtraumas gefunden zu haben.

Literatur

1. KNIPPING, H.W., BOLT, W., VENRATH, H., VALENTIN, H., LUDES, H., ENDLER, P.: Dtsch. med. Wschr. 80, 1146 (1958).
2. RICCABONE, G., BAUER, H. MATHIE, F.: Röntgenbl. 24, 113 (1971).
3. RICCABONE, G.: 12. Jahrestagung d. Dtsch. Ges. f. Nuklearmed. München Sept. 74. Abstract Band 93.
4. RÖSLER, H., HÜNIG, R., NOSEDA, G., FELLINGER, K., HÖFER, R.: Radioaktive Isotope in Klinik und Forschung IX, S. 283. München-Berlin-Wien: Urban & Schwarzenberg, 1970.
5. RÖSLER, H., RAMOS, M., KINSER, J., HOFFMANN, W., SCHNAARS, P., ZUPPINGER, A.: Schweiz. med. Wschr. 103, 857 (1973).
6. TAPLIN, G.V., JOHNSON, D.E.K., KAPLAN, H.S.: Hlth. Phys. 10, 1219 (1964).
7. WAGNER, H.N., SABISTON, D.C., ITO, M., Mc AFEE, J.G., MEYER, K.J., LANGAN, J.K.: J. Amer. med. Ass. 187, 601 (1964).

F. Baumgartl, Augsburg

Verletzungen des Herzens

Die Ursachen von Herzverletzungen änderten sich in den letzten Jahrzehnten. Früher waren sie in der Regel Folgen eines Vorsatzes, den Gegner tödlich zu treffen, heute entstehen die meisten bei Verkehrsunfällen, zwar unbeabsichtigt, aber nicht weniger gefährlich.

Nach der Entstehung werden Herzverletzungen durch stumpfe Gewalten und offene Herzverletzungen unterschieden. Ich beschränke mich auf die Besprechung der stumpftraumatischen Herzverletzungen.

Herzverletzungen durch stumpfe Gewalten entstehen durch Schlag- und Stoßwirkungen, hydrodynamische Sprengwirkung, sogenannte Druckstoßverletzungen bei Explosionen durch Deceleration.

Schlag- und Stoßwirkungen: In der Regel erzeugen kleinflächige Perforationen, mittelflächige stumpftraumatische Herzverletzungen und großflächige multiple Schäden. Energiereiche Stöße überwinden die Stoßdämpferwirkung des elastisch verformbaren Brustkorbes und schädigen die der Krafteinwirkung zugewandten Herzabschnitte. Noch größere Traumen führen über Schleuderbewegungen des Herzens zu CONTRE-COUP-Wirkungen oder zu Zerreißungen der großen Gefäße.

Hydraulische Sprengwirkungen entstehen beim Druckausgleich zwischen dem inkompressiblen Blut in den Herzhöhlen und der Umgebung durch Zerreißung von Herzwänden, Septen und Klappenapparat. Heftige Stöße gegen den Leib sprengen über eine rückläufige Druckwelle die Aortenklappen.

Druckstoßverletzungen bei Explosionen entstehen durch die große Energie der Druckwelle. Benachbarte Lungenabschnitte und Zwerchfell prellen gegen das Herz und verursachen neben Luftembolien in den Coronarien nach Lungengefäßrupturen auch stumpfe Herzverletzungen.

Decelerationen führen über Schleuderbewegungen des Blutes im Herzen zu Kontusionen und Rupturen der Herzwände, zu Klappenläsionen und zu Zerreißung der großen Gefäße.

Zur Nomenklatur: Von manchen abgelehnt, in der akuten Situation kaum differenzierbar, konnte bislang die Einteilung der stumpftraumatischen Herzverletzungen in Commotio und Contusio cordis durch keine bessere abgelöst werden. Der Vorschlag HEDINGER's, nur noch von "Herzschäden infolge stumpfer Gewalt" zu sprechen, setzte sich nicht allgemein durch, da einige Mitteilungen die Richtigkeit der Unterteilung zu bestätigen scheinen. Andererseits muß betont werden, daß manche angenommenen funktionellen Störungen letztlich doch durch morphologische Veränderungen ausgelöst wurden, wie Autopsien zeigten.

Die Commotio cordis ist eine reine Funktionsstörung des Herzens. SCHLOMKA erklärt sie über traumatisch bedingte Coronarspasmen, für die letzte Beweise allerdings noch fehlen. Trotzdem gelingt es mit dieser Hypothese die mannigfaltigen Verletzungsbilder und Spätfolgen aus einem Blickwinkel zu betrachten.

Kurzdauernde Coronarspasmen klingen folgenlos ab, längerdauernde führen über Anoxybiose und Ischämie zu multiplen kleinsten Herdblutungen oder sogar zur Myomalacie mit nachfolgendem Aneurysma, das 1-2 Wochen nach dem Unfall rupturieren kann. Intrakardiale Thromben über den Muskelnekrosen können embolisch verschleppt werden. Nach langdauernden Spasmen sollen in den Coronararterien Thrombenbildungen als Folge einer regionalen Änderung des Blutchemismus möglich sein (MEGUSCHER und NORMANN, MEESEN).

Unregelmäßigkeiten der Herzaktion, als direkte Traumafolge interpretiert, sind Folgen von ventrikulären Extrasystolen, Bradykardien, Tachykardien bis zum Herzflimmern, totalem Block, Schenkelblock und Deformierungen der Kammerwandteile. Todesfälle sind meist auf Kammerflimmern, seltener auf totale Blockbildungen zurückzuführen.

Das klinische Bild der Commotio cordis: Die Betroffenen sinken wie leblos zusammen. Die Insuffizienzen des Kreislaufes mit Einflußstauung und Vergrößerung des Herzens, mitunter auch der Hohlvenen, immer der Halsvenen steht im Vordergrund. Der kaum fühlbare Puls ist brady- oder tachykard und oft auch arrhythmisch. Der Mangeldurchblutung des Gehirns folgen Benommenheit, Schwindelgefühl, Kopfschmerzen, aber auch Amnesie, Bewußtlosigkeit und Atemstörungen.

Die Contusio cordis oder Substanzverletzung des Herzens zeigt Folgen in Kammer- und Vorhofswänden, Septen, Herzklappen, Coronargefäßen, Reizleitungssystem und Perikard.

Herzwandverletzungen durch hydrodynamische Sprengwirkung, Quetschung oder Zerrung betreffen, mehrere Sammelstatistiken überblickend, die Wandungen aller Herzhöhlen annähernd gleich häufig (BAIKOWSKI, BRIGHT und BECK, HEDINGER, SAMSON). Die inneren Wandschichten sind meist stärker geschädigt als die äußeren. Wandzerreißungen sind total oder partiell, partielle können sekundär durch Nekrose oder Degeneration zu totalen werden. Einrisse im linken Vorhof können mit Abtrennung der Atrioventrikularklappen kombiniert sein.

Zerreißungen von Herzscheidewänden sind nicht selten und wegen der plötzlichen Shuntbildung gefährlich. Am Vorhof-Cava-Winkel können sie das Reizleitungssystem verletzen oder durch kollaterales Ödem und Narbenbildung stören.

Herzklappenläsionen, bei jedem zehnten, nach Substanzverletzungen Verstorbenen nachweisbar (KANTOROWICZ, SCHWEITZER) betreffen meist Aorten- und Mitralklappen, selten Pulmonal- und Trikuspidalklappen (LIVIERATO). Die Schädigungen manifestieren sich als umschriebene Blutungen, Einrisse, Klappenausrisse und Zerreißungen in Sehnenfäden oder Papillarmuskeln.

Verletzungen von Coronararterien: Als harmlos gelten kleine Blutungen in Media und Adventitia. Gefährlich sind Risse in Intima und Media, da sie Thrombosen oder aneurysmatische Erweiterungen, evtl. mit Ruptur nach sich ziehen können. Intimarisse liegen oft über atheromatösen Veränderungen, ohne daß diese eine Voraussetzung für die Läsion wären.

Verletzungen des Reizleitungssystems, früher äußerst selten beschrieben (ASCHOFF - linker Schenkel, Gierke - Hiss'sches Bündel) wurden in den letzten Jahren öfters beobachtet.

Perikardzerreißungen durch Schleuderbewegungen des Herzens entstanden, sind im Phrenikusgebiet; Rippenfragmente können den Herzbeutel an beliebiger Stelle anspießen. Durch große Risse kann das Herz voll oder teilweise luxieren; Strangulationen des luxierten Herzens kommen vor. Die Gefahr einer Herzbeuteltamponade bei kleinen Verletzungen ist groß, da diese verkleben oder tamponiert werden können. Gefahr droht den Verletzten auch durch lang dauernde, aus kleinen Gefäßen stammende Blutungen, die sich in den Pleurahöhlen sammeln.

Die Symptome der Contusio cordis sind im allgemeinen gravierender und länger anhaltend als bei der Commotio cordis, im Einzelfall durch charakteristische Zeichen der morphologischen Schädigung (Blutverlust, Herzbeuteltamponade, Geräuschphänomene, Verlagerung des Herzschattens u.a.m.) gekennzeichnet.

Zur Diagnostik: Über die Routineuntersuchungen bei Verletzten hinaus müssen bei Verdacht auf stumpftraumatische Herzverletzungen weitere Untersuchungen durchgeführt werden. Puls, Blutdruck und zentralvenöser Druck müssen laufend kontrolliert werden. Die Urinausscheidung ist stündlich zu bestimmen. Mehrmalige Röntgen- und EKG-Kontrollen täglich geben wichtige Hinweise auf den momentanen Zustand und Anhaltspunkte für die weitere Entwicklung.

Die schweren EKG-Veränderungen am Anfang bessern sich unterschiedlich rasch, dadurch werden differential-diagnostische Erwägungen zu unfallunabhängigen Veränderungen möglich. Da die Veränderungen der Herzstromkurve zum Zeitpunkt der ersten elektrocardiographischen Untersuchung schon normalisiert sein können, sollen in jedem Verdachtsfall die Enzymreaktionen geprüft werden (ROSENKRANZ). CPK und SGOT steigen bereits 45 min nach der Verletzung an, um am 2. Tag ihr Maximum zu erreichen, die LDH dagegen steigt bis zum 4. Tag kontinuierlich an.

Bei der Behandlung von stumpftraumatischen Herzschädigungen hat sich bei uns folgender Behandlungsplan bewährt:

A. Die konservative Behandlung von stumpftraumatischen Herzschädigungen.

1. Ist die Kreislaufinsuffizienz Folge eines Ausfalles der geschädigten Arbeitsmuskulatur (niedriger arterieller Druck bei normalem oder erhöhtem Venendruck, Pulsunregelmäßigkeiten, Lungenstauung oder Lungenödem) ist die Ausfüllung der Blutbahn problematisch. Sie sollte mit einer prolongierten Blutinfusion nur dann erfolgen, wenn der arterielle Blutdruck den kritischen Wert von 80 mm Hg unterschreitet. Herzmittel sollen in jedem Fall berabreicht werden, Arterenol oder Novadral haben unterstützende Wirkung.

2. Entblutungszustände erfordern während der kardialen Insuffizienz eine besonders sinnvoll abgestimmte, eben ausreichende Kreislaufauffüllung. Der zentrale Venendruck, fortlaufend registriert, soll bei der Kreislaufauffüllung nicht ansteigen.

3. Bei Verdacht auf Hämoperikard ist eine Punktion des Herzbeutels vom linken Epigastrium her angezeigt.

4. Bei Kammerflimmern und Herzstillstanz helfen nur Herzmassage mit bzw. ohne elektrische Defibrillation und Medikationen gegen die Acidose.

5. In den der Verletzung folgenden Tagen soll Thrombenablagerung an Endokardläsionen durch Herabsetzung der Blutgerinnung entgegengewirkt werden, um embolischen Verschleppungen solcher Thromben vorzubeugen.

B. Die operative Behandlung von stumpftraumatischen Herzschädigungen. Sie ist bei funktionellen Herzschäden nie erforderlich. Bei Substanzschädigungen des Herzens rechtfertigen folgende Situationen eine operative Behandlung:

1. Blutungen aus Herzwanddefekten und Blutungen aus zerrissenen Gefäßen (Coronarsystem, Perikard, Hohlvenen, Aorta und Pulmonalis) mit oder ohne Herzbeuteltamponade.
2. Herzbeutelzerreißung mit Luxation oder Subluxation des Herzens.
3. Herzflimmern und Herzstillstand, wenn diese durch externe Herzmassage mit oder ohne elektrische Defibrillation nicht beherrscht werden können.
4. Schwerwiegende Verletzungen an Scheidewänden und Klappen (unter Einsatz der Herz-Lungenmaschine).

Während der Kreislaufinsuffizienz einer stumpftraumatischen Herzschädigung dürfen nur absolut indizierte, lebenserhaltende Eingriffe zur Bereinigung anderweitig lokalisierter Verletzungen durchgeführt werden (z.B. lebensbedrohliche Blutungen in Bauchraum und Brustkorb, intrakranielle Hämatome, Bronchus- oder Tracheazerreißungen).

W. Glinz und G. Haldemann, Zürich (Schweiz)

Klinische Bedeutung der Herzkontusion bei stumpfen Thoraxverletzungen

Sicher werden viele Fälle von Herzcontusion bei geschlossenen Thoraxverletzungen nicht erkannt. Es sind vor allem 2 Situationen, bei denen die Diagnose nicht gestellt wird:

1. Bei ganz schweren Thoraxtraumen ist gerade der Chirurg so beeindruckt durch Rippenserienfrakturen, paradoxe Atmung, Haematothorax, Pneumothorax oder subcutanes Emphysem, daß er meist nicht an die Herzverletzung denkt. Die Tabelle 1 zeigt die Begleitverletzungen, die oft mit einer Contusio cordis einhergehen. Es handelt sich vor allem um Unfallmechanismen, bei denen die Gewalt rechtwinklig von vorne auf den Thorax einwirkt.
2. Es gibt aber noch eine 2. Situation, gleichsam das Gegenteil zur vorhin geschilderten: dann nämlich, wenn keine Rippenfrakturen vorliegen. Dann wird die Gewalt der äußeren Einwirkung unterschätzt. Beim jugendlichen, elastischen Thorax kann das Herz zwischen Sternum und Wirbelsäule verletzt werden, ohne daß die Rippen brechen. Herzkontusionen ohne Rippenfrakturen sind gar nicht selten: in unserem Krankengut sind es 25% aller Herzverletzungen.

Ist es denn wesentlich, daß die Diagnose gestellt wird? Wie stark ist die Gefährdung des Patienten durch diese Verletzung?

Patientengut: Wir haben in den letzten 2 1/2 Jahren bei 65 Patienten entweder klinisch oder bei der Sektion eine Contusio

Tabelle 1. Verdacht auf Herzkontusion

vor allem bei	- Sternumfraktur
	- parasternalen Rippenserienfrakturen
	- Rippenserienfrakturen links mit "volet mobile"
	- Perthes - Syndrom
	- Mediastinalhämatom

cordis festgestellt. 25 Patienten sind während des 1. Tages, meist kurze Zeit nach der Aufnahme auf der Notfallstation, gestorben. Nur bei 7 dieser Schwerstverletzten mit Läsionen an vielen Organsystemen war das Herztrauma die Todesursache oder hat zum Tod wesentlich beigetragen.

40 Patienten haben diese ersten kritischen Stunden überlebt und sind dadurch einer näheren klinischen Analyse zugänglich. Meine folgenden Ausführungen basieren auf dieser Gruppe. 10 von ihnen sind später gestorben, aber nur einer wegen der Herzcontusion.

Rhythmusstörungen: Im Vordergrund der klinischen Bedeutung stehen die Herzrhythmusstörungen. Wir haben sie bei 23 Patienten beobachtet. Am häufigsten sind ventrikuläre Extrasystolen. Ebenfalls häufig sind Vorhofsarrhythmien. Seltener treten a-v Überleitungsstörungen auf (Abb. 1), die bis zum totalen a-v Block reichen können.

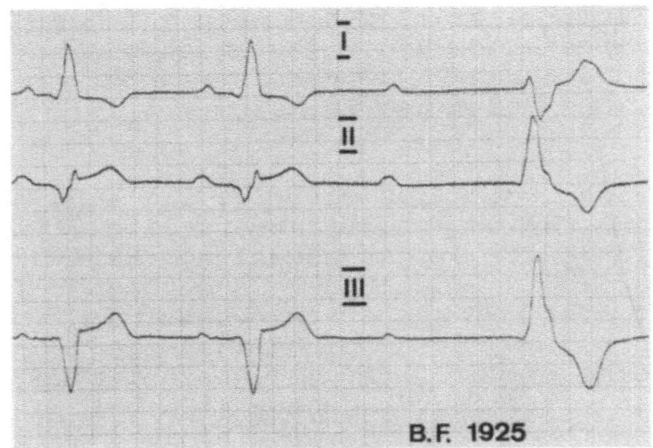

Abb. 1. Wechselnder a-v Block: das P wird nicht übergeleitet und ist nach einiger Zeit von einem Kammerersatzschlag gefolgt

Ischaemie: Bei 14 Patienten haben wir im EKG Ischaemiezeichen beobachtet, von geringen Repolarisationsstörungen bis zum Bild eines Herzinfarktes. Ischaemie im EKG ist fast nie durch einen Coronararterienverschluß bedingt, sondern durch direkte Contusion des Gewebes. Bei 7 Patienten war das EKG völlig normal.

Herzinsuffizienz: Nur in 12 von 40 Fällen lag eine Herzinsuffizienz vor; diese war aber meist markant und 10 dieser Patienten waren denn auch vorübergehend im cardialen Schock mit einem Blutdruck-Abfall, der die Anwendung von Adrenalin, Dopamin oder ähnlichen Medikamenten notwendig machte.

Herztamponade: Für eine Blutung ins Perikard braucht es keine großen Herzzerreißungen: Contusionsherde mit kleineren Blutungen genügen. Die Kontrolle des zentralen Venendruckes ist darum bei diesen Patienten unerläßlich. Bei 2 Patienten mußten wir das Perikard punktieren. Bei einem von ihnen wurde wegen rezidivierenden haemorrhagischen Perikarderguß' 14 Tage nach dem Unfall durch eine kleine Thorakotomie die Eröffnung des Perikards mit Drainage in den linken Thorax vorgenommen. Es entleerten sich dabei 250 ccm blutig seröse Flüssigkeit. Der Patient erholte sich in der Folge vollständig.

Herzzeitvolumen: Bei einigen Patienten wurde das Herzzeitvolumen bestimmt. Überraschenderweise entsprachen die gemessenen Werte häufig nicht der klinischen Beurteilung und waren gelegentlich viel tiefer als erwartet.

Wir müssen also feststellen, daß die klinische Bedeutung dieser Verletzungen recht groß ist. Mehr als die Hälfte unserer Patienten kamen im Verlauf der Hospitalisation in akut lebensbedrohliche Situationen.

Durch die Contusion kommt es zu Blutungen im Myocard und zur Oedembildung. Deshalb - und dies ist wichtig zu wissen - ist das klinische Bild stark wechselnd. Es ist zum Beispiel nicht vorauszusagen, ob bedrohliche Rhythmusstörungen auftreten werden oder nicht. Die kritische Zeit liegt in den ersten 4 Tagen. Nachher ist die erstmalige Manifestation von Arrhythmien unwahrscheinlich. Aufgetretene Rhythmusstörungen können aber unter Umständen wochenlang andauern, bis Oedem und Haematom völlig resorbiert sind (Abb. 2).

Diagnose: Eine frühe Diagnose ist zweifellos wichtig. Sie kann recht schwierig sein. In manchen Fällen ermöglicht erst die Wertung der Gesamtheit der Befunde die Diagnosestellung. Es gibt keine für die Contusio cordis typische EKG-Veränderung. Auch der EKG-Befund ist in den ersten Tagen stark wechselnd. Ein normales EKG schließt eine Herzcontusion nicht aus. Das Thoraxröntgenbild ist meist keine große Hilfe. Von den üblichen Enzymbestimmungen kommt nur der Laktatdehydrogenase (LDH) klinische Aussagekraft zu. LDH - Herztyp - Isoenzyme sind in allen Fällen von Herzcontusion während längerer Zeit erhöht (Abb. 3). Die Bestimmung der Kreatininphosphokinase (CPK) ist wegen der gleichzeitigen Traumatisierung der peripheren Muskulatur beim Schwerverletzten ohne Aussagekraft.

Prognose und praktische Konsequenzen: Unser klinisches Material zeigt aber noch einen anderen Aspekt. Wenn der Schwerverletzte den ersten Tag überlebt hat, ist die Prognose der Herzcontusion an sich gut. Die Voraussetzung dafür ist aber eine lückenlose Überwachung auf der Intensivpflegestation unter ständiger EKG-Kontrolle und sofortiges Erkennen sowie umgehende aktive Therapie von cardialen Störungen.

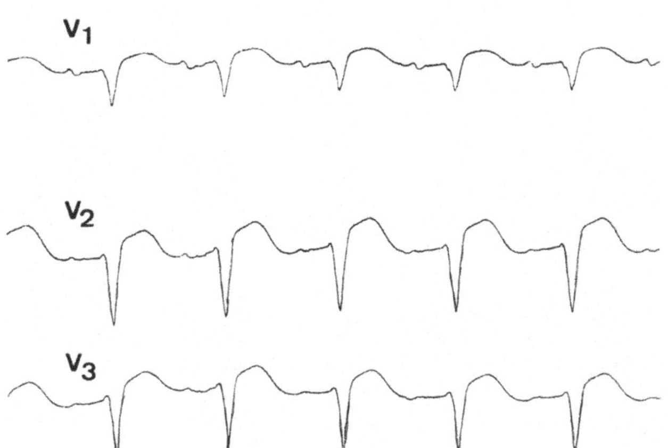

Abb. 2. Bild eines akuten Vorderwandinfarktes im EKG bei massiver Herzcontusion. Der Patient verstarb 2 Tage nach der Klinikaufnahme im therapie-resistenten cardialen Schock

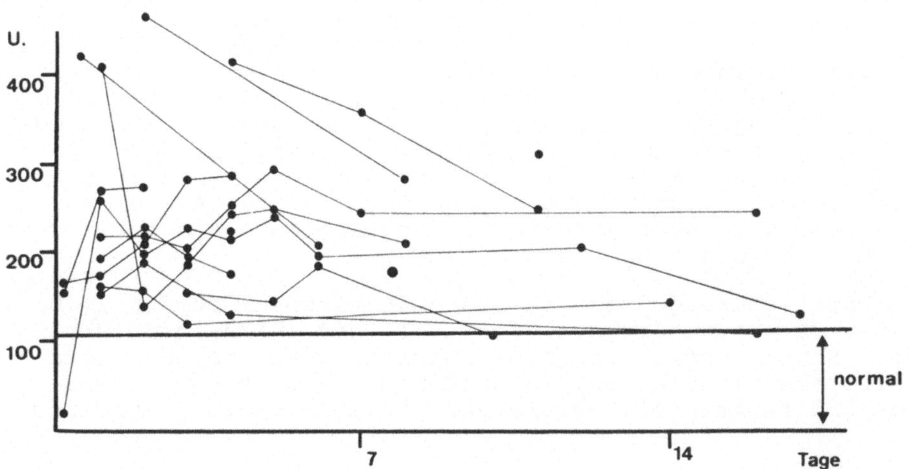

Abb. 3. LDH-Herztyp-Isoenzyme (Typ 1+2) sind bei Contusio cordis ausnahmslos und langdauernd erhöht

J. Chr. Reidemeister und A. Seling, Essen

Verletzungen der Gefäße

Stumpfe Thoraxkompressionstraumen, Penetrationsverletzungen durch Stich- oder Schußeinwirkung sind die häufigsten Ursachen thorakaler Gefäßverletzungen. Die reinen Decelerationstraumen will ich ausklammern, da Herr SELING aus unserer Klinik gesondert darüber berichtet.

Die Variationsbreite der möglichen isolierten oder kombinierten arteriellen und venösen Läsionen ist naturgemäß groß, wobei die scharfe Durchtrennung und die Penetration eines Gefäßes in der Traumatologie eine größere Dringlichkeit hat als die akute Gefäßdissektion oder die akute a-v-Fistel.

Die Möglichkeiten für Notfallmaßnahmen um Unfallort bei Verletzung thorakaler Gefäße sind äußerst begrenzt. Tamponaden und Kompressionsverbände sind in der Regel wirkungslos. Meist ist lediglich eine Schockbehandlung und Beatmung während des Transportes möglich sowie eine gleichzeitige organisatorische Operationsvorbereitung. Die operative Kontrolle der Blutung in der Klinik muß vielfach unter Schocksymptomatik ohne jede praeoperative Gefäßdiagnostik versucht werden.

Die Diagnostik intrathorakaler Gefäßverletzungen (Abb. 1), die, wenn zeitlich irgend möglich, praeoperativ erfolgen sollte, stützt sich neben der Symptomatik eines Volumenverlustes in den meisten Fällen auf ein Röntgenbild mit Hämato- und/oder Pneumothorax oder auf ein verbreitertes Mediastinum als Ausdruck einer Blutung. Die Drainage des Pleuraraumes läßt akut das Ausmaß der Blutung abschätzen. Wenn möglich, sollte gleichzeitig mit der Schockbehandlung eine Angiographie zur Lokalisation der Verletzung durchgeführt werden, da davon das sehr unterschiedliche chirurgisch-methodische Vorgehen abhängt. Mit der Seldinger-Methode kann nach transseptaler Punktion in das linke Herz injiziert werden oder auch von der A. brachialis oder A. femoralis aus eine selektive Angiographie der thorakalen Aorta sowie sämtlicher ihrer Äste durchgeführt werden.

Für den Unfallchirurgen ist es aus methodischen Gründen im Notfall wegen der notwendigen Hilfsmittel, wie intra- und extraluminärer Shunt, extrakorporale Linksherzumleitung oder totale extrakorporale Zirkulation, in erster Linie wichtig, lebensrettende und funktionell vertretbare Palliativmaßnahmen einzuleiten.

Aortenverletzungen (Abb. 2) finden sich in 20% an der Aorta ascendens, zu 10% im Aortenbogen, zu über 50% direkt hinter dem Abgang der linken A. subclavia und zu 10% an der descendierenden Aorta. Bei ungedeckter Aortenverletzung droht die innere Verblutung in den Thoraxraum innerhalb von Minuten. Tamponierende Blutergüsse, Blutungen in die Gefäßwandschichten, d.h. akute Aortendissektionen mit partieller Verlegung des echten Lumens, schützendes Mediastinalgewebe u. a. können vorübergehend lebensrettend wirken. Bei operativer Revision lassen sich kleine Gefäßwanddefekte unter Fingertamponade oder partieller Aortenausklemmung mit direkter Naht verschließen. Nach angiographischer Darstellung einer akuten traumatischen Aortenruptur mit Dissektion (Abb. 3) sind sofort die Operationsvorbereitungen zu treffen bzw. eine Verlegung in eine entsprechende Klinik zu veranlassen, um mit Hilfe des Linksherzumgehungskreislaufs zu operieren (Abb. 4). Dabei können nach Resektion des Aneurysmas die End-

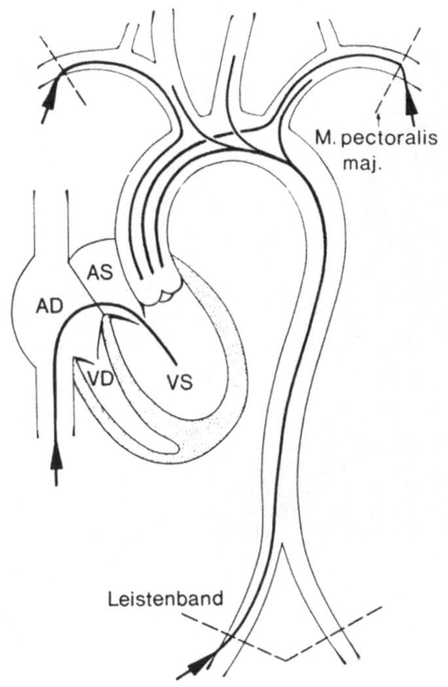

Abb. 1. Die Möglichkeiten der angiographischen Darstellung der thorakalen Aorta sowie ihrer Abgangsarterien mit Hilfe der Seldinger Methode

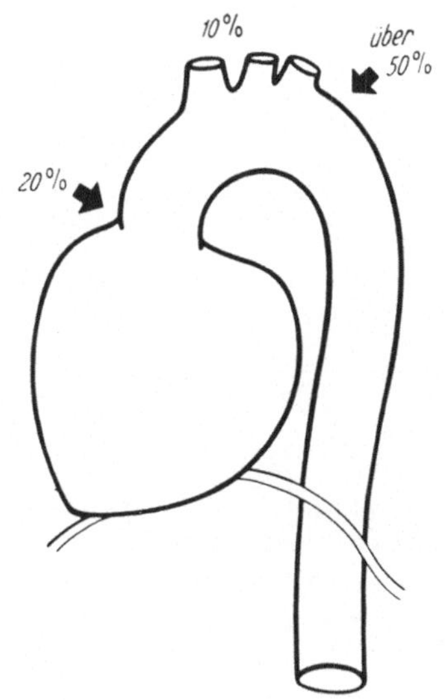

Abb. 2. Häufigkeit intrathorakaler Aortenverletzungen nach einer Literaturzusammenstellung (aus HEBERER, RAU, LÖHR)

zu-End-Naht der Aortenstümpfe als auch eine Protheseninterposition zur Anwendung kommen.

Der Truncus brachiocephalicus reißt in den meisten Fällen aus dem Aortenbogen aus bei Verletzungen auf stumpf-traumatischer Basis. Bei massiver Blutung ist die Ausklemmung bzw. die Ligatur die einzige Möglichkeit. Rekonstruktive Gefäßeingriffe soll-

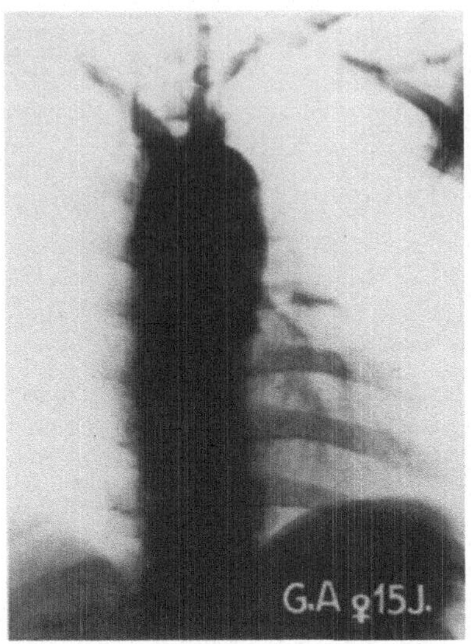

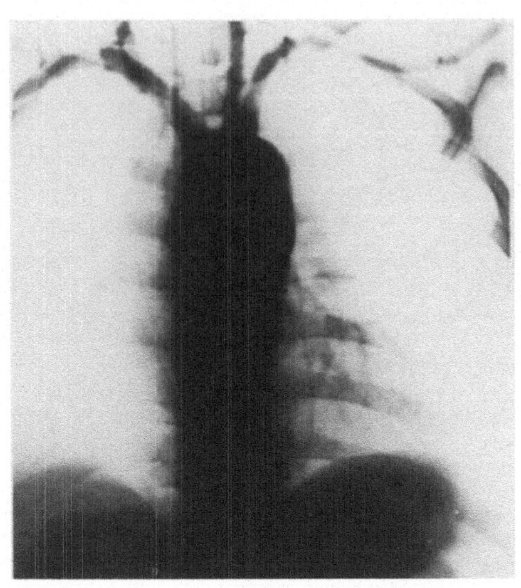

Abb. 3. Angiographische Darstellung einer akuten traumatischen Aortendissektion bei einem 15-jährigen Mädchen

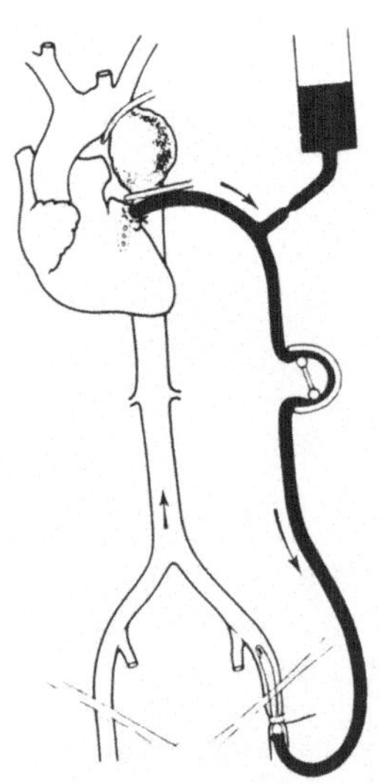

Abb. 4. Linksherzumgehungskreislauf zur Operation einer akuten Aortendissektion im Abschnitt 3 der Aorta bis zur Resektion eines Aneurysmas als traumatische Spätfolge

ten am Truncus brachiocephalicus möglichst mit intraluminalem Shunt oder in Hypothermie vorgenommen werden, um cerebrale Komplikationen zu vermeiden.

Die A. subclavia darf im Notfall einfach unterbunden werden. Dafür ist mit der sog. Blalock-Taussig-Anastomose vielfach der Beweis erbracht worden. Treten trophische Störungen an den Fingern auf, etwa bei einem Patienten über 30 Jahre, kann unter besseren Bedingungen in zweiter Sitzung eine Gefäßrekonstruktion oder Überbrückung mittels Venentransplantat ausgeführt werden.

Die Verletzung der A. carotis communis im oberen Mediastinum ist operativ besonders schwierig zu versorgen. Eine rasche Sternotomie und die Anwendung einer Blutumleitung zur Vermeidung einer Gehirnischaemie sind Voraussetzungen für einen rekonstruktiven Eingriff. Einzelfallberichte über erfolgreiche Operationen liegen vor.

Bei allen venösen Gefäßverletzungen unter Einschluß der zentralen Lungengefäße ist intraoperativ der Operationssitus schlecht einzustellen. Die Volumenverluste sind deshalb intraoperativ meist außergewöhnlich groß. Im Mediastinum ist es eine gute Regel, unter Finger- oder Tuchtamponade alle Gefäße des venösen Rückflusses isoliert anzuschlingen. Die momentane Blutsperre läßt oft erst das Ausmaß der Verletzung erkennen. Die Ligatur der V. cava superior wird wegen des akuten Volumenmangels nicht toleriert. Der venöse Truncus brachiocephalicus darf ligiert werden, wenn die Einmündungsstelle der V. jugularis interna in die entsprechende V. subclavia unverletzt ist. Die V. subclavia und die V. jugularis interna können isoliert schadlos unterbunden werden. Bei hilusnahen Blutungen wird ein erfahrener Operateur die intraperikardiale Ausklemmung der Arterie und Vene zur besseren Übersicht anstreben, um dann die Gefäßverletzung unter Sicht versorgen zu können. Manche Lobektomie kann durch diese Maßnahme vermieden werden.

Zu den Spätfolgen nach Gefäßverletzungen zählen verzögert entdeckte traumatische Aortenaneurysmen. Auf die heute standardisierte Versorgung von Aortenaneurysmen habe ich bereits hingewiesen. Die traumatische a-v-Fistel im thorakalen Bereich muß bei herznahem Sitz der a-v-Fistel mit Hilfe der Herz-Lungen-Maschine operiert werden, wie wir das in Essen kürzlich erfolgreich durchführen konnten.

Es war mein Anliegen, in skizzenhafter Kürze die chirurgische Behandlung der thorakalen Gefäßverletzungen vom akuten Notfall bis zur eventuellen Spätfolge einer persistierenden a-v-Fistel darzulegen. Um allen Situationen gerecht zu werden, kann es notwendig sein, das Erfahrungsgut eines Thoraxchirurgen, das ganze Rüstzeug eines Gefäßchirurgen und für die rasche Anwendung der notwendigen protektiven Maßnahmen die Routine eines Kardiochirurgen zu besitzen.

G. Beier und W. Spann, München

Zur Aortenruptur beim Fußgängerunfall

Zur Verletzungsmechanik der traumatischen Ruptur der Aorta bei unfallverletzten Fahrzeuginsassen existiert eine umfangreiche

Literatur mit z.T. erheblich voneinander abweichenden Ansichten: craniale oder distale Verlagerung des Herzens infolge Deceleration; Hyperflexion des Aortenbogens; Deflexion mit cranialer Zerrung bei direkter Gewalteinwirkung gegen den Thorax; hydrostatische oder -dynamische Berstung durch decelerationsbedingte Drucksteigerung oder stoßinduzierte Druckwellen (vgl. z.B. ZEHNDER, VOIGT, LUNDEWALL). Dagegen finden sich lediglich vereinzelte Hinweise auf die Traumafolge bei Fußgängerunfällen, obgleich gerade der Fußgängerunfall mit seinem exakter faßbaren Bewegungsablauf eher geeignet erscheint, verletzungsmechanische Betrachtungen anzustellen.

Die Auswertung von 60 Fußgängerunfällen unter dem Gesichtspunkt des Einflusses der Anstoßgeometrie (Fahrzeugfrontdesign) auf die Verletzungen der Fußgänger ergab, daß Aortenrupturen gelegentlich bei Kollisionen mit kastenförmigen Fahrzeugen, wie z.B. Straßenbahnen, vorkommen, regelmäßig jedoch beim primären Anstoß im oder nahe dem Schwerpunkt des Fußgängers bei pontonförmigen Fahrzeugen auftreten (BEIER u. PFRIEM). Beim Anstoß im Schwerpunkt rotiert der Oberkörper mit hoher Winkelgeschwindigkeit um die Fahrzeugvorderkante bis zum Aufschlag des Oberkörpers auf die Fronthaube (Abb. 1). Es erscheint daher für diese Anstoßgeometrie folgender, zum Aortenabriß führender Mechanismus denkbar:

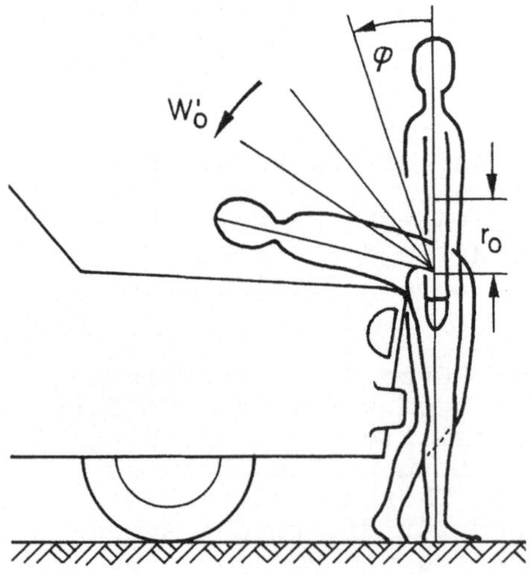

Abb. 1. Zum Bewegungsablauf beim schwerpunktnahen Anstoß

Durch die infolge der Rotation des Oberkörpers auftretende Zentrifugalkraft wird das Herz cranialwärts verlagert, was zur Überdehnung der an der Brustwirbelsäule fixierten Aorta und schließlich zu deren Abriß führt.

Die mathematische Formulierung dieser Vorstellung durch Simulation des Fußgängers durch zwei im Hüftgelenk praktisch reibungsfrei verbundene Stäbe liefert für die Winkelgeschwindigkeit des

Oberkörpers zum Zeitpunkt des Aufpralles auf die Motorhaube (MAROSEK):

$$W'_o = \sqrt{\left(\frac{r_o}{i_o^2 + r_o^2}\right)^2 V'_F + 2g\,\frac{r_o}{i_o^2 + r_o^2}}$$

wobei r_o den Schwerpunktsabstand des Oberkörpers vom Schwerpunkt des Gesamtkörpers, i_o den Trägheitsradius, V'_F die Anprallgeschwindigkeit des Pkw und g die Fallbeschleunigung bezeichnen. Wegen der Bauform moderner Pkw's erleiden den Anstoß nahe dem Schwerpunkt fast ausschließlich Personen mit einer Körpergröße von 150-160 cm. Die zahlenmäßige Abschätzung für diesen Personenkreis (r_o = 0,18 m, i_o^2 = 0,054 m^2) ergibt somit für die Winkelgeschwindigkeit

$$W'_o = \sqrt{4{,}34\, V_F'^2 + 41}\ \ sec^{-1}$$

und für die daraus resultierende Zentrifugalbeschleunigung im Bereich des Herzens

$$A = W_o'^2 \cdot r_{(Herz)}$$

In Abb. 2 ist diese Zentrifugalbeschleunigung als Funktion der Anstoßgeschwindigkeit aufgetragen, wobei auch die Zugkraft unter der Last des Herzens angeschrieben wurde. Eingetragen sind in diesem Diagramm auch die von KONDO und TANEDA (KT), ELSHOLZ (E) sowie KÜHNEL und RAU (KR) bei vergleichbaren Anprallversuchen mit Testpuppen mitgeteilten mittleren Beschleunigungen im Thorax nach cranial, die mit den von uns berechneten weitgehend korrelieren.

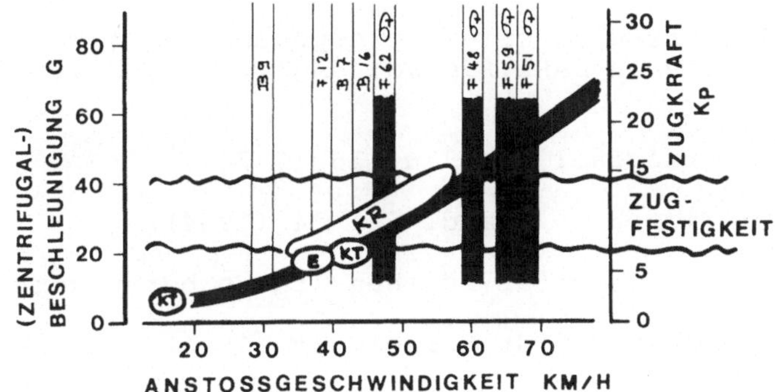

Abb. 2. Die Belastung der Aorta beim Fußgängerunfall mit schwerpunktsnahem Anstoß: Zentrifugalbeschleunigung als Funktion der Anstoßgeschwindigkeit, Zugkraft unter der Last des Herzens; Zugfestigkeit nach ZEHNDER, ROLLHÄUSER, YAMADA und MATTERN; experimentell ermittelte Beschleunigungen von KONDO und TANEDA (KT), ELSHOLZ (E), KÜHNEL und RAU (KR); untersuchte Verkehrsunfälle mit schwerpunktsnahem Anstoß mit und ohne Aortenruptur über die jeweilige Anstoßgeschwindigkeit aufgetragen

Eingetragen ist ferner die von verschiedenen Autoren (MATTERN, ROLLHÄUSER, YAMADA, ZEHNDER) an Aortenstreifen experimentell bestimmte Zugfestigkeit, sowie die von uns untersuchten Unfälle mit der hier behandelten Anstoßkonfiguration. Die Abbildung zeigt, daß Aortenabrisse ab derjenigen Anstoßgeschwindigkeit auftreten, bei der die berechnete Zugbelastung die experimentell bestimmte Reißfestigkeit der Aorta überschreitet.

Aus der Synopse von mathematischer Simulation, Anprallversuchen, experimenteller Vulnerabilität und Befunden tatsächlicher Unfälle folgt somit:

1. Der Aortenabriß beim Fußgänger-Pkw-Unfall läßt sich als Accellerationsmechanismus deuten.
2. Dieser Verletzungsmechanismus läßt sich durch das sehr einfache mathematische Zweistabmodell hinreichend genau beschreiben.
3. Die im quasistatischen Versuch am isolierten Streifen bestimmte Zugfestigkeit läßt sich auf die geschlossene Aorta auch bei dynamischer Belastung und in vivo übertragen.
4. Beim primären Anstoß im Bereich des Beckens ist ab ca. 50 km/h Anstoßgeschwindigkeit mit dem Auftreten von Aortenrupturen zu rechnen.

Literatur

BEIER, G., PFRIEM, D.: Beiträge z. gerichtl. Medizin XXXII, 73 (1974).

ELSHOLZ, J.: Information (Lahr), No. 69, S. 3 (1969).

KONDO, M., TANEDA, K.: Some results of vehicle-pedestrian (dummy) collision tests made recently in JARI. Tokyo: JARI, Tokyo Office 1971.

KÜHNEL, A., RAU, H.: Verkehrsunfall 12, 3 u. 25 (1974).

LUNDEWALL, J.: Acta path. microbio. scand. 62, 34 (1964).

MAROSEK, H.: Dissertation. Universität München (in Vorbereitung).

MATTERN, R.: Dissertation. Universität Heidelberg (1971).

ROLLHÄUSER, H.: Zur Elastizität der menschlichen Aorta Morph. Jb. 93, 171 (1954) (Zit. nach MATTERN).

VOIGT, G.E.: Hefte z. Unfallheilkunde 96 (1968).

YAMADA, H.: Strength of Biological Materials. The Williams and Wilkens Comp., Baltimore, 1970 (zit. nach MATTERN).

ZEHNDER, M.A.: Schweiz. med. Wschr. 85, 203 (1955).

ZEHNDER, M.A.: Thoraxchirurgie 8, 47 (1960).

A. Seling und H. Peters, Essen

Lebensbedrohliche intrathorakale Verletzungen durch indirekte Gewalt (Decelerationstrauma)

Der Anteil indirekter Gewalt ist bei vielen Unfallmechanismen eine unbekannte Größe. In der Thematik des heutigen Tages soll gezielt auf die Folgen der indirekten Gewalt hingewiesen werden, die aus dem plötzlichen Abbruch einer hohen Geschwindigkeit bzw. Beschleunigung resultieren können. In Abb. 1 und 2 sind Unfallvorgänge mit Abbruch der Geschwindigkeit bzw. Beschleunigung im Sinne des Decelerationstraumas dargestellt. Zum besseren Verständnis sei der Hinweis auf unterschiedliche Medien innerhalb des Brustkorbes erlaubt: Relativ feste Masse (z.B. Herz), nicht komprimierbare Flüssigkeit (Blut), gashaltige Weichteile (Lunge) mit jeweils unterschiedlichem Verhalten bei Beschleunigung und Abbruch des Bewegungsvorgangs.

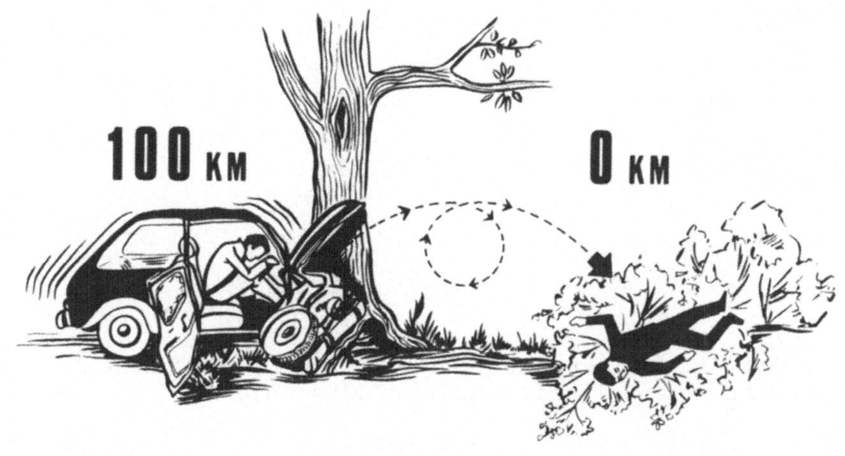

Abb. 1. Patient am Lenkrad erleidet ein Kompressions- und Decelerationstrauma. Für den Beifahrer, der herausgeschleudert wird, kann der Abbruch der hohen Geschwindigkeit innerhalb weniger Sekunden das größere Gefahrenmoment bedeuten

Für den Patienten mit einem kombinierten Trauma der Kompression und Deceleration sind die diagnostischen Richtlinien gegeben. Erkennbare Brustkorbverletzungen zwingen zu einer Diagnostik intrathorakaler Organe. Anders liegen die Verhältnisse beim reinen Decelerationstrauma. Im Mittelpunkt des Unfallablaufes steht der plötzliche Abbruch einer hohen Geschwindigkeit, wobei die Beteiligten das Unfallereignis selbst relativ unverletzt überstehen können. Verletzungen des Brustkorbes liegen nicht vor oder sind nur geringfügig. Subjektive Beschwerden, die einen Rückschluß auf intrathorakale Verletzungen erlauben, werden verneint oder erst nach einem freien Intervall geklagt. Bagatell-

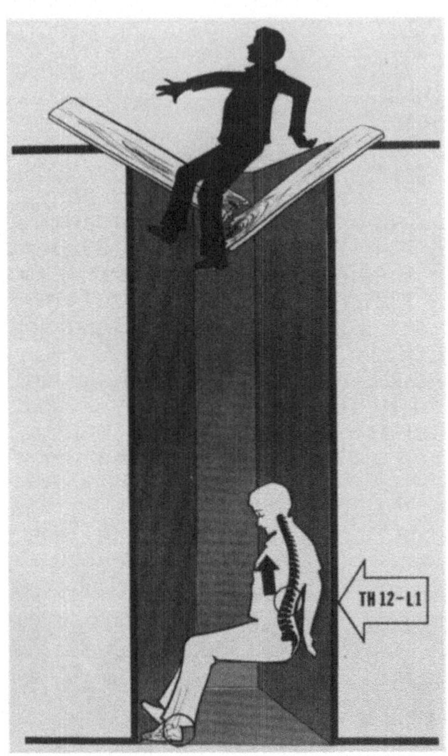

Abb. 2. Sturz aus größerer Höhe. Vordergründig vielfach Fersenbein- und Wirbelfrakturen. Der Pfeil soll hinweisen auf die Beschleunigung der unterschiedlichen thorakalen Medien

verletzungen an den Extremitäten sind oft der einzige Grund, weshalb der Verletzte eine Unfallambulanz aufsucht.

Die Ruptur der thorakalen Aorta - ein Überleben ist nur bei Ausbildung eines falschen Aneurysma möglich - kann als typische Verletzung im Gefolge eines Decelerationstraumas angesehen werden. Die Biomechanik der Ruptur der thorakalen Aorta hat mit der Möglichkeit einer chirurgischen Therapie größeres Interesse gefunden. Die Praedilektionsstelle der Ruptur liegt unterhalb des Abganges der linksseitigen A. subclavia (Abb. 3). Die Aorta soll hier die geringste Zugbelastung besitzen. Gleichzeitig liegt hier eine Fixierungsstelle durch das Ligamentum aorticum. Der Anteil bekannter Unfallmechanismen (Wasser-Hammer-Effekt, whiplash-Effekt u.a.) ist spekulativ.

Die Kenntnis des Unfallherganges muß heute für den Unfallarzt das Signal sein, diese typische Verletzung indirekter Gewalteinwirkung auch bei Fehlen jeglicher Symptomatik bei der Erstversorgung diagnostisch zu berücksichtigen. Auf der Suche nach verläßlichen diagnostischen Kriterien ist lediglich die Verbreiterung des Mediastinum ein wichtiges Kriterium. Die Angiographie ist dann als schlüssige Ergänzung notwendig.

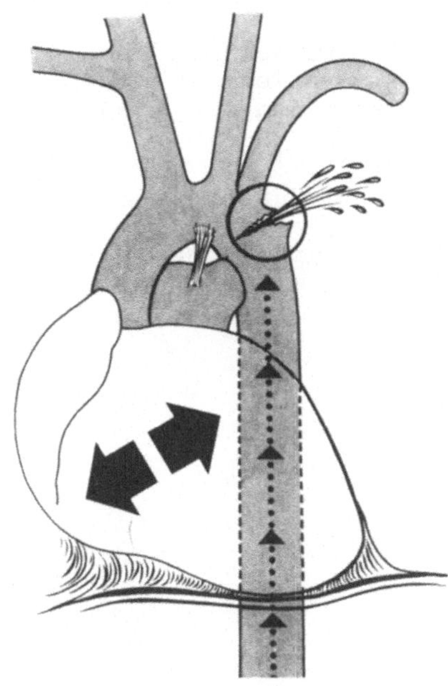

Abb. 3. Aortenruptur an typischer Stelle unterhalb des Abganges der A. subclavia. Fixierung der Aorta auf der Gegenseite durch das Lig. aorticum

Die häufige Konfrontation mit Rasanztraumen, die Diskussion in Literatur und Fachkongressen und die Möglichkeit einer chirurgischen Behandlung haben die traumatische Aortenruptur stärker in das ärztliche Bewußtsein des Unfallchirurgen gebracht. Es überrascht deshalb nicht, daß in gutachterlichen und juristischen Stellungnahmen die Aortenruptur heute aus einer veränderten Perspektive beurteilt wird. Im Mittelpunkt muß die diagnostische Früherfassung durch den Unfallarzt stehen. Die Notwendigkeit einer Thoraxübersichtsaufnahme bei Kenntnis des Unfallherganges, auch bei Fehlen jeglicher thorakaler Symptomatik, sollte heute unbestritten sein. Negative Selektionsmerkmale aus einer Reihe von Gerichtsgutachten sollten nicht mehr lauten: Decelerationstrauma - Aortenruptur - tödlicher Ausgang - eine Röntgenbild zu wenig!

R. Bedacht, München

Klinik der Schußverletzungen mit besonderer Berücksichtigung der Brust- und Bauchschüsse

Die Zahl der Schußverletzungen hat in letzter Zeit zugenommen. Entsprechend der Lokalisation ist eine besondere Problematik gegeben, nach der die Sofortmaßnahmen am Unfallort und die Therapie in der Klinik ausgerichtet werden müssen. Der Schweregrad der Schußwunden mit Weichteil- und Organverletzungen wird bestimmt von der Art und Größe des Projektils, vom Auftreffwinkel und der Rasanz, d.h. Nah- oder Fernschuß, sowie von den mitgerissenen Fremdkörpern.

An der Chirurgischen Universitätsklinik München wurden während der letzten 10 Jahre 80 frische Schußverletzungen beobachtet und behandelt, unter denen 17 Thoraxschuß-, 13 Bauchschuß- und 5 Zweihöhlenschußverletzungen registriert wurden (Tabelle 1).

Tabelle 1. Schußverletzungen (gesamt 80 Fälle)

Kopf - Hals (Durchschuß 6x; Steckschuß 12x)	18
Thorax (Lungendurchschuß 9x; Lungensteckschuß 3x; Herzschuß 3x; Thoraxwand 2x)	17
Abdomen (Bauchdurchschuß 3x; Bauchsteckschuß 6x; Bauchwandschuß 4x)	13
Zweihöhlen (Thorax-Abdomen 2x; Abdomen-Thorax 3x)	5
Extremitäten (Schußfrakturen 11x; Weichteile 16x)	27

Außer den Thoraxwand- und Bauchwandsteckschüssen waren es durchwegs multiple Organverletzungen. In nahezu 50% der Fälle war die Ursache ein unvorsichtiges Hantieren mit Schuß- und Jagdwaffen, 18 mal war es ein Suicidversuch und 15 mal ein Tätlichkeitsdelikt. 3 Verletzte kamen ad exitum.

Klinisch standen bei den Thoraxschußverletzungen die funktionellen Störungen mit Behinderung der Atmung und Schädigung des cardiovasculären Systems im Vordergrund. Der akut-lebensbedrohliche Zustand ist mit Cyanose, Tachypnoe, instabilen Kreislaufverhältnissen, Ausfall der Beatmung der getroffenen Seite, sowie mit tympanitischem oder gedämpftem Klopfschall gekennzeichnet. Durch kleinkalibrige Nahschüsse entstehen Pleura- und Lungenparenchymverletzungen mit Lungenkollaps, Pneumo- und Hämatothorax, sowie Blutungen bei Herz- und Gefäßschüssen, die nach SIMON u. Mit. in über 60% der Fälle tödlich sind. Als Hauptgefahr droht hier die Herzbeuteltamponade mit Asystolie, wozu 150-200 ml Blut, im Herzbeutel angesammelt, ausreichen. Zur temporären Entlastung ist die Herzbeutelpunktion indiziert, die aber sofortige Thorakotomie mit Versorgung der Herzschußwunde nicht ersetzen kann.

Tabelle 2 gibt Aufschluß über die Organverletzungen und deren Versorgung nach Thoraxschußverletzungen.

Beim offenen Pneumothorax droht das Mediastinalflattern mit schwerer Kreislaufstörung, und ein Mediastinal- und Hautemphysem ist richtungweisend auf eine Trachea- Bronchus- oder Oesophagus-

Schußverletzung. Nur selten ist zur sofortigen Entlastung ein Jugulumschnitt erforderlich.

Tabelle 2. Thoraxschußverletzung

A. Organverletzungen (multipel)

Lungen 12x (Pneumothorax 4x; Haematothorax 6x; Gefäßverletzung 3x)
Bronchus 2x - Ösophagus 1x
Herz 3x (Pericard 4x; Mediastinum 2x)
Thoraxwand 2x

B. Therapie

a) Thorakotomie 12x (Schock!); Lungenparenchymnaht 2x; Segment- oder Lobektomie 6x; Bronchusnaht 2x; Ösophagusnaht 1x; Herz-Pericardnaht 3x; Gefäßnaht 3x
b) Wundrevision u. Antibiotika 5x mit Bülau-Drainage 3x; Wundexcision 2x; Projektilentfernung 14x

Jede Bauchschußverletzung erfordert grundsätzlich die Indikation zur Laparotomie. Nur durch übersichtliche Eröffnung der Bauchhöhle kann das Ausmaß intraabdominaler und auch retroperitoneal gelegener Organverletzungen sicher beurteilt werden. Schon der Allgemeinzustand des Verletzten, die Kreislaufverhältnisse und der Schockzustand geben in Verbindung mit der Beurteilung des Ein- und Ausschusses und zusammen mit der röntgenologisch nachgewiesenen Geschoßlokalisation Anhaltspunkte über eventuell stattgefundene Organverletzungen. Vor allem sind es nach Bauchschußverletzungen 2 Hauptgefahren, die drohen, nämlich die innere Blutung durch Verletzung parenchymatöser Organe, Gefäße, Peritoneum oder Mesenterium und andererseits die fortschreitende, massive Peritonitis bei Schußperforationen des Magen-Darmtraktes, des Pankreas und der harnableitenden Organe.

Tabelle 3 zeigt die Organverletzungen und deren Versorgung nach Schußeinwirkungen auf das Abdomen.

Tabelle 3. Abdominalschußverletzungen

A. Organverletzungen (multipel)

Leber 4x; Milz 1X; Pankreas 3x; Magen-Ileum 6x; Colon-Rektum 3x; Beckengefäße 1x; Mesenterium 7x; Niere 3x; Blase 2x.

B. Therapie (Schock)

a) Laparatomie u. Drainage
Lebernaht 4x; Milzexstirpation 1x; Pankreasnaht 1x - Teilresektion 2x; Magen-Dünndarmnaht 2x - Teilresektion 4x; Colonnaht 3x; Anus praeter 1x; Gefäßrekon-struktion 1x; Blasennaht 2x; Nierennaht 2x - Polresektion 1x.
b) Wundkanalrevision u. Antibiotika
mit Drainage 4x; Projektilentfernung 12x

Bei 4 Steckschüssen in der Bauchdecke wurde die Einschußstelle lediglich excidiert, der Schußkanal revidiert und das Projektil entfernt. Als Infektions-Prophylaxe wurden Antibiotika appliziert.

Sehr problematisch ist die Versorgung der transdiaphragmalen Zweihöhlenschußverletzungen. In 2 Fällen ging der Schußkanal vom Thorax zum Abdomen, in 3 Fällen vom Abdomen zum Thorax. 4 mal stand wegen intraabdominaler Blutung durch Leber- und Milzschußverletzung die Bauchsymptomatik im Vordergrund, weswegen zuerst die Bauchorganverletzungen versorgt werden mußten. Der gleichzeitig vorhandene Pneumo-Hämatothorax konnte in 3 Fällen mit Hilfe der intercostalen Saugdrainage unter Kontrolle gebracht werden, 2 mal allerdings war nach der Laparotomie die Thorakotomie noch erforderlich.

Tabelle 4. Sofortmaßnahmen

A. Unfallort

Verband (Abdichtung off. W.); Schock- u. Schmerzbekämpfung; Lagerung u. Transport; Ventilkanüle (Span.-Pneu.)

B. Klinik

a) Diagnostische Sofortmaßnahmen (Geschoßlokalisation!)
b) Indikationsstellung zur Operation
Wundexcision (Ein - Ausschuß); Wundkanalrevision; Versorgung d. Organverletzungen; Luftdichte Naht, Drainage

Das Grundprinzip der Behandlung intrathorakaler und intrapericardialer Schußverletzungen besteht in der Wiederherstellung der normalen Druckverhältnisse und des Gasaustausches, sowie in der Schock- und Schmerzbekämpfung mit nachfolgender Versorgung verletzter Organe und Gefäße. Schon am Unfallort muß der offene Pneumothorax mit einem Heftpflasterdachziegelverband abgedichtet werden. Der Lungenkollaps bleibt zwar bestehen, jedoch kann das gefährliche Mediastinalflattern verhindert werden. Auch der Ventil- und Spannungspneumothorax muß erkannt und mit Hilfe der TIEGEL'schen Kanüle entlastet werden. In beiden Situationen nämlich entsteht eine Spannungsentwicklung, die rasch zum Exitus führt. -

Ebenso bedarf auch die Bauchschußverletzung der Soforthilfe mit Verbandabdeckung, Schock- und Schmerzbekämpfung, Lagerung und beschleunigtem Transport zur nächst gelegenen Klinik. Hier bestehen, - soweit der Schockzustand des Verletzten es erlaubt, - die diagnostischen Sofortmaßnahmen in der Geschoßlokalisation mit Hilfe von Röntgenaufnahmen und in der Indikationsstellung zur operativen Intervention, die bei allen Schußverletzungen gegeben ist.

Zusammenfassung: Bei jeder Schußverletzung muß der Ein- und Ausschuß excidiert, die Schußrinne oder der Schußkanal revidiert, d.h. ausgeschnitten oder nach LEXER schrittweise gesäubert werden. Die Wunden bleiben offen oder werden mit Naht und Drainage geschlossen, so z.B. am Thorax und Abdomen.

Soweit die Projektile sicht- und fühlbar sind werden sie im allgemeinen entfernt. Intraparenchym und intraluminär liegende Geschoße, wie z.B. in Herzhöhlen oder Gefäßen, oder kleinkalibrige oder Steckschüsse in der Lunge oder Leber, sollten besser nach Abklingen der Unfallfolgen, d.h. zu einem späteren Zeitpunkt entfernt werden. Dabei muß auf Früh- und Spätkomplikationen, wie Thrombosen, Thromboembolien, Geschoßembolien, Zellgewebsentzündungen und Abszessbildungen geachtet werden.

Alle Schußwunden sind Gasbrand - und Tetanus - gefährdet, als Infektionsprophylaxe verabreichen wir Antibiotika und die TAT-Schutzdosis.

L. Zichner, Frankfurt/Main und W. G. Glinz, Zürich (Schweiz)

Die Behandlung von Schußverletzungen im Thoraxbereich

Das Ausmaß der Gewebezerstörung einer Schußverletzung ist abhängig, abgesehen vom Geschoß, seiner Mündungsgeschwindigkeit und seiner Bahn, vor allem von der Beschaffenheit des Gewebes. Einfluß nehmen die Elastizität, das spezifische Gewicht und der Wassergehalt. Kompakte parenchymatöse Organe mit hoher Dichte wie Leber, Milz und Nieren begünstigen diese Art der Gewebezerstörung. Gleiches gilt für die Muskulatur, auch die der Thoraxwand. Im Gegensatz dazu steht das Lungengewebe. Dessen niedrige Dichte und hohe Elastizität bedeuten, daß selbst das rasch fliegende Geschoß relativ geringe Spuren hinterläßt. So können tangentiale Schußverletzungen der Thoraxwand eine größere Schädigung verursachen als der Schuß durch die Lunge selbst. Dies ist der Fall, weil die dichte Struktur der Thoraxwand (Muskulatur und Skelett) den explosiven Stoß des Projektils heftiger aufnimmt und weitergibt als das leichte und luftreiche Lungengewebe (Abb. 1).

In den vergangenen 4 Jahren konnten wir an der Chirurgischen Universitätsklinik B des Kantonsspitals Zürich 22 Schußverletzungen im Thoraxbereich beobachten. Davon trafen 17 den Brustkorb und seine Organe allein, 4 mal lag eine abdominelle Mitbeteiligung vor, 1 mal eine Verletzung der Arteria axillaris und Arteria brachialis links. Bei 21 Patienten kam es zur Eröffnung des Pleuraraumes, in 1 Fall führte der Schuß zu einer tangentialen Thoraxwandläsion (Tabelle 1).

In 16 Fällen war eine suicidale Absicht auslösendes Moment, 2 mal wurde die Verletzung accidentell verursacht und 4 mal bestanden Mord- bzw. Tötungsabsicht. 13 mal wurde ein Gewehr als Waffe, 9 mal eine Faustfeuerwaffe benutzt.

Das therapeutische Problem bei den Thoraxschußverletzungen muß nach unserer Ansicht im Gegensatz zu allen anderen Schußverletzungen von einer konservativen Grundhaltung bestimmt sein. Beim gesicherten Vorliegen eines Haemato- und/oder Pneumothorax kommt

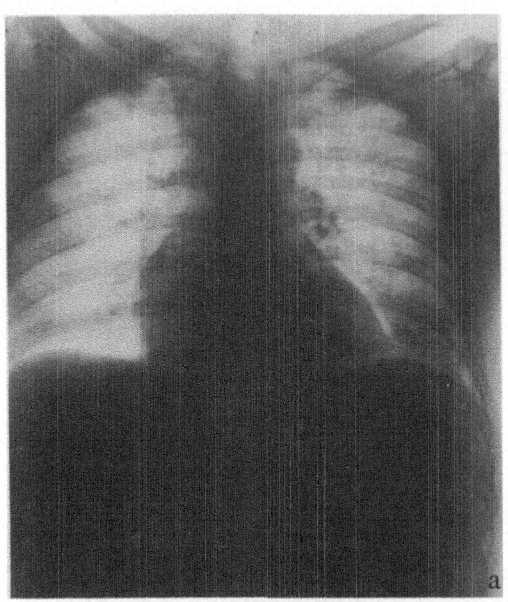

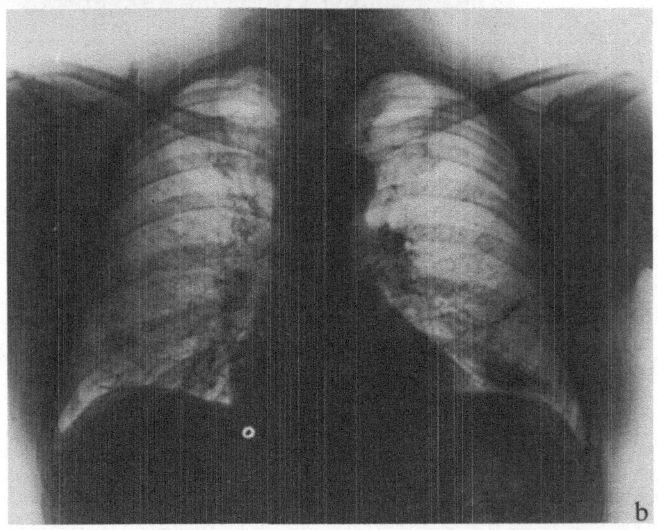

Abb. 1. Thoraxwandschuß mit einem Karabiner. Röntgenbefunde (Patient K.H., 43 Jahre). (a) Unfallbild: Verschattung im lateralen linken Unterlappen in Nachbarschaft des Schußkanals. (b) 4 Tage danach: Deutlicher Rückgang des Kontusionsschattens

es in der Regel durch Absaugen des Haematothorax mittels Saugdrainage zur Entfaltung der Lunge, zu einem raschen Sistieren der Blutung und sehr schnell zum Verkleben der Pleura und damit zum Ausheilen des Lecks (Abb. 2). Das kontinuierliche Absaugen verhindert ein breites Verkleben der Pleura und damit die Notwendigkeit zur späteren Dekortikation, welche bei uns in keinem Fall nötig war.

Tabelle 1. Verletzungsart und Ursache bei 22 Thoraxschußverletzungen

Thoraxverletzung	mit Pleuraeröffnung	16 (72,4%)
	ohne Pleuraeröffnung	1 (4,6%)
	Kombinationsverletzung	5 (23,0%)
Ursache	Suicidversuch	16 (72,4%)
	Unfall	2 (9,2%)
	Tötungsabsicht	4 (18,4%)
Waffenart	Gewehr	13 (59,0%)
	Pistole	9 (41,0%)

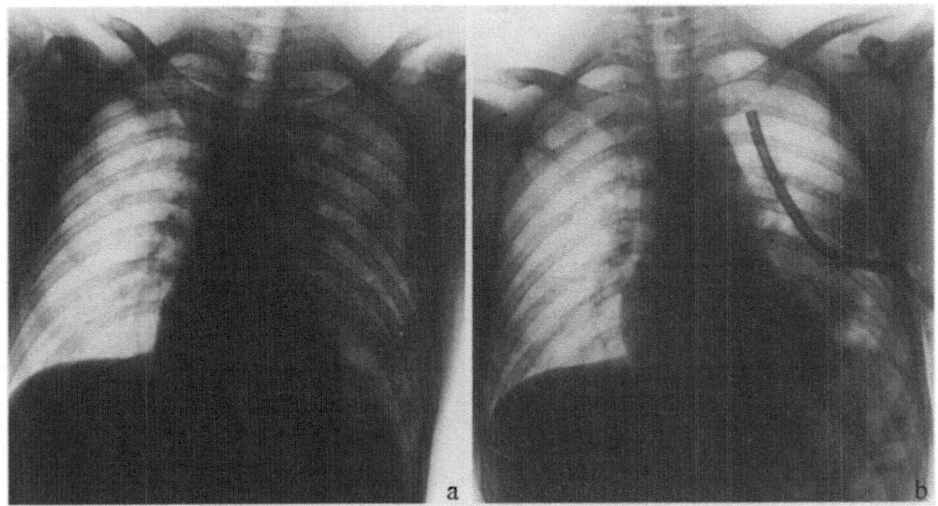

Abb. 2. Lungendurchschuß links mit einer Waltherpistole. Röntgenbefunde (Patient A.V., 23 Jahre). (a) Bei der Einlieferung: Haematopneumothorax links. (b) Nach Anlegen einer Saugdrainage: die linke Lunge ist ausgedehnt, kugeliger Schatten um den Schußkanal

Ein- und Ausschuß werden in Lokalanaesthesie excidiert und verschlossen. Projektile von Steckschüssen müssen, liegen sie intrathorakal, nicht entfernt werden. Sie verursachen meist keine Beschwerden. Sind sie subdermal oder in der Muskulatur steckengeblieben, kann man sie gelegentlich entfernen.

Antibiotica sind in der weiteren Behandlung von zweifelhaftem Wert. Zwar haben auch wir den Patienten anfänglich Antibiotica verabreicht. Seit zwei Jahren jedoch unterlassen wir jegliche prophylaktische Antibioticamedikation. Änderungen im Heilverlauf, vor allem Pneumonien oder Lungenabscesse sind nicht aufgetreten.

Die Thoraxdrainagen werden vorerst für 3 Tage unter einem Sog von 25 cm Wassersäule belassen. Steht die Blutung im Thoraxraum, was normaler Weise der Fall ist, und bleibt die Sekretion gering und läßt sich auch kein Luftleck mehr feststellen, so wird nach Prüfung der Dichte mittels eines Perthes-Systems, die Drainage entfernt.

Ausnahmen von dieser konservativen Grundhaltung bilden selbstverständlich Läsionen des Herzens, der großen Gefäße und Bronchien, eine weitgehende Lappenzerstörung oder massive Blutung in das Bronchialsystem. Diese sind in der Klinik jedoch selten. Werden das Herz oder die großen Gefäße massiv verletzt, kommt meist die Überführung der Verletzten in das Krankenhaus zu spät. Er stirbt am Tatort oder auf dem Transport.

Die Indikation zur Thorakotomie ist gegeben, wenn die Blutung nach Einlegen eines Drains in bedrohlichem Maße anhält oder wenn die klinische Verdachtsdiagnose der Herztamponade besteht. Ein weiterer Grund ist gegeben, wenn der Verlauf des Schußkanals eine Mitbeteiligung des Herzens, großer Gefäße und Bronchien vermuten läßt. Ebenso besteht die Indikation zum operativen Vorgehen, wenn keine völlige Ausdehnung der Lunge auf konservativem Wege erreicht werden kann.

Wesentlich für den komplikationslosen posttraumatischen Verlauf ist in jedem Fall eine umfassende physikalische Therapie vom 1. Tag des Spitalaufenthaltes an. Atemübungen, z.B. Atmung mit intermittierendem positivem Druck, mit dem "incentive spirometer" nach Bartlett-Edwards oder unter Vergrößerung des zu ventilierenden Totraumes mit dem variablen Aufsteckrohr nach Giebel halten die Lungen ausgedehnt. Sie verhindern Sekretansammlung, Atelektasen und somit Infekte. Vibrieren des Brustkorbs von außen, Befeuchten der Atemluft und Anhalten zum Expektorieren sind wichtige Grundsteine der Bronchialtoilette.

Von unseren 22 Patienten (Tabelle 2) mußten 3 thorakotomiert werden wegen einer Herzmitbeteiligung. Ein 70-jähriger Patient starb an den Folgen einer Magenperforation. Die übrigen konnten mittels Thoraxsaugdrainage erfolgreich behandelt werden. Zweimal kam es zum Rezidivpneumothorax, welche durch neuerliche Saugdrainage, einmal über drei Wochen, beherrscht wurde.

Tabelle 2. Therapeutisches Vorgehen, Ergebnisse und Komplikationen bei 22 Thoraxschußverletzungen

Therapie	Drainage	18 (81,6%)
	konservativ	1 (4,6%)
	Thorakotomie	3 (13,8%)
Ergebnisse	geheilt	21 (95,4%)
	gestorben	1 (4,6%)
Komplikationen	Rezidivpneumothorax	2 (9,2%)
	Pneumonie der Gegenseite	2 (9,2%)

Die Voraussetzung für das Gelingen dieses chirurgisch-therapeutisch wenig aufwendigen Vorgehens ist gegeben, wenn 1. die klar definierten Indikationen für eine Thorakotomie wegfallen, 2. die konservative Therapie mit Sorgfalt und unter ständiger Überwachung des Thoraxbefundes durchgeführt und 3. mit einer intensiven physikalischen Therapie zur Vermeidung von pulmonalen Komplikationen verbunden wird.

K.A. Rosenkranz, Bochum

Posttraumatische Funktionsausfälle: Herz und Gefäße

Aus internistischer Sicht konzentriert sich die Beurteilung posttraumatischer Funktionsstörungen des Herzens und der Gefäße im wesentlichen auf solche Verletzungsfolgen, wie sie durch stumpfe Gewalteinwirkung auf den Brustkorb hervorgerufen werden. Obwohl deren Vorkommen schon in der älteren Literatur anhand zahlreicher Einzelbeobachtungen beschrieben worden ist (BERNSTEIN (1), FISCHER (2), STERN (17), besteht auch heute noch keine einheitliche Auffassung über Art und Häufigkeit nachhaltiger Schäden, sowie über die zeitlichen Beziehungen zwischen dem Thoraxtrauma und der Manifestierung krankhafter Erscheinungen von seiten des Herzens. Die Ursachen dieser Unklarheiten sind vielfältig. Sie können deshalb im folgenden aus Zeitgründen nur stichwortartig und ohne Anspruch auf Vollständigkeit erörtert werden.

Für den Kardiologen stellt das Elektrokardiogramm bei der Diagnostik kardialer Funktionsstörungen nach wie vor das einfachste und daher wichtigste Kriterium dar. Deshalb steht die elektrokardiographische Untersuchung auch für die Erkennung "traumatischer Herzschäden" im Mittelpunkt der klinischen Befunderhebung. Durch SCHLOMKA (14,15,16) konnte aber schon Anfang der Dreißiger Jahre gezeigt werden, daß die posttraumatischen Kurvenabweichungen des Elektrokardiogramms durch bestimmte Besonderheiten gekennzeichnet sind. Diese Feststellungen, die später in den eigenen Untersuchungen mit verbesserter Registriertechnik und erweitertem Ableitungsprogramm bestätigt werden konnten (6,9,11,13), lassen sich im wesentlichen in zwei Punkten zusammenfassen. Einmal kommt es unmittelbar nach der Gewalteinwirkung auf den Brustkorb zu "schlagartigem" Auftreten der verschiedenen EKG-Veränderungen. Zum anderen ist deren schnelle Rückbildungsneigung besonders auffällig (Abb. 1).

Überträgt man diese Erkenntnisse auf die Verhältnisse beim brustkorbverletzten Menschen, kann gefolgert werden, daß es aufgrund der mitunter langen Anmarschwege von Unfallstelle zum Durchgangsarzt und der danach bis zur ersten internistischen Untersuchung zu veranschlagenden Zeitverzögerung kaum einmal gelingt, elektrokardiographische Befunde aus der ersten Verletzungsphase zu erfassen. Häufig stehen zunächst auch gleichzeitige Traumafolgen am Skelettsystem oder anderen Organen im Vordergrund. Dadurch wird verständlich, daß etwaige Erscheinungen von seiten des Herzens am Anfang kaschiert werden können. Nicht zuletzt aus diesen Gründen ist man deshalb beim Studium der unmittelbaren Auswirkungen stumpfer Thoraxtraumen auf Tierexperimente angewiesen (9). Anhand der eigenen Versuchsergebnisse konnte danach - über die

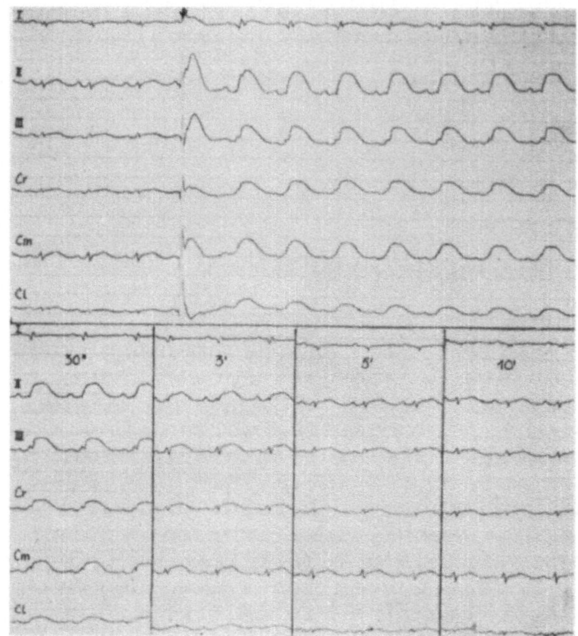

Abb. 1. Monophasische Deformierung der Kammerendteile des Elektrokardiogramms im Sinne eines Infarktbildes nach experimentellem Thoraxtrauma. Nahezu vollständige Rückbildung der Veränderungen innerhalb von 10 min

genannten Besonderheiten hinaus - erstmals festgestellt werden, daß zwischen dem Einfall des Traumas in die verschiedenen Phasen der Herzrevolution und der Entstehung bestimmter EKG-Veränderungen sehr enge Beziehungen bestehen (9). Beispielsweise kommt es immer dann zum Herzkammerflimmern, wenn das Trauma in den Bereich der T-Welle zu lokalisieren ist (Abb. 2).

Aufgrund gleichartiger Erfahrungen im Rahmen der Elektrophysiologie ist dieser Abschnitt des Elektrokardiogramms schon früher als "vulnerable Phase" bezeichnet worden (4). Man ist daher zu der Annahme berechtigt, daß das Herz auf mechanische Irritation gleichartig reagiert, wie auf elektrischen Reiz (9). Herzkammerflimmern bewirkt indessen durch abrupten Blutdruckabfall einen fatalen Kollapszustand (Abb. 3).

Wie die klinische Erfahrung lehrt, ist diese Herzarrhythmie im allgemeinen irreversibel (7,9,10). Deshalb bietet sich das Auftreten von Kammerflimmern als plausible Erklärung für den schon von KÜLBS (3) beschriebenen, akuten posttraumatischen Herztod an. Gleichermaßen kann eine derartige Kollapssituation durch asystolischen Herzstillstand bewirkt werden. Dazu kann es durch Einfall des Traumas in die Phase der atrio-ventrikulären Überleitung kommen (Abb. 4).

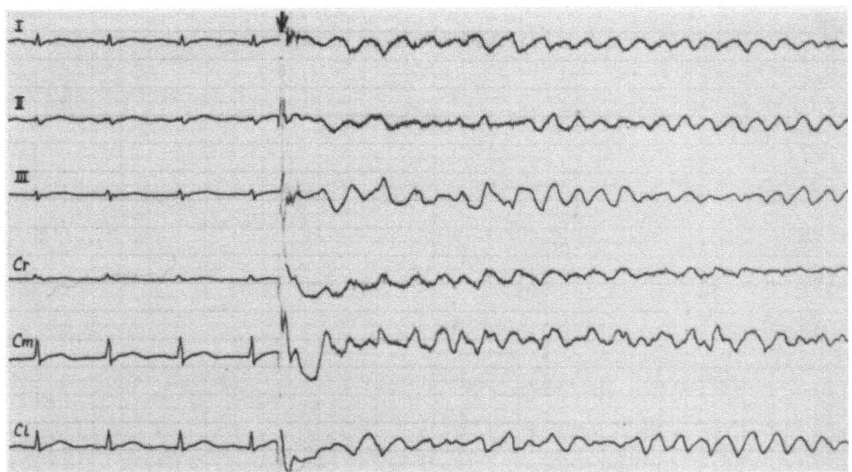

Abb.2. Auftreten von Herzkammerflimmern nach Einfall des Traumas in die T-Wellen des Elektrokardiogramms

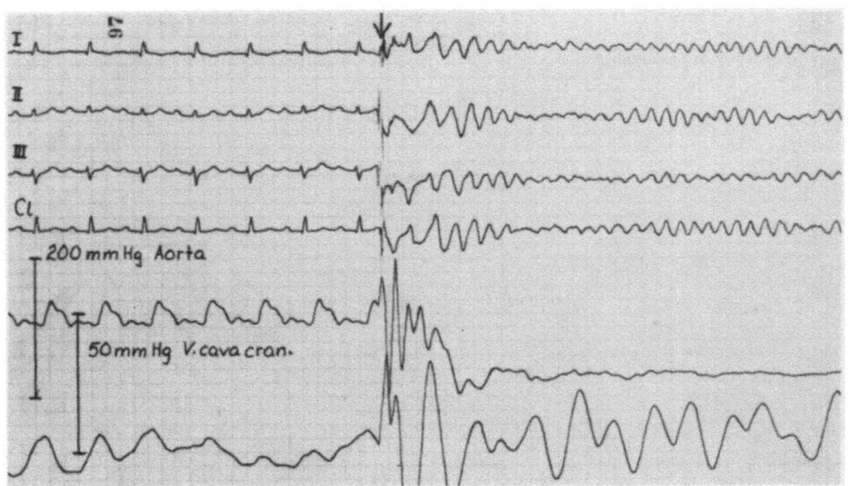

Abb. 3. Auftreten von Herzkammerflimmern nach Einfall des Traumas in die "vulnerable Phase". Der plötzliche Blutdruckkollaps läßt sich anhand der gleichzeitig registrierten Aortendruckkurve belegen

Wenn das Trauma den QRS-Komplex, d.h. den Abschnitt der Kammer-Erregungsausbreitung trifft, kann daraus ein "Schenkelblock" resultieren (Abb. 5).

Aufgrund dieser besonderen Mechanismen läßt sich nicht nur die Verschiedenartigkeit traumatisch bedingter kardialer Funktionsstörungen erklären, sondern es wird dadurch nicht selten auch deren Prognose von vorneherein wesentlich mitbestimmt. Da am

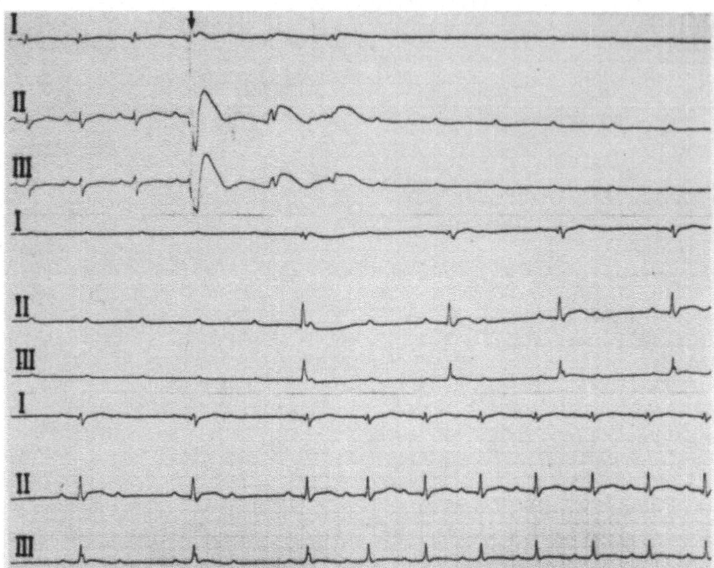

Abb. 4. Vorübergehende Kammerasystolie mit nachfolgendem av-Block II. Grades nach Einfall des Traumas in die Phase der atrioventrikulären Überleitung

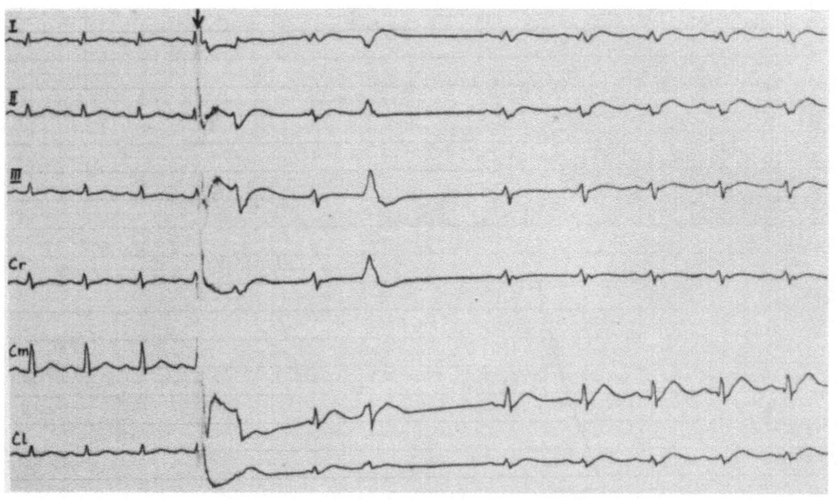

Abb. 5. Entstehung eines Rechtsschenkelblocks durch Einfall des Traumas in den QRS-Komplex des Elektrokardiogramms

Unfallort im allgemeinen nicht die Möglichkeit zur Elektroschockbehandlung besteht, müssen andere Sofortmaßnahmen erwogen werden. In dieser Beziehung konnte - ebenfalls im Tierexperiment - gezeigt werden, daß es möglich ist, bereits bestehendes

Herzkammerflimmern durch nochmaligen mechanischen Reiz zu unterbrechen (9) (Abb. 6).

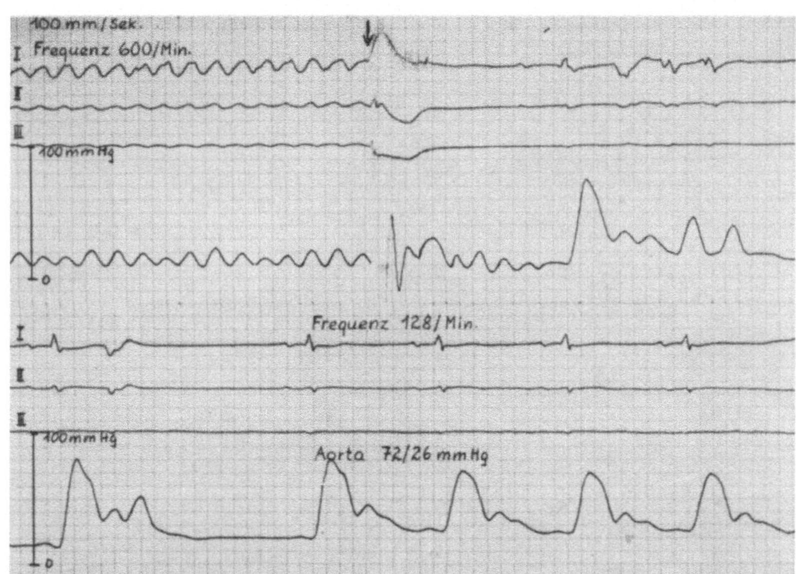

Abb. 6. Unterbrechung von traumatisch ausgelöstem Herzkammerflimmern durch erneuten mechanischen Reiz. Dessen Effektivität auf die Blutdrucksituation ergibt sich durch die gleichzeitig registrierte Aortendruckkurve

Wenn gegenüber diesen tierexperimentellen Erkenntnissen bezüglich der kardialen Beeinträchtigung des brustkorbverletzten Menschen bestimmte Unterschiede zu beobachten sind, dann basieren diese entweder auf den andersartigen Unfallmechanismen oder auf dem Ausmaß der bereits vorhandenen Vorschädigung. Für diese stellt insbesondere die Coronarsklerose den wesentlichen, prädisponierenden Faktor dar. Wie im übrigen die eigenen Untersuchungen an mehr als 600 Brustkorbverletzten gezeigt haben, braucht die Schwere des Thoraxtraumas nicht unbedingt mit dem Grad der kardialen Beeinträchtigung zu korrespondieren (9).

Der 69-jährige Mann mit schwerer, allgemeiner Arteriosklerose sprang in einem cerebralen Verwirrtheitszustand aus dem 3. Stockwerk des Krankenhauses, d.h. einer Höhe von ca. 15 m. Die Spalte 1 zeigt das einige Stunden zuvor aufgenommene Gliedmaßen-Elektrokardiogramm mit diffus gestörter Erregrungsrückbildung als Ausdruck degenerativer Myokardschädigung bei Coronarsklerose. Etwa 15 min nach dem Absturz zeigt das Elektrokardiogramm (Spalte 2) außer einer Erregungsausbreitungsstörung im Sinne des unvollständigen Rechtsschenkelblocks Vorhofflattern mit 2:1 Überleitung. Nach etwa 3 Std (Spalte 3) findet sich das Bild des frischen Hinterwandinfarktes. Bei der Obduktion ergab sich neben stenosierender Coronarsklerose ein ca. 3 cm langer Endokardeinriß oberhalb der Tricuspidalklappe sowie ein ausgedehnter, auf das Kammerseptum übergreifender Kontusionsherd an der Hinterwand des linken Ventrikels (Abb. 7).

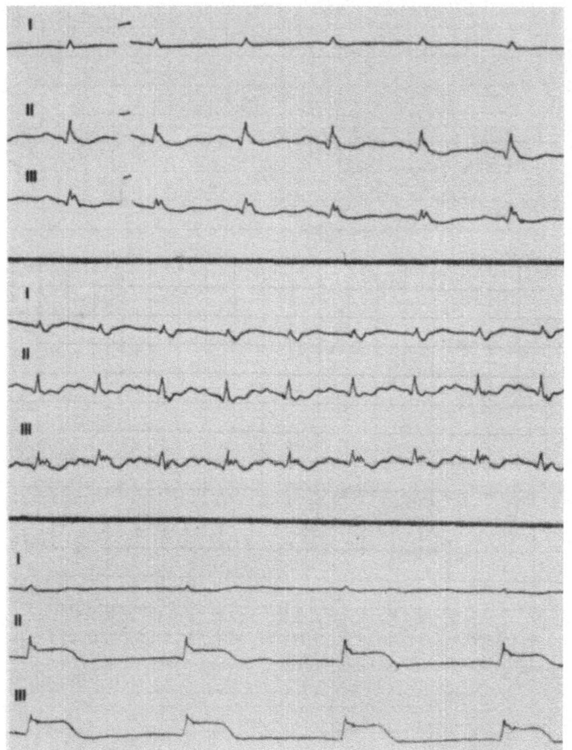

Abb. 7. Elektrokardiographischer Verlauf bei einem Brustkorbverletzten vor und nach dem Sturz aus großer Höhe

Wenn man außer dem elektrokardiographischen Befund den Aktivitätsverlauf bestimmter Serum-Enzyme (GOT, GPT, CPK und LDH) in die Diagnostik einbezieht (5), ist anhand der eigenen Erfahrungen bei etwa 10% der Brustkorbverletzten mit traumatischen Herzschäden zu rechnen. Unter diesen dürfte etwa die Hälfte eine nachhaltige, d.h. erwerbsmindernde Beeinträchtigung erfahren (9,10,13).

Angesichts der dennoch verbleibenden Unsicherheitsfaktoren sieht sich insbesondere der als Gutachter tätige Arzt nicht selten vor schwierige Probleme gestellt. Dies vor allem dann, wenn außer einem Thoraxtrauma noch zusätzliche Auswirkungen körperlicher Überbeanspruchung und/oder besonderer psychischer Erregung zu diskutieren sind. Hier macht sich nicht nur das Fehlen von Elektrokardiogrammen der ersten Verletzungsphase unangenehm bemerkbar, sondern es mangelt meistens auch an entsprechenden Vergleichsbefunden aus der Zeit vor dem angeschuldigten Ereignis. Um diesem Nachteil abzuhelfen, hat der hiesige Arbeitskreis schon vor vielen Jahren gefordert, daß bei allen Einstellungs- und

Nachuntersuchungen Elektrokardiogramme mit ausreichendem Ableitungsprogramm aufgenommen werden (12). Nur auf diese Weise lassen sich später in Zweifelsfällen die notwendigen Vergleiche anstellen.

Zusammenfassend ist anhand der experimentellen und klinischen Untersuchungen über posttraumatische Funktionsausfälle zu schliessen, daß das Herz stumpfe Thoraxtraumen mit einer Sofortreaktion beantwortet. Diesem Umstand ist prinzipiell bei der Begutachtung entsprechender Fälle Rechnung zu tragen. Nur in Ausnahmesituationen, etwa dann, wenn die Erscheinungen seitens des Herzens zunächst durch andere Traumafolgen verschleiert werden, dürfte sich eine andere Beurteilungsgrundlage ergeben.

Literatur

1. BERNSTEIN, R.: Zeitschr. f. klin. Med. 29, 519 (1896).
2. FISCHER, G.: Arch. klin. Chir. 9, 571-910 (1868).
3. KÜLBS, F.: Mitt. Grenzgeb. Med. u. Chir. 19, 678 (1909).
4. LOWN, B., AMARASINGHAM, R., NEUMANN, J.: J. Amer. Med. Ass. 182, 548 (1962).
5. ROSENKRANZ, K.A.: Verhandlg. Dtsch. Ges. f. Kreislaufforschg. 29, 247 (1963).
6. ROSENKRANZ, K.A.: Fortschr. Med. 87, 1181 (1969).
7. ROSENKRANZ, K.A.: Fortschr. Med. 87, 1226 (1969).
8. ROSENKRANZ, K.A.: Fortschr. Med. 87, 1437 (1969).
9. ROSENKRANZ, K.A.: Die traumatische Herzschädigung. Speyer: Jäger-Druck 1970.
10. ROSENKRANZ, K.A.: 88. Tag. d. Dtsch. Ges. f. Chirurgie München 1971.
11. ROSENKRANZ, K.A., DREWS, A.: Verhandlg. Dtsch. Ges. f. Kreislaufforschg. 28, 352 (1962).
12. ROSENKRANZ, K.A., FRITZE, E.: Zeitschr. f. Kreislaufforschg. 49, 832 (1960).
13. ROSENKRANZ, K.A., MEIER, G., HUMPERDINCK, H.: Mschr. f. Unfallheilk. 68, 337 (1965).
14. SCHLOMKA, G.: Erg. Inn. Med. u. Kinderheilk., 47, 1 (1934).
15. SCHLOMKA, G., HINRICHS, J.: Z. ges. Exp. Med. 81, 43 (1932).
16. SCHLOMKA, G., SCHMITZ, M.: Z. ges. Exp. Med. 83, 779 (1932).
17. STERN, R.: Traumatische Entstehung innerer Krankheiten, 3. Auflage. Jena: Fischer-Verlag, 1930.

D. Nolte, Bad Reichenhall

Posttraumatische Funktionskontrolle: Lunge und Thoraxwand

Das schwere Thoraxtrauma ist auch im Zeitalter der Intensivtherapie noch immer mit einer hohen Letalität belastet (Übersichten bei 2,8,11-13). Todesursache ist am häufigsten die respiratorische Insuffizienz. Umso notwendiger ist es für den klinisch tätigen Chirurgen, geeignete Untersuchungsmethoden in die Hand zu bekommen, die eine kontinuierliche und möglichst subtile Beurteilung der posttraumatischen Atemfunktion ermöglichen. Das klinische Bild allein reicht heute für die Indikationsstellung zur Tracheotomie oder zur künstlichen Beatmung sicher nicht mehr aus.

Für die Auswahl der anzuwendenden Atemfunktionskontrolle muß man wissen, welche respiratorischen Teilfunktionen nach Thoraxtraumen am häufigsten beeinträchtigt sind. Aus Abb. 1 geht hervor, daß wir im wesentlichen mit drei pathophysiologischen Mechanismen rechnen müssen:

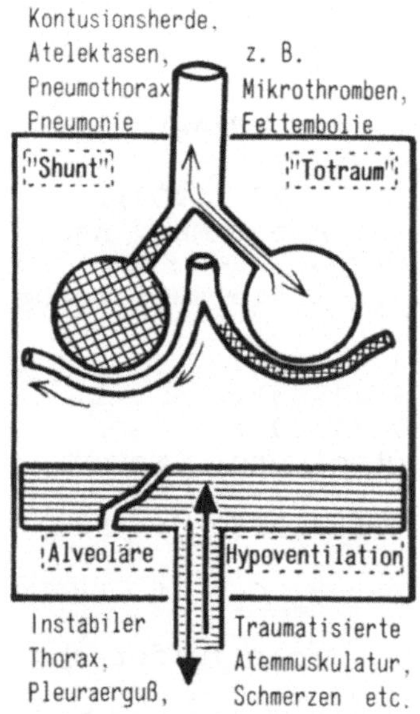

Abb. 1. Pathogenese der respiratorischen Insuffizienz nach schweren Thoraxtraumen (s.Text)

1. Das Thoraxtrauma führt zur alveolären Hypoventilation mit arterieller Hypoxämie und Hyperkapnie. Die schmerzbedingte Schonventilation ist in der Mehrzahl der Fälle die Hauptursache. Alarmierende Ausmaße nimmt die Hypoventilation jedoch erst in jenen Fällen an, in denen durch meist ventral gelegene Rippenserienfrakturen und/oder Sternumfrakturen die Thoraxwandmechanik schwer in Mitleidenschaft gezogen ist. Dieser Zustand ist unter der Bezeichnung instabiler Thorax bekannt: Trotz intakter Zwerchfellbeweglichkeit kann der Brustraum in der Einatmungsphase nicht ausreichend erweitert werden, weil die traumatisierten Abschnitte des Brustkorbs nachgeben und sich paradoxerweise bei der Inspiration nach innen bewegen ("flail chest").
2. Bei schweren Thoraxtraumen beobachtet man eine Zunahme des funktionellen Shuntvolumens, weil mehr oder weniger ausgedehnte Lungenbezirke zwar durchblutet, aber nicht mehr belüf-

tet werden. Pathologisch-anatomisch handelt es sich meist um multiple Lungenkontusionsherde, um kleine Atelektasen, um einen Totalpneumothorax oder um bronchopneumonische Herde, die als Folge des gestörten Hustenmechanismus auftreten.

3. Bei polytraumatisierten Patienten ist häufig auch der funktionelle Totraum erhöht: Die Patienten haben zwar ein ausreichend hohes Atemminutenvolumen, es werden aber Lungenabschnitte belüftet, die nicht mehr durchblutet sind. Dieser Zustand wird bei der Fettembolie beobachtet, immer häufiger aber auch bei Patienten, die sich im traumatischen Schock befinden und eine Mikrocirculationsstörung der Lunge mit intravaskulärer Thrombenbildung entwickelt haben (10).

Diese drei pathophysiologisch unterschiedlichen Vorgänge lassen sich durch einfache Funktionskontrollen am Krankenbett nachweisen und gegeneinander differenzieren. Die absolute Priorität vor allen anderen Methoden hat die Blutgasanalyse: Sie bietet dank der modernen Geräte kein technisches Problem mehr und sollte auch in kleinen chirurgischen Abteilungen zur diagnostischen Standardausrüstung gehören. Die Bestimmung des arteriellen PCO_2 allein genügt nicht. Die Frage, ob eine arterielle Hypoxämie vorliegt, läßt sich bei der häufig gleichzeitig bestehenden Blutungsanämie meist nicht als Cyanose erkennen: sie verlangt unbedingt die Mitbestimmung des arteriellen PO_2. Solange der Unfallverletzte über normale Kreislaufverhältnisse verfügt, ist die Entnahme von Capillarblut aus dem hyperämisierten Ohrläppchen für die arterielle Blutgasanalyse ausreichend. Bei allen Schockpatienten kann man allerdings auf eine Arterienpunktion nicht verzichten.

Patienten, deren Shuntvolumen nach dem Thoraxtrauma erhöht ist, zeigen eine ausgeprägte Abnahme des arteriellen PO_2. Dagegen ist der arterielle PCO_2 nicht erhöht, weil die arteriovenöse CO_2-Differenz ungleich geringer ist als die arteriovenöse O_2-Differenz.

Demgegenüber ist es für den Funktionszustand der erhöhten Totraumventilation und der alveolären Hypoventilation kennzeichnend, daß zusätzlich zur arteriellen Hypoxämie auch eine Hyperkapnie besteht. Daher sind für die respiratorische Funktionskontrolle der arterielle PO_2 und PCO_2 unbedingt notwendig.

Eine arterielle Hypoxämie mit PO_2-Werten im Bereich unterhalb von 60 Torr verlangt als einfachste therapeutische Maßnahme die dosierte und durch punktuelle Blutgasanalysen kontrollierte Gabe von Sauerstoff über eine Nasensonde. Steigt unter dieser Maßnahme der PO_2 nur ungenügend an, so ist dies schon ein gewisser Hinweis darauf, daß der Hypoxämie in erster Linie ein erhöhtes Shuntvolumen zugrunde liegt.

Dies läßt sich am Krankenbett durch eine etwas aufwendigere, aber ohne weiteres praktizierbare Untersuchungsmethode abklären: Man läßt den Patienten mindestens 20 min lang reinen Sauerstoff einatmen. Dies geht am besten mit Hilfe einer dicht abschließenden Oronasalmaske, die an ein Y-Ventil mit Sauerstoffbeutel angeschlossen ist. Wenn beim Patienten nicht eine präexistente Bronchialobstruktion bestand, so ist am Ende der Sauerstoffatmung der Stickstoff vollständig aus den Alveolen "ausgewaschen", und der alveoläre PO_2 ist gleich dem Atmosphärendruck minus Wasserdampfpartialdruck (= 47 Torr) minus arteriellen PCO_2.

Man kann den Anteil des Shuntvolumens am Herzzeitvolumen ($\dot{Q}_S/\dot{Q}_T$) für wissenschaftliche Fragestellungen exakt berechnen. Abb. 2 zeigt, daß man außer dem arteriellen PO_2 noch weitere Größen benötigt, nämlich die arterio-venöse O_2-Differenz, den Hämoglobingehalt des Blutes und die O_2-Sättigung. Streng genommen müßte man auch die O_2-Dissoziationskurve kennen, die bei Unfallpatienten wegen der meist notwendigen Transfusion von Blutkonserven mit reduziertem 2,3-DPG-Gehalt keineswegs konstant ist (4).

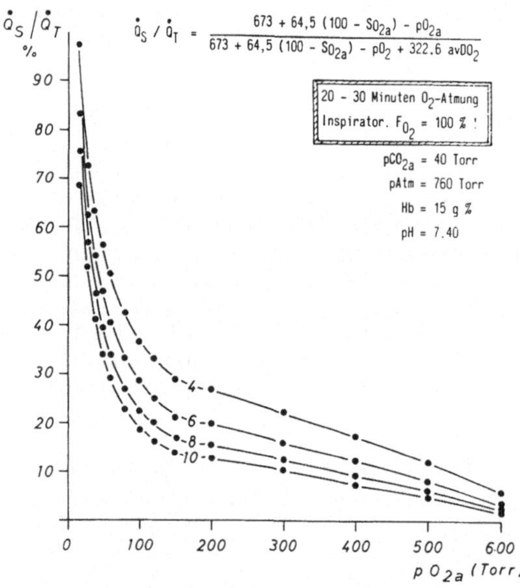

Abb. 2. Nomogramm zur Ermittlung des Shuntblutanteils am Herzzeitvolumen (Q_S/Q_T) aus dem PO_{2a} unter O_2-Atmung bei 4 verschiedenen arterio-venösen Sauerstoffdifferenzen (4, 6, 8 und 10 ml O_2/ 100 ml Blut). Man erkennt eine starke Abhängigkeit von Q_S/Q_T von der $avDO_2$ und somit vom Herzzeitvolumen (s.Text)

Für klinische Fragestellungen ist es jedoch ausreichend, wenn man am Ende der 20 bis 30 Minuten langen Sauerstoffatmung allein den arteriellen PO_2 mißt (Arterienpunktion!). Ein Wert unterhalb von 200 Torr, der einem alveolo-arteriellen O_2-Gradienten ($aADO_2$) von mehr als 450 Torr und einem Shuntvolumenanteil in der Grössenordnung von 20-30% entspricht, gilt heute als absolute Indikation für die Einleitung einer künstlichen Beatmung (10,12).

Die erhöhte Totraumventilation kann man ebenfalls am Krankenbett ohne großen Aufwand messen. Es genügt, wenn man während der O_2-Atmung in den letzten 5 min am Y-Ventil die Ausatmungsluft des Patienten in einem Beutel sammelt und darin mit einem URAS die CO_2-Konzentration mißt (14). Zusammen mit dem bei der Blutgasanalyse automatisch anfallenden arteriellen PCO_2 kann man aus dem in Abb. 3 angegebenen Nomogramm den Anteil der Totraumventialation ($\dot{V}_D/\dot{V}_T$) direkt ablesen. Werte von 60% und mehr werden heute allgemein als Indikation für die Einleitung einer künstlichen Beatmung angesehen (10).

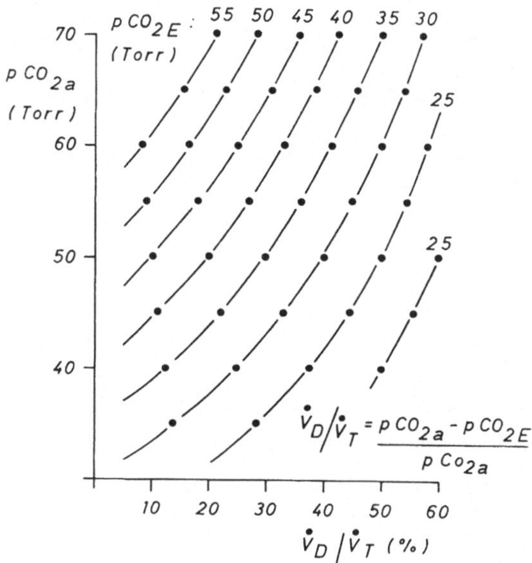

Abb. 3. Nomogramm zur Ermittlung des Totraumanteils an der Ventilation (V_D/V_T) aus dem arteriellen pCO_2 und dem pCO_2 in der gesammelten Exspirationsluft ($=pCO_{2E}$) (s. Text)

Nach eigenen Untersuchungen (6) und den Ergebnissen anderer Autoren (1,5) wäre es noch vorteilhafter, wenn man am Krankenbett ventilatorische Parameter messen könnte. Die Compliance ist z.B. ein empfindlicherer Meßwert als die oben erwähnten Parameter des Gasaustausches. In der Praxis ergibt sich jedoch der schwer zu überwindende Nachteil, daß man dem Patienten eine Ösophagusballonsonde schieben muß. Bei Thoraxverletzten, die beatmet werden, sollte man jedoch von der einfachen Möglichkeit Gebrauch machen, die Gesamt-Compliance für Lunge und Thorax von Zeit zur Zeit zu messen. Man braucht hierfür lediglich das Inspirationsvolumen und den dazugehörigen endinspiratorischen Druck.

Andere, einfacher meßbare ventilatorische Parameter wie Vitalkapazität oder Atemgrenzwert besitzen in der Frühphase nach einem Thoraxtrauma nur einen geringen Aussagewert (6,7), weil die Patienten bei jedem forcierten Atemmanöver starke Schmerzen haben. In der posttraumatischen Stabilisierungsphase können sie jedoch sehr wertvoll sein, wenn es gilt, evtl. funktionelle Dauerschäden, wie sie etwa bei posttraumatischen Pleuraschwarten nicht zu vermeiden sind, möglichst in Maß und Zahl zu erfassen.

Literatur

1. GARZON, A.A., SELTZER, B., KARLSON, K.E.: Ann. Surg. 168, 128-36 (1968).
2. KUCHER, R.: Wien klin. Wschr. 81, 356-58 (1969).
3. LLOYD, J.W., SMITH, A.C., O'CONNOR, B.T.: Brit. med. J. 1965, I, 1518-23.
4. MILLER, L.D., OSKI, F.A., DIACO, J.F., SUGERMAN, H.J., GOTTLIEB, A.J.: Surgery 68, 187 (1970).
5. NICHOLS, R.T., PEARCE, H.J., GREENFIELD, L.J.: Arch. Surg. 96, 723-30 (1968).
6. NOLTE, D.: Pneumonologie 147, 193-97 (1972).
7. NOLTE, D.: Thoraxchir. 21, 263-69 (1973).
8. REHN, J.: Öst. Ärztezeit. 22, 2701-12 (1967).
9. REID, J.M., BAIRD, W.L.M.: Brit. med. J. 1965, I, 1105-9.
10. RITTMANN, W.-W., GRUBER, U.F., ALLGÖWER, M.: Langenbecks Arch. Chir. 330, 1-9 (1971).
11. SCHILLING, K.: Z. prakt. Anästh. Wiederbel. 1, 154-58 (1966).
12. STEINBEREITHNER, K., KUCHER, R.: Thoraxtrauma. In: Intensivstation (Hrsg. R. Kucher u. K. Steinbereithner). Stuttgart: Thieme 1972.
13. STREICHER, J.: Thoraxverletzungen. In: Der Notfall: Atemnot (Hrsg.: H.-J. Streicher u. J. Rolle). Stuttgart: Thieme 1973.
14. ULMER, W.T., REICHEL, G., NOLTE, D.: Die Lungenfunktion. Stuttgart: Thieme 1970.

V. Lenner und R. Loth, Mainz

Die Wertigkeit der Thoraxverletzung bei polytraumatisierten Patienten

Bei der Beurteilung polytraumatisierter Patienten steht die rechtzeitige Erkennung thorakaler Notzustände oben an. Wenn auch Extremitätenverletzungen zahlenmäßig überwiegen, so sind doch quoad vitam die Verletzungen des Thorax von entscheidender Bedeutung, denn besonders diese können die vitalen Funktionen Atmung und Kreislauf auf schwerste gefährden, wenn sich ein Spannungspneu, ein massiver Hämatothorax oder ein Mediastinalemphysem entwickelt.

Von 1964-1972 kamen 767 stumpfe Brustkorbverletzungen in der Chirurgischen Universitätsklinik Mainz zur stationären Aufnahme. Bei den stationär behandelten Unfallpatienten entspricht dies einem Anteil von 8,7%. Die Gesamtletalität war mit 84 Todesfällen entsprechend 11% relativ hoch. Diese Zahl unterstreicht die Dringlichkeit der Versorgung Thoraxverletzter.

Erschwerend für die Diagnostik und Therapie der Brustkorbverletzungen fällt die hohe Rate an Begleitverletzungen ins Gewicht. Diese können zunächst das klinische Bild vollkommen beherrschen, während andererseits eine reflektorische Bauchdeckenspannung bei Rippenbrüchen eine Verletzung von intraabdominalen Organen vortäuschen kann. Auch den weiteren Verlauf vermögen Nebenverletzungen richtungsweisend zu beeinflussen, wie das besonders für die schweren Schädel-Hirn-Traumen zutrifft. Ferner darf nicht übersehen werden, daß auch die schwersten intrathorakalen Verletzungen anfangs stumpf verlaufen und später plötzlich zum Tode führen, - so die zweizeitige Aortenruptur und Herzwandverletzungen -. Im eigenen Krankengut fand sich bei jeder zweiten Thoraxverletzung ein Schädel-Hirn-Trauma und bei jeder 5. eine Extremitätenverletzung.

Eine notfallmäßige Thorakotomie ist bei denjenigen thorakalen Symptomen und Verletzungen anzustreben, die unter dem Begriff des akuten Thorax zusammengefaßt werden. Hierzu zählen ein anhaltender massiver Hämatothorax, durch Drainage nicht zu beherrschende Lungenparenchymverletzungen mit Blutung und Luftverlust, Rupturen von Trachea und Bronchialbaum, Herzverletzungen, Herzluxationen bei Perikardabriß und Hämoperikard, Aorten- und Stammgefäßruptur, Zwerchfellruptur und Oesophagusruptur.

Eine Priorität der chirurgischen Behandlung der Extremitätenverletzungen besteht, ausgenommen das sofort operativ zu versorgende Thoraxtrauma, bei schweren Luxationsfrakturen der Gelenke und offenen Frakturen, insbesondere mit Gefäßverletzungen.

Die drei nachfolgenden Fälle zeigen die Problematik des jeweiligen therapeutischen Vorgehens beim stumpfen Thoraxtrauma mit gleichzeitigen Extremitätenverletzungen auf.

Ein 18-jähriger Patient wurde im schwersten Schockzustand mit einer Commotio cerebri in unsere Klinik eingeliefert. Außerdem bestand eine Unterkieferfraktur, ein Abriß des Epicondylus lateralis des linken Humerus, eine offene Oberschenkelfraktur 1. Grades links, eine Patellafraktur links und Frakturen der 5., 8., 9. und 10. Rippe rechts. Notfallmäßige Versorgung der Oberschenkelfraktur nach Naht der Durchspießungswunde und Einlegen einer Redon-Drainage mit einer Oberschenkeldrahtextension. Eine Stunde später entwickelte sich ein massives Hautemphysem. Wegen zunehmender respiratorischer Insuffizienz mußte der Patient assistiert beatmet werden. Am 3. Tag ausreichende Spontanatmung und Extubation. Drei Wochen später operative Versorgung der Unterkiefer-, Oberschenkel- und Patellafraktur.

Eine 72-jährige Patientin, schweres Thoraxtrauma, Commotio cerebri, Rippenserienfraktur 1-6 rechts, Claviculafraktur rechts, Tibiakopffraktur rechts, Unterschenkelfraktur links, Oberarmfraktur links. Trotz erheblicher restriktiver Ventilationsstörung erlaubten die stabilen Kreislaufverhältnisse die Indikation zur Operation am 3. Tag. In einer Sitzung wurden die Frakturen mit zwei Op.-Teams stabilisiert und somit die Operationszeit und Narkosebelastung erheblich abgekürzt. Postoperativ weiterhin Inhalationstherapie sowie physiotherapeutische Maßnahmen.

Ein 48-jähriger Patient, Contusio cerebri, Rippenserienfraktur 1-9 links, ausgedehntes Hautemphysem, Contusio cordis, Schambeinfraktur rechts, offene Unterschenkelfraktur links, Unterschenkelfraktur rechts und Sprunggelenksfrakturen beidseits. Notfallmäßige Versorgung der Frakturen mit Calcaneus-Drahtextensionen und Oberschenkelliegegips beidseits. Zunehmende respiratorische Insuffizienz, beidseitiger Pneumothorax machten nach Anlegen von Thorax-Saug-Drainagen zur Erzielung ausreichender Blutgasbefunde die kontrollierte Beatmung erforderlich. In der Folge trotz gesteigerter Atemzeitvolumina zunehmende Verschlechterung der respiratorischen Situation und Tod infolge hypoxischen Herz-Kreislauf-Versagens.

Während im letzten Fall eine nicht zu beherrschende Hypoxie trotz kontrollierter Beatmung mit Engström-Respirator zum Tode führte, zeigen die beiden ersten Fälle, daß genaueste Überwachung der respiratorischen und Kreislaufsituation unter intensivmäßigen Bedingungen die zeitlich bestmögliche Indikation zur operativen Versorgung der Extremitätenverletzungen zuläßt.

Zusammenfassend läßt sich sagen: Das schwere Thoraxtrauma steht im Zeichen der Intensivmedizin, da vitale Funktionskreise fortlaufend kontrolliert werden müssen. Thorakale Notzustände sollten beherrscht sein, bevor weitere Diagnostik und Therapie erlaubt sind. Gleichzeitige schwere Extremitätenverletzungen bedürfen ihrerseits einer sofortigen notfallmäßigen Erstversorgung. Über den Zeitpunkt für die endgültige operative Versorgung der Frakturen und Luxationen wird in Abhängigkeit vom Gesamtzustand von Fall zu Fall zu entscheiden sein.

Podiumsdiskussion (Leitung: W. T. Ulmer, Bochum)

Teilnehmer: Baumgartl (Augsburg), Bühlmann (Zürich), Contzen (Frankfurt), Reidemeister (Essen), Specht (Berlin).

Herr KÄMMERER betont, daß die Messung des Rechts-Links-Shunts eine relativ einfache Methode sei. Sie sei aber auch sehr instruktiv über die Funktionslage der Atmungsorgane. Herr NOLTE stellt doch die Einfachheit dieser Methode in Frage. Herr BÜHLMANN glaubt, daß im wesentlichen die Bestimmung des arteriellen Blutes zur Beurteilung der Situation ausreicht. Andere, kompliziertere Untersuchungsverfahren haben mehr wissenschaftliche Bedeutung.

Herr KÖNN weist darauf hin, daß ein Aneurysma dissecans offensichtlich auch praktisch asymptomatisch nach einem Trauma entstehen kann. Dieses Aneurysma kann dann auch klinisch jahrelang stumm bleiben.

Herr REIDEMEISTER stimmt dem zu und betont, daß ein großer Teil der operierten traumatischen Aortenaneurysmen Spätaneurysmen seien. Häufig stellen sie Zufallsbefunde dar, bei denen immer die Frage zu stellen ist, ob operativ eine Korrektur durchgeführt werden soll. Da bei größeren Aneurysmen immer die Perforation droht, wird die Meinung vertreten, daß bei doppeltem Radius der Aorta das Aneurysma operiert werden sollte. Die Operation stellt mit einem Linksbypass ein relativ geringes Risiko dar.

Von Herrn KÖNN wird die Frage gestellt, wie die Pathogenese nach bestimmten Herztraumen zu deuten sei: 2 Jahre nach Gewalteinwirkung auf den Thorax bei jüngeren Menschen Exitus. Keine Arteriosklerose; Narbenbildung etwa in 5-Markstückgröße in der Vorderwand und in dem zugeordneten absteigenden Ast der linken Herzkranzarterie; eine alte, vernarbte Thrombose. Nach dem Trauma seien keine Erscheinungen von seiten des Herzens beobachtet worden, auch das Elektrokardiogramm sei unauffällig gewesen. Herr ROSENKRANZ antwortete, daß sich entsprechende EKG-Veränderungen nach Thoraxtraumen im allgemeinen zurückbilden. Diese tierexperimentell belegte Erfahrung ist nicht unbedingt auf die Verhältnisse beim Menschen zu übertragen, weil doch häufiger schon eine Coronarsklerose vorliegt. Bei schon derartig vorbelasteten Herzen persistieren die EKG-Veränderungen auch über sehr lange Zeiträume. Die von Herrn KÖNN beobachtete Narbe kann Folge einer Ruptur eines kleinen Gefäßes sein; wenn das Elektrokardiogramm negativ war, so kann das an der Wahl der Ableitungen liegen. Bei nicht vollständigem Ableitungsspektrum können leicht Infarcierungen übersehen werden. Herr KÖNN glaubt, daß durch das Trauma eine feine Intima-Verletzung eingetreten sei. Aus dieser Intima-Verletzung sei dann die Thrombose entstanden. Die Frage, inwieweit Gefäß-Spasmen zu einer Intima-Schädigung führen können, wurde doch eher negativ beantwortet.

Die Frage, ob eine instabile Thoraxwand grundsätzlich zu stabilisieren sei, wurde von Herrn WELLER bejaht. Bei jungen Menschen genügt oft die einfache Kompression mit rigoroser Komprimierung, z.B. mit einem Schaumgummikissen und kräftigen Heftpflasterverbänden. Da hierdurch aber das Gesamtvolumen verkleinert wird, ist dieses Verfahren, gerade bei älteren Patienten, nicht unbedenklich. Hier sollte rechtzeitig beatmet werden, obwohl auch die Langzeitbeatmung mit erheblicher Letalität bei diesen Patienten belastet ist. Die Kirschnerdraht-Spickung kann bestechende Ergebnisse bringen, insbesondere insofern, weil dann die Zahl der Beatmungsfälle relativ gering wird.

Herr HARRFELDT fragt nach geeigneten Funktionsparametern als Indikation für operative Maßnahmen oder zur Beatmung. Blutgasanalysen werden die Entscheidung erleichtern helfen. Daneben muß aber die klinische Situation letztlich die Indikation stellen.

Herr WELLER weist darauf hin, daß bei Polytraumatisierten mit vielen Extremitätenverletzungen und zusätzlichem Thoraxtrauma bei der Primärversorgung der Frakturen große Zurückhaltung zu üben sei. Die Gefahren der Ausbildung eines Schocks sowie derjenigen von Fettembolien sind sehr groß.

Herr REHN fragt, ob nicht bei den höheren Altersklassen mit Thoraxinstabilität doch die äußere Stabilisierung insgesamt bessere Ergebnisse bringt. Welche Methode hat sich aber hierbei bewährt?

Herr SPECHT glaubt doch, daß die äußere, gut kontrollierte Stabilisierung in sehr vielen Fällen zu ausreichenden Ergebnissen führt; operative Stabilisierung nur dann, wenn keine andere Möglichkeit besteht.

Herr KÄMMERER hält die äußere Stabilisierung gerade bei den alten Leuten für ausgesprochen gefährlich, weil sie zur Hypoventilation in den betroffenen Gebieten führt. Hiermit droht auch die Bronchopneumonie. Schließlich wird darauf hingewiesen, daß als Übergangslösung nach Brustwandresektionen das Einspannen eines Dura-Lappens zwischen den Nachbarrippen, oder auch hinten an der Wirbelsäule, mit trommelartiger Ausspannung eine Instabilität relativ stabilisieren kann. Eine kritische Phase kann durch diesen kleinen Eingriff meist überbrückt werden.

Herrn CONTZEN wird zugestimmt, daß der Zugang zu einem Zwerchfellbruch eine Frage des Alters dieses Bruches sei. Bei frischen Zwerchfellbrüchen sollte überwiegend doch abdominal, bei vernarbten älteren Brüchen meist thorakal vorgegangen werden. Die linksseitige Zwerchfellruptur ist weniger problematisch, bei der rechtsseitigen stößt die Diagnostik oft auf Schwierigkeiten, u. U. kann die Leberszintigraphie die Diagnostik erleichtern. In Zweifelsfällen sollte lieber noch eine Probelaparotomie angeschlossen werden, insbesondere, wenn ein sonst nicht zu erklärender Volumenmangel besteht. Bei Zwerchfellrupturen kann auch das Perikard mit einreißen, so daß auch das Perikard nach Möglichkeit kontrolliert werden sollte. Das Perikard kann auch durch die Larrey'sche Spalte corupturiert sein, ohne daß die Pleurahöhlen rechts oder links betroffen sein müssen.

R. Hymmen, Köln

Allgemeine versicherungsrechtliche Probleme der Begutachtung mit Vorschäden

Es erscheint zweifelhaft, ob es berechtigt ist, bei dem Komplex Begutachtung mit Vorschäden von versicherungsrechtlichen Problemen im Wortsinne zu sprechen. Denn über die im Zusammenhang mit der Begutachtung bei Vorschäden stehenden Rechtsfragen besteht im Bereich der gesetzlichen Unfallversicherung kaum Unklarheit. Die Rechtsprechung und ein ausgedehntes Schrifttum stimmen im wesentlichen überein. Problematisch ist eher der Vorgang gutachtlicher Schlußfolgerungen unter Berücksichtigung der durch Rechtsprechung und Schrifttum entwickelten Grundsätze. Es kann aus diesem Grunde nützlich sein, diese durch einige kurze Anmerkungen darzustellen.

Erste Anmerkung:

".... Bei der Schätzung des Vomhundertsatzes der eingebüßten Erwerbsfähigkeit ist von der individuellen Erwerbsfähigkeit des Verletzten vor dem Unfall auszugehen. Sie ist stets mit 100 anzusetzen. Es kommt allein darauf an, wieviel vom Hundert der Verletzte durch Unfallfolgen von dieser individuellen Erwerbsfähigkeit verloren hat....."

ferner:

".... Bei der Schätzung des Vomhundertsatzes der eingebüßten Erwerbsfähigkeit ist von der individuellen Erwerbsfähigkeit des Verletzten vor dem Unfall auszugehen. Sie ist mit 100 anzusetzen....."

Das sind Zitate aus den vom Hauptverband der gewerblichen Berufsgenossenschaften herausgegebenen "Hinweisen für die Erstattung von Berichten und Gutachten" und aus dem Arztvordruck 10 "Erstes Rentengutachten".

Ausgangspunkt der gutachterlichen Überlegungen ist demnach die individuelle Erwerbsfähigkeit des Versicherten. Sie kann durch vielfache Faktoren schon vor dem Unfall beeinträchtigt sein, wie etwa Vorerkrankungen, Alters- oder Verbrauchserscheinungen, angeborene oder durch Unfall oder durch Versorgungsleiden erworbene Behinderungen usw. Gleichwohl ist sie mit 100 anzusetzen. Das hat zur Folge, daß die Minderung der Erwerbsfähigkeit wegen eines Arbeitsunfalls in Prozenten ausgedrückt bei einem Versicherten mit einem solchen Vorschaden anders anzusetzen ist, als dies bei einem Versicherten ohne Vorschaden der Fall wäre.

Zweite Anmerkung:

Rechtlich relevant ist ein Vorschaden dann, wenn zwischen diesem Vorschaden und dem durch einen Arbeitsunfall oder eine Berufskrankheit verursachten Körperschaden eine Wechselbeziehung besteht.

Das ist der Fall etwa bei Vorschäden an dem von einem Arbeitsunfall betroffenen Körperteil oder Organ.

Beispiel: Verlust eines Fingers durch Arbeitsunfall bei einem Versicherten, der bereits vorher einen Finger eingebüßt hat - gutachterlich besonders schwierig bei Vorschäden der Wirbelsäule oder eines inneren Organs oder Organsystems;

Vorschäden an einem Körperteil, der mit dem von einem Arbeitsunfall betroffenen Körperteil korrespondiert, wie etwa bei Armen, Händen, Beinen,

Beispiel: Unterschenkelamputierte erleidet durch Arbeitsunfall eine Knieversteifung;

Vorschäden an einem paarigen Organ, von dem das andere durch einen Arbeitsunfall betroffen worden ist,

Beispiel: Ein Versicherter, der das Sehvermögen eines Auges eingebüßt hat, verliert durch einen Arbeitsunfall das andere Auge und wird blind: Minderung der Erwerbsfähigkeit 100%.

Besteht eine solche Wechselwirkung nicht, so ist der Vorschaden bei der Einschätzung der Minderung der Erwerbsfähigkeit nicht zu berücksichtigen;

Beispiel: Ein Versicherter hat vorher einen Fuß verloren, durch einen Arbeitsunfall verliert er ein Auge.

Die hier und weiter unten genannten Beispiele sind aus dem für die gutachterliche Praxis sehr bedeutungsvollen Referat von Dette "Vorschäden und Minderung der Erwerbsfähigkeit"[1] entnommen.

Dritte Anmerkung:

Liegt eine Wechselwirkung vor, so wird in der Regel eine höhere Minderung der Erwerbsfähigkeit die Folge sein, als es ohne den Vorschaden der Fall wäre, sofern nicht Vorschaden und Unfallschaden ineinander aufgehen, wie bei folgendem

Beispiel: Verlust der Hand durch Vorschaden, Amputation des Armes wegen Folgen eines Arbeitsunfalls.

In solchen Fällen wird regelmäßig der Grad der Minderung der Erwerbsfähigkeit nicht erreicht, der ohne den Vorschaden zuzubilligen wäre [2].

---

1) Dette, "Vorschäden und Minderung der Erwerbsfähigkeit", Heft 4 der Schriftenreihe "Unfallmedizinische Tagungen der Landesverbände der gewerblichen Berufsgenossenschaften, S. 37 ff.

2) Entscheidungen des Bundessozialgerichts, Bd. 24, S. 275.

Vierte Anmerkung:

Die Minderung der Erwerbsfähigkeit durch einen Vorschaden ist nach dem Befund zum Zeitpunkt des Arbeitsunfalls frei zu schätzen, und zwar auch dann, wenn dafür ein Prozentsatz durch Bescheid eines Kostenträgers bindend oder durch ein Urteil rechtskräftig festgesetzt ist.

Fünfte Anmerkung:

Die individuelle Minderung der Erwerbsfähigkeit bei wechselseitiger Beziehung von Vorschaden und Unfallfolgen muß vom Gutachter bewertet werden, sie kann nicht rein rechnerisch ermittelt werden.

Daher können die von verschiedenen Autoren entwickelten Formeln - auch die nach ihrem Verfasser sogenannte Lohmüller'sche Formel - den Schlußfolgerungen des Gutachters nicht zugrunde gelegt werden. Das ist nicht nur die weitaus überwiegende Meinung im Schrifttum, sondern auch so vom Bundessozialgericht ausgesprochen. Der in jüngster Zeit durch Erlenkämper[3] geäußerten gegenteiligen Auffassung - freilich wesentlich auf Vorschäden der Wirbelsäule abgehoben - kann ich mich mit vielen anderen nicht anschließen.

Mir scheint es ein Widerspruch zu sein, auf der einen Seite die Notwendigkeit der individuellen Beurteilung der Erwerbsfähigkeit des Verletzten festzustellen, auf der anderen Seite aber die Schlußfolgerung des Sachverständigen einer Rechenformel zu überlassen und nicht seiner Kunst der gutachterlichen Tätigkeit und der Erfahrung aus einer Vielzahl gleichartig oder ähnlich gelagerter Fälle.

W. Arens, Ludwigshafen/Rhein

Die Begutachtung von Gelenkverletzungen bei Vorschäden des Gelenkes

Wie kommen Vorschäden an unseren Gelenken zustande? 1. Durch angeborene Veränderungen. Wird solch ein Gelenk nun verletzt, dann dürfen wir den Vorschaden zum Nachteil des zu Begutachtenden nicht unterbewerten, aber auch zum Nachteil des Schadenträgers nicht überbewerten. Denn wir wissen ja, wie gut angeborene Veränderungen kompensiert werden können.

In der gesetzlichen Unfallversicherung müssen wir praktisch davon ausgehen, daß jemand mit einem angeborenen Vorschaden an

[3] Erlenkämper, "Die Bewertung von Vorschäden aus sozialrechtlicher Sicht", Referat vor dem Arbeitskreis "Begutachtungsfragen" (60. Kongreß der Deutschen Gesellschaft für Orthopädie und Traumatologie).

einem Gelenk bis zu einer neuen Verletzung zu 100% erwerbsfähig ist. - Dasselbe gilt für das Bundesversorgungsgesetz, einschließlich des Soldatenversorgungsgesetzes. Wird bei der Musterung ein angeborener oder aus dem Wachstumsalter stammender Schaden übersehen, und wird das betroffene Gelenk dann verletzt, oder eine Verschlimmerung durch den Wehrdienst behauptet, dann wird man kaum an einer Anerkennung vorbeikommen.

Beispiel: Ein aktiver Oberfeldwebel der Panzertruppe kommt nach 12-jähriger Dienstzeit mit einer Coxarthrose zur Begutachtung. Beiderseits hat er eine Perthes'sche Erkrankung, die bei der Musterung nicht erkannt wurde. Er führt seine Coxarthrose auf die Anstrengungen des 12-jährigen Wehrdienstes zurück. Alte Befunde sind nicht vorhanden. Wir haben uns für die Anerkennung im Sinne einer wesentlichen richtunggebenden Verschlimmerung ausgesprochen.

Wie die private Unfallversicherung sich bei solchen angeborenen Vorschäden verhält, könnte im abschließenden Rundtischgespräch erörtert werden.

Als 2. große Gruppe sind die Vorschäden durch Allgemeinerkrankungen aus innerer Ursache heraus, die irgendwann einmal ein oder mehrere Gelenke betroffen haben, zu nennen. Hier ist vor allem an den großen rheumatischen Formenkreis, die Tuberkulose und andere Infektionskrankheiten zu denken.

Wird solch ein Gelenk zusätzlich verletzt, dann kann sich das positiv oder negativ auswirken.

Ein älterer Mensch mit einer schweren Coxarthrose, - ich denke hier an die bekannte 75-jährige Bäuerin oder Gastwirtin, bei der jeder Schenkelhalsbruch natürlich ein versicherter Arbeitsunfall ist, weil sie nicht auf dem Wege zum Klo, sondern zum Hühnerfüttern usw. war - bekommt eine Totalplastik eingesetzt, wenn er in eine entsprechend ausgestattete Behandlungsstelle (Klinik) kommt. - Hier ist der Zustand nach der neuen Verletzung viel besser als vorher. Trotzdem wird man eine Rente aus der gesetzlichen Unfallversicherung zahlen müssen. Ich meine allerdings, daß dann ein MdE-Satz von 20 bis 30% wirklich ausreicht.

Kurzes Beispiel für negative Auswirkung: Polyarthritiker mit Einsteifungen der Armgelenke. Hier bricht das bessere Handgelenk an typischer Stelle mit einem handgelenksnahen Speichenbruch und wird leider schlechter. Ohne Vorschaden würde bei Festsetzung der 1. Dauerrente ein Zustand von weniger als 10% MdE vorliegen. In unserem Fall bedeutet der röntgenologisch und anatomisch gleiche Speichenbruch aber einen MdE-Satz von 20 bis 30% bei dem vorgeschädigten Polyarthritiker.

Zwischen diesen beiden extremen Beispielen gibt es fließende Übergänge. Man wird ohnehin wohl zu der Feststellung kommen müssen, daß sich keine Normen aufstellen lassen. Unter Beachtung gewisser Grundsätze muß jeder Fall individuell beurteilt werden.

Als 3. große Gruppe sind die Vorschäden durch frühere Verletzungen der Gelenke oder Auswirkungen von Verletzungen auf die Gelenke zu nennen. Auch hier gibt es positive und negative Wechselbeziehungen. Im Rahmen dieses kurzen Referates kann ich diese Dinge nur kurz andeuten.

Denken wir an einen Menschen, der nach einem Schußbruch des Oberschenkels aus dem Kriege ein teilversteiftes Kniegelenk hat. Bei dem Mann kommt es durch einen Arbeitsunfall zu einem Bruch der Kniescheibe. Bei der operativen Versorgung wird gleichzeitig eine Arthrolyse erfolgreich durchgeführt, so daß der Zustand viel besser wird als vorher. Hier, bei diesem Fall, wird für die gesetzliche Unfallversicherung wahrscheinlich und hoffentlich nur für eine kurze Zeit eine Entschädigungspflicht bestehen. Die Rente aus dem Bundesversorgungsgesetz wird selbstverständlich bleiben.

Den Unterschied zwischen gesetzlicher und privater Unfallversicherung lassen Sie mich an einem Beispiel kurz skizzieren. Ein Kniegelenk hat durch eine Erkrankung aus der Jugend ein Bewegungsmaß von 0 - 0 - 20. Im Verlauf einer offenen Verletzung durch einen Arbeitsunfall muß dieses Gelenk versteift werden. Es wird in einem idealen Winkel versteift, wesentliche Beschwerden sind nicht mehr vorhanden. Eigentlich ein Zustand, der besser ist als vorher. Trotzdem wird man in der gesetzlichen Unfallversicherung den Mindestsatz für ein versteiftes Kniegelenk von 30% geben müssen. Wenn wir das auch nicht für richtig und einsehbar halten, es wird trotzdem so sein. - In der privaten Unfallversicherung würde ich nach der Versteifung des Kniegelenkes nach der Gliedertaxe einen Gesamtschaden des Beines von 3/7 annehmen. Von diesen 3/7 würde ich aber nur 1/7 dem Unfall zur Last legen, 2/7 sind nach meiner Ansicht dem Vorschaden anzulasten.

Noch ein wichtiges Wort zur Dokumentation. Gerade bei der Begutachtung von Gelenkverletzungen bei Vorschäden ist eine gute Dokumentation von wichtigster Bedeutung. Alle Röntgen-Bilder und gute Befunde sind hier die entscheidenden Eckpfeiler der Begutachtung. Hier müssen wir Ärzte von den Versicherungsträgern verlangen, daß sie uns beim Gutachten-Auftrag möglichst lückenlose Unterlagen liefern. Neben den Berufsgenossenschaften gilt das vor allem auch für die privaten Unfallversicherungen und die Haftpflichtversicherungen. Man sollte es uns ersparen, nach Röntgen-Bildern und Vorbefunden Recherchen anstellen zu müssen.

Gleichzeitig muß ich aber auch sagen, daß wir in dieser Beziehung an uns harte Maßstäbe in Bezug auf peinliche Sorgfalt bei der Dokumentation anlegen müssen. Das gilt vor allem auch für die Ausbildung unserer jüngeren Mitarbeiter auf dem Gebiete des Gutachtenwesens.

W. Schramm, Bochum-Linden

Zur Problematik der Begutachtung von Meniscusschäden bei Bergleuten

Einen Meniscusschaden wird man bei Bergleuten im allgemeinen dann als Folge einer Berufskrankheit Nr. 42 anerkennen, wenn die histologische Untersuchung des Operationspräparates entsprechende Veränderungen bestätigt, die Betroffenen mehr als drei Jahre in kniestrapazierender Stellung unter Tage gearbeitet haben und wenn auch der zeitliche Zusammenhang zwischen der Gefährdungszeit und dem Auftreten der Meniscopathie gewahrt ist.

Probleme treten immer dann bei der Begutachtung auf, wenn eine dieser Voraussetzungen nicht erfüllt ist.

So sehen wir gar nicht selten Bergleute, bei denen nach jahrelanger kniegefährdender Arbeit der klinische Befund an einen Meniscusschaden denken läßt. Der histologische Befund fehlt jedoch, da wegen Allgemeinerkrankungen oder einer Antikoagulantiendauerbehandlung nach thromboembolischen Ereignissen keine Operation durchgeführt werden konnte. Es taucht dann die Frage auf, ob man allein anhand des klinischen Befundes eine Berufskrankheit Nr. 42 anerkennen kann. Da die Syptomatik einer Meniscopathie klinisch durch Zotten des Fettkörpers oder der Gelenkkapsel, eine Plica synovialis patellaris oder eine Synoviareizung vorgetäuscht werden kann, sind wir der Ansicht, daß der klinische Befund allein nicht ausreichend zur Anerkennung einer Berufskrankheit Nr. 42 ist. Mit gewisser Einschränkung gilt das selbst dann, wenn der arthrographische Befund degenerative Veränderungen am Meniscus erkennen läßt. Hierbei sollte man bedenken, daß derartige Veränderungen auch im Gefolge von Arthrosen, einer Osteochondrose, einer Chondropathia patellae oder eines in der Vorgeschichte verschwiegenen Traumas auftreten können.

Weiterhin ergeben sich dann Probleme bei der Klärung der Zusammenhangsfrage, wenn Bergleute zur Begutachtung kommen, die zwar viele Jahre unter Tage gearbeitet, aber weniger als drei Jahre echte bergmännische Tätigkeiten mit Gefährdung der Kniegelenke verrichtet haben. BÜRKLE DE LA CAMP hat 1963 hier in Berlin auf dem Unfallkongreß in einem umfassenden Referat darauf hingewiesen, daß nicht die Arbeit unter Tage als solche, sondern lediglich das langdauernde Knien und Hocken sich auf den Ablauf einer Meniscopathie auswirken kann. Auch ein Gutachter, der von Grubenfahrten her die Arbeitsbedingungen unter Tage kennt, kann nicht immer für den Einzelfall entscheiden, welche Arbeiten als kniegefährdend angesehen werden müssen. Der Gutachter ist daher manchmal überfragt, wenn er entscheiden soll, ob die technischen Voraussetzungen erfüllt sind oder nicht. In diesen Fällen sollte man daher eine detaillierte Arbeitsanamnese der Technischen Abteilung der Bergbau-Berufsgenossenschaft anfordern und zur Grundlage für die Entscheidung machen.

Nun zum letzten wesentlichen Problem. In letzter Zeit häufen sich die Begutachtungsfälle von Bergleuten, die zwar mehr als drei Jahre kniestrapazierend gearbeitet haben, bei denen aber andererseits die Kniegelenksbeschwerden und die auch histologisch gesicherte Meniscopathie oft erst viele Jahre nach Beendigung der Untertagearbeit und Abkehr aus dem Bergbau aufgetreten sind. Grundsätzlich muß man bei der Begutachtung davon ausgehen, daß die Meniscopathie eine idiopathische Erkrankung ist, die bei Menschen beiderlei Geschlechts und aller Alters- und Berufsgruppen auftreten kann. So haben wir im Krankengut 1973 unter zweiunddreißig Menisceektomien nur zehn Bergleute, aber neun Frauen und dreizehn Männer anderer Berufssparten, die keine kniestrapazierende Arbeit verrichtet hatten. Der histologische Befund kann nur in einigen Fällen weiterhelfen. So sind wir mit ANDREESEN der Ansicht, daß deutliche Abrundungen der Rißstelle in Verbindung mit klinischen Brückensymptomen darauf hinweisen, daß die Schädigung schon vor längerer Zeit aufgetreten ist. Ein derartiger Befund spricht u.U. für die Anerkennung einer Berufserkrankung, auch wenn die Gefährdungszeit schon mehrere Jahre zurückliegt. Anders ist es, wenn wir statische Fehlstellungen der unteren Gliedmaßen, wie O- oder X-Beinstellungen, pathologische Fehlstellungen der Schenkelhalswinkel mit Verlagerung der Traglinie im Kniegelenk nach medial oder lateral finden. Auch Bandscheibenschäden, die ihren Ausdruck in häufigen Lumbalgien und Ischialgien in der Vorgeschichte finden, sprechen unseres Erachtens dafür, daß in körpereigenen Ursachen der wesentliche Grund für die Meniscopathie zu sehen und eine Berufskrankheit Nr. 42 ggf. abzulehnen ist. Wir gehen dabei von der Vorstellung aus, daß das Bandscheibengewebe morphologisch mit dem Faserknorpel der Menisci vergleichbar ist, so daß man in diesen Fällen wohl von einer Systemerkrankung sprechen kann.

Auch das Alter des Erkrankten kann von entscheidender Bedeutung sein. Der sogenannte Bergmannsmeniscus zeichnet sich doch dadurch aus, daß die an sich anlagebedingte Meniscopathie durch die kniestrapazierende Arbeit unter Tage in ihrem Ablauf beschleunigt oder verschlimmert wird. Selbst wenn man berücksichtigt, daß der degenerative Prozeß sehr langsam und schleichend verläuft scheint es unwahrscheinlich, daß die Meniscopathie erst viele Jahre nach Beendigung der Gefährdungszeit manifest wird. Von einer Beschleunigung oder Verschlimmerung kann man dann wohl nicht mehr sprechen. In einigen Fällen hat sich das Sozialgericht inzwischen den vorgetragenen Ansichten angeschlossen und entsprechend entschieden.

Die Ausführungen sollten Ihnen zeigen, welche Probleme auch heute noch bei der Beurteilung einer Berufskrankheit auftreten können, die inzwischen mehr als zwanzig Jahre alt geworden ist.

Ch. Pick, F. Buck und E. Koob, Essen

Die Bedeutung der Traumatisierung praearthrotisch und arthrotisch veränderter Hüftgelenke

Die in der einschlägigen Literatur wenig behandelten Unfallfolgen im Bereich eines vorgeschädigten Hüftgelenkes sind gutachterlich unter dem Gesichtspunkt der eventuellen unfallbedingten Verschlimmerung eines vorbestehenden Leidens zu betrachten, denn die nach HACKENBROCH als Praearthrosen bekannten Vorschäden des Hüftgelenkes gehen nicht nur mit mechanisch wirksamen Störungen, sondern auch mit einer bleibend geminderten Gewebsqualität und damit einer geschwächten Regenerationskraft einher, wobei trotz der verschiedenen praearthrotischen Ausgangssituationen das klinische Bild der daraus entstandenen Coxarthrose nahezu einheitlich ist.

Auch für diese so vorgeschädigten Hüften gilt, daß leichte Weichteiltraumen in der Regel keinen andauernden Einfluß ausüben. Einfluß können dagegen Traumen nehmen, die mit Knochenbrüchen im Gelenkbereich selbst einhergehen, aber auch ferner liegende Knochenbrüche, die möglicherweise für die Gelenkstatik Bedeutung gewinnen können. Auch schwerste Kontusionen ohne Knochenbrüche können zu Schädigungen des bereits vorgeschädigten Gelenkknorpels führen und somit eine vorübergehende oder auch richtungsgebende Verschlimmerung herbeiführen. In jedem Fall ist das Auftreten und die Dauer solcher Unfallfolgen nur durch wiederholte Verlaufskontrollen und Seitenvergleiche beider Hüften im Zeitablauf feststellbar, weil schematisierte Krankheitsabläufe nicht festlegbar sind.

Dafür 3 Beispiele: Die Beckenübersicht eines 63-jährigen Mannes zeigt den Zustand einer beiderseitigen Coxarthrose bei Coxa vara epiphysaria. Im Alter von 30 Jahren hat dieser Patient 1940 während seiner militärischen Grundausbildung eine Luxation der li. Hüfte erlitten, die mit dem Bild einer chronischen Coxitis 1942 zur Entlassung aus dem Wehrdienst führte. Anerkannt als Wehrdienstbeschädigung wurde die schmerzhafte Funktionseinschränkung der li. Hüfte 1942 mit einer MdE von 30%. 1967 wurde nach Auftreten auch re.-seitiger Hüftbeschwerden eine MdE von 40% anerkannt und wenig später wegen besonderer beruflicher Betroffenheit als selbständiger Kaufmann 50%. Nach Geschäftsaufgabe 1972 wurde die MdE auf 40% zurückgestuft, wogegen Klage erhoben wurde.

Jetzt zeigt sich jedoch die seitengleiche Arthroseausbildung beider Hüften, weil die praearthrotisch bedingte Arthroseausbildung die einseitige Zweitschädigung der li. Hüfte sozusagen überholt hat. Der Verschlimmerungsantrag des anerkannten Kriegsleidens war deshalb abzulehnen. Die 1942 eingetretene Verschlimmerung, die damals als Wehrdienstbeschädigung anerkannt wurde, war 1973 als abgeschlossen zu bezeichnen. Es blieb bei einer MdE von 40%.

Auf solche Angleichung ist zu achten, wenn der stattgehabte Unfall - wie in diesem Fall die Luxation - keine bleibenden Skelettveränderungen in Form oder Statik bewirkt hat.

Dies aber ist der Fall bei diesem Beispiel (Abb. 1 und 2), einer im Alter von 64 Jahren erlittenen li.-seitigen Schenkelhalsfraktur bei ursprünglich mäßiger beiderseitiger Arthrose, wie sie jetzt noch das re. Hüftgelenk zeigt. Die Fraktur heilte in Coxa vara - und Retrotorsionsfehlstellung aus. Die statisch ungünstige Ausheilung führt zu der als richtungsgebende Verschlimmerung anzuerkennenden einseitigen Verstärkung der Coxarthrose li. Als unfallbedingt wurde hier die Anerkennung einer MdE von 30% als Dauerschaden empfohlen.

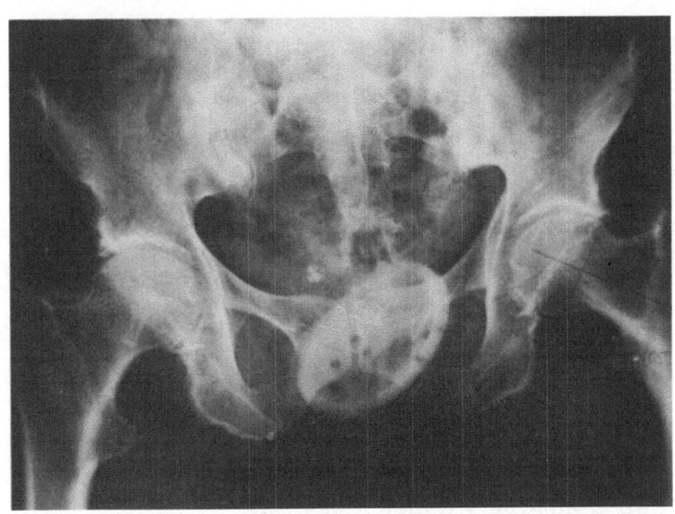

Abb. 1

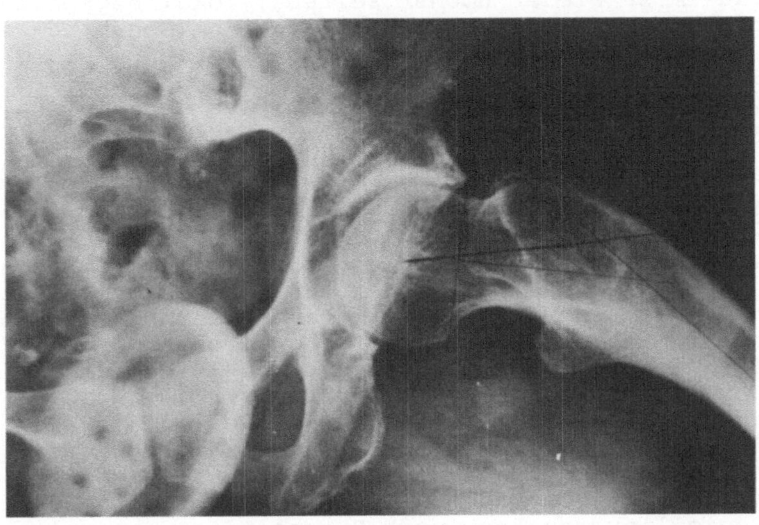

Abb. 2

Auch dieses Beispiel zeigt eine als richtungsgebende Verschlimmerung anzuerkennende Unfallfolge. Die im Alter von 67 Jahren erlittene und in Fehlstellung verheilte kniegelenksnahe Femurfraktur bewirkt durch Fehlstatik die verstärkte Coxarthrose re., die auch nicht durch die an der Coxarthroseausbildung mitbeteiligte Praearthrosedeformität der dysplastischen Gelenkpfanne überdeckt wird, wie der Seitenvergleich zeigt.

Die Abgrenzung unfallbedingter von anlagemäßig bestehenden Gelenkveränderungen sollte durch eine unter Umständen jahrelange Verlaufsdokumentation und durch einen wiederholten Seitenvergleich der unfallbetroffenen Hüfte mit ihrer unverletzten Gegenhüfte durchgeführt werden. Diese langzeitige Verlaufskontrolle ist auch notwendig, um unfallbedingte Verschlimmerungen als vorübergehend oder richtungsgebend erkennen zu können.

Zusammenfassend kann man sagen, daß auch im Falle praearthrotisch oder arthrotisch vorgeschädigter Hüftgelenke die Gelenksveränderungen im Anschluß an Unfälle nur dann als unfallbedingte Verschlimmerungen anzuerkennen sind, wenn sich die posttraumatisch entstandenen Gelenkveränderungen erfahrungsgemäß aus einer unfallbedingt veränderten Knochenform oder Gelenkmechanik bzw. -statik erklären lassen.

W. Perret, München

Die gutachterliche Beurteilung schwerer, lokaler Nekrosen nach i.m. Injektion am Gesäß

Seit 50 Jahren sind immer wieder höchst seltene, lokal begrenzte Haut-Unterhautveränderungen nach i.m.-Injektionen am Gesäß beobachtet worden. Es kommt dabei ganz akut nach der Einspritzung zu Schmerzen am Einspritzungsort, zu derber, erhabener Schwellung, teils mit Verfärbungen, zu einem Erythem, was dann in zosteriforme Hautnekrosen übergeht, diese sind oberflächlich, scharf begrenzt und führen im weiteren Verlauf zu kegelförmigen, teils tiefen Nekrosen, die im Einzelfall auch plastische Maßnahmen erforderlich machen.

Diese lokalen Erscheinungen wurden anfangs, aber auch jetzt noch als Embolia cutis medikamentosa bezeichnet. Es ist aber versucht worden dies alles mit dem Sanarelli-Shwartzmann-Phänomen zu erklären. Dieser Deutung kann aber nur mit Zwang gefolgt werden; denn es ist stillschweigend dabei unterstellt, daß eine ausreichende Menge unspezifischer Antikörper vorhanden ist, was aber nur vermutet werden kann. Diese höchst eindrucksvollen, lokalen Veränderungen, die auch mit schwerer körperlicher Beeinträchtigung gepaart sein können, sind nach den verschiedensten Medikamenten (Schwermetallen, öligen und wäßrigen Lösungen, nach den verschiedensten Penicillpräparaten, nach Butazolidin, Tomanol, Neoteben, Cibazol, Anastil u.a.m.)- beobachtet worden, bei Kindern und Erwachsenen. Im Schrifttum finden sich nach 1951 64 Fälle, von mir sind 10 Fälle als Gutachter bearbeitet worden [1]. Hervorzuheben ist, daß bei allen diesen Fällen vorbestehende besondere allergische Reaktionslagen, Störungen der Blutgerinnung u.a.m. ausgeschlossen werden konnten. Im klinischen Bild, im Gesamtverlauf bestehen auch deutliche Unterschiede zum bekannten Injektionsabsceß. Bisher ist im Schrifttum dies alles als Embolia cutis medicamentosa bezeichnet worden, teils hat man auch nur von lokaler haemorrhagischer Nekrose gesprochen, zu Aetiologie und Pathogenese nicht verbindlich Stellung genommen. Überwiegend wird jedenfalls die Meinung vertreten, daß es sich um versehentliche periarterielle-intramurale-intraarterielle Injektionen in Verbindung mit unspezifischer, allergischer Reaktionslage handelt, was akut zur Blockade cutaner Gefäße führt.

Zur Vermeidung solcher Komplikationen ist deshalb auch darauf abgestellt worden, daß versucht werden müßte, eine versehentliche intraarterielle Injektion zu vermeiden, vor der Injektion durch Aspiration überprüft werden müsse, ob die Injektionsnadel richtig liegt. Das kann aber keine ausreichende Sicherung sein; denn nach Prüfung durch Aspiration wird sich nach Aufsetzen der Spritze die Kanüle verschieben, wenn auch minimal, sodaß vorausgegangene Prüfung illusorisch wird.

Im Schrifttum findet sich nichts, wie diese Komplikationen hinsichtlich der Haftpflicht des Arztes zu beurteilen sind. Ich habe in einem solchen Fall für ein Gericht (LG Duisburg - Urteil vom 10.6.1960 - veröff. in VersR. 1961, 237-238) ausgeführt: "... die nach der Einspritzung aufgetretene Nekrose ist nicht auf eine unsachgemäße Einspritzung zurückzuführen - solche Nekrosen entstehen der Facherfahrung nach infolge besonderer, im voraus nicht erkennbarer, körpereigener Gefäßreaktionen, sie haben mit falscher Injektionstechnik nichts zu tun. Der Fachmann kann keine Injektionstechnik angeben, nach welcher es mit Sicherheit zu den gleichen, lokalen Veränderungen kommt". Diese Beurteilung hat das Gericht in seiner Entscheidung auch übernommen, eine Haftpflicht des Arztes verneint. In den letzten Jahren sind auch von anderen Gerichten für den Arzt unvermeidbare Komplikationen angenommen worden, eine Haftpflicht ebenfalls verneint worden.

J. Probst, Murnau

Refrakturen: Zustand nach Osteosynthese und nicht verheilten Frakturen

Die Begutachtung von Refrakturfällen kann sich sowohl auf die Fragen des Zusammenhanges eines von mehreren Unfällen mit einem neuerlichen Knochenbruch als auch auf die Zurechenbarkeit einer

[1] Ausführlich wird über diese Fälle in Kürze in der Med. Klin. berichtet.

Refraktur zu einem früheren Unfall, ferner auf Fragen der Mitwirkung (§ 10 (1) AUB) oder des Vorschadens (§ 10 (4) AUB), gelegentlich auch auf die Frage nach einem iatrogenen Schaden richten. Dabei werden unter dem Begriff Refraktur sehr verschiedene Ereignisse und Zustände subsumiert.

Obwohl die Refraktur kein ausgesprochen seltenes, häufig sogar ein sehr bedeutungsvolles Ereignis ist, findet sie gleichwohl im Schrifttum wenig Beachtung; noch weniger gibt es eine strenge Begriffsbestimmung. Die Beschränkung des Refrakturbegriffes ausschließlich auf den Bruch des Callusgewebes, wie sie sich einst aus den Erfahrungen an den typischen Refrakturen kindlicher Unterarme ergeben hat, wird zumal den Frakturen bei noch liegendem Osteosynthesematerial oder nach Entfernung desselben nicht mehr gerecht. Dies ergibt sich ohne weiteres auch aus der Vielzahl der Umstände, unter denen "Refrakturen" auftreten können, z.B. bei primärer und insuffizienter Osteosynthese infolge ungenügender Osteosyntheseverankerung oder infolge vorzeitiger Belastung oder infolge beider gleichzeitig, bei Heilungsstörung infolge zu früher Belastung bei scheinbarer Festigkeit mit oder ohne ausreichende Osteosynthese (Minimalosteosysnthese), bei Osteosyntheselockerung im atrophischen Knochenlager infolge dynamischer oder statischer Belastung, bei Bruch des Implantats und Sprengung des Callus mit oder ohne Ernährungsstörungen des Knochengewebes, bei Bruch des Implantats außerhalb der Knochenbruchstelle am Ort der Spannungsspitze, bei Brüchen des Knochens in der primären Bruchstelle nach Implantatentfernung frühzeitig oder später, im Schraubenloch oder entlang einer absichtlich oder unabsichtlich verbliebenen Schraube, im Nekrosecallus, im Knochentransplantat (Spongiosa). Zu diesen Trennungen treten jene hinzu, die neben oder sogar weiter entfernt der ursprünglichen Bruchstelle auftreten, z.B. Brüche in einem endständigen Schraubenkanal, in Höhe des Implantatrandes (Kerbfraktur), neben der Knochennarbe (Grenzzonenbruch) oder in derselben, in oder neben einer Achsenknickstelle, im dystrophischen abgelegenen Knochenbereich, im Infektionsgebiet. - Diese Aufzählung erhebt keinen Anspruch auf Vollständigkeit, sie deutet nur die zahllosen Möglichkeiten von S e k u n d ä r f r a k t u r e n an.

Die Erfahrungen mit verschiedenen Osteosyntheseformen und die Untersuchungen ihrer materialtechnischen, spannungsphysikalischen Bedingungen am Knochen ermöglichen es, die verschiedenen, dem Begriffsbereich Refraktur zugerechneten Erscheinungen auf wenige Grundformen zurückzuführen:

1. Die klassische Refrakturform stellt der Callusbruch dar. Er verdankt seine Entstehung der zu frühen Freigabe aus Ruhigstellung, wenn die Tragfähigkeit in der Bruchstelle wegen noch unzureichender Gewebedifferenzierung noch nicht wiederhergestellt ist, obwohl im Röntgenbild die Ausheilung abgeschlossen erscheint. Trügerisch sind insbesondere jene Fälle, in denen eine primäre Knochenbruchheilung angenommen und eine sichtbare Callusbildung infolgedessen nicht erwartet wird. Grundsätzlich muß man davon ausgehen, daß die Wiederherstellung des status quo ante eines Knochenquerschnittes wesentlich längere Zeit in Anspruch nimmt, als das Röntgenbild und die subjektiven Angaben des Patienten (!)

erwarten lassen. Kommt es zur Refraktur im Bruchspalt, ist der Zusammenhang mit dem Erstbruch jedenfalls innerhalb eines Jahres nach Implantatentfernung stets, danach auch dann noch anzunehmen, wenn die Gewalteinwirkung inadäquat war.

2. Als Ermüdungsfraktur im Sinne einer Sekundärfraktur stellen sich diejenigen Brüche dar, welche mit Spätlockerungen oder Brüchen der Implantate einhergehen. Sie verdanken ihre Entstehung der vorzeitigen Belastung, wodurch die Knochenbruchheilung fortgesetzt gestört oder zerstört und das Implantat vom Retentionsinstrument zum Tragpfeiler, physikalisch zum Element eines Spannungssystems, gemacht werden. Im übrigen ist mit einer solchen Refraktur umso eher zu rechnen, je mehr ein Fehler der Osteosynthesetechnik wirksam werden kann. Die sogenannte Übungsstabilität einer Osteosynthese besagt hinsichtlich der statisch-mechanischen Stabilität daher nichts. Diese Feststellung gilt auch für den Zeitraum nach der Implantatentfernung, und zwar so lange, bis die funktionelle Belastungswertigkeit von Knochen und Muskulatur (!) wiederhergestellt ist; man kann hierfür aber keine exakten Werte festlegen, sondern ist auf die Strukturbeurteilung des Röntgenbildes und auf subjektive Schmerzangaben des Patienten, also auf Erfahrungswerte angewiesen.

3. Der Schwachstellenbruch ist die typische Refrakturform des vom Plattenimplantat bereits befreiten Knochens. Die Ableitung des Kraftflusses von der Knochenrinde auf die Platte führt zum Umbau, zur Spongiosierung der ersteren. Nach Plattenentfernung muß daher der Rekonstruktion der als Plattenlager benutzten Knochenrinde Zeit gelassen werden, um der Gefahr eines Bruches an dieser Stelle zu entgehen. Das gilt vermehrt für die Fälle mit Abweichungen von der anatomischen Form (Achsenknickung, Seitenverschiebung, Längendifferenz gegenüber Begleitknochen). Noch vorsichtiger zu beurteilen ist die Tragfähigkeit der Spongiosaplastik, die zwar rasch eingebaut wird, jedoch 2-3 Jahre benötigt, um die Eigenschaften des Urknochens zu erwerben.

4. Der sogenannte Sprödbruch stellt diejenige Sekundärfraktur dar, die gutachtlich am häufigsten zu Schwierigkeiten Anlaß gibt, weil a) die Bruchzone meist nicht identisch ist mit der primären Frakturlinie und b) meist größere, gelegentlich jahrelange Zeitunterschiede zwischen Frakturheilung und Fraktur liegen. Der Sprödbruch geht auf die physikalische Zustandsänderung des Knochengewebes durch das in der technischen Festigkeitslehre bekannte Phänomen der Spannungsversprödung zurück. Diese bedeutet Erhöhung der statischen Festigkeit zuungunsten der Verformbarkeit. Am Plattenende folgt daraus eine übergangslose Kraftumleitung, die ihrerseits eine Kerbwirkung herbeiführt. Versprödung bedeutet somit stets erhöhte Bruchempfindlichkeit. Bemerkenswert ist in diesem Zusammenhang, daß auch scharf angezogene Drahtumschlingungen eine Versprödung herbeiführen können. Die Versprödung ist umso stärker und nachhaltiger, je länger die physikalische Einwirkung andauert. Das ist auch nach Implantatentfernung zu berücksichtigen.

5. Die Fraktur im dystrophischen Knochen im Sinne des Zweitschadens im ernährungsgeschädigten peripheren Knochenabschnitt wurde früher ebenfalls zu den Refrakturen gezählt; diese Zuordnung ist trotz des Krankheitszusammenhanges begrifflich nicht korrekt. Dagegen müssen örtliche Ernährungsschäden, insbesondere

an Biegungskeilen, als refrakturgefährdet erachtet werden, weil hier Umbauvorgänge stattfinden und von den vitalen Knochenenden her eine Überbauung betrieben wird; ein solcher Bereich ist naturgemäß besonders langdauernd refrakturgefährdet.

Für die Begutachtung der Refrakturen oder - besser - Sekundärfrakturen kann es ein Patentrezept nicht geben. Erforderlich sind in jedem Falle die Bestimmung der primären Fraktur, ihrer örtlichen Begleitverletzungen und des Heilverlaufes sowie die Dokumentation durch die Röntgenbildserie. Ergeben sich hinreichende Anhaltspunkte für eine nachhaltige Schwächung des Knochens, dann muß eine Fraktur bei nicht adäquat erscheinender Einwirkung dem primären Schaden angelastet werden.

M. Jäger, München

Abgrenzung von Band- und Muskelschäden

Bei der Begutachtung von Band- und Muskelschäden ist der Bandschaden ein festumrissener pathologisch-anatomischer Begriff. Hingegen ist der Muskelschaden immer unter der Funktionseinheit Muskel - Sehne zu betrachten. Die Begutachtungsschwierigkeiten ergeben sich im großen und ganzen nur bei den Sehnenrupturen oder den Rupturen im Sehnenmuskelübergangsbereich. Es ist im gesteckten Rahmen nur möglich, an Hand exemplarischer Ausführungen Stellung zur Problematik zu nehmen.

Die Festigkeit von Sehnen und Bändern hängt von der Anzahl der kollagenen Fasern und ihrer Verlaufsrichtung ab, die sie zwischen Ursprung und Ansatz hinnehmen. Das dem so ist, sei an einem Modellversuch demonstriert. Die kollagenen Fasern der Fascia lata des Menschen verlaufen in einer Längshauptfaserschicht. Quer dazu, annähernd im Winkel von 90 Grad, finden wir bei Untersuchungen frischer Totalpräparate im schräg durchfallenden Licht in bezug auf Anzahl und Dicke schwankend, Faserbündel.

Spannt man nun in bezug auf Länge und Dicke definierte Faszie unter verschiedenen Faserrichtungen in eine Zugvorrichtung ein, so wäre bei den von uns gewählten Probengrößen (freie Fläche zwischen den Einspannvorrichtungen: 0,6 x 1,5 cm) schon bei 5 Grad Richtungsabweichung eine Zugfestigkeitsminderung auf etwa die Hälfte, bei 10 Grad um etwa 2/3 zu erwarten. Bei 20 Grad würden bei den von uns gewählten Probengrößen nur noch die unregelmäßigen Querfasern zum Tragen kommen. Diese Vermutung konnten wir durch unsere Zugfestigkeitsuntersuchungen bestätigen. (2). Dieser einfache Versuch dürfte für die vorgemachte Behauptung beweisend sein.

Zur Darstellung der Problematik der Begutachtung von Sehnenrissen sei die Achillessehne herangezogen. Dies aus zwei Gründen: Erstens nimmt die Anzahl der Achillessehnenrupturen ständig zu, wie wir das an Hand unseres eigenen Krankenbestandes feststellen und wie wir es den Mitteilungen der Literatur entnehmen können (1,3,6,7,8). Als wesentliche Ursachen für die Zunahme werden überwiegend die extremen Belastungsmomente beim modernen Massenathletentum und beim Leistungssport verantwortlich gemacht sowie das Sport treiben auch im höheren Alter. Der zweite Grund ist, daß gerade an der Achillessehnenruptur sich immer wieder die Problematik der Begutachtung in bezug auf Ruptur - adäquates Trauma - Vorschaden ergibt.

Die kollagenen Sehnenfaserbündel sind längs zur Zugbelastung angeordnet. Für sie gilt also im wesentlichen auch der anfangs gezeigte Modellversuch an der Faszie, mit dem nachgewiesen werden konnte, daß die Zugfestigkeit kollagener Fasern vom Querschnitt und Faserverlauf abhängt.

Für unsere Thematik sind die 1972 von WILHELM (5) in bezug auf die Achillessehne gemachten Untersuchungen von besonderem Wert. Die Zugfestigkeit eines Körpers ist die auf den Anfangsquerschnitt bezogene Höchstkraft beim Zug bzw. Zugversuch bis zum Riß. Der Querschnitt eines Körpers ist also von ausschlaggebender Bedeutung für die Zugfestigkeit. Durch klinische Nachuntersuchungen wissen wir, daß im höheren Alter bei Sporttreibenden eine vermehrte Rißgefährdung besteht. WILHELM (5) konnte nun durch verschieden gefärbte Silikon-Abdrücke und Silikon-Ausgüsse von Achillessehnen die signifikante Abhängigkeit zwischen Sehnenquerschnitt und Alter des Probanden feststellen. Es ist unschwer einzusehen, daß bei Abnahme des Sehnenquerschnittes, jedoch gut erhaltener Muskelfunktion, eine Rupturexposition bei älteren Sporttreibenden in stärkerem Ausmaß vorhanden ist als beim jüngeren. Interessant war, daß in Übereinstimmung mit unserem Modellversuch auch WILHELM mit Sicherheit aussagen konnte, daß die Stelle des kleinsten Querschnittes, also die Zahl der geringsten Faserdurchläufe, in der Regel im Bereich der Rißstelle liegt. Diese Stelle stimmt anatomisch mit der Sehnentaille überein.

Für die Begutachtung besonders von Bedeutung sind jedoch die Achillessehnenrupturen jugendlicher Patienten, insbesondere in Sicht auf die Abklärung: degenerativer Vorschäden oder adäquates Trauma. In der dritten Lebensdekade werden die maximalen Werte für die Rißfestigkeit der Achillessehne mit (experimentell nachgewiesen) 700 Kp erreicht. Im Durchschnitt liegt sie gering über 600 Kp. Es ist nun die Frage, inwieweit diese tolerierte Höchstkraft durch im Sport auftretende Belastungen oder auch durch abrupte Belastungen in der Berufsausübung überschritten wird.

Hierfür sind die 1965 von GRAFE (4) gemachten Berechnungen grundlegend. Er hat mittels des Hebelgesetzes die statischen und dynamischen Kräfte der Zugbelastung für die Achillessehne berechnet. Durch Schmalfilmlaufbetrachter konnte aus der Position - Zeitdarstellung die Beschleunigung = $\frac{dv}{dt}$ graphisch ermittelt werden. Hierbei konnten für die dynamischen Kräfte der ca. fünffache Wert der statischen Kräftekomponenten ermittelt werden. Die statischen Komponenten allein können bereits, wie aus den gezeigten Formeln hervorgeht, ein Mehrfaches des Körpergewichtes erreichen. Entsprechend höher ist die Belastung durch dynamische

Kräfte. Es ist deshalb sehr wahrscheinlich, daß unter ungünstigen Belastungssituationen, wie sie z.B. beim Sport auftreten, auch die für eine gesunde Achillessehne tolerierbare Höchstkraftgrenze überschritten wird und die Achillessehne rupturiert. Diese Ergebnisse sind besonders in Synopsis mit klinischen und pathologischen Nachuntersuchungen von besonderem Wert. So konnte WILHELM feststellen, daß in 72% seiner Fälle histologisch keine degenerativen Veränderungen vorhanden waren.

In diesem Zusammenhang ist weiterhin von Interesse, daß die von WILHELM (5) in einer Prüfvorrichtung gerissenen autoptisch gewonnenen Achillessehnen sämtlich makroskopisch die gleichen Rißbilder zeigten, wie wir sie in typischer Weise auf dem Operationstisch beobachten können. Es gilt also festzuhalten, daß unter ungünstigen Belastungssituationen eine gesunde Achillessehne rupturieren kann.

Diese Untersuchungen sollten uns veranlassen, die allzu stereotype Betrachtungsweise der Achillessehnenruptur als alleinige Konsequenz degenerativer Vorschädigung außerordentlich kritisch zu betrachten. Daß wir jedoch gerade bei Sehnen- und Bandrupturen auch klinische Daten in der Begutachtung unbedingt berücksichtigen müssen, zeigt die Aufstellung der seit 1968 in unserer Klinik operierten Kniestreckapparatrupturen (BAUMANN u. REFIOR). Hier war in 1/3 der Fälle eine wesentliche Vorschädigung feststellbar, die in jedem Fall eine Prädisposition für die Ruptur des Kniestreckapparates darstellen kann.

Sinn dieser Ausführungen sollte es deshalb sein, darauf hinzuweisen, daß die Beachtung experimenteller Ergebnisse und biomechanischer Überlegungen bzw. Berechnungen uns in der Begutachtung von Band-, Muskel- und Sehnenschäden wertvolle Einsichten geben können. Sie können uns helfen, den Unfallmechanismus sinnvoll zu analysieren und den makroskopischen, intraoperativen Befund sowie das histologische Ergebnis richtig zu deuten. Eine befriedigende Begutachtung ist jedoch nur - darauf sei besonders hingewiesen - in der Synopsis aller Faktoren, die zur Ruptur führen, möglich.

Literatur

1. ARNDT, H.H.: Theorie und Praxis der Körperkultur. 15, 262 (1966).
2. JÄGER, M., ANDERS, K., BECKER, G.W., KRÜGER, O.: Arch. f. orthop. Unf. Chir. 69, 246-263 (1971).
3. RETTIG, H., EICHLER, E.: Sehnen- und Muskelverletzungen. In: Handbuch der plast. Chirurgie. Hrsg.: GOHBRANDT, GABKA, BERNDORFER. Berlin: de Gruyter S, 54 (1968).
4. GRAFE, H.: Zbl. Chir. 94, 1073 (1969).
5. WILHELM, K.: Die maximale statische und dynamische Belastbarkeit der Achillessehne beim Menschen im Experiment. Habil.-Schrift Ludwig-Maximilian-Univ. München.
6. WITT, A.N., MITTELMEYER, H.: Sehnenverletzungen. In: Handb. der Orthopädie. Hrsg.: G. HOHMANN, H. HACKENBROCH, K. LINDEMANN, Bd. 4, Stuttgart: Thieme 1961.

7. WITT, A.N.: Sehnenverletzungen und Sehnen-Muskel-Transplantation. München: Bergmann 1953.
8. WITT, A.N.: Mschr. Unfallheilk. 91, 262 (1965).

K.H. Bergk, R. Schuh und J. Seifert, Essen

Wertigkeit der Kontrastmitteldiagnostik bei der Begutachtung der Distorsionen degenerativ vorveränderter Halswirbelsäulen

Die objektiv kritische Beurteilung der Zusammenhangsfrage cerviko-cephalo-brachialer Beschwerden im Anschluß an Distorsionen der Halswirbelsäule bereitet auch dem in der Beurteilung solcher Zusammenhänge Geübten häufig Schwierigkeiten. Der Grund hierfür ist mannigfaltig.

1. Die Röntgen-Standard- sowie Funktions-Aufnahmen der Halswirbelsäule erlauben im allgemeinen nur eine exakte Aussage über die knöchernen Anteile dieses Achsenorganabschnittes. Eine detaillierte Darstellung der zum Gesamtorgan HWS gehörenden Weichteile, der Bandscheibe und des Kapselbandapparates ist ohne spezielle Röntgen-Technik nicht möglich.

2. Die nach Distorsionen der HWS auftretenden Beschwerden sind häufig so polymorph, daß aus ihnen eine exakte Segmentbezogenheit nicht abzuleiten ist.

3. Die segmental-nervale Versorgung der oberen Extremitäten ist individuell so variabel, daß ein exaktes, allgemeingültiges Segmentschema nicht aufzustellen ist. In diesem Zusammenhang sei auf die Unterschiedlichkeit der Schemata von KEEGAN, THORNBURN, JUNG und CLOWARD u.a. verwiesen.

Die Entscheidung, ob Beschwerden im Sinne eines Cervical-Syndromes, die im Anschluß an ein pathogenetisch geeignetes Trauma mit zeitlichem Bezug zum Beschwerdebeginn auftreten, als Verletzungsfolge zu werten sind, wird dann besonders erschwert, wenn eine vorgeschädigte Halswirbelsäule betroffen ist und das klinische Bild eine eindeutige Segmentbezogenheit nicht erkennen läßt.

Im konkreten Fall werden die Beschwerden sicher häufig zu unrecht auf das vorgeschädigte Segment zurückgeführt und das Trauma nicht als ursächlicher Faktor, sondern allenfalls im Sinne einer vorübergehenden Verschlimmerung gedeutet.

Die Möglichkeit einer exakten Etagendiagnostik und damit eine sichere Zuordnung posttraumatischer Beschwerden zu einem bestimmten Segment, bietet die Discographie.

Diese Untersuchungsmethode ist besonders in dem oben erwähnten Fall angezeigt, wenn subjektive Beschwerden und klinischer Befund keine sicheren Rückschlüsse auf die beschwerdeauslösende

Etage zulassen und gleichzeitig ein Vorschaden mit einer Höhenminderung einer isolierten Bandscheibe sowie benachbarten reaktiven ossären Veränderungen vorliegt.

Durch Injektion kleinster Kontrastmittelmengen in das geschädigte Segment ist eine Provokation der geklagten Symptome möglich. Dabei können sowohl die von CLOWARD als "discogenic pain" beschriebenen Schmerzen im Bereich des Schulterblattes als auch die vom gleichen Autor als "neurogenic pain" bezeichneten segmentbezogenen Symptome an der oberen Gliedmaße ausgelöst oder verstärkt werden. Bei zentraler Lage der Punktionsnadel im geschädigten Segment werden vom Patienten sofort bei Injektion die typischen Beschwerden angegeben (Abb. 1). Wichtig ist, daß der Untersuchte den Zeitpunkt der Injektion nicht wahrnimmt, um eine Simulation der Beschwerden auszuschließen.

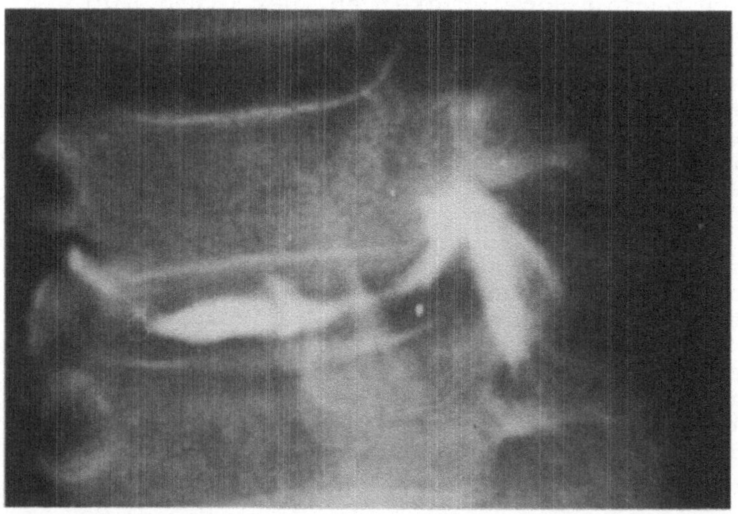

Abb. 1

Die während der Untersuchung gemachten Röntgen-Aufnahmen haben für den ätiopathogenetischen Nachweis bezüglich der Zusammenhangsfrage nur untergeordnete Bedeutung.

Ein Ausfließen des Kontrastmittels aus dem Discus läßt sich auch bei klinisch stummen Etagen immer wieder beobachten (Abb. 2). Auch die sogenannten "mushrooms", röntgenologischer Ausdruck einer Längsbandabhebung und einer Anfüllung des entstandenen Hohlraumes mit Kontrastmittel, haben im allgemeinen kein pathologisch-klinisches Substrat.

Ein Verbleiben des Kontrastmittels im Discus, welches dann im Röntgen-Bild als zentraler linsenförmiger Kontrastschatten imponiert, ist selbst bei jugendlichen Patienten in HWS-Etagen, die röntgenologisch völlig unauffällig sind, die Ausnahme.

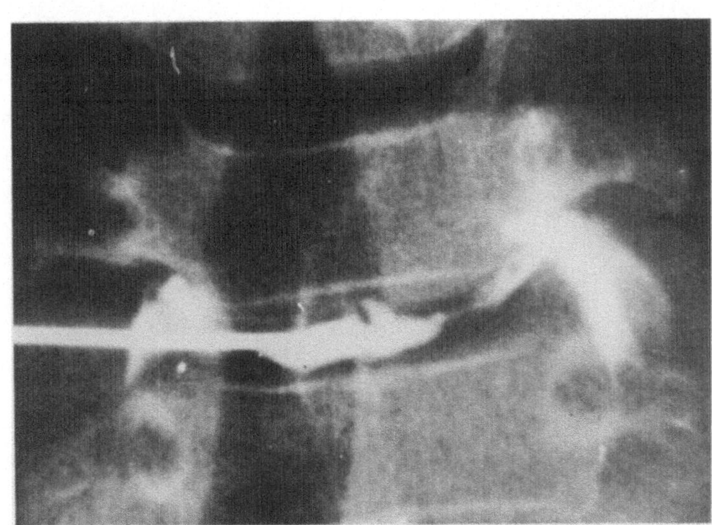

Abb. 2

Der Sinn dieser Aufnahmen liegt in der Dokumentation der zentralen Punktion einer bestimmten Etage. Aussagewert für den Nachweis der traumatischen Schädigung einer bestimmten Zwischenwirbelscheibe und der hierdurch ausgelösten Beschwerden im Sinne eines Cervical-Syndromes hat überwiegend die subjektiv nicht beeinflußbare Provokation der typischen Beschwerden.

Zusammenfassend ist zu sagen, daß zur Beurteilung der Zusammenhangsfrage zwischen Cervical-Syndrom und durchgemachter Distorsion der Halswirbelsäule auf die Discographie dann nicht verzichtet werden sollte, wenn eine vorgeschädigte Halswirbelsäule betroffen ist und aus dem klinischen Bild und den subjektiven Beschwerden eine exakte Höhenlokalisation nicht möglich ist. Hier bietet die Discographie praktisch die einzige Möglichkeit nachzuweisen, daß neben der vorgeschädigten Etage auch eine auf Standard- und Funktionsaufnahmen gesund imponierende Bandscheibe am Zustandekommen der Beschwerden beteiligt ist, oder aber, wie wir es in seltenen Fällen ebenfalls nachweisen konnten, allein für das klinische Bild verantwortlich zu machen ist.

K. L. Turban und G. Hanck, Duisburg-Buchholz

Die Bewertung von Vorschäden in der Begutachtung Unfallverletzter im Wandel der letzten 15 – 20 Jahre

Bei der Beurteilung der Folgen von Unfallverletzungen spielen Vorschäden eine um so größere Rolle, je älter die unfallverletzte Person ist und je ausgeprägter damit degenerative Veränderungen vorhanden sind.

Vergleicht man Beurteilungen in der Begutachtung von Unfallverletzten mit vorhandenen Vorschäden in der Zeit vor etwa 15-20 Jahren mit heute, so ergeben sich Unterschiede. Früher galt als Maßstab für die Anerkennung eines Unfallzusammenhanges bei vorhandenem Vorschaden stets der Vergleich mit völlig gesunden Verhältnissen, und Breitenfelder hat es bezüglich der Meniscusschädigung ganz typisch so formuliert:

Der Unfallzusammenhang kann nur dann bejaht werden, wenn das angeschuldigte Ereignis geeignet war, einen gesunden Meniscus ein- oder abzureißen.

Dieser Maßstab galt für alle Körperstellen, wo es bei vorhandenen degenerativen Veränderungen im Zusammenhang mit einem Unfallereignis zu einem Schaden gekommen war. So auch an der Achillessehne. Erfahrene Gutachter brachten zum Ausdruck, daß eine gesunde Sehne nicht einreißt, wenn sie nicht durch eine direkte quetschende, schneidende oder spießende Gewalt verletzt worden ist.

Heute neigt man vielmehr dazu, vorhandene Vorschäden im Sinne degenerativer Veränderungen im Zusammenhang mit dem Unfallgeschehen als gegebene und damit zu berücksichtigende Verhältnisse mit einzubeziehen. Folglich geht man auch heute keineswegs mehr davon aus, daß beispielsweise ein Sehnengewebe bei indirekter Gewalteinwirkung nicht zerreißen kann, sondern man erkennt an, daß eine Sehne auch bei einer unzusammenhängenden heftigen Muskelbewegung oder auch durch eine den gespannten Muskel unerwartet überfallende Reißgewalt rupturieren kann.

Ausdruck für die heute geltende Meinung bezüglich der Würdigung von Vorschäden bei Begutachtungen Unfallverletzter sind die Erläuterungen zu einem Gutachtenauftrag des Landessozialgerichtes Baden-Württemberg aus dem Februar 1965.

Hier heißt es: "Bei der Begutachtung des ursächlichen Zusammenhanges ist zu prüfen, welche Folgen an dem Verletzten die Auswirkungen des Unfalles gerade bei seiner Persönlichkeit gehabt haben." Und ferner: "Im Sinne der Entstehung ist eine Gesundheitsstörung die Folge eines Unfalles, wenn das Unfallereignis für den Eintritt der Gesundheitsstörung die alleinige Bedingung war oder ihm unter mehreren Bedingungen die überragende Bedeutung zukommt. Dies ist auch dann der Fall, wenn zur Zeit des Unfalles zwar eine ruhende Anlage zu der Gesundheitsstörung vorgelegen hat, die jedoch ohne das nach seiner Eigenart und Stärke durch unvermeidbare Anlässe des täglichen Lebens nicht ersetz- oder austauschbare Unfallereignis von sich aus alleine auch in der Zukunft zu keinem krankhaften Geschehen geführt hätte."

Man geht also heute bei der Beurteilung einer Zusammenhangsfrage beim Bestehen von Vorschäden vielmehr als früher von der entscheidenden Frage aus, ob durch fortgeschrittene Degeneration, beispielsweise eines Meniscus, dessen Berstung ohnehin in absehbarer Zeit zu erwarten gewesen wäre oder ob angenommen werden muß, daß ohne das hinzugetretene Trauma ein Riß in absehbarer Zeit nicht einzutreten brauchte.

Hieraus geht logisch hervor, daß man beim Zerreißen eines Sehnen- oder Meniscusgewebes bei gleichzeitigem Bestehen degenerativer Veränderungen durchaus nicht mehr als Voraussetzung zur Anerkennung eines Unfallzusammenhanges ein so schweres Unfallereignis fordern kann, wie man dies früher tat. Die Handhabung des Begriffes der wesentlichen richtungsgebenden Verschlimmerung einer bestehenden Vorerkrankung durch ein entsprechendes Unfallereignis bietet in derartigen Fällen die Möglichkeit für eine gerechte Beurteilung.

Das vermehrte Einbeziehen vorhandener Vorschäden bei der Beurteilung eines Unfallzusammenhanges erscheint nicht nur humaner, sondern, was hier wichtiger ist, auch wirklichkeitsbezogener. Denn die arbeitende Bevölkerung besteht zum großen Anteil aus älteren und alternden Menschen, deren degeneratives Gewebe an besonders beanspruchten Körperstellen schon bei einem Unfall mit geringerer Gewalteinwirkung zerreißt, als dies bei einem jungen Menschen mit völlig gesundem Gewebe der Fall wäre.

Es handelt sich bei dieser vermehrten Einbeziehung der Vorschäden in der Begutachtung Unfallverletzter gegenüber früher keineswegs um eine Aufweichung der Grenze zwischen Unfallfolgen und unfallunabhängigen Vorschäden im Sinne eines Entgegenkommens den Versicherten gegenüber, denn nach wie vor muß in allen Fällen das echte Unfallereignis für das Zustandekommen eines körperlichen Schadens gefordert werden: Ein plötzliches, von außen kommendes, die Gesundheit schädigendes Ereignis.

Ein Inhockstellunggehen, das Anheben eines nicht überschweren Gegenstandes, ein Sichumdrehen und ähnliche das physiologische Ausmaß nicht überschreitende Körper- und Gliedmaßenbewegungen können auch heute und in der Zukunft nicht als Unfallereignisse aufgefaßt werden.

H. Erdmann, Frankfurt/Main

Mitwirkung von Vorschäden bei der Einstufung der MdE. Das Problem der Höherbewertung

Die Frage nach dem Vorhandensein von Vorschäden stellt sich bekanntlich sofort, d.h. schon bei der ersten Untersuchung des Frischverletzten durch den D-Arzt. Schon das Formular D 13 enthält die Rubrik 9. In diese Rubrik sind die vom Unfall unabhängig entstandenen krankhaften Veränderungen einzutragen. Ich darf darauf verzichten, hier näher zu begründen, warum jene Aussonderung der Nicht-Unfallfolgen nötig ist; daß die Entschädigung unfallfremder Krankheitszustände dem Grundsatze nach nicht Aufgabe der gesetzlichen UV sein kann, leuchtet ja auch jedem ein.

Man sollte nun meinen, die aus dem Sozialversicherungsrecht her zu verstehenden Verhältnisse seien auch dann klar, wenn es um die Einschätzung der unfallbedingten MdE geht. Die gutachterliche Praxis lehrt aber, daß Unklarheiten hier weit verbreitet sind. Immer wieder trifft man auf die folgende Sentenz: Der durch Unfall gesetzte Schaden war zwar gering, aber er wirkt sich auf die Leistungsfähigkeit des Probanden ungleich stärker aus. Der Proband war doch im Hinblick auf das betroffene Organ ohnehin schon erheblich behindert. Jetzt auch noch der Unfall! Wie soll der Verletzte den durch Unfall erworbenen Zusatzschaden jetzt noch verkraften? Ich muß also, so lautet die Fortsetzung des angesprochenen Gedankenganges, die unfallbedingte MdE hier höher bewerten, als ich dies notwendig hätte, wenn der Verletzte im vorhinein Träger eines primär gesunden Organs gewesen wäre. Auf dem Umweg über die sogenannte "Höherbewertung" schleicht sich der Vorschaden so unversehens wieder in die "MdE-Einstufung" ein, d.h. also in das vermeintliche Pensum an Unfallrestfolgen, zu dem der Vorschaden in Wirklichkeit nicht gehört. Man fragt sich, für was die große Mühe, mit der der Vorschaden aus dem Gesamtbestand an Normabweichungen im vorausgehenden Abschnitt des Feststellungsverfahrens umständlich ausgeschieden wurde? Ich sehe zumindest in der schematischen Anwendung der oben wiedergegebenen Argumentierung, die ja grundsätzlich für eine Höherbewertung plädiert, einen ernsthaften Denkfehler und möchte meine Bedenken gegen das angeführte Einstufungsverfahren in aller Form anmelden. Die Sprechzeit von 5 min reicht natürlich nicht hin, diese Bedenken bis ins Einzelne zu begründen. Summarisch muß folgende Überlegung genügen: Das Argument der Höherbewertung setzt voraus, daß zwischen dem funktionellen Aufgabengebiet des durch <u>Krankheit</u> vorgeschädigten Organs einerseits und dem Leistungsthema des neuerdings durch <u>Unfall</u> betroffenen Organs andererseits eine unmittelbare Wechselwirkung besteht. Eine solche Wechselwirkung kommt z.B. immer dann in Betracht, wenn es sich um korrespondierende Körperteile handelt, bei paarigen Organen dann, wenn Partner und Gegenpartner gleichzeitig betroffen sind. Höherbewertung und Niedrigerbewertung, beides ist hier grundsätzlich möglich. Falsch ist also nicht die Argumentierung an sich, sondern vielmehr ihre schematische, d.h. also ihre nicht differenzierende, Anwendung.

Unter diesem Gesichtspunkt ist die Höherbewertung beispielsweise ungerechtfertigt, wenn der durch Unfall gesetzte Schaden gering war; von dieser Prämisse war ich ja ausgegangen. Wenn der durch Unfall gesetzte Schaden gering war und demgemäß zu denjenigen Verletzungssorten gehört hat, die vom lebenden Organismus wieder ausgebügelt werden können und zwar innerhalb meßbarer Frist, dann ist es anschließend an diese Frist mit der geforderten Wechselwirkung vorbei. Spätestens zum Termin der erstmaligen Festsetzung der Dauerrente ist es an der Zeit, daß sich der Gutachter folgende Frage vorlegt: Heilung <u>mit</u> Defekt oder Heilung <u>ohne</u> Hinterlassung funktionsbeeinträchtigender Restfolgen? Sollte die entscheidende Voraussetzung, nämlich "Heilung mit Defekt", nicht erfüllt sein, dann besteht auch für die Höherbewertung keine hinreichende Begründung mehr.

H. Greinemann, Bochum

Können Vorschäden zu Fehldiagnosen verleiten?

Zum Thema Vorschaden zwei Beobachtungen aus der Beratungssprechstunde einer Berufsgenossenschaftlichen Chirurgischen Poliklinik.

Im Schrifttum wird das Zahlenverhältnis von Meniscusschäden zu Meniscusverletzungen unterschiedlich beurteilt. Die Angaben differieren von mehr als 99% rein degenerativer Schäden bis zu 96% traumatischer Risse.

Beispiel 1: Ein 36-jähriger Bergmann war auf einer nassen Schiene ausgeglitten und hatte eine Knieverwindung erlitten. Untersuchung und Behandlung fanden in einer Klinik statt, deren Chef zu den Autoren gehört, die in eigener Behandlung überwiegend degenerative Meniscusschäden gesehen hatten.

Befund bei der ersten Untersuchung: Kapselschwellung. Leichter Gelenkerguß. Schmerzhafte Streckhemmung von 20 Grad. Druckschmerz am oberen Ansatzpunkt des inneren Längsbandes und über dem mittleren Drittel des inneren Kniegelenkspaltes. Außendrehschmerz. Röntgenologisch kein krankhafter Befund. Diagnose im D-Bericht: "Meniscusschaden". Nach 3 Tagen Operation: Horizontaler Flachriß am Übergang vom vorderen zum mittleren Drittel des Innenmeniscus. Im Operationsbericht wird eine degenerative Kontinuitätsunterbrechung beschrieben. Keine Angaben über Einblutung in das Gelenk. Feingeweblich: "Frischer Riß bei mittelgradigen degenerativen Veränderungen". Nach 8 Wochen Abschluß des Heilverfahrens durch Gutachten. Keine neuen Röntgenaufnahmen. Klinisch: Kapselschwellung. Streckhemmung 10 Grad. Beugehemmung 30 Grad. Bänder fest. Berufskrankheit. MdE 20% für 3 Monate.

Wegen anhaltender Bandlockerung, Kapselschwellung und Schmerzen an der inneren Oberschenkelrolle schrieb der Hausarzt den Patienten weiter krank und stellte ihn 4 Monate nach dem Unfall im "Bergmannsheil" Bochum vor.

Der jetzt erhobene Röntgenbefund mit ausgedehntem Stiedaschatten (Abb. 1) läßt keinen Zweifel an einer schweren Gewalteinwirkung und der unfallmäßigen Entstehung der Knieverletzung. Die altersentsprechenden mittelgradigen degenerativen Veränderungen haben die traumatische Zerreißung des Meniscus sicher nicht in versicherungsrechtlich relevantem Umfang gefördert. Der Beruf des Versicherten und der degenerative Vorschaden hatten die behandelnden Ärzte von der wirklichen Diagnose "Knieverwindung mit Überdehnung des inneren Längsbandes und Meniscusriß" und von einer ausreichenden Mitbehandlung der Bandverletzung abgelenkt. - Wegen der Anerkennung einer Berufskrankheit durch die BG verlor der Patient darüberhinaus die Ansprüche gegenüber seiner privaten Unfallversicherung.

Beispiel 2: Ein 68-jähriger Autoverkäufer wollte in einer Schaufensterhalle einen Pkw - wie in Autobetrieben üblich - unter Ausnutzung seiner Federung seitversetzen (Abb. 2a). Mit dem

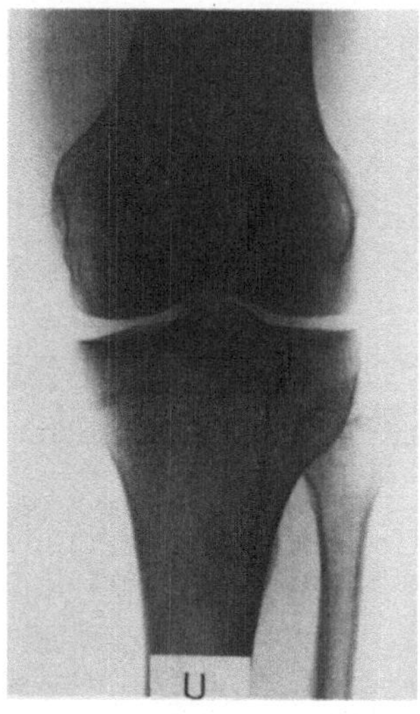

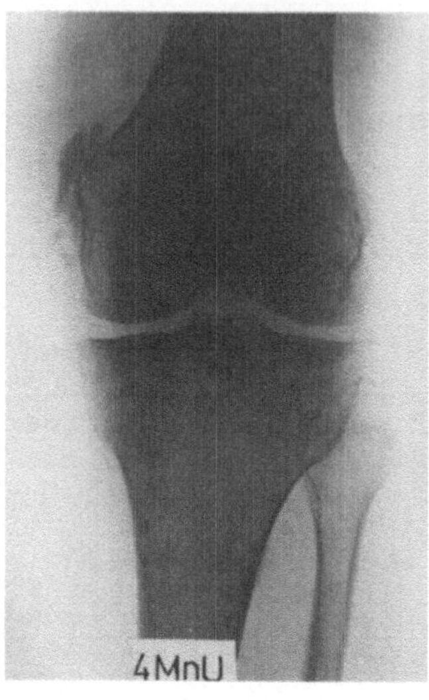

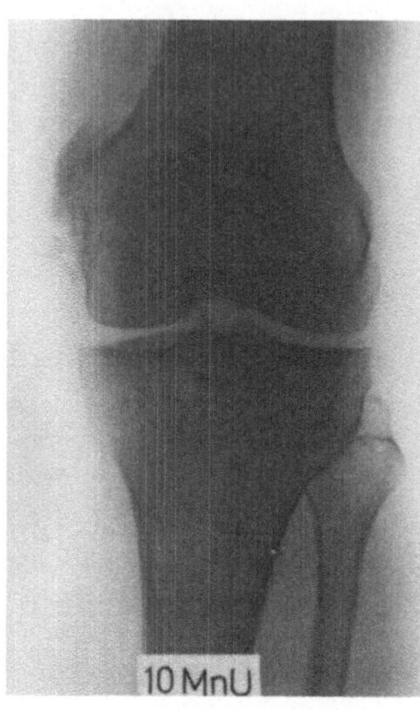

Abb. 1. 36-jähriger Bergmann. Knieverwindung mit Überdehnung des inneren Längsbandes und frischem Flachriß des Innenmeniscus am Übergang vom vorderen zum mittleren Drittel. In einem Vertrauenskrankenhaus der Bergbau-BG wurde wegen mittelgradiger degenerativer Meniscusveränderungen bei Abschluß des HV ohne Anfertigung neuer Röntgenbilder Anerkennung einer BK 42 vorgeschlagen. Aufdeckung des Stiedaschattens und der unfallmäßigen Entstehung der Knieverletzung erst 4 Monate nach dem Unfall bei einer Untersuchung im "Bergmannsheil" Bochum

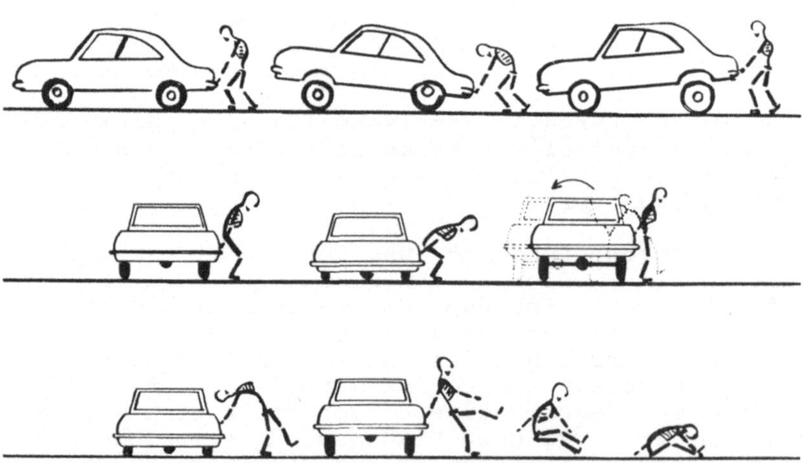

Abb. 2 a. Autoaufschaukelunfall. Beim Seitversetzen von Autos unter Ausnutzung ihrer Federung in Werkstätten entstehen gelegentlich grobe Stauchungsüberlastungen von Wirbelsäulen, wenn durch äußere Einflüsse der "Aufschaukler" aus der Synchronität mit dem schwingenden Wagen gerissen wird. Hier gröbste Wirbelsäulenüberstreckung durch unerwartetes Seitverrücken des schwingenden Autos. Anschließende Stauchungsverletzung durch Sturz auf das Gesäß

Rücken zur Wagenseite griff er mit den Händen in den hinteren Kotflügel und ließ durch 2 Lehrlinge das Fahrzeug an der Stoßstange aufschaukeln, um es jeweils beim Hochwippen der Karrosserie mit dem Gesäß Centimeter um Centimeter wegzudrücken. Unerwartet rissen die Lehrlinge den hochschwingenden Wagen um 1/2 Meter zur Seite. Der Autoverkäufer wurde nach hinten gezogen und seine Wirbelsäule durch den niederschwingenden Wagen extrem überstreckt. Die Füße rutschten ihm nach vorn weg. Er schlug auf das Gesäß.

Diese beiden Unfallmechanismen waren im D-Bericht auf die Kurzform reduziert: "Beim Schieben eines Autos mit dem Rücken verspürte der Patient einen plötzlichen Schmerz im Bereich des LWS".

Im Röntgenbild (Abb. 2 b) imponierte eine konsolidierter Stau-

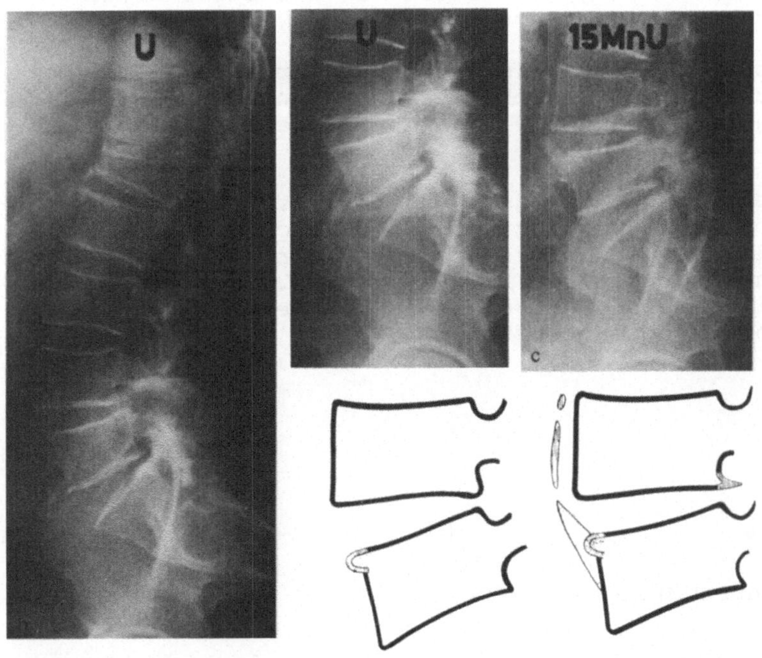

Abb. 2 a u. c. Der alte konsolidierte Stauchungsbruch von L 1 war bei der Erstuntersuchung nach dem Ereignis (s. Abb. 2 a) so imponierend, daß der frische obere Zahnpastatubeneffekt durch Stauchungsbruch von L 5 - in der Zeichnung punktiert - und die traumatische Verschmälerung des ZWR L 4/ L 5 übersehen wurden. (c) 15 Monate nach einer Überstreckungsverletzung der Wirbelsäule mit Berstung der altersspröden Bandscheibe L 4/L 5, Zerreißung des vorderen Längsbandes sowie anschließender Stauchungsverletzung mit vorderem oberen Zahnpastatubeneffekt an L 5 ist das vordere Längsband teilverkalkt und die hintere untere Randleiste von L 4 ausgezogen - in der Zeichnung längsgestrichelt - . Der vordere obere Zahnpastatubeneffekt - in der Zeichnung punktiert - ist ausgeprägter geworden.

chungsbruch des 1. LWK. Der diskrete vordere obere Zahnpastatubeneffekt durch den frischen Stauchungsbruch von L 5 wurde übersehen. Wegen "Lumbago-Beschwerden bei abgeheiltem Stauchungsbruch L 1" Weiterleitung zum Hausarzt. Kein Unfall im Sinne der RVO.

Nach 15 Monaten - noch immer arbeitsunfähig - Vorstellung in unserer Poliklinik: Hartspann der Rückeneigenmuskulatur im unteren Lendenbereich. Einsteifung der unteren LWS. Stauchungsschmerz über L 4 und L 5. Obere LWS unauffällig. Keine neurologischen Ausfälle. Im Röntgenbild haben sich Sekundärveränderungen ausgebildet (Abb. 2 c). Der Zwischenwirbelraum L 4/ L 5 ist schmaler geworden. Hintere untere Randleistenausziehung von L 4. Teilverkalkung des vorderen Längsbandes, die zum Teil den ausgeprägter gewordenen Zahnpastatubeneffekt überlagert. Die Überstreckungsverletzung hatte das vordere Längsband zerrissen und die altersspröde Bandscheibe L 4/ L 5 bersten lassen, die nachfolgende Überbeugung beim Sturz auf das Gesäß einen Stauchungsbruch von L 5 verursacht.

Wegen des imponierenden Vorschadens von L 1 war eine falsche Diagnose gestellt, eine unzureichende Behandlung eingeleitet und die Berufsgenossenschaft aus ihrer Versicherungspflicht entlassen worden.

Vorschäden in topographischer oder funktioneller Nähe eines Unfallschadens können so vordergründig und imponierend sein, daß die Aufmerksamkeit des Untersuchers von den eigentlichen Unfallfolgen, von einer genauen Erfragung der Vorgeschichte und von exakter klinischer und röntgenologischer Befunderhebung ablenken und zu Fehldiagnosen verführen.

U. Hüttemann, Berlin

Abgrenzung von Lungenfunktionsschäden

Bei der Abgrenzung von unfallbedingten Lungenfunktionsschäden ist gutachterlich zu berücksichtigen, daß heute bei einem grossen Teil der erwerbstätigen Bevölkerung regelhaft unterschiedliche Grade einer obstruktiven Ventilationsstörung - hervorgerufen durch die chronische Bronchitis als selbständiges Leiden - angetroffen werden. Der Grund liegt in einer ausgesprochenen Zunahme chronisch obstruktiver Atemwegserkrankungen in allen Industriestaaten in den letzten Jahrzehnten. So darf man heute bei Männern mit einem Durchschnittsalter von 53 Jahren mit einer Häufigkeit der chronischen Bronchitis von 16,6% bei Nichtrauchern, 46% bei Rauchern, und einer Gesamthäufigkeit von 34% rechnen. Das bedeutet, daß heute in der ärztlichen Praxis bei jedem 6. Nichtraucher und bei jedem 2. Raucher über 50 Jahren eine chronische Bronchitis diagnostiziert werden kann.

Das Wesen der obstruktiven Ventilationsstörung ist die Behinderung der Luftströmung in den Atemwegen, die in bronchialer Widerstandserhöhung und Lungenüberblähung resultiert. Mit Hilfe der Spirometrie, der Pneumotachometrie, und in besonderem Maße der Ganzkörperplethysmographie kann sie sauber definiert werden und der Grad der Funktionseinbuße exakt festgelegt werden.

Indessen zeichnen sich pulmonal unfallbedingte Folgen praktisch ausnahmslos durch eine restriktive Ventilationsstörung aus. Ganz allgemein ist diese definiert als Behinderung der Ausdehnungsfähigkeit der Lunge. Man unterscheidet extrapulmonal und intrapulmonal bedingte restriktive Ventilationsstörungen.

1. Extrapulmonal bedingte restriktive Ventilationsstörungen

Thoraxtraumen, hervorgerufen durch spitze oder stumpfe Gewalt, die mit Rippen (Serien)- Frakturen einhergehen, führen häufig zur Pneumothoraces, Pleuraergüssen, Pleuraempyem und Pleurapneumonien, die trotz sachgemäßer Behandlung mit Bülau-Drainage etc. mit schwartigen Zwerchfell-Rippenfellresiduen ausheilen. In seltenen Fällen bleibt als zusätzliche Unfallfolge eine Phrenicusparese mit Zwerchfell-Lähmung zurück.

Einen Hinweis auf restriktive Funktionseinbußen kann man schon durch die klinische Untersuchung gewinnen, wenn eingeschränkte Atembreite und ein "restriktiver" Atemtyp vorliegen (kleines Atemzugsvolumen, hohe Frequenz). Die Diagnose einer restriktiven Ventilationsstörung ist allerdings nur dann zu stellen, wenn spirometrisch reduzierte Lungenvolumina nachgewiesen werden können. Diesbezügliche Kenngrößen sind: funktionelle Residualkapazität (FRC), bzw. intrathorakales Gasvolumen (IGV $< 80\%$) mit einer entsprechenden Erniedrigung der Totalkapazität (TLC) und der Vitalkapazität (VC). Eine Erniedrigung der TLC unter 80% ist stets ein Indikator für eine restriktive Ventilationsstörung. Eine zusätzliche Bestätigung findet sich in der erhöhten relativen Sek.Kapazität ($FEV1/VC > 85\%$). Sehr empfindlich vermag die technisch einfach (pneumotachographisch) zu registrierende maximale expiratorische Fluß-Volumenkurve anzuzeigen. Auch durch Simulation bedingte Täuschungsmanöver können den typischen Verlauf der MEF-Kurve nicht verfälschen. Erhöhte mittelexspiratorische Flußraten, bezogen auf die forcierte VC weisen stets auf das Vorliegen einer restriktiven Ventilationsstörung hin ($MEF/VC > 1,5$).

Wissenschaftlich einwandfrei kann hinlänglich genau zwischen extrapulmonal bedingter oder intrapulmonal bedingter restriktiver Ventilationsstörung nur mit Hilfe der Compliancemessung von Lunge und Lunge + Thorax gemeinsam unterschieden werden. D.h., es ergibt sich die Notwendigkeit, Druckvolumenkurven mittels Oesophagus-Ballonsonde, Spirometrie und (oder) Ganzkörperplethysmograph, sowie Tankrespirator aufzuzeichnen. Diese Methoden sind technisch außerdordentlich schwierig und aufwendig, verlangen zudem eine optimale Mitarbeit und besonders Training des zu Untersuchenden, und sind daher für die gutachterliche Praxis nicht zu empfehlen. Die Lokalisation der restriktiven Ventilationsstörung in- oder außerhalb der Lunge kann daher im Prinzip nur durch eingehende klinische und radiologische Kenntnisse des Gutachters erfolgen. Als Besonderheit ist hervorzuheben, daß die isolierte Phrenicusparese mit konsekutiver Zwerchfell-Lähmung in der Regel sehr gut kompensiert wird und für sich alleine keine funktionellen Folgen nach sich zieht.

2. Die intrapulmonal bedingte restriktive Ventilationsstörung

Unter diesem Begriff werden diejenigen restriktiven Ventilationsstörungen zusammengefaßt, die aus einer Versteifung der Lunge selbst resultieren und daher zumeist mit einem lokalisierten oder generalisierten Lungengerüstumbau einhergehen. Grundsätzlich sind hier sämtliche staubbedingten Inhalationsschäden (Pneumokoniosen) zusammen zu fassen. Die folgenden Ausführungen sollen sich jedoch auf die funktionellen Folgen, bedingt durch einmalige inhalative Noxen beschränken. Als solche kommen in Frage: Phosgen, Phosphoroxychlorid, Halogene, Nitrosegase, Schwefeldioxyd; um nur die wichtigsten zu nennen. Aus den Rentenversicherungsstatistiken geht hervor, daß Folgezustände nach solchen akuten Reizgasvergiftungen unter den Erkrankungen der Atmungsorgane nur einen minimalen Anteil ausmachen. Wird die akute Intoxikation mit dem zumeist 8-20 Std nach Inhalation auftretenden akuten toxischen Lungenoedem überlebt, so sind die morphologischen Folgeschäden 1. eine entzündliche Reizung der Atemwege mit mehr oder weniger stark ausgeprägtem Verlust der Ciliarmotorik, 2. die chronische obliterierende und deformierende Bronchiolitis und Bronchitis, und 3. die Auslösung reaktiver, fibroblastischer Umbauprozesse in diffuser oder umschrieben-knotiger Form.

Gutachterlich wird also häufig eine kombinierte, restriktive und obstruktive Ventilationsstörung nachzuweisen sein, die vor dem Unfallereignis nicht bestanden hat. Dabei ist davon auszugehen, daß die obstruktiven Funktionseinbußen sich im Laufe der Zeit - bedingt durch die Progredienz einer aufgepfropften chronischen Bronchitis - beträchtlich verschlimmern können und somit anerkennungspflichtig sind. Für die Diagnose der restriktiven Funktionseinbußen gilt das o.b. Gesagte. Für die Diagnose einer zusätzlichen obstruktiven Funktionsstörung genügt das alleinige Vorhandensein einer reduzierten, absoluten und relativen sec. Kapazität, sowie eines signifikant erhöhten Atemwegswiderstandes nicht. Vielmehr muß gefordert werden, daß das Produkt aus Atemwegswiderstand und funktioneller Residualkapazität bzw. intrathorakalem Gasvolumen die altersentsprechenden Sollwerte deutlich übersteigt. Die vollständige Beurteilung funktioneller Folgen nach Schädigung durch inhalative Noxen erfordert - um eine Sauerstoffdiffusionsstörung (alveolo-capillärer Block) bei Lungengerüstveränderungen ausschließen zu können, zusätzlich Einblick in das Verhalten des alveolaren Gasaustausches in Ruhe und während ergometrischer Belastung. Gelegentlich weist trotz nur geringgradiger röntgenmorphologischer Gerüstveränderungen und restriktiver Funktionseinbußen eine erst unter ergometrischer Belastung zunehmende arterielle Hypoxämie auf den Schweregrad unfallbedingter Veränderungen an der gasaustauschenden Oberfläche hin.

In einigen Fällen schließlich kommen pulmonal bedingte, restriktive Ventilationsstörungen durch traumatischen Bronchusabriß zustande. Nach operativer Revision mittels Thorakotomie können zunächst einmal die o.b. schwartigen Pleuraveränderungen zurückbleiben. Die Restriktion wird immer dann ein höheres Maß an Funktionseinbußen nach sich ziehen, wenn gleichzeitig Segment- oder Lappenresektionen erforderlich wurden. Die Besonderheit von Spätfolgen nach operativer Revision eines Bronchusabrisses besteht jedoch zumeist darin, daß es an der End- zu End-Anastomose zu narbigen Strukturen oder Stenosen kommen kann. Hypoventilation in den distal gelegenen Lungenarealen mit Neigung zu chronischen Schleimhautentzündungen und Pneumonien, Hämoptysen, sind dabei ein geläufiger klinischer Befund. Die Besonderheit bei solchen unilateralen Hypoventilationen bei hochsitzender Bronchusstenose kann funktionell eindrucksvoll durch die Ganzkörperplethysmographie belegt werden: das beinahe senkrecht stehende elipsoide Druckflußdiagramm weist auf die atemsynchrone Kompression und Dekompression der durch den von Euler-Liljestrand-Reflex ausgeschalteten, jedoch nicht atelektatischen Lunge hin (kapazitive Widerstandserhöhung).

Zusammenfassung: Unfallbedingte Lungenfunktionsschäden sind überwiegend durch restriktive Funktionseinbußen gekennzeichnet. Dabei muß zwischen extrapulmonal und intrapulmonal bedingten Ventilationsstörungen unterschieden werden. Vornehmlich die intrapulmonal bedingten restriktiven Ventilationsstörungen gehen zumeist mit begleitender oder konsekutiver Atemwegsobstruktion einher, die im Sinne der chronischen Bronchitis häufig Verschlimmerungstendenz aufweisen. Diese sind neben der Spirometrie insbesondere mit Hilfe der Ganzkörperplethysmographie als hinzugetretene Schädigung abzugrenzen. Bei intrapulmonal bedingten restriktiven Ventilationsstörungen ergibt sich in der Mehrzahl der Fälle die Notwendigkeit zusätzlicher blutgasanalytischer und ergometrischer Untersuchungsmethoden.

H. Kreuzer, Düsseldorf

Abgrenzung von nicht unfallbedingten Herz- und Kreislaufschäden

Bei der Begutachtung unfallbedingter Herz- und Kreislaufschäden stellen sich zwei Probleme:

1. Erkennung, Diagnosestellung und Schweregradbestimmung des Schadens,

2. Zuordnung bzw. Abgrenzung gegenüber dem Trauma.

Nicht selten werden vom Patienten subjektive Symptome angegeben (Tabelle 1,a) wie Leistungsminderung, pectanginöse Beschwerden, Herzstolpern und Synkopen, ohne daß sich bei der einfachen klinischen und apparativen Untersuchung entsprechende pathologische Veränderungen (Tabelle 1,b) wie Zeichen der Herzinsuffizienz, der Herzvergrößerung, Herzgeräusche, EKG-Veränderungen oder Durchblutungsstörungen nachweisen lassen.

Tabelle 1. Symptomatik von Herz- u. Kreislaufschäden

a) Subjektiv

1. Leistungsminderung (Belastungsdyspnoe u. Belastungstachykardie)
2. Oedeme, Nykturie, Druck im re. Oberbauch, erhöhte Schlafposition, Husten
3. pectanginöse Beschwerden
4. Herzstolpern
5. Synkopen
6. Schwindel, Ohrensausen

b) Objektiv

1. Zeichen d. Li-Insuff. (Dyspnoe, Stauungslunge, RG)
2. Zeichen d. Re-Insuff. (Oedeme, Leber, Halsvenen)
3. Rö. Herzvergrößerung
4. Herz- und Gefäßgeräusche
5. EKG-Veränderungen
6. erhöhter RR
7. Durchblutungsstörungen in Teilkreisläufen

Dieser Befund "subjektive Beschwerden ohne objektives Korrelat" läßt zwei Deutungen zu:

1. Die Beschwerden sind nicht organisch bedingt.
2. Die üblichen kardiologischen Untersuchungsmethoden sind nicht ausreichend, um intermittierende oder latente Störungen aufzudecken.

Da die zweite Möglichkeit relativ häufig ist, ergibt sich gutachterlich die Notwendigkeit, in all diesen Fällen eine kardiologische Spezialdiagnostik durchführen zu lassen. So kann eine Schädigung ausgeschlossen bzw. verifiziert und gleichzeitig die Zusammenhangsfrage geklärt werden.

Lassen sich dagegen mit einfachen Methoden pathologische Befunde erheben, wie sie in Tabelle 1,b aufgeführt sind, und können diese Befunde einem bestimmten Krankheitsbild zugeordnet und in ihrer Schwere abgeschätzt werden, so stellt sich für den Unfallbegutachter die Frage nach dem Zusammenhang dieser Störungen mit dem Ereignis.

Diese Frage ist beim Vorliegen bestimmter Bedingungen relativ einfach zu beantworten:

1. Bedingung: Die Art des Schadens kann nur unfallbedingt sein, z.B. Projektil im Herzen, oder
2. Bedingung: Der kardiovaskuläre Schaden kann in keinem Fall unfallbedingt sein, z.B. subvalvuläre Aortenstenose.

Hieraus folgt, daß für jede Klärung der Zusammenhangsfrage die exakte Diagnose des kardiovaskulären Schadens unbedingt Voraussetzung ist.

Leider sind so eindeutige Zuordnungen (Unfallschaden - Vorschaden) nur manchmal möglich. In der Mehrzahl der Fälle liegen Störungen vor, die sowohl als Unfallfolge als auch unfallunabhängig auftreten können.

Im Folgenden wird versucht, jeweils das Für und Wider eines Zusammenhanges abzugrenzen, wobei die meisten der aufgeführten Argumente nur im Sinne der größeren Wahrscheinlichkeit Geltung haben (Tabelle 2).

Den ersten Hinweis kann die Art des Trauma liefern. Bekanntlich gibt es recht gute Vorstellungen, welche Unfallart geeignet ist, kardiovasculäre Störungen auszulösen. Sie sind in Tabelle 3 zusammengefaßt. Liegt keines der aufgeführten Traumata vor, so darf das als wichtiger Punkt für einen kardiovaskulären Vorschaden gedeutet werden. Dabei sei daran erinnert, daß auch diese Unfallarten nur in einem kleinen Prozentsatz zu dauernden kardiovaskulären Störungen führen.

Der zweite Punkt befaßt sich mit der Frage, ob die festgestellte Herz-Kreislaufstörung überhaupt durch einen Unfall hervorgerufen werden kann, ob sie unfalltypisch oder -atypisch ist. Ihre Beantwortung setzt die Kenntnis der möglichen Unfallschäden an Herz und Kreislauf voraus. Tabelle 4 zeigt die wichtigsten möglichen Unfallfolgen, wobei jedes mit einem Kreuz versehene Krankheitsbild so gut wie immer als Unfallfolge angesehen werden darf. Liegt eine hier nicht aufgeführte kardiovaskuläre Erkrankung vor, so spricht dies sehr gegen einen Zusammenhang.

Ebenfalls gegen einen Zusammenhang spricht es, wenn cardiale Brückensymptome (3. Punkt) fehlen. Nur in Ausnahmefällen dürfte das symptomfreie Intervall länger als 24 Std dauern. Das gilt allerdings nicht bei Verletzungen der Gefäße, z.B. beim Aortenaneurysma.

Die Anamnese kann entscheidend zur Aufdeckung einer Vorerkrankung beitragen. Sie verliert jedoch häufig durch die Subjektivität und durch die mögliche Beschwerdefreiheit auch bei schweren Vorerkrankungen erheblich an Wert. Werden typische Vorerkrankungen (Tonsillitis, Diphtherie, rheumatisches Fieber) angegeben, so spricht dies bei Klappenfehlern oder unklaren EKG-Veränderungen für eine Vorerkrankung.

In einer glücklichen Situation ist der Gutachter, der sich auf objektive Vorbefunde stützen kann. Auch wenn ein normales Vor-EKG einen Vorschaden nicht sicher ausschließen kann, so spricht es doch für eine unfallbedingte Störung. Als beweisend für eine Vorschädigung hat z.B. ein pathologisches EKG zu gelten. Oft nicht zu entscheiden ist jedoch die Frage, ob eine nach dem Unfall festgestellte Verschlechterung des Befundes dem natürlichen Verlauf der Erkrankung entspricht, oder ob der Unfall im Sinne einer Verschlimmerung gewirkt hat.

Tabelle 2

	pro	contra
1. Art des Traumas	geeignet f. kardio-vask. Störung	ungeeignet f. kardiovask. Störung
2. Art des Schadens	unfalltypisch	atypisch
3. Brückensymptome	+	∅
4. Anamnese a) card. Beschwerden	vor Unfall keine	schon vorher Beschwerden
b) typ. Vorerkrankg. (Tonsillen, Di., rheumat. Fieber)	∅	+
5. Objektive Vorbefunde (EKG, Röntgen)	+	+
6. Disponierende Faktoren Hyperlipidämie, Hypertonus, Diabetes, Nikotin, fam. Atherosklerosebelastg.	∅	+
Alkohol, Lues	∅	+
7. Lebensalter	jung	alt
8. Card. Symptomatik	rückläufig o. rasch fortschreitend	konstant(?)
9. Verkalkungen Perikard, Klappen, Coronargefäße, periphere Gefäße	∅	+
10. Schwere Lungengefäßveränderungen	∅	+
11. Prominenter Pulmonalbogen	∅	+
12. Zentrale Cyanose	∅	+
13. Bakt. Endocarditis	(∅)	+
14. Rhythmusstörungen		parox. supraventr. Tachykardie, LGL, WPW

Liegt die cardiale Störung im Bereich des Myocards, so stellt sich zwingend die Frage, ob es sich nicht um einen Vorschaden bei coronarer Herzkrankheit handeln kann. Je mehr disponierende Faktoren, wie Hyperlipidaemie, Hypertonus, Diabetes, Nikotinkonsum usw. sich nachweisen lassen, umso größer wird die Wahrscheinlichkeit, daß eine coronare Herzkrankheit vorliegt. Umgekehrt darf das Fehlen jeglicher Risikofaktoren für einen Unfallzusammenhang herangezogen werden.

Tabelle 3. Traumata mit kardiovask. Störungen

1. Unidirektionale Gewalteinwirkung auf den Thorax
2. Bidirektionale Gewalteinwirkung (Kompression)
3. Kompression d. Abdomens u.d. Unterextremitäten mit starkem intravaskulärem Druckanstieg
4. Druckstöße (Explosionen)
5. Beschleunigungen mit abrupten Geschwindigkeitsänderungen
6. Elektrounfälle

Tabelle 4. Mögliche Unfallschäden an Herz u. Kreislauf

1. Perikard:
   *Haemoperikard
   Perikarditis
   Panzerherz

2. Myokard:
   *Fremdkörper
   *Abszeß
   Septumdefekte
   Myokardnekrose
   (disseminiert, zusammenhängend)
   Ventrikelaneurysma

3. Klappen:
   Ab- oder Einriß von Aorten- o.
   *Pulmonalklappe,
   Sehnenfaden- oder Papillarmuskelabriß

4. Coronargefäße:
   Zerreißung bzw. Thrombose mit Infarkt

5. Reizleitung u. Reizbildung:
   Bradykarde u. tachykarde Rhythmusstörungen

6. Gefäße:
   *Aortenaneurysma an typischer Stelle
   *arteriovenöse Fisteln im Unfallgebiet
   Gefäßverschlüsse

Eine Herzvergrößerung bei deutlichem Alkoholabusus läßt an eine alkoholische Kardiomyopathie denken, bei einer Lues können ein Aortenaneurysma, eine Myocardnekrose und eine Aorteninsuffizienz spezifischer Genese sein.

Daß die Wahrscheinlichkeit von Vorschäden mit steigendem Lebensalter wächst, ist allgemein bekannt.

Die meisten unfallbedingten cardialen Störungen lassen im Verlauf eine rückläufige Tendenz oder eine rasche Progredienz erkennen. Ein konstanter Befund spricht deshalb eher für eine

Vorschädigung. Das braucht jedoch nicht für den unfallbedingten Myocarduntergang zu gelten.

Lassen sich röntgenologisch Verkalkungen des Perikards, der Klappen, der Coronarien oder der peripheren Gefäße nachweisen, so ist das als recht zuverlässiger Hinweis für einen Vorschaden aufzufassen.

Das gleiche gilt für die Punkte 10-12 der Tabelle 2, die entweder Ausdruck einer lange dauernden Störung (10) oder Hinweise für ein kongenitales Leiden sind (11 und 12).

Eine nach dem Unfall durchgemachte bakterielle Endokarditis ist nach allgemeiner Ansicht nur in extremen Ausnahmefällen als unfallbedingt anzusehen. Sie spricht fast immer für eine unfallunabhängige Vorschädigung des Klappenapparates.

Von einigen Rhythmusstörungen ist bekannt, daß sie so gut wie immer anlagebedingt sind. Wird deshalb eine parosysmale supraventriculäre Tachykardie, ein Lown-Ganong-Levine oder ein Wolff-Parkonson-White-Syndrom diagnostiziert, ist ihre Unfallunabhängigkeit bewiesen.

Auch mit diesen Hinweisen wird es nur bei einem Teil der Patienten gelingen, einen Vorschaden zuverlässig abzugrenzen. Tabelle 5 faßt deshalb die Konstellationen zusammen, bei denen nach meiner Meinung eine kardiologische Spezialdiagnostik von vorneherein angezeigt ist.

Tabelle 5. Kardiolgosiche Fachbegutachtung nötig wenn:

1. Folgende subjektiven Angaben <u>ohne</u> objektive Befunde:
   a) Leistungsminderung
   b) pectanginöse Beschwerden
   c) Herzstolpern
   d) Synkopen

2. Bei folgenden objekt. Befunden:
   a) EKG
      Erregungsausbreitungs- und Erregungsrückbildungsstörungen, Zustand nach Infarkt, Reizbildungs- und Reizleitungsstörungen
   b) uncharakteristische Herzvergrößerungen mit oder ohne EKG-Veränderungen
   c) unklare Klappenfehler

3. In allen Zweifelsfällen

Es sind dies:

1. subjektive Beschwerden ohne faßbaren Befund.
2. Veränderungen des Elektrokardiogramms, unklare Herzvergrößerungen und Klappenfehler.
3. Alle Zweifelsfälle, z.B. fragliche Verschlimmerung eines Vorschadens.

Trotz seiner viel größeren diagnostischen Möglichkeiten wird allerdings auch der Kardiologe vor der Frage Vorschaden: ja oder nein, manchmal kapitulieren müssen.

Podiumgespräch mit Diskussion (Leiter: W. Perret, München)

Teilnehmer: ERDMANN (Frankfurt/M.), HYMMEN (Köln), JAEGER (München), JUNGBLUTH (Hamburg), PROBST (Murnau).

GREINEMANN stellt darauf ab, daß die bisherige Berufskrankheit Nr. 42, der Meniscusschaden des Bergmannes unter Tage, den tatsächlichen Gegebenheiten nicht mehr gerecht wird, sie müßte auf "Knieerkrankungen des Bergmannes" erweitert werden. Denn schon bei achsengerechtem Bein bedeute die Untertagebelastung nicht nur für den Meniscus, sondern auch für die Kniescheibe, eine das Maß des Erträglichen gelegentlich überschreitende Belastung. Viel eher dann, wenn eine Fehlachse bestehe. Man könne dann nicht alles der Fehlachse (O/X-Bein) anlasten, man sollte bei allem auch berücksichtigen, daß heutige Erkenntnisse dahin gehen, daß Fehlformen der medialen Oberschenkelrolle, Veränderungen der Kniescheibe (Wiberg 3) und Kniescheibenhochstand leichter als sonst zu einem Kniescheibenüberlastungsschaden kämen.

PERRET fragt, wo die Grenze zwischen dem Normalen und der Praearthrose ist und wo die Grenze zwischen Praearthrose und Arthrose. PICK überläßt die Beantwortung dieser Fragen HACKENBROCH: Es wäre zweckmäßig wenn man niemals von Praearthrose sprechen würde, sondern nur von der praearthrotischen Deformität, worauf HACKENBROCH schon immer hingewiesen hat. Das ist das einzige, was wirklich faßbar ist, daran sollte man sich allein halten.

PROBST betont, daß die von PICK benutzten Begriffe vorübergehende und richtunggebende Verschlimmerung richtiggestellt werden müßten. Es gibt nur zwei Begriffspaare, das eine betrifft die Art, das andere die Zeit. Das Zeitpaar ist vorübergehend oder dauernd und das andere ist einmalig oder richtunggebend, wobei letzteres oft falsch benutzt wird. Richtunggebend heißt, daß ein schon vorhandenes Leiden in einer Art verschlimmert wurde, die sonst nicht eingetreten wäre, es hat eine andere Richtung genommen. Bei einmaliger Verschlimmerung bleibt das Leiden so wie es ist, wie es sich auch ohne Unfall weiter entwickelt hätte, erfährt nur eine Steigerung. Richtunggebend ist eine andere Entwicklungs-Richtung, die sonst nicht hätte erwartet werden müssen.

PERRET fragt PROBST, wie man Schwachstellen, die dann zu den Schwachstellenfrakturen führen, rechtzeitig erkennen könne. Von PROBST wird darauf hingewiesen, daß alle Skelettanteile mit der Muskulatur verbunden sind und dieser Verbund durch eine Osteosynthese, auch bei der Zuggurtung, unterbrochen ist, mechanisch wie dynamisch, nicht nur anfangs, sondern auch noch nach Wochen. Man müsse versuchen, durch vorsichtige Belastung die Beanspruchung langsam zu steigern. SZYSZKOWITZ betont, daß man durch die Szintigraphie die Belastbarkeit des Knochens erfassen kann, was praktisch schon durchgeführt wird. PERRET weist darauf hin, daß solche Untersuchungsmöglichkeiten den meisten Gutachtern und kleinen Krankenhäusern bisher nicht zur Verfügung stehen.

Zur Frage von PERRET an JÄGER, ob beim Riß der Achillessehne des Skifahrers der Bodentemperatur eine Bedeutung zukomme, wird darauf abgestellt, daß ursächliche Beziehungen Vermutungen sind. Bekannt ist lediglich, daß durch Temperaturunterschiede Versprödungen von Bindegewebe sicher sind.

ERDMANN hält die von BERGK vorgetragene Methode der Kontrastmitteldiagnostik zur Lokalisationsbestimmung geeignet. Zur Frage des Zusammenhanges kann diese Methode aber nicht beitragen. Bei der Begutachtung ist im allgemeinen die Lokalisation nicht schwierig, nur der Zusammenhang. Der Frage von PERRET nach der Aufklärungspflicht vor solchen diagnostischen Maßnahmen weicht BERGK aus und sagt, daß dies alles der Röntgenologe übernehme. HÜBNER betont, daß es bei der Begutachtung um die Zumutbarkeit diagnostischer Eingriffe gehe; wenn bei der Kontrastmitteldiagnostik starke Beschwerden bestehen blieben, komme der Gutachter in eine sehr schwierige Lage. PERRET betont abschließend, daß diese Kontrastmitteldiagnostik wohl nur im seltenen Einzelfall indiziert ist; auf die Frage an das Auditorium, ob jemand anderer Ansicht ist, antwortet niemand.

IV. Trauma des Rückfußes und der Achillessehne

G. Könn und F. Löbbecke, Bochum

Zur Morphologie und den Ursachen der spontanen Achillessehnenruptur

Am Pathologischen Institut der Bergbau-Berufsgenossenschaft in Bochum haben wir in den Jahren 1964 bis einschließlich 1973 in 208 Fällen spontane Sehnenrupturen histologisch untersucht. Verwertet wurden nur Beobachtungen, in denen uns für die histologische Diagnose ausreichend Gewebe zur Verfügung stand. Traumatische Sehnenrupturen haben wir hier nicht berücksichtigt. Unter den 208 Beobachtungen bestand in 192 Fällen eine spontane Achillessehnenruptur (Tabelle 1). Unser Bericht zur Morphologie und den Ursachen der spontanen Achillessehnenruptur stützt sich auf diese Beobachtungen sowie auf die Mitteilungen im einschlägigen Schrifttum (Lit.: 15).

Tabelle 1. Spontane Sehnenrupturen

Lebensalter in Jahren	Achilles-S.	Patellar-S.	Bizeps-S.	Quadriz-S.	Ext. poll. longus	
0 - 10	1	-	-	-	-	
11 - 20	12	-	-	-	-	
21 - 30	22	1	-	1	-	
31 - 40	63	-	2	3	-	
41 - 50	46	-	1	1	-	
51 - 60	20	-	2	1	1	
61 - 70	15	-	1	-	1	
71 - 80	13	-	-	-	1	
insgesamt	192	1	6	6	3	208

Die zahlenmäßige Zusammenstellung der in den Jahren 1964 bis 1973 histologisch untersuchten spontanen Achillessehnenrupturen ergibt, daß diese erheblich zugenommen haben. Besonders betroffen waren Männer zwischen dem 30. und 50. Lebensjahr. Demgegenüber ist die Zahl der im gleichen Zeitraum histologisch beobachteten spontanen Rupturen anderer Sehnen ziemlich gleich geblieben (Abb. 1). Unsere Untersuchungen bestätigen damit die Beobachtungen anderer Autoren (2,4,5,8,11,12,13).

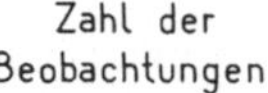

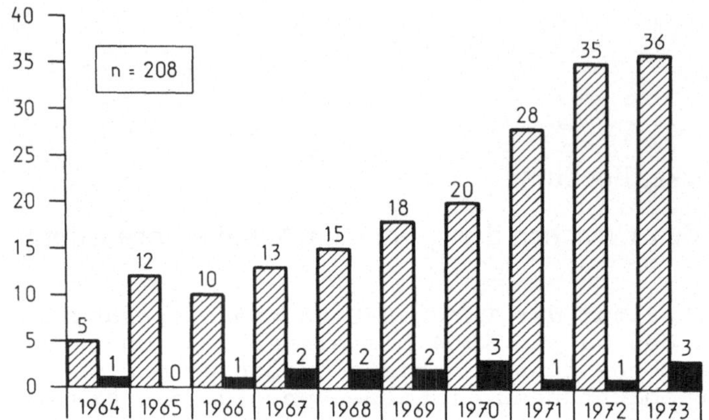

Abb. 1. In den Jahren 1964-1973 untersuchte spontane Rupturen der Achillessehne ▨ *und andere Sehnen* ■

In keiner unserer Beobachtungen war ein erkennbares äußeres Trauma der spontanen Sehnenruptur vorangegangen. In 154 Fällen unseres Untersuchungsgutes konnten wir das Ereignis in Erfahrung bringen, bei dem die Spontanruptur erfolgte (Tabelle 2): 9 mal trat die spontane Achillessehnenruptur bei einer seit langem gewohnten normalen Arbeit ein, 49 mal waren es Gelegenheitsursachen wie Treppensteigen oder Gehen auf unebener Straße und 87 mal ereignete sich die Spontanruptur beim Sport, überwiegend beim Fuß- und Handball, Turnen, Gymnastik und Leichtathletik, während in unserem Beobachtungsgut der Skisport an letzter Stelle steht.

Tabelle 2. Aufschlüsselung der Ereignisse, bei denen in 154 Beoachtungen die spontane Sehnenruptur erfolgte

	Anzahl	
	Achilles-S.	Andere Sehnen
Sport	87	3
Gelegenheits-ursachen	49	4
Bei normaler Arbeit	9	2

Es stellt sich damit die Frage: Warum zerreißt die Achillessehne?

Überblickt man das einschlägige Schrifttum zu dieser Frage, so wird hier ganz überwiegend die Auffassung vertreten, daß eine degenerative Vorschädigung der betroffenen Sehne die wesentliche Ursache für die spontane Ruptur darstellt (2,4,5,12,13). Eine andere Gruppe von Autoren kommt zu dem Ergebnis, daß bei entsprechender Unfallmechanik auch eine gesunde Achillessehne einreißen kann (10,15). Schließlich findet sich im Schrifttum eine kleine Gruppe, in der die spontane Achillessehnenruptur aus inneren Ursachen auftreten kann, z.B. bei einer familiären Hypercholesterinaemie mit Beteiligung der Achillessehne (7).

Wir haben unser Untersuchungsgut auf Vorkommen und Ausdehnung degenerativer Veränderungen in den Sehnen geprüft. In allen 192 spontanen Achillessehnenrupturen und in den 16 spontanen Rupturen anderer Sehnen konnten wir degenerative Veränderungen verschiedenen Ausmaßes und Schweregrades nachweisen (Abb. 2). Dieses Ergebnis bestätigt, daß die degenerative Vorschädigung des Sehnengewebes an unserem Beobachtungsgut die wesentliche Ursache für das Auftreten der spontanen Sehnenruptur darstellt.

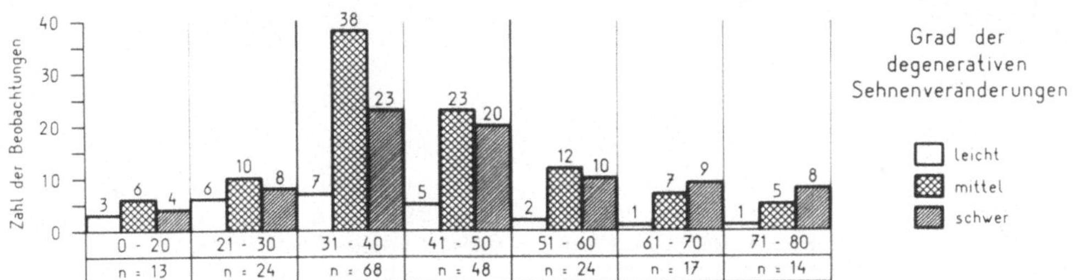

Abb. 2

Nachdem einige Autoren auf das Vorkommen von Mikrorissen in degenerativ vorgeschädigten rupturierten Sehnen hingewiesen (1,10,12,13) und wir diese auch histologisch beobachtet hatten (4,5), haben wir unser Beobachtungsgut daraufhin systematisch histologisch durchuntersucht.

Zur Prüfung der Frage nach den Mikrorissen in den spontan rupturierten Sehnen haben wir zunächst 38 Beobachtungen herangezogen, in denen die spontane Achillessehnenruptur zwischen dem 1. und 2. Tag nach Auftreten der Ruptur chirurgisch behandelt worden waren. Die Einschränkung des Beobachtungsgutes wurde vorgenommen, um die nach der spontanen Sehnenruptur erfahrungsgemäß ab 4. bis 5. Tag auftretenden und sich fortentwickelnden reparativen Vorgänge sicher von den schon vor der Ruptur vorhandenen primären degenerativen Veränderungen und möglichen Mikrorissen abgrenzen zu können. Bei der histologischen Untersuchung dieser 38 Beobachtungen fanden sich in 34 Fällen neben verschieden schweren degenerativen Veränderungen und außerhalb von frischen Sehnennekrosen mit Blutungen, Fibrinexsudationen und beginnender granulozytärer Emigration kleine Bezirke mit mesenchymalen Zellsprossungen und Streifen jungen kapillarenreichen faserhaltigen Narbengewebes (Abb. 3). Darüber hinaus

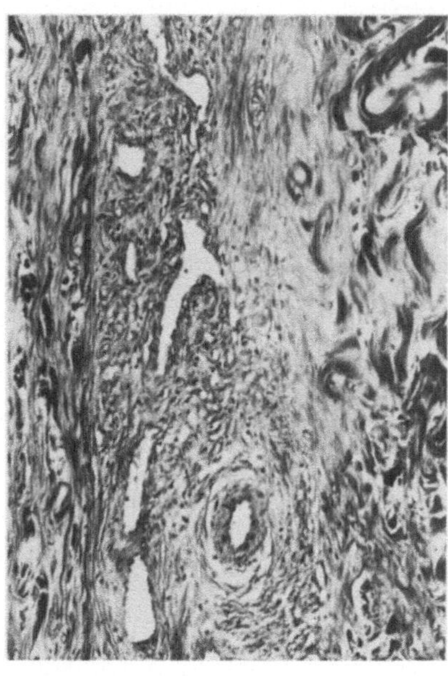

Abb. 3

ließen sich vereinzelt kleine Bereiche mit älterem Narbengewebe nachweisen, die gelegentlich auch Blutungsreste enthielten und wobei das Narbengewebe bereits eine deutliche Einordnung zum Faserverlauf der ortsständigen Sehnen erkennen ließ. In 4 dieser 38 Fälle bestanden zwar verschiedengradige degenerative Veränderungen, wurden aber in den Sehnen keine Mikrorisse beobachtet.

Die Tatsache, daß wir in unserem Beobachtungsgut in den ersten 48 Std nach Auftreten der spontanen Sehnenruptur jüngere, ältere und alte herdförmige narbige Veränderungen im Sehnengewebe nachweisen konnten erlaubt den Rückschluß, daß vor der eingetretenen spontanen Ruptur in diesen Sehnen schon vorher, mitunter auch zeitlich wiederholt, Mikrorisse aufgetreten waren, die zum Zeitpunkt der Spontanruptur im Stadium der Vernarbung waren.

Bei der histologischen Analyse der übrigen 170 Fälle unseres Beobachtungsgutes, die später als 48 Std und mitunter erst nach Wochen operativ behandelt wurden, ergaben sich häufig erhebliche Schwierigkeiten in der Zuordnung der erhobenen Befunde. Hier waren vielfach fortgeschrittenere reparative Vorgänge mit ihren Rückwirkungen auf das Sehnengewebe von möglichen Mikrorissen oder primären degenerativen Veränderungen nicht mehr sicher abzugrenzen. Wir haben daher zur Beantwortung der anstehenden Frage diese Beobachtungen nicht mitverwertet.

Wie ist nun die Entstehung der Mikrorisse im Sehnengewebe einzuordnen und welche Bedeutung kommt ihnen für das Auftreten der spontanen Sehnenruptur zu? Zwei Wege wären vorstellbar: Zum einen könnte eine besondere Zugbelastung an der gesunden Sehne zu Mikrorissen führen (10,14,15) oder zum andern, es bestehen zuerst degenerative Veränderungen in den Sehnen und es treten sekundär bei entsprechender Belastung Mikrorisse hinzu. Wir stellen uns die Entstehung der Mikrorisse so vor, daß es bei einer Belastung einer degenerativ vorgeschädigten Sehne zu kleinherdigen Mikrorissen kommt, die dann bindegewebig vernarben. Hierdurch wird die Belastungsfähigkeit der Sehnen gemeinsam mit den bestehenden degenerativen Veränderungen eingeschränkt. Mit jeder, die augenblickliche Belastbarkeit übersteigende Zugbelastung der Sehne kann es zu weiteren Mikroeinrissen kommen, wodurch dann die Rißbereitschaft der Sehne weiter erhöht wird. In keinem Fall unseres Beobachtungsgutes haben wir jedoch Mikrorisse gefunden, ohne daß gleichzeitig degenerative Veränderungen am Sehnengewebe nachzuweisen waren. Diese Beobachtung spricht dafür, daß die degenerativen Veränderungen die Schrittmacher sind, dagegen die Mikrorisse Folgezustände darstellen.

Zu der Frage, ob an einer nicht vorgeschädigten, also gesunden Achillessehne unter besonderer akuter Zug- oder Druckbelastung Mikrorisse auftreten können oder ob diese hierbei total zerreißen kann, können wir aufgrund unseres Beobachtungsgutes keine Aussage machen (3,14,15).

Zum Schluß können wir die oben gestellte Frage: Warum die Achillessehne reißt, nur so beantworten: Weil sie degenerativ verändert ist und häufig damit in Zusammenhang stehende, mitunter auch zeitlich fortschreitende Mikrorisse hinzutreten, die zusätzlich die Belastbarkeit der Achillessehne herabsetzen, so daß in dem einen Fall bei schon weit fortgeschrittener Vorschädigung der Sehne eine geringere Beanspruchung oder im andern Fall bei leichtgradigerer Vorschädigung der Sehne erst eine stärkere Belastung die spontane Ruptur dann verursacht.

Literatur

1. BAETZNER, W.: Sportschäden am Bewegungsapparat. Berlin: Urban & Schwarzenberg, 1927.
2. DAHMEN, G.: Krankhafte Veränderungen des Bindegewebes. (Beilageheft zu Bd. 100 d. Ztschr. f. Orthop.). Stuttgart: Enke 1966.
3. HARTMANN, F., DEICHER, H.: In: Klin. Pathophysiologie. Hrsg. W. Siegenthaler. 2. Aufl. S. 858-899. Stuttgart: Thieme 1973.
4. KÖNN, G., EVERTH, H.J.: Hefte z. Unfallhlk. 91, 255 (1967).
5. KÖNN, G.: Unfallmediz. Tgg., Hannover 1970. Schriftenreihe des Hauptverb. d. gewerbl. BGen, Bonn, Heft 9.
6. KRAHL, H., LANGHOFF, H.: Ztschr. f. Orthop. u. ihre Grenzgeb., 109, 501 (1971).
7. NOBBE, F. Beitr. path. Anat. 131, 450 (1965).
8. REHN, J.: Unfallschäden am Unterschenkel und Fuß. Hdb. d.ges. Unfallheilkde. Hrsg. v. H. BÜRKLE DE LA CAMP u. M. SCHWAIGER, Bd. III, S. 448. Stuttgart: F. Enke 1965.
9. ROSOLLECK, H.: Mschr. Unfallheilkde. 72, 544 (1969).
10. SCHAUWECKER, F., WELLER, S., LENZ, B.: Dtsch. med. Wschr. 92, 1758 (1967).
11. SCHÖNBAUER, H.R.: Chir. Traum. 8, 160 (1964).
12. VIERNSTEIN, K.: Münch. med. Wschr. 105, 1073 (1963).

13. VIERNSTEIN, K., GALLI, H.: Wiederherst. Chir. Traum. 8, 186 (1964).
14. WILHELM, K., STEGER, E.R., SCHMIDT, G.Ph.: Exp. Chir. 1973.
15. WILHELM, K., HERZOG, M.: Med. Welt 25, 827 (1974).

E. Linke, Darmstadt

Achillessehnenrupturen nach direkter Cortisoninjektion

Die Spontanruptur der Achillessehne ist ein Degenerationsproblem. Ihr geht anamnestisch meist ein längerer Zeitraum indifferenter Beschwerden voraus. Für diese Zeit hat sich dem behandelnden Kollegen zunehmend die sogenannte Spritze, sprich Cortison-Injektion, mit und ohne Lokalanaesthetikum, als schmerzlindernde Maßnahme, teils als Akutheilung, bestens bewährt. Doch seit 1956 laufen wissenschaftliche Untersuchungen, die Zusammenhänge nachweisen zwischen Cortison-Injektionen und späterer Achillessehnenruptur. Histologisch fanden z.B. GESSNER und andere Autoren Fremdkörpergranulome mit Femdkörperriesenzellen, herdförmige Vakuolisierung unter Bildung kleiner cystischer Hohlräume, geringe reparative Vorgänge im Sehnengewebe bei stärkerer paratendinöser Synovial-Proliferation, Auflösung der normalen Fibrillenstruktur, Untergang der Sehnenzellen sowie kleine Blutungen als Ausdruck einer frischen Traumatisation, wobei diese Veränderungen nach frischen Cortison-Injektionen beschrieben werden.

Angeregt durch eine Diskussion mit Herrn MÖLLMANN, Münster, beim Winterlehrgang des Hessischen Sportärzteverbandes, haben wir an unserer Klinik die Achillessehnenrupturen dieses Jahres bis zum 1. Oktober 1974 anamnestisch exakt erfaßt und fanden bei 18 Achillessehnenrupturen in 2 Fällen eine traumatische Genese, bei den restlichen 16 degenerativen Spontanrupturen 3 mit einer sogenannten Cortison-Anamnese.

In Stichworten die entsprechende Kasuistik: 1. 26-jähriger Hochleistungssportler, seit Dezember 73 Beschwerden im Bereiche der Achillessehne. Zur Erhaltung des Trainingspensums etwa 14 Tage vor dem Unfallereignis Injektion von Celestan-Depot mit Lokalanaesthetikum, angeblich an die Sehne, etwa in Höhe der späteren Rupturstelle. Am 17.2.1974 beim Basketballspiel lanzierender Schmerz, Zehenstand nicht mehr ausführbar. Op. 18.2.74, paratendinöses Gewebe ödematös verändert, die Rißstrecke gut 3 cm lang. Histologisch Fragmentation und Aufsplitterung der Sehnenfasern, kleine Blutungen als Ausdruck der Traumatisation nach frischer Cortison-Injektion, mucoid degenerative Bezirke mit Fibroplasten-Proliferation und angedeuteter Fremdkörperreaktion. Operative Versorgung mit Merselen-Schnürsenkelnaht zur Stabilisation; zusätzlich Durchflechtungsnähte präparierter Faserbündel zum Zwecke der besseren Narbenbildung. Komplikationsloser Verlauf. Nach 12 Wochen bei leichtem Training, der Patient ist im Sportlehrerexamen, neuerliche Ruptur peripher der durchgeführten Naht, die tastbar und klinisch fest ist, praktisch am Sehnenansatz. Aus familiären Gründen Behandlung im Unterschenkelgipsverband. Ausheilung.

2. 48-jähriger Patient, fanatischer Trimm-Dich-fitler, täglich 10 km Waldläufe, seit etwa 1 Jahr Beschwerden im Bereich der Achillessehne; sechs und drei Monate vor dem Unfallereignis Urbason-Injektionen ohne Lokalanaesthetikum angeblich an die Sehne. Patient nannte die Injektionen extrem schmerzhaft im Sehnenbereich. Beim Skilaufen am 31.1.1974 nach vorne gestürzt. Zerreißungsgefühl im Fersenbereich. Vom Arzt am Urlaubsort als Muskelriß mit Ultra-Kurzwellen behandelt. Lief noch 14 Tage mit Spoiler-Skistiefeln weiter, am 18.2.74 Achillessehnenruptur diagnostiziert und operiert. Langstreckige Ruptur mit speckiger Veränderung des Sehnengewebes, gleiche Operationstechnik. Histologisch mucoid zystische Degenerationsherde, Ausbildung von Fremdkörpergranulomen mit Fremdkörperriesenzellen, wobei diese teilweise ein schaumiges vakuolisiertes Cytoplasma im Rahmen einer Phagocytose aufweisen. Hämositrinablagerung als zeitlich zurückliegende Blutung. Ausheilung.

3. 26-jähriger Hochleistungssportler. Seit 3-4 Jahren Achillodynie rechts mehr als links, zunehmend im Winter beim Hallentraining auftretend. Anamnese, Verlauf und Histologie wie im vorigen Fall. Zusätzlich nahm Patient täglich bis 9 Tabletten Tanderil und 5 Tabletten Primobolan.

Zusammenfassung: 3 von 16 degenerativen Achillessehnenrupturen, in 10 Monaten in unsere unfallchirurgische Klinik eingewiesen, haben eine Cortison-Anamnese mit eindeutig histologischen Veränderungen, wobei einem Patienten 14 Tage nach Injektion operiert, 3 Monate später erneut die Sehne peripher der Nahtstelle rupturierte. Dies führt zu dem Schluß, Cortison, selbst angeblich an die Sehne appliziert, mindert die Rißfestigkeit der Sehne, hemmt die Regeneration mit intra- und peritendinös histologisch nachweisbaren Veränderungen. Die Therapie der Achillodynie ist konservativ, nur bei Reizzuständen mit überschießender Regeneration ist Cortison einmalig angezeigt. Bei degenerativen Prozessen grenzt die Spritze an den Kunstfehler.

H. Radloff, Berlin

Frische Ruptur der Achillessehne, Diagnostik und Therapie

Bei dem verständlichen mütterlichen Wunsch der Thetis, ihren Sohn Achilleus unverletzlich zu machen, trat - ob nun aus technischen Gründen oder aus einer kleinen Unbedachtsamkeit heraus - ein Fehler auf, mit dessen Folgen wir uns heute noch zu befassen haben.

Mythosumwitterte Schlachtfelder sind inzwischen sportlichen Kampfarenen gewichen. In diesen entstehen die meisten Achillessehnenrupturen (ASR), wie eine kurze Analyse unseres Krankengutes aus den letzten 2 Jahren ergeben hat. Bei diesen zu 90% beim Sport entstandenen ASR stehen die Ballspiele, gefolgt von leichtathletischen und Turnübungen, an erster Stelle. Ein wahrhaft achillisches Schicksal ereilte 7 von 40 Patienten insofern, als ihr Bewegungsspielraum abrupt dadurch eingeengt wurde, daß durch direkte Gewalteinwirkung des kräftig zutretenden gegnerischen Fußballstiefels oder eines unkontrollierten Hockeyschlägers ihre AS zerstört wurde. Bei zwei weiteren Fällen kam es zur Kontinuitätstrennung infolge Schnittes beim Marsch durch eine Schaufensterscheibe bzw. nach lokaler Cortisoninjektion.

Der äußere Anlaß bei den übrigen Verletzten lag an einer indirekten Traumatisierung des achillären Systems. Durch eine entsprechende Gewalteinwirkung entstand eine plötzliche ruckartige Überdehnung. Dabei wurden fast stereotyp von den Betroffenen der Antritt beim unvorbereiteten Kaltstart, der Sprung auf den kraftvoll plantarflektierten Fuß, das Fehltreten an Treppenstufen oder Bürgersteigen geschildert.

Bei der Betrachtung der Altersverteilung (Tabelle 1) fällt eigentlich nur der Fall eines 1,4 Jahre alten Kindes auf, bei dem während des Bobath-Turnens eine ASR auftrat, die 1,5 cm oberhalb des Tuber calcanei mit einem hörbaren Ruck zu einer Dehiszenz führte.

Tabelle 1. Altersverteilung der Patienten mit Achillessehnenrupturen im Jahre 1972/73

Alter der Pat.		Zahl
1,4	Jahre	1
20-29	"	6
30-39	"	13
40-49	"	8
50-59	"	6
60-69	"	6
		40

Tabelle 2 zeigt, daß die allermeisten Fälle innerhalb der ersten Woche in die klinische Behandlung kommen. Durch die nicht immer zweckmässige Beratung, gelegentliche unentschlossene Haltung der Patienten bzw. auch ärztliche Fehlbeurteilung der Verletzung - bei uns in 2 von 40 Fallen (5%) - kamen 7 Patienten erst nach mehreren Monaten bzw. Jahren zur stationären Behandlung.

Die Diagnose einer frischen Ruptur an einer so gut zugänglichen Stelle macht im allgemeinen keine wesentlichen Schwierigkeiten. Die typische Anamnese, der eindrucksvolle Tastbefund nebst Inspektion, die Funktionseinbuße, der Röntgenbefund sowie evtl. die gelegentliche Ultraschalluntersuchung dürften keinen Zweifel an der Diagnose aufkommen lassen.

Anamnese: Obwohl die meisten unserer histologischen Ergebnisse, die im Patholog. Institut des Klinik. Steglitz (Prof. Dr. MASSHOFF) gewonnen wurden, bei diesen weitgehend degenerierten Seh-

Tabelle 2. Zeitintervall zwischen Eintritt der Achillessehnenrupturen und Einsetzen der klinischen Behandlung

Beginn der klin. Beh.	Zahl der ASR
innerh. 24 Std	23
nach 2-3 Tagen	5
" 1 Woche	5
" 4 Wochen	3
" 2 Monaten	3
" 3 Jahren	1
	40

nen auf eine Mehrzeitigkeit der Ruptur hindeuteten, konnten wir auch bei intensiver Befragung häufig keine Prodrome erkennen. Offenbar verlaufen diese Mikrokontinuitätstrennungen klinisch okkult, so daß die Patienten vom Eintritt der Ruptur geradezu blitzartig getroffen werden.

Der Unfallhergang wird oft sehr plastisch geschildert, wobei besonders das Gefühl des Zerreißens in der Fersengegend, das mit einem hörbaren Knall verbunden ist und mit einem peitschenhiebartigen Schmerz einhergeht, hervorgehoben wird. Auch finden sich Angaben darüber, es habe ein Rucken oder einen Knacks oberhalb der Ferse gegeben. Dabei ist der Schmerz selbst meist nur kurz anhaltend. Schon in den nächsten Stunden beobachten die Patienten sodann eine zunehmende Schwellung in den parachillären Gruben und eine frische Hämatomverfärbung.

Funktion: Die Tatsache, daß nach einer ASR trotzdem eine Plantarflexion möglich ist, darf nicht fehlinterpretiert werden. Etwa 10% der muskulären Flexionsarbeit werden diesbezüglich vom M. flexor digitorum longus, M. flexor hallucis longus, M. fibularis longus, M. tibialis posterior und M. plantaris übernommen. Entscheidend ist vielmehr die kraftvolle Plantarflexion, die als Test so durchzuführen ist, daß man den einbeinigen Zehenspitzenstand ausführen läßt. Bei kompletter ASR ist dieser nicht ausführbar. Infolge Schmerzes ist dieser Versuch jedoch nicht immer zuverlässig durchführbar. Ein weiterer Test (THOMPSON und DOHERTY 1962) besteht darin, den Muskelbauch des Triceps surae durch Impression zu verkürzen, so daß eine plantare Fußsohlennickbewegung zustandekommen soll. Bei einer kompletten ASR läßt sich dieses Phänomen naturgemäß nicht auslösen. Das gleiche gilt für den Achillessehnenreflex.

Tastbefund: Ehe man noch den tastenden Finger in den Defekt einlegt, kann man bereits den Unterschied in der Fersenkonturierung wahrnehmen, wobei sich stets der Seitenvergleich empfiehlt. Dabei sind Ausmaß und Höhe der Dellenbildung verschieden, je nachdem ob eine komplette oder inkomplette Ruptur vorliegt und in welchem Bereich die Zerstörung auftritt. Aufkommendes Ödem sowie Hämatomentwicklung können dieses Bild gelegentlich verschleiern, wenn die Patienten nicht früh genug in die Behandlung kommen. Passive Dehnungsversuche verursachen Schmerzen im Rupturbereich. Ein noch am medialen Rand der AS befindlicher bleistiftdicker Strang weist darauf hin, daß die Sehne des M. plantaris stehengeblieben ist. Hierbei können sich Verwechselungen mit inkompletten Rupturen ergeben. Stränge am lateralen Rand dagegen lassen diesen Zweifel nicht entstehen.

Röntgenbefunde: Röntgen-Weichteilaufnahmen im seitlichen Strahlengang lassen bei kompletten Rupturen deutliche Defekte oberhalb des Tuber calcanei erkennen. Am Tuber selbst lassen sich u.U. Ausrisse in verschiedener Größenordnung nachweisen. Knöcherne Nebenverletzungen an der Knöchelgabel bzw. an der Fußwurzel dürfen nicht übersehen werden. Deshalb sind diese Regionen röntgenologisch zu kontrollieren (Abb. 1).

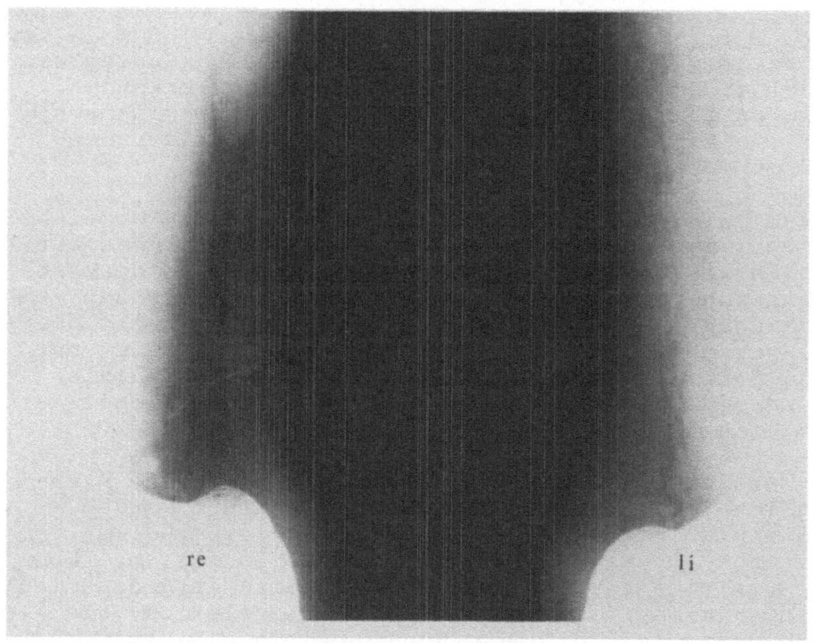

Abb. 1. Rechts: Senkrecht vom Tuber calcanei aufstrebendes Aufhellungsband, das dem leeren Sehnenfach bei Ruptur entspricht, links: Homogene Weichteilverschattung auf der gesunden Seite

Ultraschall: Am anatomischen Präparat lassen sich in vitro Sehnendehiszenzen bestimmter Größenordnung nachweisen. Dies gelingt auch in situ an der Leiche.

Die folgenden Ultraschallschnittbilder, die mit einem Vidosongerät von Siemens angefertigt wurden, zeigen einerseits das durchlaufende Echoband der AS am gesunden Bein und andererseits das Fehlen des Sehnenechos in Höhe der auseinandergewichenen Sehnenenden. Das Operationssitusfoto bringt das entsprechende anatomische Korrelat. In Zweifelsfällen läßt diese Untersuchungstechnik sicher nicht im Stich (Abb. 2 u. 3).

Differentialdiagnose: Differentialdiagnostische Schwierigkeiten können eigentlich erst nach Ablauf der Frühphase entstehen. Diesbezüglich sei lediglich zusammenfassend auf die Tendinitis

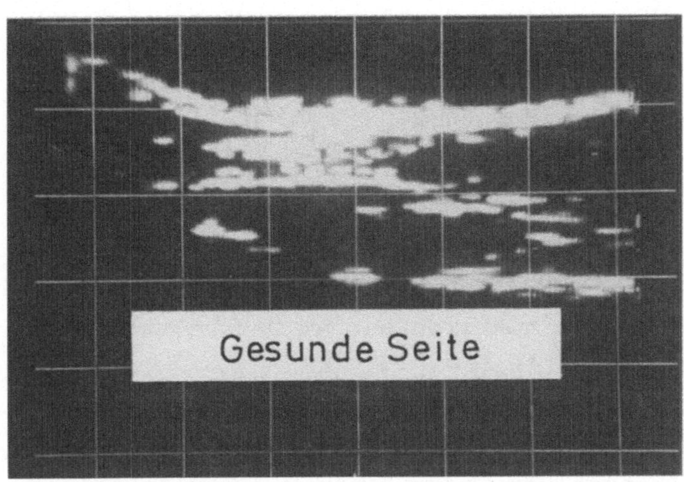

Abb. 2. Ultraschallschnittbild, das der rechten Seite der Abb. 1 entspricht

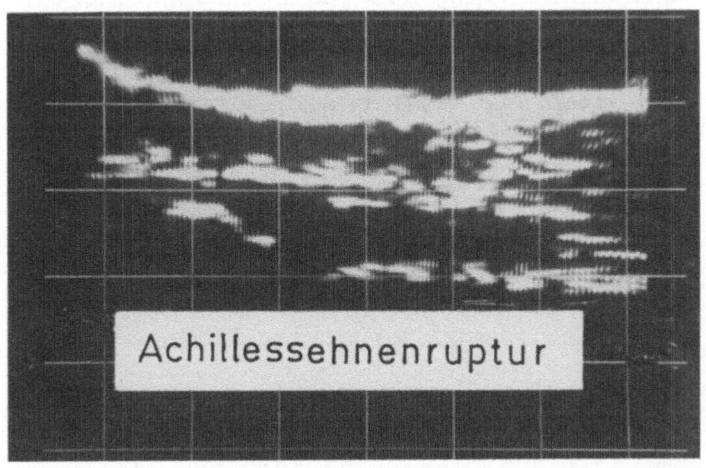

Abb. 3. Ultraschallschnittbild, das der linken Seite der Abb. 1 entspricht

achillea, die Tendinitis ossificans traumat., die Paratenonitis achillea sowie auf die Periachillitis plastica und den sogen. "muscle-bound-foot" bei Kontraktur des M. triceps surae hingewiesen (STUCKE 1956).

Therapie: Grundsätzlich sind wir der Ansicht, daß jede frische ASR zur Operation gelangen sollte. Allerdings gemahnen angesichts erstaunlich hoher Komplikationsraten nach Operationen LEA und SMITH (1972) u.a. wieder an die Auffassung, eher konservativ zu verfahren. Sie halten eine achtwöchige Ruhigstellung im Unterschenkelspitzfußgipsverband als Gehgips für ausreichend. Zu einer solchen Behandlung entschließen wir uns nur in Ausnahmefällen von vitaler Gegenindikation, z.B. bei Marcumarpatienten nach Herzinfarkten oder bei alten Menschen mit internistischen, das Leben gefährdenden Leiden. Bei Patienten, die innerhalb der ersten vier Wochen nach dem Unfall zur Operation gelangen, läßt sich fast ausnahmslos nach Resektion der ausgefransten und degenerierten Anteile eine primäre Sehnenvereinigung nach der KIRCHMAYR-Technik ausführen.

Sobald sich intraoperativ herausstellt, daß die Sehne von erheblicher minderer Qualität ist oder daß ihr Durchmesser ungewöhnlich dünn ist, empfehlen sich plastische Maßnahmen. Dies gilt auch für unüberbrückbare Dehiszenzen. Am Ort selbst bietet sich hierfür - soweit angelegt - die Plantarissehne an, die sehr weit proximal zu durchtrennen ist und die man - die Sehnenruptur durchflechtend - mit sich selbst vereinigen kann oder nach LYNN (1966) fächerförmig ausbreitet und als Hülle benutzt. Als freies Transplantat bietet sich auch Faszia lata an. Auf die Griffelschachtelplastik nach Max Lange haben wir bei frischen ASR ebensowenig wie auf die Umkehrplastik zurückgreifen müssen. Auf die Schilderung operativ-technischer Details möchte ich zur Vermeidung von Wiederholungen verzichten, da hierauf Herr HEIDENREICH, Bochum eingehen wird. Die operative Nachbehandlung besteht bei uns in einer Ruhigstellung des Fußes in Spitzfußstellung, die im Laufe von 2 x 14 Tagen allmählich mitigiert wird, so daß der Fuß nach 6 Wochen freigegeben werden kann. Danach darf mit einer Fersenerhöhung von 3 cm gelaufen werden. Im hier vorgestellten Kollektiv haben wir ein Recidiv, einmal eine Wundrandnekrose und einmal eine Fadenfistel beobachten können.

Literatur

LEA, R.B., SMITH, L.: J. Bone Jt. Surg. 54 A, No. 7 (Oct. 1972) S. 1398-1407.

LYNN, A.Th.: J. Bone Jt. Surg. 48 A, No. 2, March 1966, S. 268-272.

STUCKE, K.: Der Fersenschmerz. Stuttgart: Thieme 1956.

THOMPSON, T.C., DOHERTY, J.H.: J. Trauma 2: 126-129, 1962.

W. Heidenreich, Bochum

Ätiologie und Therapie der Achillessehnenrupturen

Unter den großen Sehnen ist die Achillessehne am häufigsten von Verletzungen betroffen. Von insgesamt 122 bei uns in den letzten 12 Jahren operativ behandelten Achillessehnenrupturen waren 12 offene Schnitt-, Stich- oder Schußverletzungen. Prozentual war hiervon vor allem die jüngste Altergruppe betroffen. Die übrigen Rupturen entstanden nach einem indirekten Trauma, waren also sogenannte Spontanrupturen. Wie Sie aus der Abbildung ersehen, findet sich in unserem Krankengut eine Häufung dieser Verletzung um das 30. Lebensjahr (Abb. 1).

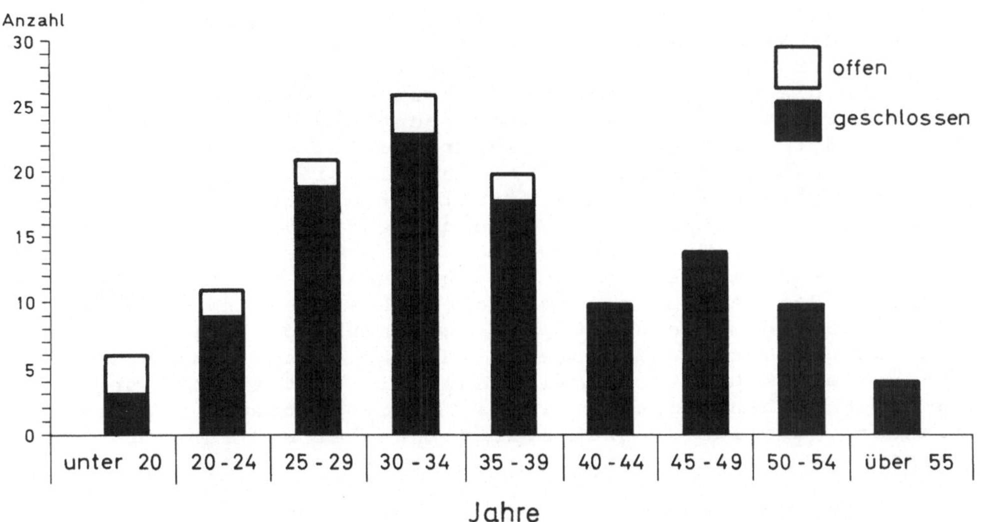

Abb. 1. Altersverteilung von 122 operativ behandelten Achillessehnenrissen

Dies mag darauf zurückzuführen sein, daß viele 30-Jährige weiterhin wie in früheren Jahren Wettkampfsport betreiben, ohne jedoch so intensiv zu trainieren, wie sie es früher getan hatten. Als Folge davon findet sich oft eine Übergewichtigkeit der Patienten, die zu einer vermehrten Belastung der Achillessehne führt. So haben ca. 70% der bei uns behandelten Patienten ihre Achillessehnenruptur beim Sport erlitten, besonders beim Ansetzen zum Sprint oder zum Sprung.

Von pathologisch-anatomischer Seite her wissen wir, daß vom 3. Lebensjahrzehnt an die degenerativen Veränderungen in dem Sehnengewebe deutlich zunehmen. Frühere Mikrotraumen oder lokale Cortisoninjektionen können wegbereitend für diese degenerativen Veränderungen gewesen sein, die sich regelmäßig histologisch in dem aus dem Rißbezirk entnommenen Gewebe bei unseren Patienten haben nachweisen lassen. Im Regelfall finden sich bei den älteren Patienten die stärksten Degenerationserscheinungen, so daß schon eine alltägliche Belastung zum Riß der Sehne führen kann. Typischerweise gaben die meisten Patienten der Altergruppe über 55 Jahre an, plötzlich beim Spazierengehen oder beim Treppensteigen einen Schmerz in der Ferse mit nachfolgender functio laesa verspürt zu haben.

Die Versorgung der Ruptur ist bei uns bei intakten Hautverhältnissen grundsätzlich operativ und wird möglichst primär durchgeführt. In diesem Fällen ist eine End-zu-End-Vereinigung regelmäßig möglich, die jedoch umso schwieriger wird, je länger die Ruptur zurückliegt. Trotzdem konnten wir auch bei unseren sekundär versorgten Patienten in 45% dann eine direkte Vereinigung der Sehnenstümpfe erreichen, wenn die Sehne durch Spitzfußstellung des Fußes und Kniebeugung entlastet wird.

Nach Eröffnung des Peritendineums werden die Sehnenstümpfe angefrischt und das proximale und distale Stumpfende zur histologischen Untersuchung eingesandt. Die zumeist erhaltene Sehne des musculus plantaris longus wird möglichst weit proximal durch einen gesonderten Hautschnitt durchtrennt und in das Wundgebiet vorgezogen. Wir verwenden die Plantarissehne regelmäßig zur Verstärkung der Achillessehnennaht, indem wir sie achterförmig durch die Achillessehne proximal und distal der Rißstelle hindurchziehen. Steht uns noch ein freies Sehnenende zur Verfügung, schlitzen wir es nach der Technik von LYNN und breiten es mantelförmig über die Nahtstelle aus, um damit eine bessere Gleitfähigkeit der Sehne im Peritendineum zu erzielen. Postoperativ wird das Bein für 2 Wochen mit einem Gips-U-Schienenband in Spitzfußstellung und Kniebeugung ruhiggestellt, dann entlassen wir die Patienten mit einem Unterschenkelrundgips in Spitzfußstellung. Nach 5 bis 6 Wochen beginnen wir mit aktiven Übungen und Bewegungsbändern, und zwei Wochen später kann der Fuß zunehmend belastet werden.

In den Fällen, bei denen eine direkte Vereinigung der Sehnenstümpfe nicht möglich ist, ist eine plastische Überbrückung der Sehnenlücke erforderlich. Wenn der Defekt nicht zu groß ist, bilden wir einen am proximalen Sehnenstumpf breitbasig aufsitzenden, in der Frontalebene abgetrennten Lappen, den wir zum distalen Stumpf hinunterklappen und mit diesem vernähen. Auch diese Naht verstärken wir durch die Sehne des plantaris longus. Einige Sicherungsnähte sollten auch an der Basis des Lappens angebracht werden, um ein Ausreißen zu verhindern. Wir geben diesem Verfahren den Vorzug gegenüber der sogenannten Griffelkastenplastik, bei der der Lappen vollkommen aus seinem Verband gelöst wird.

In Ausnahmefällen und bei einem sehr großen Defekt kann auch einmal der Ersatz der Achillessehne durch einen Cutislappen indiziert sein.

Bei diesem 59-jährigen Mann wurde im Kindesalter wegen eines Lähmungsspitzfußes eine Tenotomie vorgenommen. Wenige Wochen vor der jetzigen stationären Aufnahme verspürte der Patient erstmalig wieder Schmerzen in der linken Ferse, die sich plötzlich beim Besteigen einer Treppe akut verstärkten. Die Röntgenaufnahmen zeigten eine Fraktur der verknöcherten Sehne. Die knöchernen Einlagerungen wurden bei der operativen Versorgung entfernt. Der Defekt wurde mit einem Cutislappen überbrückt, der über die Sehnenenden gestülpt und mit ihnen sowie mit sich selbst vernäht wurde. Da der Cutislappen sich erst beim Bewegungstraining funktionell umbauen kann und belastungsfähig wird, muß postoperativ entsprechend lange entlastet werden. Trotzdem kann man von diesem Verfahren eine vollständige Wiederherstellung der Funktion der Achillessehne nicht erwarten, und auch dieser Patient kann den Zehenballenstand nur kurzfristig durchführen, was ihn aber nicht daran hindert, weiterhin eifrig Tennis zu spielen.

K. Walcher, Berlin

Veraltete Achillessehnenruptur: Spätversorgung – plastische Verfahren

Häufiger, als man annehmen sollte, kommen Achillessehnenrupturen verspätet zur Behandlung. Der weniger Routinierte erwartet sich von der Achillessehnenruptur ein dramatisches Ereignis und einen eindrucksvollen klinischen Befund, ähnlich einem knöchernen Ausriß aus dem Calcaneus. Recht wenig eindrucksvoll ist manchmal die Symptomatik der frischen Ruptur, die veraltete Ruptur zeigt aber meist ein charakteristisches Bild; wir sprechen von einer veralteten Ruptur nach Ablauf etwa der 3. Woche:

Die Wade ist sicht- und meßbar verschmächtigt, der Zehenspitzen-Stand unmöglich, der Fuß kann nicht abgerollt werden, auch jetzt noch ist oftmals die charakteristische Dellenbildung nachweisbar, bei Kompression der Wade erfolgt keine Plantarflexion des Fußes im Sprunggelenk.

Die Behandlung kann - wie bei der frischen Ruptur - nur operativ sein. Die Schnittführung erfolgt im distalen Anteil leicht nach medial versetzt, um mit Sicherheit den N. suralis zu schonen. Der jetzt erhobene Operationsbefund entscheidet über das weitere operative Vorgehen:

1. Möglichkeit: Es besteht nur ein kleiner Defekt, es kann eine einfache End-zu-End-Naht gemacht werden. Eine erzwungene Naht führt, besonders bei älteren Leuten, zu hartnäckigen Spitzfüßen.

2. Möglichkeit: In einem kleinen Teil der Fälle kommt es zu einem ausreichend kräftigen und leistungsfähigen, bindegewebigen Regenerat, das aber zu einer Verlängerung der Funktionseinheit Muskel/Sehne führt. Die Kontraktionsfähigkeit des M. triceps reicht dann nicht mehr aus, seiner alten Funktion gerecht zu werden.

Hier haben sich uns zwei Techniken bewährt: Die einfache Kontinuitätsresektion und die Schrägtenotomie nach SCHEDE.

Die Schrägtenotomie nach SCHEDE ist eine seit langem bewährte Technik, die seitlich überstehenden Zipfel können abgetragen werden; eine tragende Naht ist erforderlich.

Technisch einfacher ist die Kontinuitätsresektion, die man zur Vergrößerung der Kontaktfläche am besten zwickelförmig ausführt. Wichtig sind auf jeden Fall auch hier eine oder zwei tragende Nähte, etwa in der Technik nach KIRCHMAIR oder BUNNELL, die durch feine Adaptationsnähte ergänzt werden können.

3. Möglichkeit: Durch die Retraktion der Sehnenstümpfe und die narbige Schrumpfung ist eine Dehiszenz verschiedener Größe entstanden. Für diese Defektbildungen der Achillessehne wurde eine große Anzahl von Verfahren angegeben. Sie gliedern sich im wesentlichen in Plastiken aus den Sehnenstümpfen oder mit dem M. plantaris; verwendet werden weiterhin freie Transplantate aus Fascia lata oder Cutis oder körperfremdes Material.

Bei mittelgroßen Defekten hat sich uns die Griffelschachtelplastik nach Max LANGE sehr bewährt, bei großem Defekt die Umkehr- bzw. Umkipplastik. Aus dem breiten Sehnenspiegel des Gastrocnemius wird ein genügend langes Transplantat gebildet und wie der Deckel einer Griffelschachtel nach distal gezogen. Bei subtiler Technik gelingt es im allgemeinen, das Transplantat nicht vollkommen aus der Ernährung zu lösen.

Bei allen plastischen Verfahren erfolgt die distale Vereinigung am besten in Form einer sogenannten Sandwich-Anastomose; der distale, meist 1-2 Querfinger lange Stumpf wird in der Frontalebene längs gespalten, das Transplantat zwischengeschoben und vernäht.

Bei großem und übergroßem Defekt und meist starker degenerativer Auffaserung der Sehnenenden wird das Transplantat im Sinne der Umkehrplastik um 180 Grad gedreht, um sicher nicht degeneriertes Gewebe zur Defektüberbrückung zu verwenden.

Eine Modifikation dieses Verfahrens ist die Umkipplastik, bei der das Transplantat am proximalen Sehnenstumpf gestielt bleibt, hier allerdings mit einigen Nähten gesichert werden muß.

Wichtig erscheint uns die Technik des Nahtverschlusses des Entnahmedefektes. Beim einfachen Verschluß des Defektes im Sehnenspiegel des Gastrocnemius bleibt offensichtlich der M. soleus unberücksichtigt. Wir konnten dies mit Hilfe von Kraftmessungen und besonders elektromyographisch zusammen mit TÖNNIS und HIRSCH an einer Nachuntersuchungsserie von 30 Patienten am hiesigen Oskar-Helene-Heim unter WITT nachweisen:

Bei indirekter Muskelreizung und Messung der Amplitude beider Seiten wurde nur für den M. soleus ein signifikanter Unterschied zwischen gesunder und operierter Seite gefunden. Die Amplitude des operierten Muskels betrug nur 58% der nicht operierten Gegenseite. Für die beiden Gastrocnemiusbäuche war kein wesentlicher Unterschied beider Seiten vorhanden.

Wir deuteten dieses Phänomen folgendermaßen: Die bindegewebige Raphe des M. soleus, zu der ein großer Teil der Fasern gefiedert zusammenläuft, wird bei der Bildung des Transplantates abgelöst; dies führt zu einem ungenügenden Spannungszustand des M. soleus nach der Plastik. Schon vor Jahrzehnten konnte von Max LANGE nachgewiesen werden, daß unter ungenügender oder zu starker Spannung stehende Muskulatur frühzeitig atrophiert oder sogar degeneriert. (McMINN und VRBOVA sowie AMACO u. Mitarb. kamen beim Nachweis des Myoglobingehaltes der Muskulatur zu ähnlichen Ergebnissen).

Angesichts unserer Untersuchungen möchten wir daher empfehlen, beim Schluß des Entnahmedefektes die bindegewebige Raphe des M. soleus unter gleichzeitiger Spannung des Muskels mitzufassen.

Die Nachbehandlung erfordert gerade bei den plastischen Verfahren eine längere Immobilisationszeit. 14 Tage wird im Oberschenkelliegegipsverband bei leichter Spitzfußstellung im Sprunggelenk und Beugestellung im Kniegelenk behandelt. Wir achten auf eine besonders gute Schaumgummipolsterung über der Achillessehne; die Haut in diesem Bereich ist besonders bei veralteten Rupturen sicher minderdurchblutet.

Anschließend geben wir bei verminderter Spitzfußstellung bis zur 6. Woche einen Gehgips, bei starker Degeneration und größerem Defekt vereinzelt bis zur 8. Woche. Auch dann soll noch für etwa 1/4 Jahr eine Absatzerhöhung getragen werden, vor Barfußgehen soll gewarnt werden.

Im allgemeinen ist auch bei den plastischen Verfahren die Funktion gut, der Zehenspitzen-Stand ist wieder möglich. Selten sind Verklebungen und Verknöcherungen der Sehne mit entsprechenden Funktionsausfällen.

Zusammenfassung

Bei der veralteten Achillessehnenruptur hat sich uns folgendes operatives Vorgehen bewährt:

Nur bei kleinen Defekt ist eine End-zu-End-Naht empfehlenswert.

Bei mittelgroßem Defekt leistet die Griffelschachtelplastik Hervorragendes.

Bei großem Defekt sollte das Transplantat im Sinne der Umkehrplastik um 180 Grad gedreht werden, um sicher sehnengesundes Gewebe in den Defekt zu bringen.

Beim verlängerten bindegewebigen Regenerat hat sich uns die Kontinuitätsresektion oder die Schrägtenotomie nach SCHEDE sehr bewährt.

W. Schink, Köln

Achillessehnenruptur – Knöcherne Ausrisse und kombinierte Traumen

Der Herr Präsident hat mich aufgefordert, über "Knöcherne Ausrisse und kombinierte Traumen" zur Diskussion zu sprechen. Ich bin mir bewußt, daß ich mich hier bereits am Rande zum nächsten Thema befinde.

In den letzten 10 Jahren haben wir 21 geschlossene Achillessehnenrupturen operativ behandelt und dabei festgestellt, daß es sich jedesmal um reine Rupturen im Sehnenbereich gehandelt hat.

Ein reiner knöcherner Ausriß ohne Knochenlamelle ist meines Wissens bisher noch nicht beschrieben worden; es wurde lediglich die Möglichkeit einer solchen Verletzung erwähnt.

Unter den offenen Verletzungen hatten wir zwei interessante Beobachtungen. Eine Tänzerin hatte sich die Achillessehne an einer zerbrochenen Glasplatte zerschnitten. Die Sofortnaht der Sehne führte zu einem einwandfreien funktionellen Ergebnis. Die zweite Beobachtung betrifft eine damals 64-jährige Patientin mit einem offenen Abrißbruch und dem klinischen Bild des Funktionsausfalles der Achillessehne. Bei dieser Patientin entsprach der Unfallmechanismus genau den Angaben von VIDAL.

Aus den Untersuchungen von R. KORN wissen wir, daß die Achillessehne breit in die Corticalishinterfläche des Fersenbeines einstrahlt; in ihrer unmittelbaren Nachbarschaft entspringt die gleichfalls an der Corticalis festhaftende Plantaraponeurose. Der Divergenzpunkt der beiden Sehnen entspricht dem Verlauf der Balkenstruktur des Fersenbeines. Durch Anmeißelung des Fersenbeines knapp unter dem Sehnenansatz läßt sich durch Zug an der Achillessehne ein Bruch erreichen, welcher dem Rißbruch entspricht. Am unversehrten Knochen läßt sich durch alleinigen Zug keine derartige Bruchform erzeugen.

Der Abschermechanismus in unserem Fall führte zu einem Rißbruch am Fersenbeinhöcker; er gleicht dem Fersenbeinbruch der Gruppe 1 b von L. BÖHLER. Das klinische Bild mit Delle und Hautnekrose stimmt mit der Beobachtung von V. STRUPPLER völlig überein. Am 5. Tag nach dem Treppensturz konnte erst die Verschraubung des Fragmentes erfolgen. Eine länge Wundinfektion mit Sequestrotomie kam schließlich zur Ausheilung. Diese Nachuntersuchungsbilder wurden 5 Jahre später angefertigt. Das Ergebnis war bei dieser jetzt 71-jährigen hirngeschädigten Verletzten durchaus befriedigend.

Jetzt noch ein Hinweis auf Spätinfektionen: Bei dem damals 61-jährigen Kaufmann wurde in einem ausländischen Krankenhaus die gerissene linke Achillessehne mit Zwirneinzelknopfnähten versorgt. Nach 9 Monaten stellten sich Entzündungserscheinungen ein, so daß das Nahtmaterial jeweils an umschriebener Stelle entfernt werden mußte. In mehrmonatigen Abständen waren insgesamt 7 Eingriffe notwendig, bis völlige Ausheilung erreicht wurde. Die Nachuntersuchung - jetzt 2 Jahre nach dem letzten Eingriff - ergab Schmerzfreiheit und normale Funktion.

Bei den offenen Verletzungen durch Quetschung oder thermische Schädigung müssen mitunter erst gestielte Plastiken ausgeführt werden, ehe die Wiederherstellung der Achillessehne möglich ist.

Abschließend noch eine Bemerkung zu den Kombinationsverletzungen. Wir haben bei den Achillessehnenrupturen keine Kombinationsverletzungen angetroffen. Sie können aber bei den Abrißbrüchen vorkommen. So beschreibt PHILADELPHY sechs Fälle mit zusätzlichen Frakturen im Sprunggelenkbereich, bei denen sich der Angriffspunkt der Gewalteinwirkung nach eingetretener Abrißfraktur nachfolgend geändert hat.

H. Junge, Sanderbusch

Die verkannte bzw. verspätet operierte subcutane Achillessehnenruptur

Unter insgesamt 170 Fällen plastisch operierter subcutaner Achillessehnenrupturen beobachteten wir eine erstaunlich hohe Zahl, insgesamt 50, bei denen die Diagnose erst verspätet, nach 4 Wochen und mehr, gestellt wurde und die Behandlung unter einer Fehldiagnose erfolgte. Nur 40 der Verletzten kamen kurz im Anschluß, d.h. spätestens in den ersten 4 Tagen nach dem Riß zur Behandlung. Über die Intervalle bei 50 Patienten, die erst nach 4 Wochen und später erschienen, unterrichtet die Tabelle 1.

Tabelle 1. Diagnose bzw. Operation nach 4 Wochen und später

nach Tagen	Zahl
30-39	6
40-99	17
100-149	11
150-200	8
> 200	8
max. 280, 450 Tg., 1 1/2 Jahre	

Tabelle 2 gibt eine allgemeine Übersicht.

Tabelle 2. 50 Fälle von Spätoperationen

unter 170 Gesamtfällen
Durchschnittsalter 41 Jahre
46 Fälle beim Sport (35 Fußball, dann Tennis, Handball, Alterssport (Lauf, Sprung)
Kein rechtes Unfallereignis

Die Diagnose ist in den meisten Fällen einfach und wurde überraschenderweise verkannt, u.a. Unmöglichkeit des Zehenstandes, das sehr wichtige Thompson'sche Zeichen, die Lokalisation des Druckschmerzes. Weniger verkannt und sicher sind im seitlichen Röntgen-Weichteilbild die Zeichen nach KAGER, ARNER, FRANKE und der TOYGAR'sche Winkel. Die Fehldiagnose lautete Zerrung, Muskelriß der Wade, auch Achillodynien, Haglundfersen. Ein Fall betraf einen Entenschnabelbruch, mehrere Fälle wurden als Distorsionen im Sprunggelenk behandelt, oftmals mit viele Wochen getragenem Gipsverband.

Zu den Spätfällen gehören auch die chronisch-rezidivierenden Achillodynien, bei denen man nicht selten eine Verdickung an typischer Stelle, eine spindelige Auftreibung der Sehne findet.

Eine nicht kleine Zahl von Patienten war in Krankenhausbehandlung gewesen, auch bei Fachorthopäden, ohne daß die richtige Diagnose gestellt wurde. Das mag u.a. daran liegen, daß ein echtes Unfallgeschehen so gut wie immer vermißt wird bzw. dem Voruntersucher sportmedizinische Kenntnisse fehlten.

Bei äußerer Betrachtung der veralteten Fälle fällt vor allen Dingen eine Verkürzung des Gastrocnemiusbauches und eine teilweise bis zu 6 cm betragende Verschmälerung des Wadenumfanges auf. Eine gewisse Plantarflexion kann durch Narbenbildung möglich sein, nicht aber Zehenstand oder Hüpfen.

Wir haben grundsätzlich in jedem Falle, obwohl auch andere Methoden durchaus gute Ergebnisse haben, die Fascia-lata-Plastik als Muffplastik ausgeführt. Besonderheiten bei der Operation der alten Fälle waren narbige Veränderungen und schlechte Durchblutung im Verletzungsgebiet. Die oft dicken Narben wurden excidiert und zwischen den Sehnen so weit reseziert, bis im Querschnitt Sehnenbündel erschienen. Dann verblieb so gut wie immer eine mehr oder weniger große Diastase der Sehnenenden. Es war deshalb notwendig, um diese Dehiszenz zu verkleinern und damit die Wadenmuskulatur in einen ausreichenden Spannungszustand zu bringen, mit kräftigen Kunststoffäden, z.B. Mersilen-grün, die Enden näher aneinander zu bringen. Zum Teil wurde auch noch die Plantarissehne zusätzlich zu Hilfe genommen. Die Muffplastik haben wir möglichst so angelegt, daß unter der Haut kein Nahtmaterial lag, eine Fisteleiterung neuerdings dadurch zu vermeiden versucht, daß wir als Nahtmaterial Dexon verwandten.

Der Hautschnitt wurde lateral angelegt, er soll wegen der Durchblutungsverhältnisse möglichst nicht bogenförmig auf die Medialseite herübergehen und auch nicht genau in der Dorsallinie liegen. Sorgfältige Subcutannaht unter Verwendung noch vorhandenen Gleitgewebes erscheint ratsam. Die Haut wurde mit Draht genäht und die Naht mit Silberfolie bedeckt. Je nach Befund 3-4 Wochen Liegegips, dann für die gleiche Zeit Gehgipsbehandlung. Die längere Fixierungszeit ist m.E. gerechtfertigt, gerade bei Sportlern.

Bei der chronischen Achillodynie, die man bei Therapieresistenz unbedingt operativ angehen sollte, wurde die Schmerzstelle in der Sehne freigelegt, die Achillessehne längs incidiert. Der typische Befund ist eine gelblich erweichte Sehnennekrose im Inneren, die excidiert wird. Diese Fälle wurden mit einem Muff von lyophilisierter Dura umhüllt. Man kann auch einen gestielten Lappen der Unterschenkelfascie mit Erfolg herunterklapppen.

48 Fälle konnten nachuntersucht werden:

Tabelle 3. Ergebnisse

sehr gut	25
gut	15
ausreichend	6
schlecht	2
(2 nicht erreichbar)	

Als sehr gut waren kraftvoller Zehenstand, keine Einschränkung der Beweglichkeit, volle Sportfähigkeit ohne subjektive Beschwerden zu nennen. Bei den als gut zu bezeichnenden Fällen ist eine leichte Spitzfußtendenz von wenigen Graden vorhanden, dazu leichte subjektive Beschwerden ohne Einschränkung der normalen oder sportlicher Funktion, abgesehen von Hochleistungssport.

Bei den ausreichenden Ergebnissen sind die Beweglichkeit eingeschränkt, der hohe Zehenstand und Hüpfen nur vermindert möglich, oftmals Schwellung und Rötung nach längeren Belastungen.

Ungenügend sind Fälle mit starker Einschränkung der Beweglichkeit, Zehenstand und Hüpfen nicht möglich, Schwellungen, Schmerzen.

Die Operationen lagen bei den meisten Patienten 1-3 Jahre, bis zu 10 Jahren zurück. Von den 35 Fußballspielern nahmen 27 ihren Sport wieder auf, die übrigen haben zum Teil aus Altergründen bzw. aus Sorge um eine neue Verletzung ihre Tätigkeit eingestellt.

Der Wadenumfang war am operierten Bein im Durchschnitt 5-6% geringer als auf der gesunden Seite, d.h. es verblieb eine nur unwesentliche Muskelschwäche.

Wenn Wundheilungsstörungen, meist Fremdkörperreaktionen durch Fadenunverträglichkeit (7 Fälle) auftraten, war das Ergebnis keineswegs immer schlecht.

Interessant ist, daß auch bei den sehr spät Operierten, d.h. nach 100 Tagen und mehr, das Resultat nur in einem Falle ungenügend war, mehr als die Hälfte hatte sogar ein sehr gutes Ergebnis. Das bedeutet also für die Indikation, daß man auch diese Spätfälle operieren sollte und ein gutes Ergebnis erzielt.

Ein Beispiel für die gute Belastbarkeit sei geschildert:

Operative Versorgung erst nach genau einem Jahr, Fascia-lata-Plastik, nach mehreren Wochen Fadenabstoßung aus einer aseptischen Fistel, 1/2 Jahr nach dem Eingriff Trainingsbeginn als Langstreckenläufer. In einem Monat wurde eine Laufstrecke von 83 km in 20 Trainingstagen zurückgelegt, 1 Monat darauf bereits 228 km, 1 Jahr nach dem Eingriff 400 km im Monat. Folgende Zeiten wurden erreicht:

10.000 m - Lauf	32,05 min
5.000 m - Lauf	15,52 "
25 km - Lauf	1:30:14 Std

Histologisch sind die Ergebnisse kaum zu verwerten, da naturgemäß nach verspäteten Operationen immer entsprechende degenerative bzw. narbige Veränderungen angetroffen werden.

D. Terbrüggen, J. Müller und H. Dieterich, Liestal (Schweiz)

Indikation, Technik und Ergebnisse der Achillessehnennaht mit autologem Corium

Die Zahl der Achillessehnenrupturen hat bei uns insbesondere durch die Verbreitung des Skilaufes deutlich zugenommen. Während in den letzten 11 Jahren etwa 2-7 Rupturen pro Jahr beobachtet werden konnten, sahen wir 1973 total 10 Achillessehnenrupturen. 90% der 58 Fälle der Jahre 1962-1973 resultieren aus Sportunfällen: hiervon 32 Rupturen durch Skiunfälle verursacht, 19 Rupturen resultieren aus Ballspielen und Leichtathletik, nur 6 aus Verkehrsunfällen und 1 Ruptur als Folge eines Ruheschadens. PHILADELPHY u.a. beschreiben Achillessehnenrupturen, die nicht auf dem Boden der Degeneration entstanden. Dementgegen fanden wir in 29 biopsierten Fällen jedesmal eine degenerative Vorschädigung mit den Zeichen der ödematösen Auflockerung und Aufsplitterung, der Verquellung und Fragmentation. So vertreten wir mit GLOGOWSKI, LANGE und VIERNSTEIN u.a. die Auffassung, daß eine gesunde Achillessehne nicht reißen sollte.

Zur Naht der Achillessehne verwenden wir einen autologen Coriumstreifen. Wir erreichen hierdurch nicht nur eine sichere, reißfeste Wiedervereinigung, sondern auch eine plastische Verstärkung der degenerativ vorgeschädigten Sehnen. Der Einheilungsmodus der in die Tiefe verbrachten Haut ist seit den 20er Jahren (E. REHN und LEZIUS) bestens bekannt. Anhand von Biopsien konnten auch wir zeigen, daß bereits nach wenigen Tagen Gefäßverbindungen zwischen Transplantat und Wirtbett bestehen. Das Corium heilt also nicht nur auf dem Wege der Substitution, sondern auch auf dem der Assimilation ein. Unter der Voraussetzung, daß das Transplantat unter Spannung eingesetzt wurde, verschwinden die Hautanhangsgebilde innerhalb von 8-12 Wochen. Das ehemals dreidimensional verspannte Fasernetz der Haut wird in ein gleichsinnig gerichtetes von gesundem Sehnengewebe kaum unterscheidbares Netz von kollagenen Fibrillen umkonstruiert.

Technik: Entnahme des Cutisstreifens direkt aus der Wunde; sofern nicht möglich vom Gesäß. Die Haut wird von Epidermis und Subcutangewebe gereinigt und schuhbändelartig zugeschnitten. Einflechten dieses Streifens im Simme einer Bunnelnaht durch beide Sehnenstümpfe (Abb. 1 a). Auf diese Weise läßt sich die Rißstelle durch eine doppelte Achtertour und sofern genügend Nahtmaterial vorhanden, noch durch eine zusätzliche Kreistour zuverlässig fixieren (Abb. 2 a u. b). Die Enden des schuhbändelartigen Hautstreifens werden unter Spannung gegeneinander geknotet und der Knoten mit 2 Nähten gesichert (Abb. 2 c u. d). Bei sehr distalen Abrissen der Achillessehne muß der Hautzügel am Calcaneus transossär verankert werden. Eine weitere Möglichkeit ist die Durchzugsnaht unter Verwendung des Coriumzügels. Hier verbleibt kein künstliches Nahtmaterial in der Tiefe, da die Enden des Coriumzügels an der Fersenhaut mit einer Hautnaht befestigt werden (Abb. 1 b). Nach erfolgter Wiedervereinigung wird das Peritendineum mit feinem atraumatischem Catgut möglichst vollständig über der genähten Sehne adaptiert. Redondrainage und zirkulärer Unterschenkelgips in zwangloser Spitzfußstellung.

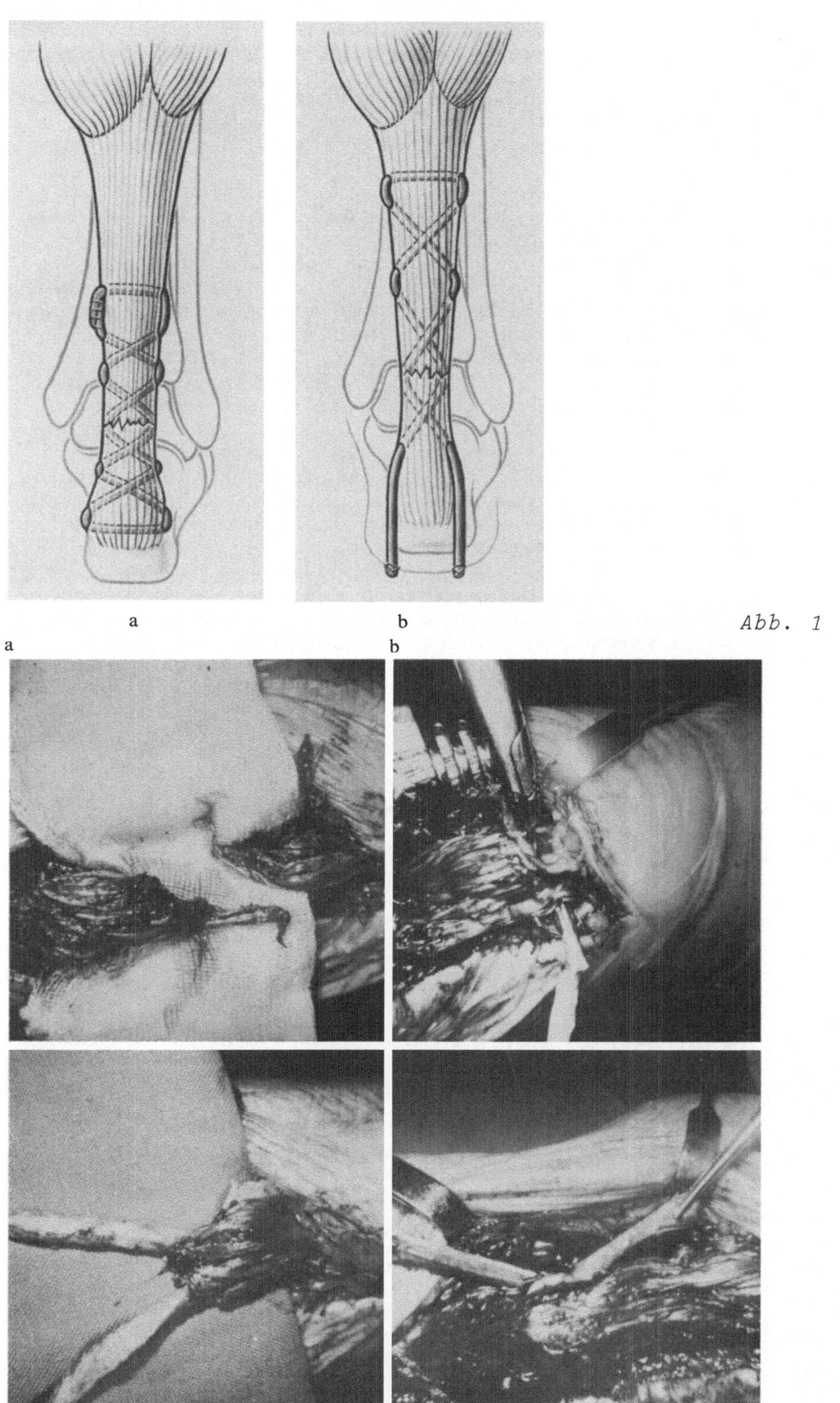

Abb. 1

Abb. 2 a-d.

Nachbehandlung: Nach 2 Wochen Gipswechsel und Entfernung des Nahtmateriales sowie Reduktion der Plantarflexion um etwa 20°. Nach 4 Wochen Gehgips mit Fuß in Rechtwinkelstellung. Nach 6 Wochen Gipsentfernung und anschließende Freigabe des Fußes zur Vollbelastung.

Resultate: 41 Achillessehnenrupturen wurden primär nach der oben beschriebenen Art und Weise genäht und verstärkt, 17 Rupturen sekundär. 52 Patienten konnten 1-12 Jahre nach der Operation nachkontrolliert werden. Wir fanden keine Fadenfistelbildungen, keine Rerupturen. Als einzige Komplikation sahen wir ein infiziertes subcutanes Hämatom, das ps ausheilte. Funktionell waren die Ergebnisse durchwegs zufriedenstellend, lediglich 6 Patienten zeigten eine nicht in Betracht fallende endphasige Flexionshemmung. Die Möglichkeit wieder Sport zu treiben, war allen Patienten gegeben. 9 Patienten gaben ein geringes bis deutliches Kraftdefizit im operierten Bein an. Optisch fällt bei einigen eine leichte Verbreiterung der verstärkten Achillessehne auf. Infolge der allgemeinen Verbreitung des Sportes sahen wir neben der zahlenmäßigen Zunahme der Achillessehnenrupturen auch eine Verschiebung der Ruptur in das 4. Lebensjahrzehnt.

Die seit 12 Jahren von uns durchgeführte autologe Coriumverstärkung einer Achillessehnenruptur erscheint uns ein ausgezeichnetes und komplikationsarmes Verfahren zur schnellen Wiederherstellung der vollen Gebrauchsfähigkeit der verletzten Extremität.

Literatur

GLOGOWSKI, G.: Verh. Dtsch. orthop. Ges. 1961, 71.

GLOGOWSKI, G., WEINZIERL, R.: Arch. orthop. Unfall und Chir. 66, 133 (1969).

LANGE, J., VIERNSTEIN, K.: Z. orthop. Traum. 101, 160 (1966).

LEZIUS, A.: Chirurg 17/18, 132 (1946/47).

MÜLLER, J., WILLENEGGER, H., SCHUSTER, K.: Ztschr. f. Unfallmed. und Berufskrankheiten 63, 23 (1970).

PHILADELPHY, G., LUGGER, J., WYKYPIEL, H.: Mschr. Unfallheilk. 74, 121-128 (1971).

REHN, E.: Langenbecks Arch. Klin. Chir. 1, 105 (1914).

REHN, E.: Langenbecks Arch. Klin. Chir. 112, 622 (1919).

STUCKE, K.: Langenbecks Arch. Klin. Chir. 264, 589 (1950).

TERBRÜGGEN, D., WILLENEGGER, H., MÜLLER, J., KAMBER, J.: Helv. Chir. Acta 41, 287-292 (1974).

VIERNSTEIN, K.: Münch. med. Wschr. 105, 1073 (1963).

WILLENEGGER, H., BALTENSPERGER, A.: Helv. Chir. Acta 34, 75 (1967).

W. Thomas, Lübeck

Heterotope Knochenbildung in der Achillessehne

Unter heterotoper Knochenbildung versteht man das Auftreten von echtem Knochengewebe außerhalb des präformierten Skelettes. Für die Achillessehne wurde ein solches nicht skelettgebundenes Auftreten von Knochengewebe erstmals 1908 von HÖRING als "Tendinitis ossificans traumatica" beschrieben und in der Bezeichnung bereits eine ätiologische Vorstellung zum Ausdruck gebracht.

Man muß beim Vorfinden von Sehnenverknöcherungen unterscheiden zwischen Knochenbildung

1. an der Insertionsstelle der Sehnen am Knochen, wie es bei der Achillessehne der dorsale Fersensporn darstellt,
2. Knochenbildung im Zusammenhang mit der Muskulatur als Fortsetzung der Myositis ossificans und
3. Knochenbildung unabhängig von der Insertionsstelle, der sogenannten "echten Sehnenverknöcherung", von der hier ausschließlich die Rede sein wird. Hierzu werden nicht die secundär abgetrennten Calcaneussporne gezählt.

In unseren Krankengeschichten seit 1942 wurden 4 Fälle solcher heterotoper Knochenbildungen der Achillessehne herausgefunden, denen aus der Literatur 27 Fälle hinzugefügt werden konnten. Bei diesen 31 Fällen (bei 24 Patienten) waren 5 mal die rechte, 9 mal die linke und 7 mal beide Achillessehnen betroffen. 17 männlichen Patienten standen 7 weibliche gegenüber. Das Alter der Patienten lag zwischen 33 und 70 Jahren, als Durchschnittsalter wurden 50,8 Jahre errechnet. Bei allen Fällen von heterotoper Knochenbildung in der Achillessehne war in der Anamnese ein stumpfes oder scharfes Trauma der Achillessehne vorangegangen, wie 8 mal Tenotomie, 3 mal Sensenhieb, 2 mal Klumpfuß-Achillessehnenoperationen und 1 mal partielle Achillessehnenruptur. Das Intervall zwischen der Traumatisierung und der ersten Feststellung der Verknöcherung lag in den 4 eigenen Fällen zwischen 25 und 45 Jahren, war also relativ lang und entsprach den Berichten der Literatur. Die Verknöcherungen waren in ihrer Form multipel kugelig (Abb. 1) oder mehr bandförmig. Stets ließ sich die Spongiosastruktur des Lamellenknochens erkennen (Abb. 2). Von praktischer Bedeutung ist, daß nur 3/4 der Fälle unter Schmerzen und Bewegungseinschränkung litten und daß bei 4 Fällen deswegen eine Exstirpation des Knochenherdes nötig wurde, worauf niemals ein Rezidiv folgte. Eine sichere Progredienz konnte nicht beschrieben oder festgestellt werden. Ein Zusammenhang mit primären Fußdeformitäten bestand nicht.

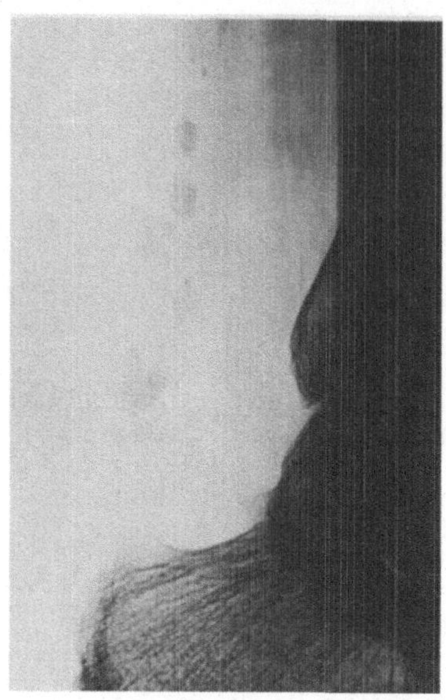

Abb. 1. Multipel kugelige Knochenbildung in der Achillessehne nach stumpfen Trauma

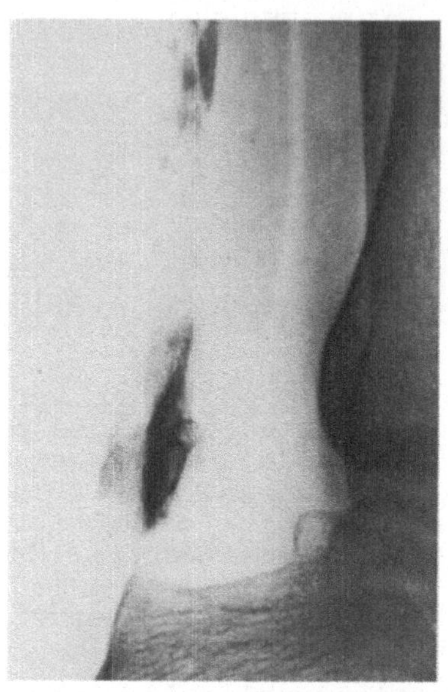

Abb. 2. Spongiosastruktur des Verkalkungsherdes in der Achillessehne 45 Jahre nach Achillessehnenverlängerung (Klumpfuß)

Die ätiologischen Vorstellungen über die heterotope Knochenbildung sind sehr vielfältig: Sie reichen von der entzündlich-traumatischen Genese beim Erstbeschreiber (HÖRING 1908) über die Annahme von VOLKMANN (1934), es handele sich um überzählige Skelettknochen oder wie STEIGER (1925) meint, es liege eine tendinöse Exostose vor, bis zur Vermutung eines ursächlichen Vitaminmangels wie MALLINSON (1932) beschreibt. GHORMLEY (1938) macht ein begleitendes kongenitales Phänomen für die Entstehung der Verknöcherung verantwortlich, und STEIGER sieht (1925) traumatische Perioststückverschleppung als Ursache an. In neuer Zeit geben die meisten Autoren wie HÖRING, HUFNAGL, BORST, HESSE und KOEHNLEIN der metaplastischen Theorie als Entstehungsursache für die Verknöcherung den Vorzug, zumal diese den modernen Vorstellungen von der Osteogenese entspricht. Unter Metaplasie versteht man die morphologische und funktionelle Umwandlung einer Gewebeart in eine andere. Nach BORST ist entweder eine direkte Metaplasie möglich, wobei die Gewebeumwandlung unter Persistenz der Zellen geschieht oder eine indirekte Metaplasie, bei der durch Zellneubildung zunächst ein weniger differenziertes Gewebe entsteht, das später in die neue Richtung ausdifferenziert. Für die metaplastische Knochenbildung in der Achillessehne gilt z.Zt. folgende Vorstellung: Die oft lange Zeit zurückliegende Traumatisierung der Achillessehne führt zu einer vermehrten Alkalose in den nekrotisierten Sehnenbezirken. Diese Alkalose bedingt durch Änderung der Löslichkeit eine örtliche Kalksalzausfällung.

Der Verkalkungsherd versetzt das Gewebe in einen "histiozytären Reizzustand", wie es von SEEMEN (1929) bezeichnet. Es kommt zur entzündlichen Bildung von Granulationsgewebe. In diese Granulationsgewebe sprossen kleine Gefäße ein und mit ihnen dringen Osteoblasten vor, die entlang den Gefäßbahnen Osteome bilden. Es entsteht der Verknöcherungsherd in der Achillessehne.

Literatur

BORST, M.: Das pathologische Wachstum: Metaplasie in Aschoff, L.: Path. Anat. 8. Auflage, 1, 565-571 (1936). Verlag G. Fischer.

GHORMLEY, J.W.: J. Bone Jt. Surg. 20, 153 (1938).

HESSE, R.: Mschr. Unfallheilk. 61, 283 (1958).

HÖRING, F.: Münch. Med. Wschr. 55, 674 (1908).

HUFNAGL, H.: Münch. Med. Wschr. 84, 1410 (1937).

KOEHNLEIN, H.: Langenb. Arch. 163, 147 (1930/31).

MALLINSON, F.B.: Brit. Med. J. 2, 836 (1932).

v. SEEMEN, H.: Deutsche Zschr. Chir. 217, 60 (1929).

STEIGER, W.: Wien. klin. Wschr. 38, 1012 (1925).

VOLKMANN, J.: Zschr. Orthop. 60, 110 (1934).

M. Morgenstern und U. Dau, Duisburg-Buchholz

Operative Behandlungsmöglichkeiten veralteter Achillessehnenverletzungen

Die operative Versorgung einer frischen Achillessehnenruptur in der üblichen Weise ist im allgemeinen unproblematisch. Es kommen jedoch zu einem relativ hohen Prozentsatz veraltete Achillessehnenrupturen zu uns in die Klinik. Die Versorgung dieser Fälle mit sicherer und funktionsfähiger Überbrückung des häufig bestehenden Sehnendefektes kann bei ausgedehnten Defekten auch in Anwendung der gebräuchlichen plastischen Verfahren äußerst schwierig sein. Insgesamt haben wir in den vergangenen 10 Jahren in unserer Klinik 113 Achillessehnenrupturen operativ versorgt, davon waren 78 frische Rupturen, 35 veraltete Fälle.

Die Mehrzahl dieser Fälle kam etwa 4-7 Wochen nach dem Trauma zu uns, nämlich dann wenn abgesehen vom Funktionsausfall der Achillessehne nach Rückgang der vorher bestehenden Schwellung die Verletzungsfolgen nicht mehr zu übersehen waren. Eine immer noch große Anzahl dieser veralteten Fälle erschien jedoch wesentlich später, nach einem halben oder erst nach einem ganzen Jahr zur Behandlung.

Tabelle 1. Veraltete Achillessehnenrupturen Zeitraum zwischen Trauma und operativer Versorgung

4 - 7 Wochen	15
8 - 12 Wochen	9
13 - 24 Wochen	5
über 24 Wochen	6 (davon in 3 Fällen mehr als 1 Jahr)
Total	35

Im Einzelfall wird die Überbrückung eines bereits bestehenden oder durch Excision pathologisch veränderten Gewebes entstandenen Defektes in der Achillessehne mit zunehmendem Alter der Verletzung schwieriger. In einem großen Teil der Fälle ist, wie auch die folgende Tabelle zeigt, selbst bei veralteten Rupturen der Achillessehne eine in der üblichen Weise durchgeführte Sehnennaht ausreichend. Dabei beziehen wir, wie auch bei der Versorgung der frischen Rupturen, falls vorhanden, die Plantarissehne in die Naht mit ein. Die Ergebnisse entsprechen denen der frischen operativ versorgten Achillessehnenrupturen und sind gut.

Tabelle 2. Veraltete Achillessehnenverletzung - operative Versorgung

Sehnennaht ausreichend	15
Zusätzliche Maßnahmen bzw. Defektüberbrückung notwendig	
Muffplastik - Fascia lata	8
Muffplastik - Cutis	1
Umklapplastik	6
Griffelschachtelplastik	1
Sehnentransplantat	4
Total	35

Die bei uns in den letzten Jahren durchgeführten, vor allem zur Defektüberbrückung, dienenden Methoden sind hier aufgeführt: In 8 der Fälle war, hauptsächlich zur Verstärkung der Naht, ein freies Transplantat aus der Fascia lata in Form einer Muffplastik verwendet worden, in einem Fall war dazu Cutis benutzt worden.

In letzter Zeit sind wir dazu über gegangen zur Nahtverstärkung oder Defektüberbrückung eine Umkipplastik durchzuführen.

Bei sehr ausgedehnten Defekten reichen die eben angeführten Verfahren zur sicheren Defektüberbrückung nicht aus. 1971 sind bei uns durch VOORHOEVE mehrfach sehr ausgedehnte Defekte mit gutem Erfolg durch in Cialitlösung konservierte homologe und heterologe Transplantate überbrückt worden.

Dazu sei der Fall eines, damals 51-jährigen Mannes erwähnt. 7 Monate nach einem indirekten Trauma hatte sich hier eine, auch im Röntgen-Bild deutlich sichtbare, 4 cm lange Verknöcherung des proximalen Sehnenstumpfes gebildet. Nach Resektion dieser veränderten Sehnenanteile war insgesamt ein Defekt von 11 cm entstanden. Der Defekt ist mit gutem Erfolg, ähnlich wie in 2 anderen, ähnlich gelagerten Fällen, durch Transplantation eines heterologen in Cialitlösung konservierten Sehnenteils überbrückt worden. In allen Fällen sind die Transplantate störungsfrei eingeheilt. Die Ergebnisse einer jetzt erfolgten Nachuntersuchung nach 3 Jahren waren gut.

Als weiteres Beispiel sei der Fall eines 39-jährigen Mannes aufgeführt. Nach dem Trauma beim Betriebssport erfolgte primäre operative Versorgung. Ein intraoperativ entnommenes verdächtiges Gewebestück ergab bei der histologischen Untersuchung durch Prof. KÖNN in Bochum Hinweise auf ein im Frühstadium befindliches sarkomatöses Synovialblastom. Es wurde daraufhin die Revision des Operationsgebietes mit Teilresektion der Achillessehne und Cutisplastik vorgenommen. Die erneute histologische Untersuchung ergab im reichlich eingesandten Material keinerlei Hinweis für bösartiges Wachstum mehr. Mittlerweile ist das Heilverfahren abgeschlossen, die Funktion der Achillessehne ist gut.

Die Nachbehandlung der operativ versorgten veralteten Achillessehnenverletzungen ist die gleiche wie die der operativ versorgten frischen Rupturen:

Oberschenkelliegegipsverband in Spitzfußstellung in leichter Beugestellung des Kniegelenkes für 2-3 Wochen danach Gehgipsverband in leichter Spitzfußstellung für weitere 2 Wochen und nach Gipsabnahme im allgemeinen Durchführung einer kurzen Übungsnachbehandlung, meistens wird zusätzlich noch eine Absatzerhöhung verordnet.

Obwohl es in 6 der oben angeführten Fälle mit plastischer Versorgung zu Wundheilungsstörungen gekommen war, sind die Ergebnisse der bei uns nach den angegebenen Verfahren behandelten veralteten Achillessehnenrupturen gut. Abgesehen von einer längeren Dauer des Heilverfahrens, ließen sich die Infektionen gut beherrschen und zur Abheilung bringen, so daß sie sich im Endeffekt nicht nachteilig auf die Funktion auswirkten. Lediglich in einem Fall mußte die infizierte Achillessehne reseziert werden; ein plastischer Ersatz war nicht möglich; es erfolgte orthopädische Schuhversorgung.

J. Renné und S. Weller, Tübingen

Die Umkipp-Plastik als Therapie der alten und frischen Achillessehnenruptur

Die Ergebnisse nach operativer Behandlung von Achillessehnenrupturen (Abb. 1 a) hängen in entscheidendem Maße von der an-

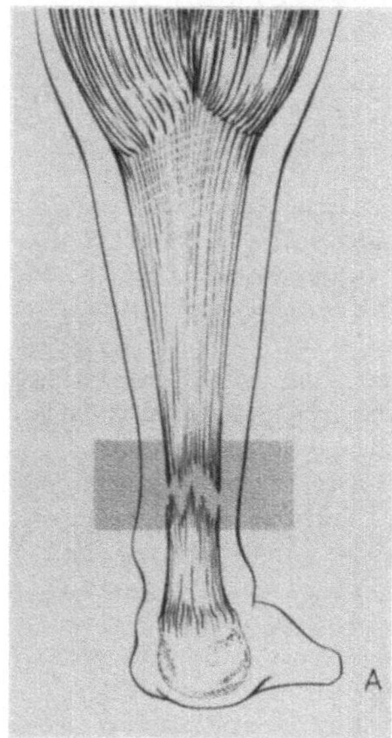

Abb. 1 a. Rupturierte Achillessehne

gewandten Technik ab. Neben der einfachen Adaptation der Stümpfe über die Verwendung von Ausziehnähten bei frischen Rißverletzungen werden zahlreiche plastische Verfahren, die besonders bei veralteten Fällen Anwendung finden, angegeben. Sie lassen sich zwanglos in drei Gruppen gliedern (Tabelle 1).

Tabelle 1. Operative Technik

Naht	Ausziehdraht Plantarissehne Durchflechtung
Verlängerung	Z-förmig V-förmig Stufenförmig
Überbrückung	Verschiebeplastik Umkipplastik

1. Die Vereinigung bzw. Überbrückung der Sehnenenden mittels freier Transplantate wie autologer Faszienstreifen oder lyophilisierter Dura.
2. Die Verlängerungstechniken, genannt seien z-, v- und stufenförmige Tenotomien.
3. Die Griffelschachteltechnik nach M. LANGE und die Umkipp-plastik, wie sie von SCHNEIDER u.a. angegeben wurde.

Auch wenn in der Hand des Geübten die meisten vorgestellten Verfahren vorwiegend gute Ergebnisse erbringen dürften, bleiben nach unseren Erfahrungen und nach dem Schrifttum keine Zweifel, daß einzelne Techniken von vornherein mit einem höheren Risiko, was ungestörte Heilung und spätere Zugfestigkeit anlangt, belastet sind. Es drohen zum Teil sehr unangenehme Folgen wie Wundheilungsstörungen, Nekrosen, Nahtdehiszenzen, Rißrezidive und erhebliche Einschränkungen der Beweglichkeit im oberen Sprunggelenk, besonders Dorsalextension.

Die Technik der Umkipp-Plastik: Vom medialen, bogenförmigen Hautschnitt her werden der distale Sehnenstumpf bis zu seinem Ansatz am Fersenbein sowie der proximale einschließlich des Sehnenspiegels des M. gastrocnemius dargestellt, ohne daß Sehne und Muskel von dem darunterliegenden Gewebe abgelöst werden. Die meist aufgefaserten Stümpfe werden geglättet, d.h. nekrosegefährdete Fasern abgetragen, in alten Fällen die Narbe sorgfältig ausgeschnitten. Lassen sich in Spitzfußstellung die Stümpfe annähern und adaptieren werden sie mit 3-4 U-Nähten angeheftet. Im Anschluß wird aus dem sehnigen Anteil des Wadenmuskels ein etwa 3 cm breiter, zungenförmiger Lappen herausgeschnitten, der 3-4 cm oberhalb des proximalen Stumpfendes gestielt bleibt. Die Länge muß so bemessen sein, daß das Transplantat in Spitzfußstellung unter leichter Spannung bis zum Sehnenansatz am Fersenbein hinunterreicht. Bei der Präparation ist darauf zu achten, daß der Muskel nicht vollständig von seiner sehnigen Bedeckung entblößt wird, d.h. lediglich das obere Blatt des Sehnenspiegels abgelöst wird, was gelegentlich sogar stumpf gelingt. Zu achten ist ferner auf das Belassen eines nicht zu schmalen Randes beiderseits von mindestens 1,5 cm (Abb. 1 b - e).

Beim Vernähen des hinuntergeklappten Sehnenlappens ist den Ecknähten an der Umschlagstelle und den seitlichen Einzelknopfnähten zum distalen Stumpf besondere Aufmerksamkeit zu schenken. Lassen sich die ursprünglichen Stümpfe nicht mehr adaptieren, überbrückt also der Span einen mehr oder weniger großen Defekt, was bei der alten Ruptur die Regel ist, sollen die Nähte in nicht mehr als 1 cm Abstand aufeinander folgen. Die fortlaufende Naht empfiehlt sich in keinem Fall.

Als abschließende Maßnahme kann durch Vernähen der Sehnenränder des Transplantatbettes der Gastocnemiusspiegel wieder rekonstruiert werden.

Beim Vergleich mit den übrigen plastischen Verfahren lassen sich im einzelnen die folgenden Vorteile herausstellen:

Die Technik der Umkipp-Plastik gestattet die Verwendung gesunden durchbluteten Gewebes zur Überbrückung und Wiederherstellung

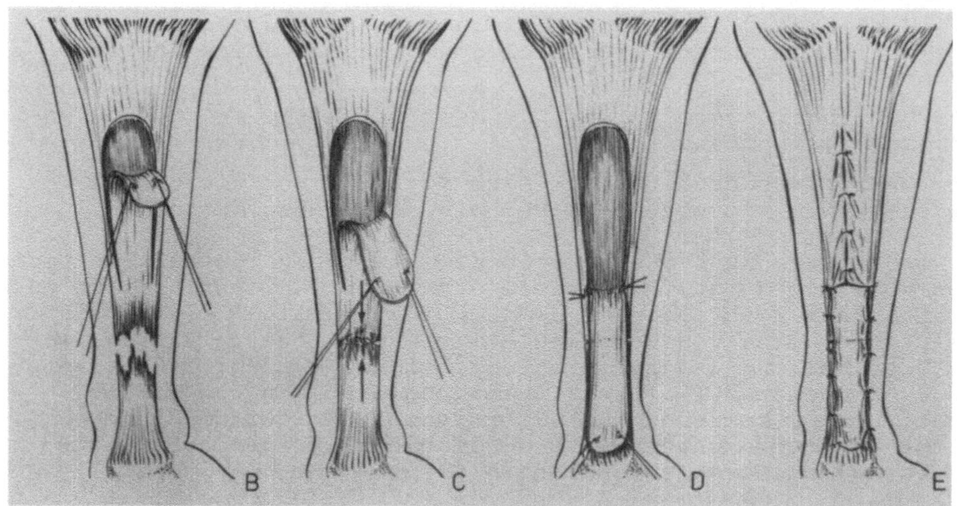

Abb. 1 b-e. Zungenförmige Incision des oberflächlichen Blattes aus dem Sehnenspiegel des Musculus gastrocnemius ohne Adaptation der Stümpfe. (c) Gleiches Vorgehen mit großzügigem Vernähen der Sehnenstümpfe. (d) Ecknähte und Herunterklappen des Sehnenspanes nach distal. (e) Vernähen des distal gestielten Transplantates unter leichter Spannung mit dem körperfernen Stumpf in Spitzfußstellung von ca. 15 Grad. Raffen des randständigen Muskelspiegels

der Kontinuität der Achillessehne. Die Adaptation der häufig degenerativ veränderten und bei frischen Verletzungen aufgefaserten Stumpfregion, kann, wenn überhaupt vorgesehen in großzügiger Weise mittels weniger Nähte erfolgen.

Die starke Brücke ist in der Lage, in ihrer Belastbarkeit herabgesetzte Sehnenbezirke im ehemaligen Rupturbereich zu entlasten und die später unter normaler Belastung auftretenden hohen Zugspannungen, die gelegentlich zu erneuten Rupturen führen könnten, aufzufangen oder bei verbliebenem Sehnendefekt die volle Belastung zu übernehmen.

Nekrosen und oft hartnäckige Fistelungen, die das funktionelle und kosmetische Ergebnis beeinträchtigen, waren in unserem Krankengut einmal zu beobachten (Tabelle 2). Das entspricht den Angaben aus dem allerdings spärlichen Schrifttum über diese Operationstechnik. Verantwortlich für die gute Vitalität des Transplantates dürfte die nur geringe Beeinträchtigung der Blutzirkulation im Rahmen dieser Technik sein. Dafür spricht nicht zuletzt die deutlich erkennbare Häufung von sekundären Wundheilungsstörungen bei der Verwendung freier Transplantate.

Durch die relativ glatte Sehnenplatte über den Stümpfen wird die Verschieblichkeit sowie die Gleitfähigkeit der Haut über der Plastik erhalten. Die Ausbildung einer Narbenplatte aus Sehne, Transplantat und Haut ist nicht zu erwarten. Das kosmetische Ergebnis ist daher in der Regel gut. Weitere Vorausset-

Tabelle 2. Achillessehnenrupturen. Kasuistik aus den Jahren 1970-1973

	Umkipplastik		Naht mit Plantarisdurchflechtg.		Transplantat (frei)	
Anzahl 23		15		7		1
frisch/alt		12/3		6/1		0/1
Streckdefizit	(5-10°)	5	(5-15°)	4	(5°)	1
Beugedefizit	(5-10°)	3	(5-15°)	4		
Fisteln		1		1		1
Nekrosen				1		

zungen sind allerdings die sorgfältige Präparation eines nicht zu dicken Transplantates, um Wulstbildungen an der Umkippstelle zu vermeiden. Von Bedeutung ist darüberhinaus die exakte Hautnaht mit atraumatischem Nahtmaterial.

Die beschriebene, exakt durchgeführte Technik, liefert nach unseren Erfahrungen fast ausnahmslos gute funktionelle und kosmetische Ergebnisse. Zweitrupturen ließen sich nicht beobachten. Wegen der zuverlässigen, relativ früh belastbaren Synthese verwenden wir das Verfahren nicht nur bei alten Rupturen mit Sehnendefekt zur stabilen Überbrückung, sondern auch bei frischen Rissen zur zusätzlichen Erhöhung der Belastbarkeit der Sehne.

Die postoperative Ruhigstellung betreffend ist auch nach alten Rupturen die Fixation im Oberschenkelgipsverband in Spitzfußstellung von 15-20 Grad bei leichter Beugung des Kniegelenkes für 3 Wochen und anschließend im Unterschenkelgipsverband in Rechtwinkelstellung des Fußes über den gleichen Zeitraum vollständig ausreichend. Nach Freigabe sollten Einlagen verordnet und temporäre Absatzerhöhung durchgeführt werden.

Literatur

1. CHRIST, W.: Beitr. Orthop. Traum. 10, 164-166 (1963).
2. ERBAN, W.K., RATHKE, F.W.: Arch. orthop. Unfall-Chir. 80, 1-11 (1974).
3. GLOGOWSKI, G., FIEBIG, W.: Z. Orthop. 108, 491-502 (1970).
4. LYNN, P.H.: J. Bone Jt Surg. 48-A, 268-272 (1969).
5. SCHÖNBAUER, H.R.: Akt. Chir. 1, 369-376 (1966).

K. Wilhelm, München

Neue Aspekte der Genese der Achillessehnenruptur aufgrund experimenteller Untersuchungen

Zunächst möchte ich mich sehr herzlich bei dem Herrn Vorsitzenden dafür bedanken, daß er mir noch die Gelegenheit gegeben hat, im Rahmen der heutigen Themenstellung unsere experimentellen Ergebnisse vorzutragen.

Die bisher bekannten Rißfestigkeitswerte der menschlichen Achillessehne wie sie von ALBRECHT, STUCKE, KARASEV und Mc MASTER bei statischer Belastung angegeben wurden und wie sie den bisherigen Beurteilungen von Achillessehnenrupturen zugrunde liegen, wurden durch rein statische und damit weitgehend unphysiologische Belastungsprüfungen gewonnen. Wir haben uns deshalb die Aufgabe gestellt, die maximale Rißfestigkeit der menschlichen Achillessehne in ihrer freien Sehnenlänge unter physiologischen, d.h. dynamischen Bedingungen nachzuweisen und zu prüfen, inwieweit sich dadurch neue Erkenntnisse und Gesichtspunkte ergeben.

Auf die von uns angewandte Methodik kann aufgrund der Kürze der Zeit nicht eingegangen werden. Die Versuche wurden an unbeschädigten Leichensehnen vorgenommen. Die Dauer der Krafteinwirkung auf die Sehne bis zum Riß betrug durchschnittlich 1/30 sec. Die im folgenden angegebenen experimentell erzielten Werte sind statistisch ausgewertet und gesichert.

Ohne Berücksichtigung des Geschlechts und des Alters konnte bei 51 Fällen ein Mittelwert der Maximalbelastung von 624 kp ermittelt werden. Der Maximalwert betrug 930 kp, der Minimalwert 438 kp (Abb. 1). Die einzelnen Werte der dynamischen Maximalbe-

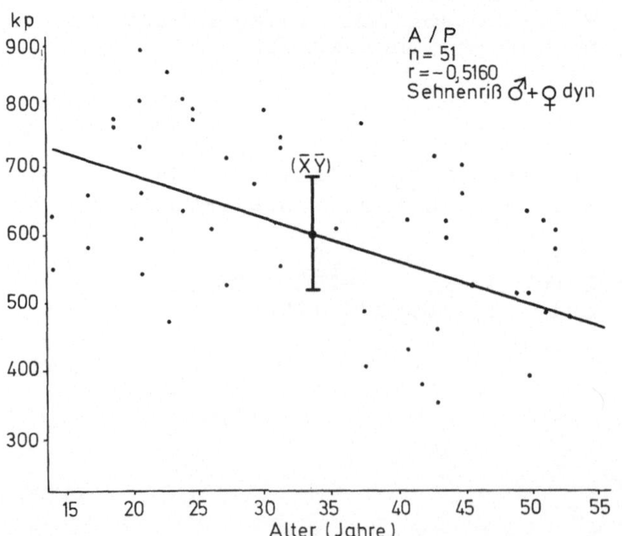

Abb. 1. Die maximale dynamische Belastbarkeit von menschlichen Achillessehnen in Altersabhängigkeit

lastung wurde nun in Beziehung zum Alter gesetzt. Die sich mit einer Irrtumswahrscheinlichkeit von 0,05% ergebende gleichgerichtete Regressionsgerade zeigte, daß für diese Belastungsform eine strenge Abhängigkeit vom Alter besteht, d.h. daß die Belastbarkeit ab dem 3. Lebensjahrzehnt kontinuierlich abnimmt. Anhand von Flächenbestimmungen des Querschnitts der Sehne konnte wiederum nachgewiesen werden, daß die Stelle der geringsten Querschnittsfläche einer Achillessehne nicht mit der optischen Enge der sanduhrförmigen Einschnürung übereinstimmt, daß jedoch im Rißverlauf die Stelle der geringsten Querschnittsfläche immer miteinbezogen ist. Einschränkend muß ich hier erwähnen, daß es auch zu knöchernen Ausrißen am Calcaneus im Sinne einer BÖHLER I-Fraktur kam. In diesen Fällen konnte histologisch immer eine Osteoporose und damit eine Schwächung der Sehnenansatzzone festgestellt werden.

Die Querschnittsflächen wurden nach einem neuen Verfahren bestimmt. Wir verwendeten ein elastomeres Abformmittel, das eine äußerst genaue Abformung in einem definierten Spannungszustand der Sehne erlaubte (Abb. 2). Die mit dieser Methode bestimmten planimetrierten Querschnittsflächen ließen eine genaue Berechnung der Rißfestigkeit im Verhältnis zum geringsten Querschnitt zu. Der errechnete Mittelwert aller Altersgruppen zwischen 10 und 60 Jahren beträgt hierbei 10,1 kp/mm^2.

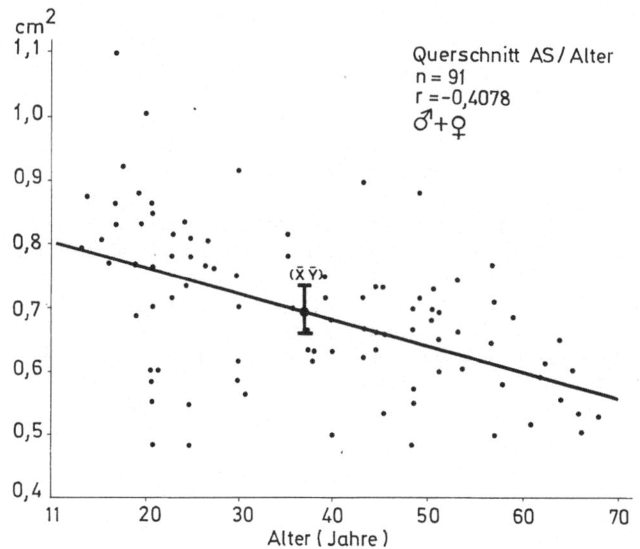

Abb. 2. Die Abhängigkeit der geringsten Querschnittsfläche der menschlichen Achillessehne vom Alter

Weiterhin können wir den Nachweis erbringen, daß die Belastbarkeit der Achillessehne eine Funktion ihrer Querschnittsfläche darstellt. Dies ergibt sich eindeutig aus der Untersuchung von Sehnenpaaren, die mehr oder weniger voneinander abweichende Querschnittsflächen ergaben. Somit bedeutet ein größerer Querschnitt immer eine höhere Belastbarkeit.

Eine weitere Abhängigkeit der Sehnenquerschnittsfläche läßt sich zur Körpergröße nachweisen, d.h. mit zunehmender Körpergröße findet sich eine entsprechend größere Querschnittsfläche. Eine Abhängigkeit vom Körpergewicht konnten wir nicht finden. Setzt man jedoch die geringste Querschnittsfläche einer Sehne in Relation zum Alter, so ergibt sich überraschenderweise eine gesicherte Abnahme der Querschnittsfläche mit Zunahme des Alters. Dies erklärt wohl auch das altersbedingte Dehnungsverhalten der Sehne. Der Elastizitätsmodul steigt im Alter an, während bei Sehnen jüngerer Individuen eine verzögerte Zerreißphase zu beobachten ist. Diese Sehne verliert somit im Alter zunehmend an Dehnungsfähigkeit und büßt damit weitgehend ihren Federungsmechanismus ein. Der Grund dafür liegt anhand unserer Untersuchungen in einer Abnahme der Kittsubstanz bei gleichbleibender Sehnenfaserzahl.

Betrachtet man nun die Rißformen, wie sie experimentell erzielt wurden, so zeigt sich deutlich, daß diese den meisten intraoperativen Befunden entsprechen. Somit kann experimentell eine Achillessehnenruptur durchaus simuliert werden. Als Beispiel sehen Sie hier einige experimentell erzielte Rißbilder. Der Rißverlauf ist quer oder schräg mit mehr oder weniger ausgeprägten Sehnenauffaserungen. Im Vergleich dazu weisen beliebige intraoperative Darstellungen von Sehnenrupturen ein ähnliches Bild auf.

Ich fasse zusammen: Anhand unserer experimentellen Prüfungen der Rißfestigkeit menschlicher Achillessehnen konnte nachgewiesen werden, daß die Maximalbelastung bei dynamischer Beanspruchung doppelt so hoch liegt, wie die bisher angegebenen Höchstbelastungswerte, die allein auf statischen Prüfungen basieren. Unter Berücksichtigung der Alterabhängigkeit der Rißfestigkeit und des Dehnungsverhaltens, der Abnahme der geringsten Sehnenquerschnittsfläche mit dem Alter und aufgrund der experimentell erzeugten Rißformen kommen wir zu der Auffassung, daß die bisher in der Literatur meist vorhandene Meinung, eine gesunde Achillessehne könne infolge einer Gewalteinwirkung subcutan nicht reißen, berechtigt in Zweifel gezogen werden kann. Die Frage, inwieweit bei traumatischer Achillessehnenruptur Vorschädigungen wie etwa im Sinne von Mikrorissen mit eine Rolle spielen können, müßte durch weitere Untersuchungen vor allem im mikrobiologischen Bereich sowie durch Strukturanalysen geklärt werden.

Literatur

1. ALBRECHT, P.: Arch. Orthop. Chir. 23, 359 (1925).
2. KARASEV, S.: Orthop. Travm. Protez. 30, 41 (1969).
3. Mc MASTER, P.E.: J. Bone Jt Surg 15, 105 (1933).
4. STUCKE, K.: Langenbecks Arch. klin. Chir. 265, 579 (1956).
5. WILHELM, K., STEGER, E.R., SCHMIDT, G.Ph.: Res. exp. Med. 160, 80 (1973).
6. WILHELM, K.: Res. exp. Med. 162, 281-297 (1974).
7. WITT, A.N.: Traumatische Schäden des Bewegungssystems. In: Handbuch der Orthopädie, Bd. 1. Hrsg. HOHMANN, G., HACKENBROCH, H., LINDEMANN. Stuttgart: Thieme 1957.

L. Schweiberer und L. Srivastava, Homburg/Saar

Fersenbeinbruch: Konservative Behandlung

Wir waren fast geneigt zu glauben, die Diskussion über die Behandlung der Fersenbeinfraktur sei weitgehend abgeschlossen. Doch neuerdings scheint die operative Behandlung der Fersenbeinfraktur eine Renaissance zu erfahren.

Wenn wir von konservativer Behandlung sprechen, dann meinen wir nicht den Versuch, Kompressionsbrüche geschlossen zu reponieren und das Bein in Oberschenkelgipsverband in Kniebeugung und Spitzfußstellung ruhigzustellen. Wir meinen die funktionelle Behandlung, wie sie von ESSEX-LOPRESTI 1951 angegeben und von SCHWEIKERT 1968 noch einmal sehr genau beschrieben wurde: stationäre Behandlung. Ohne Reposition, also ohne Lösung der ineinandergestauchten und komprimierten spongiösen Fragmente, Hochlagerung des verletzten Beines in einer Schaumstoffschiene, medikamentöse Entschwellung für maximal 6 Tage. In den ersten Tagen Beginn mit ganz vorsichtigen schmerzfreien Bewegungsübungen im Knie und oberen Sprunggelenk unter Anleitung durch eine erfahrene Krankengymnastin. Nach 10 bis 14 Tagen hat sich das Frakturhaematom zurückgebildet und zu diesem Zeitpunkt ist die Beweglichkeit im oberen Sprunggelenk meist vollständig schmerzfrei möglich. Supinations- und Pronationsübungen werden angeschlossen, sobald sie schmerzfrei möglich sind. Beendigung der stationären Behandlung bei einseitigen Frakturen nach 3 Wochen, bei doppelseitigen Frakturen frühestens nach 12 bis 16 Wochen.

Es ist von großer Wichtigkeit, die Patienten darüber zu belehren, daß das verletzte Bein für wenigstens 12 bis 16 Wochen entlastet werden muß, wobei wir allerdings bei einseitiger Verletzung ab der 6. bis 8. Woche eine dosierte schmerzfreie Teilbelastung bis 20 kg - vom Patienten geübt auf der Standwaage - zugestehen, um unter Unterstützung mit Gehstöcken ein physiologisches Abrollen des Fußes zu ermöglichen und um somit einer zu starken Entkalkung des Knochens vorzubeugen. Die dosierte schmerzfreie Teilbelastung vermag so manche Sudeck'sche Dystrophie zu verhüten.

Es mag verwundern, gerade aus dem Lager der operativen Knochenchirurgie eine so zurückhaltende Einstellung zur Rekonstruktion des frakturierten Fersenbeines zu hören. Das hat seine gewissen Gründe: Keines der angegebenen Verfahren der Aufrichtung und Retention des Fersenbeines - ob konservativ oder operativ - konnte überzeugend bessere Resultate erzielen, vielmehr sind die Ergebnisse nach Aufrichtungsversuchen oft wesentlich unbefriedigender. Diese Feststellung ergibt sich aus den Frakturformen eines sehr komplizierten anatomischen Gebildes. Aus Gründen, die in der Vereinfachung der täglichen Praxis liegen, haben wir die sehr genaue Einteilung von BÖHLER in 8 Gruppen verlassen und uns der Einteilung von VIDAL, neuerdings der von NADE angeschlossen, die 3 Typen von Frakturen sieht:

Typ A: Fraktur außerhalb des posterioren Talocalcaneargelenkes.
Typ B: Fraktur durch das posteriore Talocalcaneargelenk, jedoch

ohne wesentliche Verschiebung der Fragmente.
Typ C: Trümmerfrakturen des Fersenbeines mit erheblicher Deformierung des posterioren Talocalcaneargelenkes.

Der neuralgische Punkt des Fersenbeines liegt im posterioren Talocalcaneargelenk, weshalb die Einteilung auf diese Region Bezug nimmt. Vom Ausmaß der Zertrümmerung dieses Gelenkes hängt letztlich die Prognose ab. Beim Sturz aus der Höhe - in 85% der Fälle die Ursache der Fersenbeinbrüche - wird die verformende Kraft von Talus auf Calcaneus übertragen und je nach Stellung des oberen Sprunggelenkes in Mittelstellung oder Hakenstellung wird das dorsale Talocalcaneargelenk mehr oder weniger zertrümmert.

ZUR VERTH hat - zitiert nach KOSLOWSKI - die statische Einheit von Sprungbein und Fersenbein ein untergurtetes Spannwerk der physikalischen Technik genannt, wobei Calcaneus und Mittelfußknochen die Pfeiler, die Muskeln und Bänder der Fußsohle die Untergurtung bilden.

Bei den Frakturen des Typ C wird nicht nur das außerordentlich vielgestaltige, nach den verschiedensten Richtungen geneigte Talocalcaneargelenk, nicht nur die Spongiosaarchitektur des Fersenbeinkörpers zerstört. Es kommt zur zusätzlichen Verdrehung der Fragmente, zur Valgusdeformierung, zu lateralen Verbreiterung des Calcaneus mit Verletzung der Trochlea peronei und Irritation der Peronaeussehne, zur antero-posterioren Verkürzung oder Verlängerung des Talus und als Folge dieser vielgestaltigen Deformierungen zur Abflachung des Tubergelenkwinkels. Man sollte auch beachten, daß die Fraktur des Fersenbeines eigentlich nur einen Teil - ein röntgenologisch verifizierbarer Teil - der Verletzung ist: Die Verletzungen der Fascia plantaris und der medialen und lateralen Sehnenfächer sind ebenso zu beachten.

Nach Art der Architektonik und Ausmaß der Zerstörung von Gelenk, Knochen und Weichteilen bei Typ C scheint es unmöglich, das Fersenbein und sein posteriores Gelenk wieder so herzustellen, wie es je war. Auch wenn der sog. Tubergelenkwinkel wieder aufgerichtet wird, verbleiben u.U. Inkongruenzen im Gelenk, die letztlich zur subtalaren Arthrose führen.

So gesehen ist die Tendenz zur funktionellen Behandlung verständlich. Wir wissen uns hier mit vielen aus dem englischen und deutschen Sprachraum einig, wie mit ROBERTS und SAYLE CREER, ESSEX-LOPRESTI, CHARNLEY, WELLER, KOSLOWSKI, LICHTENAUER und POTT, SCHWEIKERT, KUNER und neuerdings THOREN, NADE und vielen anderen, um einige zu nennen, daß die funktionelle Behandlung meist bessere Ergebnisse bringt als die operative Rekonstruktion.

Um diese Behauptung zu belegen, hat mein Mitarbeiter SRIVASTAVA ein unausgesuchtes Kollektiv von 63 Fersenbeinfrakturen 1 1/2 Jahre bis mehr als 10 Jahre nach der Verletzung nachuntersucht, wobei zu bemerken ist, daß bei nur 12 Patienten die Verletzungen 1 1/2 bis 2 Jahre zurücklag, während seit der Fraktur von 41 Fersenbeinen 2 und mehr Jahre vergangen waren. Von den 63 Frakturen gehörten 13 dem Typ A, 12 dem Typ B und 30 dem Typ C an, also die Hälfte der Kategorie der Kompressionsfrakturen. Im Vergleich dazu wurde auch von NADE der Typ C am häufigsten gesehen.

Die Behandlungsdauer betrug bei Patienten ohne Nebenverletzungen bei Typ C 162,2 Tage (Nade 141 Tage). LICHTENAUER hat die Behandlungsdauer der Kompressionsfrakturen ohne Aufrichtungsversuch mit 179 Tagen, also ähnlich lange wie wir und NADE, angegeben, während er nach Aufrichtung eine Behandlungsdauer von 237 Tagen errechnete, das sind 58 Tage mehr als nach Belassung der Einstauchung.

Fassen wir die Ergebnisse zusammen und setzen sie in Beziehung zu den Ergebnissen von THORÊN, der dieselben Behandlungsprinzipien und dieselbe Einteilung befürwortet, so sahen wir unter Berücksichtigung aller Typen ein sehr gutes Resultat in 65,0% (THORÊN 65,3%), ein mäßiges Resultat in 25,5% (THORÊN 18,2%) und ein schlechtes Resultat in 9,5%. Lediglich bei den Patienten mit schlechtem Resultat mußte die Indikation zur subtalaren Arthrodese gestellt werden, während die mit mäßigem Resultat durch Versorgung mit orthopädischen Schuhen nicht wesentlich behindert waren.

Nimmt man nun nur die Brüche von Typ C mit Abflachung des Tubergelenkwinkels, ohne Nebenverletzungen, so waren immerhin, wenn die Abflachung des Tubergelenkwinkels unter 20° lag, bei 78,3% noch ein gutes und sehr gutes Resultat zu verzeichnen (THORÊN 65%); bei Abflachung um mehr als 20° waren noch annährend 40% in die Kategorie gut und sehr gut einzuordnen (THORÊN 48,6%).

Die Ergebnisse rechtfertigen sicherlich den Schluß, eine subtalare Früharthrodese - innerhalb der ersten 3 Monate - anzuschließen. HOLZ und WELLER berichteten jüngst bei 36 Früharthrodesen über gute Ergebnisse. Unsere Ergebnisse sagen jedoch auch, daß bei vielen Patienten auch ohne Arthrodese Schmerzfreiheit erreicht wird. Sollten Beschwerden bestehen bleiben, trotz ausreichender Versorgung mit orthopädischem Schuhwerk, kann auch zu einem späteren Zeitpunkt die Arthrodese angeschlossen werden.

Nach unseren und den Ergebnissen vieler glauben wir, daß die funktionelle Behandlung des Fersenbeinbruches - ausgenommen selbstverständlich der Entenschnabelabriß des Tuber calcanei, den wir mit einer Zugschraube oder einer Zuggurtung versorgen - zwar keine Idealergebnisse, aber immerhin Resultate zeitigt, die es erlauben, die wenig aufwendige Methode weiterhin anzuwenden.

W. D. Schellmann, Frankfurt

Operative Behandlung der Fersenbeinbrüche

Nach vielen, zumeist gescheiterten Versuchen mit operativen Maßnahmen den für den Patienten wie für den Arzt unangenehmen Spätfolgen nach Fersenbeintrümmerbrüchen vorzubeugen, ist im letzten Jahrzehnt ein gewisser therapeutischer Nihilismus offensichtlich geworden. Die zunächst befriedigenden Ergebnisse nach der auch von uns geübten frühfunktionellen Behandlung, die Herr SCHWEIBERER sehr überzeugend darstellen konnte, aber auch nach der Primärarthrodese scheinen diese Einstellung zu rechtfertigen.

EHALT hat auf mehreren Kongressen dieser Gesellschaft mit wechselnden Anschauungen das Dilemma zwischen operativen und konservativen Behandlungsmethoden deutlich gemacht. In Fortsetzung dieser Diskussion und Kenntnis eigener guter Ergebnisse nach operativer Behandlung von Fersenbeintrümmerbrüchen sei es deshalb gestattet, dieses Thema wieder aufzunehmen.

Dabei sei auf eine chronologische Darstellung aller bisher vorgeschlagenen operativen Methoden verzichtet, gemeinsam war diesen das zumeist ungenügende Repositionsergebnis und die Schwierigkeit dieses dann auch ohne Infektion oder Spätsinterung der Spongiosa bis zur knöchernen Konsolidierung, also über zwei bis drei Monate, zu erhalten. BÖHLER, WENDT, EHALT und viele andere haben vor diesen Schwierigkeiten letztlich resigniert.

Es war das Verdienst von LERICHE, später besonders von ALLEN und PALMER, mit der Unterfütterung der aufgerichteten hinteren Tragplatte sowie anschließender Kirschnerdraht- oder Schraubenfixation des Knochens einen Weg gewiesen zu haben, der die angeführten Komplikationen auf ein vertretbares Maß reduzieren ließ. Diese Methode sollte keinesfalls anderen, wie gesagt wenig erfolgreichen operativen Maßnahmen gleichgesetzt werden, da sie in ungleich höherem Maße alle Forderungen an eine übungsstabile und hinsichtlich Aufwand und Risiko vertretbare Osteosynthese erfüllt.

Mit einer abgewandelten sogenannten Palmer'schen Aufrichtung wurden in der Unfallklinik Frankfurt/Main seit 1969 über 60 Fersenbeinfrakturen operativ behandelt. Beim Vergleich mit etwa 240 konservativ versorgten Fersenbeinbrüchen ließen sich nahezu ausnahmslos bessere Ergebnisse nachweisen. Dies, obwohl vornehmlich diejenigen Brüche operativ behandelt wurden, die erfahrungsgemäß eine schlechte Prognose haben, also Trümmerbrüche, die nach BÖHLER in die Gruppen V - VII einzuordnen sind. Es handelt sich dabei einmal um die Trümmerbrüche des Fersenbeinkörpers mit teilweiser oder vollständiger Verrenkung des lateralen Anteiles der hinteren Gelenkfläche gegenüber dem Sprungbein, um die Brüche des Fersenbeines mit Verrenkungsstellung der gesamten hinteren Tragfläche sowie um Trümmerbrüche mit Inkongruenz der hinteren Tragplatte bei gleichzeitiger Deformierung und Verrenkung des vorderen Fersenbeinabschnittes gegenüber den benachbarten Fußwurzelknochen.

Mit der Aufrichtung gelang es praktisch immer, die wichtige hintere Tragplatte befriedigend zu rekonstruieren, die verlagerten Bruchstücke zu reponieren und damit die Verformung des Rückfußes auszugleichen. Im Wissen darum, daß Knorpelverletzungen die Spätarthrose kaum vermeiden lassen, war es vielmehr Ziel der Aufrichtungsoperation, den sonst regelmäßig zu erwartenden schmerzhaften Folgen einer Deformierung des Rückfußes vorzubeugen und annährend reguläre Biomechanik des hinteren unteren Sprunggelenkes zu gewährleisten.

Die Operation erfolgte möglichst sofort oder spätestens nach Rückbildung der Hämatomschwellung, also 6-8 Tage nach Verletzung. Zur operativen Technik seien folgende Ausführungen gestattet:

Auf dem Extensionstisch wird in Bauchlage des Patienten zunächst ein kräftiger Kirschner-Draht quer durch den Sporn des verletzten Fersenbeines gebohrt und mit Extensionsbügel gespannt. Der Bügel wird in der dafür vorgesehenen Halterung am Fußteil des Tisches fixiert. Die dann folgende Extension ermöglicht in aller Regel schon weitgehendste Reposition des meist eingestauchten Fersenbeinspornes. Nach erneuter Desinfektion und Abdeckung erfolgt weitere Reposition von Hand. Hebelnde und drehende Bewegungen am Vorfuß unter seitlichem Druck auf das Fersenbein, evtl. unter Zuhilfenahme der BÖHLER-Zwinge, lassen meist schon eine befriedigende Fragmentstellung erreichen (Abb. 1).

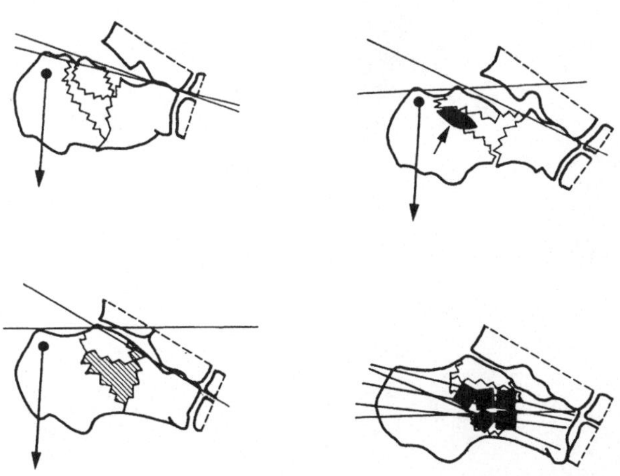

Abb. 1. Die einzelnen Phasen der Aufrichtungs-Operation: Längszug über Extensionsdraht - Anhebung der hinteren Tragplatte, Unterfütterung der Defektzone - Stabilisation mit Kirschner-Drähten

Bei schweren Trümmerbrüchen oder Schwierigkeiten der Reposition kann ein präliminär in den Fersenbeinsporn eingebohrter Steinmann-Nagel die Einrichtung erleichtern. Die erfolgte Aufrichtung des Fersenbeines hinterläßt im Zentrum einen relativ großen Defekt. Von einer ca. 3 cm langen Incision, einen Querfinger unterhalb des Außenknöchels, wird nun unter Schonung des Nervus suralis auf den Knochen eingegangen; eine spreizende Klemme oder Schere findet leicht Eingang in die Defektzone.

Mit mittelbreitem Elevatorium oder Rasparatorium wird nun unter Bildverstärkerkontrolle die meist erforderliche Hebung und Reposition der hinteren subtalaren Tragplatte vorgenommen.

Ist röntgenologisch eine befriedigende Stellung der Bruchstücke festgestellt worden, so wird der bis zu taubeneigroße Defekt in der Spongiosa mit spongiösem Bankspan (Kälberspan) ausgefüllt. Bewährt haben sich keilförmige Transplantate, welche mit einer Faßzange oder Klemme durch die Hautweichteilöffnung eingeschoben und mit Blutstillungsmeißel nachgeschlagen werden.

Selbstverständlich könnte auch Eigenspongiosa vom Schienbeinkopf oder cortico-spongiöser Span vom Beckenkamm verwendet werden, wir haben aber mit dem Bankspan bisher nur gute Erfahrungen gemacht.

Nach Auffüllung des Defektes, welche eine weitere Reposition der subtalaren Tragplatte bewirken kann, werden dann unter Bildverstärkerkontrolle 6-7 kräftige Kirschner-Drähte vom Fersenbeinsporn aus eingebohrt. Sie sollen nur im Fersenbein liegen und das erzielte Repositionsergebnis stabilisieren (Abb. 2 und 3).

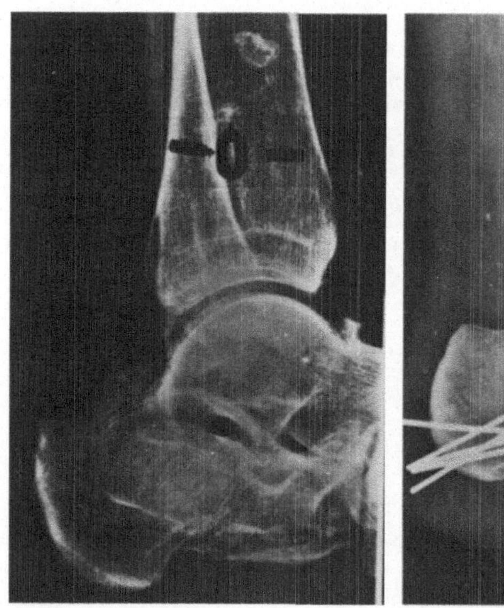

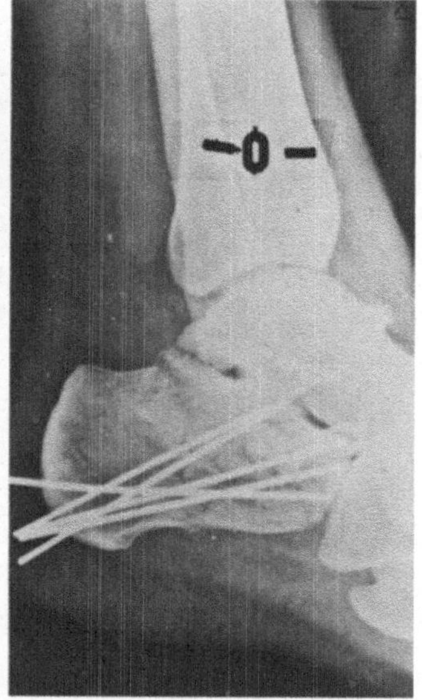

Abb. 2. Intraoperatives Ergebnis einer Aufrichtungs-Operation

Die Kirschnerdrähte werden unter Druck auf die Haut mit einem Seitenschneider abgekniffen, die Drahtenden damit unter das Hautniveau versenkt.

Nach Wundschluß wird der Extensionszug reduziert und der eingangs eingebrachte Kirschner-Draht entfernt. Mit elastischem Verband genügt Lagerung auf Kirschner-Schiene oder Schaumstoffkeil.

Ab 3. postoperativem Tag können risikolos Bewegungsübungen gestattet werden, der Patient wir in aller Regel ca. 14 Tage später entlassen. Ein Gipsverband ist unnötig, der Patient darf allerdings drei Monate nicht belasten. Dann wird anläßlich erneuten, kurzfristigen stationären Aufenthaltes die erforderliche

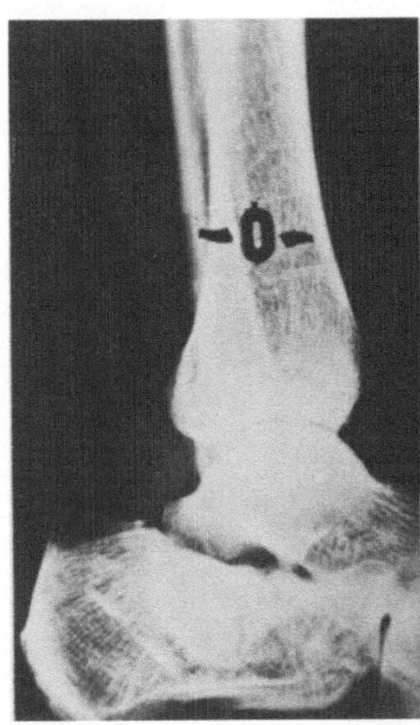

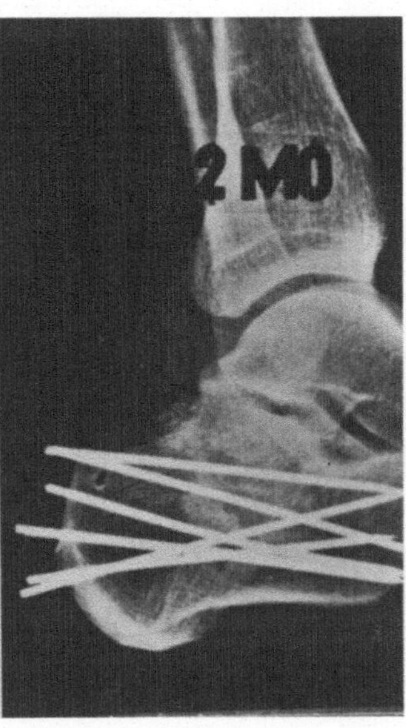

Abb. 3. Zwei Monate nach Aufrichtungs-Operation ist unverändert gute Stellung ohne Spätsinterung nachweisbar

orthopädische Versorgung, zumeist nur mit Einlage, eingeleitet und Metallentfernung über Stichincision vorgenommen. Sofort danach kann mit Belastung begonnen werden.

Die Operation ist keinesfalls aufwendig, besonders bei frühzeitigem Eingriff gelingt die Reposition meist schon durch Extension, lediglich verhakte Bruchstücke und die Tragplatte werden erforderlichenfalls mit Rasparatorium eingerichtet. Eine Unterfütterung erscheint uns unerläßlich, die Unterlassung derselben dürfte Ursache für die von anderen Autoren beschriebene Spätsinterung sein (Abb. 4).

Bei nahezu allen so behandelten Patienten waren frühzeitige Beschwerdefreiheit, eine bleibend gute Funktion und das Fehlen kosmetisch entstellender Deformierung nachzuweisen. Spätarthrodesen, sonst bei ca. 15% der konservativ behandelten Patienten unumgänglich, waren bei unserem operativ versorgten Kollektiv bisher nicht erforderlich.

Bei den Patienten ließ sich nach Jahresfrist anläßlich der Rentenuntersuchung eine durchschnittlich um 8% niedrigere MdE feststellen (Abb. 5).

Bei einigen Patienten mit beidseitiger Fersenbeinverletzung wurde nur eine Seite aufgerichtet, sie beklagten sich später nachdrücklich über die Unterlassung, nicht auch die andere Seite operiert zu haben.

Im Gegensatz zu den konservativ behandelten Patienten konnte nach operativer Rekonstruktion häufig Teilbeweglichkeit im unteren Sprunggelenk erhalten werden.

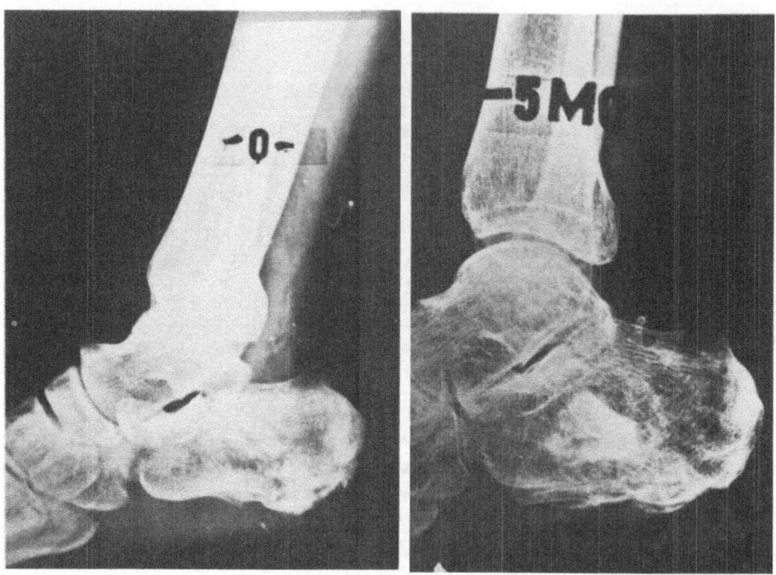

Abb. 4. Zwei Monate nach Entfernung der Drähte und Belastung ist unverändert gute Stellung festzustellen. Der Fremdspan ist in das Knochengefüge integriert

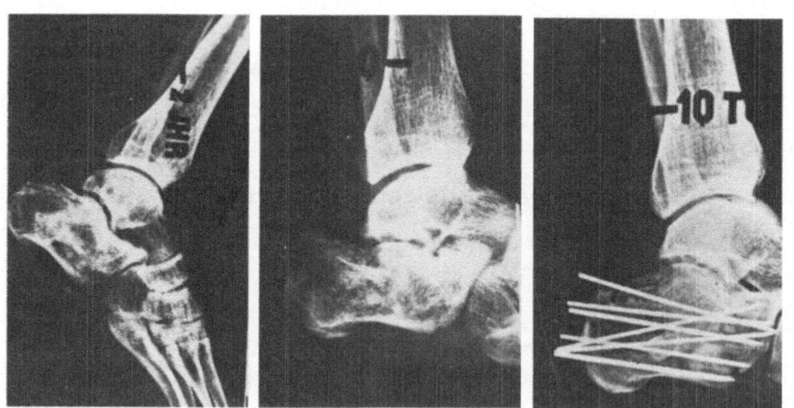

Abb. 5. Zwei Jahre nach Aufrichtungs-Operation ist Patient vollkommen beschwerdefrei, MdE unter 10%

Mit der dargelegten operativen Behandlungsmethode bei Fersenbeintrümmerbrüchen soll der in manchen Fällen sicher günstigeren frühfunktionellen Behandlung kein Abbruch getan werden; unsere guten Ergebnisse nach operativer Behandlung und die Tatsache, daß wir trotz mancher Warnungen bei über 60 Operationen keine bakterielle Infektion beobachteten, läßt aber die Hoffnung zu, daß mit dieser Methode zumindest bei bestimmten Verletzungsformen Verbesserung der Behandlungsergebnisse nach Fersenbeintrümmerbrüchen möglich ist.

H. R. Schönbauer, Wien (Österreich)

Fersenbeinresektionen posttraumatisch infizierter Fersenbeine

Zu Infektionen des Fersenbeines kommt es nach offenen Frakturen, nach geschlossenen Frakturen, die mit Eröffnung des Bruchhaematomes reponiert werden und nach Extensionsnägeln oder -drähten durch den Fersenbeinhöcker. Auch in der antibiotischen Aera sind diese Infektionen keineswegs lückenlos beherrschbar; im spongiösen Knochen kommt es leicht zu einer Ausbreitung der Infektion, die in Schüben verläuft und mehrfache Eingriffe wie Incisionen, Sequestrotomien und Fistelrevisionen notwendig macht.

Bei diesen Fällen hat sich die Teil- oder Totalresektion des Fersenbeines bewährt, über deren Technik ich an Hand einiger Fälle berichten und dabei noch einige Details erörtern will.

Operationstechnik: Der Längsschnitt über den Rückfuß ist vorzuziehen. Er bringt den besten Überblick, durchtrennt keine Nerven und die Narbe stört nicht bei Belastung. Längsspaltung der Achillessehne und der meist narbig veränderten Weichteile der Fußsohle. Darstellung des Tuber, von dem soviel weggenommen wird, bis nur mehr gesunde Spongiosa zu sehen ist. Je 1 Drain nach beiden Seiten. Die Wundränder liegen spannungslos aneinander, eine Hautnaht ist nicht notwendig, die Heilung erfolgt per granulationem.

Fall 1: Geschlossener Fersenbeinbruch, Extension, Nagelinfektion, mehrfache Incisionen, Dauerfistel. Nach Teilresektion gut belastbarer Fersenbeinrest, normaler Kalkgehalt, kräftige Corticalisbildung an der Resektionsfläche. Infekt beherrscht.

Fall 2: Offener Fersenbeinbruch, Extension, p.a.-Heilung, Fistelrevisionen, Sequestrotomien und Penicillinbohrungen ohne Erfolg. Nach 2 Jahren wieder insuffiziente Sequestrotomie, ausgiebige Teilresektion nach weiteren 3 Jahren. Fuß kürzer, Ferse breiter, volle Belastbarkeit, Infektion beherrscht.

Fall 3: Infizierter Extensionsnagel bei Unterschenkelbruch. Insuffiziente, weil zu kleine Lochstanzung nach Kontrastfüllung. Insgesamt 5 Sequestrotomien bis zur Teilresektion. Danach Fuß voll belastbar, Infektion beherrscht.

Fall 4: Geschlossener Fersenbeinbruch. Reposition, Extension, Nagelinfektion, septisches Zustandsbild. 3 Monate nach dem Unfall Totalexstirpation des Fersenbeines. In diesen Fällen stellt sich das Sprungbein in maximale Dorsalbeugung ein. Die Verformung des Rückfußes ist nicht stärker als bei den Teilresektionen. Für die Belastbarkeit nach einem solchen Eingriff spricht, daß der 50-jährige wieder einen 3,5 t-LKW lenken und dabei Ladetätigkeit verrichten konnte.

Mit dieser Methode der Rückfußverkürzung gelingt es langdauernde Eiterungen zu sanieren und einen belastungsfähigen, wenn auch verkürzten Rückfuß zu erhalten. Man sollte diese Operation aber nur in den Fällen anwenden, bei denen wiederholte Eingriffe erfolglos blieben.

MARTINI und Mitarbeiter haben 1974 aus Algier über 20 Fälle berichtet, mit ebenfalls guten Resultaten. Ich darf dazu ergänzen, daß die ersten 7 Rückfußverkürzungen im Unfallkrankenhaus Wien unter Lorenz BÖHLER bereits vor 17 Jahren durchgeführt wurden und daß Rezidive bei diesen Fällen nicht aufgetreten sind.

H. Ecke, Gießen

Talusfraktur

Das Sprungbein hat in einer für die Prognose der Fraktur fatalen Weise Ähnlichkeit mit dem Oberschenkelkopf und dem Kahnbein der Hand. Die Gemeinsamkeit besteht in einer diffizilen Blutversorgung, die allen drei versteckt liegenden Knochen eigen ist. Anatomisch gesehen ist der Talus nahezu allseitig knöchern umschlossen, liegt zwischen der Knöchelgabel, die er durch seine, bei verschiedener Beugestellung unterschiedlichen seitlichen Durchmesser auf Federung hin beansprucht. Er ist deshalb besonders geschützt, weswegen nur 0,1% aller Knochenbrüche auf das Sprungbein entfallen. Artikulationen ergeben sich zur Knöchelgabel, zum Fersenbein und über den Sprungbeinkopf zum Os naviculare pedis. Zu seiner Funktion benötigt das Sprungbein insgesamt 7 Gelenkfacetten und eine Reihe fester Bandverbindungen, in deren Verlauf gleichzeitig Blutgefäße an den spongiösen Knochen herangeführt werden.

Die Hauptcirculation geschieht nach unseren Untersuchungen von lateral her über die A. peronea und ihren R. perforans und zum anderen über die A. tibialis anterior und ihren Ast, die A. tarsea. Diese Gefäße treten vornehmlich im Bereich des Talushalses in den Knochen ein, woraus folgt, daß speziell Frakturen dieses Bereiches zur Nekrose des Corpus tali führen können.

Knochenbrüche bewirken aber häufig genug, - und durch eine konservative Behandlung nicht beeinflußbar, - auch kleine Gelenkstufen in den Gelenkfacetten. Sie führen mit Regelmäßigkeit früher oder später zum Verschleiß der betroffenen Teilgelenke des Sprungbeinkörpers.

Die Röntgenaufnahmen spiegeln aber nur einen Teil des wirklichen Schadens wider, weil Gefäßrupturen hierdurch überhaupt nicht, Bandrupturen trotz funktioneller Untersuchungen mit gehaltenen Aufnahmen nicht in ihrer ganzen Schwere erfaßbar sind. Wenn also von Talusbrüchen die Rede ist, so reicht das Röntgenbild zur prognostischen Beurteilung nicht aus. Eine mögliche Mitverletzung des Gelenkknorpels, kleinere Gelenkstufen und Bandverletzungen geben hinsichtlich des Therapieerfolges den Ausschlag. So erklären sich auch Diskrepanzen zwischen der tatsächlichen Behinderung einerseits und einer einwandfrei durch Osteosynthese versorgten Sprungbeinfraktur andererseits.

An knöchernen Verletzungen unterscheiden wir:

1. Brüche des Sprungbeinkopfes. Sie sind selten, können zur Arthrose des Chopart'schen Gelenkes führen, dagegen weniger häufig zur Sprungbeinnekrose.
2. Frakturen des Collum tali sind die häufigsten Brüche am Sprungbein überhaupt und sind von einem Abbruch der Blutcirculation und einer sekundären Nekrose bedroht.
3. Frakturen des Corpus tali neigen weniger zur sekundären Nekrose, führen aber häufiger zur Arthrose des unteren oder oberen Sprunggelenkes.
4. Bei Frakturen des Proc. posterior oder des Sustentaculum tali sind keine Nekrosen bekannt. Sie gehören auch nicht zu den von uns in dieser Untersuchung ausgewerteten Fällen.
5. Schließlich Brüche der Taluskuppel, sog. Dome-fractures, entstehen an der Außenseite der Trochlea tali bei extremer Einwärtsdrehung, Dorsalflektion des Fußes und fortgesetzter längsgerichteter Gewalt (Abb. 1). Sie können an der Innenkante der cranialen Sprungbeingelenkfacette durch Einwärtsdrehung, Plantarflexion und zusätzliche einwärts gerichtete Rotationskräfte entstehen. Hierbei sind Arthrotomien zur Entfernung des frei werdenden Gelenkkörpers nicht zu umgehen. Der Gelenkverschleiß im oberen Sprunggelenk ist wegen des meist ausgedehnten Knorpelschadens nicht selten zu erwarten.

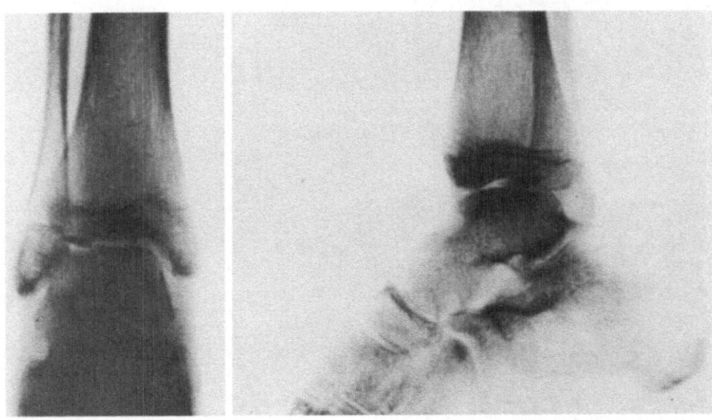

Abb. 1. 14-jähriger Junge mit einer Fraktur der Taluskuppel (Dome-fracture). Das abgesprengte Knochen-Knorpelstück muß in solchen Fällen aus dem oberen Sprunggelenk entfernt werden und nur bei größeren Fragmenten, die selten vorkommen, ist der Versuch einer Osteosynthese angezeigt

Der Mechanismus der Talusbrüche kommt durch Abscher- und Biegungsvorgänge sowie speziell bei der Sagittalfraktur auch durch Meißelwirkung zustande. Die Behandlung des Sprungbeinbruches geschieht bei uns durch eine Freilegung des Talus von vorn oder von hinten durch die offene Reposition der Fragmente und durch eine anschließende Verschraubung (Abb. 2). In seltenen Fällen kommen auch Verspickungen und bei ausgedehnten Trümmerbrüchen eine frühzeitige Arthrodese des oberen Sprunggelenkes in Frage.

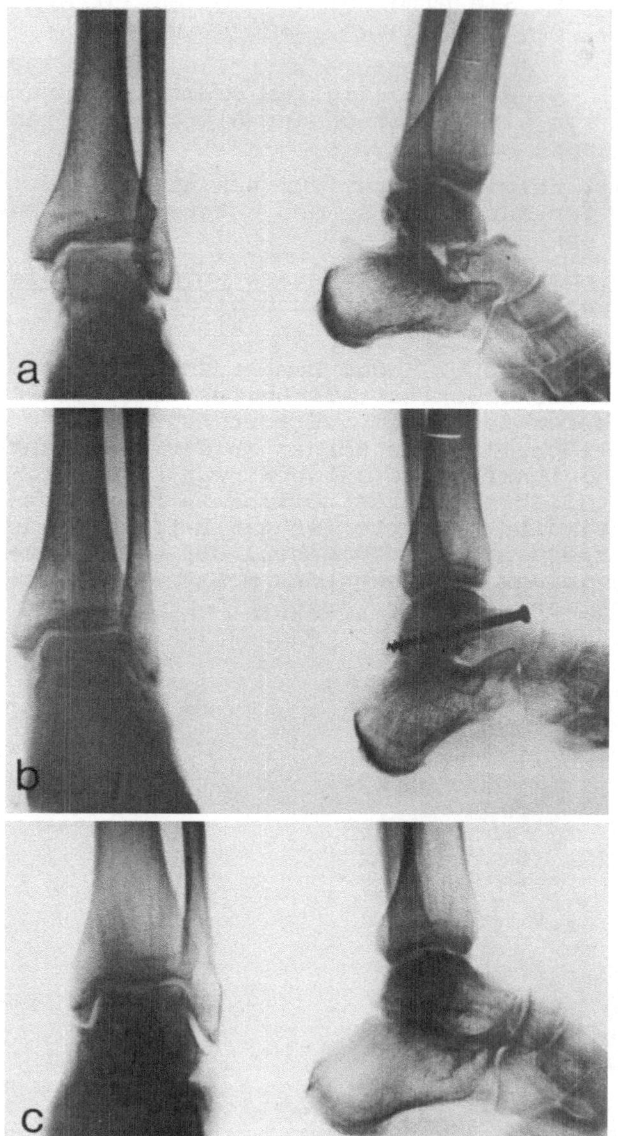

Abb. 2 a-c. 38-jähriger polytraumatisierter Mann mit einem Bruch des Sprungbeinkörpers und Dislokation (2 a). 2 b zeigt die postoperativen Röntgenaufnahmen und 2 c das Fußgelenk mehr als drei Jahre nach dem Unfall und Entfernung des Osteosynthesematerials. Beweglichkeit oberes Sprunggelenk: $0-5^{\circ}$ ($0-10^{\circ}$) $0-45^{\circ}$ ($0-65^{\circ}$). Unteres Sprunggelenk $0-10^{\circ}$ ($0-30^{\circ}$) und $0-10^{\circ}$ ($0-20^{\circ}$). Insgesamt also ein gutes Resultat

Eine sog. Astragalektomie, die Entfernung des Sprungbeins, die in früheren Zeiten verschiedentlich empfohlen wurde, ist dagegen abzulehnen und gegebenenfalls durch eine Knochenplastik zu ersetzen. Arthrodesen des oberen und unteren oder des oberen, unteren und des Chopart'schen Gelenkes brauchten bei uns in keinem Falle durchgeführt werden. Die Osteosynthese des Sprungbeins bringt andererseits mannigfaltige Vorteile. Die langdauernde Gipsbehandlung die zur Dystrophie der Fußwurzelknochen nahezu regelmäßig führte, ist nicht erforderlich. Das Bewegungsausmaß kann aktiv schon wenige Tage nach der Operation freigegeben werden. So werden auch Thrombosen im Unterschenkelbereich durch den operativen Eingriff vermieden. Die Belastungsfähigkeit des wegen seiner spongiösen Substanz in der Regel schnell heilenden Talus ist bei nicht eintretender Nekrose vom dritten Monat an gegeben.

Innerhalb von 11 Jahren wurden durch die Unfallchirurgische Klinik des Zentrums für Chirurgie in Gießen 16 Sprungbeinfrakturen primär versorgt. Nur viermal wurde eine konservative Behandlung, einmal eine primäre Arthrodese durchgeführt. Bei einer weiteren Patientin wurde als Notlösung eine Spickdrahtosteosynthese gemacht und in 10 Fällen das Sprungbein primär verschraubt (Tabelle 1). Eine Talusnekrose, die zum Zusammenbruch des Sprungbeinkörpers geführt hätte, sahen wir niemals. Die Ruhigstellung des Unterschenkels ist über den Zeitpunkt solider Wundheilung hinaus nicht notwendig. Eine sorgfältige Wiederherstellung des Bandapparates ist, glaube ich, eine wesentliche Voraussetzung für ein möglichst optimales Ergebnis. Teilkontrakturen des unteren Sprunggelenkes waren bei guter Beweglichkeit des oberen aus den früher dargelegten Gründen nicht zu vermeiden.

Tabelle 1. Klinisch behandelte Talusfrakturen (16 Fälle). Unfallchirurgie Gießen 1961-1973

Lokalisation	op. Behandlung	kons. Behandlung	EM nach 12 Monaten und mehr	Nekrosen
Collum tali	4	3	op. -20%, + 20%, -20% kons. 20%, 30%, 30%	Ø
Corpus tali	5	1	op. 20%, 10%, 30%, -20%, 20% kons. 20%	Ø
Trümmerfrakturen des Corpus tali	2	-	op. 20%, 30%	Ø
Sagittalfraktur des Corpus tali	1	-	op. 20%	Ø
Gesamt	12	4	op. EM durchschn. 18,5% kons. EM durchschn. 25%	Ø

G. Hierholzer, Duisburg

Indikation und Technik der Arthrodese des unteren Sprunggelenkes

Die Indikation einer Arthrodese am unteren Sprunggelenk wird vom Unfallchirurgen fast ausschließlich nach Verletzungen am Fersenbein und Sprungbein und nach Luxationsfrakturen an der Knöchelgabel zu stellen sein. Insofern beziehen sich die Ausführungen nur auf diese Problematik und berücksichtigen nicht die orthopädische Indikation bei Fußdeformitäten und Fußlähmungen. Bei der Analyse der Ursachen, die nach Verletzungen zu einer Arthrose am unteren Sprunggelenk führen, finden sich in unserem Krankengut in 80% Fersenbeinbrüche, in 10% Sprungbeinbrüche, in 8% Sprunggelenkverrenkungsbrüche und in 2% Trümmerbrüche der Fußwurzel.

Die Indikation zur Arthrodese stellen wir nach solchen Verletzungen zunächst nicht nach dem Schweregrad der röntgenologisch nachweisbaren Arthrose. Die röntgenologischen Veränderungen sind für uns nur in Verbindung mit einem entsprechenden subjektiven Beschwerdebild entscheidend. Grundsätzlich sollte jedoch die Ausbildung einer hochgradigen Arthrose mit der damit verbundenen Sklerosierung und Dystrophie der Gelenkumgebung nicht abgewartet werden. Insbesondere aber ist nach Fersenbeintrümmerfrakturen, die mit weitgehenden Veränderungen der Gelenkfläche einhergehen, die Indikation zur Arthrodese großzügig zu stellen.

Liegt nach einer der obengenannten Verletzungen eine Arthrose am oberen und am unteren Sprunggelenk vor, so führen wir die Arthrodese an beiden Gelenken nach Resektion der Gelenkflächen und unter Verwendung von Steinmann-Nägeln und Fixateurs externes durch. Über die dreieckige Verstrebung kann damit eine Stabilisierung erzielt werden, die eine zusätzliche Fixation im Gipsverband nicht erforderlich macht. Hierzu ein klinisches Beispiel nach einer Verrenkungsfraktur an der Knöchelgabel entsprechend dem in Abb. 1 gezeigtem Vorgehen. Die Ausdehnung der Arthrodese auf die vordere Kammer des unteren Sprunggelenkes machen wir von der Ausdehnung der Arthrose abhängig.

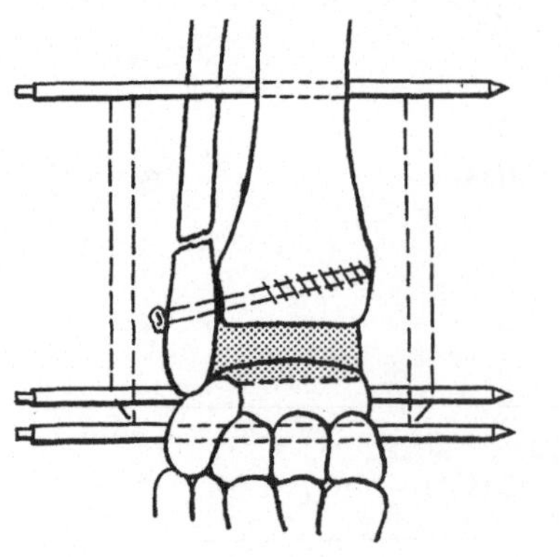

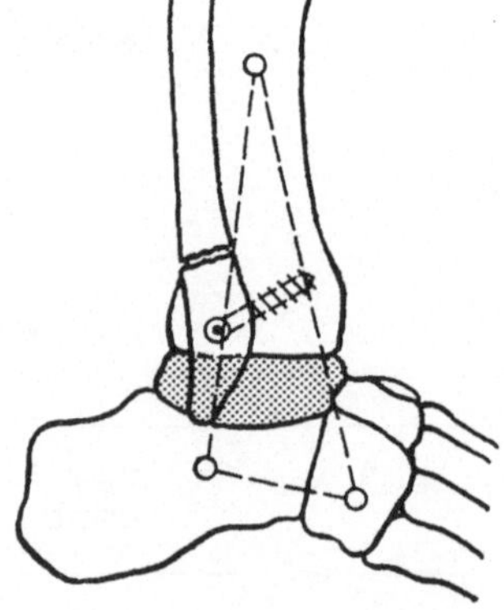

Abb. 1

Bei der Durchsicht der Literatur erscheint uns die Indikation zu dieser kombinierten Arthrodese nach derartigen Verletzungen weitgehend ausdiskutiert und wenig problematisch. Im folgenden wird daher im wesentlichen auf die Indikation und Technik der subtalaren Arthrodese nach Verletzungen und isolierten Arthrosen an der hinteren Kammer des unteren Sprunggelenkes eingegangen. Die Frage des isolierten Vorgehens, also der eigentlichen subtalaren Arthrodese, wird noch unterschiedlich beantwortet. Die Diskussion über das Ausmaß der Arthrodese hat zunächst von der Biomechanik des unteren Sprunggelenkes auszugehen, das mit der hinteren und vorderen Kammer eine funktionelle Gelenkeinheit darstellt (Abb. 2). Bei einer Versteifung eines Teils dieser Einheit ergibt sich konsequenterweise die Frage der Anschlußarthrose im vorderen Kammerbereich. Unserer Meinung nach kann doch die Lösung dieser Frage nicht grundsätzlich darin bestehen, daß auch bei der isolierten Arthrose an der hinteren Kammer die Arthrodese auf die vordere Kammer ausgedehnt wird, weil damit das Problem der Anschlußarthrose nur weiter distal verlagert wird. An Hand der Mitteilungen in der Literatur kann das Problem noch nicht eindeutig entschieden werden.

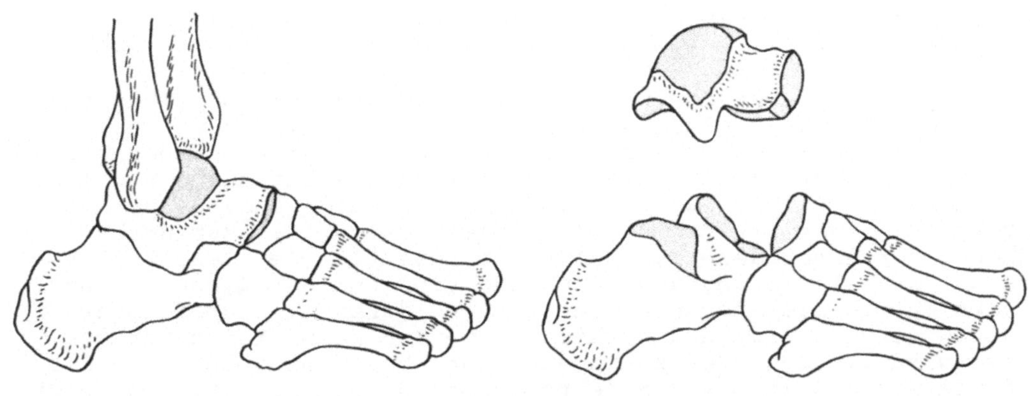

Abb. 2

Wenn wir unter der obengenannten Indikation die subtalare Arthrodese durchführen, so stellt sich weiterhin die Frage nach der operativen Technik. Hier scheint ein Rückblick in die zurückliegenden Jahre sinnvoll. Wir haben Nachuntersuchungen durchgeführt, die im Zusammenhang mit dem berufsgenossenschaftlichen Heilverfahren vorgenommen wurden und dabei Gruppen zusammengestellt mit einer jeweils gleichförmig vorangegangenen operativen Technik. Es wurde dabei überprüft, bei welchen Gruppen zum Zeitpunkt 3, 6 und 12 Monate nach dem Eingriff eine knöcherne Durchbauung eingetreten war. Es ist ausdrücklich zu betonen, daß die in der Tabelle angegebenen Werte sich ausschließlich auf die röntgenologische Durchbauung beziehen und nicht den Zustand einer Ankylosierung beschreiben, mit dem der Patient nach solchen Eingriffen funktionell durchaus zufrieden sein kann (Tabelle 1). Im Hinblick auf die Frage der Anschlußarthrose erscheint es uns jedoch wichtig, bei dem operativen Eingriff zur Arthrodese auch eine vollständige knöcherne Durchbauung zu erreichen, da verbleibende Mikrobewegungen einer Dystrophie und einer Sekundärarthrose Vorschub leisten.

Tabelle 1. Eingriffe zur subtalaren Arthrodese

Gruppe	Gesamtzahl n	Zahl Durchbauungen innerhalb t Monate 3	6	12	Gesamtzahl Durchbauungen nach 1 Jahr
Entknorpelung	32	-	1	7	8
Nagelung	23	-	2	5	7
Entknorpelung + Nagelung	16	-	2	10	12
Anfrischung + Spongiosa + Nagelung	10	-	4	4	8
Anfrischung + autologe Spongiosa + Zugschrauben	28	18	8	1	27

Bei den Gruppen, bei denen ausschließlich die Entknorpelung oder zur Fixation die Nagelung durchgeführt wurde, finden wir nach 12 Monaten nur in einem auffallend geringen Teil eine knöcherne Durchbauung. Der Anteil wird größer, wenn die Entknorpelung in Verbindung mit einer Nagelung vorgenommen wurde und bei der zahlenmäßig zwar kleinen 4. Gruppe zeigt sich, daß zur Herbeiführung der Arthrodese nicht nur die Resektion der Gelenkfläche und die Stabilisierung von Bedeutung sind und bei diesem nicht planen Gelenk die knöcherne Durchbauung durch eine Spongiosaplastik beschleunigt und verbessert werden kann. Konsequenterweise wird die Zahl der knöchernen Durchbauungen größer und die erforderliche Zeit bis zur festen Überbrückung kürzer, wenn nach der Gelenkanfrischung eine autologe Spongiosaplastik und eine Fixation mit Zugschrauben vorgenommen werden.

Das methodische Vorgehen: 1966 hat ALLGÖWER das Verfahren mit der Gelenkanfrischung, der ergänzenden Spongiosaplastik und der im Schema dargestellten Fixation mit einer Zugschraube angegeben. Wir sind jedoch der Auffassung, daß zur Erhöhung insbesondere der Rotationsstabilität das Einbringen von 2 Zugschrauben vorteilhafter ist und gehen nach der in Abb. 3 gezeigten Weise vor. Insbesondere kann damit die Rotationsstabilität erzielt werden. Eine postoperative Ruhigstellung im Gipsverband ist nicht erforderlich und in den meisten Fällen eine Übungsstabilität zu erreichen. Bei der Fixation mit den Zugschrauben muß die Anatomie und Biomechanik des gesamten unteren Sprunggelenkes berücksichtigt werden. Dabei läßt sich ableiten, daß die zweite von dorsal durch den Sprungbeinhals einzubringende Schraube möglichst in lateraler Richtung in das Fersenbein eingebracht

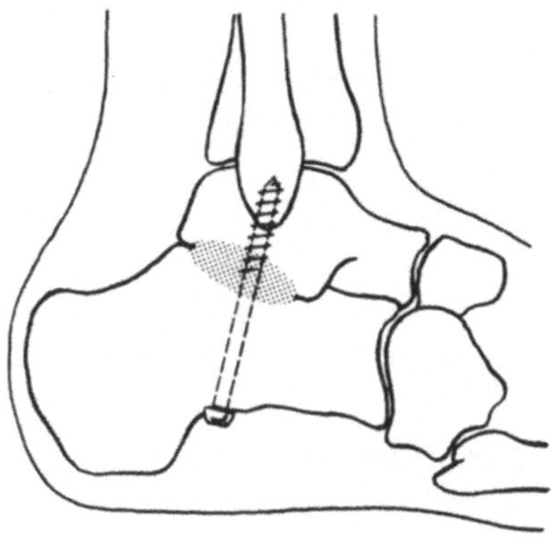

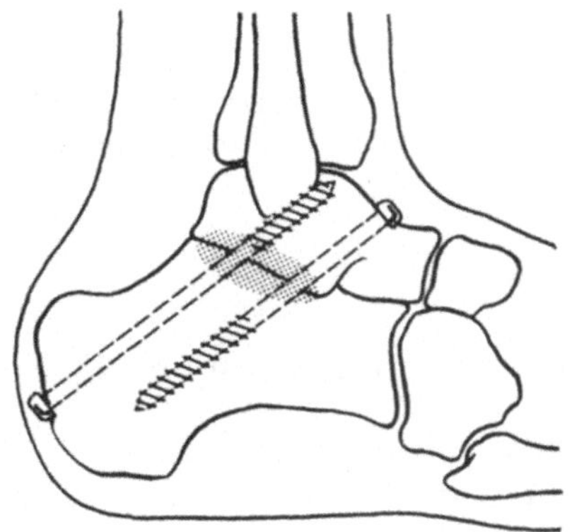

Abb. 3

werden soll. Sie überquert damit nur den Sinus tarsi und vermeidet Irritationen an der Kapsel der vorderen Gelenkkammer und am Pfannenband, die zu schmerzhaften Reizzuständen führen können. Als Zugang wählen wir den gebogenen fibularen Hautschnitt präparieren bis auf den Gelenkspalt unter Weghaltung der Extensoren-Sehnen. Unter Umständen muß der Zugang zum Gelenk durch eine tangentiale Knochenabtragung erleichtert werden. Es wird dann die Gelenkanfrischung vorgenommen und die autologe Spongiosa implantiert. Dabei ist es wichtig, daß diese das Gelenkniveau nicht überragt. Es können sonst knöcherne Ausziehungen entstehen, die wiederum zu Reizerscheinungen führen. Die Abb. 4 zeigt ein klinisches Beispiel einer noch weitgehend isolierten Arthrose an der hinteren Kammer des unteren Sprunggelenkes und den Zustand nach der Arthrodese mit der im Schema beschriebenen Schraubenlage. Ist die Arthrose nicht auf den hinteren Kammeranteil beschränkt, so beziehen wir den angrenzenden Gelenkbereich in die Arthrodese mit ein.

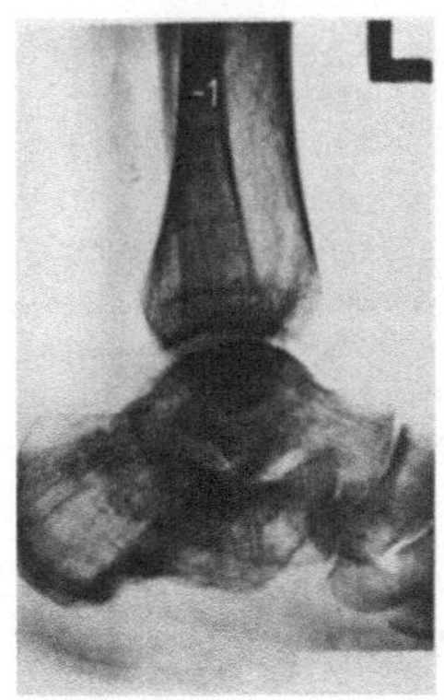

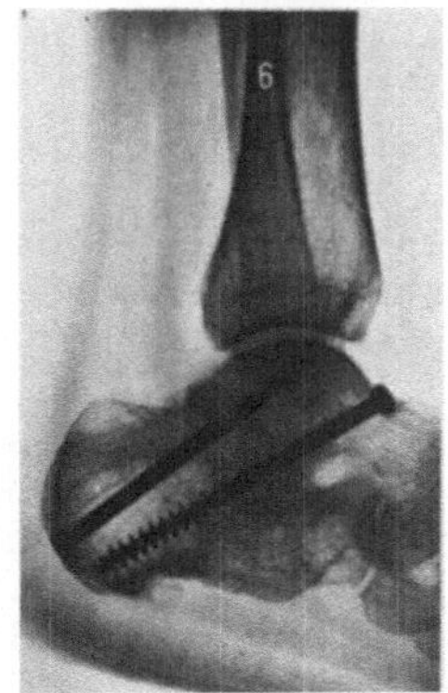

Abb. 4

Die Wertung der isolierten Arthrodese, also der subtalaren Arthrodese nach Fersenbein- und Sprungbeinbrüchen wird nur im Zusammenhang mit Spätkontrollen und beim Vergleich entsprechend großer Verlaufsserien möglich sein. Es wird sich in den nächsten Jahren zeigen, ob das isolierte Vorgehen gegenüber einer primär ausgedehnteren Blockbildung bestehen bleiben kann.

F. Chicote, H. Konermann und D. Löffler, Essen

Orthopädisch technische Maßnahmen als Heil- und Hilfsmittel bei traumatischen Schäden des Rückfußes und der Achillessehne

Der Fuß wird grundsätzlich derart beansprucht, daß
1. der Druck von der Malleolengabel über den Talus einerseits auf den Calcaneus, andererseits auf den Vorfuß weitergeleitet wird und
2. wegen der gelenkigen Verbindungen der einzelnen Elemente, Körpergewicht und Auflagereaktion am Boden Drehmomente bilden, die durch muskuläre bzw. Bandverspannungen kompensiert werden.
Damit verlaufen die jeweiligen Resultierenden durch die Gelenkdrehpunkte.

Damit bedeuten alle traumatischen Schäden des Rückfußes und der Achillessehne eine wesentliche Störung der statischen, vor allem aber der dynamischen Funktion des gesamten Fußes. Die behandlungsbedürftigen posttraumatischen Schäden reichen vom Insuffizienzschmerz über die Valgus-, Varus- und Hackenfußstellung des Fersenbeines, bis zur Arthrose des oberen und unteren Sprunggelenkes bzw. zur spontanen oder iatrogenen Arthrodese eines oder beider Sprunggelenke.

Als Heilmittel umstritten, sicher aber als mechanisches Hilfsmittel dient zunächst die Einlage. Ihr Zweck ist
1. die Unterstützung des Fußgewölbes bei muskulären und arthrogenen Insuffizienzbeschwerden
2. der Belastungsausgleich und die Entlastung überbeanspruchter Sohlenabschnitte und
3. die Aufrichtung und Korrektur von Fußdeformierungen, wie wir sie beim traumatischen, ossären Pes plano-valgus nach Fersenbeinbrüchen finden. Hier läßt sich die Valgusdeformität durch die Torsionseinlage teilweise aufrichten und halten.

In der Nachbehandlungsphase nach Achillessehnenrupturen kann eine Absatzerhöhung den Fuß in leichte Spitzfußstellung bringen und damit die Sehne entlasten. Ist die Abwicklung des Fußes, in der die Achillessehne maximal auf Zug beansprucht wird, noch stark behindert und schmerzhaft, kann der Hebelarm des Vorfußes durch eine vordere Rolle verkleinert und damit die Beanspruchung herabgesetzt werden (Abb. 1).

Posttraumatische schmerzhafte Funktionsstörungen der Fußwurzelgelenke, oder Versteifungen, nicht mehr korrekturfähige oder schmerzhaft fixierte Knickplattfüße und grobe Veränderungen der Fußform insbesondere der Sohlenform, die zu Belastungsstö-

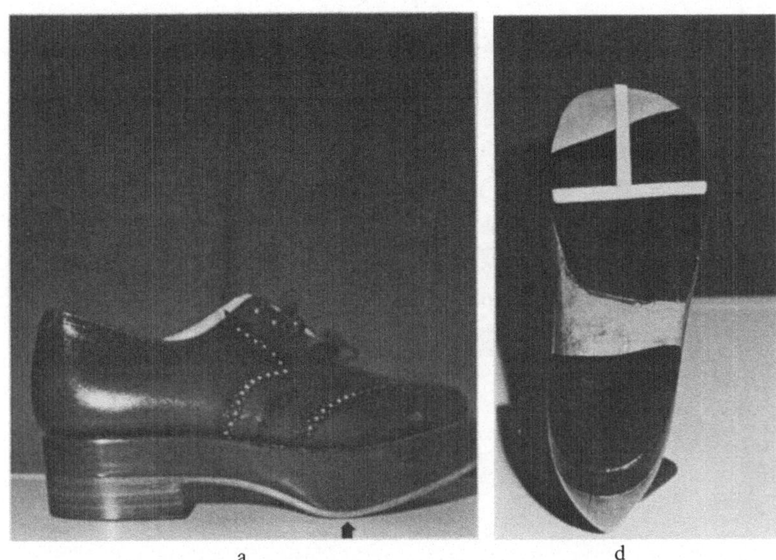

Abb. 1 a u. b. In Abb. 1 a wird ein orthopädischer Schuh mit Verkürzungsausgleich durch Erhöhung der Sohle und Abwicklungserleichterung durch eine vordere Rolle (Pfeil) gezeigt. Der Scheitel der Rolle liegt hinter den beim Normalschuh belasteten Mittelfußköpfchen. Auf der in Abb. 1 b gezeigten Ansicht der Sohle ist die Richtung der Abrollung zu erkennen. Die Abwicklung erfolgt senkrecht zum Rollenscheitel. Durch Änderung der Rollenachse kann die Richtung der Abwicklung den mechanischen Bedingungen angepaßt werden. (Alle Modelle aus einer Ausstellung in der Orthopädischen Klinik Essen, die von dem orthopädischen Schuhmachermeister Herrn Ackermann, Essen - eingerichtet wurde)

rungen führen, sind eine Indikation für die Anwendung orthopädischer Schuhe. Diese Funktionsstörungen bedürfen nicht nur der Fußbettung durch eine Einlage, sondern auch der Abwicklungserleichterung und Korrektur durch Zurichtungen am Schuh.

Leichtere Fehlstellungen des Fersenbeines lassen sich durch Korrekturen am Absatz kompensieren: Die Valgusstellung des Fersenbeines kann durch Innenbettung oder durch keilförmige Erhöhung des Absatzinnenrandes aufgerichtet werden. Je größer die Fehlstellung der Ferse ist, umso mehr muß gleichzeitig der Absatz nach medial ausgebaut werden, um den Hebel für die Korrektur zu vergrößern (Abb. 2).

Schwere Fehlstellungen erfordern gleichzeitig eine seitliche Sohlenerhöhung. Das gleiche Behandlungsprinzip gilt für die seltenere Varusdeformität. Der seltene, aber schwerwiegende posttraumatische Hackenfuß ist funktionell außerordentlich ungünstig. Ist der normale Hebelarm des Triceps surae im Verhältnis zum Hebelarm des Körpergewichtes schon recht kurz, so wird er beim Tiefstand des Fersenbeines weiter verkleinert. Mit einem hinteren Schleppenabsatz wird durch Verlagerung der Lauffläche

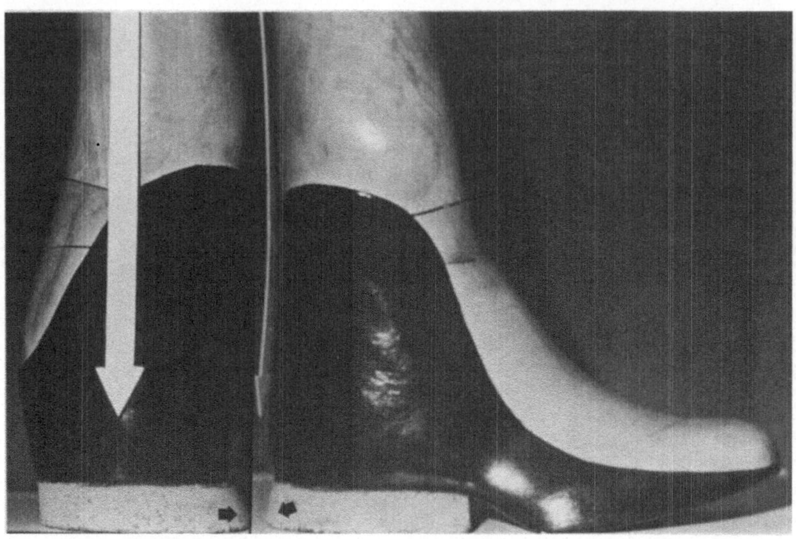

Abb. 2. Die Abb. zeigt an einem Modell die Änderung der Statik bei Valgusstellung des Fersenbeines durch Innenbettung. Der senkrechte weiße Pfeil markiert die Lage der Belastungslinie. Gleichzeitig ist zur Vergrößerung des Korrekturhebels der Absatz nach medial ausgebaut (schwarzer Pfeil)

nach hinten der Hebelarm des Körpergewichtes entsprechend verkürzt. Die Hohlfußkomponente und die Steilstellung der Ferse werden kompensiert. Die Abrollung bewirkt durch Näherrücken der Last an den Drehpunkt des Gelenkes eine Verringerung der Belastung. Dieses Prinzip wird auch beim Feststell-Abroll-Schuh nach RABL angewandt. Gleichzeitig werden jedoch noch, wie im Gipsverband, die Bewegungen in den Sprunggelenken durch Versteifung des Schuhes aufgehoben. Dieser Schuh dient damit als Hilfsmittel bei posttraumatischen, schmerzhaften Arthrosen der Sprunggelenke und durch die Ruhigstellung als Heilmittel bei noch nicht vollständig durchbauten und belastungsfähigen Arthrodesen, seien sie spontan oder iatrogen.

Bei vollständiger Belastungsunfähigkeit des Fußes kommen schließlich die Anwendung von Gehapparaten z.B. nach ALLGÖWER oder die Thomas-Schiene infrage.

Literatur

BAUMGARTNER, R.: Die Orthopädietechnische Versorgung des Fußes. Stuttgart: Thieme 1972.

KUMMER, B.: Verhandl. Dtsch. Orthop. Gesellsch. 53. Kongress, Stuttgart: Enke 1967.

MURRI, A.: Orthopädische Praxis 8/X, 463-466 (1974).

RABL, C.R.H.: Orthopädie des Fußes. 4. Auflage. Stuttgart: Enke 1963.

E. Franke, Bochum

Ergebnisse der konservativen und operativen Behandlung bei Fersenbeinbrüchen

In der Behandlung der Fersenbeinbrüche stehen dem konservativen Vorgehen zahlreiche operative Verfahren gegenüber. Für das Ergebnis jeder Behandlungsmethode ist aber entscheidend, ob und wie stark das untere Sprunggelenk durch den Bruch in Mitleidenschaft gezogen wurde. Im allgemeinen haben nur die Fersenbeinbrüche schlechte Spätergebnisse, bei denen das untere Sprunggelenk in den Bruch mit einbezogen wurde. Schon kleine Unregelmäßigkeiten in den komplizierten Gelenkflächen des Fersenbeines verursachen starke Beschwerden und können das Behandlungsergebnis erheblich beeinträchtigen.

Aus Gründen der besseren Übersicht haben wir bei der Auswertung unserer Fälle auf die detaillierte Einteilung BÖHLERs in acht verschiedene Gruppen verzichtet und unterscheiden lediglich Fersenbeinbrüche ohne und mit Gelenkbeteiligung; bei den Brüchen mit Gelenkbeteiligung trennen wir die Gruppe der unkomplizierten von der Gruppe der komplizierten Brüche mit Stauchung oder Zertrümmerung des Fersenbeins und Abflachung des Tubergelenkwinkels.

An den Krankenanstalten "Bergmannsheil" in Bochum wurden von 1962-1973 262 Fersenbeinbrüche bei 239 Verletzten behandelt. In 24,4% der Fälle fand sich ein Bruch ohne Gelenkbeteiligung und in 75,6% ein Bruch mit Gelenkbeteiligung, wobei die "komplizierten" Fersenbeinbrüche mit 61,5% die größte Gruppe der Fersenbeinbrüche stellen.

Die überwiegende Mehrzahl der Fersenbeinbrüche aller drei Gruppen haben wir konservativ - funktionell behandelt; diese Behandlung zielt auf eine frühest mögliche Mobilisierung und spätere Belastbarkeit des verletzten Fußes ab.

Aus der Gruppe der Fersenbeinbrüche mit Gelenkbeteiligung wurden 25 operativ behandelt; es handelte sich ausnahmslos um schwere Brüche mit Stauchungen und Zertrümmerungen und Abflachung des Tubergelenkwinkels. Manuell reponiert wurden 13, davon 2 mit Hilfe eines Steinmannnagels. Sekundäre Versteifungen des unteren Sprunggelenkes wurden 8 mal durchgeführt und die primäre Versteifung in 4 Fällen. Wegen der relativ günstigen Ergebnisse haben wir die primäre Versteifung in letzter Zeit häufiger verzögert noch während des Klinikaufenthaltes durchgeführt, da die Verletzten die spätere Versteifung oft ablehnen.

Von den 262 bei uns behandelten Fersenbeinbrüchen könnten 235 für die Nachuntersuchung erfaßt werden. Die Behandlungsergebnisse haben wir in die Gruppen gut - befriedigend - unbefriedigend - schlecht unterteilt, wobei das Ausmaß der Beschwerden, die Beweglichkeit im unteren Sprunggelenk, der traumatische Plattfuß, das Gangbild, die Art der Tätigkeit nach dem Unfall und die Art der orthopädischen Versorgung als Kriterien für die Bewertung gewählt wurden.

Die Auswertung der Behandlungsergebnisse zeigt, daß die Brüche ohne Gelenkbeteiligung durchweg gut oder befriedigend ausgehen: von 58 Brüchen waren 64% beschwerdefrei und 31 waren nur leicht behindert; in nur 5% der Fälle war das Ergebnis unbefriedigend.

Bei den Fersenbeinbrüchen mit Gelenkbeteiligung erreichten bei konservativer Behandlung nur 9% ein gutes Ergebnis, 19% ein befriedigendes, 40% ein unbefriedigendes und 32% ein schlechtes Ergebnis.

Noch schlechtere Ergebnisse fanden sich in der Gruppe der operativ angegangenen Fersenbeinbrüche: nur 20% zeigten ein gutes oder befriedigendes Ergebnis, 44% waren unbefriedigend und 36% schlecht. Wenn auch die Behandlungsergebnisse dieser Gruppe wenig ermutigend waren, so schnitten doch die primären Versteifungen günstiger ab als die sekundären. Insgesamt ergab die Auswertung, daß die Ergebnisse der operativen Behandlung bei den schweren Fersenbeinbrüchen gegenüber denen mit konservativer Behandlung leicht benachteiligt waren.

Betrachtet man die Behandlungsergebnisse der Gruppe der Fersenbeinbrüche mit Gelenkbeteiligung für sich, dann haben 72% dieser Gruppe ein unbefriedigendes oder schlechtes Ergebnis.

Die Dauer der stationären und ambulanten Behandlung der Verletzten mit einem Fersenbeinbruch oder anderweitige komplizierende Verletzungen ist direkt abhängig von der Schwere des Fersenbeinbruches. Herausragend sind auch hier die operativ behandelten Fersenbeinbrüche hinsichtlich der gesamten Behandlungsdauer mit durchschnittlich 308 Tagen.

Aufgrund der Auswertung der Behandlungsergebnisse von 235 Fersenbeinbrüchen an unserer Klinik läßt sich keine allgemein zu empfehlende Therapie vorschlagen. Die funktionelle Behandlung hat den Vorteil einer kürzeren Behandlungsdauer und einer früheren Arbeitsfähigkeit des Verletzten bei sonst ähnlichen Ergebnissen anderer Behandlungsmethoden. Für die Behandlung schwerer Fersenbeinbrüche wird die konservative Therapie ebenfalls vorgeschlagen, da sie für den Verletzten vorteilhafter ist und aktives Vorgehen keine besseren Resultate bringt. Bei schweren Zertrümmerungen des Fersenbeines kann die verzögert durchgeführte primäre subtalare Arthrodese empfohlen werden. Die sekundäre Arthrodese wird den Verletzten mit sehr starken Beschwerden nach der Ausheilungsphase des Bruches vorgeschlagen; sie erweist sich jedoch der primären Arthrodese im Ergebnis als unterlegen, da die meist eingetretene Dystrophie und Kontraktilität des Fußes einem günstigeren Ergebnis entgegensteht.

W. Hort und K. Diehl, Homburg/Saar

Behandlung der posttraumatischen unteren Sprunggelenksarthrosen mittels Arthrodese

Die subtalare Fußplatte unterteilt sich nach DEBRUNNER in einen lateralen und medialen Anteil. Der mediale Anteil besteht aus den Metatarsalia I bis III, den Cuneiformia I bis III und dem Naviculare. Der laterale Anteil wird vorne durch das Metatarsale V und IV gebildet, hinten durch den Calcaneus. Zwischen beide ist das Cuboid eingelagert als Schlußstein des Gewölbes. Die Gelenkverbindungen zwischen Cuboid und Calcaneus sowie zwischen Cuboid und den Metatarsalia V und IV sind straff durch kräftige Bänder geführt.

Die Kombinationsbewegungen des zweiachsigen unteren Sprunggelenkes sind auf das genau abgestimmte Zusammenspiel verschieden großer und verschieden gelegener Gelenkflächen der Knochen im Bereich der Fußwurzel angewiesen. Durch knöcherne Verletzungen im subtalaren und CHOPART-Bereich kann die funktionelle Einheit des mechanischen Zusammenspieles empfindlich gestört werden, so daß meist die Supination und Pronation des Vorfußes bei feststehendem Fersenbein, und die Inversion bzw. Eversion des Rückfußes bei fixiertem Vorfuß schmerzhaft behindert sind. Wir konnten feststellen, daß wegen des komplizierten Aufbaues des unteren Sprunggelenkes bei Fehlstellung auch nur einer der Gelenkkomponenten eine Arthrosis deformans der anderen funktionellen Einheit auftritt. So hinterlassen Fersenbein- und Talusfrakturen Störungen der subtalaren Gelenkmechanik, die sehr schnell zu Verschleißerscheinungen und zur schmerzhaften Arthrosis deformans auch in dem Calcaneo-Cuboid- und dem Talo-Navicular-Gelenk führen. Aus diesem Grunde neigen wir in unserer Klinik dazu, neben der subtalaren Arthrodese immer das CHOPART-Gelenk mit zu versteifen.

Seit 1965 behandelten wir insgesamt 40 schmerzhafte Arthrosen im Subtalar-Bereich mit einer subtalaren und CHOPART-Arthrodese. Zwischen Unfall und schmerzhafter Dekompensation der unteren Sprunggelenke lagen durchschnittlich 2 Jahre. Die Patienten stellten sich nach dem Unfall wegen Schmerzen vor, obwohl bereits über die Hälfte der Patienten schon ein orthopädisches Schuhwerk in Form einer dorsalverlegten Abrollung, einer Fußbettung oder eines Feststellabrollschuhes trugen.

Die Röntgenaufnahmen zeigten das gewohnte Bild der Arthrosis deformans mit Deformation des Talus bzw. des Calcaneus und Gelenkspaltverschmälerung in den übrigen Gelenkanteilen des unteren Sprunggelenkes, die Pro- und Supination sowie die Ad- und Abduction waren zu einem großen Teil erheblich schmerzhaft eingeschränkt, wobei durch die Operation kein wesentlicher Verlust der Gelenkbeweglichkeit, dagegen jedoch eine deutliche Schmerzfreiheit zu erreichen war.

Durch einen lateralen Zugang wurden die Gelenke zwischen Talus und Calcaneus, zwischen Calcaneus und Cuboid sowie zwischen Talus und Naviculare entknorpelt und angefrischt. Die angefrisch-

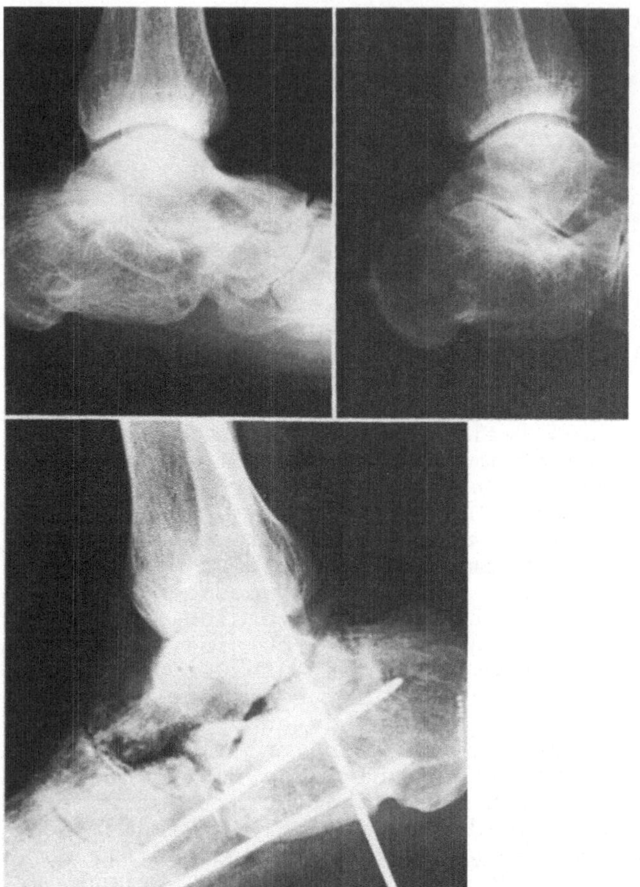

Abb. 1. Patient A.S., 56 Jahre, Schlosser, Arthrose nach Fersenbeinfraktur. Subtalare und CHOPART-Arthrodese

ten Gelenke wurden durch 2 gekreuzte, durch den Mittelfuß sagittal eingebohrte, sowie mit einem caudo-cranial durch das obere Sprunggelenk geschossenen KIRSCHNER-Draht fixiert und zusätzlich mit einer dorsalen Gipslongette ruhig gestellt. Nach Verheilen der Operationswunden wurden in der dritten postoperativen Woche noch mit den KIRSCHNER-Drähten ein Unterschenkelrundgips angelegt und die Drähte nach Gipshärtung entfernt. In der 6. postoperativen Woche wurde eine Teilbelastung erlaubt.

Die Arthrodesen waren im Durchschnitt nach 14 Wochen knöchern durchbaut und auch klinisch fest. In 2 Fällen entstand eine straffe Pseudarthrose, die jedoch so wenig schmerzhaft war, daß eine Versorgung mit orthopädischem Schuhwerk zur weitgehend schmerzfreien Belastung ausreichte. In einem Fall überbaute das Calcaneo-Cuboid-Gelenk nicht, der Patient hatte in diesem Bereich Schmerzen, ließ sich jedoch ein zweites Mal nicht operieren. Alle Patienten hatten auch nach der knöchernen Überbauung bei Belastung in den noch weiter distal gelegenen Fußwurzel- sowie Tarso-metatarsal-Gelenken Belastungsschmerzen, so daß eine Versorgung mit einem Feststellabrollschuh durchgeführt werden mußte. Damit war die Mehrheit der Patienten berufsfähig und auch im Vergleich zu dem praeoperativen Zustand weitgehend beschwerdefrei. Wir verordneten zumeist den Feststellabrollschuh nach RABL mit einer hinteren Berliner Steifkappe, einem eingebauten Berliner Winkel sowie einer Versteifung der Zungen. Weiterhin wurde je nach Bedarf den Schuhen ein nach hinten versetzter Abroller sowie eine Korkbettung des Fußes hinzugefügt. Die postoperative Ödemphase und Schwellneigung hielt durchschnittlich 9 Monate an.

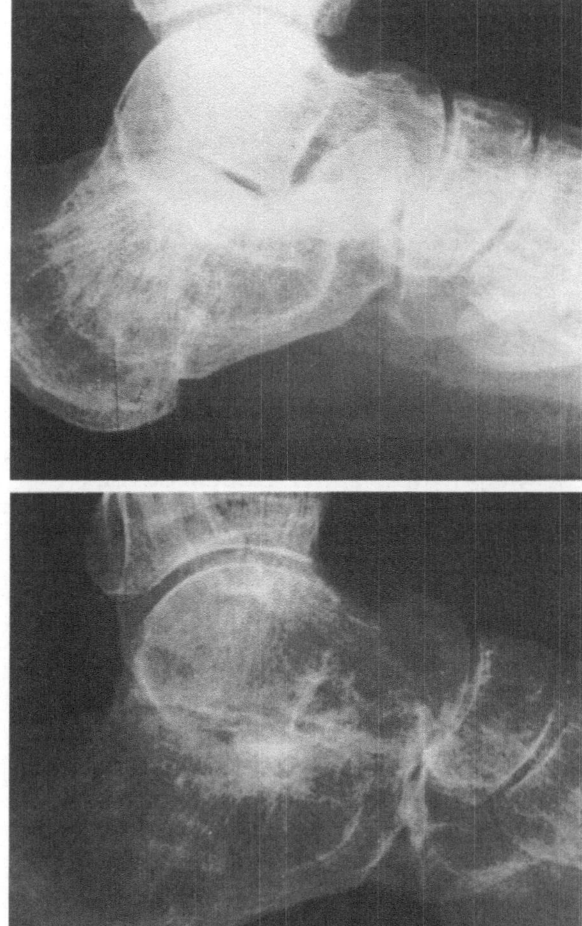

Abb. 2. Patient A.D., 47 Jahre, Arbeiter, Arthrose nach Fersenbeinfraktur. Subtalare und Arthrodese im Calcaneo-cuboid-Gelenk

<u>Zusammenfassend</u> kann gesagt werden, daß die posttraumatischen, schmerzhaften Arthrosen des unteren Sprunggelenkes nach Scheitern einer orthopädischen Schuhversorgung durch eine Arthrodese

weitgehend gebessert werden können. Um auf eine orthopädische Schuhversorgung gänzlich verzichten zu können, reicht auch die Versteifung in den unteren Sprunggelenken nicht aus, da nach knöcherner Versteifung weiter distal gelegene Fußwurzelgelenke durch kompensatorische Vergrößerung ihres physiologischen Bewegungsausmaßes in die allgemeinen Abnutzungserscheinungen mit einbegriffen sind. Obwohl die fachgerechte Schuhversorgung auch nach Versteifung aus den oben genannten Gründen notwendig ist, kann die Arthrodese des unteren Sprunggelenkes nach Scheitern einer konservativen Behandlung aufgrund unserer durchgeführten Nachuntersuchungen in vollem Umfange empfohlen werden.

R. Frischmuth, V. Goymann und W. Hupfauer, Essen

Entwicklungs- und Behandlungsmöglichkeiten der posttraumatischen Arthrose nach Talus- und Calcaneusverletzungen

Nach PAUWELS hat die posttraumatische Arthrose biomechanische Ursachen. Eine dauernde unphysiologische Belastung führt zu degenerativen Veränderungen des Knorpelgewebes. Frakturbedingte Formveränderungen der Gelenkkörper führen zu Inkongruenz und nachfolgend zur Überbelastung einzelner Knorpelpartien. Nach RUEDI wirken sich diese Veränderungen insbesondere an tragenden Gelenken aus.

Typische Beispiele hierfür sind Talus- und Calcaneusverletzungen. Bei Frakturierung des Talus ist wegen der zahlreichen Gelenkflächen fast stets mit einer Gelenkbeteiligung zu rechnen. Selbst bei röntgenologisch nicht mehr sichtbaren Stufenbildungen nach Reposition kann sich eine Arthrose im oberen Sprunggelenk und subtalaren Gelenk ausbilden (Abb. 1).

Nach RIEDE ist die Gelenkfläche des Talus zum oberen Sprunggelenk hin bei jugendlichen Individuen konkaver geformt als bei älteren. Jugendliche weisen somit einen größeren Talusprofilquotienten auf (Abb. 2).

Die knorpelige Belastungsfläche des Talus ist also kleiner und die Gefahr eines schnelleren Verschleißes nach ihrer Läsion bei Jugendlichen größer als bei Erwachsenen.

Bei ungenügender Reposition von Calcaneusfrakturen resultieren meist Fehlstellungen, die nach HACKENBROCH eine präarthrotische Deformität bedeuten. Dabei kommt den einzelnen Fehlstellungen eine unterschiedliche Bedeutung für die spätere Entstehung einer Arthrose im unteren Sprunggelenk zu. Nach POVACZ ist z.B. die Varus- bzw. Valgusknickung des Fersenbeines prognostisch ungünstiger zu beurteilen als die Abflachung des Tubergelenkwinkels. Der posttraumatische Plattfuß kann beschwerdefrei sein. Auf die Dauer begünstigt er jedoch die Entstehung einer Arthrose, speziell im CHOPART-Gelenk.

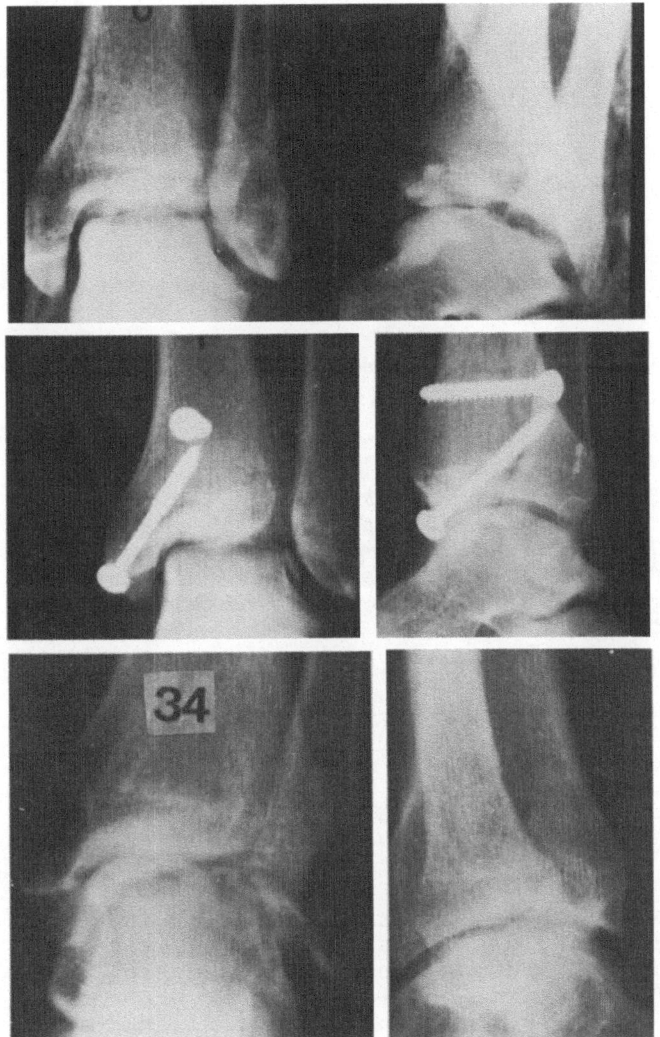

Abb. 1. Talusimpressionsfraktur mit Absprengung eines Dissekates aus der Trochlea tali (Dome oder Flake Fractur des Talus). Obere Bildreihe: Versorgung mit Oberschenkelliegegips kurz nach dem Unfall. Mittlere Bildreihe: Interoperatives Bild nach erfolgter Versorgung der gleichzeitig bestehenden Unterschenkelfraktur. Dabei Feststellung des Dissekates am lateralen Malleolus und Entfernung desselben. Untere Bildreihe: Die sich entwickelnde posttraumatische Arthrose nach 34 Wochen

Sitz der Arthrosen nach Fersenbeinfrakturen sind mit über 50% aller Fälle das Talonavicular- und das Calcaneocuboidgelenk. Dabei bestehen im Gegensatz zu entsprechenden Veränderungen im subtalaren Gelenk in der Regel erhebliche Schmerzzustände. Die unterschiedliche Lokalisation der Schmerzquellen, die keineswegs immer parallel mit dem objektiven Untersuchungsbefund verläuft,

Altersverteilung von Q

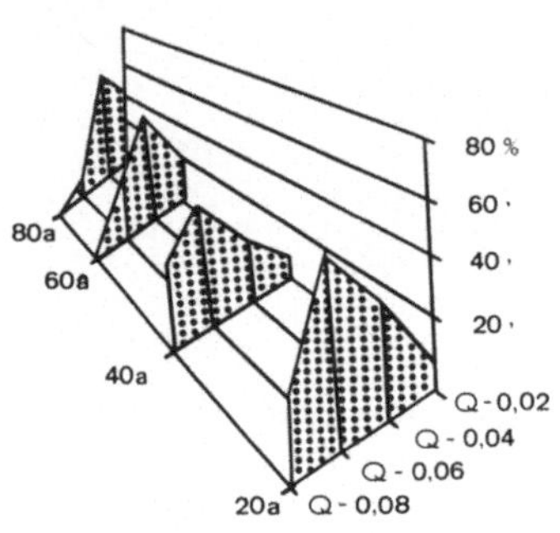

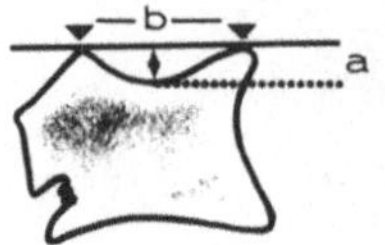

Talusprofilquotient $Q = \frac{a}{b}$

a Tiefe der Führungsrinne

b Querdurchmesser der Talusrolle

Abb. 2. Definition des Talusprofilquotienten und seine Altersverteilung. (dick gedruckt). Bei dem Frontalschnitt durch den Talus wird die konkave Gelenkfläche der Trochlea tali deutlich (re. Bild). Aus der Tiefe der Konkavität zur Breite des Trochlea tali ergibt sich der Talusprofilquotient Q. Links zeigt die Abnahme von Q mit dem Alter

ist bei der Auswahl der einzuschlagenden Behandlungsmaßnahmen zu berücksichtigen.

Verletzungen des Talus sind nicht selten kompliziert durch nachfolgende Nekrosen, deren Häufigkeit bei Halsfrakturen vom Typ II (nach HAWKINS) 42%, vom Typ III 91% und bei Corpusfrakturen 50% (nach DUNN) beträgt.

Die Ursache dieser ungewöhnlich hohen Nekroseraten ist in Besonderheiten der Blutversorgung des Talus zu suchen. Diese erfolgt nach MULFINGER und TRUETA durch ein stark verletzungsgefährdetes Gefäßnetz im Halsbereich, gebildet aus der Arteria sinus tarsi und canalis tarsi. Der zugrundegehende Gelenkknorpel wird durch Arthrose begünstigenden, minderwertigen Faserknorpel ersetzt. Auch eine eventuell nachfolgende Revaskularisierung kann die einmal eingetretene Knorpelschädigung nicht wieder beheben.

Ein Großteil der posttraumatischen Arthrosen, insbesondere des unteren Sprunggelenkes, lassen sich konservativ zufriedenstellend behandeln. Hinsichtlich dieser Möglichkeiten wird auf den Vortrag von CHICOTE verwiesen.

Operative Maßnahmen richten sich nach der Lokalisation der Arthrose. Nach Talus- und Calcaneusfrakturen mit Gelenkbeteiligung ändern sich die Belastungszonen am Fuß. Nach STEINHÄUSER stellt der Talo-naviculare Anteil des Talo-tarsal-Gelenkes den Drehpunkt für die Bewegungen zwischen Fußwurzel und Mittel- bzw. Vorfuß dar. Veränderte Belastungsbedingungen führen primär hier zur Arthrose mit entsprechenden Beschwerden. Durch die CHOPART-

Arthrodese paßt sich der Fuß der veränderten Belastung an. Die Patienten sind in der Regel sofort beschwerdefrei.

Je nach Befund kann ergänzend noch die extraartikuläre Spanverriegelung nach GRICE-GREEN durchgeführt werden. Wir erhalten dann eine modifizierte Tripel-Arthrodese.

Bei posttraumatischer Varus- und Valgusfehlstellung des Rückfußes nach Calcaneusfrakturen führen wir die Tripel-Arthrodese nach SENNARA durch. Durch entsprechende Keilentnahme im subtalaren Gelenkbereich lassen sich selbst schwere Fehlstellungen korrigieren. Durch Einbringen von autologen cortico-spongiösen Spänen kann der zu entnehmende Keil schmal gehalten werden. Eine Osteosynthese mit Fremdmaterial erübrigt sich im allgemeinen.

Die Arthrodese des oberen Sprunggelenkes führen wir nach den Richtlinien der AO mittels Fixateurs externes durch. Nach schweren Arthrosen im unteren und oberen Sprunggelenk wird die notwendige Panarthrodese als Kombination von Kompressionsarthrodese des oberen und Tripel-Arthrodese des unteren Sprunggelenkes durchgeführt.

Bei allen Arthrodesen beträgt die durchschnittliche Ruhigstellung 12 Wochen. Der Beginn der Belastung ist nach 3-5 Wochen - je nach Ausmaß der Operation - gegeben.

Als weitere Behandlung sind bei CHOPART-Arthrodesen abstützende Einlagen und bei allen übrigen Arthrodesen orthopädische Feststellabrollschuhe, sogenannte Arthrodesenschuhe, für ca. 1/2 bis 1 Jahr empfehlenswert.

Literatur

DUNN, A.R., JACOBS, B., CAMPELL, R.D. jr.: J. Trauma 6, 443 (1966).

GRICE, D.S.: J. Bone Jt. Surg. 37A, 246 (1955).

GRICE, D.S., GREEN, T.: J. Bone Jt. Surg. 39A, 501 (1957).

HAWKINS, L.G.: J. Bone Jt. Surg. 52A, 991 (1970).

MULFINGER, G.L., TRUETA, J.: J. Bone Jt. Surg. 52B, 160 (1970).

PAUWELS, F.: Gesammelte Abhandlungen zur funktionellen Anatomie des Bewegungsapparates. Berlin-Heidelberg-New York: Springer 1965.

POVACZ, F.: Zbl. Chir. 90, 91 (1965).

RIEDE, U.N., HEITZ, P., RUEDI, T.: Langenbecks Arch. Chir., 330, 174 (1971).

RUEDI, T., MATTER, P., ALLGÖWER, M.: Helv. chir. Acta 35, 556 (1968).

SENNAVA, H.: clin. Orth. 83, 237 (1972). Bücher und Habil.-Schriften.

STEINHÄUSER, J.: Die funktionelle Bedeutung des Talonaviculargelenkes. Habil. Schrift Köln 1970.

J. Dreyer und H. Kehr, Bremen und Duisburg

Einlagen- und Schuhversorgungen nach Calcaneusfrakturen

Nach größeren Statistiken (2) zeigen nur etwa 10% aller Calcaneusfrakturen keine Gelenkbeteiligung und keine Erniedrigung des dorsalen Fußpfeilers. Bei der überwiegenden Mehrzahl der Verletzten entwickelt sich demzufolge eine Arthrose mit schmerzhafter Behinderung der Fußdynamik. Und außerdem entstehen Veränderungen der Statik, die für gewöhnlich als posttraumatischer Plattfuß (2) bezeichnet werden; sie entsprechen allerdings nicht selten mehr einem kontrakten Knick-Senk- bzw. Knick-Platt-Fuß (4).

Indem in der Regel also polytope Störungen der Formen und Funktionen zustande kommen, erweist sich eine leichte Fußstütze in Form einer aufliegenden (1), randlosen Senkfuß-Einlage zumeist auch als völlig unzureichend. An ihre Verordnung sollte jedoch gedacht werden, wenn nach langwieriger Immobilisierung einer - allenfalls geringfügig dislozierten - Fraktur der dann so typische Symptomenkomplex aus umschriebenen Zirkulationsstörungen, partiellen Einsteifungen, muskulärer Insuffizienz und schmerzhafter Kalksalzminderung vorliegt.

Da diese Sekundärschäden auch nach einer subtalaren Arthrodese zunächst immer wieder zu finden sind, wird die einfache Senkfuß-Einlage dann auch hier gleichsam zum Modell der Wahl. Dementsprechend ist nach solchen Eingriffen übrigens im allgemeinen auch kein Arthrodesenschuh erforderlich; es genügt vielmehr ein einlagengerechter Konfektions-Halbschuh (8) mit weichem Absatz.

Was nun die Einlagenversorgung jener dislozierten Fersenbeinbrüche anbelangt, bei denen Versteifungsoperationen aus lokalen oder allgemeinen Kontraindikationen entfallen, so kommt grundsätzlich nur eine selbsttragende (1) und vor allem fersenfassende Einlage in Frage. Ihre Anfertigung nach Gipsabguß gehört ebenso zu den Grundregeln wie jegliche Versuche zu unterlassen sind, die posttraumatischen Formfehler der "subtalaren Fußplatte" (3) hiermit gewaltvoll ausgraden zu wollen.

Gewissen Probleme einer solchen Einlage resultieren aus ihren Hauptmerkmalen:

1. ein großflächiger, bis zum Keilbein I vorgezogener Innenbacken,
2. ein Außenbacken, der bei gleichzeitiger Abduktions-Fehlstellung des Mittelfußes um einen weiteren Backen ergänzt werden

muß. Dieser vordere Außenbacken sollte dem 5. Mittelfußknochen übrigens stets nur im diaphysären Bereich anliegen. Und

3. ein relativ schmal (7) gehaltener Metatarsalbuckel.

Mit diesen Bestandteilen werden die Einlagen, die zudem noch vergleichsweise stabil gearbeitet sein müssen, erwiesenermaßen so voluminös, daß sie oftmals auch in sogenannten "Einlagen-Schuhen" mit besonders kräftiger und hoher Fersenkappe kaum unterzubringen sind. Außerdem beeinträchtigen ihre Fersenbacken häufig den Schaftschluß des Schuhes unterhalb der Malleolen (6). Eine Stand- und Gangunsicherheit ist die Folge. Nach zahlreichen Abänderungen wird daher schließlich dann doch ein orthopädischer Schuh erforderlich!

Gewissermaßen als flankierende Maßnahme zur Einlagenversorgung bewährt sich nach Fersenbeinbrüchen oftmals ein besonders weicher, abgerundeter und zugleich überhöhter Absatz. Hierdurch erfolgt nämlich sowohl eine Stoßdämpfung in der Auftrittsphase als auch eine Entlastung von Längsgewölbe, Fersenregion und Achillessehne (6). Andererseits schränkt eine Absatz-Überhöhung aber die Standfestigkeit, die Schrittlänge und auch die Beweglichkeit im oberen Sprunggelenk ein. Solche Pufferabsätze aus Poromaterial können daher nicht höher als insgesamt etwa 5 cm gearbeitet werden.

Erwiesenermaßen gibt es nun mehrere typische Befunde, bei denen auch als Dauerversorgung ausschließlich ein orthopädischer Schuh erfolgversprechend ist:

Ausgedehnte Verwerfungen der Gelenkflächen,
Verbreiterung des Calcaneus um mehr als 1 cm gegenüber der gesunden Seite,
plantarseitig prominierende Fragmente,
aus dem Lot gedrängter Rückfuß.

Ohne auf Einzelheiten und Varianten des Arthrodesenschuhes eingehen zu können, lassen Sie mich bitte kurz die Zielrichtungen seiner Hauptkomponenten rekapitulieren:

Durch eine Versteifung von Schaft, Kappe und Lasche werden die Fußgelenke fixiert und somit hauptsächlich die schmerzhaften Kippbewegungen ausgeschaltet. Die rückversetzte Rolle und der verstärkte Spitzenhub verkürzen die mechanische Fußlänge (6) und erleichtern damit die Abwicklung. Die Korkbettung schließlich ermöglicht die lotgerechte Einstellung des Rückfußes und gewährleistet außerdem in Kombination mit dem Pufferabsatz einen relativ weichen Auftritt.

Mit diesen Merkmalen entspricht ein solcher Arthrodesenstiefel weitgehend dem Feststellungs-Abrollschuh von RABL (8). Obgleich er sich eventuell sogar als Halbschuh anfertigen läßt, stößt er insbesondere bei Frauen oftmals auf Ablehnung. Bei überwiegend "schuhfreundlichem Milieu" (6) kann ein Kunststoff-verstärkter und mit speziellen Details (5) versehener Walkleder-Innenschuh dann zum Kompromiß werden im Widerstreit zwischen den kosmetischen Wünschen und den orthopädischen Erfordernissen.

Literatur

1. BAUMGARTNER, R.: Die orthopädietechnische Versorgung des Fußes. Stuttgart: Thieme 1972.
2. BÖHLER, L.: Die Technik der Knochenbruchbehandlung. Wien: Maudrich-Verlag 1957.
3. DEBRUNNER, H.U.: Orthopäde 3, 127 (1974).
4. HOHMANN, G.: Fuß und Bein. München: Bergmann-Verlag 1951.
5. HÜNEKE, R.: Persönliche Mitteilungen.
6. MARQUARDT, W.: Die Behandlung posttraumatischer Fußdeformitäten und Kontrakturen. Schriftenreihe Unfallmedizinische Tagungen der Landesverbände der gewerblichen Berufsgenossenschaften Heft 12, 75 (1971).
7. NIEDERECKER, K.: Der Plattfuß. Stuttgart: Enke 1959.
8. RABL, C.R.H.: Orthopädische Schuhe und Stützeinlagen. Stuttgart: Enke 1951.

K.-P. Schulitz, Heidelberg

Spätschäden nach Rückfußverletzungen

Sehr viele Sprung- und Fersenbeinbrüche sowie manche Bandverletzungen des Rückfußes führen unweigerlich zu irreversiblen Funktionsschäden am Fuß und zu dauernden Invaliditäten. Nicht immer sind es die übersehenen Frakturen oder vernachlässigten Verletzungen, die einen negativen Ausgang haben. Nach allgemeinen und auch nach eigenen Erfahrungen bleiben - trotz einer gewissenhaften Therapie - Arthrosen, Nekrosen, Fehlstellung, Instabilitäten, Kontrakturen und Dystrophien zurück. Über das Schicksal des Talus nach Frakturen z.B. entscheidet mehr oder weniger nur der Frakturtyp, weder Art und Zeit der Versorgung, noch das Alter des Patienten. Auch die Behandlungsmöglichkeiten bei Fersenbeinbrüchen sind begrenzt.

Es sei in diesem Zusammenhang erwähnt, daß bei den Fersenbeinbrüchen der Gruppe V - VIII in 87% eine Arthrose im subtalaren Gelenk eintrat wie die Nachuntersuchungen von 91 Fersenbeinbrüchen ergab. Im Chopart-Gelenk trat sie in 55% aller Fälle auf. Bei der Durchsicht von 80 Talusfrakturen fanden wir, daß praktisch im Laufe der Zeit keine Fraktur von der Arthrose verschont blieb (Tabelle 1).

Tabelle 1. Nachuntersuchungen an 91 Fersenbeinbrüchen 3-16 Jahre nach dem Unfall ergeben in 87% der Fälle (Gruppe 5-8 nach BÖHLER) eine Arthrose, die Arthrosequote nach Talusfrakturen (80 Fälle) ist noch höher

Arthrose	Talusfrakturen	Calcaneusfrakturen	
		I-IV	V-VIII
leicht	64%	65%	42%
schwer	32%	6%	45%

Wie läßt sich diese hohe Arthrosequote erklären? Sicherlich nimmt die mechanische Entstehung der Arthrose hierbei einen großen Raum ein. Denn es ist verständlich, daß das Mißverhältnis zwischen Belastung und Belastbarkeit des Knorpels, d.h. in diesem Fall die Inkongruenz ungenügend reponierter Gelenkflächen eine große Rolle spielt. Selbst wenn wir z.B. nach Fersenbeinfrakturen eine gute operative Wiederherstellung der Gelenkflächen erreicht haben sollten, bleibt das gewünschte Resultat vielfach aus. Es läßt sich also erkennen, daß die einseitige, also mechanische Betrachtungsweise dieses Problems der Entstehung der Arthrose nicht immer gerecht wird. Es handelt sich hierbei vielmehr um ein außerordentlich komplexes Geschehen. Denn die biologische Gesamtsituation des Gelenkes wird durch den Hämarthros, das in den Gelenk ausgetretene Markfett, trophische oder enzymatische Schäden am Gelenk verändert. Bei Schädigung der Knorpeloberfläche werden Erythrozyten von den Knorpelzellen aufgenommen, die dann der Desintegration anheim fallen. Das bei der Fibrinorganisation freigesetzte Plasmin und die Serumhyaluronidase setzen einen enzymatischen Schaden am Knorpel. Die Aufnahme von Erythrozyten in der Gelenkkapsel wird mit einer Synovitis beantwortet, die ihre Leistungsfähigkeit für die Ernährung herabsetzt, um nur einige biologische Faktoren zu nennen.

Allerdings ist die Arthrose für das klinische Bild nicht immer von Bedeutung. Eine Konkordanz zwischen dem funktionellen Resultat und dem morphologischen und anatomischen Befund war bei den Fersenbeinbrüchen nur in 59% gegeben. An den Talusfrakturen fiel auf, daß trotz schwerer Arthrose in 46% der Fälle noch ein gutes klinisches Endergebnis erzielt werden konnte.

Die Arthrose stellt nun einen Krankheitsprozeß dar, den wir selbst durch die Arthrodese nicht immer beenden können. Wir wissen z.B., daß die subtalare Arthrodese in einem gewissen Prozentsatz zu Nekrosen des Talus führt (Abb. 1).

Wichtiger ist aber noch, daß die benachbarten und teilweise schon vorgeschädigten Gelenke einer vermehrten Beanspruchung unterworfen sind. Wir finden eine erhebliche Zuwachsrate an Arthrosen. Sie muß in etwa mit 50% bewertet werden und geht mit entsprechenden Beschwerden einher. Bei Arthrodesen des oberen Sprunggelenkes ist neben dem subtalaren Gelenk besonders das Talo navicular-Gelenk beansprucht, da der erste Zehenstrahl Hauptträger der Körperlast ist und augenscheinlich die Bewegungsdynamik hier am stärksten verändert wird.

Erwähnenswert erscheint außerdem, daß es im großen und ganzen auch nicht zu Kompensationsbewegungen in den prätalaren Gelenken kommt - wie man bislang annahm. Das haben Funktionsprüfungen von 82 Arthrodesen des oberen Sprunggelenkes ergeben, die an unserer Klinik vorgenommen wurden (THOM). Es hat sich demgegenüber gezeigt, daß der größte Funktionszuwachs im Talo calcaneal-Gelenk liegt, der sich jedoch durch den Verschleiß sukzessive verliert. Das Gangbild bleibt daher - trotz einer erfolgreichen Arthrodese - vielfach gestört und zum Teil schmerzhaft. Die Verletzten sind in 60% der Fälle auf einen orthopädischen Schuh angewiesen. Selbst bei der subtalaren Arthrodese kommt es auf-

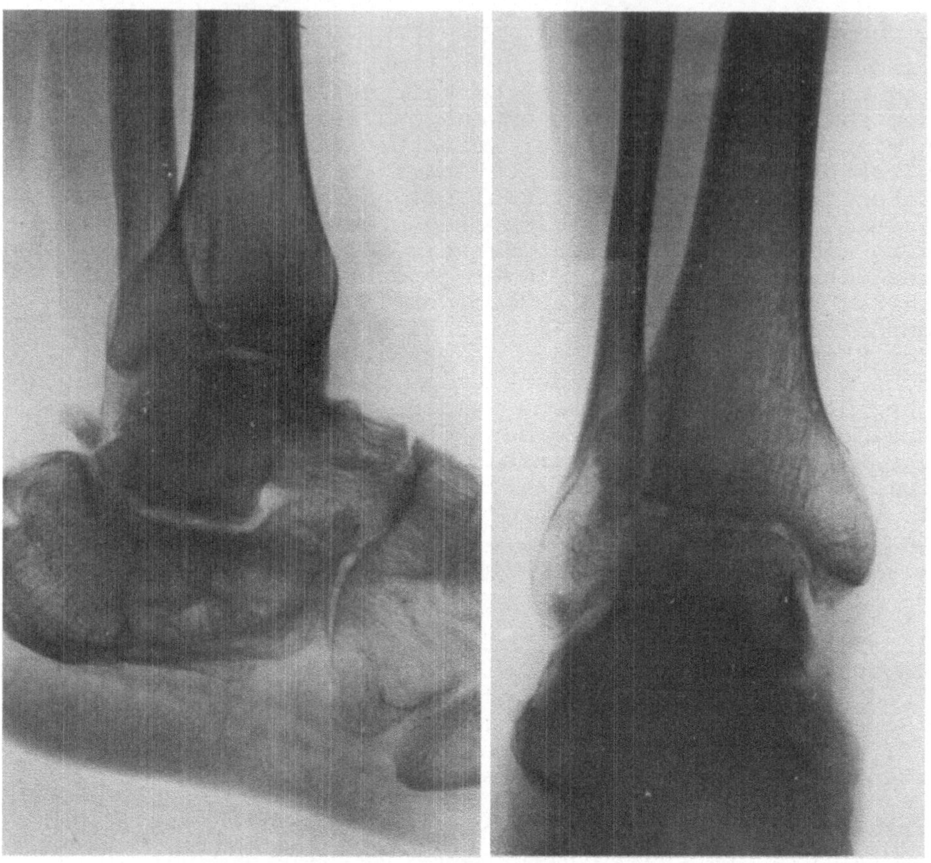

Abb. 1. G. Hans, 43 Jahre. 416 58/71. Talusnekrose und Pseudarthrose nach subtalarer Arthrodese bei Fersenbeinbrüchen 4 Jahre nach dem Unfall

grund der Blockierung der physiologischerweise sonst vorhandenen und nicht unansehnlichen Flexionsbewegungen im unteren Sprunggelenk zu kompensatorischer Mehrbelastung prätalarer Gelenkabschnitte.

Das kann an einem Beispiel demonstriert werden: Ein 39-jähriger Mann erlitt im Jugendalter eine Fersenbeinfraktur. Es wurde danach eine subtalare Arthrodese durchgeführt. Im Chopart-Gelenk entwickelte sich eine Arthrose. Es ist zu diskutieren, ob nicht auch die röntgenologisch sichtbare Arthrose des oberen Sprunggelenkes zu Lasten der Arthrodese geht.

Welche Bedeutung haben nun die mit den Rückfußverletzungen einhergehenden Fußdeformitäten für die Leistungsfähigkeit des Fußes - z.B. die Varus- und Valgus-Fehlstellungen des Rückfußes, die erhebliche Ausmaße annehmen können? Vor allen Dingen kann die Varus-Fehlstellung der Ferse durch Pronation des unteren Sprunggelenkes kaum kompensiert werden, da die Pronation des gesunden Gelenkes ohnehin nur 5 Grad Ausgleichsbewegung zuläßt, im Gegensatz zu den Valgus-Deformitäten. Varus-Fehlstellungen führen daher besonders zu fehlerhafter Belastung des oberen Sprunggelenkes. Denn die Beanspruchung steigt, sobald nicht axiale Druckkräfte, sondern Biegekräfte auf ein Gelenk einwirken und am Sprunggelenk können diese nicht durch Muskeln in axialresultierende Kräfte umgewandelt werden. Es ergibt sich daher zweierlei:

1. eine asymmetrische Belastung des unteren und auch des oberen Sprunggelenkes. Diese wird sich - allerdings erst nach einem längeren Zeitintervall - insbesondere dann nachteilig auswirken, wenn das Gelenk in seiner biologischen Wertigkeit bereits vorgeschädigt war. Das Belastungsdiagramm zeigt die veränderten Verhältnisse bei Valgus- und Varus-Fehlstellung (Abb. 2). Es läßt sich zeigen, daß die Belastungsresultierende aus Bandkraft und Körpergewicht exzentrisch verläuft und daß mit einer erhöhten Verschleißrate zu rechnen ist;
2. kommt es zu einer Überdehnung des Bandapparates, die der exzentrisch einwirkenden Kraft entgegenzuwirken versucht. Die seitlichen Biegekräfte werden durch die Seitenbandführung bis zu einem gewissen Grade kompensiert, sie geraten dann auf der Konvexseite unter Zug, wobei diese Bänder sich auslockern. Das bedeutet, daß eine Instabilität des Gelenkes mit all ihren nachteiligen Folgen entstehen kann.

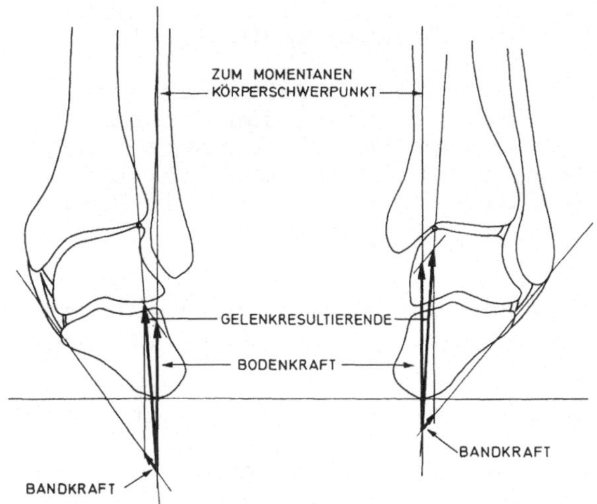

Abb. 2. Belastungsdiagramm und Fehlbelastung des oberen und unteren Sprunggelenkes bei Fersenbeinfehlstellungen, wie sie nach Fersenbeinbrüchen auftreten können

Beim traumatischen Plattfuß kommt es zur Einsattelung des Sprungbeines in den verformten, dorsal hochgestellten Calcaneus. Längs- und Quer-Gewölbe sind abgeflacht, bei schweren Verletzungen resultiert ein tintenlöscherartiger Fuß mit konvexer Sohle. Die Abstützung ist daher instabil, man erwartet Druckstellen, manchmal Ulcera. Bei Verkürzung und Hochstand der Ferse wird die Leistungsfähigkeit des Triceps stark herabgesetzt, wodurch sich ein vermindertes Abrollvermögen und ein leistungsgeminderter Zehenstand einstellt. Nicht allzu selten kommt es zu Hohlfußdeformitäten, zeitweilig auch zu Klumpfußbildungen, deren Entstehung auf periphere Durchblutungsstörungen, ischämische Kontrakturen oder unachtsame Verbandsanordnung zurückgeführt werden müssen. Zusammenfassend kann gesagt werden, daß durch Segmentverschiebungen, fehlgerichteter Belastung und frustraner Muskelaktion häufig Gelenkskontrakturen, Reizzustände und tendinotische Beschwerden resultieren, die eine Fernwirkung auf das Bein auslösen können.

Osteomyelitiden nach direkten Verletzungen mit nachfolgenden Knochenresektionen und Lappenplastiken spielen als Spätschäden nur eine untergeordnete Rolle.

Fersenbeinresektion, Lappenplastik und Hohlfußkomponente können, wie hier an einem Beispiel gezeigt, die Folge einer Osteomyelitis sein. Der jetzt 47 Jahre alte Patient hat erhebliche Belastungsbeschwerden im Bereiche des Vorfußes, Reizzustände im oberen und unteren Sprunggelenk und ist nur mit Arthrodesenschuh wenig belastungsfähig.

Ebenfalls selten sind die Nervenkompressionssyndrome nach Fersen- und Sprungbeinfrakturen, die erst Jahre nach der Verletzung eintreten. Nur 2 unserer Patienten klagten aufgrund einer Irritation der Plantarnerven im Tarsalkanal über Parästhesien, ausstrahlende Schmerzen und trophische Störungen (Abb. 3).

Unsere Nachuntersuchungen von Fersenbein- und Talusfrakturen bis 16 Jahre nach der Verletzung haben gezeigt, daß die Leistungsfähigkeit des Patienten in einem hohen Prozentsatz durch ein gestörtes Gangbild, Schmerzen, Schwellungen und Steifheit als Ausdruck irreversibler Spätschäden beeinträchtigt ist (Tabelle 2).

Tabelle 2. Spätschäden an 91 Fersenbeinfrakturen (nach Aufrichtung mit Steinmann-Nagel und Gipsruhigstellung) und 80 Talusfrakturen 3-16 Jahre nach dem Unfall

Talusquerfrakturen	Spätschäden	Calcaneusfrakturen V-VIII
58%	gestörtes Gangbild	46%
78%	Schwellung	71%
94%	Kontrakturen	95%
72%	Entkalkung	78%
22%	Berufswechsel	35%

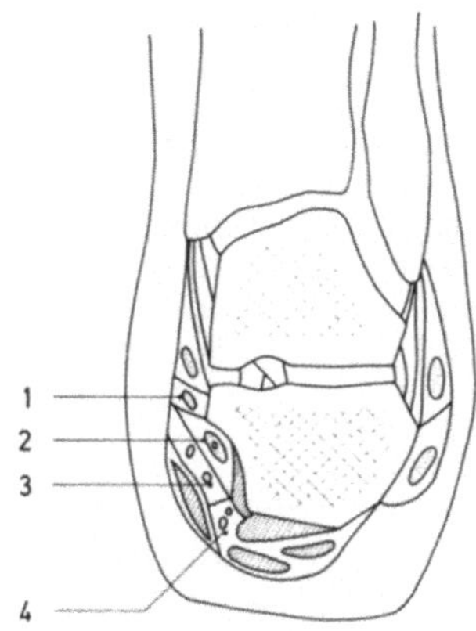

1 Zehenbeuger
2 Großzehenbeuger
3 N. plantaris int.
4 N. plantaris ext.

Abb. 3. Tarsaltunnelsyndrom: Der Frontalschnitt durch den Tarsalkanal soll die Beziehung von Nerven zu den Nachbarstrukturen darstellen

Kurz erwähnt werden sollen auch die hartnäckigen Restbeschwerden über den äußeren Rückfluß nach schweren Distorsionen des unteren Sprunggelenkes, als deren Ursache zeitweise ligamentäre Instabilitäten und Arthrosen in Frage kommen, in manchen Fällen jedoch kein äußeres faßbares Substrat gefunden werden kann. MEYER und TAILLARD führen diese von O'CONNOR als Sinus-tarsi-Syndrom bezeichneten Beschwerdekomplex auf eine Bindegewebsproliferation und Einwachsen des Fettpfropfes zurück.

Ob nun mit zunehmender Erfahrung die operative Versorgung oder sonstige neue wissenschaftliche Erkenntnisse verbessern und damit die Rate an Spätschäden herabsetzen werden, wird die Zukunft zeigen.

D. Löffler, Essen und H. Münch, Gelsenkirchen-Buer

Entwicklung und Therapie der posttraumatischen Arthrose nach Metatarsalfraktur

In den Jahren 1963 bis 1973 wurden an der chirurgischen Klinik der berufsgenossenschaftlichen Krankenanstalten Bergmannsheil Buer und der Orthopädischen Universitätsklinik Essen 1.395 Mittelfußknochenbrüche behandelt. Von diesem Krankengut haben wir zu unseren jetzigen Untersuchungen das Krankenmaterial der Jahre 1963 bis 1968 herangezogen. Das heißt, es wurden jene Patienten nachuntersucht, bei denen der Unfall 5 und mehr Jahre zurücklag.

Bezüglich der Entstehung einer Arthrose müssen wir auf die Arthrosetheorie von HACKENBROCH zurückgreifen. Ist es doch interessant festzustellen, daß die posttraumatische Arthrose sich im Hinblick auf ihre Ausbildung lediglich ätiologisch von der nicht traumatischen Arthrose unterscheidet. Das heißt, werden die Form und das Gefüge eines Gelenkes durch ein Unfallereignis gestört, so sind nach HACKENBROCH die sogenannten Präarthrosefaktoren gegeben.

Hier müssen wir zwischen dem sogenannten "formalen" und dem "qualitativen" oder "biologischen" Präarthrosefaktor unterscheiden. Ersterer ist gegeben durch Veränderungen der Gelenkstellung, der Gelenkführung und der Gelenkbelastung. Der "qualitative oder biologische" Faktor, den HACKENBROCH auch Faktor X nennt, bezeichnet die Veränderungen des Gelenkknorpels. Er ist noch weitgehend ungeklärt. Schon sichere Zeichen hier sind die posttraumatische Knorpelschwellung, die Schädigung des Knorpels durch einen möglichen Bluterguß im Gelenk oder die Schädigung durch feine, röntgenologisch nicht zu erfassende Usuren.

Von entscheidender Bedeutung für die Arthrose im Bereich des Lisfranc'schen Gelenkes ist die posttraumatische Bandlockerung. Unsere Untersuchungen haben ergeben, daß hier trotz exakter Reposition der Mittelfußknochenbrüche später eine Arthrose auftreten kann. Dieses Ergebnis ist leicht verständlich, wenn wir berücksichtigen, daß die Bandführung dieser Gelenke physiologischerweise sehr straff ist. Wir beobachten, daß eine isolierte Arthrose mit Ausnahme des ersten Strahles gewöhnlich nicht auftrat. Sie entstand nur dann, wenn gleichzeitig mehrere Mittelfußknochen frakturiert waren, wobei immer der erste oder fünfte Mittelfußknochen mit befallen sein mußte (Abb. 1).

Für die Arthrose im Bereich des Zehengrundgelenkes ist meist die nicht exakte Reposition der Mittelfußknochenfraktur verantwortlich zu machen. Insbesondere spielt hier die Abkippung des Mittelfußknochenköpfchens nach plantar eine entscheidende Rolle. Verheilt die Fraktur in dieser Fehlstellung, so entsteht eine ausgedehnte Arthrose im Grundgelenk mit Krallenstellung der entsprechenden Zehe. Im Großzehengrundgelenk steht die Hallux-rigidus-Bildung im Vordergrund. Sie kann so ausgeprägt sein, daß es zu einer völligen Einsteifung des Gelenkes kommt (Abb. 2).

In der Therapie der Arthrose soll zunächst der Prophylaxe, das heißt der primären Behandlung der Fraktur, der größte Wert beigemessen werden. Durch eine exakte Reposition und frühzeitige funktionelle Nachbehandlung kann unseres Erachtens der formale Präarthrosefaktor so klein wie möglich gehalten werden. Dabei haben unsere Untersuchungen gezeigt, daß eine Reposition nur dann erforderlich ist, wenn eine starke Verschiebung und zwar mehr als halbe Knochenbreite vorliegt. Gelingt die unblutige Reposition nicht, so hat sich uns die Kirschner-Draht-Spickung als am besten bewährt.

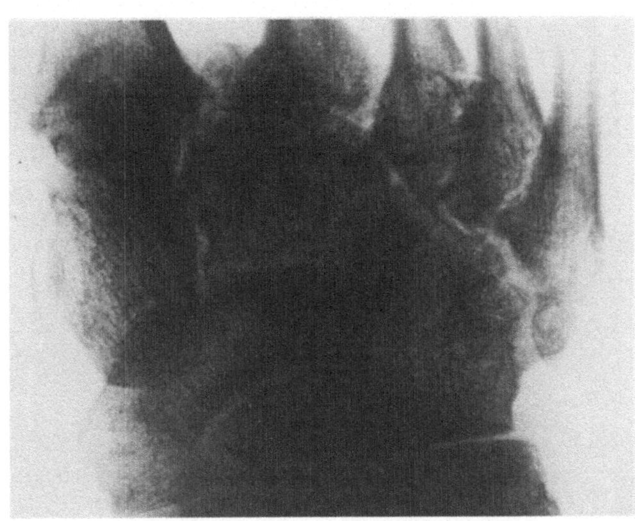

Abb. 1. Schwere Arthrose im Lisfranc-Gelenk nach Mittelfußfrakturen

und eine Mittelfußrolle als orthopädische Zurichtung am Konfektionsschuh sind meist ausreichend und nehmen dem Patienten die Beschwerden.

Bei der Arthrose im Bereich der Zehengelenke stehen klinisch die Beschwerden beim Abrollen im Vordergrund. Hier sollte zunächst immer eine Ballenrolle am Schuh verordnet werden. Reicht diese nicht aus, so ist ein operatives Vorgehen indiziert. Bei der ausgedehnten Hallux-rigidus-Bildung hat sich uns die Operation nach KELLER-BRANDES bewährt. Bei einer starken Abkippung der Mittelfußköpfchen nach plantar ist das Vorgehen nach HOFFMANN mit Resektion des Köpfchens des Mittelfußknochens und eventuell auch der Basis des Grundgliedes der Zehe angezeigt. Schließlich empfehlen wir bei einer starken Krallenzehenbildung die Resektion des Köpfchens des Grundgliedes nach HOHMANN oder operatives Vorgehen nach GOCHT.

Bei der posttraumatischen Arthrose nach Mittelfußfrakturen stehen die Veränderungen im Bereich des Lisfranc'schen Gelenkes und den Zehengrundgelenken im Vordergrund. Hier ist das therapeutische Vorgehen in der Regel zunächst konservativ. Eine operative Behandlung ist unseres Erachtens nur bei der Arthrose im Zehengrundgelenk indiziert.

Insgesamt haben wir die posttraumatische Arthrose nach Mittelfußbrüchen relativ selten beobachtet. Bei unserem Krankengut trat sie nur in 6,3% der Fälle auf.

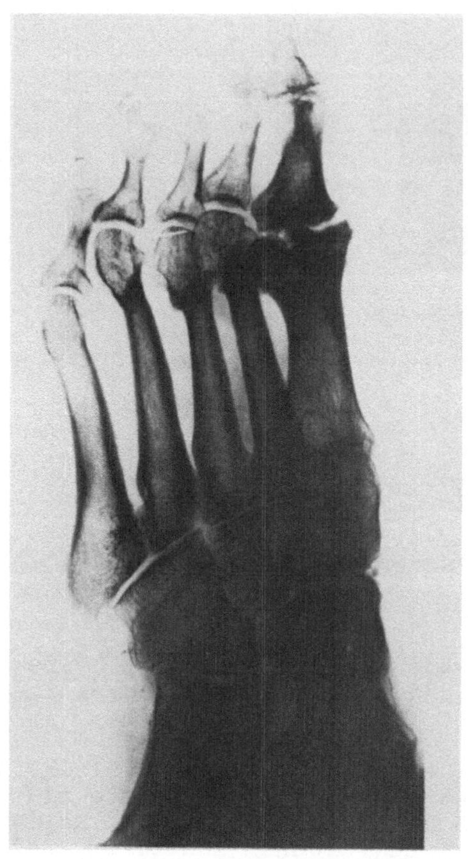

Abb. 2. Schwere Arthrose im Großzehengrundgelenk nach Mittelfußfraktur

Podiumgespräch (Leitung: G. Friedebold, Berlin)

Teilnehmer: Ecke (Gießen), Hierholzer (Duisburg), Könn (Bochum), Radloff (Berlin), Schellmann (Frankfurt), Schulitz (Heidelberg), Schweiberer (Homburg/Saar), Walcher (Berlin)

Die sehr rege Diskussion wird in freier Form zwischen den Referenten und dem Auditorium geführt. Sie wird von zwei wesentlichen Gesichtspunkten eingeengt:

Erstens wird die Frage nach einer Abgrenzung von Spontanrupturen der Achillessehne gegen eine traumatische Zerreißung derselben ausgiebig erörtert. Zugrundegelegt wird die Beobachtung des Pathologen KÖNN, daß es sich bei Rupturen, die ohne äußere

Verletzung einhergehen, aufgrund der histologischen Untersuchungen um Spontanrupturen handeln würde. Diese Auffassung kann aus klinischer Sicht nicht geteilt werden, wenngleich die Unterscheidung im Einzelfall Schwierigkeiten bereiten kann. WITT definiert die traumatische Ruptur anhand des einwirkenden Ereignisses, das nach Art und Intensität geeignet sein muß, eine gesunde Sehne über ihre Belastbarkeit hinaus zu beanspruchen. SCHEUBA weist auf die Gefäßversorgung der Achillessehne hin, die sowohl vom Calcaneus aus als auch vor allem vom muskulären Ursprungsgebiet erfolgt. Die Überschneidungszone entspricht in der Regel dem Ort der Ruptur. Diese kommt nach dieser Theorie besonders bei Sportlern zustande, bei denen das proximale Gefäßnetz für die Versorgung der beanspruchten Muskulatur verbraucht wird. Auch JÄGER weist auf die multifaktorielle Ätiologie hin und führt aus, daß gerade im eigenen Krankengut bei Sportlern keine degenerativen Veränderungen nachweisbar waren. Hier ist sicher das unterschiedliche Bochumer Krankengut, das Herrn KÖNN zur Verfügung steht, anders zu bewerten.

Eine wesentliche Grundlage für die Auffassung der Überlastung gesunder Sehnen liefern die experimentellen Ergebnisse von Herrn WILHELM. Sie unterstreichen, daß bestimmte dynamische Kräfte, vor allem momentane Bremsvorgänge, die Festigkeitsgrenze einer Sehne plötzlich überschreiten können. WITT weist außerdem darauf hin, daß es sehr häufig relativ einfache Anlässe sind, die die Ruptur der Sehne herbeiführen. Ihr Charakteristikum ist jedoch immer wieder die plötzliche, unkoordinierte, weil nicht vorhersehbare Bremsbewegung des Fußes. In diesen Faktor gehen Fragen des Trainingszustandes, der Koordination, der Konzentration, aber auch dispositionelle Bedingungen, wie Kaltstart bei Sportlern u. dgl., ein. Herr WILHELM und Herr FRIEDEBOLD betonen in diesem Zusammenhang die durch WILHELM nicht erzielbare, wohl aber beim Reflexvorgang zustandekommende maximale synchrone Entladung der motorischen Einheiten des Triceps surae. Herr WILHELM stellt darüber hinaus das Mißverhältnis heraus, das sich zwischen einem durch Training hypertrophierenden Muskel und seiner zugehörigen nicht in gleicher Weise verbesserungsfähigen Sehne bildet. Im Gegensatz zur Muskelkraft wird die Gehkraft der Sehne durch Training nur begrenzt gesteigert.

Eine gewisse Bedeutung dürfte in diesem Zusammenhang den von KÖNN beschriebenen Mikrorissen in der Struktur der Achillessehne zukommen, die als Zeichen vorangehender Schäden angesehen werden können, die, wie RADLOFF argumentiert, Mikrotraumen an anderen Geweben, wie sie bei Sportlern beschrieben werden, vergleichbar sind. Die Experimente von Herrn WILHELM werden durch die praktischen Erfahrungen, die Herr TEUBNER bei Hochleistungssportlern machte, gestützt, daß nämlich die Grenze der Zerreißfestigkeit einer Achillessehne etwa bei 700 kp gelegen ist. Da bei Rekordleistungen diese Grenze erreicht werden kann, kann ein Zusammentreffen mit den aufgeführten Gelegenheitsfaktoren ausreichen, sie zu überschreiten. Herr SCHWEIKERT und Herr WITT stellen heraus, daß es bei Jugendlichen praktisch keine Achillessehnenrupturen gibt. Ein wesentlicher Gesichtspunkt wird von Herrn WELLER mit dem Hinweis beigesteuert, daß die Vulnerabilität der Achillessehne nicht selten durch eine unvertretbare Häufung lokaler Corticoid-Injektionen provoziert wird; bisweilen auch durch zusätzliche Röntgenbestrahlung.

Zusammenfassend läßt sich die Problematik vereinfacht wie folgt umreißen: Die Ruptur der Achillessehne beruht auf einem Mißverhältnis zwischen Belastung und Belastbarkeit. Die Belastbarkeit wird durch Faktoren beeinflußt, die die Durchblutung des Sehnengewebes herabsetzen, wie es durch Unterkühlung aber auch durch Training, vor allem aber durch degenerative Veränderungen im höheren Lebensalter geschieht. Auf der Seite der Belastung steht die höchste Beanspruchung im Hochleistungssport, aber auch die unkoordinierte, synchrone, reflektorische Kontraktion, wie sie durch unwillkürliche, nicht dosierte Bremsvorgänge zustandekommt.

Zweitens wird die Frage des zur Zeit besten Verfahrens zur Behandlung von Fersenbeinbrüchen erörtert. Die von den Referenten vorgetragenen z.T. sehr unterschiedlichen Auffassungen sollten einer möglichen Synthese zugeführt werden. Hier wird vor allem dem sehr aktiven Vorgehen von Herrn SCHELLMANN widersprochen, der größten Wert auf eine möglichst gute Wiederherstellung der Fersenbeinkulisse - vor allem in Bezug auf das untere Sprunggelenk - legt und hier unter Einbringung von Spongiosa offen vorgeht. Die Diskussion läßt erkennen, daß die primäre Arthrodese an Wert verloren hat, zumal auch ungünstige anatomische Situationen später zu befriedigenden Ergebnissen führen können. Auch TROJAN betont, daß die spätere Arthrodese, falls sie erforderlich wird, bei günstiger anatomischer Situation kosmetisch und funktionell besser sei als bei verbreitertem und abgeflachtem Fersenbein. Die Frühbehandlung wird von den meisten der Referenten - vor allem SCHWEIKERT, SCHWEIBERER, auch HIERHOLZER - funktionell durchgeführt. Diese Auffassung dürfte sich allmählich durchgesetzt haben. Sie wird von LOB unter Hinweis auf M. E. MÜLLER und WELLER ebenfalls unterstützt. Erst wenn das Ergebnis sich als unzulänglich herausstellt, ist die Arthrodese, wie vor allem HIERHOLZER betont, weiterhin als wertvolle Maßnahme anzusehen. Vor überspitztem operativem Vorgehen warnt vor allem TSCHERNE, der an die schlechten Ergebnisse offener Repositionen erinnert, die kürzlich von kompetenter französischer Seite vorgetragen wurden. Die Tatsache, daß übersehene Fersenbeinfrakturen häufig keineswegs schlechtere Ergebnisse aufweisen als aktiv behandelte, sollte den Wert funktioneller Maßnahmen unterstreichen und der Operation gegebenenfalls einen Platz als Spätmaßnahme der Wiederherstellungschirurgie zuweisen.

V. Sektion Verkehrsmedizin

Der alte Mensch im Straßenverkehr (Leitung: G. Dotzauer)

Chr. von Ferber, Bielefeld

Der alte Mensch als Verkehrsteilnehmer – seine Gefährdung, seine Bedürfnisse

Ergebnisse der Altersforschung setzen sozialmedizinische Maßstäbe.

Das Thema: "Der alte Mensch im Straßenverkehr" besitzt neben den im engeren Sinne verkehrsmedizinischen Aspekten auch eine sozialpolitische Bedeutung. Die sozialwissenschaftliche Forschung hat sich in den vergangenen Jahrzehnten, vor allem angeregt durch bahnbrechende Untersuchungen in den anglo-amerikanischen Ländern (9), der Lebenslage alter Menschen zugewendet. "Lebenslage" bezeichnet zusammenfassend die Umweltbedingungen, die von Menschen geschaffen, also durch den arbeitsteiligen Gesellschaftszusammenhang produziert sind, und die für die Lebensführung des Einzelnen bedeutsam sind (6), in dieses umfassende Programm einer Erforschung der Lebenslage fallen neben der Ermittlung der Einkommensverhältnisse alter Menschen - sie gehören zum herkömmlichen Untersuchungsbereich der sozialpolitischen Forschung - Untersuchungen über

- die Wohnverhältnisse,
- die Alltagsgewohnheiten,
- die sozialen Beziehungen und Kontakte,
- die Reaktionsweisen auf die Lebenssituation. Denn die Reaktion auf die Umwelt verarbeitet ein Angebot an Deutungen. Es gibt stereotype Auffassungen vom alten Menschen, die das Situationsbewußtsein der Alten prägen,
- den Gesundheitszustand alter Menschen. Auch dieser ist insoweit ein Ergebnis sozialer Veränderungen, als der Wandel des Krankheitspanoramas das Ergebnis einer verbesserten medizinischen Versorgung und einer Verbesserung der Lebenshaltung bildet.

Von diesen Untersuchungen aus gilt es, eine sozialmedizinische Brücke zu schlagen zu den spezifischen Forschungsproblemen der Verkehrsmedizin, die sich, vom Unfall im Straßenverkehr ausgehend, vor die Frage gestellt sehen, inwieweit sind neben den spezifischen Unfallbedingungen und -folgen die Lebensbedingungen alter Menschen in einem allgemeineren Sinne beteiligt und - im Interesse eines sozialmedizinisch-präventiven Vorgehens - inwieweit kann eine Verbesserung der Lebenlage die Unfallgefährdung alter Menschen beeinflussen (4).

Es erleichtert eine Zusammenarbeit von Verkehrsmedizinern und Sozialwissenschaftlern, daß die Altersforschung der letzten Jahrzehnte in mehreren Gesichtspunkten konvergiert, die einen Maßstab für sozialmedizinische Fragestellungen setzen (3,7,8,9,10, 11,12).

1. Alten Menschen sollte die selbständige Führung ihres Haushaltes und die Aufrechterhaltung bestehender sozialer Beziehungen so lange wie irgend möglich erhalten bleiben. Eine Unterbringung im Alters- und Pflegeheim sollte die letzte, für viele leider unvermeidliche Stufe einer allmählichen Reduktion der Selbständigkeit bilden. Ein Ausbau der offenen Altershilfe, die eine Entlastung in bestimmten Alltagsfunktionen bringt, etwa bei der Zubereitung der warmen Hauptmahlzeit oder in der Krankenpflege, wird die Sozialpolitik für alte Menschen in Zukunft bestimmen.

2. Alte Menschen werden in großer Zahl in Kleinhaushalten, Ein- oder Zweipersonenhaushalten leben. Sie werden vermutlich in noch weiterhin zurückgehender Zahl mit ihren Kindern oder mit Geschwistern in eine Wohngemeinschaft eintreten (16). Ungeachtet aber der räumlichen Trennung werden die sozialen Kontakte mit Familienmitgliedern, vor allem mit den Kindern und Enkelkindern, von entscheidender Bedeutung für die Lebenslage alter Menschen sein. Soziale Nähe bei räumlicher Distanz, wie es RUDOLF TARTLER in seiner Altersuntersuchung auf dem Hintergrund des damaligen Wissensstandes noch programmatisch formuliert hat, kann heute als Standard der sozialen Lebens- und Wohnformen alter Menschen gesetzt werden.

3. Der Anteil chronischer Krankheiten und dauernder Behinderungen nimmt kontinuierlich mit dem Alter zu. Nach der Mikrozensuserhebung (1970) (15) lag der Prozentsatz chronisch Kranker in der Altersgruppe der 40- bis 50-jährigen bei 14%, bei den 50- bis 55-jährigen bereits bei 21%, bei den 55- bis 60-jährigen bei 27% und erreichte bei den 65- bis 75-jährigen bereits 40%. In allen Altersklassen weisen die Frauen höhere Prozentsätze auf. Über die Folgen solcher Erkrankungen und Behinderungen auf den Lebensalltag sind wir nur unzureichend informiert. Einer international vergleichenden Untersuchung, die in USA, England und Dänemark durchgeführt wurde (9), können wir für die Personen, die älter als 65 Jahre sind, mit den folgenden Einschränkungen des Lebensalltags rechnen:

- 4-5% leben in Krankenanstalten und Heimen,
- 10-14% sind bettlägerig oder ans Haus gebunden,
- weitere 10-15% sind in elementaren Funktionen der Lebensführung wie treppensteigen, ausgehen, sich waschen und baden, anziehen, insbesondere Schuhe anziehen, Fußnägel schneiden etc. behindert.

Drei Viertel bis vier Fünftel der alten Menschen aber können sich ohne Schwierigkeiten außer Haus bewegen. Zwei Drittel bis drei Viertel sind im Laufe eines Jahres nicht bettlägerig krank. In der Konsultation eines Arztes, die in der Bundesrepublik allgemein hoch ist - 85% der erwachsenen Bevölkerung sucht im Laufe eines Jahres mindestens einmal einen Arzt, in der Regel den "Hausarzt" auf - gibt es auch unter den Alten noch immerhin bis zu 10%, die der Arzt im Laufe eines Jahres nicht sieht (2).

Altersgerechte Verkehrssysteme sind unzureichend entwickelt

Für die Teilnahme alter Menschen am Straßenverkehr und an den Verkehrssystemen ergeben sich aus den Grundsätzen einer Sozialpolitik für alte Menschen die folgenden Konsequenzen.

1. Die sozialpolitischen Prinzipien einer Selbständigkeit der Kleinhaushalte alter Menschen und der sozialen Nähe zu Familienangehörigen und Freunden bei räumlicher Distanz lassen sich nur verwirklichen, wenn den alten Menschen die Teilnahme an den Verkehrssystemen uneingeschränkt garantiert ist.

2. Die Verkehrsform der individuellen Motorisierung, die für die erwerbstätige Bevölkerung vorherrschend ist, besitzt für alte Menschen eine verschwindend geringe Bedeutung. Während 1972 auf je 100 Haushalte insgesamt 64 Personenkraftwagen gezählt wurden, in den Erwerbstätigen-Haushalten mit steigendem Haushaltseinkommen auf 100 Haushalte 66 bis 88, entfielen auf die Zweipersonenhaushalte von Renten- und Sozialhilfeempfängern 3,9 Personenkraftwagen auf 100 Haushalte (6). Während bei den Erwerbstätigen-Haushalten in den drei Jahren von 1969 bis 1972 eine drastische Zunahme zum Teil um 20%-Punkte festzustellen war, hatte der PKW-Bestand in den Rentenhaushalten eine rückläufige Tendenz. Alte Menschen sind hinsichtlich der Verkehrsleistungen, die ihnen das Einkaufen oder die Besuche bei ihren Familienangehörigen und Freunden ermöglichen, auf öffentliche Verkehrsmittel, auf Mitfahrgelegenheiten und auf Schusters Rappen angewiesen.

Die Untersuchungen von URSULA LEHR und HANS THOMAE berichten übereinstimmend mit der bereits erwähnten international vergleichenden Studien von SHANAS und TOWNSEND, daß alte Menschen, die Kinder haben, aber nicht mit ihnen zusammenwohnen, täglich (75%) oder wenigstens einmal wöchentlich (13,5%) mit ihnen in Kontakt treten. "Bei fast 90% der Fälle war somit eine regelmäßige Kommunikation gegeben, die im übrigen mit großer Anteilnahme verfolgt wurde. Zu den Enkeln bestand bei etwa 50% der gleiche häufige Kontakt". (S. 396). Aus einer Studie in Düsseldorf-Mettmann (LANGE, 1964), geht hervor, daß das nächste Kind bei 58% der befragten Alten (Nicht-Heimbewohner) in einer Stunde Entfernung wohnt. Auch dieses Untersuchungsergebnis deckt sich mit einer Reihe ähnlicher Untersuchungen.

Die soziale Nähe zu Familienangehörigen und Freunden, der für den Lebensalltag alter Menschen eine gar nicht zu überschätzende Bedeutung zukommt, läßt sich nur verwirklichen, wenn die räumliche Distanz durch altersgerechte Verkehrsgelegenheiten überwunden werden kann. Den öffentlichen Nahverkehrsmitteln fällt hier die wesentliche Mittlerrolle zu. Der Konflikt, der dabei zwischen den Interessen verschiedener Benutzergruppen und zu den Wirtschaftlichkeitsinteressen der Verkehrsbetriebe auftritt, hat die Tendenz, sich zu verschärfen und strebt einer Lösung zu Lasten der alten Menschen zu.

Die öffentlichen Nahverkehrsmittel bedienen vor allem vier Kategorien von Personen:

- Schüler und Personen in der Berufsausbildung auf dem Weg von und zu den Ausbildungsstätten,
- Berufstätige auf dem Weg von und zu den Arbeitsplätzen,
- Hausfrauen auf dem Weg von und zu den Einkaufsstätten,
- alte Menschen auf dem Wege von und zu den Einkaufsstätten, von und zu dem Angebot an Dienstleistungen, (Altentagestätten, Erholungsgebiete, öffentliche Bäder, Arztpraxen), von und zu Familienangehörigen und Freunden.

Die Interessen der drei erstgenannten Gruppen lassen sich relativ einfach unter dem Gesichtspunkt der Zeitersparnis bündeln. Für alle drei Gruppen, die Schüler, die Berufstätigen und die Hausfrauen sind Wegezeiten tote Zeiten, sie sind zusätzlicher Aufwand im Zeitbudget, der gegenüber den zweck- oder fremdbestimmten Zeiten der Ausbildung, der Arbeit, des Einkaufens negativ bewertet wird.

Wegezeiten gehen morgens zu Lasten der Schlafens- oder Frühstückszeit, nach "Schicht" zu Lasten der Freizeit bzw. bei den Hausfrauen zu Lasten der Erholungszeit. Diese drei Gruppen werden daher einer Entwicklung öffentlicher Nahverkehrsmittel bereitwillig folgen, die die Verkehrsdichte auf bestimmte Tageszeiten konzentriert, die Fahrzeiten reduziert, wobei vor allem die Haltezeiten verringert werden, und die Beförderung selbst stark rationalisiert (Verhältnis der Stehplätze zu den Sitzplätzen, starke Raumausnutzung bei den Sitzplätzen, Automatisierung der Fahrkartenausgabe und -kontrolle).

Das Interesse der Jugendlichen- und Erwachsenen-Generation an Zeitersparnis durch Rationalisierung deckt sich größtenteils mit den Wirtschaftlichkeitsinteressen der Verkehrsbetriebe. Sie sind an Massenbeförderung auf durchgehenden Linien von den Wohngebieten zu den Arbeitsstätten oder zu den zentralen Ausbildungs- oder Einkaufszentren zu bestimmten Tageszeiten gerichtet. Die Aufteilung einer Stadtregion in Wohnviertel, City und Gewerbegebiet sowie die wirtschaftlichen Vorteile von Großorganisationen fördern die Massierung der Verkehrsströme auf den öffentlichen Verkehrsmitteln und auf bestimmten Linien. Sie drängen darüber hinausgehende Bedürfnisse auf den Individualverkehr ab.

Die Bedürfnisse der alten Menschen werden von einer solchen Interessenverflechtung, wie sie zwischen den Verkehrsbetrieben und den jugendlichen und erwachsenen Benutzern sich einstellt, nur zum Teil und in der Gesamttendenz abnehmend berücksichtigt. Die Zeitersparnis bei Wegezeiten besitzt für alte Menschen eine vergleichsweise wesentlich geringere Bedeutung. Ihre Lebenssituation ist ja gerade dadurch ausgezeichnet und - denken wir an den Übergang vom Erwerbsleben in den Ruhestand - zum Teil auch dadurch belastet, daß sie Zeit haben, daß die sich Zeit lassen können. Ihr Fahrziel sind nicht die Arbeitsstätten, sondern neben den Einkaufszentren vor allem die Wohnviertel, in denen ihre Kinder und Freunde wohnen. Ihre Fahrzeiten liegen außerhalb der rush hours. Sie sind sehr wohl daran interessiert, daß öffentliche Verkehrsmittel auch in entlegene Wohnviertel und noch zu Tageszeiten fahren, wenn die großen Verkehrsströme schon versiegt sind.

Die schnellere Fahrweise, die stets auf die Haltezeiten drückt - denn hier liegen Reserven - sowie der Massentransport unter Ausnutzung der Raumreserven der Verkehrsmittel und unter Einsparen an Sitzkomfort vernachlässigen die Bedürfnisse alter Menschen. Subjektiv, aber auch objektiv, wenn wir an die Behinderung alter Menschen denken, widerspricht diese Entwicklung der öffentlichen Nahverkehrsmittel ihrem Lebensrhythmus und ihren Erwartungen. In Altersuntersuchungen begegnet uns daher oft die Klage, daß die alten Menschen durch die öffentliche Nahverkehrssituation isoliert werden (7). Sie verzichten auf Einkäufe oder Besuche, weil sie sich dem Tempo, dem Gedränge und dem mangelnden Sitzkomfort nicht mehr gewachsen fühlen. Das kann im Extremfall dazu führen, daß alte Menschen ohne Hilfe ihrer Familienangehörigen oder Freunde, die ein Auto besitzen, die für sie wesentlichen Dienstleistungen (wie etwa Konsultation eines Arztes) gar nicht mehr in Anspruch nehmen können.

Zeitungsmeldungen über Unfälle oder Erlebnisse ihrer Altersgenossen verstärken die Furcht. Die Verkehrsstatistik, die die Verkehrsunfälle alter Menschen registriert, erfaßt daher die Auswirkungen der Verkehrssituation auf die Verschlechterung der Lebenslage alter Menschen nur zum Teil. Wir können diese negativen Tendenzen zusammenfassend wie folgt bezeichnen:

- Die Polarisierung der Verkehrsleistungen in öffentlichen Massen- und privaten Individualverkehr verweist die alten Menschen für ihre Einkaufs- und Berufswege auf die öffentlichen Nahverkehrsmittel.
- Die Vorzugsrichtungen einer Rationalisierung des öffentlichen Nahverkehrs decken sich nicht mit den Bedürfnissen alter Menschen, sondern bevorzugen die Interessen konkurrierender Benutzer, der Jugendlichen, der Berufstätigen und der Hausfrauen.
- Diese Tendenz wird unabsichtlich noch durch die Sozialtarife für alte Menschen verstärkt, weil sie die Verkehrsleistungen für diesen Personenkreis zu einer nicht gewinnwirksamen Auflage macht.

Die Verschlechterung der Situation alter Menschen im öffentlichen Nahverkehr gilt absolut und relativ. Unsere öffentlichen Nahverkehrsmittel sind für alte Menschen und Behinderte zunehmend "unfreundlicher" geworden, insoweit hat sich ihre Lage absolut verschlechtert. Für andere Benutzergruppen haben die Beschleunigung und die technisch-organisatorische Rationalisierung Vorteile gebracht. Zugleich aber können diese Benutzergruppen eher auf den Individualverkehr ausweichen, in ihren Haushalten finden wir die 20- bis 30-fache Anzahl an PKW auf 100 Haushalte. Insoweit hat sich die Situation alter Menschen im öffentlichen Nahverkehr auch relativ verschlechtert. Da der öffentliche Nahverkehr zu den Leistungen der Infrastruktur zählt, die einer politischen Verantwortung unterliegen, können wir auch von einer "Disparität" im Angebot der Verkehrsleistungen zu Lasten alter Menschen sprechen. Diese Disparität wirkt sich nicht allein negativ auf die Aufrechterhaltung sozialer Kontakte zu Familienangehörigen und Freunden aus, sie trifft auch die Inanspruchnahme von Dienstleistungen, auf die alte Menschen stärker als andere Altersgruppen angewiesen sind.

Wie der mit dem Alter ansteigende Anteil an chronischen Erkrankungen und Behinderungen zeigt, benötigen alte Menschen zur Erhaltung ihres Gesundheitszustandes viele Heilmaßnahmen: regelmäßige ärztliche Überwachung, Bäder, Massagen, Bestrahlungen, Medikamente, die alle in näherer oder weiterer Entfernung von ihren Wohnungen abgegeben werden. Da der Wohnkomfort der Wohnungen alter Menschen hinsichtlich der Ausstattung mit Bad deutlich niedriger liegt, sind sie auch in dieser Hinsicht stärker als andere Personengruppen auf öffentliche Einrichtungen angewiesen. Zwischen ihren Bedürfnissen, die durch die bei ihnen häufigeren Behinderungen ausgeprägt sind, und den Möglichkeiten der Realisierung klafft eine relativ größere Deckungslücke.

Eine ähnlich gerichtete Entwicklung bahnt sich in der Versorgung mit Konsumgütern an. Die Zentralisierung und Bündelung des Angebots in Supermärkten belastet die Verbraucher mit Wegezeiten und Transporten. Hinzu kommt, daß gerade besonders preisgünstige Einkaufsstätten, die rundum die Deckung des alltäglichen Bedarfs ermöglichen, sich bereits auf die Zufahrt mit PKW eingerichtet haben und mit öffentlichen Verkehrsmitteln nicht mehr erreichbar sind. Alte Menschen sind hier auf die Mitfahrgelegenheiten bei ihren Kindern angewiesen. Aber auch bei der Benutzung öffentlicher Verkehrsmittel stößt der Transport der eingekauften Waren auf Schwierigkeiten.

Die Verkehrssituation setzt den Alten andere Grenzen in der Aufrechterhaltung sozialer Beziehungen

Nun wäre es ein Mißverständnis der hier vorgetragenen Gesichtspunkte, wenn daraus ein Bild der Hinfälligkeit, der Hilflosigkeit und der Verlassenheit der Alten in der Situation des Massenverkehrs abgeleitet würde. Ein Bild, das die Altersforschung von Beginn an geleitet und - irregeführt hat. Es hat vieler und eingehender Untersuchungen bedurft, um hinter dem räumlichen Auseinanderrücken der Familien die sozialen Bindungen zu entdecken, die zwischen der Elternfamilie und den Kinderfamilien bestehen. Man hat die von Eltern und Kindern gleichermaßen gewünschte Aufhebung der Wohngemeinschaft auch als Disengagement der Alten gedeutet, also als einen altersgemäßen und altersbedingten Rückzug aus sozialen Beziehungen. Man hat gemeint, es gäbe neben dem Ruhestand im Verhältnis zur Berufsarbeit auch ein Zur-Ruhe-setzen sozialer Bindungen. Alle Untersuchungen, die darauf gerichtet waren, die Disengagement-Theorie zu bestätigen, haben kein Ergebnis gebracht. Einer sehr sorgfältigen Längsschnittstudie, die verschiedene Dimensionen des Alltagshandelns wie Betätigungen, Zahl der Beziehungspersonen und Integration in der Gemeinde durch Selbsteinschätzung und Fremdbeurteilung erfaßt hat, erbrachte das folgende Ergebnis. Das Ausmaß der Zufriedenheit der Menschen hängt im wesentlichen von zwei Faktoren ab: der Aktivität, die sie im Lebensalltag entfalten, und den Kontakten, die sie zu anderen Menschen, vor allem zu Familienangehörigen und Freunden unterhalten können (14).

Wenn wir uns also ein richtiges Bild von den Bedürfnissen alter Menschen machen wollen, dann dürfen wir in dieser Hinsicht keinen Unterschied zwischen uns und unseren älteren Mitbürgern setzen.

Auch sie wollen ihren Lebensalltag selbständig gestalten und ausfüllen können, auch sie wollen im Kontakt zu anderen Menschen Anteil haben an ihrer Umgebung, sich aussprechen, von den Erlebnissen und Erfahrungen anderer hören, sich bestätigt wissen und andere anerkennen.

Für die Erfüllung dieser normalen und selbstverständlichen Bedürfnisse setzen die Verkehrsverhältnisse, also die Möglichkeiten der Raumüberwindung, den Alten andere Grenzen als den übrigen. Alte können nur mit Hilfe anderer auf den Individualverkehr ausweichen und unterliegen den Modernisierungs- und Rationalisierungsbestrebungen im öffentlichen Nahverkehr. Ihre Benachteiligung wirkt sich nach zwei Richtungen hin aus: Alte schränken sich ein, weil sie sich dem Straßenverkehr nicht gewachsen fühlen, oder sie gehen ein höheres Risiko ein, indem sie sich Unfallgefahren aussetzen. Oder wie HAVEMANN lapidar feststellt: "Mit großem Abstand stehen die getöteten 70- bis 79-jährigen Fußgänger an der Spitze aller tödlich verletzten und obduzierten Verkehrsteilnehmer; sie stellen beinahe ein Drittel aller toten Fußgänger. Bezogen auf die Altergruppengrundeinteilung heißt das, daß von den 70- bis 79-jährigen Verkehrstoten, die knapp ein Viertel aller Verkehrstoten ausmachen, etwa 90% Fußgänger sind". (S. 69).

Daß die Disparität alter Menschen im Straßenverkehr bisher kaum zu erkennbaren sozialpolitischen Reaktionen geführt hat, liegt - wenn ich recht sehe - an drei Gründen:

- Altersicherung bedeutet auch heute noch vor allem Einkommenssicherung, Rentenpolitik. Sie wird von der Bundesregierung, also zentral, gestaltet und spielt sich für die Öffentlichkeit sichtbar im Vorfeld der Wahlen zum Bundestag ab.
- Die Disparität der Alten im Straßenverkehr betrifft die kommunale oder regionale Infrastruktur. Ihre Auswirkungen auf die Bedürfnisse alter Menschen können nur durch gezielte Erhebungen aufgedeckt werden: Wo wohnen die Alten? Wo liegen die Einkaufszentren und das Angebot der Dienstleistungen? Wo wohnen ihre Familienangehörigen und Freunde? Wie verlaufen die Linien der Verkehrsbetriebe? Welche Hemmungen und Hindernisse sind für alte Menschen bei der Benutzung öffentlicher Verkehrsmittel zu überwinden? So lange es an solchen Untersuchungen fehlt, können wir nicht erwarten, daß Infrastrukturpolitik als Instrument zur Verbesserung der Lebenslage alter Menschen wählerwirksames Thema wird. Die Alten sind nicht in der Lage, solche Untersuchungen zu initiieren und zu finanzieren.
- Unfallstatistik und Verkehrsmedizin machen seit einigen Jahren die Öffentlichkeit und die Sozialpolitiker mit den besonderen Gefahren bekannt, denen die alten Menschen im Strassenverkehr ausgesetzt sind. Doch hat es bisher an einer sozialmedizinischen Verbindung zwischen verkehrs- und unfallmedizinischen Fragestellungen und der soziologisch-sozialpolitischen Altersforschung gefehlt. Eine interdisziplinäre Zusammenarbeit von Medizinern und Soziologen könnte zur Verbesserung der Lebenslage alter Menschen beitragen.

Literatur

1. BÖHM, H.: Alte Menschen als Fußgänger im Straßenverkehr. Drucksache Nr. 47, Bundesverkehrswacht E.V., Bonn 1966.
2. Emnid-Institut, Bielefeld: Arzt, Arzneimittel und Krankenversicherung aus der Sicht der Bevölkerung. Tabelle 11. März 1974.
3. FÜLGRAFF, B.: Offene Einrichtungen für Alte und Pflegebedürftige. In: Handbuch der Sozialmedizin, hrsg. von M. BLOHMKE, Chr. v. FERBER, K.P. KISKER und H. SCHAEFER, Band III. Stuttgart: Enke-Verlag (im Erscheinen).
4. HAVEMANN, D.: Zu Epidemiologie des Straßenverkehrsunfalles. Stuttgart: Thieme 1972.
5. LANGE, K.: Forschung und Planung in der Altershilfe. Frankfurt (Deutscher Verein für Öffentliche und Private Fürsorge), Frankfurt/Main 1964.
6. Materialien zum Bericht zur Lage der Nation. Deutscher Bundestag, Drucksache 7/2423, Tz. 891 u. Tabelle 89.
7. RICHTER, H.: Berufsunfähige nach 10 Jahren. Diss. rer. pol. Hannover 1969 (als Manuskript vervielfältigt).
8. SCHENDA, R.: Das Elend der alten Leute. Düsseldorf: Patmos-Verlag 1972.
9. SHANAS, E. et al.: Old people in three industrial societies. New York 1968.
10. TARTLER, R.: Das Alter in der modernen Gesellschaft. Stuttgart: Enke 1961.
11. TEWS, H.-P.: Soziologie des Alterns. Heidelberg: Quelle & Meyer 1971.
12. THOMAE, H., LEHR, U. (Hrsg.): Altern. Probleme und Tatsachen. Frankfurt/Main: Akademische Verlagsanstalt 1968.
13. TISMER, K.-G., TISMER-PUSCHNER, I., ERLEMEIER, N.: Zschr. Verkehrssicherheit, 20, 132 (1974).
14. TOBIN, S., BERNICE, S., NEUGARTEN, L.: J. Gerontol. 16, 4 (1961) S. 344-346. In: HANS THOMAE und URSULA LEHR, a.a.O. S. 572-578.
15. Wirtschaft und Statistik, Jg. 1972, Heft 7, S. 570-576.
16. Wirtschaft und Statistik, Jg. 1973, Heft 6, S. 345 ff.

W. Bolt, Köln

Arbeits- und sozialmedizinische Aspekte

Einleitung

Nach den Ausführungen von Herrn LEWRENZ in seinem Referat auf der Tagung der Deutschen Gesellschaft für Arbeitsmedizin 1974 deckt die Verkehrsmedizin im Abhängigkeitsdreieck Mensch - Fahrzeug - Straße bzw. im Bezugssystem Mensch - Technik - Situation einen breiten interdisziplinären Bereich ab. Herr LEWRENZ hob hervor, daß sich im weiteren Sinne die Verkehrsmedizin durchaus in den umfassenden Bereich der Arbeitsmedizin einfügen läßt.

Die Gefahren im derzeitigen motorisierten Straßenverkehr werden im wesentlichen durch folgende Faktoren bestimmt: Belastung und Leistung des Einzelnen, technische Hilfsmittel und situative Einflüsse.

Die Verkehrsmedizin läßt so eine Fülle von arbeits- und sozialmedizinischen Problemen aufscheinen, die größtenteils noch der wissenschaftlichen Bearbeitung harren. Aus diesem Grunde wurde meinem Referat: Der alte Mensch im Verkehr der Untertitel: Arbeits- und sozialmedizinische Aspekte gegeben. Auf das Referat von Herrn v. FERBER muß hinsichtlich der vielfältigen sozialmedizinischen Fragestellungen besonders verwiesen werden. Befaßt man sich unter dem Blickwinkel: "Der alte Mensch im Verkehr" eingehender mit Detailfragen, so ergibt sich, daß trotz einer Fülle von statistischen, arbeits-medizinischen und gerontologischen Unterlagen die Grenze unseres mit Maß und Zahl belegbaren Wissens rasch erreicht wird.

Zur Statistik

Der Hauptverband der gewerblichen Berufsgenossenschaften stellte November 1972 folgendes fest:

1/10 aller meldepflichtigen Arbeits- und Wegeunfälle sind Strassenverkehrsunfälle.

Der Anteil der Straßenverkehrsunfälle steigt mit der Schwere der Unfallfolgen. Rund 1/5 aller erstmals Entschädigten, also aller mittelschweren und schweren Unfälle, sind Straßenverkehrsunfälle.

Der Anteil der Straßenverkehrsunfälle an den tödlichen Arbeits- und Wegeunfällen beträgt mehr als 50%.

Die gewerblichen Berufsgenossenschaften, denen die Unfallverhütung durch Gesetz übertragen ist, heben hervor, daß sie leider nur einen unverhältnismäßig geringeren Einfluß auf das Straßenverkehrsgeschehen, als auf die Sicherheit in den Betrieben haben. Um eine Verbesserung dieser Situation anzuregen, hat NEUBERT vom Hauptverband der gewerblichen Berufsgenossenschaften die Straßenverkehrsunfall-Statistik in Form einer kurzen, übersichtlichen Monographie für den arbeitsmedizinischen Alltag bearbeitet.

Wertet man unter dem heutigen Thema das umfangreiche statistische Material aus, so ergibt sich, daß eine Aufgliederung der Betriebsunfälle und besonders der Wegeunfälle nach dem Alter mangels spezifizierter Angaben nahezu unmöglich ist.

Um hier weiterzukommen, muß man direkt die Unfallakten der Berufsgenossenschaften erneut bearbeiten, wie es v. BRAUMÜHL in seinen statistischen Untersuchungen über Wegeunfälle (LVM Heft 2/70, S. 41-45) anhand von 1532 Betriebs-Unfall-Akten der Süddeutschen Eisen und Stahl Berufsgenossenschaft durchgeführt hat. Er hat 12 Merkmalsgruppen für seine statistische Untersuchung herausgegriffen und kommt zum Schluß, daß die hinsichtlich des

Wegeunfalls unfallgefährdetste Altersgruppe die 20-30-jährigen sind. Ein zweiter auffallender Anstieg der Unfallhäufigkeit findet sich bei den älteren Berufstätigen über 50 Jahre.

Um einen Überblick über die Verteilung der Inhaber der Führerscheine der Fahrerlaubnisklasse 3 nach dem Lebensalter in der BRD zu erhalten, sei ein Vergleich zum Altersaufbau der Wohnbevölkerung in der Bundesrepublik gegeben.

Die Alterspyramide unseres Volkes zeigt die bekannte Überalterung, deren Trend sich voraussichtlich im nächsten Jahrzehnt fortsetzen wird. Auf die Geburtenausfälle des ersten Weltkrieges, der Wirtschaftskrise um 1932 und zu Ende des 2. Weltkrieges sei hingewiesen.

Betrachtet man hierzu im Vergleich die Alterspyramide der Führerscheinbesitzer, so lassen sich die Einbuchtungen durch die erwähnten Geburtenausfälle im Prinzip wiederfinden (um das 55., das 40. und das 25. Lebensjahr). Zwischen dem 26. und 37 Lebensjahr weist die Verteilung eine besondere Massierung der Führerscheinbesitzer auf; bemerkenswert ist auch das überproportionale Plus in den Jahrgängen vor und hinter dem Geburtenausfall des 1. Weltkrieges, bei denen wir es zum großen Teil mit der Kategorie der jetzt "älteren", im Berufsleben stehenden Bevölkerung zu tun haben. Diese Lebenspyramide besagt leider nichts über Fahrkilometer der Führerscheininhaber aus, was besonders jenseits des 65. Lebensjahres von Gewicht ist (Abb. 1).

Den Trend in der Entwicklung des Führerscheinbestandes der Erlaubnisklasse 3 und dessen Verteilung auf die Lebensaltersgrup-

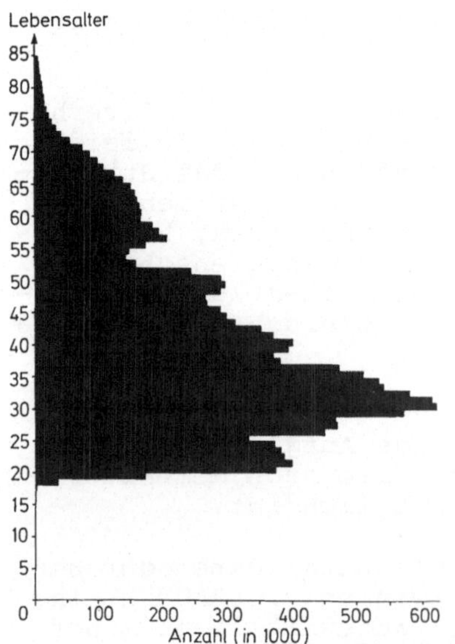

Abb. 1. Alterspyramide der Führerscheinbesitzer. Verteilung der Inhaber von Führerscheinen der Fahrerlaubnisklasse 3 am 1.1.1971 nach dem Lebensalter, BRD

pen in den Jahren von 1952 bis 1970 gibt Abb. 2 wieder. Hier fällt der überproportionale Trend der Altersgruppe von 25-35 Jahren auf, während die Entwicklung des Führerscheinbestandes der Altersklassen 45-55 J. und 55-65 J. durchaus beachtlich ist. Eingehendere soziologische und sozialmedizinische Untersuchungen könnten hier zu mindesten interessante Ergebnisse vermitteln. Eigentlich müßte die Forschung hier erst ansetzen, da eine Fülle von Fragen offen steht.

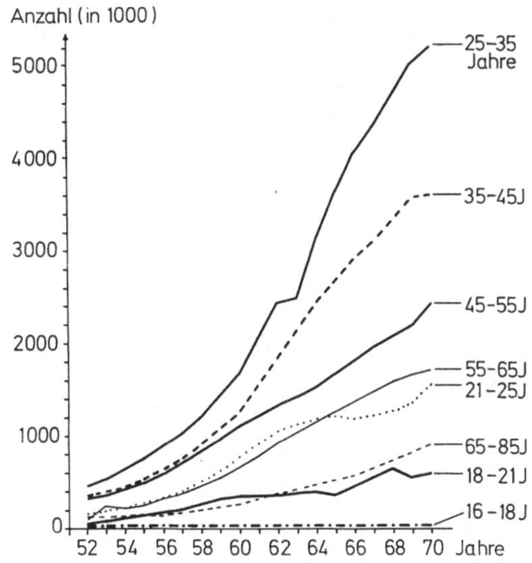

Abb. 2. Entwicklung des Führerscheinbestandes der Erlaubnisklasse 3 und dessen Verteilung auf Lebensaltersgruppen von 1952 -1970 (Bundesrepublik Deutschland)

Altersgang wichtiger Parameter

Untersucht man die Begriffe "Alter", "Alternder Mensch", "kalendarisches Alter oder Leistungsalter", so ist die Frage zwingend, was ist normal und wie verhält sich der Altersgang wichtiger Parameter im Sinne einer psychophysischen bzw. somatisch-mentalen Belastbarkeit.

In der Arbeits- und Sozialmedizin kennen wir eine Reihe von in ihrem Altersgang gut erfaßten Parametern, von denen einige hier angeführt werden sollen.

Maximale Sauerstoffaufnahme

Unter den somatischen bzw. physischen Parametern gehört die kardiopulmonale Gesamtleistungsbreite zu den wichtigsten. Sie wird am einfachsten durch Bestimmung der maximalen Sauerstoffaufnahme des Organismus spiroergometrisch erfaßt (Abb. 3). Bis zum 20. Lebensjahr steigt entsprechend der Entwicklung des Organismus die maximale Sauerstoffaufnahme steil an. Im 3. und 4. Lebensdezennium liegt sie bei 3000 ± 300 ml/min, wobei der Kul-

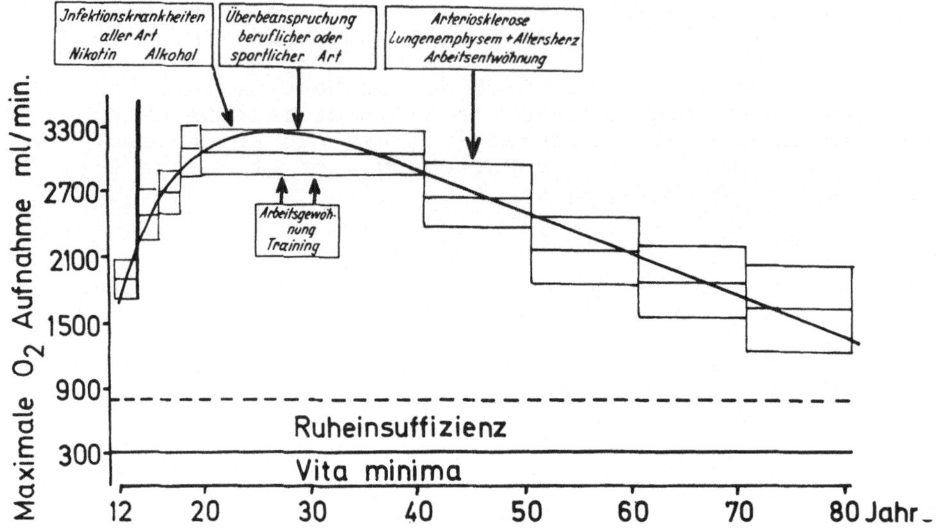

Abb. 3. Altersgang der maximalen Sauerstoffaufnahme. Eine Reduktion der maximalen Sauerstoffaufnahme erfolgt durch: Infektionskrankheiten aller Art, Nikotin, Alkohol; Überbeanspruchung beruflicher oder sportlicher Art; Arteriosklerose, Lungenemphysem, Coronarsklerose, Arbeitsentwöhnung. Eine Besserung der maximalen Sauerstoffaufnahme läßt sich durch Arbeitsgewöhnung und systematische körperliches Training erreichen

minationspunkt etwa um das 25. Lebensjahr erreicht wird. Danach kommt es zu einer stetigen Abnahme der kardiopulmonalen Gesamtleistungsbreite, so daß der 50-jährige in seiner maximalen Sauerstoffaufnahme nur mehr derjenigen des 15-jährigen entspricht.

Beiläufig sei hier vermerkt, daß eine maximale Sauerstoffaufnahme von 1500 ml/min für den beschwerdefreien Ablauf des Alltages notwendig ist. Hinsichtlich der Unfallchirurgie besteht ab 1000 ml/min ein erhöhtes Operationsrisiko, unter 800 ml/min besteht eine kardiopulmonale Ruheinsuffizienz.

Die Bestimmung der maximalen Sauerstoffaufnahme gestattet so unter Berücksichtigung des kalendarischen Alters etwaige Abweichungen des somatischen Leistungsalters festzulegen.

Die verschiedenen kardiopulmonalen Erkrankungen führen zu Einschränkungen der Gesamtleistungsbreite, die z.T. recht drastisch sind und für den alten Menschen im Verkehr u.U. eine Verkehrsuntauglichkeit mit sich bringen können (Mitralstenose, Aortenstenose, Mitralvitien mit Vorhofflattern/flimmern und absoluter Arrhythmie) (vgl. Abb. 4).

Abbildung 5 möge hierzu eine schematische Übersicht geben. Durch therapeutische Maßnahmen wird es in vielen Fällen möglich sein, die Gesamtleistungsbreite zu verbessern. Es tauchen bei Vorliegen einer "gestörten Funktion" sofort die Fragen der positiven

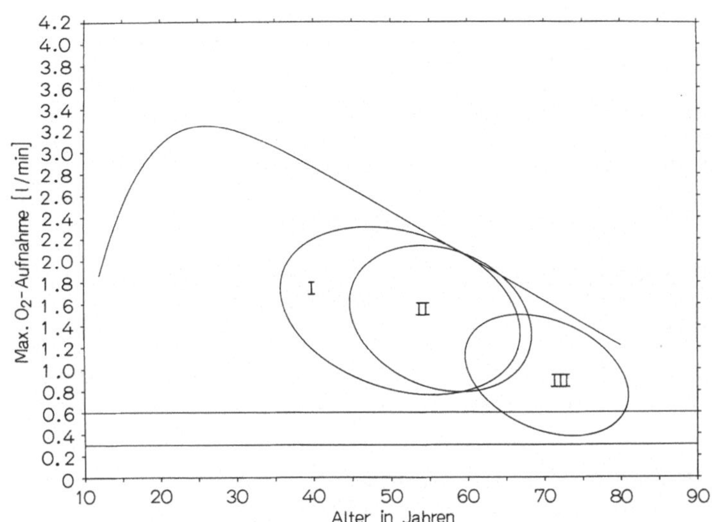

Abb. 4. Reduktion der maximalen Sauerstoffaufnahme durch Coronarsklerose/Angina pectoris (I), Herzinfarkt (II), AV-Block III. Grades (III) unter Schrittmacherbehandlung. (BOLT u. Mitarb. unveröffentlicht). Zu I, II, III sind aufgrund der Untersuchungen größerer Kollektive die Streuungselypsen angegeben

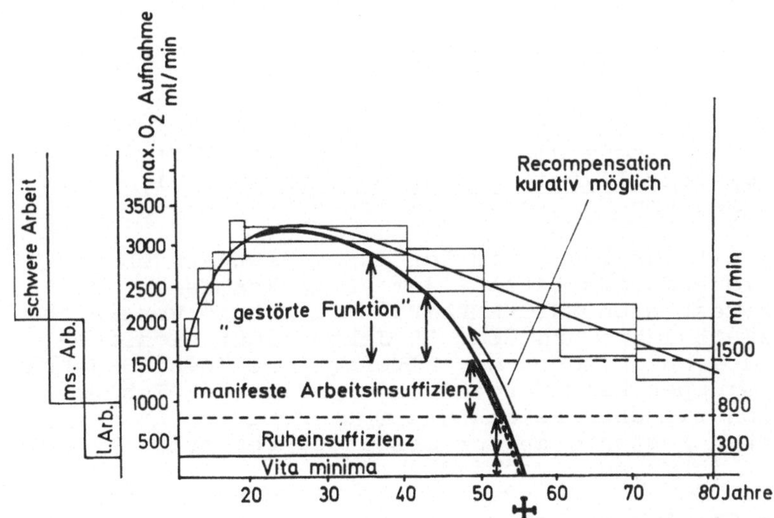

Abb. 5. Reduktion der maximalen Sauerstoffaufnahme (schematisch). Im Bereich der "gestörten Funktion" kommt dem Betroffenen die Reduktion der kardiopulmonalen Gesamtleistungsbreite oft noch nicht zum Bewußtsein. Fragen der positiven, wie auch der negativen Beeinflußung der Verkehrstüchtigkeit durch Medikamente spielen hier ein Rolle

oder auch der negativen Beeinflussung der Verkehrstüchtigkeit durch Medikamente auf.

Das in diesen Tagen vom verkehrsmedizinischen Ausschuß der Bundesärztekammer herausgegebene Merkblatt über die Gefahren im öffentlichen Straßenverkehr führt elf gefährdende Medikamentengruppen auf. Nach Schätzungen sollen bei etwa 15% aller Verkehrsunfälle pharmazeutische Präparate im Spiel sein. Zur Gefahrenverhütung will der Bundesverband der pharmazeutischen Industrie warnende Hinweise auf Arzneimittelpackungen für seine Mitglieder mit Beginn des Jahres 1975 verbindlich machen.

Die maximale Diffusionskapazität der Lunge für Sauerstoff besitzt einen ähnlichen Altersgang wie die maximale Sauerstoffaufnahme des Organismus.

Einen ähnlichen Altersgang läßt z.B. beim Manne der Testosteronspiegel im Blut und auf ophthalmologischem Gebiet die Flimmerverschmelzungsfrequenz erkennen.

Die für den alternden Menschen im Verkehr wichtigsten Parameter im psychophysischen Leistungsbereich hat PITTRICH in Erweiterung der Dissertation von FARAG an einer größeren Stichprobe mit der Varianzanalyse im Gruppenvergleich eingehend untersucht. Der Schwerpunkt lag in der sensomotorischen Koordination, in der optischen Auffassungsschnelligkeit, in der Präzision der optischen Auffassung und im Umstellvermögen in der Rechts-Links-Orientierung. Für folgende geprüfte Leistungen konnte eine Altersabhängigkeit nachgewiesen werden (Kraftfahreignungsuntersuchungen):

Sensomotorische Koordination (TL-Prüfer, Reizzeit 1,0 und 1,2 sec);
Optische Auffassung (tachistoskopischer Auffassungsversuch II-TAVT);
Raumorientierung und optische Umstellungsfähigkeit (WFT);
Optische Auffassungsschnelligkeit und Orientierung (LVT);
Fähigkeit zum Erfassen von Verkehrssituationen (VBOT);

Die Altersabhängigkeit war lediglich für das Prüfungsergebnis mit dem Konzentrationsfähigkeitstest, dem Aufmerksamkeits- und Belastungstest (d2-Test nach BRICKENKAMP) selbst beim Vergleich der Altersgruppe 26-35 Jahre und über 55 Jahre nicht signifikant. Hingegen fand sich zwischen der Altersgruppe über 55 Jahre und allen anderen Gruppen beim Vergleich der relativen Fehlerhäufigkeit (Relation zwischen Leistungstempo, gemessen an der Zahl der bearbeiteten Testzeichen zur absoluten Fehlerzahl) ein hochsignifikanter Leistungsunterschied.

Ein gleichsinniger Leistungsknick entwickelt sich somit im Alter zwischen 46 und 55 Jahren in der sensomotorischen Koordination, in der optischen Auffassungsschnelligkeit und in der zuverlässig schnellen Rechts-Links-Orientierung. Die Einzeldaten sind in dem Handbuchbeitrag von Herrn LEWRENZ "Der alternde Mensch im Straßenverkehr" (Handbuch der Verkehrsmedizin, Springer 1968, S. 193-209) zusammengefaßt. Herr LEWRENZ kommt beim Vergleich der Untersuchungen von PITTRICH mit den unabhängig davon erstellten Unfallstatistiken für Kraftfahrer und Fußgänger und mit der Statistik der Prüfungsversager in den Technischen Überwachungs-Vereinen zu dem Schluß, daß die Übereinstimmung zwischen Altersabhängigkeit der Unfälle, dem Prüfungsversagen und der Anpassungs- und Leistungsschwäche des alternden Menschen so auffallend ist, daß sich die Annahme des Zusammenhangs nicht mehr abweisen lasse. Ich muß jedoch auf die Referate auf dem Kongreß der Deutschen Gesellschaft für Gerontologie 1968 von R. SCHUBERT, von W. WINKLER und von R. GUNZERT und die Diskussionen hinweisen und insbesondere auf die Kritik von Herrn GUNZERT, der bemängelt, daß mit Ausnahme der Hamburger Untersuchung die meisten Repräsentativerhebungen, selbst des Statistischen Bundesamtes bedauerlicherweise keine Altersgliederung der Fahrleistungen aufweisen.

Herr GUNZERT zitierte den Kommentar des Statistischen Landesamtes Hamburg (H.E. STEGEN, Z. Verkehrssicherheit 1966, 267) wörtlich: (vergleiche auch Abb. 6)

"Demgegenüber sind die älteren Kraftfahrer - selbst in den höchsten Altersgruppen - relativ wenig in Verkehrsunfälle verwickelt. Altersbedingte Ausfallerscheinungen werden anscheinend kompensiert durch lange Fahrpraxis und nicht zuletzt vielleicht auch durch eine abgeklärte Einstellung zum hektischen Treiben auf unseren Straßen. Es mag überhaupt so sein, daß die Bedeutung der physischen Eigenschaften als Voraussetzung für unfallfreies Fahren überschätzt wird und daß eine verantwortungsbewußte Einstellung zum Straßenverkehr eine weitaus wichtigere Tugend des Fahrers ist".

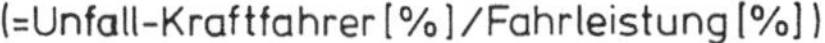

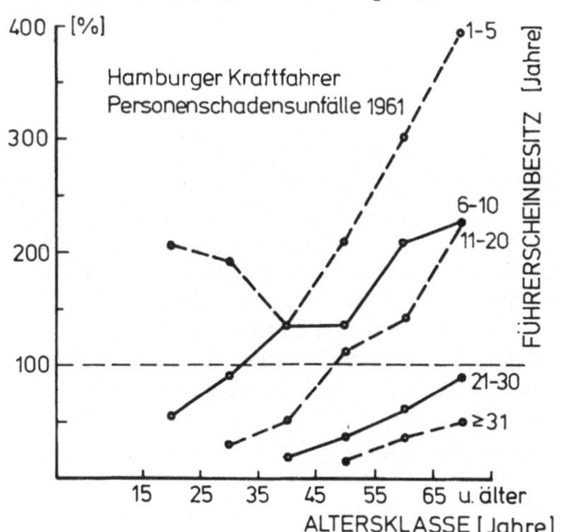

Abb. 6. Relative Unfallhäufigkeit, Lebensalter und Fahrerfahrung nach H.E. STEGEN, 1966. (Z. Verkehrssicherheit 1966, 267)

Herr GUNZERT ist der Auffassung, daß es sich um einen Fehlschluß handelt, wenn die Medizinisch-Psychologischen Institute der Technischen Überwachungsvereine den älteren Kraftfahrern eine höhere Unfallchance zusprechen. Es werden nicht die Durchschnittsfahrer erfaßt, sondern die Ausnahmefälle, d.h. jene Fahrer, deren Verhalten vor bzw. nach einem Unfall auffällig war. Von hier aus könne nicht auf die Grundgesamtheit der "Normalen" geschlossen werden.

Herr LEWRENZ stellt hingegen aufgrund der statistischen Vergleiche fest, daß die oft vorgetragene Behauptung, der alte Mensch kompensiere seine Schwächen durch Ruhe, Besonnenheit und vor allem durch eine langjährige Fahrpraxis nicht für jeden alternden Kraftfahrer gelten kann.

Aus den Untersuchungen von ANDER (1961) über den Ursachenanteil der an PKW-Unfällen beteiligten Fahrer, gegliedert nach Lebensalter und nach Alter der Fahrerlaubnis (seit 1 Jahr, seit mehr als 6 Jahren) muß Herr LEWRENZ entnehmen, "daß Erfahrungslosigkeit kurz nach Erwerb der Fahrerlaubnis sich im höheren Lebensalter genauso unfallträchtig auswirkt wie im Alter unter 25 Jahren und daß beim Vergleich der Altersgruppen jenseits des 45. Lebensjahres mit der Altersgruppe unter 25 Jahren nach mehr als 6-jähriger Fahrpraxis altersbedingte Leistungsschwächen offenbar unfallträchtiger sind als mangelnde Reife im jugendlichen Alter.

Auf den statistischen Überblick des Verbandes der Haftpflicht-, Unfall- und Krankenversicherer e.V. (HUK-Verband) 1973 über Ursachen und Begleitumstände mit schwerem Personenschaden in der Bundesrepublik Deutschland muß in diesem Zusammenhang besonders verwiesen werden.

Alterswandel - Altersabbau

In der Arbeits- und Sozialmedizin hat uns das sog. "Defizitmodell" des alternden Menschen, das allgemeinpublizistisch immer wieder besonders herausgestellt worden ist und das fast auf eine Diskriminierung des Alterskollektivs herauslief (GUNZERT), viel zu schaffen gemacht. Die Bonner Schule von THOMAE und besonders U. LEHR sind aufgrund ihrer Längsschnittstudien in einer Reihe von Großbetrieben in ihrer Psychologie des Alterns (URSULA LEHR, Quelle und Meyer 1974) gegen dieses sog. "Defizitmodell des alternden Menschen" angegangen. SCHMIDT sprach auf der diesjährigen Tagung der Deutschen Gesellschaft für Arbeitswissenschaft vom Alterswandel und nicht vom Altersabbau des berufstätigen Menschen und belegte dies mit arbeitsmedizinischen Daten.

Zum Thema: "Der alter Mensch im Verkehr" stehen wir unter arbeits- und sozialmedizinischen Aspekten, wie u.a. die Arbeit von H. v. BRAUMÜHL zeigt, erst am Anfang einer eingehenderen wissenschaftlichen Bearbeitung, deren sorgfältige Durchführung dringlich ist.

Literatur

BOLT, W.: Verh. Dtsch. Ges. inn. Med. 67, 125 (1961).

BOLT, W.: Bestimmung der körperlichen Leistungsfähigkeit, Referat. Wiss. Jahrestagung der Dtsch. Ges. Arbeitsmedizin, 1970. Schriftenreihe "Arbeitsmedizin, Sozialmedizin, Arbeitshygiene", Band 38, Stuttgart: Gentner Verlag 1971.

BOLT, W.: Funktionsprüfung der Atmung. In: BARTHELHEIMER, H. (Hrsg. zu Klinische Funktionsdiagnostik, 4. Auflage. Stuttgart: Thieme 1974).

BOLT, W., BALODIMOS, J., KANN, J., VALENTIN, H., VENRATH, H.: Z. Kreislaufforschg. 46, 284 (1957).

BOLT, W., PHLIPPEN, R.: Cardiologia 43, 239 (1963).

BRAUMÜHL v., H.: L.V.M. 2, 41-45, 1970.

EFFENBERGER, E., HOFFMANN, H.: Arbeitsmedizin und Verkehrsmedizin. In: Handbuch Verkehrsmedizin, Hrsg.: K. WAGNER und H.J. WAGNER, Berlin-Heidelberg-New York: Springer 1968.

EITNER, S., MANNCHEN, K., WOLLENBERG, H.: Z. Altersforschung 25, 129 (1971).

FARAG, I.M.: Einfluß des Lebensalters auf Reaktionszeiten, Zeitschätzungen und sensomotorische Koordination bei Führerscheinbewerbern. Diss. 1965, Hamburg.

McFARLAND, R.A., MORSELEY u.a.: Human Factors in Highway Transport Safety. Boston (Mass.): Harvard School of Public Health 1954.

HASE, W.: Verkehrssicherheit und Lebensalter. In: Fahreignung und Verkehrssicherheit. Sonderheft aus Anlaß des 10-jährigen Bestehens des Medizinisch Psychologischen Instituts für Verkehrs- und Betriebssicherheit beim Technischen Überwachungsverein Stuttgart e.V. 12. Mitteilungsblatt, Oktober 1962.

HOYOS, Graf K.: Psychologie des Straßenverkehrs. Bern und Stuttgart: Huber 1965.

KOPPELMANN, J.: Mschr. Unfallheilkunde 77, 266 (1974).

KNOLICZA, P.: Z. Verkehrsrecht 18, 397 (1973).

LEHR, U.: Psychologie des Alterns. Uni. Taschenbücher 55, 2. Auflage. Heidelberg: Quelle und Meyer 1974.

LEWRENZ, H.: Die Eignung zum Führen von Kraftfahrzeugen. Stuttgart: Enke 1964.

LEWRENZ, H.: Der alternde Mensch im Straßenverkehr. In: Handbuch der Verkehrsmedizin. Hrsg.: K. WAGNER und H.J. WAGNER. Berlin-Heidelberg-New York: Springer 1968.

LEWRENZ, H.: Arbeitsmedizinische Probleme im Straßenverkehr - Referat. Deutsche Gesellschaft für Arbeitsmedizin Jahrestagung 1974, Hamburg.

MAYER, O.: Lebensalter und Verkehrsanpassung. Frankfurt: Akadem. Verlagsanstalt 1961.

NEUBERT, H.: Straßenverkehrsunfallstatistik für den Alltag. Schriftenreihe des Hauptverbandes der gewerblichen Berufsgenossenschaften e.V. Bonn 1972.

PITTRICH, W.: Über optische Auffassungen und deren Abhängigkeit vom Lebensalter, Geschlecht, Vegetativfunktionen und Persönlichkeitsmerkmalen. Schriftenreihe dtsch. Akad. Verkehrswiss. 4, 1966.

SCHMIDT, H.G.: Referat auf der Frühjahrstagung der Deutschen Gesellschaft für Arbeitswissenschaft. Köln 1974.

SCHULTE, B., ARMBRUSTER, A., SCHMIDT, H.G.: Alter und Arbeitswelt. (Dokumentation im Auftrage des Bundesministers für Arbeit und Sozialordnung, 1972).

SCHULTEN, H.: Verkehrsmedizin und Innere Medizin. In: Aktuelle Probleme der Verkehrsmedizin. Stuttgart: Enke 1959.

STATISTISCHES BUNDESAMT, Wiesbaden: Straßenverkehrsunfälle 1973. 6. Verunglückte nach Alter bei Straßenverkehrsunfällen 1973.

TÜV-Informationen: Folge 1/70, Köln, Mai 1970.

WINKLER, W.: Lebensalter und Verkehrsverhalten. In: HOYOS, Graf L. (Hrsg.). Psychologie des Straßenverkehrs. Bern und Stuttgart: Huber 1965.

H.E. Piper, Lübeck

Sehleistung und Verkehrssicherheit

Zwar ergibt die allgemeine Statistik, daß mit vorrückendem Lebensalter die Unfallhäufigkeit nicht zu-, sondern abnimmt. Trotzdem ist nicht zu übersehen, daß im Alter die wichtigen Grundfunktionen des Auges, die für die Orientierung im Straßenverkehr unumgänglich sind, beeinträchtigt sein können, ja früher oder später beeinträchtigt sein müssen. Die wichtigsten Leistungen bilden Sehschärfe, Gesichtsfeld und die mit diesen zusammenhängende Motorik, nämlich Fixation und weitschweifende Bulbusbeweglichkeit. Weiter sind zu nennen das Farbensehen und das stereoskopische Sehen; von ganz besonderer Bedeutung aber ist nach AULHORN die Anpassung des Auges an die Änderungen der Umweltleuchtdichte (Adaptation).

Auch ohne eigentliche Krankheit nimmt die Gesichtssinnleistung des alternden Menschen in jeder der aufgeführten Qualitäten ab. Die Ursachen für diesen Verfall, der ganz allmählich vor sich geht und der betroffenen Person zunächst gar nicht bekannt sein muß, sind in allen Abschnitten des Auges selbst, der Sehbahn und den zentralen Projektionsfeldern zu suchen. Beginnen wir mit dem vorderen Augenabschnitt, so vermögen Formveränderungen der Hornhaut, etwa aufgrund eines Arcus lipoides, einen

Astigmatismus hervorzurufen. Auch kann die zunehmende Sklerosierung der Linse, die sich zunächst mehr für die Naheinstellung bemerklich macht, schon längst vor Erreichen des eigentlichen Presbyopenalters eine latente Übersichtigkeit aufdecken. Viele Kraftfahrzeugführer wissen im jugendlichen Alter nicht, daß ihre Augen fehlsichtig bzw. hyperop sind. Sie stellen aber eines Tages fest, daß sie manche Konturen und die Verkehrszeichen unscharf oder doppelt sehen und ihre Augen leicht ermüden. Diese Personen müssen sich dann an die korrigierende Brille gewöhnen, eine Notwendigkeit, die anfangs gewisse Schwierigkeiten mit sich bringen kann. Nimmt die optische Dichte der Linse weiter zu, so kann es wieder zur Linsenmyopie kommen, die gerade auf nächtlicher Straße den Visus abnehmen läßt. Eine solche beginnende Linsensklerosierung, welche die Sehschärfe bei guten Beleuchtungsverhältnissen noch gar nicht wesentlich herabsetzen muß, sei mit Abb. 1 gezeigt.

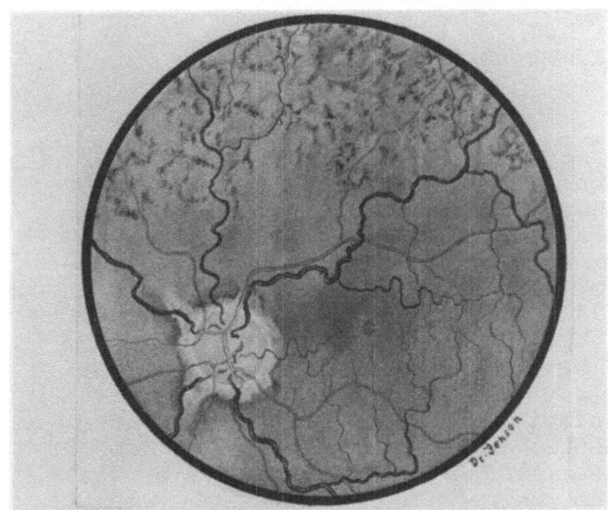

Abb. 1. Spaltlampenbild der senilen Linse: Zunahme der optischen Dichte und Hervortreten der "Discontinuitätszonen"

Für die Sehschärfe hat die Deutsche Ophthalmologische Gesellschaft in eigenen Richtlinien Minimalwerte, und damit in Zusammenhang auch die erlaubten Brillenglasstärken für Kraftfahrzeugführer festlegt. Es muß aber bedacht werden, daß jede Sehschärfenherabsetzung in einer Bremssituation den Anhalteweg verlängert bzw. den Kraftfahrzeugführer veranlassen sollte, bestimmte Geschwindigkeiten nicht zu überschreiten. Trotzdem wurde gerade auch mit Rücksicht auf das vorrückende Lebensalter und die damit mögliche Einschränkung des Sehens für die Führerscheinklasse 3 ein Grenzvisus von S = 0,5/0,2 beschlossen und damit eine gewisse Unterwertigkeit in Kauf genommen. Das "Recht auf Straße" (SACHSENWEGER) soll so wenig wie möglich beschnitten werden. Auch das Einzelaugen-Gesichtsfeld braucht nicht ganz vollständig zu sein, wenn der Defekt vom anderen gedeckt ist (Abb. 2).

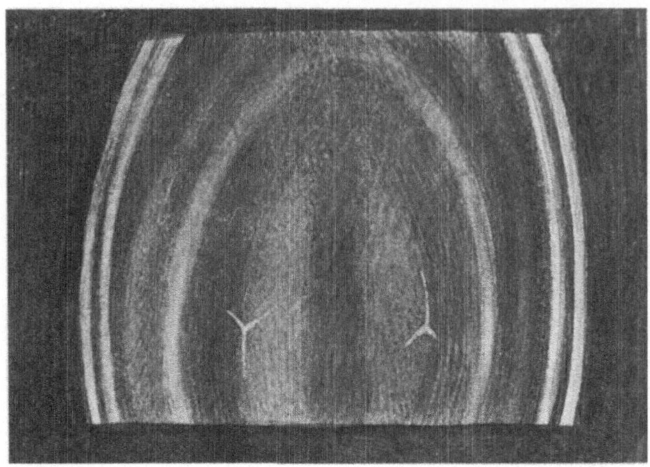

Abb. 2. Seniler Drusenfundus, Phlebosklerose

COMBERG hat als erster erkannt, daß die Sehschärfe bei herabgesetzter Beleuchtung mehr beeinträchtigt sein kann als unter günstigen Tageslichtbedingungen. So entstehen gerade für den alten Menschen, der bei Tageslicht noch gutes Sehvermögen besitzen kann, auf nächtlicher Straße Schwierigkeiten. Das Sehvermögen, oder wie man besser sagt, die Leuchtdichtenunterschiedsempfindlichkeit im Dämmern ließ sich an den alten Adaptometern nicht untersuchen; daher hat COMBERG das Prinzip der "Nyktometrie" angegeben; mit dieser Methode wird die Funktion der Gesichtsfeldmitte, und zwar die Sehschärfe, welche sich innerhalb weniger Minuten auch auf geringe Umfeldleuchtdichten einstellen soll, geprüft. HARMS und AULHORN haben nach diesem Prinzip ihr "Mesoptometer" und SCHOBER seinen "Nyktomat" entwickelt; diese beiden Apparate sind nach den Bedingungen konstruiert, wie sie der Kraftfahrzeugführer tatsächlich erlebt. Geprüft wird eine mittlere Sehschärfenleistung; ein Landoltring von der Größenordnung einer Sehschärfe von 0,1 wird am Mesoptometer bei zwei Helligkeitsstufen, und zwar bei Umfeld 0,1 bzw. 0,32 asb. dargeboten; zusätzlich können Blendlichtquellen gezeigt werden, die unter dem Winkel zum Fixierpunkt einwirken, wie er im Straßenverkehr zu erwarten ist.

An diesen Geräten stellt sich nun heraus, daß Augen älterer Menschen, die im Rahmen des Tagessehens noch volle Funktion zu haben scheinen, doch in ihrer Anpassungsleistung erheblich reduziert sein können. Schon die einfache Linsensklerosierung, die die Tagessehschärfe kaum berührt, läßt die Empfindlichkeit des Auges für Leuchtdichtenunterschiede bei herabgesetzter Umfeldleuchtdichte stark absinken; durch die Blendlichtquellen werden die zu erkennenden Konturen so überstrahlt, daß die Lücke im Landoltring stark verzögert oder gar nicht erkannt werden kann.

Nun zu den Leistungsstörungen im Niveau der Netzhaut. Hier ist einleitend die unzulängliche Lichtdosierung durch die starre und enge Alterspupille zu erwähnen; der Regelkreis Netzhaut - Pupille ist also zunächst von der Pupille her gestört. Aber auch die Sinnesepithelien und Nervenzellen der Netzhaut sind Abbauvorgängen unterworfen. Hierfür lassen sich im Augenspiegelbild gewisse Hinweise finden. Wir sprechen vom Fundus skleroticus: dieser ist vor allem durch eine Rarifizierung der Pigmentepitheldecke und einem Glanzverlust der Netzhautoberfläche ausgezeichnet. Ferner sind lokalisierte Zonen von Gewebsschwund zu erkennen, so etwa um die Papille und in den äquatorialen und peripheren Zonen des Augenhintergrundes. Hier und auch in der Netzhautmitte können sich charakteristische hyaline Drusen der Glaslamelle finden. Hinzu kommen arterio- bzw. phlebosklerotische Zeichen an den Wandungen der Netzhautgefäße. Analoge Veränderungen im Bereiche der zentralen Sehbahn sind nach LUND anzunehmen.

Die mit diesen morphologischen Veränderungen verbundenen Stoffwechselstörungen müssen die Gesichtssinnleistungen beeinträchtigen. So fand HAGER das Gesichtsfeld für schwache Marken eingeengt und KLEBERGER stellte ein Absinken der Flimmerfrequenz fest. Ganz allgemein scheint eine Einengung der Leistungen unter Grenzbedingungen und ein Versagen in der Anpassung an ungünstige Beleuchtungsverhältnisse charakteristisch zu sein. Wird die Gesamtadaptation einschließlich der Endadaptation mit amorphen Lichtreizen geprüft (integrale Adaptation nach GOLDMANN), so ist das Normalband der über Fünfzigjährigen deutlich unterschieden von dem der unter Fünfzigjährigen (MONJÉ, LANGE) (Abb. 3).

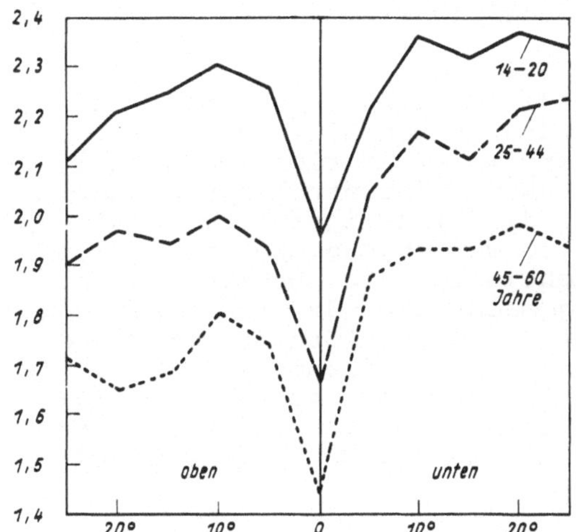

Abb. 3. Leuchtdichtenunterschiedsempfindlichkeit an der Endschwelle der Dunkeladaptation, geprüft mit 1° 15' im zentralen Gesichtsfeldmedian. Die Profile sind bei den älteren Altergruppen in den Bereich der geringen Empfindlichkeit abgesunken (LANGE)

Wie bereits ausgeführt, herrscht aber auf der beleuchteten Stadtstraße und im Lichte der Scheinwerferkegel die sog. mesopische Leuchtdichte um 0,1 asb.; bei dieser Umfeldleuchtdichte besitzt das jugendliche Auge noch einen ausreichenden morphoskopischen Visus. Für das senile Auge liegen die Verhältnisse hier ungünstiger (Abb. 4).

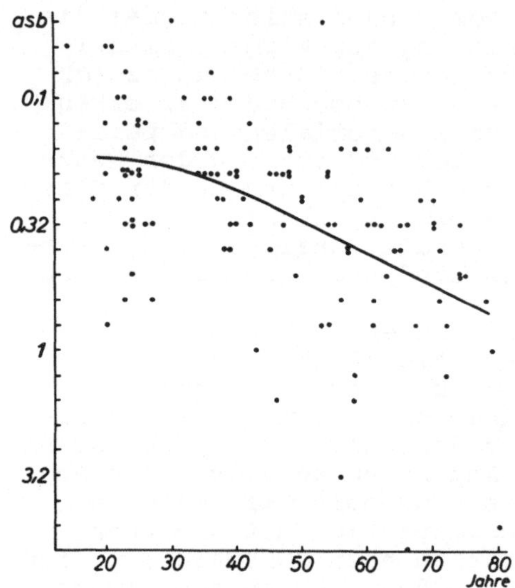

Abb. 4. (AULHORN). Altersabhängigkeit des Sehvermögens in der Dämmerung (Umfeld 0,01 asb.). Abszisse: Lebensalter der Prüflinge. Ordinate: notwendiger Leuchtdichteunterschied zum Erkennen eines Sehzeichens mit dem Sehschärfewert 0,5

Hat sich das Auge an geringe Umfeldleuchtdichten angepaßt, so ist es jetzt gegen hohe Leuchtdichten störanfällig geworden. Gerade das senile Auge braucht längere Zeit, um sich von dunkel auf hell umzuschalten und wird durch die "Sofortblendung" nach SCHOBER besonders betroffen. Wirkt die Blendlichtquelle unmittelbar neben dem Fixierpunkt ein, so werden sog. positive Blendskotome erzeugt, deren Sitz wahrscheinlich die enthemmte Sehrinde ist. Eine solche Sofortblendung macht dann den Kraftfahrzeugführer nicht nur wie blind, sondern erzeugt störende Farb- und Flimmereffekte und darüber hinaus einen Blendschmerz mit Blutfülle der Bindehautgefäße, Tränenfluß und reflektorischem Lidschluß. Der Wirkungsgrad eines solchen Blendlichtes und die Erholungszeit ist beim alternden Menschen vergrößert (PAPST und ECHTE).

Von der Bedeutung und von großem Interesse ist schließlich die motorische Insuffizienz des senilen Auges; seine Um- und Einstellung nimmt eine gewisse Zeit in Anspruch, welche in die gesamte Reaktionszeit eingeht. JAEGER und HONEGGER prüften mit bewegten Sehzeichen; die Sehschärfe für bewegte Objekte (dynamische Sehschärfe) ist nach ihren Untersuchungen altersabhängig (Abb. 5). Mit Hilfe eines Elektro-Okulographen lassen sich die Spurbewegungen der Augen aufzeichnen. Wie Abb. 6 zeigt, können sie beim senilen Augen saccadiert und durch Gegenrucke unterbrochen ausgeführt erscheinen; das betrifft einerseits die Fixations- und andererseits die Folgebewegungen, die für die Orien-

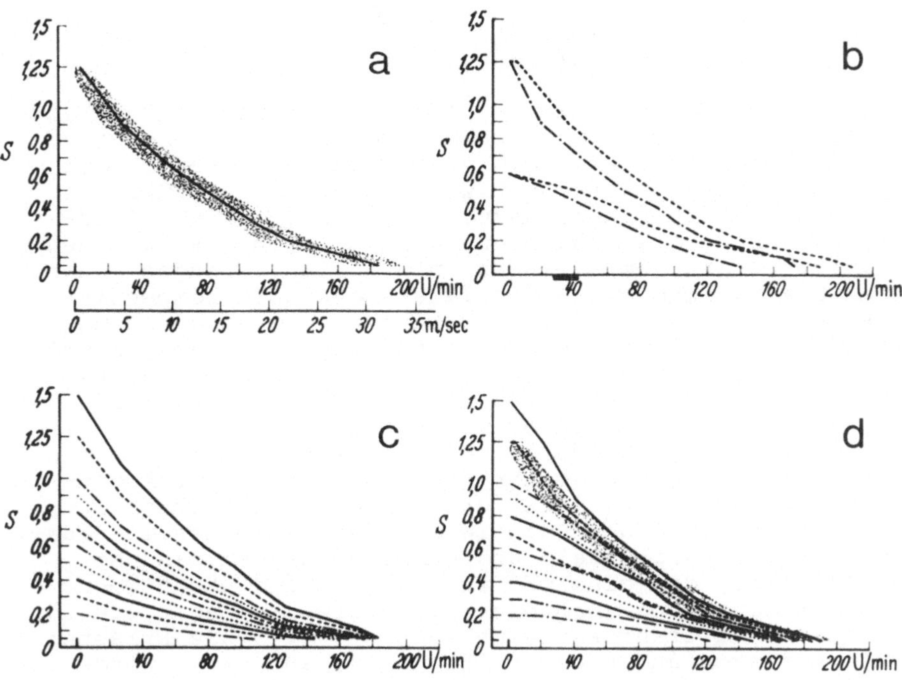

Abb. 5 a-d. (HONEGGER u. JAEGER). a) Sehschärfe für bewegte Objekte bei 120 Personen mit normalem Augenbefund (Mittelwertskurve und Standardabweichung). b) Sehschärfe für bewegte Objekte bei verschiedenen Altergruppen. Geprüft wurden je 10 Personen 20-30 Jahre alt.... und 60-70 Jahre alt -.-.-, je mit der Ruhesehschärfe 1,25 und 0,6. c) Theoretisch errechnete Kurven für das Absinken der Sehschärfe für bewegte Objekte bei nichtkorrigierten Refraktionsfehlern. d) Sehschärfe für bewegte Objekte bei nichtkorrigierten Sehfehlern. Gleichzeitig eingezeichnet ist die Normalkurve und ihre Streuung (die Kurven sind Mittelwerte, für die Sehschärfe 0,2 und 0,3 von je 5 Personen, sonst von je 10)

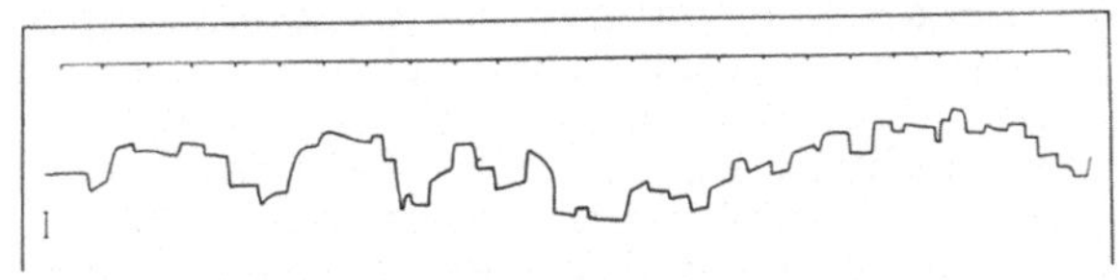

Abb. 6. Spurlinie eines senilen Auges, das Lesebewegungen ausführt

tierung wichtig sind. Nach COMBERG und HAGER wirkt sich diese Blickstarre in Kombination mit einer eingeschränkten Beweglichkeit von Hals und Rumpf auf Blickfeld und Umblickfeld, also auf den großen Überblick, ungünstig aus.

Die hier geschilderten Verhältnisse lassen erkennen, daß im vorgerückten Lebensalter, im Grunde schon nach dem 40. Lebensjahr, bestimmt aber nach dem 60. mit den verschiedensten Formen der Leistungseinbuße am Auge gerechnet werden muß. Diese führen zu vermehrter Ermüdung, aber auch dazu, daß in kritischen Situationen, welche gerade die genannten Funktionen in Anspruch nehmen, der Fahrer aufgrund mangelnder Information versagen könnte. Besonders im Beginn sind diese Fehlleistungen noch kompensierbar, sei es durch optimale Brillenkorrektur, sei es durch medikamentöse Behandlung eines insuffizienten Anpassungsvorganges, wenn er auf die Netzhaut bezogen werden kann. Auch operative Maßnahmen, so die Staroperation, kommen später in Frage; oft sind die aphaken Patienten später mit Haftschale wieder in der Lage, ihr Kraftfahrzeug zu führen. Erwähnt werden muß hier das ausgesprochene Altersleiden grüner Star. Die Folge der Augenbinnendrucksteigerung am vorderen und hinteren Augenabschnitt, insbesondere im Bereiche der Pupille und des Sehnerven mit Auswirkung auf Visus, Gesichtsfeld und Dämmerungssehen sind so schwerwiegender Art, daß eine oft wesentliche und nicht mehr korrigierbare Behinderung vorhanden ist; entweder macht sie für das Führen eines Kraftfahrzeuges untauglich, oder die Erlaubnis kann nur mit Auflagen und Einschränkungen verantwortet werden.

Abschließend vielleicht noch ein Wort zur psychologischen Seite der visuellen Information und ihrer Störungen im Alter. Sicherlich vermögen die jahrelange Erfahrung bei der Auswertung visueller Reize im Straßenverkehr und ein geschärftes Verantwortungsbewußtsein den körperlichen Defekt in einem gewissen Maße zu kompensieren. Allerdings sind hier Grenzen gesetzt, und die in überspitzter Formulierung gestellte Frage, ob Charakter mangelnde Sehschärfe ersetzen könne, ist selbstverständlich zu verneinen. Eine gelegentlich dem Alter eigene negative Charaktereigenschaft ist aber die Kritiklosigkeit gegenüber der eigenen Insuffizienz. Bei jüngeren Personen erlebt man nicht selten Überängstlichkeit, d.h. der normale Blendvorgang wird überbewertet und ein einmal erlebtes kritisches Ereignis, etwa das Erlebnis des "schwarzen Loches" auf nächtlicher Straße, in das man neben dem entgegenkommenden Fahrzeug hineinfahren muß, löst u.U. einen Angstkomplex aus. Ältere Menschen halten sich hingegen trotz herabgesetzter Sehschärfe, trotz ihnen bekannter Gesichtsfeldausfälle und Anpassungsunfähigkeit an herabgesetzte Beleuchtung oder gar Blendung noch für voll geeignet und sind selbst nach Operationen oder Augenerkrankungen nicht davon zu überzeugen, daß jetzt ihr Sehvermögen für das Führen eines Kraftfahrzeuges nicht mehr ausreicht. Ja es kommt vor, daß einerseits wegen schlechter Sehleistung die Pensionierung, andererseits die Fahrerlaubnis beantragt wird. Auch aus diesem Grunde scheint es unumgänglich, daß die von augenärztlicher Seite und von der Seite der Gesundheitsministerien wiederholt vorgeschlagene Untersuchung der über Sechzigjährigen auf Fahrtauglichkeit eingeführt wird (SCHOBER).

Zusammenfassung

Linsensklerosierung und Fundus scleroticus sind Zeichen des physiologischen Alterns am Auge. Die Sehschärfe braucht unter günstigen Tageslichtverhältnissen noch nicht beeinträchtigt zu sein, trotzdem ist die Gesichtssinnleistung unter Grenzbedingungen eingeengt. Diese Verzögerung der Anpassung wirkt sich besonders auf nächtlicher Straße aus; hier ist die Sehschärfe unterwertig und die Blendempfindlichkeit erhöht. Erfahrene und verantwortungsbewußte ältere Kraftfahrzeugführer können oft kritische Situationen vermeiden, bisweilen erkennen sie ihre Defekte allerdings nicht genügend. Aus diesem Grunde sollten die über Sechzigjährigen regelmäßig nachuntersucht werden.

Literatur

AULHORN, E., HARMS, H., WENZEL, H.: Wiener Mediz. Wochenschrift 118, 791-795 (1968).

AULHORN, E.: Aktuelle Probleme der Geriatrie, Geropsychologie, Gerosoziologie und Altersforschung 3, 8-16 (1970).

COMBERG, W.: Das Sehen bei herabgesetzter Beleuchtung. Bericht über die 53. Zusammenkunft der Deutschen Ophthalmolog. Ges. 6-12 (1940).

COMBERG, W.: Blickfeld des Auges und Umblickfeld. Bericht über die 58. Zusammenkunft der Deutschen Ophthalmolog. Ges. 6-13 (1953).

GRAMBERG-DANIELSEN, B.: Deutsche Med. Wochenschr. 86, 2089-2091 (1961).

GRAMBERG-DANIELSEN, B.: Sehen und Verkehr. Berlin-Heidelberg-New York: Springer 1971.

HAGER, G.: Verhalten von Blickfeld und Umblickfeld beim physiologischen Altern. 60. Zusammenkunft der Deutschen Ophthalmolog. Ges. 30-35 (1956).

HAGER, G.: Klin. Monatsbl. f. Augenh. 132, 656-670 (1958).

HAGER, G.: Klin. Monatsbl. f. Augenh. 134, 610-615 (1959).

HARMS, H.: Archiv. f. Unfallforschung 2, 1-22 (1966).

JAEGER, W., HONEGGER, H.: v. Graefes Archiv f. Ophthalm. 166, 583-600 (1964).

KLEBERGER, E.: v. Graefes Archiv f. Ophthalm. 155, 314-323 (1954).

LANGE, F.: v. Graefes Archiv f. Ophthalmolog. 153, 93-104 (1952).

LANGE, F.: Klin. Monatsbl. f. Augenh. 124, 76-81 (1954).

LUND, O.E.: Über den Wert retinaler Gefäßveränderungen in der Diagnostik der Arteriosklerose. Basel-New York: Karger 1967.

MONJÉ, R.: Zentralbl. Altersforschung 10, 367 (1956).

MONJÉ, R.: In: Der Augenarzt, Band 1, 2. Auflage. Leipzig: VEB Georg Thieme 1969.

PAPST, W., ECHTE, K.: Readaptationszeit im Verlauf der Dunkeladaptation. Bericht über die 60. Zusammenkunft der Deutschen Ophthalmolog. Ges. 1956, 11-15 (1956).

PIPER, H.F.: Formen des motorischen Abbaues im Senium. Bericht über die 63. Zusammenkunft der Deutschen Ophthalmolog. Ges. 308-313 (1960).

PIPER, H.F.: Blendung als angebliche Ursache von Verkehrsunfällen. Bericht über die 110. Versammlung des Vereins Rhein-Westf. Augenärzte 60-66 (1964).

PIPER, H.F.: Gesamtadaptation, Unterschiedsempfindlichkeit im mesopischen Bereich. Bericht über die 68. Zusammenkunft der Deutschen Ophthalmolog. Ges. 309-321 (1967).

SACHSENWEGER, R.: v. Graefes Archiv f. Ophthalm. 155, 496-517.

SACHSENWEGER, R., NOTHAAS, E.: Deutsches Gesundheitswesen 16, 886 (1961).

SCHOBER, H.: Das Sehen, Band II. 3. Auflage. Leipzig: VEB Fachbuchverlag 1964.

SCHOBER, H.: Klin. Monatsbl. Augenh. 155, 299-301 (1969).

TIBURTIUS, H.: v. Graefes Archiv klin. exp. Ophthalm. 178, 333-348 (1969).

E. Lehnhardt, Hannover

Hör- und Gleichgewichtsleistung und Verkehrssicherheit

Der alte Mensch nimmt am Straßenverkehr als Fußgänger, Radfahrer oder als privater PKW-Fahrer teil. Für die beruflichen PKW-, LKW- oder Busfahrer endet die Fahrtätigkeit spätestens mit dem 65. Lebensjahr; über sie braucht deshalb in diesem Zusammenhang nicht gesprochen zu werden.

Der schwerhörige Fußgänger ist überwiegend oder ausschließlich optisch orientiert. Verschlechtert sich bei einem in seiner Sehleistung schon beeinträchtigten oder gar blinden alten Menschen das Gehör - eventuell ganz akut, dann bricht damit die bisherige akustische Orientierung zusammen; Fahr-, Anfahr- und Bremsgeräusche werden nicht mehr erkannt, selbst das Hupen eventuell überhört. Da solche Beeinträchtigungen der optischen und akustischen Information bevorzugt den alten Menschen treffen, stellen sie für ihn eine relevante Problematik im Straßenverkehr dar.

Der alte Mensch <u>muß</u> aber nicht schwerhörig sein. Deshalb haben die allgemein benutzten Tabellen für die Altersschwerhörigkeit nach JATHO u. HECK (1959) und nach SCHMIDT (1967) für den Einzelnen nur sehr begrenzte Gültigkeit: Für den mehr als Siebzigjährigen nimmt man bei 4000 Hz einen Hörverlust von 50 dB, bei 2000 Hz von 30 dB und bei 1000 Hz von 20 dB an - jedoch nur als Durchschnittswert. Im Einzelfall kann ein Achtzigjähriger noch annähernd normal hören oder ein Endfünfziger, der bis vor wenigen Jahren noch normal zu hören glaubte, ohne erkennbare Ursache schon deutlich schwerhörig sein. Die "Altersschwerhörigkeit" ist nicht wie die Alterssichtigkeit Ausdruck eines altersphysiologischen Elastizitätsschwundes etwa im Mittelohr oder in der Basilarmembran des Innenohres, sondern die Summe unterschiedlicher, während des Lebens das Ohr treffender Noxen: Stoffwechselstörungen wie der Diabetes, Kreislaufstörungen mit Hypo- oder Hypertonie und arteriosklerotische Veränderungen an den Gefäßen, die das Labyrinth und die hintere Schädelgrube versorgen; auch akute Knall- oder chronische Lärmschäden summieren sich zum Bild der individuell so unterschiedlichen "Altersschwerhörigkeit". Deshalb muß der Altersverfall des Gehörs nicht unmerklich langsam fortschreiten; er kann auch in Schüben oder sogar plötzlich entstehen. Solche akuten <u>Hörverschlechterungen</u> sind gerade vom alten Menschen schwer zu kompensieren. Schon ein harmloser Zeruminalpfropf kann so zu erheblichen Behinderungen führen.

Dieses Phänomen erklärt sich aus der Vergleichbarkeit des Hörsystems mit einem Korrelator, der Signale mit kleinen Zeit- und Intensitätsunterschieden aus zwei Eingängen, nämlich den beiden Ohren erhält. Beim alten Menschen funktioniert - weil ein Großteil der Ganglienzellen und Synapsen in diesen zentralen Schaltstellen schon erloschen ist - das System nur eben noch, also ohne Reserven. Fällt einer der beiden Eingänge ganz aus oder wird sein Signal durch die Schwerhörigkeit merklich kleiner im Vergleich zur Gegenseite, so gelingt die Korrelation nicht mehr, und der Mensch fühlt sich - insbesondere in lärmiger Umgebung - "wie taub".

In der <u>plötzlichen</u> akustischen Isolation liegt eine Gefahr für den alten Menschen im Straßenverkehr, ob als Fußgänger oder als PKW-Fahrer. Erst wenn er sich an diesen Zustand gewöhnt, sich also auf die überwiegend optische Information umgestellt hat, gilt für ihn die Erfahrung, daß Gehörlose im Straßenverkehr weder überdurchschnittlich gefährdet sind noch andere besonders gefährden.

Im Vergleich zur plötzlichen ein- oder beidseitigen Hörverschlechterung ist die schon bestehende oder sehr langsam fortschreitende Schwerhörigkeit von untergeordneter Bedeutung; Fußgänger und Fahrer können sich auf dieses Handicap einstellen. Auch durch das Nichtverstehen der Verkehrsdurchsagen im Autoradio entsteht solange keine besondere Gefährdung für oder durch den hörbehinderten Fahrer, als sie nicht zu einem integrierten Bestandteil der Verkehrsregelung geworden sind. Gegebenenfalls müßte der Schwerhörige Kopfhörer tragen und könnte dann - zumal bei stereophoner Darbietung - relativ gut verstehen. Aus einer eventuell notwendigen Verkehrsregelung über Rundfunk ergäben sich also keine unüberwindlichen Nachteile für den Schwerhörigen, auch nicht für den Schwerhörigen vorgeschrittenen Alters - wohl aber für den Gehörlosen.

Das Erkennen akustischer Signale wird durch die Vibrationen des Fahrzeugs nicht beeinträchtigt (DUPUIS u. Mitarb., 1974), eher schon durch die Hochtonschwerhörigkeit. Das Frequenzspektrum der Verkehrswarngeräusche soll, damit sie sich aus dem Störlärm herausheben, zwischen 2000 und 5000 Hz liegen (SCHUBERT, 1959/60); im gleichen Frequenzbereich sind viele Schwerhörigkeitsformen lokalisiert, insbesondere die sog. Altersschwerhörigkeit. Die Hochtonsignale also, auf die es ankommt, werden überhört, der Straßenlärm mit seinem Tief- und Mitteltonspektrum wird gehört. Trotzdem besteht die Forderung nach Hochtonsignalen zu Recht, nur sollte ihr Frequenzspektrum möglichst wenig oberhalb 2000 Hz gelegen sein, weil mit ansteigender Frequenz auch die Schwerhörigkeit zunimmt.

Die Fahrzeuggeräusche erreichen - auch einschließlich des von der Straße hereindringenden Lärms - keine gehörschädigenden Schalldruckpegel (Abb. 1), jedenfalls nicht für den Hörgesunden und wahrscheinlich auch nicht für den alten Menschen, obwohl JATHO (1974) glaubt, daß die psychische und funktionelle Lärmempfindlichkeit mit zunehmendem Lebensalter ansteigt. Bei bestimmten Schwerhörigkeitsformen jedoch und insbesondere bei der im Alter häufigeren Innenohrschwerhörigkeit kann eine stundenlange Belastung durch Fahr- und Triebwerkgeräusche zu einer "Hörermüdung" - genauer gesagt zu einer pathologischen Adaptation des Ohres durch den Lärm führen und der Betroffene sie vorübergehend vertäubt fühlen.

Von stärker Hörgeschädigten kann beim <u>Erst</u>erwerb des Führerscheins eine größere Sehschärfe, ein intaktes Gesichtsfeld sowie stereooptische Seh- und Farbentüchtigkeit verlangt werden (KOCH 1957, GANTER 1959, LESSING 1960, FINESILVER 1962). Außerdem muß der Schwerhörige über uneingeschränkte Raumvorstellungen und -empfindungen der Person zur Außenwelt, normale Intelligenz mit realem Beurteilungsvermögen und kurzzeitiger Vorauskombination des Verkehrsgeschehens sowie normales Affektverhalten, normale Abwehr- und Fluchtreflexe, zielsichere Stereotaxis und schließlich über normales Vibrationsgefühl verfügen.

Dieser Nachweis könnte auch notwendig werden, wenn die Schwerhörigkeit lange <u>nach</u> dem Erwerb des Führerscheins im hohen Lebensalter auftritt; bislang ist dies nicht der Fall. Bevor man aber spätere <u>Kontrollen</u> des Hörvermögens wegen unzureichender Ausgleichsfunktion z.B. in vorgerücktem Lebensalter bei solchen Personen fordert, die schon über Fahrpraxis verfügen, wäre zu entscheiden, wie weit denn das Hörvermögen gegebenenfalls reduziert sein dürfte. Nach SCHUBERT (1960) müßte in solchen Fällen die Schwerhörigkeit geringer sein als die durch den minimalen Störpegel im Kraftfahrzeug-Innenraum bedingte Hörbeeinträchtigung. KURZ u. OBERST (1958) halten ein Innengeräusch von nur 50-60 DIN-Phon für erreichbar; das entspräche einem Sprachhörverlust von 40-50 dB, also einer etwa mittelgradigen Schwerhörigkeit. Bei fehlenden Ausgleichsfunktionen würde demnach eine Fahruntauglichkeit resultieren, wenn die Schwerhörigkeit als

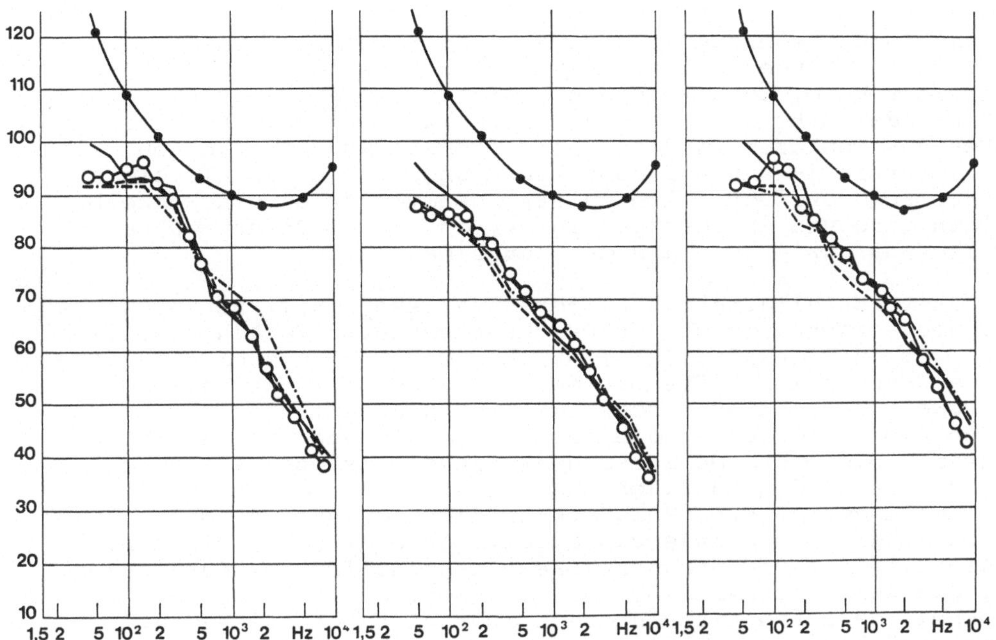

Abb. 1. Vergleich der 90 dB(A)-Kurve als Schwelle für gehörschädigenden Lärm mit den in vier PKW-Typen unter verschiedenen Bedingungen von SCHUBERT (1959/60) gemessenen Schalldruckwerten. Links 80 km/h 4. Gang, Kleinpflaster. Mitte 80 km/h, 4. Gang, Betonbahn. Rechts 107 km/h, 4. Gang, Betonbahn

mittelgradig im Sinne der MdE-Bewertung einzustufen ist. Für derartige Kontrolluntersuchungen oder für Führerscheinbewerber vorgeschrittenen Lebensalters hat SCHUBERT (1959) empfohlen, die Signalerkennung im Geräusch zu testen; JATHO (1974) fordert eine Prüfung des Sprachverstehens im Geräusch.

Die Bedeutung des Gleichgewichtsapparates für den Autofahrer hat insbesondere JATHO (1965) studiert. Bei dem - allerdings sehr seltenen - beidseitigen Ausfall des peripheren Organs kommt es während der Bewegung zu horizontalen und vertikalen Bildunschärfen (Dandy-Syndrom). Dem beidseitigen Ausfall analog sind die Gleichgewichtsstörungen während der Trunkenheit (JATHO, 1966). Solche alkoholbedingten vestibulären Bildverwischungen und visuellen Scheinbewegungen sind in vorgerücktem Alter schon nach geringeren Alkoholmengen zu erwarten als in jungen Jahren.

Im vorgerückten Alter nimmt auch die Anpassungsfähigkeit an vestibuläre Ausfälle ab, ein Faktor, der wiederum insbesondere für den ungeübten älteren Fahrer ins Gewicht fällt. Doch selbst der routinierte Fahrer darf sich nach einer vestibulären Störung erst wieder ans Lenkrad setzen, wenn die subjektiven Gleichgewichtsbeschwerden abgeklungen sind. Der Fußgänger hat nach einem vestibulären Insult Mühen, die Balance zu halten, Radfahren ist lange Zeit oder überhaupt nicht mehr möglich.

Kinetosen treten bei Fahrern weniger in Erscheinung als bei Mitfahrern. Die Gewöhnung an das Fahren wird wahrscheinlich durch das Vorausempfinden der zu erwartenden Bewegung gefördert - vielleicht beim alten Menschen weniger als beim jungen. Sicher aber hat der mehr als Sechzigjährige, wenn er dazu noch ein latentes vestibuläres Handicap hat, größere Schwierigkeiten, sich an die Vertikal- und Horizontalbewegungen, die Beschleunigung und Bremsung und vor allem an das Zusammenwirken von Winkelbeschleunigung und -bremsungen in verschiedenen Ebenen während des Fahrens anzupassen als der junge Mensch.

Eine akute Unfallgefahr kann der Anfallsschwindel heraufbeschwören. Über einen dadurch verursachten schweren Verkehrsunfall hat JOHN (zit. n. SCHWAB u. EY 1966) berichtet. Trotzdem sind derartige Geschehnisse offenbar selten, jedenfalls in Relation zur Häufigkeit vestibulärer Schwindelempfindungen. Wahrscheinlich finden die Betroffenen doch noch Zeit, sich der Situation anzupassen. Die echte Menièresche Krankheit ist bei alten Menschen selten, sie leiden häufiger unter kreislauf- oder halswirbelsäulenbedingten Schwindelattacken, die zumeist nur wenige Augenblicke anhalten (Sekundenschwindel). Alle Menschen mit einem Schwindelleiden vom Straßenverkehr auszuschließen, wäre undenkbar. Die NASA hat Allen Shephard, obwohl er an einer Menière-Krankheit gelitten hatte und die operative Behandlung kaum zwei Jahre zurücklag, die Teilnahme am Mondflug erlaubt. Die Verweigerung der Fahrerlaubnis wegen Gleichgewichtsstörung ist nach § 12 der StVO nur möglich, wenn zugleich eine hochgradige Schwerhörigkeit oder Taubheit vorliegt; bei Normalhörenden verzichtet der Gesetzgeber auf den Nachweis einer intakten Gleichgewichtsfunktion.

Uns Ärzten fällt in diesem Zusammenhang die Aufgabe zu, unsere Patienten auf die Gefahr im Straßenverkehr und die Gefährdung als Verkehrsteilnehmer hinzuweisen. Wir müssen ihnen die Vorboten des Anfalls nennen, wie z.B. das vermehrte Druckgefühl im Ohr oder die Zunahme des Ohrensausens vor der Hörverschlechterung oder dem Schwindelanfall. Wir sollten sie gegebenenfalls anhalten, ruckartige Kopfdrehungen oder extreme Kopfhaltungen zu vermeiden, weil dadurch beispielsweise bei der Osteochondrose der Halswirbelsäule - wie in dem von JOHN zitierten Fall - die Schwindelsensationen ausgelöst werden können. Wir müssen - insbesondere die alten Patienten - ermahnen, die verordneten Kreislaufmedikamente regelmäßig zu nehmen und Erschöpfungen durch zu langes Fahren oder zu lange Intervalle zwischen den Mahlzeiten (Blutdruckabfall!) zu vermeiden. Und wir sollten in schweren Fällen raten, auf das Fahren - zum mindesten vorübergehend - zu verzichten oder sogar von sich aus den Führerschein zurückzugeben.

Zusammenfassung

Schwerhörige oder gar taube Fußgänger sind - vor allem im hohen Lebensalter - mehr gefährdet als hörgesunde. Vom PKW-Fahrer jedoch ist wegen einer Hörbeeinträchtigung oder Taubheit keine besondere Gefährdung zu erwarten, weder für seine Person noch für andere Verkehrsteilnehmer. Auch der an seine Schwerhörigkeit gewohnte Fahrer vorgeschrittenen Lebensalters ist durch die unzulängliche akustische Information nicht wesentlich behindert - weder in der Signalwahrnehmung (weil er sich auf die optische Erkennung eingestellt hat) noch in den Verkehrshinweisen des Rundfunks (weil sie für das Fahren zwar eine Erleichterung darstellen, durch ihr Fehlen aber keine besondere Gefährdung entsteht). Akute Hörverschlechterungen jedoch behindern den alten Menschen mehr als den jungen; sie stören die akustische Orientierung u.U. erheblich und sollten für den Betroffenen ein Grund sein, bis zur Behebung der Hörverschlechterung oder bis zur Anpassung an den Zustand und die Umstellung auf optische Information dem Straßenverkehr fernzubleiben.

Vestibuläre Dauerhandicaps werden innerhalb von Wochen oder Monaten kompensiert, aber latente Gleichgewichtsstörungen kommen insbesondere unter Alkoholeinfluß zum Tragen und dies vornehmlich bei alten Menschen. Akute Gleichgewichtsstörungen können jederzeit gefährliche Situationen heraufbeschwören; die Zahl dadurch verursachter Unfälle ist jedoch sehr gering, wahrscheinlich weil der Betroffene noch Zeit findet, der Situation entsprechend zu reagieren. Die mögliche Gefährdung aber des Fahrers und der Verkehrsteilnehmer sollte für den Arzt Anlaß sein, den Patienten eingehend zu beraten, ihn zu gesteigerter Vorsicht zu ermahnen oder ihm einen Verzicht auf das Fahren nahezulegen.

Literatur

DUPUIS, H., FEUERLEIN, K.G., FREUND, J.L., HARTUNG, E., KLEINHANß, G., WIEGEND, D.: Über den Einfluß stochastischer (mechanischer) Schwingungen auf physiologische und psychologische Funktionen sowie auf die subjektive Wahrnehmung. Wehrmed. Wschr. 18, 193-204 (1974).

FINESILVER, G.: Should the deaf be licensed to drive. Rehabilitation recorve (Washington) 3, 30-33 (1962).

GANTER, H.: Mindestanforderungen an das Hörvermögen der Fahrer. Zbl. Verkehrsmed. 5, 14-22 (1959).

JATHO, K.: Die Wirkung der Alkoholintoxikation auf den Vestibularapparat unter besonderer Berücksichtigung der Störungen der vestibulär-okulomotorischen Regelfunktionen. I. Mitteilung. Z. Laryng. Rhinol. 44, 1-14 (1965).

JATHO, K.: Die Wirkung der Alkoholintoxikation auf den Vestibularapparat unter besonderer Berücksichtigung der Störungen der vestibulär-okulomotorischen Regelfunktion. II. Mitteilung. Z. Laryng. Rhinol. 44, 104-118 (1965).

JATHO, K.: Die Bedeutung der Gleichgewichtsfunktion für die Verkehrssicherheit unter besonderer Berücksichtigung des alkoholischen Rauschzustandes. Erscheint im Jahresbericht der Deutschen Ges. f. Verkehrsmed. Bad Oeynhausen (1966).

JATHO, K.: Hals-Nasen-Ohrenheilkunde und Straßenverkehrsmedizin.

JATHO, K., HECK, K.H.: Schwellenaudiometrische Untersuchung über die Progredienz und Charakteristik der Altersschwerhörigkeit in den verschiedenen Lebensaltern (zugleich ein Betrag zur Pathogenese der Presbyacusis). Z. Laryng. Rhinol. 38, 72-88 (1959).

JOHN, W.: zit. n. W. SCHWAB u. W. EY: Das Ohr als Hör- und Gleichgewichtsorgan, seine Störungen und deren Bedeutung für den Straßenverkehr. Arch. Unfallforschung, Beiheft 3, S. 51 (1966).

KOCH, J.: Können Schwerhörige und Gehörlose Kraftfahrzeuge führen? Bahnarzt 4, 231-237 (1957).

KURZ, K., OBERST, W.: Zum Problem der Lautstärkeverminderung von Kraftfahrzeugen. Automobiltechn. Z. 60, 133-137 (1958).

LESSING, G.: Hörvermögen und Verkehrssicherheit im Straßenverkehr. Bahnarzt 7, 417-429 (1960).

SCHMIDT, P.H.: Presbyacusis. Int. Audiol. Suppl. 1, 1-36 (1967).

SCHUBERT, K.: Kann einem Schwerhörigen der Kraftfahrzeugführerschein verweigert werden? HNO (Berl.) 8, 109-11 (1960).

P. Petrides, Duisburg

Der Altersdiabetiker im Verkehr

Pathophysiologisch liegt dem Erwachsenen-Diabetes - eine bessere Bezeichnung als Altersdiabetes - in erster Linie ein sich im Alter ständig verringernder Insulingehalt der B-Zellen des Inselorgans zugrunde. Dieser relative Insulinmangel entsteht dann, wenn die B-Zellen nicht oder, nach einer Periode der Überproduktion, nicht mehr in der Lage sind, den Insulinbedarf des Organismus durch Neubildung und Sekretion zu gewährleisten. Das läßt sich mit den von YALOW und BERSON entwickelten radioimmunologischen Insulinbestimmungsmethoden gut nachweisen: beim sog. Altersdiabetes liegt das Seruminsulin keineswegs immer unter der Norm und tritt nach Glucosegaben zwar verlangsamt, aber dann deutlich erhöht im Blut auf: ein Zustand, den PFEIFFER et al. (1961) auch als "Sekretionsstarre" bezeichneten. Die klassischen Symptome der Krankheit sind beim Erwachsenen-Diabetes weniger ausgeprägt als beim jugendlichen Diabetes, was auch aus Diabetesfrüherfassungs-Aktionen hervorgeht, die auf jeden bekannten einen unbekannten Diabetiker aufdeckten. Da eine Glucosurie bei älteren Diabetikern oft erst bei höheren Blutzuckerwerten auftritt, sollten Blut- und Harnzuckeruntersuchungen ausschließlich postprandial, am besten 2 Std nach einer kohlehydratreichen Mahlzeit, stattfinden.

Auch das unterschiedliche Ansprechen auf die Therapie rechtfertigt die Unterscheidung zwischen verschiedenen Diabetestypen.

Allein der Erwachsenen-Diabetiker mit seinen noch vorhandenen pankreatischen Insulinreserven reagiert auf Sulfonylharnstoffgabe mit einer Freisetzung von Insulin, eine Tatsache, die auch nach Entwicklung zahlreicher neuer hochaktiver Substanzen in den letzten Jahren ihre Gültigkeit behalten hat.

Der Krankheitsverlauf des Altersdiabetes wird von zahlreichen Faktoren beeinflußt: so von der Güte sowohl der Behandlung als auch der Stoffwechselkontrolle, von Begleitkrankheiten und von der Dauer der Krankheit. Bestimmend für das Schicksal des Kranken sind jedoch die sog. Spätkomplikationen am Gefäßsystem, die auch im Zusammenhang mit unserer Fragestellung eine zentrale Bedeutung einnehmen.

Vorher seien jedoch therapiebedingte Nebenwirkungen besprochen, welche die Fahrtüchtigkeit des Altersdiabetikers beeinträchtigen.

1. Hypoglykämie: In den letzten Jahren sind Bedeutung und Folgen der Hypoglykämie für die Fahrtüchtigkeit des Diabetikers ausführlich diskutiert worden (Gutachten "Krankheit und Kraftverkehr", PETRIDES, 1972). Mit Insulin behandelte Diabetiker sind unabhängig von der Höhe der Insulindosis stets hypoglykämiegefährdet und deshalb nicht geeignet, Kraftfahrzeuge der Klasse 2 und Fahrzeuge zur Fahrgastbeförderung zu führen. Unterziehen sie sich jedoch regelmäßigen Stoffwechselkontrollen im Abstand von höchstens 4-6 Wochen, befolgen sie gewissenhaft die ärztlichen Ratschläge, so können sie Fahrzeuge der übrigen Klassen führen.

Auch Diabetiker, die mit stärker wirkenden Sulfonylharnstoff-Präparaten (Glibenclamid, Chlorpropamid) behandelt werden, sind einer erhöhten Hypoglykämiegefahr ausgesetzt und sollten deshalb hinsichtlich der Fahrerlaubnis denselben Beschränkungen wie insulinbehandelte Diabetiker unterliegen. Lediglich das Fahren von Kraftdroschken oder Mietwagen ist unter der Voraussetzung vertretbar, daß die oben angegebenen Bedingungen erfüllt werden. Mit schwächer wirkenden Sulfonylharnstoffen und Diät behandelte Diabetiker können jedes Fahrzeug führen, jedoch müssen auch sie sich den geforderten Bedingungen unterwerfen.

Es seien noch kurz einige Risikofaktoren erwähnt, die das Auftreten von Hypoglykämien unter Sulfonylharnstofftherapie fördern können. Eine Hypoglykämie kann durch ungenügende Nahrungszufuhr und Gewichtsabnahme entstehen. Der Patient muß daher auf die Notwendigkeit einer regelmäßigen Nahrungsaufnahme - genau so wie der insulinbehandelte - hingewiesen werden. Besondere Vorsicht ist deshalb auch bei den Diabetikern am Platze, denen wir aufgrund ihres Übergewichts eine z.T. drastische Reduktion ihrer Kalorienzufuhr empfehlen. Dadurch wird bekanntlich die Glucoseverwertung verbessert: unter einer Abmagerungskur muß also die Sulfonylharnstoffbehandlung entweder abgesetzt oder stark reduziert werden.

Wesentlich ist ferner, daß eine Reihe von Medikamenten die blutzuckersenkende Wirkung der Sulfonylharnstoffpräparate potenzieren können (DOTZAUER u. HIRSCHMANN, 1971, NAGER, 1974). Hierzu rechnen Antikoagulantien, Salicylate, Butazolidin, Beta-Rezeptoren-Blocker und Antibiotica.

Auch die Niereninsuffizienz stellt einen wichtigen Risikofaktor für das Auftreten einer Hypoglykämie unter SH-Behandlung dar: diese Substanzen sollten deshalb bei niereninsuffizienter Patienten nur mit äußerster Vorsicht und unter regelmäßiger Kontrolle des Harnstoffs und des Serumkreatinins verabfolgt werden.

Nachdrücklich sei auf die hypoglykämiefordernde Wirkung von Alkohol in Verbindung mit der Einnahme von SH hingewiesen: es kann dadurch zu protrahierten und recidivierenden Schocks kommen, die die Fahrtüchtigkeit erheblich mindern und forensische Folgen haben können.

Kurz sei noch auf Refraktionsanomalien bald nach Einleitung der Insulinbehandlung aufgrund einer Wassereinlagerung in die Linsen erwähnt: sie schwinden nach 3-6 Wochen ohne Therapie.

Von den diabetesspezifischen Komplikationen gehört die diabetische Retinopathie zu den verkehrsmedizinisch bedeutsamsten. Klassifizierungsversuche, die sich allein auf das pathologisch-anatomische Bild der Netzhaut beziehen, sagen nichts über den Funktionszustand der Retina aus, der allein für die Fahrtauglichkeit entscheidend ist. Dabei kommt es in erster Linie auf die Sehschärfe an. Diese kann durch ausgedehnte Netzhautveränderungen beeinträchtigt werden, denen Störungen des Licht- und Farbsinnes folgen können. Aufgrund initialer Netzhautveränderungen wie eines oder mehrerer Mikroaneurysmen, die als eindeutiges Zeichen einer Retinopathie gelten, kann man einem Diabetiker keinesfalls die Fahrtauglichkeit absprechen. Verhängnisvoll für die Sehkraft sind Bindegewebsneubildungen in der Netzhaut mit Narbenbildungen.

Nephropathia diabetica: Die in enger pathophysiologischer Beziehung zur Retinopathie stehende, für den Diabetes typische Glomerulosklerose (KIMMELSTIEL-WILSON) ist klinisch meist mit arterio- und arteriolosklerotischen sowie pyelonephritischen Schädigungen der Niere verbunden. Die Fahrtauglichkeit eines Diabetikers, der an dieser Komplikation leidet, sollte sowohl nach der stets damit verbundenen Minderung der Sehkraft, als auch aufgrund der Nephropathie nach dem Grad der Nierenfunktionseinschränkung beurteilt werden. Als Kriterium für die Fahrtüchtigkeit hat man in dem bereits erwähnten Gutachten "Krankheit und Kraftverkehr" den mittleren Serumkreatininwert festgelegt. Bei einem Wert über 15 mg% und mehr ist der Nierenkranke zum Führen von Kraftfahrzeugen aller Klassen ungeeignet. Bei einem mittleren Serumkreatininwert von mehr als 7 mg% ist der Kranke zum Führen von Kraftfahrzeugen der Klasse 2 und zum Führen von Fahrzeugen zur Fahrgastbeförderung gemäß § 15e STVZO ungeeignet.

Cardiale und cerebrale Angiopathie, Hypertonie: Der Coronarinfarkt tritt beim Diabetiker bekanntlich häufiger auf als beim Stoffwechselgesunden. Solche Kranke sind in der Regel zum Führen von Kraftfahrzeugen der Klasse 2 und zum Führen von Fahrzeugen zur Fahrgastbeförderung nicht mehr geeignet, bei komplikationslosem Verlauf ohne Herzinsuffizienz und Rhythmusstörungen und bei guter Kooperationsbereitschaft können sie nach 6 Monaten frühestens Kraftfahrzeuge der übrigen Klassen wieder führen.

Die beim älteren Diabetiker so häufigen Hypertonien fördern die Entwicklung einer cerebralen Sklerose mit Neigung zu intermittierenden Ischämien und apoplektischen Insulten. Bei solchen Kranken kann nach Abklingen des akuten Stadiums und nach erfolgreicher Therapie u.U. eine bedingte Eignung zum Führen von Kraftfahrzeugen der Klassen 1,3,4 und 5 wiedererlangt werden. Allerdings kommt es im Rahmen der diabetischen Encephalopathie nicht selten zu progressiven Hirnleistungsstörungen mit relevanten psychophysischen Leistungsschwächen, die eine Fahrtauglichkeit ausschließen. Bei der Beurteilung von Hypertonikern geht der Beirat für Verkehrsmedizin, der das oben erwähnte Gutachten ausgearbeitet hat, maßgeblich von der Höhe des diastolischen Blutdrucks aus: bei einem Wert von über 140 mm Hg besteht eine absolute Kraftfahruntauglichkeit für alle Klassen. Erheblich kann die Fahrtauglichkeit älterer Diabetiker auch durch die sedierende Wirkung mancher Antihypertonica sowie durch deren Förderung orthostatischer Regulationsstörungen beeinträchtigt werden.

Labile Stoffwechsellage: Labile Diabetiker, die starke Schwankungen zwischen hyper- und hypoglykämischen Blutzuckerwerten aufweisen und trotz exakter Diätführung, Insulinbehandlung und guter Kooperation nicht gut einstellbar sind und bei denen Schocks relativ häufig auch ohne Warnzeichen auftreten, sollten keine Fahrerlaubnis erhalten.

Schließlich liegt keine Fahrtauglichkeit bei Kranken mit einer peripheren diabetischen Neuropathie mit motorischen Lähmungen der distalen Muskulatur, besonders an den unteren Extremitäten, vor. Dasselbe gilt für die diabetische Osteoarthropathie (den sog. neuropathischen Fuß), die mit einer z.T. starken Verunstaltung der Füße einhergehen kann.

Literatur

DOTZAUER, G., HIRSCHMANN, J.: Verkehrstüchtigkeit und Langzeittheraphie. Stuttgart-New York: F.K. Schattauer Verlag 1971.

KRANKHEIT UND KRAFTVERKEHR. Gutachten des Gemeinsamen Beirats für Verkehrsmedizin beim Bundesminister für Verkehr und beim Bundesminister für Jugend, Familie und Gesundheit. Bearb. von H. LEWRENZ. S. 55-59. Coburg: Druck- und Verlagsanstalt NEUE PRESSE GmbH 1973.

NAGER, F.: Wechselwirkungen zwischen Diabetes- und Herzkreislauftherapie. Vortrag Tagg. Schweizer Diab.-Ges. Bern, Januar 1974.

PETRIDES, P.: Diabetes und Führerschein. Wien. med. Wschr. 122, suppl. 4, 4-7 (1972).

PETRIDES, P.: Einschränkungen der Fahrtüchtigkeit des Diabetikers durch krankheitsbedingte Komplikationen und therapiebedingte Nebenwirkungen. In: Verh. dtsch. Ges. Verk.-med. 1974, im Druck.

PETRIDES, P.: Sozialmedizinische Probleme: Diabetes und Führerschein. In: Handb. inn. Med. 5. Aufl., Bd. VII/2, K. OBERDISSE, Herausg. Berlin-Heidelberg-New York: Springer 1975, im Druck.

PETRIDES, P., WEISS, L., LÖFFLER, G., WIELAND, O.: Diabetes mellitus. 2. Aufl. München-Berlin-Wien: Urban & Schwarzenberg 1972.

PFEIFFER, E.F., DITSCHUNEIT, H., ZIEGLER, R.: Über die Bestimmung von Insulin im Blute am epididymalen Fettanhang der Ratte mit Hilfe markierter Glukose. IV. Die Dynamik der Insulinsekretion der Stoffwechselgesunden und des Altersdiabetikers nach wiederholter Belastung mit Glukose, Sulfonylharnstoffen und menschlichem Wachstumshormon, ein Beitrag zur Pathogenese des menschlichen Altersdiabetes. Klin. Wschr. 39, 415 (1961).

K. Luff, H. Heiser, J. Kunze und F. U. Lutz, Frankfurt/Main

Die alkoholbedingte Leistungsminderung in Abhängigkeit vom Lebensalter*

Es gibt vermutlich nur wenig wissenschaftliche Bereiche, die so eingehend experimentell erforscht worden sind, wie die Frage nach dem Einfluß von Alkohol auf die körperliche und geistige Leistungsfähigkeit des Menschen. Überprüft man aber die einschlägige Literatur, dann zeigt sich, daß z.B. das Problem der Altersabhängigkeit des menschlichen Leistungsverhaltens nach Alkoholkonsum noch nicht systematisch untersucht wurde, obwohl gerade diese Frage für die Sicherheit des motorisierten Straßenverkehrs von nicht geringer praktischer Bedeutung ist. Während es nach statistischen Festellungen von BIECHTELER, ENHUBER u. MEIDL (1), MALLACH u. STEIN (4), KRÜGER (3), STUMPFE u. EGGERT (7) u.a. außer Zweifel zu stehen scheint, daß die jüngeren Altersklassen in stark überwiegendem Maße an den Alkoholdelikten im Straßenverkehr beteiligt sind (die Gründe dafür dürften recht vielschichtig und nicht zuletzt auch soziologischer Natur sein!), weichen die Auffassungen über den unterschiedlichen Einfluß des Alkohols auf die einzelnen Altersgruppen z. T. voneinander ab. So sind PENTTILÄ, TENHU u. KATAJA (6) der Ansicht, daß die Alkoholverträglichkeit mit dem Alter ansteigt, während OSTERHAUS (5) die Meinung vertreten hat, daß die Verträglichkeit alkoholhaltiger Getränke im höheren Lebensalter deutlich abnimmt. Es wäre sicher falsch, diese Auffassung als kontrovers und miteinander unvereinbar anzusehen, denn beide Aussagen sind je nach dem Standpunkt des Betrachters begründet, wenn man die Frage der Gewöhnung an Alkohol einerseits und andererseits die Frage nach der allgemeinen Widerstandsfähigkeit im höheren Alter ein-

*Eine ausführliche Darstellung erfolgt im Rahmen einer Dissertation von J. KUNZE.

bezieht. Auch Zusammenhänge zwischen der Höhe der Blutalkoholkonzentration und dem Lebensalter, wie sie z.B. von KRAULAND, MALLACH, GOSSOW u. FREUDENBERG (2) festgestellt wurden, haben wohl nur einen bedingten Aussagewert, da hier die Abhängigkeit von Größe, Gewicht, Konstitution und Körperwassergehalt praedominant sein dürfte. Dagegen schien es uns eine interessante Aufgabe zu sein, das Leistungsverhalten von jungen und alten Menschen nach Alkoholkonsum zu untersuchen, zumal sich hier die spezielle Problematik einmal aus der besonders großen Unfallhäufigkeit der jüngeren Altersklassen und zum anderen aus der schon physiologischen Leistungsminderung der älteren Kraftfahrer mit zunehmender Einschränkung ihrer Fahrtauglichkeit ergibt. Da die individuelle Unfallaffinität aber nicht nur von der physikalisch meßbaren und damit objektivierbaren Leistungsfähigkeit, sondern zu einem wesentlichen Teil auch von der selbstkritischen Einschätzung des eigenen Leistungsvermögens als Basis der Verhaltenssteuerung abhängt, war es indiziert, sowohl psychotechnische Leistungstests durchzuführen als auch das subjektive Leistungsgefühl zu prüfen.

Für die Untersuchungen [1)] standen uns zwei Versuchskollektive von je 16 Probanden zur Verfügung, die zwischen 20 und 30 bzw. zwischen 55 und 65 Jahre alt waren. Die Versuche wurden zwischen etwa 17.00 Uhr und 22.00 Uhr nach einem gestaffelten Zeitplan für jeweils eine Gruppe von vier oder fünf Probanden durchgeführt und zwar mit folgendem Ablauf:

Nach einem zusätzlichen Übungsdurchgang - alle Versuchspersonen wurden schon vorher an den Testgeräten so lange eingeübt, bis ein Übungszuwachs nicht mehr erkennbar war - wurden zunächst die Nüchternleistungen an den Testgeräten registriert und anschließend nach einem kleinen Imbiß (drei halbe belegte Brötchen und ein Fruchtsaftgetränk) innerhalb einer Stunde 1,2 g Alkohol pro kg Körpergewicht zur Hälfte in Form von Bier, zur Hälfte als Kornbrand (38 Vol %) getrunken. Vom Trinkbeginn an wurde alle 10 Minuten die Selbsteinschätzung des Alkoholisierungsgrades und der Fahrtauglichkeit in ein Diagramm eingetragen. Zur Objektivierung des Alkoholeinflusses wurden 10, 60, 110 und 160 min nach Trinkende Blutproben zur Alkoholbestimmung entnommen. Jeweils 5 min nach den Blutentnahmen wurden die Leistungstests durchgeführt und dreimal, nämlich vor Trinkbeginn, in der Anflutungsphase und in der Eliminationsphase, hatten die Probanden den Auftrag, ein bestimmtes Tier zu zeichnen. Zur Leistungsprüfung wurden der Beck-Tensor und das Wiener-Determinationsgerät mit den Programmen R 1/475 und D 50/8 benutzt.

Folgende Feststellungen konnten getroffen werden:

1. Beck-Tensor: 40 Zahlen müssen in vorbestimmter Reihenfolge aufgesucht werden. Jeder Zahl ist ein Verkehrszeichen zugeordnet, das sofort in die entsprechende Taste des Apparates getippt wird. Der Test prüft die Schnelligkeit des Beobachtens und Er-

---

1) Wir danken dem Bund gegen Alkohol im Straßenverkehr, Landessektion Nordrhein-Westfalen für die Finanzierung des Forschungsvorhabens sehr herzlich.

fassens, aber auch Konzentration und Aufmerksamkeitsspannung. Die Abb. 1 zeigt die absoluten Zahlen der vier Testdurchgänge beider Gruppen mit Mittelwerten und Standardabweichungen. Die Kurven lassen erkennen, daß vor Trinkbeginn die junge Gruppe durchschnittlich 3 min und 40 sec für den Testdurchgang benötigte, die ältere Gruppe 3 min und 55 sec, also rund 7% mehr. 15 min nach Trinkende - bei einer Blutalkoholkonzentration um etwa 1‰ lag die benötigte Durchschnittszeit der Gruppe J bei 5 min und 5 sec, was einer Verzögerung von 37% entspricht, während bei Gruppe A eine durchschnittliche Zeit von 5 min und 40 sec registriert wurde, also 47% mehr als vor Trinkbeginn. Zwei Stunden und 40 min nach Trinkende betrug die Leistungsminderung der Gruppe J gegenüber dem Nüchternwert noch immer 11%, die der Gruppe A 18%.

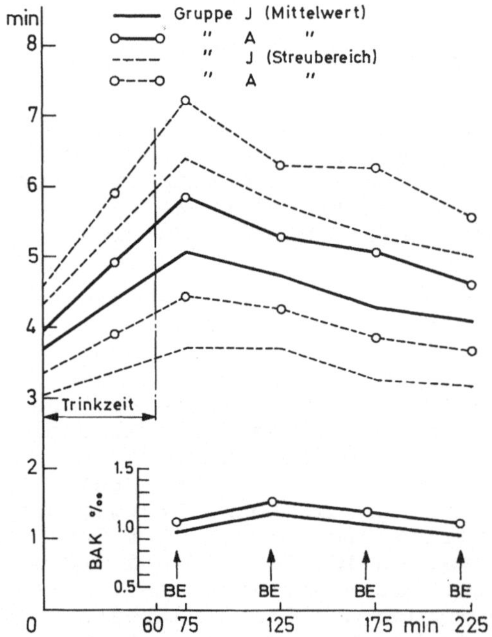

Abb. 1. Beeinträchtigung der Aufmerksamkeit - und Beobachtungsfähigkeit unter Alkoholeinfluß (absolute Werte), ermittelt am Beck-Tensor. Eine statistisch signifikante Differenz zwischen beiden Gruppen läßt sich nicht nachweisen. Die Kurven im unteren Teil des Diagramms zeigen die mittleren BAK der Gruppen A und J

<u>2. Wiener-Determinationsgerät:</u> Bei diesem Gerät müssen fünf verschiedene Farb- und zwei Tonsignale durch entsprechenden Tastendruck beantwortet werden. Außerdem sind bei gesonderten Lichtsignalen zwei Fußpedale zu bedienen.

Bei Programm R 1/475 ist die Zeit vorgegeben. Die Anzahl der beantworteten Signale wird ebenso wie die Zahl der Fehlreaktionen automatisch registriert. Geprüft werden die Reaktionsgeschwindigkeit sowie die Sicherheit und Genauigkeit von Mehrfachreaktionen.

Die Abb. 2 zeigt das Ergebnis des Versuches:

Bei einer im Mittel um 11 Treffer und damit um mehr als 25% besseren Leistung der Gruppe J im Nüchterntest, ist die Leistungsminderung unter Alkohol für beide Gruppen fast linear. Sie beträgt 15 min nach Trinkende 16-17% für beide Kollektivs und 175 min nach Trinkende noch 5% für die jungen und 7% für die älteren Probanden.

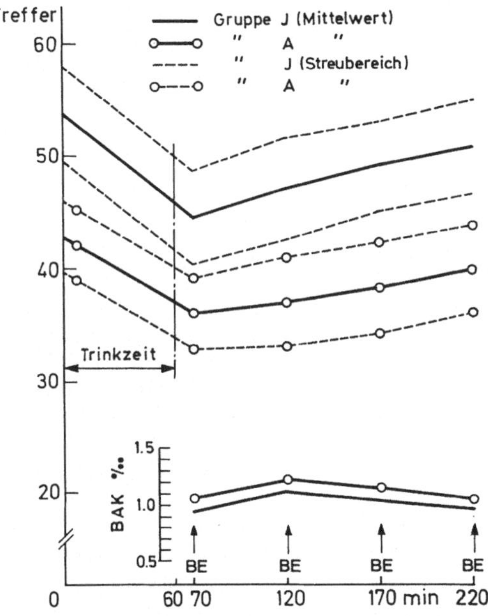

Abb. 2. Veränderung der Reaktionsfähigkeit unter Alkoholeinfluß, ermittelt am Wiener-Determinationsgerät; Programm R 1/475 (absolute Werte). Die Werte der Gruppen unterscheiden sich hoch signifikant (P kleiner als 1%) voneinander. Im unteren Teil des Diagramms die Kurven der mittleren Blutalkoholkonzentration

3. Programm D 50/8 des Wiener-Determinationsgerätes: Bei diesem Programm ist die Geschwindigkeit der Signalfolge mit 1,2 sec pro Signal vorgegeben. Dabei wird vom Probanden eine gleichbleibende sichere und stetige Aufmerksamkeit und Reaktionsbereitschaft auf Mehrfachreaktionen gefordert. Nüchtern erzielte die Gruppe J 5-6% mehr Treffer als die Gruppe A. 10 min nach Trinkende war die Leistung der Gruppe J um 5%, die der Gruppe A um 15% abgesunken. Zwei Std 40 min nach Trinkende lag die Minderung bei 2 bzw. 6% (Abb. 3). Dieser Test läßt bei den älteren Probanden einen wesentlich stärkeren Leistungsabfall unter Alkohol erkennen, außerdem, wie die Abb. 4 anschaulich zeigt, eine sehr starke Streuung der Einzelwerte.

4. Selbstbeurteilung: Die Eintragung des subjektiven Alkoholisierungsgrades in einer "Trunkenheitsskala" von 0 bis 24 während des

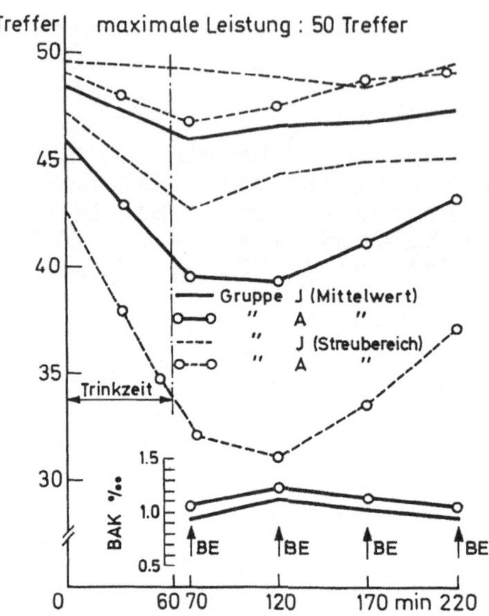

Abb. 3. Veränderungen der Reaktionsbereitschaft unter Alkoholeinfluß. Alle Werte der beiden Gruppen unterscheiden sich sehr signifikant voneinander (P zwischen 1 und 2%). Im unteren Teil des Diagramms die Kurven der mittleren BAK. (Wiener Determinationsgerät: Programm D 50/8 - absolute Werte)

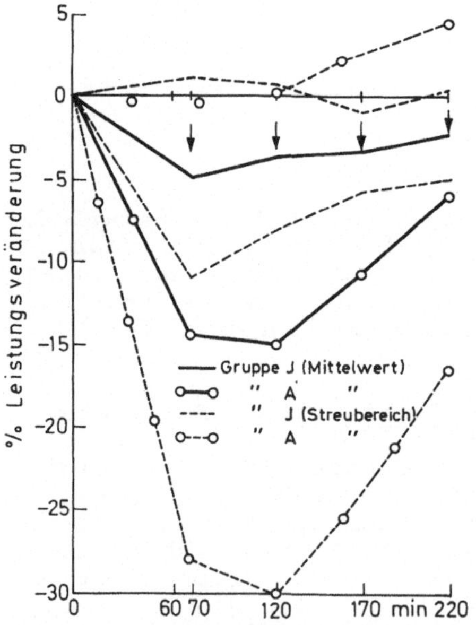

Abb. 4. Darstellung der prozentualen Veränderungen der Reaktionsbereitschaft unter Alkoholeinfluß, gemessen am Wiener Determinationsgerät. Programm D 50/8. 10 min, 60 min und 110 min nach Trinkende unterscheiden sich die Werte beider Gruppen signifikant bis sehr signifikant untereinander (P zwischen 2% und 5%). 160 min nach Trinkende sind statistisch signifikante Unterschiede nicht mehr nachweisbar

ganzen Versuchsablaufs (Abb. 5), zeigt das von uns nicht erwartete Ergebnis, daß bei einem für beide Gruppen übereinstimmenden Gefühl der stärkeren Beeinträchtigung etwa 60 min nach Trinkende die älteren Versuchspersonen sich durchschnittlich um 30% weniger alkoholisiert einstuften als die jüngeren. Ebenso überraschend war die subjektive Einschätzung der Fahruntauglichkeit, die bei der jungen Gruppe deutlich stärker als bei der älteren ausgeprägt war. So kamen 15 von 16 Probanden der Gruppe J, aber nur 9 von 16 der Gruppe A zu der Auffassung, zu einem bestimmten Zeitpunkt fahruntauglich zu sein.

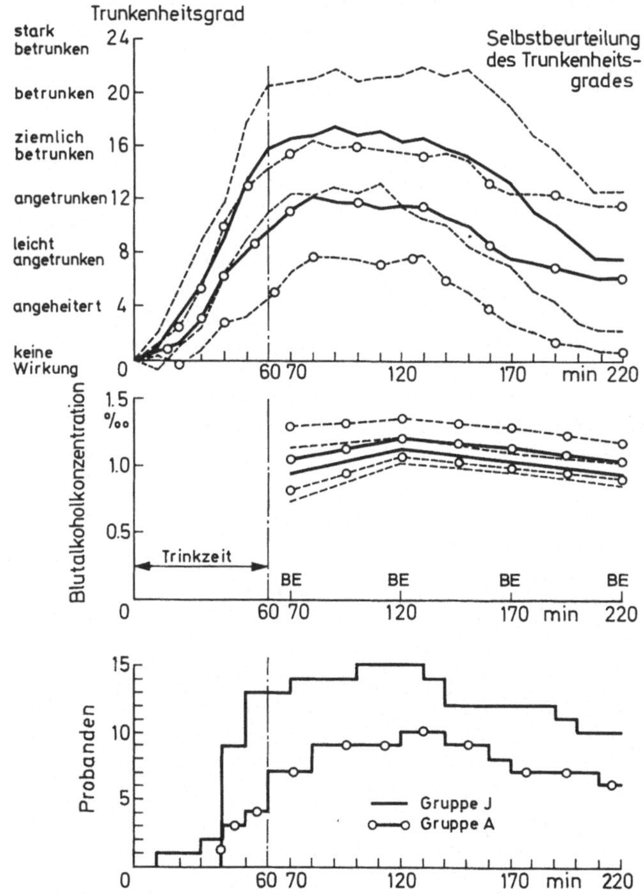

Abb. 5. Im oberen Teil der Abbildung werden die Kurven der Selbstbeurteilung des Alkoholisierungsgrades dargestellt, im unteren Teil die Selbsteinschätzung der Fahrtauglichkeit. Der mittlere Teil zeigt die entsprechenden Blutalkoholkonzentrationen

Die Tierzeichnungen (Abb. 6) ließen die Tendenz erkennen, unter Alkohol großzügiger und weitschweifiger zu zeichnen: Flächenmessungen ergaben insoweit signifikante Unterschiede, jedoch ohne feststellbare Altersdifferenz.

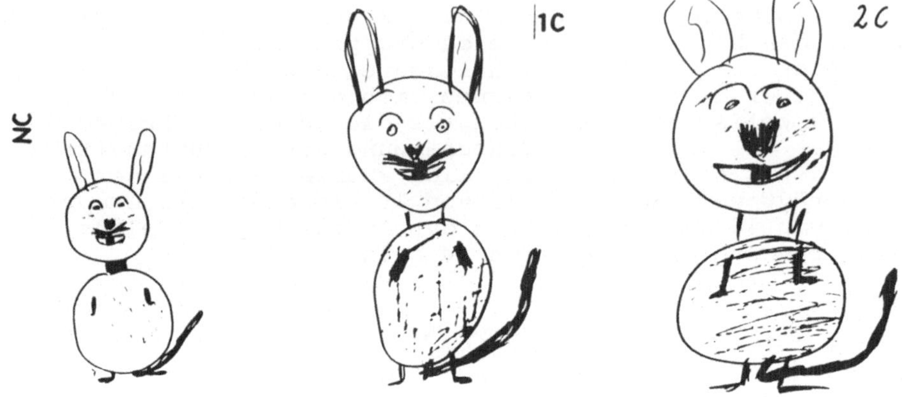

Abb. 6. Die Tierzeichnungen vor und unter Alkoholeinfluß (NC = vor Trinkbeginn, 1 C = 25 min nach Trinkende, 2 C = 125 min nach Trinkende)

Die statistische Auswertung der anderen Versuche hat dagegen ergeben, daß mit Ausnahme des Beck-Tensors, der nur gewisse Tendenzen andeutete, die Gruppe der jüngeren Versuchspersonen signifikant bis hochsignifikant bessere Ergebnisse erzielte. Hingegen schätzte die Gruppe der älteren Versuchspersonen ihren Alkoholisierungsgrad signifikant niedriger ein. Die Signifikanzen wurden nach dem unverbundenen T-Test errechnet; eine Varianzanalyse ist bei der Gegenüberstellung von nur zwei Versuchsgruppen nicht möglich. Demgemäß können aus den Versuchen folgende Schlußfolgerungen gezogen werden:

a) Die psychophysischen Leistungen der 20- bis 30-jährigen Versuchspersonen liegt je nach Leistungsbereich um 5 bis 25% über denen der 55- bis 65-jährigen Probanden.

b) Unter Einwirkung von Alkohol (bei Blutalkoholwerten von 1,0 bis 1,2‰) verschlechtert sich das Leistungsverhalten des älteren Menschen bei niedrigerem Ausgangsniveau gegenüber den jüngeren Personen z.T. in gleichem, z.T. in stärkerem Maße.

c) Generell zeichnet sich die Tendenz einer verzögerten Normalisierung des Leistungsvermögens der älteren gegenüber den jüngeren Probanden in der Eliminationsphase ab.

d) Im Gegensatz zu den objektiv erfaßten starken Leistungseinbußen schätzen ältere Versuchspersonen den Grad ihrer Alkoholisierung weit niedriger ein als jüngere Versuchspersonen.

Literatur

1. BIECHTELER, W., ENHUBER, E., MEIDL, F.: Zur Frage der typisch alkoholbeeinflußten Fahrweise. Blutalkohol 4, 26 (1967).
2. KRAULAND, W., MALLACH, J.J., GOSSOW, H., FREUDENBERG, K.: Über die Abhängigkeit der Blutalkoholkonzentration von Trinkmenge, Alter, Gewicht und Nahrungskarenz. Blutalkohol 2, 293 (1964).

3. KRÜGER, R.: Alkoholtäter im Straßenverkehr. Blutalkohol 5, 141 (1968).
4. MALLACH, H.J., STEIN, G.: Über die Häufigkeit alkoholbedingter Kurvenunfälle. Blutalkohol 4, 189 (1967).
5. OSTERHAUS, E.: Die wesentlichen festgestellten und beobachteten pharmakokinetischen und pharmakodynamischen Tharameter aus sieben Trinkversuchen mit 102 Versuchspersonen. Blutalkohol 10, 226 (1973).
6. PENTTILÄ, A., TENHU, M., KATAJA, M.: Hoher Blutalkohol (über 3‰ bei Verkehrsdeliquenten). Blutalkohol 9, 49 (1972).
7. STUMPFE, K.D., EGGERT, D.: Das Verhalten alkoholisierter Kraftfahrer im Straßenverkehr. Blutalkohol 7, 289 (1970).

A. Karimi-Nejad und W. Tritz, Köln

Das Kopftrauma des alten Menschen

Die Folgen eines Kopftraumas können erfahrungsbedingt von einem Allgemein- oder Sozialmediziner, einem gutachtlich tätigen Arzt, einem Unfallchirurgen und insbesondere von einem Neurochirurgen nicht unter Präsenz gleicher Problematik dargestellt werden. Je nach Schwere des Traumas erfordern in der Regel entweder die akuten Folgen einer schweren Hirnverletzung oder - gerade beim alten Menschen - die operationspflichtigen Spätfolgen eines primären Bagatelltraumas die neurochirurgische Behandlung. Verborgen bleiben uns alle die als "postcommotionelle Syndrome" bekannten nachhaltigen Erscheinungen (WALTER, 1960), die sich nicht selten als ein plötzlicher Knick im biologisch fortschreitenden Altern eines alten Menschen auswirken, sowie die schweren Defektsyndrome.

Häufigkeit der Kopftraumen

Selbst unter der genannten Auslese des Krankengutes ist die Zahl der Kopftraumen im hohen Alter, die einer stationären, neurochirurgischen Behandlung bedürfen, nicht gering. Von 1951 bis 1974 wurden z.B. in der Neurochirurgischen Klinik Köln 210 über 65 Jahre alte Kopfverletzte behandelt. Diese Zahl entspricht einem etwa 6%igen Anteil aller 3711 stationär behandelten Hirntraumen.

Mit der bis auf 240 steigenden jährlichen Gesamtzahl der schweren Schädelhirnverletzungen in unserer Klinik ist auch die Anzahl der über 65 Jahre alten Verletzten bis auf über 20 pro Jahr gestiegen, jedoch der prozentuale Anteil bis auf etwa 7-8% in den letzten 10 Jahren etwa gleich geblieben. Dieser prozentuale Anteil entspricht auch etwa dem der anderen Patientengruppen, z.B. der ambulant durchgeführten neurologischen Begutachtungen wegen Kopftraumafolgen: Hierbei betrug der Anteil der über 60-jährigen 8% (HUHN 1972).

Die Gesamtzahl der Schädel-Hirnverletzten aller Altersstufen in der Bundesrepublik, die einer Krankenhausbehandlung bedürfen, wird auf ca. 100.000-200.000 jährlich geschätzt. Davon sind ca. 15.000-30.000 schwere Schädel-Hirnverletzungen (TÖNNIS, FROWEIN et al. 1968). Bei einem prozentualen Anteil von ca. 7% wird man - bei aller bekannten Kritik gegenüber jeder statistisch ermittelten Zahl - die Zahl der Kopftraumen bei 65 und mehr Jahre alten Menschen auf ca. 7.000-14.000 und die Zahl der schweren Hirntraumen auf ca. 1.050-2.100 schätzen müssen.

Ursache des Kopftraumas beim alten Menschen

In Abb. 1 sind die Ursachen der Kopftraumen und ihrer Häufigkeit aufgeführt. Wie in allen Altersstufen steht auch beim alten Menschen als Ursache, der Verkehrsunfall an der ersten Stelle; ge-

URSACHE	ZAHL DER FÄLLE	HÄUFIGKEIT %
VERKEHRS-UNFALL	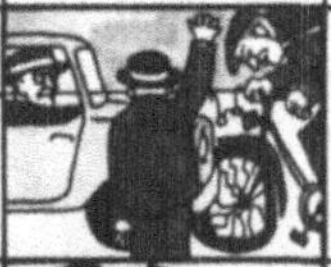 120	57 %
STURZ	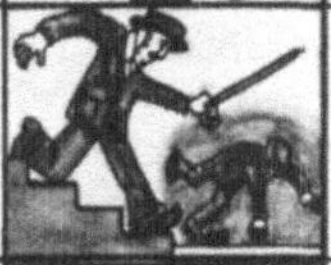 67	32%
UNGE-KLÄRT	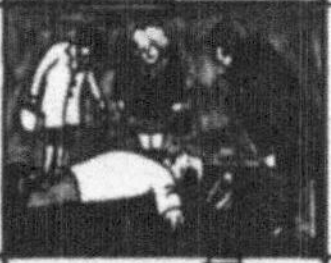 10	5%
STOSS GEGEN KOPF	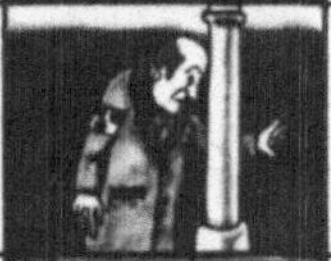 7	3%
SCHUSS-VERLETZ. SUICID	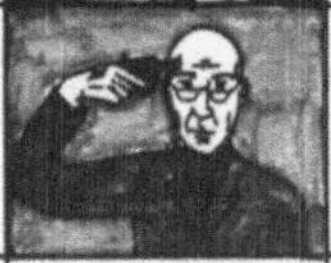 6	3%
GESAMT	210	100%
SCHWINDEL-ANFALL	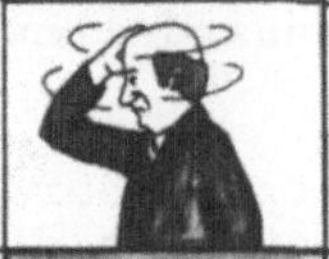 26	12%
ALKOHOL-Mitwirkung	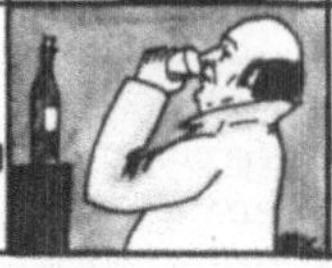 23	11%

Abb. 1. Ursache des Kopftraumas bei 120 Verletzten >65 Jahre

folgt vom bekannten und zu Recht beim alten Menschen gefürchteten Sturz, sei es auf der Straße, zu Hause oder bei einem Kneipenbesuch. Als Verkehrsteilnehmer waren die alten Menschen vorwiegend als Fußgänger, Radfahrer oder Beifahrer beteiligt. Wie erwartet, war das Kopftrauma in etwa 12% der Fälle eindeutige Folge eines primär Kreislauf- oder zentral bedingten Schwindelanfalles gewesen. Diese Zahl wird wahrscheinlich noch erheblich höher liegen, wenn man berücksichtigt, daß es sich bei den ungeklärten Fällen nicht selten um den ersten Anfall gehandelt hat. Bemerkenswert ist noch die Tatsache, daß der Alkohol selbst beim alten und alkoholgewohnten Menschen immer noch in 11% der Fälle den Unfall mitverschuldet hat.

Folgen des Kopftraumas beim alten Menschen

Ein Vergleich bei insgesamt 3.711 Hirnverletzten der Neurochirurgischen Klinik in Köln ergibt, daß es bei alten Menschen durch ein Kopftrauma häufiger zu einer intrakraniellen Blutung kommt. Bei 3.501 Verletzten unter 65 Jahre kam es in 1.008 Fällen (29%) zur Entwicklung eines intrakraniellen Hämatoms. Bei 2.493 Patienten bestand als Folge des Kopftraumas eine gedeckte oder eine offene Hirnverletzung. Bei 210 alten Verletzten kam es dagegen in 95 Fällen (45%) zur Entwicklung eines intrakraniellen Hämatoms. 115 Verletzte hatten durch das Trauma eine gedeckte, bzw. eine offene Hirnverletzung erlitten.

Die Folgen eines Kopftraumas sind vom Schweregrad des erlittenen Traumas abhängig. Den Schweregrad eines Kopftraumas kann man zwar experimentell bestimmen, jedoch ist man in der Klinik auf eine Schätzung angewiesen, die vom Syndrom und Verlauf ausgeht. Wir haben entsprechend den Angaben von FROWEIN und KEILA (1972) 4 Schweregrade unterschieden und zwar: bagatell, leicht, mittel und schwer. Abb. 2 zeigt die Zahl und die Häufigkeit der Folgen eins Kopftraumes in Abhängigkeit vom Schweregrad des Traumas. In Abhängigkeit von der Schwere eines Traumas steigt auch die Zahl der intrakraniellen Hämatome, jedoch bei schweren Traumen sinkt die Zahl der Hämatome offenbar infolge des vorzeitigen Todes wieder ab. Die meisten Hämatome im hohen Alter sind eher bei leichten und mittelschweren Traumen zu erwarten. Weiterhin ist zu erkennen, daß die epiduralen sowie die intracerebralen und die kombinierten Hämatome erst bei relativ schweren Traumen zu erwarten sind. Aber selbst bei einem bagatellen oder leichten Trauma im hohen Alter kann es durchaus zur Hämatomentwicklung und zwar ausschließlich zu subduralen Hämatomen kommen. Im allgemeinen sowie auch im hohen Alter stehen zahlenmäßig die gedeckten Schädel-Hirnverletzungen im Vordergrund.

Gedeckte und offene Schädel-Hirnverletzungen

Nach einer gedeckten Hirnverletzung wird allgemein wegen der eminenten klinischen Bedeutung das Hirnödem, welches definitionsgemäß eine abnorme Ansammlung von Flüssigkeit im Hirngewebe bedeutet, befürchtet. Durch die Volumenzunahme des Gehirnes kommt es zwangsläufig zu einer Steigerung des intrakraniellen Druckes und schließlich zur Verlangsamung der Hirndurchblutung. Diese

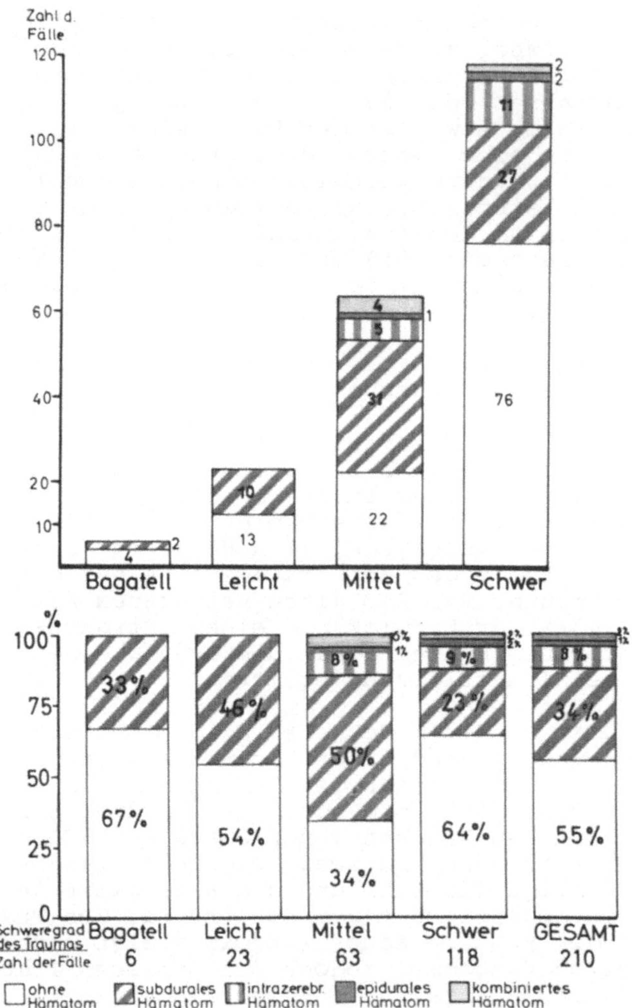

Abb. 2. Folgen eines Kopftraumas und ihre Häufigkeit abhängig vom Schweregrad des Traumas

Störungen der Hirncirculationszeit kann man unter anderem bei der Serienangiographie erkennen. Es ist bekannt, daß das Hirn im Alter infolge des Wasserverlustes durch kolloidale Veränderungen zusammenschrumpft, also atrophisch wird. Nach Untersuchungen von BÜRGER (1954) ist mit einer Hirngewichtsabnahme im Laufe des Lebens von ca. 250-300 gr. zu rechnen. Als besonderes Maß dieser Hirnatrophie gilt die im Alter zunehmende Differenz zwischen Schädelkapazität und Hirnvolumen.

Deshalb ist anzunehmen, daß im hohen Alter das gefürchtete diffuse Hirnödem mit Hirncirculationsverlangsamung seltener anzutreffen ist. In Tabelle 1 sind die Circulationszeiten der Serienangiographien bei 129 alten Verletzten zusammengestellt. Es zeigte sich, daß sowohl bei intrakraniellen Blutungen als auch

Tabelle 1. Befunde der cerebralen Angiographie bei 129 Verletzten ≥65 Jahre nach einem schweren Kopftrauma

Hirncirkulation	43 Verletzte ohne Hämatom		86 Verletzte mit Hämatom		129 Gesamt	
	Zahl der Fälle	Häufigkeit	Zahl der Fälle	Häufig keit %	Zahl der Fälle	Häufigkeit %
Normal	28	65%	69	80%	97	75%
Verlangsamt	12	28%	14	16%	26	20%
Stop	3	7%	3	3%	6	5%

bei gedeckten und offenen Hirnschädigungen relativ selten eine verzögerte Hirncirculationszeit gefunden wurde. Insgesamt war die Hirncirculationszeit in etwa 75% der Fälle normal. Wenn auch selten, so kommen aber auch im Alter stark verlangsamte Hirncirculationen infolge einer erheblichen intrakraniellen Drucksteigerung vor, wie z.B. bei einem 74-jährigen Patienten direkt nach einem schweren Kopftrauma. Entsprechend der erheblichen Circulationsverlangsamung im Angiogramm, wobei nach 8 sec nur die arteriell-capilläre Phase erreicht wurde, bestand von Anfang an bei dem tief bewußtlosen und reaktionslosen Patienten ein starker und zwar bis zu 900 mm Wasser erhöhter intrakranieller Druck. Durch intensive Entwässerung und Beatmung gelang es nicht, den intrakraniellen Druck wesentlich zu senken. Entsprechend der irreversiblen Hirnschädigung kam der Verletzte bei anhaltender therapieresistenter, vegetativer Entgleisung ca. 41 Std nach dem Kopftrauma ad exitum.

Daß aber, wie voraufgehend erwähnt, häufiger bei alten Verletzten durch die fehlende und über die Schädelkapazität hinausgehende Hirnschwellung trotz der Schwere einer Hirnschädigung keine intrakranielle Drucksteigerung bzw. keine Hirncirculationsverlangsamung nachweisbar ist, zeigt der klinische Verlauf bei einer 71-jährigen Patientin, die als Fußgängerin von einem PKW erfaßt wurde. Trotz tiefer Bewußlosigkeit und Reaktionslosigkeit mit anhaltender vegetativer Entgleisung als Ausdruck der schwersten Hirnfunktionsstörung zeigte das Angiogramm eine normale Circulationszeit mit einer Durchlaufzeit des Kontrastmittels von etwa 6 sec.

Offene Hirnverletzungen

Im Vergleich zu den gedeckten Schädel-Hirnverletzungen sind die offenen Hirnverletzungen sowohl bei jüngeren als auch beim alten Menschen seltener. Bei 2.493 unter 65 Jahre alten Kopfverletzten betrug der Anteil der offenen Hirnverletzungen mit 423 Patienten 17%. Bei 115 alten Verletzten fanden sich 28 (24%) offene Hirnverletzungen; sie waren abgesehen von Pfählungs- und Schußverletzungen in der Regel Folge schwerer Verkehrsunfälle. Die offenen Hirnverletzungen sind auch im Alter vorwiegend frontal und frontobasal lokalisiert. Da diese Verletzungen jedoch in der Regel bei schweren Unfällen mit ausgedehnten Schädelfrakturen vorkommen, werden sie selten überlebt, sodaß es selten zu einer operativen Versorgung kommt. Zur Therapie der offenen Hirnverletzungen sei bemerkt, daß unter Berücksichtigung der neuen Möglichkeiten der Intensiv- und Antibioticatherapie die alte und aus den Erfahrungen mit Kriegsverletzungen stammende Forderung, nämlich: "Eine offene Hirnverletzung muß wegen der Infektionsgefahr sofort operativ in eine geschlossene Verletzung umgewandelt werden", heute nicht mehr unbedingt gilt. Man wird heute die aufgeschobene Dringlichkeit bzw. die Intervallbehandlung empfehlen müssen. Im akuten Stadium einer Hirnverletzung sind die Schwere der Kreislauf- und Atemstörungen verlaufsbestimmend. Die Beobachtung bei 451 offenen Hirnverletzungen unserer Klinik zeigen, daß Operationen bei Verletzten im Stadium der Bewußtlosigkeit eine durchschnittliche Letalität von 80% haben. Operationen im Stadium einer Bewußtseinstrübung hatten hingegen eine durchschnittliche Letalität von 17% und im Stadium ohne Bewußtseinstrübung weniger als 1%. Die Lokalisation der Verletzungen, ob Konvexität oder frontobasal, war dabei nicht von Bedeutung. Diese Ergebnisse zeigen, daß ein belastender Eingriff, wenn möglich nicht im akuten Stadium einer Hirnverletzung durchgeführt werden sollte.

Wir führen heute bei offenen Hirnverletzungen im akuten Stadium nur eine sorgfältige Säuberung der Wunde mit Hautverschluß durch.

Unter intensiver antibiotischer Behandlung wird dann die endgültige Versorgung erst später bei Besserung der vegetativen Funktionen bzw. der Bewußtseinslage durchgeführt. Unter dieser Behandlung hatten wir bisher keine Entwicklung einer Hirninfektion bzw. eines frühen Hirnabszesses zu beklagen. Auch die klinischen Verläufe bei 2.608 gedeckten und offenen Schädel-Hirnverletzungen zeigen, daß unter dieser Behandlung die Letalität der offenen Schädel-Hirnverletzungen beim alten Menschen mit 61% eher niedriger ist als bei gedeckten Schädel-Hirnverletzungen mit 67%. Bei jüngeren Patienten sowie bei dem gesamten Krankengut lag die Letalität bei offenen Schädel-Hirnverletzungen jedoch mit 47% bzw. 48% deutlich höher als bei gedeckten Schädel-Hirnverletzungen. Die Ursache dieser hohen Letalität ist jedoch nicht die Intervallbehandlung, sondern die häufig bei der offenen Hirnverletzung vorliegenden allgemeinen Hirnschädigungen infolge von Schuß- oder schweren allgemeinen Hirnzertrümmerungen anderer Genese.

Traumatische intrakranielle Blutungen

Besonders wichtig sind im Alter die traumatischen intrakraniellen Blutungen, die auch nach einem Bagatell-Trauma durchaus entstehen können. Die klinische Diagnose eines intracraniellen Hämatoms ist aber gerade bei alten Verletzten erschwert, weil die neurologischen Befundabweichungen in der Regel im hohen Alter unzuverlässig und schwer verwertbar sind. In Tabelle 2 sind neurologische Befundabweichungen bei alten Verletzten mit und ohne eine intrakranielle Blutung sowie ihre Häufigkeit zusammengestellt. Nicht berücksichtigt ist die Stauungspapille, der im akuten Stadium eines Hirntraumas keine Bedeutung beizumessen ist.

Tabelle 2. Neurologische Befundabweichungen als sichere Zeichen einer intrakraniellen Hämatomentwicklung? Bei Verletzten ⩾ 65 Jahre nach Kopftrauma

Befunde	Verletzte ohne intra kranielle Hämatome		Verletzte mit intrakraniellen Hämatomen	
	Z.d.Untersuchungen	Häufigkeit %	Z.d.Untersuchungen	Häufigkeit %
Bewußtseinstrübung	109	83%	95	72%
Freies Intervall (sek. Bewußtseinstrübung)	109	10%	95	53%
Anisokorie	105	25%	85	46%
Pupillenreaktion Ø	105	29%	85	27%
Fragl. Paresen	110	45%	89	69%
Seitendifferente Reflexe	49	10%	43	16%
Schädelfraktur	90	57%	94	60%
Pos. Echo-Befund	41	27%	51	80%
Angio=Hämatomverdacht	54	4%	90	100%

Ebenso wurden die EEG-Befunde wegen ihrer Spezifität nicht aufgeführt, zumal das EEG im akuten Stadium einer Hirnverletzung vor der Kontrastmitteldiagnostik nicht bei allen Verletzten angefertigt wurde. Wie aus der Tabelle ersichtlich ist, läßt die Häufigkeit der Bewußtseinstrübung nach einem Kopftrauma keine diagnostische Schlußfolgerung zu. Das bekannte freie Intervall kam zwar bei Verletzten mit einem Hämatom in einem verhältnismäßig höheren Prozentsatz vor, aber selbst bei Hämatomen fehlte es in 47% der Fälle. In 10% der Fälle kam es zu einer sekundären Bewußtseinstrübung, ohne daß ein Hämatom nachgewiesen werden konnte. Auch die Anisokorie ist im hohen Alter unzuverlässig, da die Pupillen in der Regel mit zunehmendem Alter enger und häufiger durch abgelaufene Lokalprozesse von vorneherein ungleich sind. Ähnlich ist es mit der Reaktion der Pupillen auf Lichteinfall, die ja normalerweise im Alter häufig fehlt. Durch die in der Regel bestehende schlechte Reaktionslage beim alten Menschen nach einem Kopftrauma können häufig Paresen vorgetäuscht werden. Reflexanomalien häufen sich im Alter auch ohne einen intrakraniellen Prozess in beträchtlichem Ausmaße.

Eine Schädelfraktur kann zwar retrospektiv als ein Kriterium für die Schwere des Traumas herangezogen werden, aber sie ist ebenso kein sicherer Hinweis auf eine intrakranielle Blutung. Erst die diagnostischen Maßnahmen, insbesondere die Echoencephalographie in Kombination mit der Angiographie lassen eine sichere Diagnose der traumatischen intrakraniellen Blutungen im hohen Alter zu. Eine Mittelechoverlagerung kann beim alten Menschen häufig fehlen, weil die Hämatome im hohen Alter nicht selten beidseitig sind oder durch die Hirnatrophie auch bei einseitigen, großen Hämatomen keine Verlagerung der Mittelstrukturen zustande kommt. Der Anteil der positiven Echobefunde ist aber trotzdem bei intracraniellen Hämatomen im hohen Alter relativ hoch, weil häufiger als sonst durch die Größe der chronischen subduralen Hämatome ein Hämatomecho nachgewiesen werden kann. Selbst der Angiographiebefund kann, wenn auch selten, ein Hämatom vortäuschen, wie z.B. bei einer 68-jährigen Patientin, die aus ungeklärten Gründen gegen eine anfahrende Straßenbahn lief und erst später zunehmend bewußtseinsgetrübt wurde. Die Angiographie ergab einen großen, sichelförmigen gefäßfreien Raum, der für ein akutes, subdurales Hämatom sprach. Bei der Operation fand man jedoch nur infolge der Hirnatrophie einen großen Subarachnoidalraum mit klarem Liquor, aber kein Hämatom. Diese Befunde zeigen, daß man im hohen Alter zum Nachweis bzw. zum Ausschluß eines traumatischen intrakraniellen Hämatoms mehr auf eine vollständige und in der Regel nur in einer Spezialklinik durchzuführende diagnostische Untersuchung angewiesen ist. Dieses um so mehr, wenn erst sekundär neurologische Zeichen auftreten, oder eine Bewußtlosigkeit über 24 Stunden fortbesteht.

Häufigkeit der traumatischen intrakraniellen Blutungen

In Abb. 3 sind die gesamten traumatischen intrakraniellen Hämatome bei 1.103 Verletzten gegenübergestellt. Die Abb. 3 zeigt, daß die subduralen Hämatome im hohen Alter etwa 74% der intracraniellen Blutungen ausmachen. Die Häufigkeit der traumatischen, intracerebralen Hämatome lag ebenso mit ca. 17% etwas höher als bei jüngeren Verletzten mit 10%. Hingegen waren im hohen Alter die epiduralen Hämatome seltener und zwar nur in 3% der Fälle

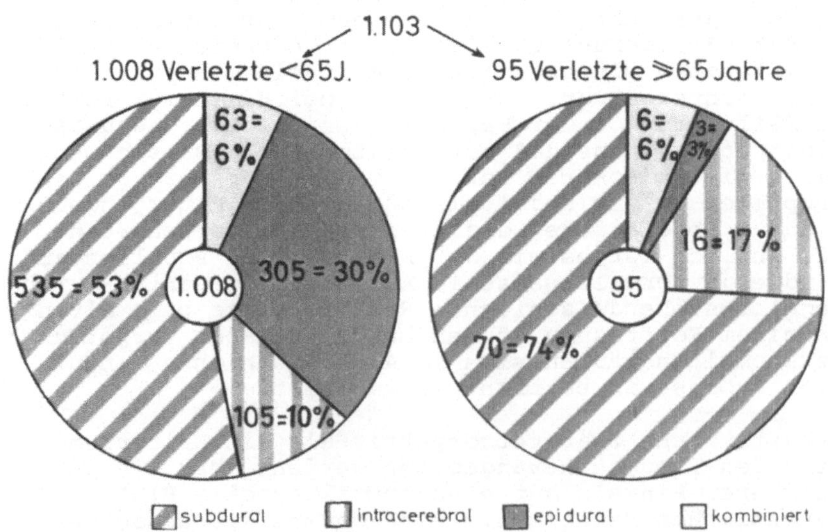

Abb. 3. Traumatische intrakranielle Blutungen und ihre Häufigkeit

nachweisbar. Bei jüngeren Verletzten lagen aber 30% aller traumatischen intrakraniellen Blutungen epidural. Die epiduralen Hämatome kommen im fortgeschrittenen Alter wahrscheinlich deshalb so selten zum klinischen Nachweis, weil:

1. die akuten epiduralen Hämatome in der Regel sich sehr rasch entwickeln und somit entsprechend ihrer starken Ausdehnung zu schwersten, irreversiblen Hirnschädigungen mit vorzeitigem tödlichem Ausgang führen.
2. im hohen Alter wegen der Duraadhärenz an der Schädelkalotte seltener als bei jüngeren Patienten es zur Entwicklung eines subakuten, epiduralen Hämatoms kommt.

Einen ganz besonderen Raum nehmen im hohen Alter die traumatischen subduralen Hämatome ein, die 74% aller intrakraniellen Hämatome ausmachen und selbst bei einem Bagatell-Trauma durchaus entstehen können. Betrachtet man den Schweregrad eines Kopftraumas, so ist zu erkennen, daß gerade die prognostisch günstigen chronischen Hämatome in der Regel bei leichteren Traumen entstehen. Von 70 subduralen Hämatomen entstanden z.B. 45 durch bagatell- bis mittelschwere Traumen. Ein Vergleich der Verlaufsform der 605 subduralen Hämatome in unserer Klinik in Bezug auf das Lebensalter zeigt, daß die chronischen subduralen Hämatome ihren Gipfel beim 60. Lebensjahr haben.

Dieser Verlauf ähnelt sehr dem Kurvenverlauf des Schlaganfalles bzw. des Hirninfarktes mit dem Gipfel um das 65. bis 70. Lebensjahr (GOTTSTEIN,974). Eine durch ein bagatell- oder leichtes Trauma entstandene chronische subdurale Blutung führt in der Regel erst nach 2 Wochen bis über 6 Monate zur klinischen Behandlung (FROWEIN, KEILA 1972).

Das bunte klinische Bild der chronischen Hämatome führt nicht selten zur klinischen Diagnose einer cerebralsklerotisch bedingten Hirncirculationsstörung oder gar eines vermeintlichen Schlaganfalles. Dies um so mehr, weil häufig das vor Monaten zurückliegende Bagatelltrauma auch den Angehörigen längst entgangen ist. Bei der in der jüngsten Zeit empfohlenen Therapie des Schlaganfalles mit sofortiger Entwässerung sollte man bedenken, daß sich unter einem vermeintlichen Schlaganfall auch einmal ein chronisches subdurales Hämatom verbergen kann. Durch die empfohlene Therapie würde man die Entwicklung des Hämatoms sicherlich ungünstig beeinflussen.

Bei den traumatischen intracerebralen Hämatomen ist auffällig, daß die meisten Hämatome in den temporalen Marklagern lokalisiert sind, in denen auch in der Regel die spontanen Blutungen im hohen Alter entstehen. Von den 16 intracerebralen Hämatomen der alten Verletzten in unserer Klinik waren 12 temporal, 1 occipital und 3 frontal lokalisiert. Zu den intracerebralen, traumatischen Hämatomen im hohen Alter sei hier nur bemerkt, daß auch wir von klinischer Seite her bis jetzt keinen sicheren Fall einer sogenannten Böllinger'schen Spätapoplexie beobachten konnten (s. MEYER et al. 1968). Das längste Intervall vom Trauma bis zur Operation betrug 48 Std. Dieses Intervall war jedoch von imponierenden, bedrohenden Brückensymptomen ausgefüllt. Als Zeichen einer primären, schweren, stumpfen Gewalteinwirkung war bei

15 Verletzten eine Schädelfraktur nachweisbar. Bei einem Patienten ohne Schädelfraktur, der bewußtlos aufgefunden wurde, konnte nicht geklärt werden, ob der Unfall Folge einer Spontanblutung oder die Blutung Folge eines Unfalles gewesen war.

Klinischer Verlauf von Kopftraumen beim alten Menschen

In der Tabelle 3 sind die klinischen Verläufe von Kopftraumen bei alten und bei jüngeren Verletzten gegenübergestellt. Es ist zu erkennen, daß die Letalität bei gedeckten und offenen Hirnverletzungen sowie bei operationspflichtigen Hämatomen trotz aller intensiven Maßnahmen bei alten Menschen fast doppelt so hoch ist als bei jüngeren Verletzten. Die höchste Letalität im hohen Alter haben die rasch wachsenden und akut raumbeengenden Hämatome; nämlich die akuten epiduralen und die kombinierten Blutungen, die praktisch im hohen Alter immer tödlich verlaufen. Wie bekannt haben gerade die im hohen Alter am häufigsten vorkommenden chronischen subduralen Blutungen die geringste Letalität, z.B. in unserer Klinik von 33%. Würden wir als untere Grenze für den alten Menschen das 61. Lebensjahr ansetzen, so würde die Gesamtzahl der chronischen Hämatome in unserer Klinik 47 und deren Letalität nur 23% betragen.

Tabelle 3. Klinische Verläufe von 3.711 Kopftraumen mit und ohne intrakranielle Blutungen

	3.501 Verletzte < 65J.		210 Verletzte > 65 J.	
Traumafolgen	Zahl der Fälle	Letalität %	Zahl der Fälle	Letalität %
offene u. gedeckte Schädel-Hirn-Verletzungen	2.493	35%	115	65%
intrakranielle Hämatome	1.008	44%	95	75%
epidural	305	36%	3	100%
subdural: akut	244	77%	38	84%
subdural: subakut	75	44%	8	88%
subdural: chronisch	216	9%	24	33%
subdural: zusammen	535	45%	70	67%
intracerebral	105	53%	16	94%
kombiniert	63	59%	6	100%
Gesamt	3.501	38%	215	68%

Die Letalität eines Kopftraumas hängt in allen Altersstufen weniger von der Art der Traumafolgen, als vielmehr von der Schwere der diffusen Hirnschädigung, bzw. von der Schwere der Dauer der allgemeinen Hirnfunktionsstörungen ab. Das zuverlässigste und augenscheinlichste Symptom einer allgemeinen Hirnfunktionsstörung ist die Bewußtseinslage bzw. die Schwere der Bewußtseinsstörung.

Eine Gruppierung von 830 Hirnverletzten nach Lebensalter und Dauer der Bewußtlosigkeit zeigt, daß die Erholungschance einer Hirnverletzung mit zunehmendem Alter sinkt. Hierbei wurden nur Patienten der letzten Jahre, die eine gleiche intensiv-therapeutische Behandlung erfahren haben und mehr als 24 Std bewußtlos gewesen sind berücksichtigt.

Eine Bewußtlosigkeit wurde bis zum ersten anhaltenden Augenaufschlag auf intensiven Schmerzreiz angenommen. Nicht berücksichtigt wurde der stuporös-Katatonenzustand. Die Letalität von 38% bei Jugendlichen steigt mit zunehmendem Alter bis auf 86% bei über 65 Jahre alten Verletzten an. Weiterhin war zu erkennen, daß bei jungen Verletzten nicht selten eine Bewußtlosigkeit bis zu 20 Tagen und mehr überlebt wurde, hingegen im hohen Alter wurde selten eine Bewußtlosigkeit über 4 Tage überlebt. Ein alter Verletzter mit insgesamt 7-tägiger Bewußtlosigkeit erholte sich; es handelte sich jedoch hierbei nicht um eine primäre Bewußtlosigkeit sondern vielmehr um eine sekundäre Bewußtseinsverschlechterung nach Operation eines subduralen Hämatoms.

Vegetative Störungen

Auch die Funktionsstörungen der lebenswichtigen Organe wie z.B. die Atemstörungen, die ja letztlich verlaufsbestimmend sind, zeigen mit der Hirnschädigung bzw. mit der Bewußtseinstrübung einen parallelen Verlauf und sind im hohen Alter stets stärker ausgeprägt.

In Tabelle 4 sind als Zeichen einer Atemstörung die Mittelwerte des arteriellen Sauerstoffdruckes an Hand von 469 und 65 Messungen bei bewußtseinsklaren, bewußtseinsgetrübten und bewußtlosen Verletzten unter und über 65 Jahre aufgezeichnet. Man erkennt, daß mit zunehmender Bewußtseinstrübung die verlaufsbestimmenden Atemstörungen zunehmen bzw. der mittlere arterielle Sauerstoffdruck in allen Altersstufen und insbesondere bei alten Verletzten bis auf Werte von 54 mm Hg abnimmt. Auf die Sauerstoffdruckwerte im venösen Hirnblut kann hier nicht näher eingegangen werden. Es sei nur soweit bemerkt, daß offenbar durch die häufig fehlende intrakranielle Drucksteigerung bei bewußtlosen Patienten keine Erhöhung des jugularen Sauerstoffdruckes als Zeichen einer vermehrten Shuntblutbeimengung gefunden wurde, wie diese bei jüngeren Verletzten häufig der Fall ist (KARIMI-NEJAD, FROWEIN 1971, KARIMI-NEJAD 1974).

Aus den voraufgehenden Darstellungen geht hervor, daß die schweren Hirnfunktionsstörungen mit lang dauernder Bewußtlosigkeit im hohen Alter prognostisch ungünstig sind. Deshalb sollte versucht werden, insbesondere die Spätfolgen eines primär leichten Kopftraumas frühzeitig und zwar bevor sie zu schweren Hirnfunktionsstörungen mit anhaltender Bewußtlosigkeit geführt haben zu diagnostizieren und entsprechend zu behandeln. Ist es aber durch primäre oder sekundäre Folgen eines Kopftraumas zu schweren Hirnfunktionsstörungen mit anhaltender Bewußtlosigkeit gekommen, so

Tabelle 4. Beziehung zwischen dem Sauerstoffdruck im Blut und der Bewußtseinslage

	469 Messungen				65 Messungen		
	Pat. < 65 J.			NORMAL-WERTE	Pat. ≥ 65 J.		
	bewußtseins-klar ○	bewußtseins-getrübt ◒	bewußtlos ●		bewußtseins-klar ○	bewußtseins-getrübt ◒	bewußtlos ●
arteriell mmHg	87 ± 24	64 ± 24	60 ± 11	75-100	66 ± 17	60 ± 11	54 ± 11
Hirnvenös jugular mmHg	37 ± 3	30 ± 4	47 ± 6	34-36	35 ± 8	36 ± 13	33 ± 7

wird eine in jeder Hinsicht aufwendige Therapie nur dann erfolgreich sein, wenn sie frühzeitig und gerade in den ersten Tagen intensiv betrieben wird. Gelingt es aber nicht, in den ersten und zwar spätestens bis zum 3./4. Tag eine wesentliche Besserung mit Aufhellung der Bewußtseinslage zu erzielen, so kann leider auch eine und nicht selten über Wochen andauernde Intensivtherapie schließlich doch den tödlichen Ausgang nicht vermeiden.

Es wird aber nach wie vor die schwerste Aufgabe jedes behandelnden Arztes sein, aufgrund dieser Ergebnisse sich zu einem vorzeitigen Abbruch der eminent aufwendigen Intensivtherapie entschließen zu können.

Zusammenfassung

Eine Altersgruppierung der 3.711 Schädel-Hirnverletzten - die neurochirurgisch betreut wurden - zeigt, daß in den letzten Jahren etwa 8% der Verletzten über 65 Jahre alt waren. Beim alten Menschen kommt es nach einem, auch bagatellen Kopftrauma viel häufiger zur Entwicklung einer intracraniellen Blutung. Der Nachweis bzw. der Ausschluß einer intracraniellen Blutung ist aber beim alten Verletzten erschwert, weil die neurologischen Befundabweichungen schwer verwertbar sind. Eine Kontrastmitteldiagnostik ist deshalb bei alten Verletzten häufiger erforderlich, insbesondere wenn erst sekundär neurologische Ausfälle auftreten oder eine Bewußtlosigkeit über 24 Std fortbesteht. An Hand von Beobachtungen bei 830 Hirnverletzten der letzten Jahre mit einer Bewußtlosigkeitsdauer über 24 Std, werden die Grenzen der intensiv-therapeutischen Maßnahmen besprochen.

Literatur

BÜRGER, M.: Die chemischen Alternswandlungen des menschlichen Gehirnes. Z. Altersforsch. 8 (1954).

FROWEIN, R.A., KEILA, M.: Einteilung der traumatischen subduralen Hämatome. Act. traumatologie 4, 205-213 (1972).

GOTTSTEIN, U.: Klinik und konservative Behandlung des Schlaganfalles. 10. Ärztlicher Fortbildungstag, Köln 9.1.1974.

HUHN, B.: Probleme der Begutachtung von traumatischen Schäden am zentralen Nervensystem bei älteren Menschen. Z. Geront. 5, 248-261 (1972).

KARIMI-NEJAD, A.: Disorders of respiratory regulation in the acute stage of brain damage. Central - Rhythmic and Regulation. UMBACH, W., KOEPCHEN, H.P., Hippocrates 110-117. Stuttgart 1974.

KARIMI-NEJAD, A., FROWEIN, R.A.: The effects of central respiratory disorders on blood and CSF gases. Modern aspects of Neurosurgery, Vol. I, 74-85. Amsterdam: Experta Medica 1971.

MEYER, E.Th., MEHRAEIN, P., PETERS, G.: Zur Differentialdiagnose der posttraumatischen cerebralen Hämatome (Posttraumatische Frühapoplexie). In: G. BAMMER, P. VOGEL (Hrsg.), Zukunft der Neurologie. Stuttgart: Thieme 1967.

TÖNNIS, W., FROWEIN, R.A., LOEW, F., GROTE, W., HEMMER, R., KLUG, W., FINKEMEYER, F.: Organisation der Behandlung schwerer Schädel-Hirn-Verletzungen. Arbeit und Gesundheit, N.F. Heft 79. Stuttgart: Thieme 1968.

WALTER, K.: Die Commotio cerebri am alternden Gehirn. Monographien aus dem Gesamtgebiet der Neurologie und Psychiatrie. Heft 88. Berlin-Göttingen-Heidelberg: Springer 1960.

H. Wieck, Erlangen

Spätfolgen nach Hirntraumen bei älteren Menschen

Einleitung: Die gedeckten Hirntraumen lassen sich im Frühstadium - wie A. Karimi-Nejad im vorstehenden Beitrag ausgeführt hat (1) - anhand der klinischen Erscheinungsweisen sowie mit Hilfe der apparativen und instrumentellen Diagnostik in einem für die Therapie erforderlichen Ausmaß hinreichend sicher erkennen, wenn sich auch oft genug Hindernisse in den Weg stellen (6,8,11,13, 14,18,32,34,37,45,46).

Mit den Spätfolgen nach Hirntraumen betreten wir dagegen ein äußerst schwieriges Gebiet der Neuropsychiatrie, weil vor allem hohe Anforderungen an die Methodik gestellt werden. Sie setzen der Erkenntnis gegenwärtig noch enge Grenzen, die durch das Heranziehen einer großen Zahl von Beobachtungen nur geringfügig erweitert werden können. Das gilt besonders für die Probleme, die von den höheren Altersklassen aufgegeben werden (Tabelle 1).

Tabelle 1. Spätfolgen nach Hirntraumen bei älteren Menschen

I. Spätfolgen von im Alter erlittenen gedeckten Hirnschädigungen

A. Abklingen der reversiblen Symptomatik

1. bei der Commotio cerebri
2. bei der Contusio cerebri

B. Dauerschäden infolge einer Contusio cerebri

1. Neurologische Defektsyndrome
2. Vegetative Störungen
3. Psychisches Defektsyndrom

C. Spätkomplikationen

1. Chronisches subdurales Hämatom
2. Durchwanderungs-Meningitis
3. Spätabszeß

II. Altwerden von Personen mit einem postkontusionellen Defektsyndrom

Unter diesen Voraussetzungen ist es nicht verwunderlich, daß nur verhältnismäßig wenige Beiträge im Schrifttum zu diesem Problem vorliegen (so u.a.: 5,7,12,15,24,25,29,31,33,35,39). In der neuen Auflage der Psychiatrie der Gegenwart werden die anstehenden Probleme überhaupt nicht erörtert (etwa in: 9,26).

I. Spätfolgen von im Alter erlittenen gedeckten Hirnschädigungen

Im Hinblick auf die psychiatrischen Spätfolgen von Hirntraumen müssen zunächst die reversiblen Funktionspsychosen gewürdigt werden, die sich über die Bewußtlosigkeit, die Bewußtseinstrübung und die verschiedenen Stadien des Durchgangs-Syndroms wieder zurückbilden (10,12,24,25,34,40,41. Übersicht: 42). - Von ihnen ist grundsätzlich das psychische Defektsyndrom abzugrenzen, das - wie die Bezeichnung klar festlegt - irreversibel ist.

A. Abklingen der reversiblen Symptomatik

Innerhalb kürzester Zeit vollzieht sich die Gewalteinwirkung auf das Gehirn. Sie führt zu einem Störrückstand verschiedener Art im Hirngewebe (31,38), der nach der Erholungslatenz entweder vollständig oder mit Defekt abgetragen wird:

1. Commotio cerebri: Bei ihr wird der Verletzte meist in Sekundenschnelle bewußtlos. Die Erholungslatenz wird durch die Dauer der Bewußtlosigkeit markiert. Sie beträgt bei leichten Formen nur Sekunden bis zu einigen Minuten, bei mittelschweren Formen ungefähr zehn bis dreißig Minuten, bei schweren Formen höchstens eine Stunde. Entsprechend schnell bilden sich die anschließenden

Stadien der Funktionspsychose wieder vollständig zurück, so daß die Erholung ebenfalls nur eine kurze Zeitspanne beansprucht.

Manche Autoren halten eine wesentlich längere Dauer der Bewußtlosigkeit bei der Hirnerschütterung für möglich (etwa 5,32,36). Nach unseren Erfahrungen muß aber bei einer Dauer der Bewußtlosigkeit von über einer Stunde fast immer eine Contusio cerebri unterstellt werden.

2. Contusio cerebri: Je genauer und je länger die abklingende Funktionspsychose untersucht wird, umso sicherer läßt sich der Schweregrad der Hirnkontusion bestimmen und die Prognose hinsichtlich des zu erwartenden psychischen Defektsyndroms stellen (10,12,24,25,42): Bei leichteren Formen der Contusio cerebri tritt kein Defektsyndrom auf. Sein Ausmaß nimmt mit der Schwere der Hirnprellung zu (10,42). Nach unseren Erfahrungen gibt die Dauer, die bis zum Übergang von schweren zum mittleren Durchgangs-Syndrom verstrichen ist, einen guten statistischen Anhalt für das psychische Defektsyndrom. Zu ähnlichen Ergebnissen sind H. LANGE-COSACK und Mitarb. anhand von psychopathometrischen Untersuchungen bei postkontusionellen Zuständen im Kindes- und Jugendalter gekommen (24,25).

3. Besonderheiten bei älteren Menschen: Es stellt sich nun die Frage, ob das Abklingen der Funktionspsychose in den höheren Altersklassen Besonderheiten aufweist. K. WALTER hat die postkommotionellen Zustandsbilder von 586 über 50 Jahre alten Verletzten untersucht. Dieser Autor wies auf die "Blässe", die "zeitliche Einengung" und auf die "Unvollständigkeit" der Spätsymptomatik bei alten Menschen hin (39). E. MÜLLER hat später 1654 Patienten mit gedeckten Schädel-Hirn-Traumen nachuntersucht, von denen 340 über 55 Jahre alt waren. Der Autor kommt zu dem Ergebnis, daß das Trauma des alten und vorgeschädigten Gehirns nicht grundlegend verschieden von dem des jugendlichen Gehirn abläuft (29).

Wenig wissen wir auch über die altersbedingten Besonderheiten bei der Rückbildung der neurologischen Ausfallerscheinungen. In einer Studie über 100 Verletzte mit schwerer Hirnkontusion haben R.A. FROWEIN und wir festgestellt (12), daß die Erholungszeit bei leichten Lähmungen ein halbes Jahr, bei mittelschweren Lähmungen bis zu einem Jahr und bei hochgradigen Lähmungen zwei Jahre betragen kann. Bei Kindern und Jugendlichen erstreckte sich die Besserungstendenz sogar über drei bis fünf Jahre.

B. Dauerschäden infolge einer Contusio cerebri

1. Neurologische Defektsyndrome: Hinsichtlich bleibender Halbseiten-Syndrome fanden R.A. FROWEIN und Mitarbeiter in 12% leichte und in 27% der Fälle schwere Paresen (12). Hirnorgnische Anfälle traten in 10% selten, in 11% der Fälle häufig auf. - Auch im Alter wirken sich neuropsychologische Störungen - Aphasien, Agnosien und Apraxien - besonders nachteilig für den Verletzten aus.

2. Vegetative Störungen: Hierzu zählen Kopfschmerzen, allgemeine Mattigkeit, Schwächezustände, sensible Mißempfindungen, Schlafstörungen, Potenzstörungen und nichtpsychotische Beeinträchtigungen der Erlebnisfähigkeit. Als bleibende Spätfolgen sind die besonders schwierig zu beurteilen. Nach unseren Erfahrungen treten sie nach schwereren Formen der Hirnkontusion sehr viel seltener auf, als es immer noch erwartet wird. Dabei ist zu bedenken, daß die Entwicklung vegetativer Störungen zweifellos durch Übungsverlust ebenso gefördert wird wie durch die unkontrollierte Einnahme von Schmerz- und Schlafmitteln, auch von Tranquillantien.

Für die Beurteilung der Spätfolgen ist es deswegen notwendig, diese vegetativen Störungen vom echten psychischen Defektsyndrom zu unterscheiden, was oft nicht mit der erforderlichen Genauigkeit geschieht.

3. Organische Wesensänderung: Im Gegensatz zur Funktionspsychose zeigt die Grundstörung des psychischen Defektsyndroms nur eine geringe klinische Penetranz, dagegen vielfältige Ausgestaltungsweisen. Deswegen gehen die Ansichten zahlreicher Autoren weit auseinander, wie das psychische Defektsyndrom zu beschreiben ist. Wenn man die umfangreiche Literatur darüber (1,5,8,9,15,32, 36, Übersicht: 19) durchsieht und die eigenen Erfahrungen - auch anhand psychopathometrischer Testungen - heranzieht, ergibt sich folgendes Bild: Erstens liegt eine Minderung der Initiative zugrunde. Die schöpferischen Fähigkeiten, der Einfallsreichtum und die Phantasie sind ebenso wie die Entscheidungs- und Entschlußfreudigkeit eingeschränkt. Eng damit verbunden ist zweitens eine Entdifferenzierung im Bereich der Befindlichkeit. Die emotionelle Ansprechbarkeit ist vergröbert; der Tönung nach beobachtet man oft eine Verschiebung in den depressiven Bereich. Mitunter können auch euphorische Zustände vorherrschen, die zu einer Enthemmung des Patienten - etwa auf sexuellem Gebiet - führen. Meist findet sich eine mehr oder minder ausgeprägte Reizbarkeit. Hier bestehen enge Beziehungen zu den vegetativen Allgemeinstörungen. Man hat auch von einer "Hirnleistungsschwäche" gesprochen, eine Bezeichnungsweise, die man tunlichst vermeiden sollte, wie auch P.H. BRESSER dargelegt hat (4). Die Polysemie des Terminus "Hirnleistungsschwäche" vermag keine Klarheit in diesem ohnehin schon schwierigen Sachgebiet zu geben.

Ob bei der Ausgestaltung der organischen Wesensänderung der Lokalisation, vor allem in den verschiedenen Bereichen des Stirnhirns, eine Bedeutung zukommt, ist u.E. noch ungewiß.

Gegenüber der soeben umrissenen Wesensänderung tritt eine posttraumatische Minderung der intellektuellen Potenzen weit zurück. Auf Grund unserer Erfahrungen müssen wir ihr Vorkommen bisher überhaupt bezweifeln. Mit Hilfe eines Kurztestes zur Messung der Intelligenz, den mein Mitarbeiter S. LEHRL entwickelt hat (27), gelingt es, trotz der aktuell bestehenden psychischen Störungen die Ausgangs-Intelligenz vor dem Unfall abzuschätzen.

4. Psychopathometrischer Defekttest: Um bei der Beurteilung der postkontusionellen Wesensänderung nicht nur vom klinischen Eindruck abhängig zu sein, ist ein Testverfahren zur Erfassung des

Defektsyndroms notwendig. Wir sprechen von Psychopathometrie, wenn es gilt, den psychischen Störungsgrad zu bestimmen (Übersichten in 43,44). Die Funktionspsychose läßt sich mit relativ einfachen Mitteln quantifizieren (2,3,42). Die Entwicklung eines Verfahrens zur Psychopathometrie des Defektsyndroms gestaltet sich zeitraubend und muß hohen Anforderungen gerecht werden.

Mein Mitarbeiter W. KINZEL hat im Laufe der letzten elf Jahre einen Defekttest entwickelt (17-23). Dazu mußten Verletzte mit einer reinen Wesensänderung infolge einer Hirnprellung nach den in Tabelle 2 aufgeführten Kriterien ausgewählt werden:

Tabelle 2. Kriterien bei der Konstruktion des Defekttestes (W. KINZEL)

1. Die Diagnose Contusio cerebri muß gesichert sein
2. Der Unfall muß über 2 Jahre zurückliegen
3. Es darf kein zusätzliches Hirnleiden bestehen
4. Es darf keine posttraumatische Epilepsie bestehen
5. Es dürfen keine aphasischen, agnostischen und apraktischen Störungen bestehen
6. Renten- und Versicherungsansprüche sollten schon geregelt sein

Wichtig ist für unser Thema das 3. Kriterium, das ältere Personen mit einer hirnarteriosklerotischen Hypoxidose ausschließt. Auch leichte Durchgangs-Syndrome decken wegen ihrer klinischen Penetranz die Auswirkungen der organischen Wesensänderung zu. Erst jetzt, nachdem der Defekttest entwickelt wurde, können sich weitere Forschungsvorhaben mit der Frage befassen, wie sich die individuelle und die durch das Altern bedingte Persönlichkeit durch das postkontusionelle Defektsyndrom verändert.

Der jetzt vorliegende Defekttest besteht aus drei Teilen: Der Fragebogentest enthält fünf Variablen, also Meßgrößen: Der Verletzte nimmt Stellung zu vegetativen Regulationen, zu seinem affektiven und sozialen Verhalten und zu seinen seelisch-geistigen Leistungen. Ferner werden simulative und dissimulative Behauptungen registriert. - Im Gestaltungstest sind vorgegebene Zeichen, wie z.B. eine Wellenlinie, gestalterisch zu vervollständigen. Der Schnelligkeitstest verlangt unter zwei verschiedenen Testbedingungen das Ausstreichen von bestimmten Ziffern, Buchstaben und Ziffern-Buchstaben-Kombinationen. Auf diese Weise gelingt es erstens, die Frage zu klären, ob überhaupt eine postkontusionelle Wesensänderung besteht. Ist diese Frage zu bejahen, kann das psychische Defektsyndrom einer der vier Schwerestufen zugeordnet werden.

5. Beeinträchtigung des situativen Wechselwirkungssystems: Bei der Wiedereingliederung in die gewohnte Lebenssituation stellen sich im höheren Alter noch mehr Schwierigkeiten als in jüngeren Jahren ein. R.A. FROWEIN und Mitarbeiter konnten zeigen, daß - bezogen auf das Initialstadium - der obere Grenzwert für diejenige Dauer der Bewußtlosigkeit, die noch eine gute Erholung bis zur normalen oder nur gering beschränkten Arbeitsfähigkeit er-

warten läßt, für Erwachsene jenseits des 45. Lebensjahres 2 bis 4 Tage betrug, während die entsprechenden Werte für jüngere Erwachsene 7 Tage, für Jugendliche 11 Tage und für Kinder sogar 3 Wochen lauteten (12).

C. Spätkomplikationen

Auf Grund der Angaben in der Literatur und der eigenen Erfahrungen darf angenommen werden, daß es in den höheren Altersklassen häufiger als in den früheren Lebensabschnitten zum chronischen subduralen Hämatom auf traumatischer Basis (8,13,28,47) kommt. Ähnlich wie die Erkennung dieser Spätkomplikation und des Spätabszesses bereitet auch die Diagnose der Durchwanderungs-Meningitis, zumal bei fronto-basalen Traumen (u.a. 6), im höheren Alter oft große Schwierigkeiten. Die meist durch Pneumokokken hervorgerufene eitrige Meningitis muß keineswegs akut einsetzen. Überdies können die Leitsymptome der Nackensteifigkeit und des Fiebers fehlen (46). Die Verkennung als cerebrale Durchblutungsstörung liegt dann sehr nahe. Eine zunehmende Funktionspsychose und der anamnestische Hinweis auf ein Trauma sollten aber immer an die Möglichkeit einer derartigen Spätkomplikation denken lassen.

Ob es eine sogenannte "traumatische Spätapoplexie" gibt, wird heute von den meisten Autoren bezweifelt (u.a. 1,31).

II. Altwerden von Personen mit einem postkontusionellen Defektsyndrom

Katamnestische Langzeituntersuchungen über den Prozeß des Alterns bei Patienten mit einem postkontusionellen Defektsyndrom sind heute noch selten. L. CIOMPI ging von 88 Fällen aus, von denen nur 26 Kranke nachuntersucht werden konnten (7). Im Vergleich zur Durchschnittsbevölkerung desselben Alters und Geschlechtes erwies sich die Mortalität nach dem Trauma signifikant um 32,3% erhöht. Dabei muß allerdings berücksichtigt werden, daß schon Vorschädigungen bestanden, so vor allem Alkoholismus. Im Hinblick auf die psychovegetative und psychopathologische Symptomatik hebt der Autor selbst hervor, daß in Anbetracht der kleinen Zahl statistische Auswertungen kaum möglich sind.

Zusammenfassend ist festzustellen, daß dieses Kurzreferat die anstehenden Probleme nur skizzenhaft aufzeigen konnte. Durch die Entwicklung moderner Testverfahren kann es bald gelingen, zahlreiche Fragen besser als bisher zu klären.

Literatur

1. BAY, E.: Fortsch. Neurol. Psychiat. 21, 151-181 (1953).
2. BÖCKER, F.: Schweiz. Arch. Neurol. Psychiat. 88, 332 (1961).

3. BÖCKER, F., KINZEL, W.: Durchführung und Auswertung des Syndromtestes zur Bestimmung der Schwere von Funktionspsychosen. Das Ärztliche Gespräch 11. Köln: Tropon 1969.
4. BRESSER, P.H.: Fortschr. Neurol. Psychiat. 29, 33-55 (1961).
5. BRUN, R.: Die Schädel- und Hirnverletzung. Bern-Stuttgart: Huber 1963.
6. BUSCH, G., FAUPEL, G., SCHÜRMANN, K.: Akt. traumatol. 4, 239-246 (1972).
7. CIOMPI, L.: Arbeitsmed. Sozialmed. Arbeitshyg. 7, 191-193 (1972).
8. DELANK, H.W.: Grundriß der Unfallneurologie. Darmstadt: Steinkopff 1970.
9. FAUST, C.: Die psychischen Störungen nach Hirntraumen: Traumatische Psychosen und Dauerschäden. In: Psychiatrie der Gegenwart, Bd. II/2, zweite Aufl. Berlin-Heidelberg-New York: Springer 1972.
10. FLATTEN, G.: Körperlich begründbare Psychosen infolge schwerer Hirnprellungen. Klinische Zusammenhänge zwischen den rückbildungsfähigen Erscheinungen und den Abbau-Syndromen. Diss., Köln 1965.
11. FROWEIN, R.A.: Zentrale Atemstörungen bei Schädel-Hirn-Verletzungen und bei Hirntumoren. Berlin-Göttingen-Heidelberg: Springer 1963.
12. FROWEIN, R.A., AUF DER HAAR, K., TERHAAG, D., KINZEL, W., WIECK, H.H.: Mschr. Unfallheilk. 71, 233-249 (1968).
13. FROWEIN, R.A., KEILA, M.: Akt. traumatol. 4, 205-213 (1972).
14. GERSTENBRAND, F.: Das traumatische apallische Syndrom. Klinik, Morphologie, Pathophysiologie und Behandlung. Wien-New York: Springer 1967.
15. GROSS, F., HUBER, G., SCHÜTTLER, R.: Nervenarzt 41, 392-397 (1970).
16. KARIMI-NEJAD, A.: Das Kopftrauma des alten Menschen. Diese Zeitschrift XX, XXX-XXX (1975).
17. KINZEL, W.: Münch. med. Wschr. 22, 117-123 (1971).
18. KINZEL, W.: Nervenarzt 42, 585-590 (1971).
19. KINZEL, W.: Fortschr. Neurol. Psychiat. 40, 170-219 (1972).
20. KINZEL, W.: Defekttest zur Bestimmung des organischen Defektsyndroms. In: (43).
21. KINZEL, W.: Psychiatria clin. 5, 367-379 (1972).
22. KINZEL, W.: Psychopathometrie des organischen Defektsyndroms. In: (44).
23. KNAPP, G.: Das seelische Erscheinungsbild bei ehemaligen Patienten mit Commotio cerebri. Diss., Erlangen 1974.
24. LANGE-COSACK, H., RIEBEL, U., SCHLESENER, H.-J.: Psychopathometrische Untersuchungen bei postkontusionellen Zuständen im Kindes- und Jugendalter. In: (44).
25. LANGE-COSACK, H., TEPFER, G.: Das Hirntrauma im Kindes- und Jugendalter. Berlin-Heidelberg-New York: Springer 1973.
26. LAUTER, H.: Organisch bedingte Alterspsychosen. In: Psychiatrie der Gegenwart. Bd. II/2, zweite Aufl. Berlin-Heidelberg-New York: Springer 1972.
27. LEHRL, S., DAUN, H., SCHMIDT, R.: Arch. Psychiat. Nervenkr. 214, 353-364 (1971).
28. LOEW, F., WÜSTNER, S.: Diagnose, Behandlung und Prognose der traumatischen Hämatome des Schädelinneren. Wien: Springer 1960.
29. MÜLLER, E.: Dtsch. Z. Nervenheilk. 188, 259-270 (1966).

30. PAMPUS, I., WEINMANN, S.: Psychopathometrische Verlaufsuntersuchungen bei Hirnverletzten. In: (44).
31. PETERS, G.: Ergebnisse vergleichender anatomisch-pathologischer und klinischer Untersuchungen an Hirngeschädigten. Stuttgart: Thieme 1962.
32. POECK, K.: Neurologie. Ein Lehrbuch für Studierende und Ärzte, dritte, neubearb. Aufl. Berlin-Heidelberg-New York. Springer 1974.
33. REDONDO, J.A., LAUSBERG, G.: Zbl. Neurochir. 28, 181-191 (1967).
34. SCHEID, W., WIECK, H.H., STAMMLER, A., JOCHHEIM, K.-A., SEIDENFADEN, I., GIBBELS, E.: Lehrbuch der Neurologie, 3. überarb. Aufl. Stuttgart: Thieme 1968.
35. SCHUBERT, R.: Ursache und Verhütung von Verkehrsunfällen bei alten Menschen aus ärztlicher Sicht. In: Aktuelle Probleme der Geriatrie, Geropsychologie, Gerosoziologie und Altenfürsorge, Bd. 3. Darmstadt: Steinkopff 1970.
36. SCHULTE, W., TÖLLE, R.: Psychiatrie. Zweite, überarb. u. erg. Aufl. Berlin-Heidelberg-New York:Springer 1973.
37. TÖNNIS, W. et al. (Hrsg): Organisation der Behandlung schwerer Schädel-Hirn-Verletzungen. Stuttgart: Thieme 1968.
38. UNTERHARNSCHEIDT, F.: Die gedeckten Schäden des Gehirns. Berlin-Göttingen-Heidelberg: Springer 1963.
39. WALTER, K.: Die Commotio cerebri am alternden Hirn. Klinische und experimentelle Untersuchungen. Berlin-Göttingen-Heidelberg: Springer 1960.
40. WIECK, H.H.: Landarzt 34, 565-568 (1958).
41. WIECK, H.H.: Dtsch. med. Wschr. 87, 1140-1143 (1962).
42. WIECK, H.H.: Stuttgart: Schattauer 1967.
43. WIECK, H.H. (Hrsg.): Klinische Psychopathometrie. Konstanz: Byk Gulden 1972.
44. WIECK, H.H. (Hrsg.): Angewandte Psychopathometrie. Düsseldorf: Janssen 1973.
45. WIECK, H.H. (Hrsg.): Neuropsychiatrische Notfälle. Stuttgart: Schattauer 1974.
46. WIECK, H.H.: Neurologie und Psychiatrie in der Praxis. Notfälle - Sprechstunde, 2. verbess. Aufl. Stuttgart: Schattauer 1974.
47. WOLF, G.: Das subdurale Hämatom und die Pachymeningitis haemorrhagica interna. Berlin-Göttingen-Heidelberg: Springer 1962.

B. Kummer, Köln

Anpassung des Femur an mechanische Beanspruchung beim Jugendlichen und alten Menschen

Einige Verletzungen im Bereich des Bewegungsapparates sind bei alten Menschen deutlich häufiger als bei Jugendlichen. Dies gilt u.a. für die Schenkelhalsfraktur. Im folgenden sollen nun jene altersabhängigen Veränderungen des coxalen Femurendes demonstriert werden, die diese besondere Anfälligkeit bedingen.

Obwohl die wesentlichen biomechanischen Grundlagen für diese Betrachtungen von PAUWELS vor mehr als 30 Jahren erarbeitet und publiziert wurden, sind sie doch noch in weiten Kreisen entweder unbekannt, oder werden in mißverstandener Form dargestellt, so daß auf sie zunächst in aller Kürze eingegangen werden soll.

Seit der Entdeckung von MEYER und CULMANN (1867) ist bekannt, daß die Spongiosa trajektoriell ausgerichtet ist. Das bedeutet, daß die Knochenbälkchen und -platten ein räumliches Fachwerk bilden, dessen einzelne Bauelemente so angeordnet sind wie die Spannungstrajektorien in einem soliden Vergleichskörper aus homogenem Material verlaufen würden. PAUWELS zeigte zuerst, daß in der Spongiosa des coxalen Femurendes verschiedene trajektorielle Systeme verkörpert sein können, deren jedes für eine ganz bestimmte funktionelle Beanspruchung charakteristisch ist. In der Norm wird der Schenkelhals auf Biegung beansprucht, d.h. die Wirkungslinie der Resultierenden aus allen auf ihn einwirkenden Kräften (Körpergewicht und Muskelkräfte) verläuft mehr oder weniger schräg zur Halsachse. Dabei treten Druckspannungen in der medialen und Zugspannungen in der lateralen Halscorticalis auf. Da die Hüftgelenksresultierende als Druckkraft auf das Femur wirkt, müssen die Absolutwerte der Druckspannungen auf der medialen Seite stets größer sein als die Zugspannungen auf der lateralen Seite. Nahe der Halsachse, nach der (lateralen) Zugseite verschoben, liegt die "Neutrale Faser", in der die Spannungen den Wert null besitzen.

Die Verläufe der Spannungstrajektorien können im spannungsoptischen Modellversuch mit Hilfe des polarisierten Lichts ermittelt werden. Mit einem besonderen photographischen Verfahren läßt sich darüber hinaus die Struktur entsprechend der lokalen Spannungsgröße mehr oder weniger dicht darstellen (KUMMER, 1966). Alles in allem entsteht damit im Modell ein Bild, das sowohl im Muster als auch in der unterschiedlichen Dichte der Zeichnung einem Röntgenbild äußerst ähnlich ist. Dies darf als ein beweiskräftiges Argument für die PAUWELSsche Theorie gewertet werden, daß Struktur und Gewebsdichte des Knochens an die lokale Richtung und Größe der Spannungen angepaßt sind. Klinische Beobachtungen belegen ferner, daß die Materialbeanspruchung den Mineralsalzaustausch und den fortwährenden Gewebsumbau derart steuert, daß schließlich nach Art eines Regelvorgangs die örtliche Materialfestigkeit der dort herrschenden Belastungsgröße proportional ist.

Daraus läßt sich ableiten, daß zur Ausbildung einer klar definierten Knochenstruktur zwei Voraussetzungen erfüllt sein müssen:

1. das Skelettelement muß einer mechanischen Beanspruchung ausgesetzt sein,
2. eine bestimmte Beanspruchung muß über längere Zeit vorherrschen.

Die letztere Forderung gilt sowohl für die Mengenverteilung des Materials als auch (und ganz besonders!) für die Spongiosastruktur. Zu jeder Beanspruchungsart gehört ein eigenes und unverwechselbares Trajektorienmuster.

Die am häufigsten anzutreffende Biegebeanspruchung drückt sich in der Struktur des Schenkelhalses in einem kräftigen "Druckbündel" der Spongiosa aus, das vom Femurkopf zur medialen Corticalis herunterzieht. Ein etwas schwächeres "Zugbündel" steigt von der lateralen Schaftcorticalis auf, verläuft an der Basis des Trochanter major, bildet die laterale Halscorticalis und kreuzt das Druckbündel im Kopf rechtwinklig. Durch den Querdruck, den der Tractus iliotibialis (und manchmal auch direkt der M. gluteus maximus) auf den Trochanter major ausübt, wird ein weiteres "Druckbündel" bedingt, das im Bogen an der Basis des Schenkelhalses zur medialen Schaftcorticalis zieht, wo es sich mit dem aus dem Kopf absteigenden Druckbündel vereinigt. Durch diese 3 Bälkchenbündel wird das spongiosaarme Wardsche Dreieck im Schenkelhals begrenzt.

Bei einer Coxa vara nimmt das Biegemoment für den Schenkelhals erheblich zu. Als Folge davon ist eine deutliche Verstärkung des Zugbälkchenbündels zu beobachten und der Bereich des Wardschen Dreiecks wird fast spongiosafrei.

Noch deutlicher wird diese Erscheinung bei einer Ankylose des Hüftgelenks, bei der die Exzentrizität der biegenden Kraft noch größer werden kann, weil das unbeweglich gewordene Gelenk nicht mehr durch Muskeln im Gleichgewicht gehalten zu werden braucht.

Daß übrigens in der lateralen Halscorticalis tatsächlich Zugspannungen herrschen, zeigt eine Beobachtung bei Osteomalacie des Schenkelhalses, bei der typische Zugrisse am lateralen Schenkelhals gefunden werden. Eine Steilstellung des Schenkelhalses hat demgegenüber eine schwächere Ausbildung des Zugbündels der Spongiosa zur Folge.

Ist der Schenkelhals gegenüber der Wirkungslinie der Hüftgelenksresultierenden so weit aufgerichtet, daß diese etwa in Halsmitte den sogen. "Kern" (im technischen Sinne) schneidet, dann liegt die spannungsfreie "Neutrale Faser" genau in der lateralen Halscorticalis. Bei Gültigkeit der PAUWELSschen Bauprinzipien des Knochengewebes (die hier als gegeben unterstellt werden soll) ist dann eine weitgehende Reduktion der Knochendichte an der Außenseite des Collums zu erwarten und sie wird auch in der Tat unter den entsprechenden Umständen im Röntgenbild beobachtet.

Eine stärkere Aufrichtung des Schenkelhalses, wie sie etwa bei einer typischen Coxa valga gefunden wird, hat demgegenüber eine Verstärkung der lateralen Halscorticalis zur Folge, weil nun die beanspruchende Resultierende im ganzen Verlauf des Schenkelhalses innerhalb des "Kerns" liegt und folglich auch an der Aussenseite des Collums Druckspannungen auftreten. Die zugehörige typische "Coxa-valga-Struktur" der Spongiosa wurde erstmals von PAUWELS (1973a) beschrieben und richtig gedeutet. In diesem Zusammenhang mag der Hinweis interessant sein, daß in den (äußerst seltenen!) Fällen von physiologischer Coxa valga bei Primaten, so z.B. beim Orang Utan, die Substantia spongiosa in dem nahezu genau axial beanspruchten Schenkelhals so stark zusammengedrängt ist, daß fast der Eindruck kompakten Knochens entsteht.

In den bisher diskutierten typischen Beispielen war davon ausgegangen worden, daß eine genügend scharf definierte Beanspruchung des Schenkelhalses über eine genügend lange Zeit wirksam gewesen sein möge, so daß dem Knochengewebe Gelegenheit gegeben war, sich entsprechend den von PAUWELS (1965) formulierten Bauprinzipien nahezu optimal an die herrschenden mechanischen Bedingungen anzupassen. Je vielseitiger allerdings die funktionelle Inanspruchnahme eines Skelettelements ist, umso häufiger wird sich die Art der mechanischen Beanspruchung ändern und für umso kürzere Zeit wird die einzelne Beanspruchung auf den Knochen einwirken. Daraus folgt, daß dem Knochengewebe nicht genügend Zeit zur Verfügung steht, sich an eine einzige mechanische Beanspruchung aus dieser Palette optimal anzupassen. Wie bereits PAUWELS (1973b) gezeigt hat, läuft der Knochenanbau als Reaktion auf hohe Spannungen der Resorption an Stellen niedriger Spannungen voraus, so daß bei einem häufigen Wechsel der Beanspruchungen eine Struktur und Materialverteilung zu erwarten ist, deren Festigkeit die Spannungsspitzen der verschiedenen Einzelbeanspruchungen abdeckt.

Es ist daher verständlich, daß die Substantia spongiosa im coxalen Femurende jugendlicher Personen nicht nur im ganzen dichter erscheint als bei älteren, sondern häufig auch das Architekturmuster weit weniger klar erkennen läßt.

Im Folgenden soll ausschließlich die Dichte- und Massenverteilung des Knochengewebes in coxalen Femurenden verschieden alter Personen demonstriert werden. In allen Fällen handelt es sich um Röntgenaufnahmen von Skelettmaterial, das auf dem anatomischen Präpariersaal gewonnen wurde und somit die gleiche Behandlung erfahren hat. Alle Weichteile sind sorgfältig entfernt worden, so daß der Röntgenschatten ausschließlich auf den Knochen (inklusive Knochenmark) zu beziehen ist. Es wird unterstellt, daß die Festigkeit des Knochens proportional dem Produkt Dichte mal Menge sei, wofür die Untersuchungen von SCHMIDT (1968) und AMTMANN u. SCHMIDT (1968) wesentliche Argumente geliefert haben. Dieses Produkt, das letztendlich die Widerstand leistende Masse repräsentiert, drückt sich unmittelbar in der Röntgenstrahlenabsorption aus. Die Dichteverteilung im Röntgenbild spiegelt damit die Festigkeitsverteilung im Knochen wider.

Eine sehr elegante Methode, die Dichteverteilung in Röntgenbildern quantitativ genau und zugleich sehr anschaulich abzubilden, ist die Aequidensitenphotographie, die von KONERMANN (1971) für diesen Zweck ausgearbeitet und inzwischen weiterentwickelt wurde. Verschiedene Dichtezonen des Röntgenbildes lassen sich dabei mit unterschiedlichen Farben darstellen. Die Eichung erfolgt mit einem Stufenkeil aus Aluminium, der auf jeder Aufnahme mit abgebildet ist. Die Knochendichte läßt sich damit in Äquivalenten Millimeter Aluminiumdicke ausdrücken.

Die im ganzen kräftigste Konstrukion eines Schenkelhalses fand sich im Femur eines Mannes von 27^{a} mit leichter Coxa valga (Abb. 1). Die gelblichen Farbtöne im Aequidensitenbild entsprechen Aluminiumdicken von 9-11 mm. Der Schenkelhals ist nur soweit aufgerichtet, daß die Gelenksresultierende etwa an der medialen Kerngrenze gelegen hat, aber wohl kaum zu einer axialen Druckbeanspruchung führen konnte. Die relativ große Knochendichte an der lateralen Halscorticalis ist infolgedessen nur mit einer recht vielseitigen funktionellen Beanspruchung bei diesem jungen Mann zu erklären.

Das Gegenstück hierzu ist das Femur einer 74-jährigen Frau mit etwa gleich stark aufgerichtetem Schenkelhals (Abb. 2). An der Röntgenaufnahme fällt bereits die äußerst zarte Knochenstruktur an der lateralen Halscorticalis auf, die kaum dichter ist als im Wardschen Dreieck. Im Aequidensitenbild werden die Dichteunterschiede quantitativ erfaßbar: die Knochenmenge entspricht an der lateralen Halskontur weniger als 3 mm Aluminium, während im Femurkopf und im Druckbündel Dichten von 8-14 mm Aluminium vorliegen. Es ist deutlich erkennbar, daß hier eine sehr einseitige Anpassung der Materialverteilung an eine exzentrische Druckbeanspruchung stattgefunden hat, bei der die neutrale Faser (Nullspannung) ganz offenbar in der lateralen Halscorticalis gelegen ist. Dieser Befund findet seine wahrscheinlichste Erklärung in einer äußerst einseitigen mechanischen Beanspruchung, die wohl

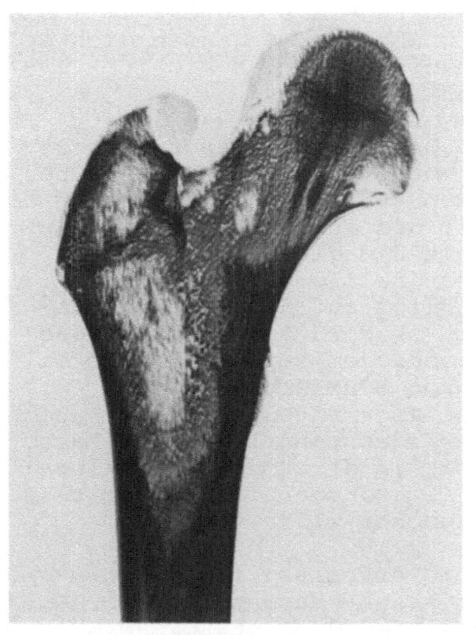

Abb. 1. ♂ 27 Jahre, leichte Coxa valga. Schwarz-weiß-Wiedergabe des im Original farbigen Aequidensitenbildes. Die Grautöne geben (gegenüber dem Röntgenbild überhöht) die verschiedenen Dichtestufen wieder. Zum Vergleich ist links ein Stufenkeil aus Aluminium mit abgebildet. - Man beachte die relativ beträchtliche Knochenmenge über den gesamten Halsquerschnitt

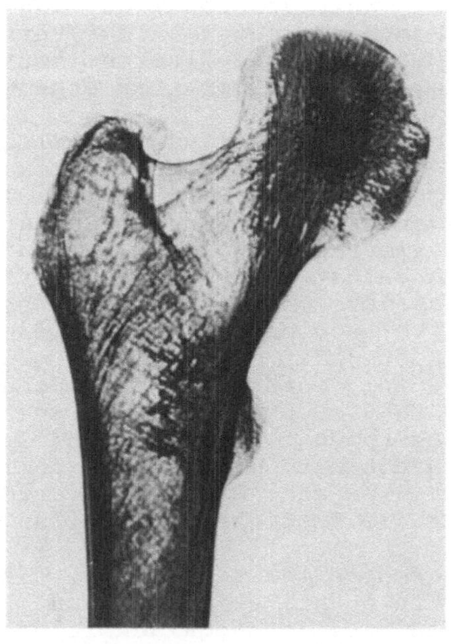

Abb. 2. ♀ 74 Jahre, leichte Coxa valga. Gleiche Technik wie Abb. 1. - Die Knochenmenge ist an der Außenseite des Schenkelhalses erheblich reduziert

im Zusammenhang mit dem Alter stehen mag. Das Bild macht zugleich deutlich, daß eine nur geringe Zunahme der Exzentrizität der biegenden Kraft leicht zu einem Moment führen kann, dem diese Materialmenge und -verteilung nicht mehr gewachsen ist.

Ein Femur eines 45-jährigen Mannes mit "normaler" Abwinkelung des Schenkelhalses zeigt die klassische Biegungsstruktur der Spongiosa mit deutlich erkennbarem Wardschen Dreieck, das in der Aequidensitenaufnahme durch seine geringen Dichtewerte besonders auffällt (Abb. 3).

Am Femur einer 82-jährigen Frau läßt sich zeigen, daß auch diese Strukturen im Alter überspitzt deutlich und etwas vergröbert zutage treten, Merkmale, die auch für die Osteoporose charakteristisch sind (Abb. 4). Im Aequidensitenbild erscheint das Wardsche Dreieck fast als Loch, aber auch an der medialen und lateralen Kopfkontur erscheinen Stellen mit einer Dichte entsprechend weniger als 1 mm Aluminiumdicke. Trotz der starken Materialreduktion ist jedoch diese Konstruktion mechanisch nicht so anfällig wie die zuvor gezeigte Coxa valga der 74-Jährigen, denn hier besteht immerhin noch ein relativ kräftiges Zugbündel der Spongiosa, das einigen Widerstand gegen Biegebeanspruchung verspricht.

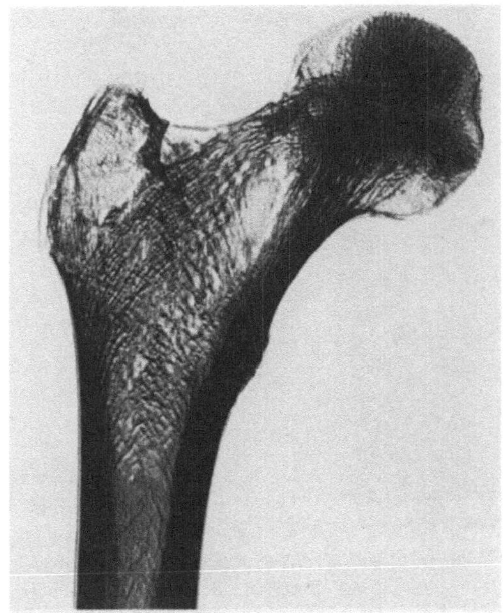

Abb. 3. ♂ 45 Jahre, Schenkelhalswinkel "in der Norm". Gleiche Technik wie Abb. 1. - Deutlich sind das dichte "Zugbündel" an der lateralen Halskontur und das Wardsche Dreieck zu erkennen

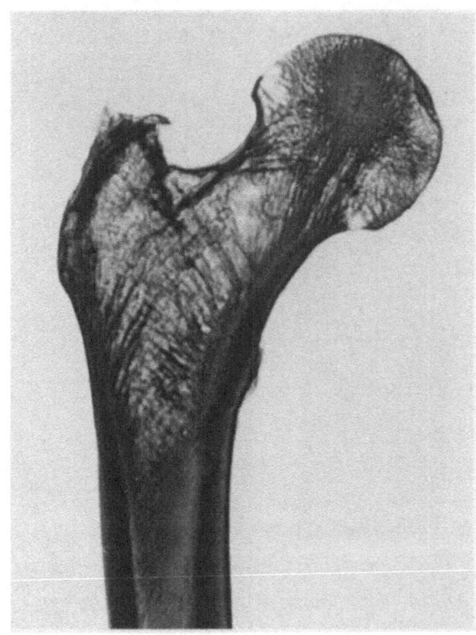

Abb. 4. ♀ 82 Jahre, Schenkelhalswinkel "in der Norm". Gleiche Technik wie Abb. 1. - Das "Zugbündel" ist stark reduziert und konzentriert, aber erhalten; das "Wardsche Dreieck" ist noch ausgedehnter und weniger dicht als in Abb. 3

Bei einer stärkeren Abwinkelung des Schenkelhalses im Sinne einer Coxa vara wäre von vornherein eine kräftigere Ausbildung des Zugbündels zu erwarten. Wenn das Collum dabei aber so kurz und dick ist wie in dem abgebildeten Femur eines 50-jährigen Mannes, dann ist die Exzentrizität der Resultierenenden gegenüber dem ebenfalls recht ausgedehnten "Kern" nicht sehr groß und die Zugspannungen an der Lateralseite des Schenkelhalses nehmen nur geringe Werte an, was sich in einer entsprechenden Verminderung der Knochendichte an dieser Stelle im Aequidensitenbild sehr deutlich ausdrückt (Abb. 5).

Daß recht kräftige Strukturen auch bis in ein relativ hohes Alter erhalten bleiben können, beweist das Femur eines 88-Jährigen mit einer leichten Coxa vara bei langem, schlankem Schenkelhals (Abb. 6). Zwar ist auch hier - dem Alter entsprechend - das Wardsche Dreieck nahezu strukturlos, aber von dichten und gut durchgebauten Druck- und Zugbündeln flankiert und insbesondere an der Halsbasis von einem aus dem Trochanter major absteigenden Druckbälkchenbündel begrenzt.

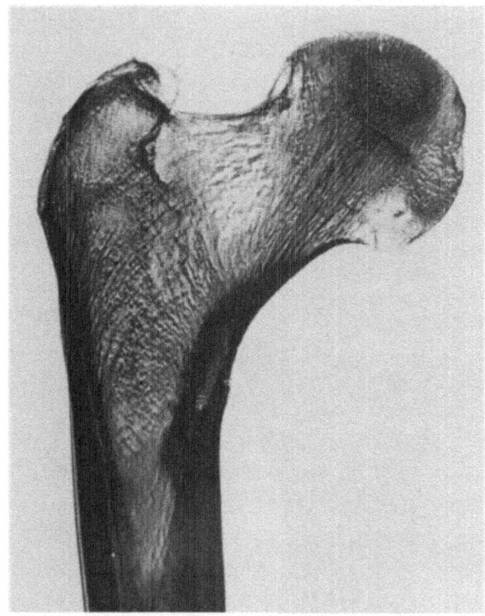

Abb. 5. ♂ 50 Jahre, Schenkelhals im Sinne einer Coxa vara stärker abgewinkelt. - Gleiche Technik wie Abb. 1. - Der Schenkelhals ist im Verhältnis zu seiner Länge sehr breit, daher ist seine Struktur relativ aufgelockert

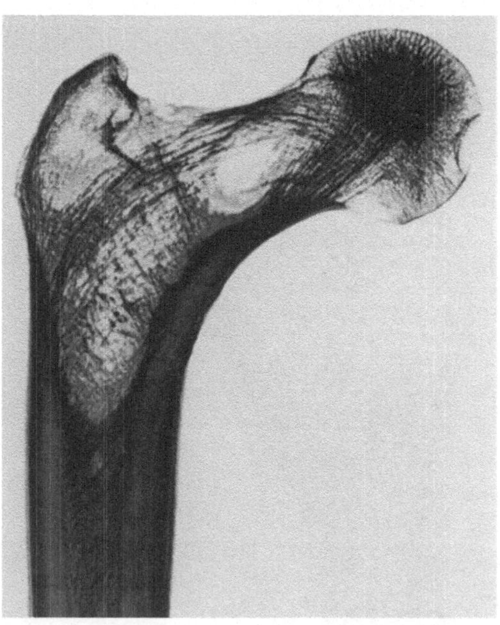

Abb. 6. ♀ 88 Jahre, leichte Coxa vara. Gleiche Technik wie Abb. 1. - Man beachte das auch im hohen Alter noch kräftige "Zugbündel" Das "Wardsche Dreieck" ist praktisch strukturlos

Die sehr klare Ausprägung des trajektoriellen Systems läßt den Schluß zu, daß auch hier letzten Endes eine nur wenig variierende Biegebeanspruchung vorgelegen haben muß.

Alle hier gezeigten Femora älterer Menschen haben folgende morphologischen Charakteristika gemeinsam:

1. Sie zeigen eine überaus klare Ausbildung der trajektoriellen Strukturen,
2. an den Orten geringster Beanspruchungsgröße ist die Knochenmenge oft extrem reduziert.

Damit sind diese Skelettelemente zwar an die alltägliche Beanspruchung in äußerst ökonomischer Weise angepaßt, ihre Absicherung gegen zufällige quantitativ oder qualitativ von der Norm abweichenden Beanspruchungen ist dadurch aber erheblich reduziert, mit anderen Worten: die Unfallanfälligkeit wird erheblich größer. Nach unseren Untersuchungen erscheint eine leichte Coxa valga in dieser Hinsicht besonders gefährdet.

Literatur

AMTMANN, E., SCHMITT, H.P.: Z. Anat. Entwickl.-Gesch. 127, 25-41 (1968).

KONERMANN, H.: Z. Anat. Entwickl.-Gesch. 134, 13-48 (1971).

KUMMER, B.: Fol. Biotheor. 6, 31-40 (1966).

PAUWELS, F.: Gesammelte Abhandlungen zur Biomechanik des Bewegungsapparates. Berlin-Heidelberg-New York: Springer 1965.

PAUWELS, F.: Atlas zur Biomechanik der gesunden und kranken Hüfte. Berlin-Heidelberg-New York: Springer 1973a.

PAUWELS, F.: Z. Orthop. 111, 681-705 (1973b).

SCHMITT, H.P.: Z. Anat. Entwickl.-Gesch. 127, 1-24 (1968).

L. Gotzen, S. Behrens, E.G. Suren, K. Richter, Hannover und G. Stürtz, Berlin

Zur Epidemiologie und Biomechanik des Fußgängerunfalls alter Menschen

Wie aus den Verkehrsunfallstatistiken zu ersehen, in zahlreichen Publikationen nachzulesen ist, aber auch die tägliche Erfahrung in der Klinik lehrt, ist der Fußgänger einer der gefährdetsten Verkehrsteilnehmer. Im besonderen sind es die alten Menschen, die bei geringer Verkehrsbeteiligung überdurchschnittlich häufig und schwer betroffen werden (GÖGLER).

Von 969 Fußgängerunfällen des Jahres 1973 im Großraum Hannover entfielen 221 auf die über 60-jährigen. Der Vergleich mit der Gesamtheit der übrigen Fußgängerunfälle zeigt ein Überwiegen der schweren Unfallfolgen in dieser Altersgruppe, welche allein 56 Prozent der primär tödlich Verletzten stellte (Abb. 1).

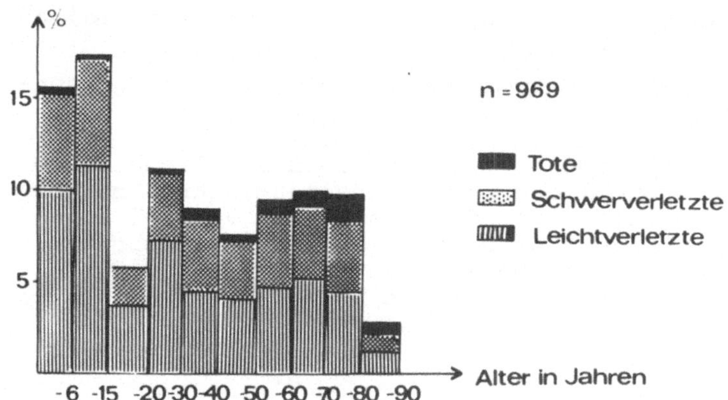

Abb. 1. Fußgängerunfälle im Großraum Hannover 1973 (n=969)

Die Gründe hierzu sind mannigfaltig. Letztlich sind sie zurückzuführen auf altersbedingte Veränderungen und hohe Morbidität.

Der typische Altersunfall ereignet sich beim Überqueren der Straße (SCHWARZ). Hierbei werden an Geist und Körper des alten Menschen durch den Straßenverkehr Anforderungen gestellt, denen er nicht mehr oder nur unzureichend gewachsen ist (KIELHORN).

Von den 221 Unfällen der Altersgruppe über 60 Jahre ereigneten sich 51 auf markierten Fußgängerüberwegen, 162 beim Überschreiten der Fahrbahn an anderer Stelle (Abb. 2). Unfallhäufigkeit

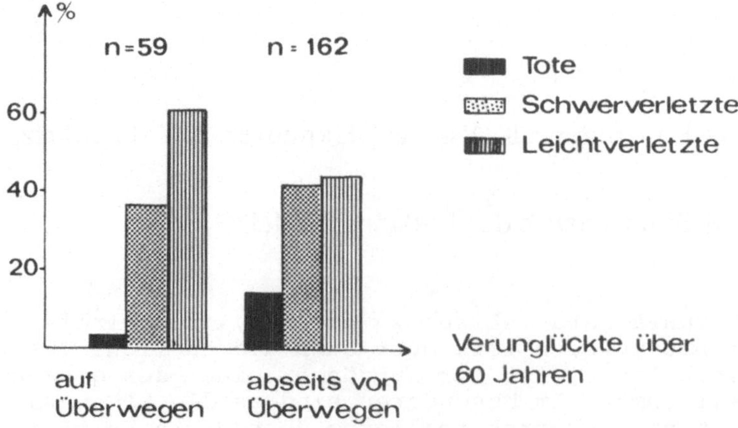

Abb. 2. Straßenüberquerungsunfälle alter Menschen über 60 Jahre (n = 221)

und Unfallschwere sind auf Überwegen deutlich geringer. Wenn der alte Mensch dazu gebracht werden kann, zum Überqueren der Fahrbahn einen Fußgängerüberweg mit seiner Schutzwirkung zu benutzen, läßt sich schon dadurch seine Verkehrsgefährdung wesentlich mindern.

Den eigenen Untersuchungen, die im Rahmen eines Verkehrsunfallforschungsprogrammes der Bundesanstalt für Straßenwesen an der Unfallchirurgischen Klinik der Medizinischen Hochschule Hannover in Zusammenarbeit mit dem Institut für Landverkehrsmittel der TU Berlin vorgenommen werden, liegen 35 Straßenüberquerungsfälle alter Menschen über 60 Jahre zugrunde. Es handelt sich hierbei um in medizinischer und technischer Hinsicht eingehend dokumentierte Einzelfallanalysen. Nur solche Fälle wurden berücksichtigt, bei denen die primäre Anprallstelle an der Fahrzeugfront lag. Das Durchschnittsalter betrug 71,5 Jahre, das Geschlechtsverhältnis war nahezu ausgewogen (männl. = 17, weibl. = 18).

Ursachen für die 35 Unglücksfälle war ein krasses Fehlverhalten des betagten Fußgängers. Folgende Unfallsituationen zeigten sich bei unseren Untersuchungen dominierend (Abb. 3). In 19 Fällen kam es ohne Sichtverstellung für Fahrzeugführer und Fußgänger zum Unfall. Unfallursache ist eine falsche Einschätzung bzw. fehlende Beurteilung der Verkehrssituation durch den alten Menschen, wie sich aus den Befragungen der Unfallbeteiligten entnehmen ließ. 8 mal ereignete sich der Unfall durch unverhofftes Hervortreten zwischen oder hinter Fahrzeugen. In weiteren 8 Fällen kam es zum Unfall durch überraschendes Vor- oder Zurückgehen auf der Fahrbahn, was darauf hinweist, daß plötzlich zu treffende Entscheidungen zu Unsicherheit und Hilflosigkeit führen. Streß-Situationen werden nicht mehr beherrscht.

Zur Darstellung der Auswirkungen der bei dem Zusammenstoß umgesetzten Energien auf den Organismus des alten Menschen, wurde die Verletzungsschwere der Kollisionsgeschwindigkeit gegenübergestellt. Die Kollisionsgeschwindigkeit läßt sich aus Blockierspur, Straßenbeschaffenheit, Kollisionsart und Geschwindigkeitsverlust infolge Energieumwandlung in der Kollisionsphase an Hand detaillierter Unfallskizzen und Stereoaufnahmen von der Unfallstelle berechnen. Die durchschnittliche Kollisionsgeschwindigkeit lag bei 11,5 m/s.

Der Schweregrad der Verletzungen in den einzelnen Körperbereichen und der Gesamtverletzungsschweregrade des Verunfallten wurde nach AIS (Abbreviated Injury Scale) der Nato/CCMS Collision Analysis Report Form bestimmt.

Der Anstieg der Verletzungsschwere zeigt mit zunehmender Kollisionsgeschwindigkeit einen progressiven Verlauf (Abb. 4). Die Verbindung zwischen Schweregrad 4 und 6 wurde gestrichelt gezeichnet, weil für den Schweregrad 5 zu wenig Fälle vorlagen, um einen brauchbaren Mittelwert bilden zu können. Das Verhalten beim Schweregrad 7 dürfte auf das mit 76 Jahren höhere Durchschnittsalter zurückzuführen sein gegenüber 69 Jahren bei den übrigen Schweregraden. Gleiche Kollisionsgeschwindigkeit führt mit Zunahme des Lebensalters zu schweren Verletzungen.

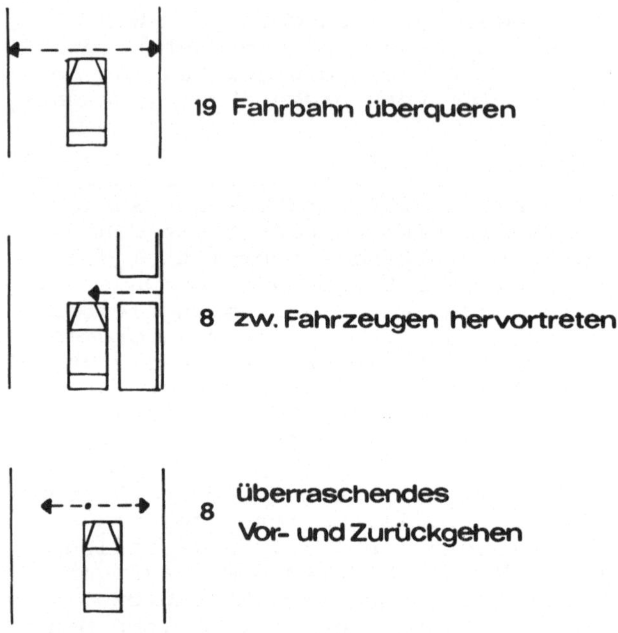

Abb. 3. Verteilung von Unfallsituationen (n = 35)

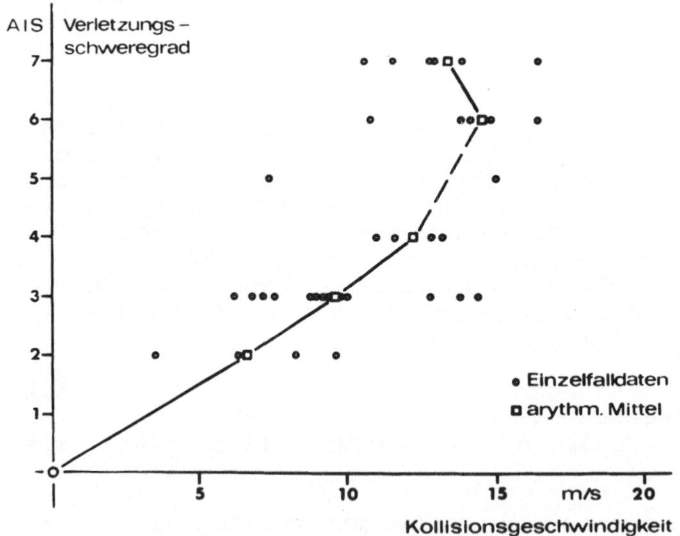

Abb. 4. Verletzungsschwere nach AIS - Kollisionsgeschwindigkeit bei verunfallten Fußgängern über 60 Jahre

Die prozentuelle Verteilung der Verletzungshäufigkeit läßt die große Verletzungsrate des Kopfes erkennen, gefolgt von Unterschenkel, Becken und Thorax (Abb. 5). Die mittlere Verletzungsschwere nach AIS zeigt eine umgekehrte Reihenfolge mit hohen Werten für den Brustkorb, gefolgt von Becken, Unterschenkel und Kopf. Am Kopf überwiegen die leichten und mittleren Schädel-Hirntraumen und die Weichteilverletzungen. Durch Multiplikation der Verletzungshäufigkeit mit dem mittleren Schweregrad lassen sich die Verletzungsschwerpunkte Kopf, Thorax, Becken und Unterschenkel deutlich herausstellen.

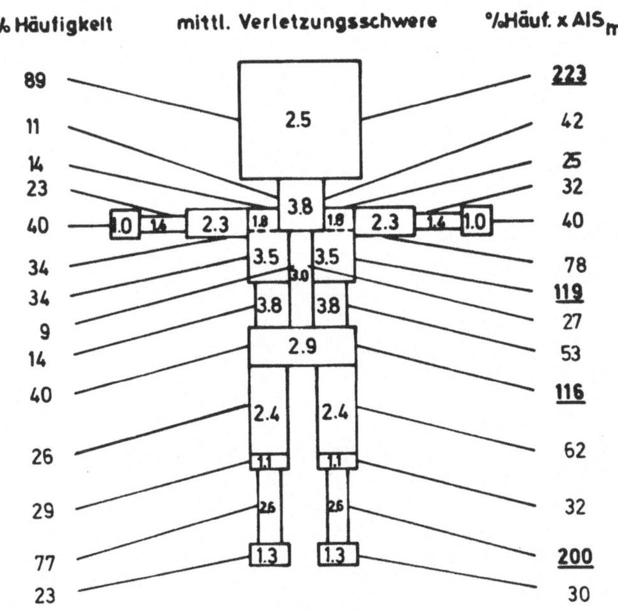

Abb. 5. Verletzungshäufigkeit und Verletzungsschwere (n = 35)

Hinsichtlich der Beschaffenheit der Fahrzeugfront ergeben sich charakteristische Unterschiede im Verletzungsspektrum. Beim Pontonfahrzeug sind die gefährlichsten Anprallstellen die Stoßstange, die Haubenvorderkante und bei hohen Kollisionsgeschwindigkeiten die Windschutzscheibenunterkante. Daraus resultieren Verletzungen des Unterschenkels, des Beckens, seltener des Oberschenkels und des Abdomens sowie des Schädels.

Beim Keilfahrzeug sind die aggressiven Fahrzeugteile die Stoßstange und die Windschutzscheibenunterkante mit entsprechenden Verletzungen der Unterschenkel und des Kopfes. Die ansonsten ungefährliche gewölbte Fronthaube erwies sich besonders für den alten Menschen als durchaus aggressiv im Hinblick auf Thoraxverletzungen.

Durch Produktbildung aus Verletzungshäufigkeit und mittlerem Schweregrad läßt sich die unterschiedliche Auswirkung der beiden Fahrzeugfrontkonturen auf den Organismus des alten Menschen ablesen (Abb. 6). Beim Keilfahrzeug überwiegen Kopf- und Thorax-

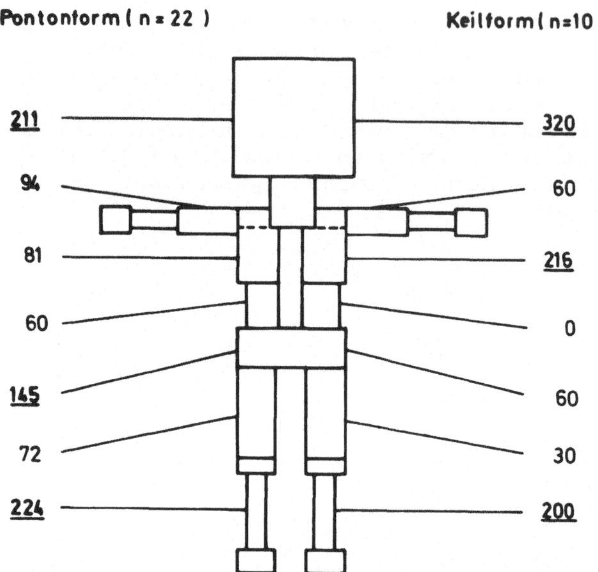

Abb. 6. Verletzungshäufigkeit x mittlerer Verletzungsschwere (% x AIS_m) für verschiedene Fahrzeugkonturen

verletzungen in der Anzahl und im Schweregrad. Beim Pontonfahrzeug liegen die Beckenverletzungen häufiger vor. Auch ist der Oberschenkel stärker betroffen. Sämtliche Bauchverletzungen wurden durch das Pontonfahrzeug hervorgerufen. Die Produktzahlen für den Unterschenkel sind bei beiden Fahrzeugtypen nahezu gleich.

Das aufgezeigte typische Verletzungsspektrum beim alten Menschen bedingt eine große vitale Gefährdung mit hoher primärer und sekundärer Letalität.

Das Schädel-Hirntrauma trifft ein oft bereits vorgeschädigtes Gehirn mit latenter Insuffizienz und eingeschränkter Kompensationsbreite. Auch von Schädel-Hirntraumen leichteren Grades erholt sich das Gehirn nur stark verzögert.

Thorax, Becken- und Unterschenkelverletzungen werden durch die senile Osteoporose begünstigt (EICHLER).

Am Thorax kommt es zu ausgedehnten Rippenserienfrakturen mit Instabilität der Brustwand, Pneu- und Hämatothorax sowie Lungenkontusionen. Unter Hinzutreten der häufigen Vorschädigungen an den Atmungsorganen und des Herzens stellt sich auch bei optimaler Therapie rasch eine respiratorische Insuffizienz und Herzversagen ein.

Die erheblichen Frakturierungen des Beckens führen zu großen Blutverlusten, die zur alleinigen Todesursache werden können. Auch ziehen sie eine lange Bettlägerigkeit nach sich mit den bekannten Immobilisationsschäden.

Am Unterschenkel überwiegen die komplizierten Bruchformen, die schwierig zu versorgen sind. Bei den 29 Verunfallten mit Unterschenkelverletzungen lag 11 mal eine doppelseitige und 9 mal eine offene Fraktur vor.

Zur Verminderung der ausgeprägten Verkehrsgefährdung des alten Menschen lassen sich als Forderungen ableiten:

1. Der alte Mensch sollte zum Überqueren der Straße einen Fußgängerüberweg benützen.
2. Der Kraftfahrer ist mit den besonderen Verhaltungsweisen des betagten Fußgängers vertraut zu machen.
3. Die Aggressivität des Fahrzeuges ist zu mildern.

Literatur

EICHLER, J.: Hefte f. Unfallheilk. 114, 221 (1972).

GÖGLER, E.: Documenta Geigy, Series chirurgica, Basel Nr. 5 (1962).

KIELHORN, F.-W.: Zbl. Verkehrsmed. 3, 129 (1972).

SCHWARZ, F.: Schweiz. med. Wschr. 100, 1861 (1970).

R. Mattern, D. Kallieris und G. Schmidt, Heidelberg

Gurtverletzungen alter Menschen beim simulierten Frontalaufprall

Es wird heute im Grundsätzlichen kaum mehr bezweifelt, daß beim Frontalaufprall von den zur Zeit verfügbaren Rückhaltesystemen der Sicherheitsgurt auf einfachstem Weg einen wirksamen Verletzungsschutz für Pkw-Insassen entfaltet.

Daher ist auch in Deutschland nach Einführung der Ausstattungspflicht von Neuwagen mit Sicherheitsgurten am 1.1.1974 in absehbarer Zeit der Erlaß einer Anschnallpflicht vorgesehen.

Trotzdem sind die Vorstellungen darüber, welchen Anforderungen ein Sicherheitsgurt genügen soll, noch nicht einheitlich. Sie basieren vorwiegend auf Untersuchungen von Unfallsimulationen mit Puppen und auf der statistischen Auswertung von realen Verkehrsunfällen (BOHLIN 1967; WILLIAMS 1970), bei denen die technischen Daten des Bewegungsablaufs meist nicht ausreichend zu ermitteln sind.

Demgegenüber können nur bei Unfallsimulationen mit Menschen - im niedrigen Geschwindigkeitsbereich bis zu etwa 25 km/h mit Freiwilligen (PATRICK u. TOSIEN 1971), dann mit menschlichen Leichen - die physikalischen Meßgrößen einerseits, die biologisch bedingt unterschiedlich zu erwartende Reaktion des menschlichen Körpers auf Belastung andererseits, so zuverlässig untersucht werden, daß klare Vorstellungen über Belastbarkeitsgrenzen des menschlichen Körpers und Wirkungsgrenzen von Rückhaltesystemen ableitbar sind.

In einer Versuchsserie von bisher 48 Frontalaufprallsimulationen wurde das Verletzungsbild des gurtgeschützten Pkw-Insassen in Beifahrerposition geprüft. Als Versuchsobjekte dienten klinisch und röntgenologisch unverletzte menschliche Leichen beiderlei Geschlechts im Altersbereich von 12-82 Jahren. Die Versuche wurden auf einer Fallgewichtsbeschleunigungsanlage (KALLIERIS, 1974) unternommen, wobei der Schlitten mit der Versuchsleiche aus einer Aufprallgeschwindigkeit von 50 km/h über eine Strecke von etwa 40 cm zum Stillstand abgebremst wird.

Als Rückhaltesysteme dienten in einer ersten Serie Drei-Punkt-Gurte mit Aufrollautomat (Seriengurte; Gurtdehnung 18%), in einer weiteren Versuchsreihe Schrägschultergurte mit Aufrollautomat, in Kombination mit einem Kniepolster (Seriengurte; 18% bzw. 6% Dehnung bei Verwendung eines Kraftbegrenzertorsionsstabes).

Während des Versuchs wurden Kopfverzögerungen in Stirn und Scheitel, Schulter- und Beckengurtkräfte sowie die Schlittenverzögerung gemessen (KALLIERIS und SCHMIDT, 1974). Die Verletzungsbefunde wurden sowohl durch Obduktion als auch durch Röntgenuntersuchungen erhoben.

Nur in Einzelfällen tolerierten die Versuchsleichen die durch das Gurtsystem übertragenen Kräfte mit unwesentlichen Verletzungen wie oberflächlichen Hautabschürfungen und Hautquetschungen im Bereich der Gurtauflagestellen, mit einzelnen Rippenbrüchen und kleineren Einblutungen in die Wirbelsäulenmuskulatur.

Ein derartig geringes Verletzungsrisiko ließ sich jedoch nur bei jugendlichen Versuchsobjekten bis zu einem Alter von etwa 30 Jahren nachweisen. Teilt man die Verletzungsbefunde nach der abgekürzten ACIR-Skala in die Gruppen 0-4 ein, so würden diese Fälle der Verletzungsstufe 1, also "leicht verletzt", entsprechen (Abb. 1). Es zeigte sich, daß die Schwere der Verletzungen mit zunehmendem Alter rasch ansteigt, wobei reproduzierbare Unterschiede der Schutzwirkung beider Gurtsysteme nicht zutage getreten sind. Die geschlechtsunterschiedlichen Verletzungsgrade, die in der Abbildung dargestellt sind, haben infolge der bisher relativ kleinen Versuchsreihe keinen statistisch gesicherten Aussagewert.

Es ist daher festzuhalten, daß das Verletzungsrisiko des gurtgeschützten Pkw-Insassen beim 50 km/h-Wandaufprall von dem 40.-50. Lebensjahr an bis in die hohen Altersstufen etwa gleich groß bleibt. In diesen Altersstufen wurden gehäuft schwerwiegende Verletzungen des Brust- und Bauchraumes, wie Lungenrisse, Leberrisse, Milzzerreißungen, Nierenrisse, Darmzerreißungen, Gekröserisse, als Einzelfälle auch einmal ein Herzriß, ein arteria carotis Riß und zweimal Hohlvenenzerreißungen beobachtet.

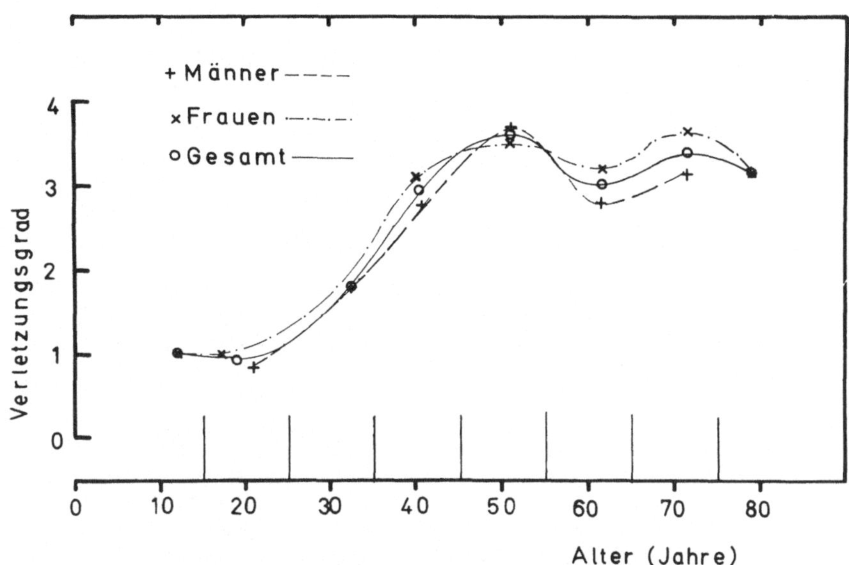

Abb. 1. Verletzungsgrad (modifizierte ACIR-Skala) in Abhängigkeit vom Lebensalter (Mittelwerte von 48 Fällen). 0 = unverletzt; 1 = leicht verletzt; 2 = mittelschwer verletzt; 3 = schwer verletzt; 4 = lebensbedrohlich verletzt

Es muß jedoch damit gerechnet werden, daß solche Verletzungen bei Leichenkörpern relativ gering ausgeprägt sind gegenüber Lebenden unter gleichen Belastungsbedingungen, bei denen infolge des Blutdrucks und Organturgors sowohl die Häufigkeit als auch das Ausmaß der Traumatisierungen höher liegen würde.

Auch die Frequenz schwerer bis sehr schwerer Halswirbelsäulenverletzungen lag in dem genannten Altersbereich ab 40-50 Jahren überraschend hoch. So wurden vollständige Durchtrennungen von Segmenten, Kompressionsfrakturen, Bogenbrüche und in fast allen Fällen Einblutungen und Teilzerreißungen mehrerer Bandscheiben festgestellt. Solche Verletzungen waren schwerpunktmäßig auf die Höhe der drei unteren HWS-Segmente und der beiden oberen Brustsegmente verteilt (MATTERN, 1974). Daneben traten aber auch schwere Kompressionsfrakturen der tieferen Brustwirbelsäule und der Lendenwirbelsäule auf, letztere meist bei solchen Versuchsobjekten, die mit Drei-Punkt-Gurten zurückgehalten wurden.

Weitere, durch den Beckengurt verursachte ernstere und recht häufig zu beobachtende Verletzungen sind Trümmerfrakturen der Darmbeinschaufeln, Teilzerreißungen der Bauchwand einschließlich des parietalen Peritoneums, Mesenteriumeinrisse sowie vereinzelt Darmzerreißungen.

Beim Schrägschulter-Kniepolstersystem fehlten solche, für die Überlebenschance doch recht schwerwiegende Befunde des Abdominalbereiches; stattdessen fanden sich Brüche der Femurkondylen und des Tibiakopfes, Quetschungszerreißungen der Gelenkknorpelflächen an der Kniescheibe und den Femurkondylen sowie Kreuzbandeinrisse des Kniegelenks, Verletzungen also, die unter Umständen zu dauerhaften Bewegungseinschränkungen führen könnten. Hüftgelenksläsionen konnten wir bisher nicht nachweisen.

Die Unterschiede im Verletzungsmuster bei Drei-Punkt-Gurtsystem und Schrägschultergurt-Kniepolstersystem repräsentieren sich bei der bisherigen Versuchszahl nicht statistisch relevant im Gesamtverletzungsgrad, obwohl offenbar die Tendenz der besseren Schutzwirkung "quoad vitam" beim Schrägschultergurt-Kniepolstersystem gegeben ist.

Während die Häufigkeit des Auftretens der bisher besprochenen Verletzungen ab der Altersstufe von 40-50 Jahren fast sprunghaft anzusteigen scheint, besteht nach den Versuchsergebnissen zwischen der Rippenbruchhäufigkeit und dem Lebensalter der Versuchsleichen ein ziemlich enger Zusammenhang - man könnte eine fast lineare Abhängigkeit annehmen (Abb. 2). Das Spektrum reicht von einzelnen Rippenfrakturen im jugendlichen Alter bis zu schwersten Thoraxskelettzerstörungen von bis zu 28 Rippenbrüchen im hohen Alter. Diese deutliche Korrelation zwischen Belastbarkeit und Lebensalter wurde auch bei statischer und dynamischer Biegebelastung von Einzelrippen der Versuchsobjekte beobachtet (THEIS, 1974). Als naheliegende Erklärungsmöglichkeit für dieses Verhalten kann der mit dem Alter fortschreitende Elastizitätsverlust des Knochengewebes und die Osteoporose angesehen werden.

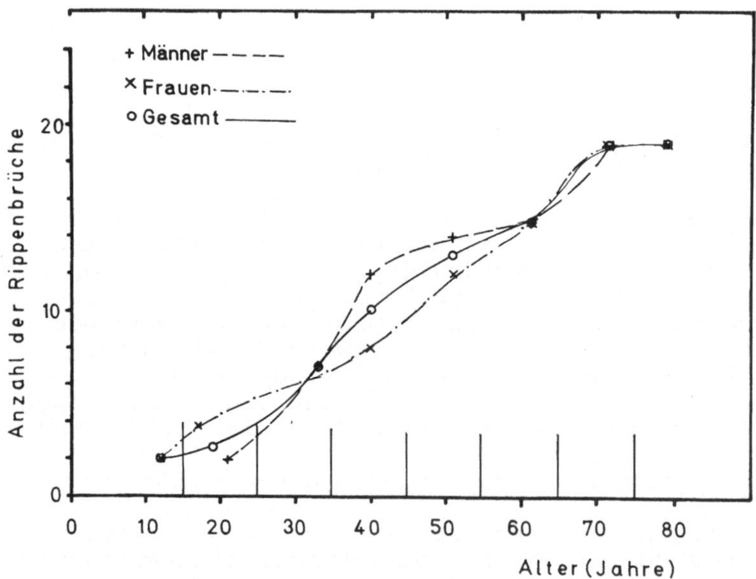

Abb. 2. Anzahl der Rippenbrüche in Abhängigkeit vom Alter (Mittelwerte von 48 Fällen)

Bei der Verteilung der Rippenfrakturen auf die rechte und linke Thoraxhälfte ließ sich ein besonderes, durch den Gurtverlauf geprägtes Verletzungsmuster erkennen (Abb. 3) (DOTZAUER, 1973; TAR-

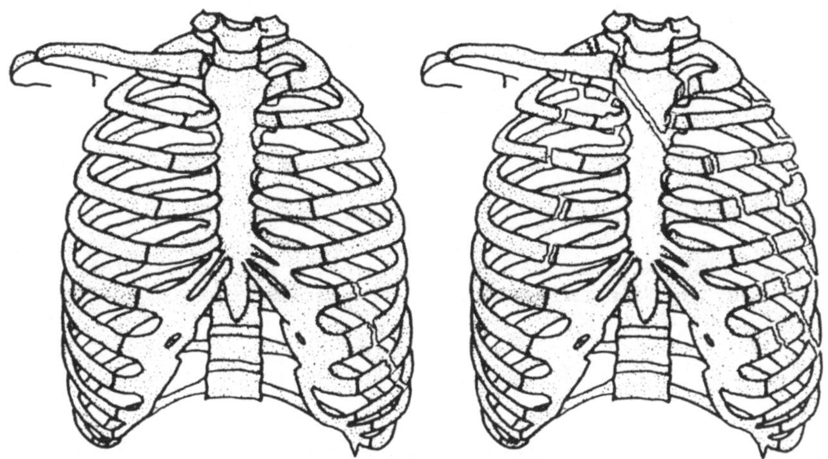

Abb. 3. Verletzungsmuster des Thoraxskeletts. (a) beim jungen Menschen (17Jahre) (b) beim alten Menschen (82 Jahre)

RIERE, 1974). Die meisten Rippenfrakturen entstehen durch direktes Einwirken des angespannten Gurtes als Scherbrüche - bei älteren Individuen häufig mit Ausbildung von Rippenserienstückbrüchen und Einspießungen in Pleura und Lunge. Außerhalb des Auflagebereichs des Gurtes waren Biegungsbrüche festzustellen, die wegen der Anordnung des Gurtes in Beifahrerposition bei unseren Versuchen vorwiegend die rechte untere und linke obere Thoraxpartie sowie in Einzelfällen auch die Paravertebralregion betrafen.

Zweifellos wird sich die erhöhte Thoraxverletzlichkeit des Menschen höheren Alters wegen daraus folgender respiratorischer Störungen sowie pulmonaler und pleuropulmonaler Komplikationen in erheblichem Maß auf die Überlebenschance und Ausheilungsdauer auswirken. Darüber hinaus kann natürlich die Existenz unfallunabhängiger Bedingungen wie Erkrankungen des Herz-Kreislaufsystems oder des Stoffwechsels, aber auch Art und Zeitpunkt des therapeutischen Eingriffs nach dem Unfallereignis die Prognose entscheidend beeinflussen.

Daher ist der alte Mensch als gurtgeschützter Verkehrsteilnehmer nicht nur wegen der geringeren Belastbarkeit seines Körpers, sondern auch infolge seines altersbedingt eingeschränkten Gesundheitszustandes gegenüber jungen Verkehrsteilnehmern doppelt gefährdet.

Bei Bestimmung von Normen für Sicherheitseinrichtungen im Kraftfahrzeug wäre demnach zu fordern, daß als Belastbarkeitsgrenzen des menschlichen Körpers vor allem die des alten Menschen in die Berechnung einbezogen werden, da er das schwächste und gefährdetste Glied der biologischen Kette darstellt.

Diese Belastbarkeitsgrenzen sind bei einem 50 km/h-Wandaufprall für die überwiegende Zahl der gurtgeschützten Pkw-Insassen mit Sicherheit weit überschritten.

Literatur

BOHLIN, N.I.: A statistical analysis of 28000 accident cases with emphasis on occupant. 11. Stapp Car Crash Conference (1967).

DOTZAUER, G., HINZ, P., LANGE, W.: Z. Rechtsmedizin 72, 8 (1973).

KALLIERIS, D.: Z. Rechtsmedizin 74, 25 (1974).

KALLIERIS, D., MATTERN, R.: Shoulder-Beltforces and Thorax-Injuries, Biomechanics of Trauma in children. IRCOBI-Tagung September 1974, Lyon/France.

KALLIERIS, D., SCHMIDT, Gg.: Z. Rechtsmedizin 74, 31 (1974).

MATTERN, R., KALLIERIS, D., MEISTER, B., ZIMMERMANN, G.: Halsverletzungen gurtgeschützter Pkw-Insassen beim simulierten Frontalaufprall. Vortrag bei der 53. Jahrestagung der Deutschen Gesellschaft für Rechtsmedizin in Göttingen. Publikation in den Beiträgen zur Gerichtlichen Medizin im Druck.

PATRICK, L.M., TROSIEN, K.R.: Volunteer, Anthropometric, Dummy and Cadaver Responses with Three and Four Point Restraints. SAE-Report Nr. 710079 (1971).

TARRIERE, C., FAYON, A., WALFISCH, G.: Human tolerance to impact and protection measures. C.C.M.C.-Report (1974).

THEIS, M.: Untersuchung der dynamischen und statischen Biegebelastung frischer menschlicher Rippen. Med. Diss. Heidelberg (1974).

WILLIAMS, J.S.: The Nature of Seat Belt Injuries. 14. Stapp Car Crash Conference (1970).

Berufsallergie – dermatologischer Bereich (Leitung: S. Borelli)

A. 2 Jahre Hautarzt-Verfahren

R. Asanger, München

Hautarzt-Verfahren aus der Sicht der Träger der gesetzlichen Unfallversicherung

Auf der 30. Tagung der Deutschen Dermatologischen Gesellschaft im September dieses Jahres in Graz wurde das Hautarztverfahren in einer Diskussionsbemerkung von einem Ihrer Kollegen zum Tode verurteilt oder - auch so hätte man seine emotionale Äußerung auslegen können - für tot erklärt. Jedenfalls lautete ihr Tenor: "Das Hautarztverfahren ist tot". Diese entschieden vorgetragene These stieß dort bei anderen Dermatologen auf Widerspruch. Wieder andere gewährten dem Verfahren wenigstens eine weitere Bewährungsfrist.

Da wird es Sie nicht verwundern, daß jenem vernichtenden Urteil erst recht von einem Berufsgenossenschafts-Mann entschlossen widersprochen wird. Allerdings verlangt die Wahrheit, daß bereits hier eingeräumt werden muß, daß das Ideal der ursprünglichen Konzeption des Hautarztverfahrens und die Wirklichkeit seiner bisherigen Handhabung derzeit noch nicht übereinstimmen.

Welchen Inhalt hatte und hat diese Konzeption? Zur Generalprävention in Pflicht genommen durch das Gesetz, nicht nur Unfälle, sondern genauso auch Berufskrankheiten mit allen geeigneten Mitteln (§§ 546, 551 Abs. 3 RVO) zu verhüten oder - wie § 3 der derzeitigen Siebenten BK-VO es vorschreibt - mit allen geeigneten Mitteln der Gefahr des Entstehens, Wiederauflebens oder der Verschlimmerung einer Berufskrankheit entgegenzuwirken, haben sich die Berufsgenossenschaften von jeher um den technischen Schutz vor Berufskrankheiten bemüht. Trotz der hierbei und in der Entwicklung von spezial-präventiven Maßnahmen im Laufe der Zeit erreichten wesentlichen Verbesserung der Methoden betrafen die dadurch erzielten großen Erfolge nicht die Hauterkrankungen. Bekanntlich machen diese bei den angezeigten Berufskrankheiten seit Jahren zwischen 25 und 30 v.H. aus. Damit nehmen sie nach wie vor den 1. Platz in der Reihe der gemeldeten Berufskrankheiten ein. Bei den erstmals entschädigten Berufskrankheiten stehen die Hauterkrankungen in den letzten Jahren an 4. oder 5. Stelle.

Alle Bemühung um den technischen Arbeitsschutz vermochte und vermag die Entstehung von Hauterkrankungen nicht zu verhindern. Deshalb haben die Berufsgenossenschaften in jüngerer Zeit neben dem technischen Schutz ein weiteres Mittel entwickelt, das zur Verhütung von Hauterkrankungen verhelfen soll, eben das Hautarztverfahren. Es bewegt sich im Vorfeld der eigentlichen Anwendung des Berufskrankheitenrechts (SEIDLER) und bedarf noch nicht der Einschaltung des Staatlichen Gewerbearztes. Natürlich ist es kein Mittel, eine Hautkrankheit selbst zu verhüten, ist diese doch bereits vorhanden, wenn das Hautarztverfahren als solches einsetzt. Dieses Verfahren aus den Bedürfnissen der Praxis und den Erfahrungen der Dermatologen (NOESKE) ist aber ein Mittel, das dazu beitragen soll, das Entstehen des Versicherungsfalles nach Nr. 46 zu verhüten.

Derjenige, der an dieser Stelle etwa sich fragt oder mich fragen möchte, wieso ein "Verfahren" Hauterkrankungen verhüten kann, muß sich als Antwort den Hinweis auf die Besonderheit der Nr. 46 der Anlage zur 7. BK-VO geben oder geben lassen. Danach ist bekanntlich eine Hauterkrankung als Berufskrankheit im Sinne des Gesetzes erst dann gegeben, wenn sie entweder schwer oder wiederholt rückfällig ist und zur Aufgabe der beruflichen Beschäftigung oder jeder Erwerbsarbeit gezwungen hat.

Die Berufskrankheiten nach Nr. 47 - Hautkrebs oder zur Krebsbildung neigende Hautveränderungen durch Ruß, Rohparaffin, Teer, Anthrazen, Pech oder ähnliche Stoffe - fallen zwar auch unter das Hautarztverfahren. Sie treten indes bei ihm - wie erfreulicherweise bei den Hauterkrankungen überhaupt - zahlenmäßig so stark in den Hintergrund, daß sie nicht gesondert behandelt zu werden brauchen. Doch soll für sie der Grundsatz Nr. 4 im Rahmen der neuen Berufsgenossenschaftlichen Grundsätze für arbeitsmedizinische Vorsorgeuntersuchungen nicht unerwähnt bleiben.

Der Frager muß sich also daran erinnern oder erinnern lassen, daß zum Versicherungsfall "Hauterkrankung" außer ihrer kausalen Verknüpfung mit der beruflichen Beschäftigung noch die weiteren Tatbestandsvoraussetzungen der Schwere oder der wiederholten Rückfälligkeit und des Zwanges zur Aufgabe der beruflichen Beschäftigung oder jeder Erwerbsarbeit gehören.

Deshalb ist es ein weiter Weg von einer Hauterkrankung - mag sie 'beruflich' verursacht, d.h. entstanden oder als vorbestehendes Leiden verschlimmert worden sein - bis zur Erfüllung der zusätzlichen Voraussetzungen, die Nr. 46 für den Begriff Hauterkrankung fordert. Deshalb soll zwischen den angegebenen Entwicklungsstufen das Hautarztverfahren ein Mittel zur Verhütung von Haut-Berufskrankheiten sein.

Das kann es dadurch sein, daß es vor der ersten Maßnahme im Rahmen der BK-VO, nämlich der Erstattung der grünen Anzeige, seinerseits wirksam wird. Diese ist erst dann zu erstatten, wenn ein begründeter Verdacht vorliegt, daß die Voraussetzungen der Nr. 46 erfüllt sind. Dieser Zeitpunkt liegt erfahrungsgemäß in aller Regel erst spät, so spät meistens, daß sich dann bereits chronische Erkrankungsfälle entwickelt haben. Hier liegt der Hauptgrundsatz des Hautarztverfahrens, nämlich der der Früherkennung und Früherfassung (BORELLI=DÜNGEMANN).

Damit begegnet sich das Hautarztverfahren mit seinem gedanklichen Vorbild, nämlich dem seit rd. 40 Jahren bestehenden Durchgangsarztverfahren, das sich nach der Beurteilung aller - insbesondere auch der Versicherten selbst - bewährt hatte und weiterhin bewährt. Die Prinzipien, die dieses Durchgangsarztverfahren tragen, waren und sind heute noch die der Rechtzeitigkeit und der Auswahl. Diese beiden Gedanken sind auch die Grundlagen des Hautarztverfahrens.

Die 'Rechtszeitigkeit' berührt die Früherkennung, lange bevor die letzte der Voraussetzungen aus Nr. 46 gegeben ist.

Die 'Auswahl' gilt der Ermittlung der Versicherten, bei denen noch eine Vorbeugung in Betracht kommt und ferner der Erkrankten, bei denen die sachgemäße, wenn nötig, fachärztliche Behandlung schnellstens eingeleitet werden muß.

Die Träger der gesetzlichen Unfallversicherung haben das Notwenige zur Publizierung des Hautarztverfahrens unternommen, um seine Durchführung zu erreichen. Dazu gehörte vor allem die Unterrichtung sämtlicher Hautfachärzte in den Bereichen der einzelnen Landesverbände durch ausführliche Rundschreiben und Sonderdrucke. Ihre Spitzenverbände haben das Verfahren dadurch rechtlich gesichert, daß mit Wirkung vom 1.7.1972 die Leitnummern 49 b bis 49 e in das Abkommen Ärzte/Berufsgenossenschaften darin aufgenommen sind. Das Hautarztverfahren ist von allen Landesverbänden der gewerblichen Berufsgenossenschaften mit Ausnahme des Landesverbandes Berlin - hier wird ein besonderes Beratungsarztverfahren für Berufskrankheiten mit Erfolg praktiziert - eingeführt. Danach ist jeder Arzt verpflichtet, einen Versicherten, bei dem die Möglichkeit besteht, daß eine Hauterkrankung durch eine berufliche Tätigkeit im Sinne der BK-VO entsteht, wiederauflebt oder sich verschlimmert, auf Kosten des Unfallversicherungsträgers unverzüglich möglichst dem nächstwohnenden oder am leichtesten erreichbaren Facharzt für Hautkrankheiten zur Untersuchung vorzustellen (49 b).

Auch die Werksärzte können sich am Hautarztverfahren beteiligen, wenn sie auch von der Verpflichtung zur Vorstellung im allgemeinen nicht betroffen sind. Diejenigen, die die Zusatzbezeichnung 'Arbeitsmedizin' führen, können auch Hautarztberichte nach Arztvordruck 20 a an den zuständigen Unfallversicherungsträger erstellen, falls sie es nicht wegen diagnostischer Schwierigkeiten oder Unklarheiten vorziehen, den Versicherten einem Hautfacharzt vorzustellen.

Für die Annahme der Vorstellungspflicht genügt, wenn auf Grund objektiver Merkmale oder bloß auf Grund der Angaben des Versicherten die berufliche Verursachung der Hautkrankheit möglich erscheint. Ein Beweis im Sinne der Wahrscheinlichkeit ist also nicht erforderlich. Dem Unfallversicherungsträger sind zwei Vorstellungen zu viel lieber als eine zu wenig.

Anders als beim Durchgangsarztverfahren haben der Arbeitgeber des Erkrankten und die Mitarbeiter seiner Krankenkasse keine eigene Verpflichtung, die Vorstellung beim Hautarzt zu veranlassen. Ihnen bleibt aber selbstverständlich unbenommen, dem Unfallversicherungsträger Hinweise auf die berufliche Verursachung einer Hauterkrankung zu geben (NOESKE).

Das Hautarztverfahren vollzieht sich nach der Vorstellung des Versicherten beim Hautarzt und nach der Untersuchung dadurch, daß dieser den Hautarztbericht - Arztvordruck 20 a des Abkommens Ärzte/Berufsgenossenschaften - erstattet an den zuständigen Unfallversicherungsträger (doppelt), an den erstbehandelnden Arzt und an die Krankenkasse (49 c).

Der Hautarztbericht fördert das Feststellungsverfahren des Unfallversicherungsträgers zu Gunsten des Versicherten dadurch, daß der BK-Sachbearbeiter unverzüglich tätig werden muß, wenn der Hautarzt die Frage 8 des Berichtes, ob ein Anhalt für eine berufliche bedingte Hauterkrankung besteht, bejaht. Er muß dann die erforderlichen vorbeugenden Maßnahmen einleiten, die - auf § 3 BK-VO gestützt - das Eintreten des Versicherungsfalles zu verhindern suchen und die fachärztliche Behandlung einleiten und notfalls Maßnahmen der vorbeugenden Berufshilfe ergreifen (a.A. KÜHL).

Das Hautarztverfahren beschränkt sich nicht auf die Erstuntersuchung und die Erstattung des Hautarztberichtes. Vielmehr kann der Facharzt, soweit es aus Gründen der Diagnose erforderlich ist, den Krankheitsverlauf durch Wiedervorstellung des Versicherten überwachen. Auch dabei hat er dem Unfallversicherungsträger, dem behandelnden Arzt und der Krankenkasse den Hautarztbericht zu erstatten (49 d).

Für den Fall, daß der Hautarzt den Verdacht auf das Vorliegen einer Berufskrankheit für begründet hält, verpflichtet ihn der Hautarztbericht (Punkt 12) gleichzeitig nochmals, die in § 5 BK-VO vorgeschriebene ärztliche Anzeige zu erstatten. Diese ist gesondert - nach dem allgemeinen Maßstab - zu honorieren. Das gilt dann nicht, wenn nach der BK-VO keine Anzeigepflicht besteht.

Ein wesentlicher Teil bei der Verwirklichung des Hautarztverfahrens ist die dokumentarische Auswertung der Hautarztberichte. Dazu war nicht zum wenigsten ihre Abstimmung mit der für das Berufskrankheitengeschehen im ganzen erforderlich. So werden vorläufig die Ergebnisse des Feststellungsverfahrens bei den Unfallversicherungsträgern und die Auswertung der ärztlichen Anzeigen über eine Berufskrankheit noch nicht einbezogen. Trotzdem werden systematisch erstellte Aussagen über Ursachen, Schwerpunkte und Bekämpfungsmöglichkeiten der Hautkrankheiten erwartet. Zunächst sollen die Schadstoffe in ihrer Häufigkeit registriert und ihr Katalog laufend aktualisiert werden, damit neu auftretende Berufsnoxen frühzeitig erkannt und festgehalten werden. Ferner soll durch Erfassung der Beschäftigungszeit im Beruf, des Zeitpunktes der ersten Symptome und der Befundlokalisation, den Abhängigkeiten zwischen der Berufsexposition und der Krankheitsauslösung nachgegangen werden. Endlich soll eine Objektivierung der Befundkriterien angestrebt werden, die als Hinweis für eine drohende Berufskrankheit zu werten sind. Durch die Speicherung und Abrufungsmöglichkeit soll auch erreicht werden, vor Umsetzung oder Umschulung zu erfahren, ob die in Aussicht genommene neue Arbeit für den hauterkrankten Versicherten geeignet ist.

Die EDV-Bearbeitung hat in ihrem verwaltungsmäßigen Anteil die Berufsgenossenschaft Nahrungsmittel und Gaststätten übernommen, die dermatologische Verschlüsselung hat der Hauptverband der gewerblichen Berufsgenossenschaften durch Vertrag vom 23.11.1973 im Rahmen eines Forschungsauftrages der Dermatologischen Klinik der Technischen Universität München mit Wirkung vom 1.1.1974 übertragen.

Die zur Durchführung dieser gemeinsamen Aufgabe notwendige Abstimmung zwischen dieser Klinik und der BG 18 ist einschließlich der Vereinbarung der Erfassungsbogen mit den zugehörigen Satzerläuterungen abgesprochen worden, so daß einer intensiven Zusammenarbeit nichts mehr im Wege steht.

Die Berufsgenossenschaften wissen, daß sich das Hautarztverfahren noch nicht genügend durchgesetzt hat. Deshalb sind ihre Verwaltungen erneut angehalten worden, tatkräftig alles zu unternehmen, um ihm zur Effektivität zu verhelfen. Sie wissen aber auch, daß der Hauptanteil am Gelingen des Verfahrens von der Ärzteschaft - trotz mancher Einwände (z.B. SCHÜRMANN) - geleistet werden muß und von ihr - diese Schlußbemerkung wird einem Juristen nicht verwehrt sein - vertraglich geschuldet wird.

Literatur

ASANGER, R.: Derzeitiger Stand der Rehabilitation bei beruflich bedingten Hautkranken. Berufsdermatosen 21, 109-113 (1973).

BORELLI, S., DÜNGEMANN, H.: Beiträge zur Rehabilitation von chronisch Hautkranken und Allergikern, Schriftenreihe der Bayer. Landesärztekammer, Band 20, München, o.J.

KERSTEN, O.: Das Hautarztverfahren, Bericht über die Unf. mediz. Tagung 1973 des LV Bayern, Schriftenreihe des HV, Heft 18, S. 149 ff.

KÜHL, M.: Zum Berufskrankheitenverfahren, von der ärztlichen Anzeige bis zur Bescheiderteilung, Berufsdermatosen 22, 143-155 (1974).

NOESKE, H.: Verfahren zur Früherfassung berufsbedingter Hauterkrankungen (Hautarztverfahren), BG 1972, S. 263 ff.

NOESKE, H.: Erläuterungen zum Abkommen Ärzte/Berufsgenossenschaften, Stand. Berlin: Düringshofen.

SEIDLER, F.: Die Bedeutung des Hautarztverfahrens. Berufsdermatosen 21, 97-101 (1973).

SCHÜRMANN, H.: Bemerkungen zum Hautarztverfahren. Derm. Mitt. 22, 23-31 (1974).

S. Borelli und H. Düngemann, München

Zwei Jahre Hautarzt-Verfahren und Hautarztbericht aus dermatologischer Sicht

Hautarzt-Verfahren und Hautarzt-Bericht wurden im Jahre 1972 von der gesetzlichen Unfallversicherung und den gewerblichen Berufsgenossenschaften eingeführt. Damals wurden allen Dermatologen Formblätter des Hautarzt-Berichtes sowie ein Sonderdruck von H. NOESKE "Verfahren zur Früherfassung berufsbedingter Hauterkrankungen" aus der Zeitschrift "Die Berufsgenossenschaft", Heft Nr. 7, Juli 1972, zugesandt. - Am Rande sei erwähnt, daß der Hautarzt zur Zeit für die Ausfertigung eines solchen Hautarzt-Berichtes DM 17,90 zusätzlich Portokosten, vergütet erhält. - Die Ausführungen von NOESKE geben klar Auskunft über Sinn und Zweck des neuen Hautarzt-Verfahrens. Sie kennzeichnen deutlich den Unterschied zwischen der bisher allein existierenden "grünen Meldung" eines Verdachtes auf Berufskrankheit und dem "Hautarzt-Bericht".

Da eine Hauterkrankung nach Nr. 46 der Berufskrankheitenliste nur dann vorliegt, wenn sie schwer oder wiederholt rückfällig ist und wenn sie zur Aufgabe der beruflichen Beschäftigung oder jeder Erwerbstätigkeit gezwungen hat, besteht die Anzeigepflicht des Arztes nur, wenn ein begründeter Verdacht besteht, daß diese Voraussetzungen auch vorliegen. Da diese Meldung erst zu einem Zeitpunkt erfolgt, an welchem die Erkrankung bereits mehr oder weniger fortgeschrittten ist, sind die Maßnahmen der Krankheitsverhütung, die die Unfallversicherungsträger einleiten, im allgemeinen mit nicht ausreichenden Erfolgsaussichten verbunden. Die Unfallversicherungsträger (Berufsgenossenschaften) erfahren von dem Auftreten berufsbedingter Hauterkrankungen also nicht rechtzeitig genug.

Das Ziel des Hautarzt-Verfahrens ist es dagegen, berufsbedingte Hauterkrankungen so früh wie möglich - auch wenn noch nicht die Voraussetzungen einer entschädigungspflichtigen Berufserkrankung oder der Verdacht auf eine solche vorliegen - zu erkennen und zu erfassen, damit der Träger der gesetzlichen Unfallversicherung mit allen geeigneten Mitteln der Gefahr des Entstehens einer Berufskrankheit entgegenwirken kann.

Das Verfahren stellt gleichzeitig sicher, daß die Erkrankten rechtzeitig in die richtige, wenn nötig, in fachärztliche Behandlung gelangen, damit sie so rasch wie möglich wieder hergestellt werden.

Um zu einem frühzeitigen ersten Ergebnis zu gelangen, wurde eine Vorabdokumentation durchgeführt.

Nachfolgend wird über einzelne Angaben dieser Vorabdokumentation berichtet: Insgesamt wurden 2.855 Hautarztberichte ausgewertet. Es ist hierbei zu beachten, daß es sich um Berichte, also ausgefüllte Formblätter, handelt. Die Patientenzahl ist geringer, da die Möglichkeit von einzelnen Ärzten wahrgenommen wurde, bei den Patienten auch Wiederholungsberichte zu erstellen.

Natürlich konnten in dieser Vorabdokumentation nicht alle Punkte berücksichtigt werden. Es wurden

1. das Geburtsdatum
2. die Tätigkeit
3. die Hauptlokalisation
4. die Diagnose verschlüsselt angegeben.

Mit ja/nein/keine oder unklare Antworten mußten folgende Fragen beantwortet werden:

5. War der Patient bereits getestet?
6. Ist ein Anhalt für eine Berufskrankheit gegeben?
7. Ist eine Wiedervorstellung zur Klärung der Diagnose notwendig?
8. Ist die Aufgabe der Tätigkeit zu prüfen?
9. Ist eine weitere hautärztliche Behandlung erforderlich?
10. Ferner wurden die Arbeitsstoffe in Klarschrift eingetragen, die sich nach Meinung des Patienten schädlich auf seine Haut auswirken.

Das Formular des Hautarzt-Berichtes wurde auf den Seiten 471, 472 abgedruckt.

Die Ergebnisse der statistischen Auswertung sind den folgenden grafischen Darstellungen zu entnehmen.

Abb. 1 bringt einen Überblick über die <u>beteiligten Berufsgruppen</u>. Die Fertigungsberufe sind mit 79,64%, die Dienstleistungsberufe mit 17,83% und sonstige Berufe mit 2,53% ermittelt worden.

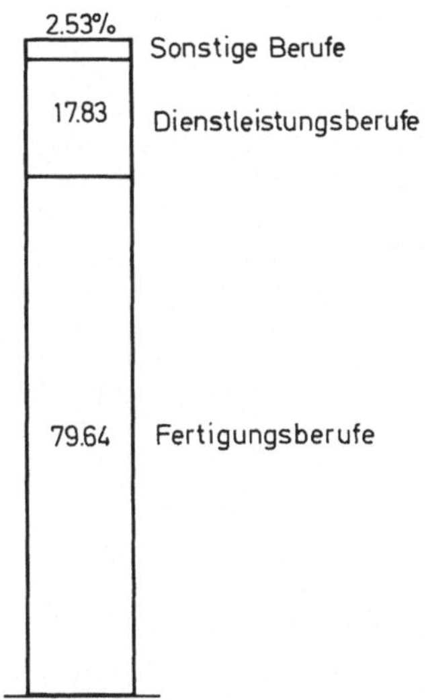

Abb. 1. Beteiligte Berufsgruppen (Auswertung: 2.855 Hautarztberichte)

Abb. 2. Wertet man die beteiligten <u>Berufsgruppen</u> noch etwas detaillierter nach dem Schlüsselverzeichnis der Bundesanstalt für

Arbeit, Nürnberg und des Statistischen Bundesamtes, Wiesbaden, aus, so ist die Gruppe der Pflanzenbauer und Tierzüchter mit 0,21%, der Bergleute und Mineralgewinner mit 0,35%, der Fertigungsberufe mit 79,64%, der technischen Berufe mit 1,93%, der Dienstleistungsberufe mit 17,8% und der sonstigen Arbeitskräfte mit 0,04% betroffen.

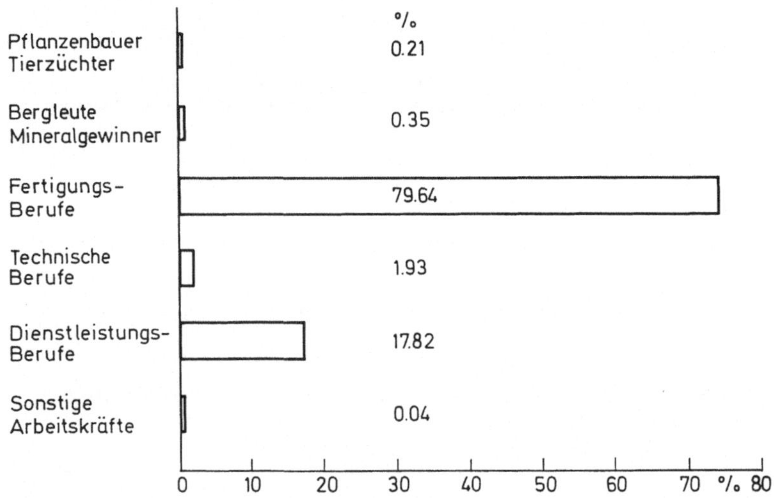

Abb. 2. Beteiligte Berufsgruppen nach dem Schlüsselverzeichnis der Bundesanstalt f. Arbeit, Nürnberg (Auswertung: 2.855 Hautarztberichte)

Abb. 3. Als größte Gruppe wurde die der Fertigungsberufe weiter weiter aufgeschlüsselt. Es handelt sich bei 1,0% um Steinebearbeiter, 1,7% um Keramiker, 9,2% Chemie- und Kunststoffarbeiter, 2,6% um Papierarbeiter, 0,7% Holzbearbeiter, 18,2% Metallerzeuger und -verarbeiter, 15,0% Schlosser und Mechaniker, 1,0% Elektriker, 11,4% Metallarbeiter ohne nähere Angaben, 4,3% Textilarbeiter, 1,6% Lederverarbeiter, 5,8% Anhörige der Ernährungsberufe, 9,1% Angehörige der Bauberufe, 3,0% Bau- und Raumausstatter, 1,4% Tischler, 3,8% Maler und Lackierer, 4,1% Warenprüfer und Versandarbeiter, 3,8% Hilfsarbeiter ohne nähere Angaben, 2,3% Maschinisten.

Abb. 4. Von Interesse war natürlich die Hauptlokalisation. Ohne diesbezügliche Angabe erwiesen sich 3,01%. Sonst wurden genannt der Stamm mit 4,30%, der Kopf mit 7,81%, die Arme mit 11,28%, die Hände mit 55,94%, die Finger mit 14,11%, die Beine mit 2,39%, die Füße mit 1,09% und die Zehen mit 0,07%.

Abb. 5. Arbeitsunfähigkeit wurde bejaht bei 67,5%, verneint bei 22,9%. Fraglich, unklar, keine Angaben fand sich bei 9,6% - Testung wurde bejaht bei 48,6%, verneint für 45,3%, während nähere Angaben fehlten bei 6,1%. - Die Frage nach dem Anhalt für eine Berufserkrankung wurde bejaht bei 83,2%, verneint bei 8,4%, während für weitere 8,4% die Angabe offen blieb. - Zur Klärung der

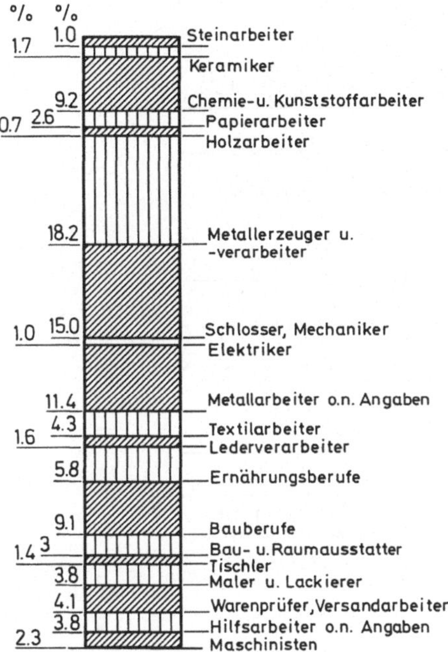

Abb. 3. Fertigungsberufe (Auswertung: 2.266 Hautarztberichte)

	%
o. Angabe	3.01
Stamm	4.30
Kopf	7.81
Arme	11.28
Hände	55.94
Finger	14.11
Beine	2.39
Füße	1.09
Zehen	0.07

Abb. 4. Hauptlokalisation (Auswertung: 2.855 Hautarztberichte)

<u>Diagnose wurde eine Wiedervorstellung als notwendig erachtet</u> bei 25,2%, für nicht notwendig gehalten bei 22,1%. Fraglich, unklar und ohne Beantwortung blieb diese Frage bei 52,7%! - Der Vorschlag, <u>die Aufgabe der jetzigen Tätigkeit zu prüfen</u>, wurde gemacht bei 34,8%, verneint bei 21,5%. Die Frage blieb ohne Beantwortung bei 43,7%! - <u>Eine weitere hautärztliche Behandlung</u>

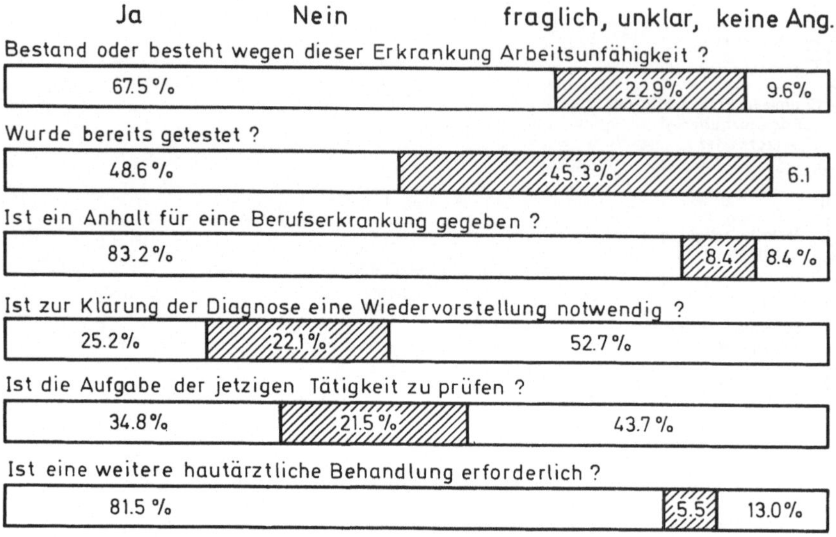

Ja
Nein
fraglich, unklar, keine Ang.
Bestand oder besteht wegen dieser Erkrankung Arbeitsunfähigkeit ?
67.5 %
22.9%
9.6%
Wurde bereits getestet ?
48.6 %
45.3 %
6.1
Ist ein Anhalt für eine Berufserkrankung gegeben ?
83.2 %
8.4
8.4 %
Ist zur Klärung der Diagnose eine Wiedervorstellung notwendig ?
25.2%
22.1 %
52.7 %
Ist die Aufgabe der jetzigen Tätigkeit zu prüfen ?
34.8 %
21.5 %
43.7 %
Ist eine weitere hautärztliche Behandlung erforderlich ?
81.5 %
5.5
13.0%

Abb. 5. (Auswertung: 2.855 Hautarztberichte)

wurde als erforderlich angesehen bei 81,5%, als nicht erforderlich angesehen bei 5,5%. Ohne Beantwortung blieb diese Frage bei 13,0%!

Abb. 6. Wichtig war natürlich die Aufgliederung der Altersgruppen. Von den Gemeldeten waren unter 20 Jahren 12,5%, 20 bis 29 Jahre 23,1%, 30 bis 39 Jahre 27,1%, 40 bis 49 Jahre 20,1%, 50 bis 59 Jahre 12,7%, 60 bis 65 Jahre 4,1% und über 65 Jahre 0,4%.

%
unter 20
12.5
20-29
23.1
30-39
27.1
40-49
20.1
50-59
12.7
60-65
4.1
über 65 Jahre
0.4

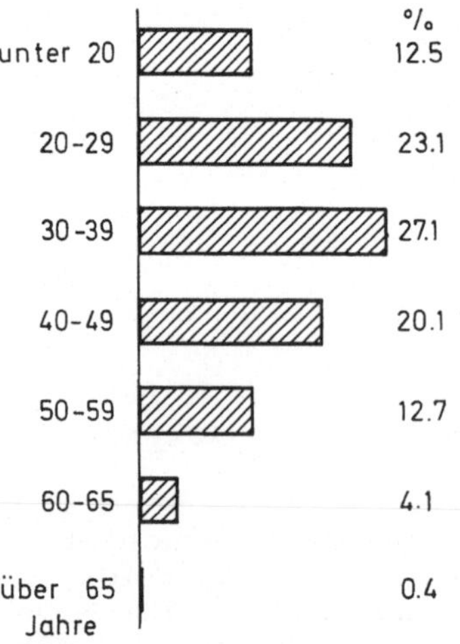

Abb. 6. Altersgruppen. (Auswertung: 2.855 Hautarztberichte)

Um einen Blick auf die Verhältnisse innerhalb umschriebener Berufsgruppen werfen zu können und vielleicht auch Unterschiede zwischen verschiedenen Berufsgruppen zu ermitteln, wurden die Hautarztberichte gesondert noch weiter ausgewertet für zwei zahlenmäßig etwa vergleichbar große Meldungsgruppen, die Bauberufe und die Friseure.

Abb. 7. Für die Bauberufe kamen 240 Hautarztberichte zur Auswertung. Hier bestand wegen der Erkrankung Arbeitsunfähigkeit. bei 80%, keine Arbeitsunfähigkeit bei 15,4%, bei Fehlen der Angabe für 4,6%. - Getestet wurden bereits 62,9%, nicht getestet 33,3%, bei Fehlen der Angabe für 3,8%. - Anhalt für eine Berufserkrankung erschien gegeben bei 86,3%, nicht bei 7,5%, bei Fehlen der Angabe für 6,2%. - Zur Klärung der Diagnose wurde eine Wiedervorstellung für erforderlich gehalten bei 15,0%, nicht bei 27,9%, bei Fehlen der Angabe für 57,1%! - Es wurde empfohlen, die Aufgabe der jetzigen Tätigkeit zu prüfen bei 35,4%, nicht empfohlen für 22,1%, bei Fehlen näherer Angaben für 42,5%.

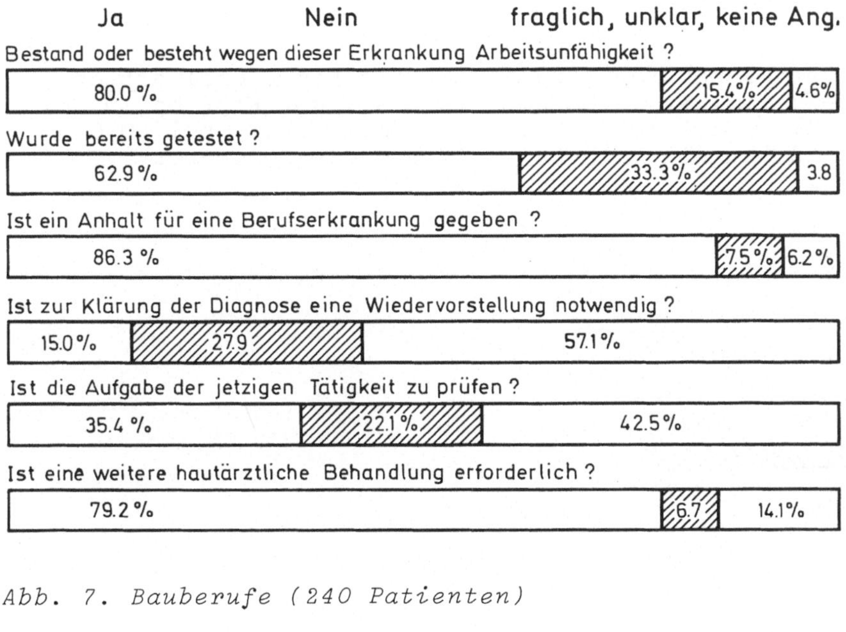

Ja | Nein | fraglich, unklar, keine Ang.

Bestand oder besteht wegen dieser Erkrankung Arbeitsunfähigkeit ?
80.0 % | 15.4% | 4.6%

Wurde bereits getestet ?
62.9 % | 33.3 % | 3.8

Ist ein Anhalt für eine Berufserkrankung gegeben ?
86.3 % | 7.5 % | 6.2 %

Ist zur Klärung der Diagnose eine Wiedervorstellung notwendig ?
15.0 % | 27.9 | 57.1 %

Ist die Aufgabe der jetzigen Tätigkeit zu prüfen ?
35.4 % | 22.1 % | 42.5 %

Ist eine weitere hautärztliche Behandlung erforderlich ?
79.2 % | 6.7 | 14.1 %

Abb. 7. Bauberufe (240 Patienten)

Eine weitere hautärztliche Behandlung wurde für erforderlich gehalten bei 79,2%, nicht bei 6,7%, bei Fehlen der Angabe bei 14,1%!

Abb. 8. In den Bauberufen entstand das Hautleiden nach Meinung der Patienten durch Zement bei 52,1%, Kalk 11,7%, Beton und Mörtel 11,7%, Metalle 3,3%, Kunststoffe, Kleber und Chemikalien 12,5%,,Reinigungsmittel 3,3%, Sonstiges 12,1%, während 23,8% keine Angaben machten.

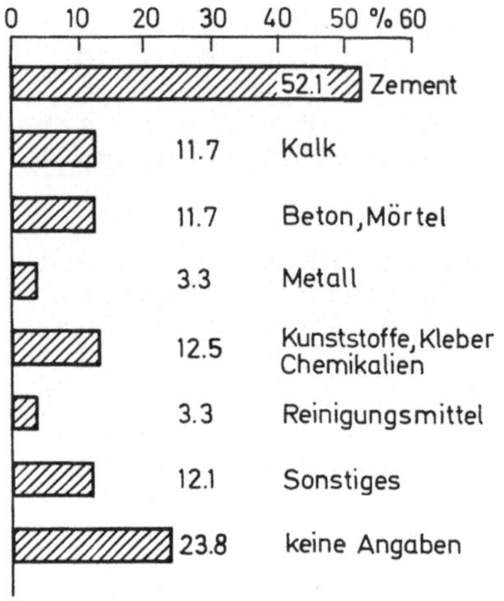

Abb. 8. Entstehung des Hautleidens nach Meinung des Patienten (Bauberufe: 240 Patienten)

Abb. 9. Bei den Bauberufen fanden sich als Hauptlokalisation keine Angaben bei 0,8%, der Stamm bei 2,9%, der Kopf bei 6,3%, die Arme bei 7,5%, die Hände bei 58,3%, die Finger bei 20,0%, die Beine bei 2,9%, die Füße bei 1,3% und die Zehen bei 0,0%.

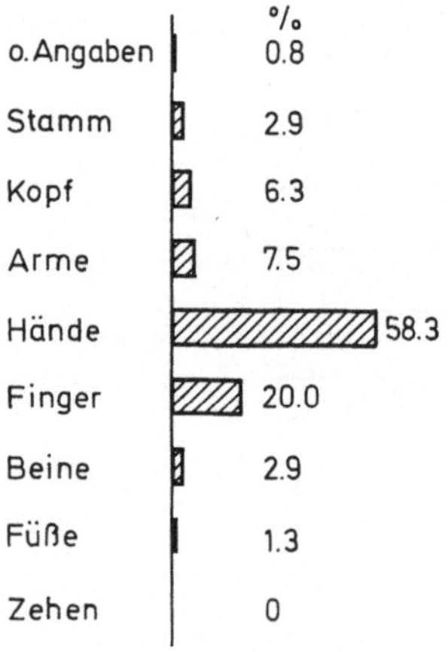

Abb. 9. Hauptlokalisation (Bauberufe: 240 Patienten)

Abb. 10. In den Bauberufen gliederten sich die Altersgruppen auf in unter 20 Jahre 3,3%, 20 bis 29 Jahre 18,3%, 30 bis 39 Jahre 32,6%, 40 bis 49 Jahre 27,1%, 50 bis 59 Jahre 15,4%, 60 bis 65 Jahre 2,9% und 65 Jahre 0,4%.

%
unter 20
3.3
20-29
18.3
30-39
32.6
40-49
27.1
50-59
15.4
60-65
2.9
über 65 Jahre
0.4

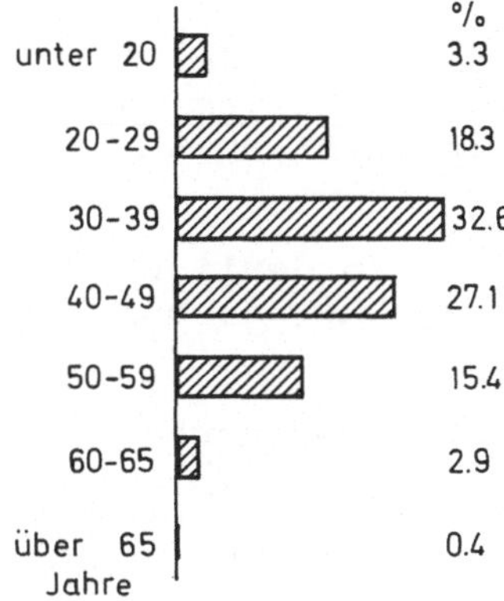

Abb. 10. Altersgruppen (Bauberufe: 240 Patienten)

Abb. 11. Für die Friseure kamen 188 Hautarztberichte zur Auswertung. Hier bestand wegen der Erkrankung Arbeitsunfähigkeit bei 65,4%, keine Arbeitsunfähigkeit bei 31,4%, bei Fehlen der Angabe für 3,2%. - Getestet wurden bereits 50,5%, nicht getestet 46,8%, bei Fehlen der Angabe für 2,7%. - Anhalt für eine Berufserkrankung erschien gegeben bei 90,9%, nicht bei 4,3%, bei Fehlen der Angabe für 4,8%.

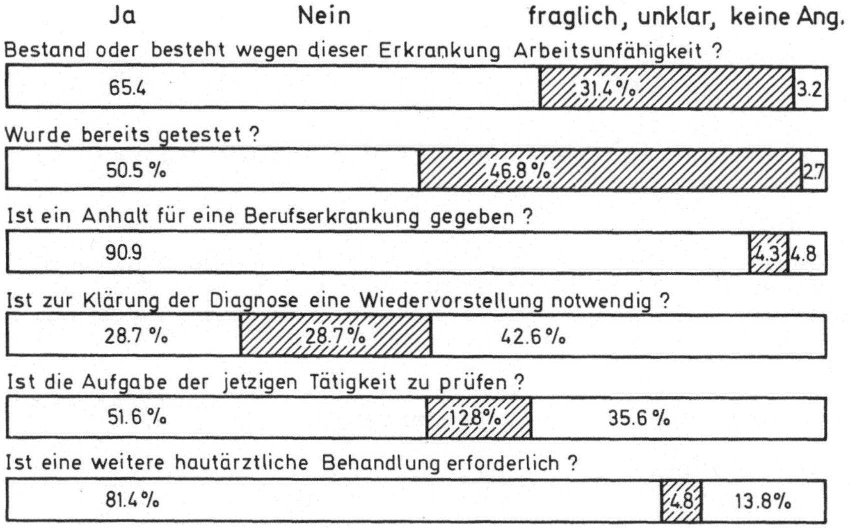

Ja
Nein
fraglich, unklar, keine Ang.
Bestand oder besteht wegen dieser Erkrankung Arbeitsunfähigkeit ?
65.4
31.4%
3.2
Wurde bereits getestet ?
50.5%
46.8%
2.7
Ist ein Anhalt für eine Berufserkrankung gegeben ?
90.9
4.3
4.8
Ist zur Klärung der Diagnose eine Wiedervorstellung notwendig ?
28.7%
28.7%
42.6%
Ist die Aufgabe der jetzigen Tätigkeit zu prüfen ?
51.6%
12.8%
35.6%
Ist eine weitere hautärztliche Behandlung erforderlich ?
81.4%
4.8
13.8%

Abb. 11. Friseure (188 Patienten)

Zur Klärung der Diagnose wurde eine Wiedervorstellung für erforderlich gehalten bei 28,7%, nicht bei 28,7%, bei Fehlen der Angabe 42,6%! - Es wurde empfohlen, die Aufgabe der jetzigen Tätigkeit zu prüfen bei 51,6%, nicht empfohlen für 12,8%, bei Fehlen näherer Angaben für 35,6%.

Eine weitere hautärztliche Behandlung wurde für erforderlich gehalten bei 81,4%, nicht bei 4,8%, bei Fehlen der Angabe bei 13,8%.

Abb. 12. In den Friseurberufen entstand das Hautleiden nach Meinung des Patienten durch Seife und Haarwaschmittel 36,7%, Dauerwellflüssigkeit 45,7%, Fixiermittel, Festiger und Haarfarben 29,3%, Sonstiges 10,6%, während 19,7% keine Angaben machten.

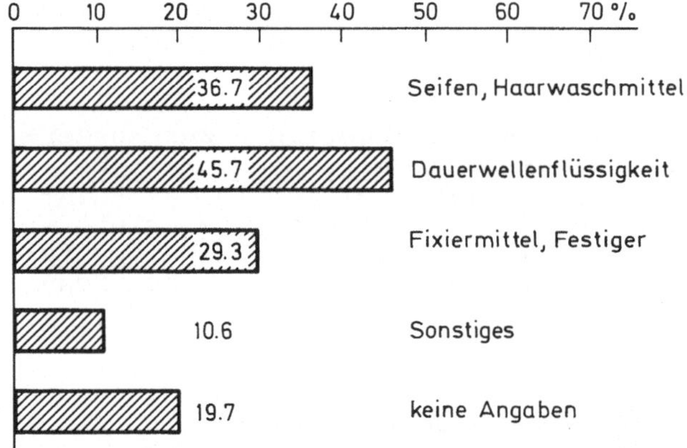

Abb. 12. Entstehung des Hautleidens nach Meinung des Patienten. (Friseure: 188 Patienten)

Abb. 13. Bei den Friseurberufen fanden sich als Hauptlokalisation keine Angaben bei 3,19%, der Stamm bei 1,06%, der Kopf bei 3,72%, die Arme bei 1,59%, die Hände bei 69,14%, die Finger bei 21,27%, die Beine bei 0,00%, die Zehen bei 0,00%.

Abb. 14. In den Friseurberufen gliederten sich die Altersgruppen auf in 20 Jahre und jünger 88,3%, 21 Jahre und älter 11,7%.

Aus dem Vergleich zwischen dem Inhalt der Hautarztberichte für Angehörige der Bauberufe mit solchen des Friseurgewerbes ergibt sich sehr eindrucksvoll, bereits bei den wenigen ausgewerteten und hier erörterten Fragen ein signifikanter Unterschied. Allein aus dieser "kleinen" Auswertung läßt sich ablesen, wie fruchtbar das Hautarztverfahren und die Meldung vermittels der Hautarztberichte für Folgerungen sein könnte, wenn nur in dem Umfang des tatsächlichen Erfordernisses das Hautarztverfahren ärztlicherseits angewandt würde.

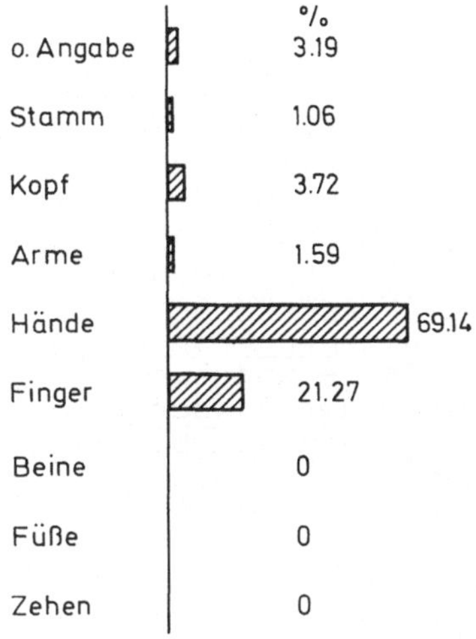

	%
o. Angabe	3.19
Stamm	1.06
Kopf	3.72
Arme	1.59
Hände	69.14
Finger	21.27
Beine	0
Füße	0
Zehen	0

Abb. 13. Hauptlokalisation (Friseure: 188 Patienten)

21 Jahre u. älter = 11.7 %	20 Jahre und jünger = 88.3 %

0 10 20 30 40 50 60 70 80 90 100

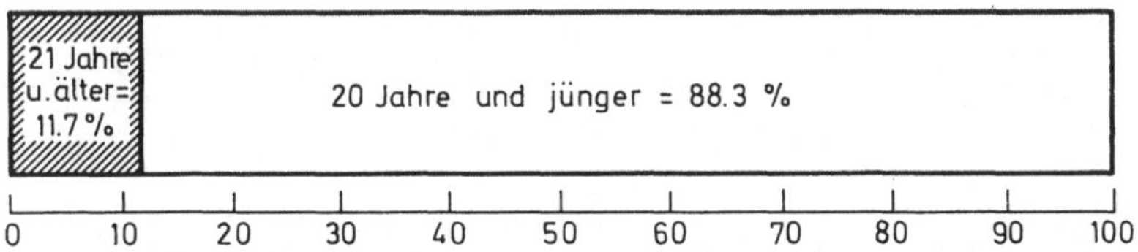

Abb. 14. Altersgruppen (Friseure: 188 Patienten)

Lassen Sie uns noch einige weitere Hinweise geben. Der große Prozentsatz der bereits als arbeitsunfähig Gemeldeten zeigt deutlich die Belastung des Berufes. Die Frage, ist ein Anhalt für eine Berufserkrankung gegeben, ist bei 83,2% mit ja beantwortet worden. Die Frage, ist zur Klärung der Diagnose eine Wiedervorstellung notwendig?, wurde von den meisten Ärzten unklar oder nicht beantwortet. Ebenso wurde vermutlich die Frage, ist die Aufgabe der jetzigen Tätigkeit zu prüfen?, nicht richtig verstanden. Eine weitere hautärztliche Behandlung wurde mit 81,5% aber befürwortet.

Zur Frage der Hauptlokalisation ist natürlich zu beachten, daß nicht nur eine Lokalisation angegeben wurde, sondern nur die hauptgeschädigten Stellen. Der Stamm mit 4,3% betrifft vorwiegend ölgeschädigte Patienten.

Da es nicht zwingend vorgeschrieben ist, bei Wiederholungsberichten alle Fragen noch einmal zu beantworten, haben wir bei der Auswertung der herausgenommenen beiden Berufsgruppen Bauberufe und Friseure nur die Erstberichte ausgewertet. Aber auch bei diesen beiden Sonderauswertungen scheinen, analog dem Gesamtergebnis, die Fragen zur Klärung der Diagnose und zur Aufgabe der Tätigkeit von den die Berichte erstellenden Ärzten nicht recht verstanden worden zu sein. Bei den Friseuren ebenso wie bei den Bauberufen wurde die weitere hautärztliche Behandlung im überwiegenden Falle für erforderlich gehalten. Dagegen erwies sich bei den Friseuren hinsichtlich der Hauptlokalisation ein leichter Gegensatz zum Ergebnis der Gesamtauswertung und auch der Bauberufe; denn die Hände waren mit fast 70% und die Finger mit über 20% beteiligt. Verständlicherweise ergaben sich auch deutliche Akzente bei den Einzelauswertungen hinsichtlich der Prozentangaben über einzelne schädliche Berufsstoffe und die genannten Berufsstoffe überhaupt. Besonders bemerkenswert war die krasse Verschiebung der Altersgruppe bei den Friseuren: nur 11,7% der geschädigten Friseure waren 21 Jahre und älter. Ganz anders lauteten die Angaben für die Gruppe der Bauberufe und die statistische Gesamtauswertung. - Hier sieht man bereits, welche signifikanten Ergebnisse und Folgerungen zu ziehen wären, wenn in großem Umfang von dem Hautarzt-Verfahren und der Erstattung der Hautarzt-Berichte Gebrauch gemacht würde und damit ein wirklich großes Unterlagenmaterial über viele verschiedene Personen zur Auswertung zur Verfügung stände!

Sehr bedauerlich ist natürlich in allen Fällen, wenn Fragen überhaupt nicht beantwortet wurden oder die Antwort aufgrund der gewählten Formulierung unklar und damit nicht verwendbar blieb. Als negativ ist hier besonders die Beantwortung der Frage "ist zur Klärung der Diagnose eine Wiedervorstellung notwendig?", und "ist die Aufgabe der jetzigen Tätigkeit zu prüfen?" herauszustellen!

Sinnvoll kann die Erstellung eines Hautarztberichtes nur sein, wenn die Formulare mit ihren Fragen sorgfältig beantwortet werden. Von den 2.855 abgegebenen Berichten waren 44 Berichte ohne Angabe des Patienten-Geburtsdatums. 20 Berichte warfen nur ein Geburtsjahr aus, nicht den Geburtstag und nicht den Geburtsmonat. Ein Kraftfahrzeugmechaniker war sogar eigenartigerweise erst im Jahre 1973 geboren! Das Geburtsdatum ist aber heute für beinahe jede Dokumentation der Hauptidentifikationsbegriff! Es ist also unbedingt erforderlich, auf Formularen, das volle Geburtsdatum zu vermerken! (Natürlich ist es den Verfassern bekannt, daß beispielsweise bei ausländischen Gastarbeitern sehr häufig nicht die Möglichkeit besteht, das genaue Geburtsdatum oder auch nur ein annäherndes Datum in Erfahrung zu bringen. Auch das sollte aber dann ausdrücklich vermerkt werden. Der den Bericht erstattende Arzt sollte dann ein ungefähres Alter einschätzen und eintragen!).

Zusammenfassung:

Die vorliegende Vorabdokumentation von 2.855 Hautarztberichten hat ergeben, daß mit dem Hautarztverfahren eine außerordentlich nützliche Einrichtung geschaffen worden ist. Die weitere gezielte Auswertung wird detaillierte Ergebnisse erbringen, die für die Prävention und Rehabilitation von Hautkranken - oder beruflich Hautkranken oder beruflich hautgefährdeten Personen - nützliche Folgerungen ziehen lassen. Wir werden auch wesentliche Akzente für die einzelnen Berufsgruppen ermitteln können und zu Ergebnissen gelangen, die für uns bislang noch nicht so deutlich oder vielleicht noch gar nicht existierten.

Für den Unfallversicherungsträger

Stempel des Arztes

Hautarztbericht

(Auch zu verwenden bei Wiedervorstellungen; Erstbericht wurde erstattet am ....)

Eingetroffen am .... um .... Uhr, entlassen um .... Uhr

Zuname: ...., Vorname: ...., geb. .... Staatsangehörigkeit: ....

wohnhaft in: ...., ... Straße Nr. ...., beschäftigt als: ....

Arbeitgeber: ....

Krankenkasse: .... Unfallversicherungsträger: ....

A. Angaben des Versicherten über seine berufliche Beschäftigung und Vorerkrankungen
(nur auszufüllen bei der ersten Erstattung des Hautarztberichtes)

1. a) Derzeitige Tätigkeit?

   b) Seit wann ausgeübt?

   c) Vorher beschäftigt bei: .... als: ....

2. a) Wann ist die Hauterkrankung zum ersten Male aufgetreten?

   b) An welcher Körperregion?

   c) Erfolgte deswegen bereits ärztliche Behandlung?
   (Gegebenenfalls Name und Anschrift des Arztes angeben)

   d) Bestand oder besteht wegen der Erkrankung Arbeitsunfähigkeit? Ggf. von wann bis wann?

   e) Wurde die Erkrankung bereits einem Unfallversicherungsträger gemeldet (ggf. welchem)?

3. Wodurch ist das Hautleiden nach Meinung des Versicherten entstanden?

   a) Arbeitsstoffe:

   b) Andere Ursache:

4. Bisherige Testungen:
   (gegebenenfalls durch wen?)

B.

5. Untersuchungsbefund:

C.

6. Diagnose:

D.

7. Welche Maßnahmen werden vorgeschlagen?
   a) Prophylaktische Maßnahmen (z. B. Anwendung von Schutzsalben, Meidung oder Austausch bestimmter Arbeitsstoffe, Tragen von Schutzhandschuhen):

   b) Therapeutische Maßnahmen:

E.

8. Es besteht ein — kein — Anhalt für eine beruflich bedingte Hauterkrankung, weil

9. Zur Klärung der Diagnose ist eine Wiedervorstellung für den .... vorgesehen, falls das Hautleiden bis dahin nicht abgeheilt ist. Der Erkrankte wurde unterrichtet.
10. Die Aufgabe der jetzigen Tätigkeit ist zu prüfen, weil

11. Hautärztliche Behandlung ist erforderlich — nicht erforderlich.
12. Da der begründete Verdacht auf das Vorliegen einer Berufskrankheit besteht, ist die in § 5 BKVO vorgeschriebene ärztliche Anzeige beigefügt*).

Nichtzutreffendes bitte streichen!

▶ Durchschrift an Krankenkasse.

▶ Durchschrift an behandelnden Arzt: Falls von mir eine Wiedervorstellung vorgesehen, bitte ich, den Erkrankten hierzu anzuhalten; bei Verschlimmerung sofort.

...., den ....

Unterschrift des Arztes

F. Liquidation

Pauschbetrag nach Ltnr. 101 d	..........,......	DM
Porto	..........,......	DM
zusammen	..........,......	DM

BG-Kenn-Nummer: ....

Zu zahlen an

Kontoinhaber: ....

bei ....

(Bank — Sparkasse — Postscheck)

Konto: ....

*) § 5 BK-Verordnung:

(1) Hat ein Arzt oder Zahnarzt den begründeten Verdacht, daß bei einem Versicherten eine Berufskrankheit besteht, so hat er dies dem Träger der Unfallversicherung oder der für den medizinischen Arbeitsschutz zuständigen Stelle unverzüglich anzuzeigen. Für die Anzeige ist der grüne Vordruck (zweifach): Ärztliche Anzeige über eine Berufskrankheit, zu verwenden.

Gebühr nach Leitnummer 101 d des Abkommens mit der Kassenärztlichen Bundesvereinigung

Einige Forderungen sind aber der Vorabdokumentation auch zu entnehmen, die sich nicht auf die in den Hautarztberichten genannten Patienten bezogen, sondern auf die den Hautarztbericht erstellenden Ärzte und darüber hinaus auf die Ärzte, die den Hautarztbericht überhaupt nicht oder nur äußerst selten anwenden. Die Existenz des Hautarztverfahrens, die Möglichkeit der Erstellung von Hautarztberichten ist bislang nur von einer kleinen Gruppe von Ärzten realisiert worden. Einer Reihe von Ärzten, die sich des Hautarztberichtes bereits bedienen, ist dringend nahezulegen, im Interesse des Nutzens des Hautarztverfahrens- und -Berichtes, die auf dem Formular gestellten Fragen auch tatsächlich zu beantworten und sorgfältig zu beantworten. Weiter ist den mit dem Hautarztverfahren arbeitenden Ärzten anzuraten, nicht nur von der Empfehlung der Wiedervorstellung zur Erstellung eines neuen Hautarztberichtes Gebrauch zu machen, sondern hierfür Termine zu nennen, um den Patienten in seinem und im ärztlichen Interesse tatsächlich hinsichtlich des weiteren Verlaufes kontrollieren zu können. Dem Gros der deutschen Dermatologen aber ist dringend anzuraten, von den Möglichkeiten des Hautarztverfahrens überhaupt Gebrauch zu machen und bei allen den Patienten Hautarztberichte zu erstellen, bei denen nur im entferntesten vermutet werden könnte, daß zwischen der Dermatose und dem Berufsgeschehen ein irgendwie gearteter Zusammenhang bestehen könnte. Der Hautarztbericht ist nicht gleichzusetzen mit dem grünen Meldebogen zur Meldung des Verdachtes einer Berufskrankheit, allerdings kann zugleich mit der Erstellung eines Hautarztberichtes im gegebenen Fall, in dem sich der Verdacht auf das Vorliegen der Ziffer 46 der Berufskrankheitenliste verdichtet hat, auch die grüne Berufskrankheitsverdachtsmeldung vollzogen werden. Das Hautarztverfahren sollte dagegen eingeleitet und der Bericht erstellt werden bei einer weitaus größeren Zahl von gewissermaßen im weitesten Sinne dermatologisch möglicherweise berufsbetroffenen Kranken, die auf diese Weise erfaßt und dem meldenden Hautfacharzt nach seiner Entscheidung in regelmäßigen Abständen wieder vorgestellt werden, um damit im weitesten Sinne vorzubeugen und es gar nicht erst bis zu dem Zeitpunkt kommen zu lassen, an dem der begründete Verdacht auf das Vorliegen einer Berufskrankheit gemeldet werden müßte. - Die Darstellung dieser Ergebnisse sollte jedem Hautarzt und in einer Hautklinik tätigen Arzt dazu anregen, künftig in möglichst großem Umfang von dem Hautarzt-Verfahren und der Erstattung der Hautarzt-Berichte Gebrauch zu machen. Dabei sollte gerade auch besonderer Wert auf die Möglichkeit der Wiederbestellung zu bestimmten Terminen und damit der Kontrolle durch den gleichen Arzt gelegt werden!

B. Unfall-therapiebedingte Unverträglichkeiten und Allergien

H. Düngemann, München

Metall-Allergien und ihre Bedeutung für die Unfallheilkunde – Klinik der wichtigsten Manifestationen incl. Asthma unter dermatologischer, internistischer und chirurgischer Sicht

Die Probleme der Diagnostik und Therapie von Metallallergien spielen in der Dermatologie eine wesentliche Rolle, weil ein großer Teil der Kontaktekzeme eine entsprechende Genese hat. Berufsexpositionen, in denen sich solche Metallsensibilisierungen entwickeln können, sind heute bei Millionen von Werktätigen gegeben, weswegen die absoluten Erkrankungszahlen durch Metallallergien ständig ansteigen.

Da der betroffene Patientenkreis selbstverständlich auch in den unfallchirurgischen Kliniken und Praxen zur Behandlung kommt, dürfte für den Unfallchirurgen die Kenntnis über Genese, Verlaufsformen und Häufigkeit solcher Allergien, speziell der Schwermetallberufsallergien von besonderem Interesse sein. Zuerst sei für den allergologisch nicht geschulten Praktiker eine kurze Einteilung der wichtigsten Allergieformen erlaubt, damit es anschließend - auch bei den nachfolgenden Vorträgen - in der Nomenklatur und Klassifizierung der Symptome und in der Diskussion der therapeutischen Maßnahmen nicht zu Mißverständnissen kommt:

In der klinischen Allergiediagnostik spielen Kutanteste nach wie vor eine entscheidende Rolle. Sie werden durch zahlreiche neue immunologische Labormethoden ergänzt, sind aber in der Praxis wohlgemerkt noch nicht durch in - vitro - Methoden zu ersetzen.

1. Mit der <u>Intracutantestung</u> und ihren Varianten werden die allergieauslösenden Antikörper geprüft, die seit einigen Jahrzehnten unter dem Namen <u>Reagine</u> zusammengefaßt sind. Sie lassen sich in der Regel mit dem Serum des Patienten auf Nichtallergiker übertragen (Prausnitz-Küstner-Test und seine Variationen), und wir wissen neuerdings, daß sie zumindest weitgehend mit den neugefundenen Immunglobulinen E (IgE) identisch sind. Da die von ihnen ausgelösten Antigen-Antikörperreaktionen bevorzugt (z.B. in Form von Rhinitis und Asthma) an den Atemwegen ablaufen, werden sie in den Vorträgen des Nachmittags ausführlicher über diese Allergieformen hören, die im angloamerikanischen Sprachraum auch "atopische Allergien" genannt werden, in der deutschen Literatur manchmal auch "Allergien vom Soforttyp", da die Ablesung der Testreaktionen in der Regel nach 20 min zu erfolgen hat. Es handelt sich hierbei wohlgemerkt um die Auslösungsfolgen der "exogen-allergischen obstruktiven Atemwegserkrankungen". Zur intracutanen Diagnostik werden standardisierte Antigenextrakte eingesetzt.

2. Bei den gleichen Testsubstanzen können gelegentlich aber auch nach mehreren (3-6-12) Std noch kräftige allergische Reaktionen auftreten, die sich dann meist durch eine stark exsudative Note auszeichnen und als Hinweis für eine mögliche Sensibilisierung vom "verzögerten Allergietyp" zu werten sind. Dazu zählen die

Krankheitsbilder im Sinne einer restriktiven Atemwegsallergie wie beispielsweise die Farmerlunge, Taubenzüchterlunge, Paprikaspalterlunge etc. Die Antigene gehören zumeist den Imminoglobulin-Klassen IgG und IgM an und sind als Präzipitene z.B. in der Geldiffusion nach Ouchterlony nachweisbar. Besonders bei Testungen mit Schimmelpilzsporen darf man diese Testablesungen nach 3-6-12 Std nicht versäumen.

3. In gleicher Weise sollten dann nach 24- und 48 Std nochmals Testablesungen vorgenommen werden. Die hierbei auftretenden Reaktionen sind uns als Allergien vom Tuberkulintyp allseits vertraut. Sie werden in der Regel als lymphocytäre Allergien (d.h. von zellständigen Antikörpern) ausgelöst. Treten bei Testsubstanzen, mit denen später Hyposensibilisierungen (bei Reaginallergien) ausgeführt werden sollen, solche "Spätreaktionen vom Tuberkulintyp" auf, müssen sie auf jeden Fall beachtet und gegebenenfalls diagnostisch näher abgeklärt werden, da sie die Impfbehandlung (Hyposensibilisierung) unter Umständen erheblich zu stören vermögen. Sie werden in den Nachmittagsvorträgen mehr darüber hören.

Wir kommen jetzt zu den Metallallergien. Es handelt sich hierbei in der Regel ebenfalls um lymphocytäre Allergien. Wir führen die Testungen allerdings nicht intracutan durch, sondern epicutan mit dem Pflastertest: Die - ebenfalls wieder standardisierten - Antigene werden mit einem Spezial-Test-Pflaster auf die nicht vorbehandelte Haut aufgebracht, das Pflaster nach 24 Std entfernt und nunmehr 48, 72 und 96 Std die Testreaktionen abgelesen. Die typische allergische Reaktion zeigt dann zumeist einen crescendo-Charakter, d. h. vom ersten, zweiten bis dritten Tag der Ablesung ist eine leichte Verstärkung der Reaktion festzustellen.

In den folgenden Bildern dürfen wir etwas auf den Ablauf einer Sensibilisierung eingehen:

Das Antigen kann die Lymphocyten als Ort der Sensibilisierung in der Regel nur erreichen, wenn die Schutzfunktion der Haut durchbrochen wird. Das geschieht häufig durch die "kombinierte" Einwirkung von Metallgegenständen unter Reibung und Schweißbildung. In einem Dia wurde als Beispiel eine berufliche Kontaktallergie durch eine Schere (bei einem Schneider) vorgeführt. Hier handelt es sich um eine Kobaltsensibilisierung durch eine verchromte Schere. In einem weiteren Dia wurde eine typische Testreaktion in der Ablesung nach 48 Std gezeigt.

Am häufigsten treten solche Sensibilisierungen allerdings in Form der sogenannten Zwei-Phasen-Kontaktekzeme auf: Durch intensive Alkalisierungsvorgänge tritt die Vorschädigung der Haut ein, bei der es zugleich zu einer lymphocytären Infiltration kommt. Nunmehr können in der zweiten Phase Antigene schon in geringsten Mengen einen Zugang zu den Lymphocyten finden und dort relativ leicht Sensibilisierungsvorgänge auslösen.

Als Beispiel darf in Abb. 1 die Häufigkeit von Alkali-Schäden bei Friseurlehrlingen vorgeführt werden: In einer (von Prof. BORELLI veranlaßten) Reihenuntersuchung wurden Münchner Friseurlehrlinge in der Berufsschule erstmals kurz nach Antritt

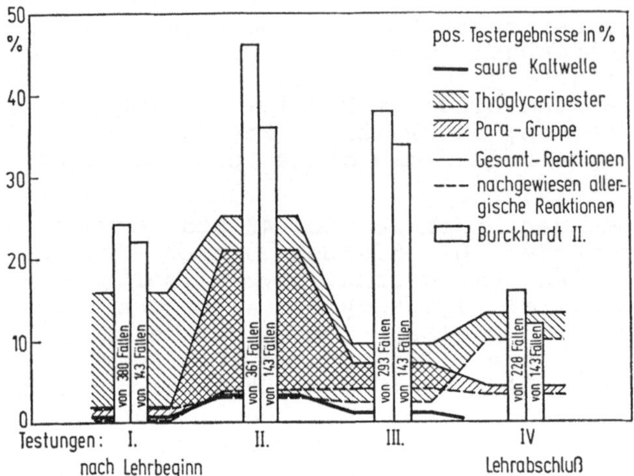

Abb. 1. Ergebnisse von Alkali- und Epikutantestungen bei Friseurlehrlingen: I unmittelbar nach Lehrantritt, II nach dem 1. Lehrjahr, III nach dem 2. Lehrjahr, IV kurz vor Lehrabschluß. Im ersten Säulenanteil sind jeweils die positiven Alkaliteste aller erfaßten Lehrlinge dargestellt, im zweiten Säulenanteil die der 143 Probanden, welche regelmäßig zur Nachuntersuchung erschienen. Die schraffierten Flächen zeigen die toxischen Reaktionen bei den Epikutantestungen

der Lehre, dann jeweils nach Abschluß des ersten und zweiten Lehrjahres und nach Beendigung der Lehrzeit auf ihre Alkali-Empfindlichkeit der Haut geprüft und zugleich Stichproben auf bereits abgelaufene Sensibilisierungen durchgeführt. Es zeigte sich, daß schon kurz nach Antritt der Lehre ein Viertel der Lehrlinge eine deutliche Alkali-Schädigung der Haut aufwies, nach dem ersten Lehrjahr über die Hälfte der Lehrlinge, während es dann bis zum Abschluß der Lehrzeit einen schrittweisen Rückgang der Alkali-Schädigungen bis auf ca. 15% gab. Bei einer Analyse der Einzelfälle war nachzuweisen, daß mehrere Faktoren gleichzeitig für diese Alkali-Schädigung verantwortlich zu machen waren. So werden beispielsweise die Lehranfänger in den größeren Friseurbetrieben bevorzugt zum Haarewaschen (intensive Alkalisierung der Haut!) eingesetzt, und schenken den Notwendigkeiten des Hautschutzes und der Hautpflege anfangs noch sehr wenig Beachtung. Erst mit zunehmender Berufserfahrung und zumeist erst nach "eigenen schlechten Erfahrungen" werden dann Schritt für Schritt die Berufsnoxen entsprechend erkannt und berücksichtigt. - Früh genug, wenn in dieser Phase noch keine echten Berufssensibilisierungen im Sinne der Kontaktallergie aufgetreten sind.

Die Alkaliempfindlichkeit der Haut prüfen wir jeweils in Form der Alkaliteste nach BURCKHARDT.

Ähnliche Möglichkeiten einer intensiven Alkalischädigung der Haut sind überall dort in der Industrie zu suchen, wo die Haut intensiv mit alkalisierend wirkenden Flüssigkeiten in Berührung kommt. Das trifft in sehr erheblichem Umfange in der Metallindustrie für die Arbeitsplätze zu, an denen die Haut mit alkalisch eingestellten Ölen bzw. mit Ölemulsionen Kontakt hat. In einem Dia wurde während des Vortrages ein entsprechender Arbeitsplatz an einer Drehbank vorgestellt. Je intensiver die Arbeitsvorgänge des Drehens, Bohrens, Fräsens automatisiert werden und je höher dabei die Umdrehungszahlen der Drehbänke sind, um so intensiver müssen Material und Werkzeuge gekühlt und geschmiert werden. Die Arbeiter kommen an diesen Automaten in der Regel über die gesamte Arbeitszeit hinweg intensiv mit den Emulsionen in Berührung und zeigen daher auch sehr häufig intensive Alkalisierungsvorgänge an den Händen und Unterarmen, die sich primär als Alkaliekzeme manifestieren können. Da aber in diesen Emulsionen stets Metallionen anzutreffen sind (durch Abrieb, Verschleppung, zum Teil auch von der Rezeptur her: zum Rostschutz!) kann es an diesen Arbeitsplätzen nun sehr leicht zu Metallsensibilisierungen im Sinne eines zwei-Phasen-Kontaktekzemes kommen. In Tabelle 1 wird Ihnen an Hand einer Betriebs-Reihenuntersuchung von 7.000 Metallarbeitern ein Hinweis auf die relative Häufigkeit solcher Metallsensibilisierungen gegeben: Etwa 10% der Probanden zeigten Hinweise auf manifeste Allergien, wobei in der Reihenfolge der Häufigkeit: Chrom-, Kobalt-, Nickel- und Kadmiumallergien anzutreffen waren.

Tabelle 1

Klinische Diagnose: Antigen:		I Manifeste Allergien	II Sonstige Hautkrankheiten	III Ohne Anamnese	Summe
Kal. bichrom.	0,5%	11,8	2,8	0,77	2,13
Kobaltsulfat	2,0%	7,3	1,0	0,35	1,15
Nickelsulfat	2,0%	3,3	0,17	0,18	0,52
Kadmiumsulfat	2,0%	2,7	1,3	0,75	1,01
Terpentin (10)	5%	3,0	1,0	0,79	1,05
Gummi-Acceleratoren		2,2	0,17	0,26	0,46
Anzahl der Probanden		728	604	5.466	6.798

Selbstverständlich gibt es nun in Abhängigkeit vom Arbeitsplatz und von der Art der Metallkontakte auch unterschiedliche Formen und Häufigkeitsverteilungen der Metallsensibilisierung: In Tabelle 2 wird eine Reihenuntersuchung bei Arbeitern der Apparatebau-Industrie gezeigt. Hier ergaben sich ungewöhnlich häufig Kadmiumsensibilisierungen, weil in diesem Industriezweig sehr viel mit verkadmiertem Material gearbeitet wird.

In einem anderen Industriebetrieb (Kesselbau) wurden vorwiegend Schweißer untersucht. Hier fanden wir entsprechend den dortigen Expositionen in erheblichem Umfang Kadmium- und Kupfersensibilisierungen (Tabelle 3). In einem Betrieb der Kugellagerin-

Tabelle 2. Apparatebau-Werke

Klinische Diagnose: Antigen:		Apparatebau-Betriebe I Manifeste Allergien	II Sonstige Hautkrankheiten	III Ohne Anamnese	Summe
Kal. bichrom.	0,5%	8,5	3,94	1,24	1,98
Kobaltsulfat	2,0%	6,9	2,46	0,62	1,24
Nickelsulfat	2,0%	2,6	-,--	0,24	0,39
Kadmiumsulfat	2,0%	5,3	0,98	1,38	1,65
Kupfersulfat	2,0%	*	*	*	*
Berylliumsulfat	1,0%	*	*	*	*
Manganchlorid	1,0%	-,-	-,--	-,--	-,--
Terpentin (10)	5,0%	6,4	1,97	1,57	2,15
Gummi-Acceleratoren		3,2	0,49	0,38	0,21
Eisen-3-chlorid		-,-	-,--	-,--	-,--
Anzahl der Probanden		189	204	2.104	2,497

* = Nicht durchgehend bei allen Probanden getestet.

dustrie zeigte sich dagegen eine hohe Anzahl von Berylliumsensibilisierungen, weil hier bei den Arbeitern über einige Zeit entsprechende Kontakte bestanden hatten (Tabelle 4).

Sie haben damit einen ersten Überblick, mit welchen Metallsensibilisierungen Sie bei Arbeitern dieser Metall-Industriezweige besonders zu rechnen haben. Es dürfte jetzt allerdings der Hinweis wichtig sein, daß wir in fast gleichgroßer Häufigkeit mit Metallsensibilisierungen in Bauberufen zu rechnen haben. Hier sind in erster Linie die Zwei-Phasen-Zementekzeme verantwortlich zu machen: Über die intensiven Alkalisierungsvorgänge an der Haut durch Kalk und Zement kommt es sehr leicht zu sekundären Sensibilisierungen auf Chrom- und Kobalt-Ionen, die (vor allem durch Anrieb in den Hammerwerken und den Kugelmühlen) stets im Zement anzutreffen sind. Unter Umständen können auch Nickelionen im Zement nachgewiesen werden. So ist also die "Zementkrätze" der Bauarbeiter in der Regel mit einer Metallsensibilisierung (gegenüber Chrom, Kobalt oder Nickel) gleichzusetzen, d.h. mit der "Nickelkrätze" der Galvaniseure weitgehend zu identifizieren! In einem Dia sahen Sie einen Bauarbeiter mit einem typischen Zementekzem bei einer Sensibilisierung gegenüber Chrom und Kobalt.

Nach der Alkalischädigung kommt es in der Regel zuerst zu einer Chromsensibilisierung, während die im gleichen Milieu noch vorhandenen weiteren potentiellen Antigene dann erst schrittweise nachträglich mit in die Sensibilisierung einbezogen werden. So

Tabelle 3

Klinische Diagnose: / Antigen		I Manifeste Allergien	II Sonst. Hautkrankheiten	III Ohne Anamnese	Summe
Kal. bichrom.	0,5%	2,5	-,--	0,5	0,77
Kobaltsulfat	2,0%	2,5	-,--	0,5	0,77
Nickelsulfat	2,0%	-,-	-,--	0,5	0,39
Kadmiumsulfat	2,0%	10,0	11,76	1,5	3,51
Kupfersulfat	2,0%	10,0	-,--	0,5	1,95
Zinksulfat	2,0%	-,-	-,--	-,-	-,--
Terpentin (10)	5,0%	-,-	-,--	-,-	-,--
Gummi-Acceleratoren		15,0	5,88	-,-	2,37
Manganchlorid	1,0%	-,-	-,--	-,-	-,--
Berylliumsulfat	1,0%	-,-	-,--	-,-	-,--
Hexamethylentetramin	5,0%	-,-	-,--	-,-	-,--
Formalin	1,0%	-,-	-,--	-,-	-,--
Formalin-Derivat I		-,-	-,--	-,-	-,--
Formalin-Derivat II		-,-	-,--	-,-	-,--
Para-Gruppe		12,5	11,76	1,0	3,51
Medikamente		10,0	5,88	-,-	1,95
Anzahl der Probanden		40	17	199	256

wird in Abb. 2 an einem Beispiel der Unterschied zwischen Früh- und Spätsensibilisierung bei Bauarbeitern gezeigt: Im ersten Kreissektor sind die Zweit-Sensibilisierungen auf Kobalt bei Arbeitern am Arbeitsplatz dargestellt, während im zweiten Kreissektor die Zweitsensibilisierungen bei "klinischen Allergiefällen" aufgeführt werden, d.h. bei Patienten die bereits wegen Arbeitsunfähigkeit die Klinik aufsuchen mußten. Wir nennen solche Verbreiterungen des Antigenspektrums durch gleichbleibende Berufsexpositionen auch gebündelte oder "Kombinations-Allergien".

Es gibt für die einzelnen Metallionen, die besonders zu solchen Sensibilisierungen neigen, entsprechende Tabellen, in denen die Art und Häufigkeit des Vorkommens in verschiedenen Industriezweigen abzulesen sind. In Tabelle 5 führe ich Ihnen als Beispiel eine solche Tabelle für Chrom-, Kobalt- und Nickel-Ionen vor. Ein ausführlicherer Noxenkatalog für alle Berufszweige ist im Augenblick an unserer Klinik in Bearbeitung.

Beim Vortrag wurden noch Dias folgender Beispiele für Metallsensibilisierungs- und Kontaktmöglichkeiten im Alltag gezeigt:

Tabelle 4. Kugellager-Werke

Klinische Diagnose: Antigen		Kugellager-Werke I Manifeste Allergien	II Sonstige Hautkrankheiten	III Ohne Anamnese	Summe
Kal. bichrom.	0,5%	9,6	1,0	0,77	2,4
Kobaltsulfat	2,0%	6,2	-,-	0,26	1,3
Nickelsulfat	2,0%	2,6	0,5	0,19	0,65
Kadmiumsulfat	2,0%	2,3	0,75	0,4	1,04
Kupfersulfat	2,0%	1,0	-,-	0,13	0,28
Berylliumsulfat	1,0%	2,8	1,0	0,45	0,93
Manganchlorid	1,0%	0,1	-,-	0,06	0,09
Terpentin (10)	5,0%	1,03	-,-	0,13	0,28
Gummi-Acceleratoren		1,3	-,-	0,13	0,32
Eisen-3-chlorid		-,-	-,-	-,-	-,--
		23,8	5,0	3,9	7,6
Anzahl der Probanden		387	202	1.567	2.156

Eine Kontaktallergie durch eine verchromte Schere, eine Kontaktallergie durch den Chrom-Nickel-Stahl-Boden einer Armbanduhr, durch Metallschnallen eines Büstenhalters und durch die Metallschnalle eines Gürtels.

Besteht ein solches Kontaktekzem schon längere Zeit, so kann zwar eine Ausbreitung auf größere Hautareale eingetreten sein, den primären Herd erkennt man aber doch sehr oft noch am besonders intensiven Ekzembefall. Als Beispiel wurde in einem Dia auf die Nasenwurzel hingewiesen, von der ursprünglich die Metallallergie bei diesem Brillenträger ausgegangen war. Es ist also in jedem Fall eine besonders intensive Inspektion des Patienten erforderlich. Ein weiteres Beispiel möchte ich in den drei nächsten Bildern geben: Dieser Patient zeigt einmal deutliche Ekzemveränderungen um den Mund herum, bei der Inspektion des Mundes selbst ist dann ein intensiver Schleimhautbefund zu erkennen, der in seiner typischen Abgrenzung bereits auf das eigentliche Antigen hinweist: auf eine Metall-Zahnprothesen-Platte bei einem Patienten mit einer Metallallergie. Eine in der Häufigkeit offenbar ständig zunehmende weitere Metallsensibilisierung muß an dieser Stelle noch besonders hervorgehoben werden: die Quecksilberallergie! Entsprechende Berufsallergien haben wir schon seit Jahren häufiger - z.B. bei Fotografen - gesehen, bei denen die Sensibilisierungen in der Regel durch Entwicklerflüssigkeit auftraten. Neuerdings sehen wir nun aber auch immer häufiger Sensibilisierungen nicht nur durch Salben (Präzipitatsalben, Sommersprossensalben), sondern vor allem aber durch lokale Desinfektionsmittel (vor allem als organische Quecksilberverbindungen). Sie werden darüber in dem Vortrag von Dr. v. MAYENBURG später noch mehr hören.

Positiver Epikutantest: / Sensibilisierung über:	Kobalt Allein	Kobalt und Chrom	Kobalt und Nickel	Kobalt und Chrom Nickel	Summe	Chrom	Nickel	pos. Prob.	Bei diesen Prob. zusätzlich
1. Betriebsöle	12	12	2	2	28	31	10	51	14 »Paragr.« und Desinfekt.-Mittel 4 Kadmiumsulf. (2%) 1 Terpentin (5%) 1 Berylliumsulf. (1%)
2. Galvanisation	—	1	4	6	11	20	18	32	4 Kadmiumsulf. 2 Gummi-Akzel. (Strumpfh.) 1 Terpentin 1 Kupfersulf. (2%)
3. Zement	—	9	—	—	9	24	—	24	keine Reakt.
4. Farben, Lacke usw.	3	2	—	—	5	5	—	8	3 Terpentin 2 »Paragruppen«-Subst.
5. Sonstiges	8	8	1	—	17	38	1	47	1 Terpentin 1 Megaphen
Summe	23	32	7	8	70	118	29	162	

(DÜNGEMANN und BORELLI)

Von den 6o Fällen einer Z E M E N T-Allergie ('Zweiphasen-Ekzem') der Dermatologischen Universitätsklinik München zeigten bei Verwendung der gleichen Testlösungen, Pflaster etc. isolierte und kombinierte Reaktionen bei

BETRIEBSUNTERSUCHUNGEN

am Arbeitsplatz: 24 von insgesamt 6.ooo getesteten arbeitsfähigen Probanden (d.h. vorwiegend leichtere Sensibilisierungsfälle)

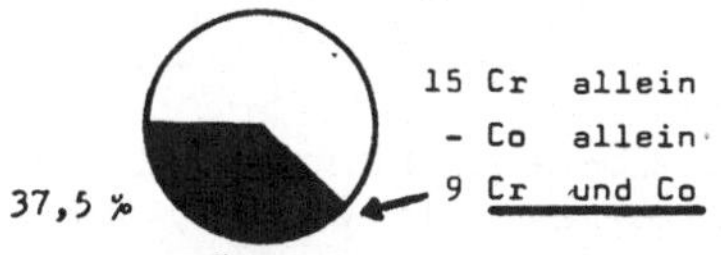

15 Cr allein
- Co allein
9 Cr und Co

37,5 %

(DÜNGEMANN und BORELLI)

KLINIKSPATIENTEN

des Allergie-Labors: 36 von insgesamt 1.66o getesteten Ekzempatienten (d.h. vorwiegend schwerere Fälle)

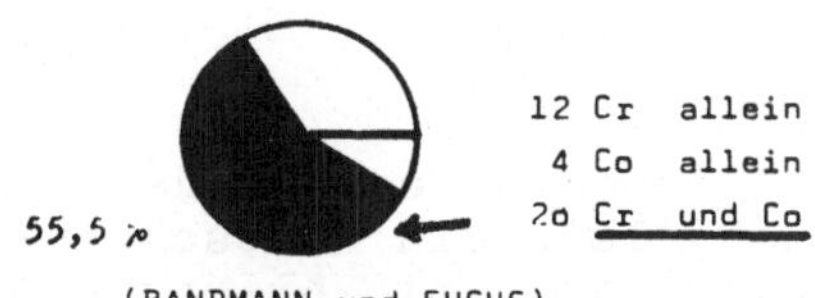

12 Cr allein
4 Co allein
2o Cr und Co

55,5 %

(BANDMANN und FUCHS)

Abb. 2

Wichtig ist, daß wir diesen Patienten zusätzlich "in den Mund schauen" und nach Amalganplomben suchen. Sind solche Plomben in verschiedenen Sitzungen angefertigt, so haben wir auch mit Unterschieden in der Zusammensetzung zu rechnen. Damit sind physikalisch alle Voraussetzungen für ein chemisches Element gegeben, da im sauren Milieu Spannungsunterschiede zwischen zwei unterschiedlichen Metallverbindungen durch das Wandern von Ionen ausgeglichen werden. So kann es bei entsprechend sensibilisierten Personen sowohl zu Lokal-Reaktionen an der Mundschleimhaut kommen als auch (durch Verschlucken der Quecksilberionen) zu cutanvaskulären Fernreaktionen z.B. in Form einer chronischen Urtikaria oder unter Umständen auch zu der Morphe eines (hämatogen ausgelösten) Kontaktekzems.

Mit gleichen Vorgängen haben Sie zu rechnen, wenn bei chirurgischem Prothesenmaterial Metallallergien ablaufen: Treten klinische Erscheinungen auf, so ist in der Regel ebenfalls mit dem

Tabelle 5. Möglichkeiten des Kontaktes mit Chrom, Kobalt, Nickel als Beispiel für die Wichtigkeit, bei der Arbeitsplatzbeschaffung entsprechend berufskranker Personen bzw. nach Umschulung und Berufswechsel wegen beruflicher Hautkrankheit aufgrund dieser Kontakte derartige Kontaktmöglichkeiten im neuen Beruf und "larvierte Kontakte" auszuschalten (nach BORELLI und DÜNGEMANN)

	Die Möglichkeiten des Kontaktes mit Chrom-Ionen	mit Kobalt-Ionen	mit Nickel-Ionen
Metallindustrie	Galvanisation, Hartverchromung, Stahlveredelung Korrosionsschutzmittel in Ölen, Emulsionen Kühlwasser für Aggregate, Motoren usw. Verunreinigungen der gleichen Flüssigkeit Poliermittel zur Acetylenreinigung (für Schweißverfahren)	Galvanisation Stahlveredelung Öle und Kühlmittel (Additive) und Verunreinigungen	Galvanisation und galvanische Werkzeuge Stahlveredelung Öle und Kühlmittel Löten
Holz- und Bauindustrie	Zement, Zementzusätze (Farben) Rostschutzmittel, Schalöle, Auftausalze Beizen und Farben verschiedener Art Leime und technische Klebemittel Lederhandschuhe usw.	Zement Bleich- und Trockenmittel für Lacke und Firnis	Zement galvanische Gebrauchsgegenstände
Papier-, Druckerei-, Foto-Gewerbe	Ätzmittel, Abschwächer, Fixiermittel und Farben für Druck, Foto und Graphik Lichtpausen, chromhaltige Leime Reinigungsmittel (Chromschwefelsäure)	Druckfarben Fotographie (Entw.-Papier)	Lichtpauspapier
Chemische und pharmazeutische Industrie	Oxydationsmittel = weit verbreitet! Farbherstellung, technische Konservierung, Reinigungsmittel	Sikkative und Katalysatoren (Co.-Oktoate und Naphthenate)	Katalysatoren (Fetthärtung!)
Keramik-, Email- und Glasindustrie	Farbstoffe in allen diesen Industriezweigen (Pigmente) Chromgehalt des Tons	ebenfalls als Farbstoffe	ebenfalls als Farbstoffe
Textil- und Bekleidungsindustrie (und Lederverarbeitung)	Ledergerbung Beizen, Ausrüsten und Färben von Leder, Pelzen, Filzen und Textilien Faserschutzmittel	?	Beize im Textildruck
Gummi- und Kunststoffindustrie	Farbstoffe Reinigungsmittel	Katalysatoren (Kalthärter: Co.-Oktoate und Naphthenate)	?
Privater Sektor	Bekleidungsstücke = Handschuhe, Hutband, Textilien usw. Frische Druckerzeugnisse (Zeitungen usw.) Galvanisierte Gebrauchsgegenstände (seltener als bei Nickel - siehe dort) spez. Strumpfhalterekzem Tinte, Leime Tätowierungsfarben (Bohnerwachs und Schuhcreme) Streichholzköpfe Chrom-Nickel-Stahl-Zahnprothese (heute kaum noch)	Vorwiegend: galvanisierte Gebrauchsgegenstände (Waschmittel?) (Medikamente?) Zaubertinte	Strumpfhalterekzem = Schnallen aller Art und andere galvanische Gebrauchsgegenstände: Ohrringe, Armbänder, Halsketten, Broschen, Reißverschlüsse, Scheren, Nadeln, Fingerhüte, Stricknadeln, Haarklammern, Brillengestelle usw. Münzen (vorwiegend der Nachbarländer) (Zahnprothese)

gleichzeitigen Vorkommen verschiedener Metall-Legierungen zu rechnen, d.h. wo allein ein Küntschernagel angewandt wurde, haben wir weitaus seltener mit Allergien durch Metallionen zu rechnen als in einem Wundgebiet, in dem mehrere Metall-Prothesenmaterialien verwandt wurden, z.B. in Form von Nägeln, Schrauben, Platten etc.

Ich hoffe, ausreichend klargestellt zu haben, daß sie keineswegs erst durch Prothesenmaterialien Sensibilisierungen hervorzurufen brauchen, sondern daß vielmehr eine große Anzahl von vorsensibilisierten Patienten zu Ihnen kommt, daß es sich bei den durch das Prothesenmaterial auftretenden Allergieschüben dann jeweils nur um Erkrankungs-Rezidive zu handeln braucht! Soweit die Patienten durch unsere Klinik gelaufen sind, besitzen sie auch einen Allergiepaß, in dem die Sensibilisierungen vermerkt sind. Auch viele andere Kliniken versorgen ihre Patienten mit solchen Allergiepässen. Trotzdem haben sie mit einer größeren Anzahl von Metallsensibilisierten zu rechnen, die bisher nichts von ihrer Allergie wissen. Deswegen sollten in allen Verdachtsfällen entsprechende Kontrollen in Form von Allergietestungen vorgenommen werden.

Zum Schluß noch darf ich Ihnen am Beispiel eines Platin-Sensibilisierten noch eine Sonderform der Metallallergie vorführen: Platin-Berufssensibilisierungen machen sich in der Regel nicht in Form von Kontaktallergien mit Ekzemmorphe bemerkbar, wie wir das bei den bisherigen Metallsensibilisierungen gesehen haben, sondern die Erkrankten zeigen vielmehr die Symptomatik von Allergien des Typ 1, d.h. von Reaginallergien: Die Patienten leiden an Rhinitis, Conjunctivitis, Bronchitis und gegebenenfalls Asthma-bronchiale, zeigen also die gleiche Symptomatik wie z.B. ein Pollenallergiker. Wir sind im Augenblick dabei zu überprüfen, ob es sich hierbei auch wirklich um Reaginallergien mit entsprechender Erhöhung des IgE-Spiegels handelt. Therapeutisch sind auf jeden Fall die gleichen Medikamente einzusetzen, wie bei Reaginallergien, d.h. es wirkt z.B. Intal®. Die Allergietestung ist dementsprechend auch schon nach 20 min abzulesen. In diesem speziellen Fall wurde wegen besonders hochgradiger Sensibilisierung des Patienten kein Pricktest sondern eine epicutane Testung mit einem Glasblock vorgenommen. Bei dieser Testart ist noch weniger mit Fernreaktionen zu rechnen, als beim Reibtest bzw. gar beim Prick- oder Intracutantest.

H. Düngemann, München

Iatrogene Hautschäden durch unfallbedingte Therapie mit Salben und Externa

Allergien können sich unmittelbar aus einer Wundbehandlung ergeben, insbesondere wenn mit Medikamenten von hoher Antigenpotenz gearbeitet wird, da in jedem Wundgebiet Lymphocyten leicht für eine direkte Sensibilisierung erreichbar sind. An diese Tatsache hat der Allergologe nicht nur die Vertreter der chirurgischen Fächer innerhalb der Medizin, sondern auch die Allgemeinpraktiker und nicht zuletzt die Betriebsärzte stets mit besonderem Nachdruck zu erinnern.

So ist z.B. es nicht gleichgültig, mit welchen Medikamenten die Wundbehandlung (speziell von Bagatellverletzungen) in den Sanitätsstationen der Industriebetriebe durchgeführt wird.

Bei den im letzten Referat erwähnten Berufsreihenuntersuchungen ist es erforderlich, ständig auf die Möglichkeit von "neuen Allergien" (Sensibilisierung gegenüber neuartigen Antigenen) aber auch auf neue Kontaktmöglichkeiten gegenüber bereits bekannten Antigenen zu achten. Aus diesem Grund werden die Häufigkeit der klinischen Erscheinungen und der Nachweis der Antigene stets zueinander in Relation gestellt, wodurch an bestimmten Arbeitsplätzen dann sehr schnell die eventuellen "Antigenlücken" auffallen. Dabei können sich dann mitunter auch Hinweise auf "indirekte Berufsallergien" ergeben wie sie z.B. durch Therapeutica der Sanitätsstellen in den Betrieben hervorgerufen werden können (Abb. 1). Als Beispiel darf ich Ihnen unterschiedliche Sensibilisierungszahlen auf Anilinabkömmlinge in verschiedenen Betriebsteilen eines Kugellagerwerkes vorstellen (Tabelle 1). Es zeigt sich, daß der Sensibilisierungsindex im Hauptwerk bei 8,4% lag, im Zweigwerk 1 bei 3,8% im Zweigwerk 2 bei 16,4% und im Zweigwerk 3 bei 5,4%.

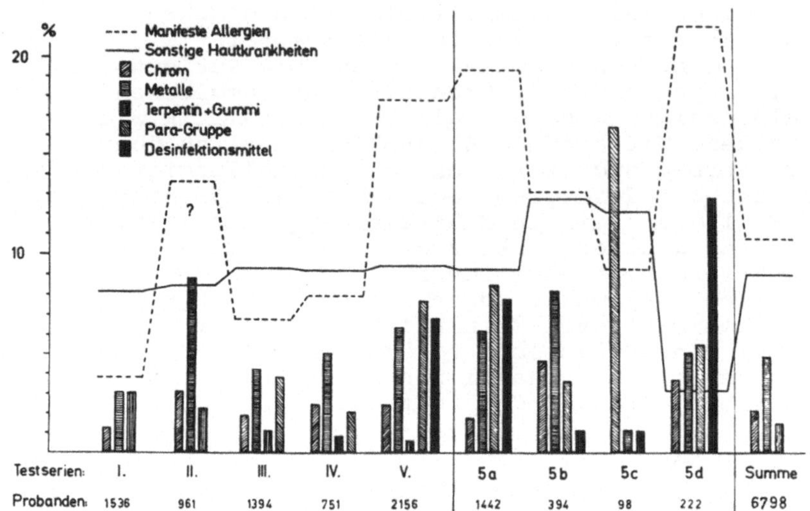

Abb. 1. Ergebnisse der Epikutanteste bei 7.000 Metallarbeitern (6.798 auswertbare Fälle). Die positiven Reaktionen sind jeweils in Prozentzahlen ausgedrückt, die sich auf die in der unteren Reihe angegebenen Probanden beziehen. In zwei der fünf Testserien überschritten die manifesten Allergien jeweils den Prozentsatz der sonstigen Hautkrankheiten. Weitere Erklärungen im Text

Tabelle 1. Paragruppen-Allergien im Hinblick auf die Marfanil-Prontalbin-Puder-Exposition im Betrieb. Im Hauptwerk (+ 8,4%) früher weitgehend MP-Puder von den Sanitätsstellen verwandt, im Zweigwerk II (+ 16,4%!) auch heute noch stets MP-Puder bei Verletzungen, im Zweigwerk III (+ 5,4%) MP-Puder seit längerer Zeit praktisch aus dem Verkehr gezogen, Zweigwerk I (+ 3,6%) MP-Puder niemals seitens des Werkes in Gebrauch gewesen

	I Manifeste Allergien	II Sonst. Hautkrankheiten	Ohne Anamnese	Summe der pos. Prob. in %	Probanden-Zahl
3. Serie	22,6%	2,3%	1,6%	3,8%	1.394
4. Serie	18,7%	2,9%	0,32%	2,0%	751
5. Serie	23,8%	5,0%	3,9%	7,6%	2.156
	Von der 5. Serie im Hauptwerk			8,4%	1.442
			Zweigwerk I	3,6%	394
			Zweigwerk II	16,4%	98
			Zweigwerk III	5,4%	222

Die Erklärung: Im Stammwerk war früher intensiv MP-Puder bei Bagatellverletzungen angewandt worden, jetzt nur noch vereinzelt. Im Zweigwerk 1 waren nie MP-Puder oder Sulfonamid-Puder angewandt worden, im Zweigwerk 3 bis vor einiger Zeit in mittlerem Umfange, während im Zweigwerk 2 der Sanitäter (ein früherer Welt-Kriegs-Sanitätsfeldwebel) jede Verletzung intensiv mit MP-Puder behandelte und selber auch eine starke Sensibilisierung mit entsprechenden klinischen Erscheinungen aufwies. Mit diesem Beispiel dürfte demonstriert sein, daß offene Wunden auch in Praxis und Klinik nach Möglichkeit keine Lokalbehandlung mit Substanzen erfahren sollten, von denen uns ein hoher Sensibilisierungsindex bekannt ist.

Das sind einmal die Anilinabkömmlinge, die besonders bei Parasubstituierten Amino- und Nitrogruppen zu Kreuzreaktionen neigen, und deswegen auch unter der Bezeichnung Paragruppenallergie zusammengefaßt werden. Außer den Anilin- und Azofarbstoffen gehören in diese Gruppe die Lokalanaesthetica der Paraminobenzoesäure-Reihe (Prokaingruppe), die Konservierungsstoffe der Paraminobenzoesäure-Reihe und die Sulfonamide (Tabelle 2).

Tabelle 2

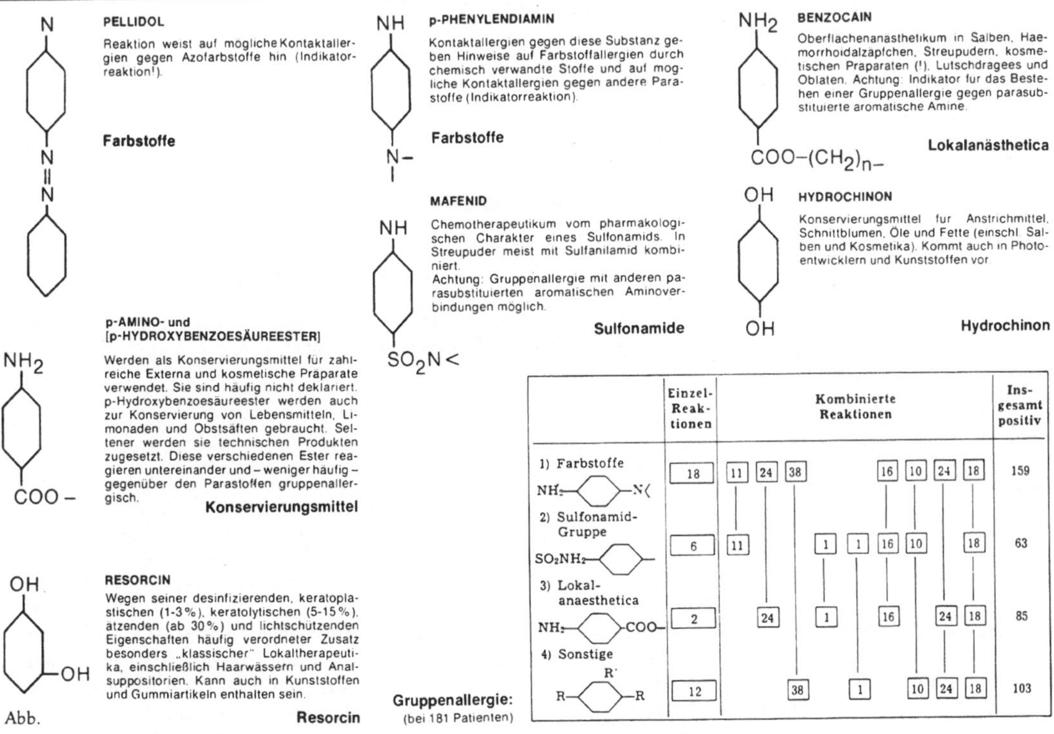

	Einzel-Reaktionen	Kombinierte Reaktionen									Insgesamt positiv
1) Farbstoffe NH₂–⬡–N<	18	11	24	38			16	10	24	18	159
2) Sulfonamid-Gruppe SO₂NH₂–⬡–	6	11			1	1	16	10		18	63
3) Lokalanaesthetica NH₂–⬡–COO–	2		24		1		16		24	18	85
4) Sonstige R–⬡(R')–R	12			38		1		10	24	18	103

In der Testung sind zumeist mehrere Vertreter der Gruppe gleichzeitig positiv, doch ist das Antigen, das ursprünglich die Sensibilisierung herbeiführte, in der Regel noch durch einen besonders kräftigen Ausfall der Epicutantestung erkennbar. Da als eigentliches Antigen (Hapten) nach den Untersuchungen von MEYER, ein Chinon anzusehen ist, das aus allen genannten Stoffen entstehen kann, wird die Reaktion um so schneller und intensiver zu erwarten sein, je leichter die Umwandlung in dieses Chinon erfolgt. Weil aber dieser Ablauf nach einer Exposition unter Umständen über eine Woche an Reaktionszeit erfordern kann, ist auch bei der Testung gelegentlich erst nach einer Woche eine makroskopisch erkennbare Allergiereaktion der Haut zu erwarten! Während des Vortrages sahen sie einige Dias mit klinischen Beispielen dieser Gruppenallergie, bei denen das auslösende Antigen jeweils ein Therapeuticum war: einmal war es eine Anaesthesinsalbe, dann ein Pilzmittel und zum anderen ein sulfonamidhaltiges Präparat. Kommen Vertreter dieser Gruppe als Aerosole oder Staubpartikelchen auf die Atemwegschleimhäute, so kann durchaus auch das klinische Bild eines Asthma-bronchiale auftreten.

Es sei nur darauf verwiesen, daß ein Ursolasthma (Ursol = Paraphenylendiamin) bereits länger bekannt ist, als das Ursolkontaktekzem (Abb. 2).

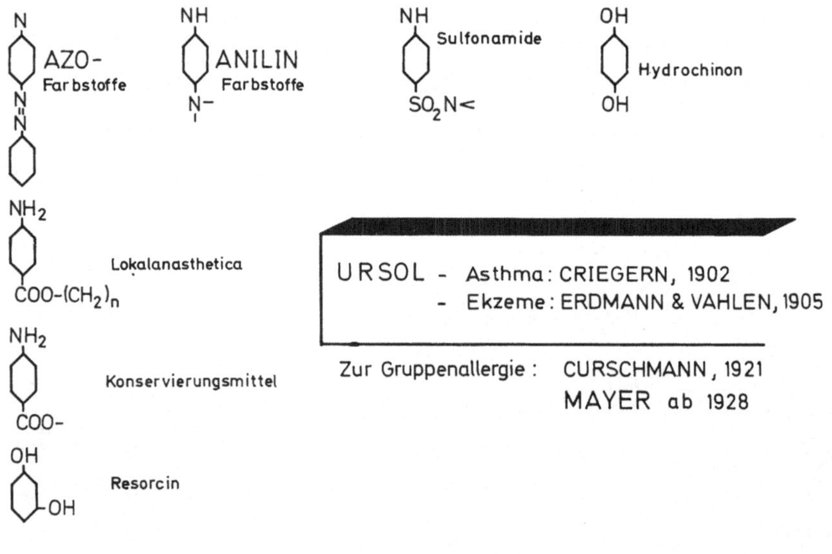

Abb. 2

Eine ähnliche Bedeutung gewinnt in zunehmendem Umfange eine weitere Gruppenallergie: die gegen Formalin und Formalinabkömmlinge. Auch hier ist in unserem Berufszweig seit langem das Vorkommen von Kontaktekzemen und Asthma bronchiale bekannt und als Berufskrankheit anerkannt. Früher waren hauptsächlich die einfachen Formalinpräparate für die Sensibilisierung verantwortlich zu machen, jetzt sind zunehmend auch Formalinabkömmlinge anzuschuldigen (Abb. 3 u. 4).

Herr von MAYENBURG wird in seinem Referat noch näher auf die Frage eingehen, welche Präparate statt der früher bevorzugten verwandten Formalin-Abkömmlinge heute für die operationsvorbe-

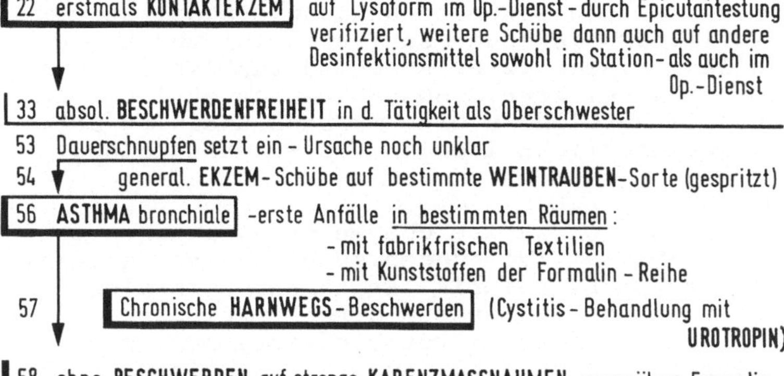

Abb. 3. Allergie-Organwechsel bei einer Oberschwester ohne Atopiker-Anamnese. Berufsallergie auf Formalin und diverse Formalin-Derivate

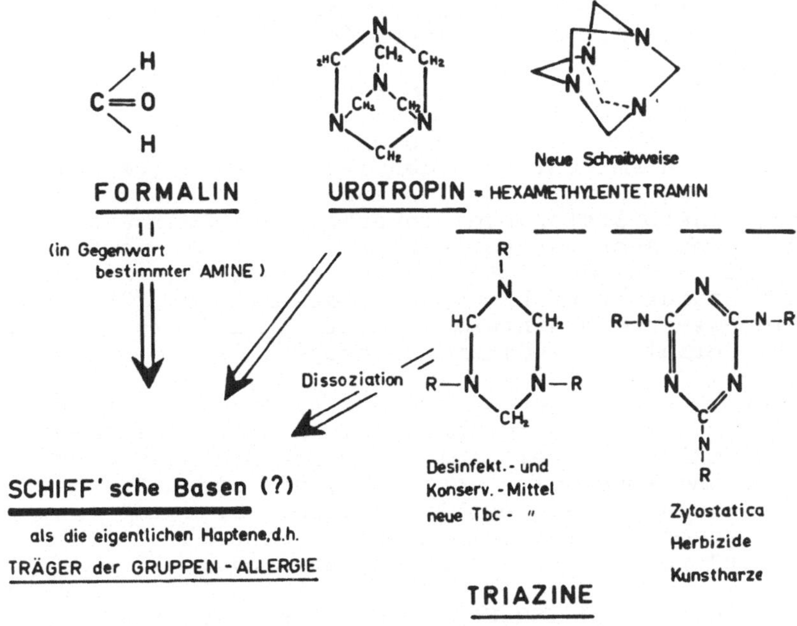

Abb. 4. Schema zur Gruppen-Allergie bei Formalin-Abkömmlingen

reitenden Desinfektionsmaßnahmen eingesetzt werden können. Sie werden von ihm zugleich noch einmal über die Antigenpotenz bei den bereits erwähnten Quecksilberpräparaten und von jodhaltigen Mitteln hören.

Als weitere Medikamente mit hinlänglich bekannter erhöhter Antigenpotenz sollten bestimmte Antibiotica, unter ihnen besonders Penicillinpräparate nicht (oder zumindest nur in besonderen Ausnahmefällen!) für eine lokale Wundbehandlung eingesetzt werden, weil die Sensibilisierungsgefahr sehr hoch ist und Penicillin für ganz spezielle Notfälle (z.B. Endocarditis lenta) immer zur Verfügung bleiben sollte. Herr SCHNABEL berichtet Ihnen anschließend noch sehr ausführlich zu diesem Thema und wird dabei zugleich auf die Ausweichmöglichkeiten in der Wundbehandlung eingehen.

Selbstverständlich können noch zahlreiche weitere Gruppen von Therapeutica einmal zu Sensibilisierungen führen, nicht zuletzt auch Salbengrundlagen wie z.B. Eucerin. Es könnte hier also eine sehr lange Liste von möglichen Allergien durch Lokaltherapeutica demonstriert werden. Um aber Mißverständnisse und vor allem die Gefahr eines therapeutischen Nihilismus zu vermeiden, haben wir daher unsere Akzente so gesetzt, daß wir die Präparategruppen mit besonders hoher Sensibilisierungsgefahr hervorheben und bei den übrigen hinsichtlich der zwar ebenfalls möglichen Allergien auf das Studium der Fachliteratur verweisen.

Über die absolute Häufigkeit von Allergien auf Lokaltherapeutica und speziell auf bestimmte Präparategruppen liegen keine zuverlässigen Zahlen vor. Wir können sie auch für die Zukunft kaum erwarten, weil die Sensibilisierungszahlen für jede Praxis und jede Klinik in Abhängigkeit von den jeweiligen Behandlungsmethoden laufend schwanken müssen und damit auch die Testergebnisse laufend variieren lassen. So findet man in Frankreich im Gegensatz zu Deutschland relativ viele Phenothiazin-Allergien unter der Bevölkerung, weil dort eine Phenothiazin-Salbe (Phenergan) zum weitverbreiteten Hausmittel geworden ist, während sie bei uns kaum angewandt sein dürfte. Aus den laufend eingehenden Meldungen über Berufssensibilisierungen innerhalb der Heilberufe holen wir uns übrigens sehr wertvolle Hinweise auf die jeweils "aktuellen Antigene" - bei den letzten 40 eingegangenen Meldungen im Rahmen des Hautarztverfahrens waren das immerhin 25x medizinische Reinigungs- und Desinfektionsmittel und 5x Metallionen, doch nur 3x exakt definierte Medikamentegruppen.

Abschließend sei noch einmal der Wunsch der Allergologen hervorgehoben, daß künftig alle Lokaltherapeutica in ihrer Zusammensetzung eindeutig deklariert sein sollten! Das gilt besonders für Stabilisatoren und Konservierungsmittel, die zumeist den Antigenen der einleitend erwähnten "Paragruppen-Allergie" (Anilin-Abkömmlinge) zuzuordnen und auch am häufigsten für "Salben-Unverträglichkeiten" verantwortlich zu machen sind.

Herr SCHNABEL und Herr von MAYENBURG werden Ihnen jetzt nach meiner einleitenden Übersicht noch weitere Hinweise zu diesem für die Praxis äußerst wichtigen Thema geben können.

P. Schnabel, München

Iatrogene Allergien und Unverträglichkeiten durch Antibiotika-Anwendung im Rahmen der unfallbedingten Therapie

Häufigste Ursache arzneimittelbedingter Therapieschäden sind die Antibiotica. Sie sind für rund 21%, der bei schätzungsweise 5-10% aller Krankenhauspatienten auftretenden, unerwünschten Arzneimittelreaktionen verantwortlich und stehen damit vor den Schlafmitteln, Psychopharmaka und Analgetika an erster Stelle.

Unter den zahlreichen, pathogenetisch vielgestaltigen unerwünschten Nebenwirkungen kommt den Antibioticaallergien die größte Bedeutung zu.

Ich werde mich deshalb in der kurzen, mir zur Verfügung stehenden Zeit, auf die Darstellung dieses wichtigen Problems beschränken.

Ihren vorwiegend verwendeten Applikationsformen entsprechend werden die Antibiotica etwas willkürlich in sog. Lokalantibiotica und systemische Antibiotica unterteilt.

Zur ersten Gruppen zählen das Neomycin, das Framycetin, das Bacitracin und das Natriumfusidat.

Die Penicilline, Tetracycline, Cephalosporine und das Gentamycin bilden die zweite Gruppe, der für den chirurgischen Bereich wichtigsten Antibiotica.

Während die allergene Potenz der Penicilline hinlänglich bekannt ist - sie sind für etwa die Hälfte aller arzneimittelbedingten allergischen Reaktionen verantwortlich - werden Häufigkeit und Folgen einer Sensibilisierung durch topisch applizierte Antibiotica weitgehend unterschätzt.

Die Bezeichnung "Lokalantibiotica" läßt allzuleicht vergessen, daß diese, wie zahlreiche andere Medikamente, durch die intakte Haut resorbiert werden. Luftdichte Verbände können die Resorptionsrate um das Hundertfache erhöhen. Von Wundflächen aus können sie verständlicherweise mit besonderer Leichtigkeit in den Organismus gelangen.

Daraus ergibt sich, daß Lokalantibiotica, in Abhängigkeit von ihrer allergenen Potenz, der Dosierung, Anwendungsdauer und den Verhältnissen am Applikationsort - Entzündungsprozesse und Mikroorganismen begünstigen den Einschleusungsvorgang - neben einer lokalen eine durch die Bildung freizirkulierender Serumantikörper charakterisierte, die verschiedensten Organsysteme betreffende Sensibilisierung bewirken können.

Ein anschauliches Beispiel hierfür bietet die Neomycinallergie.

Das Angebot an neomycinhaltigen Salben, Cremes, Pudern, Sprays, Augen- und Nasentropfen ist nahezu unüberschaubar. Es gehört zu den am großzügigsten eingesetzten Antibiotica und rangiert folgerichtig seit Jahren mit einer Allergierate von annähernd 10% in der Spitzengruppe der sog. Kontaktallergene. - Als Antibioticum wurde es darin nur noch vom Penicillin (40%) übertroffen, das heute in der Lokaltherapie gottlob keine Rolle mehr spielt.

Neben den sehr häufig zu beobachtenden Kontaktallergien, die sich als Ekzemreaktionen, oder, und das betrifft besonders Ihr Fachgebiet, als unerklärliche Wundheilungsstörungen manifestieren können, treten gelegentlich schwere Allgemeinreaktionen auf.

Zur Veranschaulichung mögen die drei folgenden Kasuistiken - eine eigene und zwei weitere aus der Literatur - dienen.

1. Fall: Eine seit frühester Kindheit an einer konstitutionellen atopischen Neurodermitis leidende und deswegen seit Jahren mit neomycinhaltigen Corticosteroidcremes behandelte Patientin benutzte ein, wie sich später herausstellte, ebenfalls neomycinhaltiges Nasenspray. Wenige Minuten später schwoll das Gesicht an, Juckreiz im Hals und Atemnot traten auf. Im weiteren Verlauf entwickelte sich ein schwerer Asthmaanfall, der erste in ihrem Leben. Im Allergietest zeigte sich, neben einer epicutanen Spätreaktion vom Ekzemtyp (sensibilisierte Lymphocyten), eine urticarielle Sofortreaktion (Serumantikörper).

2. Fall: Der Amputationsstumpf eines Patienten war offenbar über längere Zeit mit einem Neomycin und Bacitracin enthaltenden Lokaltherapeuticum behandelt worden. Jahre danach lutschte er wegen einer Angina bacitracinhaltige Halstabletten, worauf er an einer schweren Stomatitis erkrankte. Nach einigen weiteren Jahren wurde vom Zahnarzt eine Wurzelbehandlung mit einer beide Antibiotica enthaltenden Paste vorgenommen. Nach wenigen Stunden begannen seine Handteller zu jucken, er fühlte sich zunehmend unwohl, sein Gesicht sowie die Mund- und Rachenschleimhaut schwollen an, und es trat ein generalisierter Juckreiz auf, der sich besonders unangenehm am Amputationsstumpf bemerkbar machte.

Nach seiner Genesung wurde ein peroraler Expositionsversuch mit Neomycin durchgeführt. Einige Stunden nach der Verabreichung stellte sich eine schwere Diarrhoe ein und bis zum nächsten Tag hatte sich eine ausgedehnte Dermatitis entwickelt.

3. Fall: Ein Patient wurde wegen einer Verbrennung im Gesicht mit einem neomycinhaltigen Gel behandelt. Kurz darauf schwoll sein Gesicht an, Hände und Füsse begannen zu jucken, eine leichte Übelkeit, Atemnot und eine generalisierte Urticaria traten auf. Als er zwei Jahre später seine Hände mit einer neomycinhaltigen Steroidcreme und einem Neomycinpuder behandelte, schwollen diese an und die Haut begann zu jucken, worauf er die Präparate umgehend wieder abwusch. Auch er war übrigens, wie unsere Patientin, Atopiker. Bei der Allergietestung trat zehn Minuten nach Applikation einer Neomycinsulfatlösung auf die Haut eine urticarielle Sofortreaktion (Serumantikörper) auf. Eine analoge Sofortreaktion wurde mit einer Gentamycinlösung (!) ausgelöst. Die Epicutan-Testungen mit Paromomycin und Kanamycin ergaben Reaktionen vom Spättyp (sensibilisierte Lymphocyten).

Zum Abschluß des Kapitels "Lokalantibiotica" möchte ich Ihnen die, anhand der geschilderten Fälle sichtbar gewordenen, wesentlichen Gefahrenpunkte der antibiotischen Lokalbehandlung noch einmal in übersichtlicher Kurzform darstellen.

1. Lokal applizierte Antibiotica können bei entsprechend sensibilisierten Individuen zu schweren allergischen Allgemeinreaktionen führen (Fall 1, 2, 3).
2. Besonders gefährdet sind Patienten mit atopischer Konstitution, die charakteristischerweise zur Entwicklung von Allergien des Soforttyps neigen (Fall 1 und 3).
3. Die kombinierte Anwendung chemisch nicht verwandter Antibiotica (Neomycin, Bacitracin) mit unterschiedlicher allergener Potenz kann zu sog. Kopplungsallergien führen, wobei das stärkere Allergen (Neomycin) als Schrittmacher einer Sensibilisierung gegen das schwächere Allergen (Bacitracin) fungiert (Fall 2).
4. Die Sensibilisierung gegen eines aus einer Gruppe chemisch verwandter Antibiotica, z.B. der Aminoglykosidantibiotica (Neomycin, Framycetin, Kanamycin, Paromomycin, Streptomycin und Gentamycin), kann eine sog. Gruppenallergie zur Folge haben (Fall 3).

Besonders schwerwiegend sind, wie Sie sehen, die Folgen einer solchen Gruppensensibilisierung. Sie macht eine unter Umständen lebensrettende Behandlung mit einem der Gruppe zugehörigen Antibioticum (z.B. Gentamycin) unmöglich oder belastet sie zumindest mit einem unkalkulierbaren Risiko.

Nachdem ich den größten Teil der mir zur Verfügung stehenden Zeit dem, wie ich hoffe klargemacht zu haben, wichtigen Problem der iatrogenen Sensibilisierung durch die antibiotische Lokalbehandlung gewidmet habe, möchte ich noch kurz auf die systemisch angewendeten Antibiotica zu sprechen kommen.

Wichtigste Exponenten dieser Gruppe sind die Penicilline, die mit einem Anteil von 30% immer noch die am häufigsten eingesetzten aller verfügbaren Antibiotica sind. Auf ihre allergene Potenz habe ich bereits hingewiesen. Die Zahl der Berichte über schwere allergische Zwischenfälle ist Legion. Die Penicilline sind die weitaus häufigste Ursache anaphylaktischer Schocks und kosten deshalb in den Vereinigten Staaten jährlich zwischen 200 und 300 Patienten das Leben. Diese Zahlen sprechen für sich und bedürfen keiner weiteren Erläuterung.

Besondere Erwähnung verdient ein wichtiges Antibioticum aus der Penicillinreihe, das Ampicillin. Unerwünschte Nebenwirkungen im Verlauf einer Ampicillinbehandlung sind außerordentlich häufig zu beobachten. Sie manifestieren sich überwiegend (zu 68%) als morbilliforme Exantheme, deren allergische Genese in jüngster Zeit, nicht zuletzt wegen ihres gehäuften Auftretens bei bestimmten Grundkrankheiten wie der infektiösen Mononucleose, oder bei erhöhtem Harnsäurespiegel, angezweifelt worden ist. Etwa 29% dieser Ampicillinausschläge sind nachweislich allergischer Natur. Es verbietet sich demnach, allein anhand morphologischer Kriterien, die Entscheidung, ob es sich um ein allergisches oder nichtallergisches Phänomen handelt, zu treffen.

Ähnlich häufig wie durch andere Penicilline werden urticarielle Exantheme, Quincke-Ödem und serumkrankheitsähnliche Reaktionen ausgelöst, während anaphylaktische Schocks nur selten beobachtet wurden.

Wegen der Gefahr einer Gruppenallergie sollte Penicillinallergikern Ampicillin nur in dringenden Ausnahmefällen, nach vorausgegangener Allergietestung und mit der gebotenen Vorsicht, verabreicht werden.

Dies scheint im wesentlichen auch für die Cephalosporine zu gelten, die eine gewisse strukturelle Ähnlichkeit und biogenetische Verwandtschaft mit den Penicillinen aufweisen.

In der neuen Literatur ist mehrfach über schwere anaphylaktische Reaktionen bei Penicillinallergikern, die ersatzweise mit Cephalosporinantibiotica behandelt wurden, berichtet worden.

Die Tetracycline sind, gemessen an ihrer weitverbreiteten Anwendung, mit einer Allergiequote von schätzungsweise 1-4%, vom allergologischen Standpunkt aus betrachtet, als relativ harmlos zu bezeichnen. Sie führen vorwiegend zur photoallergischen und nur ausnahmsweise zu schwereren Allgemeinreaktionen.

Berichte über isolierte Gentamycinallergien scheinen bislang nicht vorzuliegen. Das mag u.a. darauf zurückzuführen sein, daß Gentamycin, im Vergleich zu anderen systemischen Antibiotica, wesentlich seltener eingesetzt wird.

Zum Abschluß meiner Ausführungen möchte ich folgendes Facit ziehen.

Im Umgang mit den Antibiotica ist größtmögliche Zurückhaltung geboten. Dies gilt in besonderem Maße für die Lokalbehandlung. Es scheint wenig sinnvoll, Antibiotica, deren wichtigster Indikationsbereich die Behandlung schwerer Allgemeininfektionen ist, in einer zumeist ungezielten, sog. prophylaktischen Lokaltherapie zu "verschleissen".

J. von Mayenburg, München

Hautschäden durch operationsvorbereitende Desinfektionsmaßnahmen

Zu Beginn ein Hinweis auf 2 Krankheitsbilder, die eine Vorstellung von den zu besprechenden Hautschäden vermitteln sollen: ein akutes Kontaktekzem an der Hand mit entzündlicher Rötung, Papeln und Vesikeln an den Dorsalseiten der Finger und in den Zwischenfingerräumen; sodann ein chronisches tylotisch-rhagadiformes Handekzem mit blasser Rötung, mit Hyperkeratosen, Rhagaden und Erosionen an den Palmarseiten der Hände. Diese 2 Krankheitsbilder repräsentieren zwei Typen von Schäden an der Haut durch operationsvorbereitende Desinfektionsmaßnahmen: Das allergische Kontaktekzem und das toxisch-degenerative Ekzem. Daraus folgt die Einleitung meines Vortrags:

Teil I: Toxisch-degeneratives Ekzem
Teil II: Allergisches Kontaktekzem

Als Abschluß folgt eine Übersicht über den Untersuchungsgang und therapeutische Vorschläge.

Zum Schema: Gleiche Noxen - aufgeführt sind Tenside und Antiseptica, z.B. Alkohole, Phenol, Formalin usw. - können an der Haut entweder abnutzende und degenerative oder nach Sensibilisierung allergische Reaktionen hervorrufen. Auf dem Boden einer toxisch-degenerativ gestörten Haut kann sich also durch günstige Sensibilisierungsbedingungen ein Kontaktekzem entwickeln. Dann sind als Folge Symptome beider Ekzemtypen bei einem Patienten vereint. Die Bereitschaft, auf exogene Noxen mit der Entwicklung eines Ekzems zu reagieren, ist von konstitutionellen, individuellen Faktoren abhängig. Prädisponiert sind besonders Personen mit einem fettarmen Hautorgan, so auch Kinder und alte Leute, ferner Patienten mit Ichthyosis oder mit Neurodermitis constitutionalis. (Abb. 1).

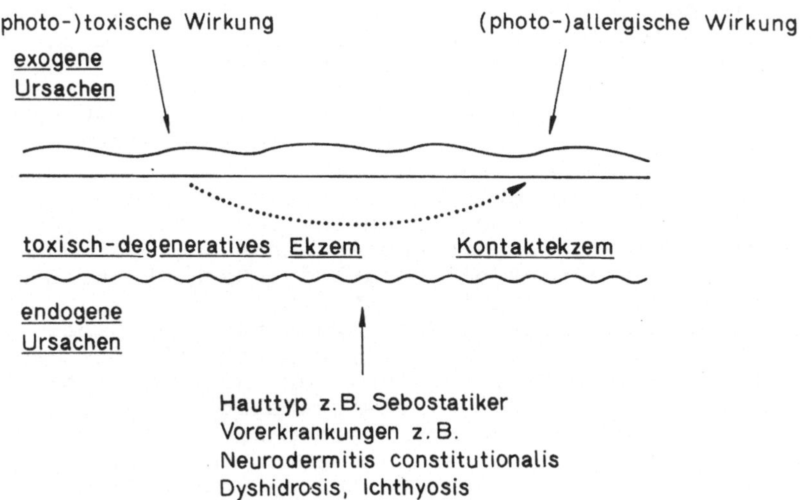

Abb. 1. Hautschäden durch Desinfektionsmittel (Tenside und Antiseptica), Seifen, Syndets, Alkohole, Phenole, Formalin, quart. Ammoniumverbindungen, organ. Quecksilberverbindungen, Diphenylmethan-Verbindung u.a.

Nun zuerst zum toxisch-degenerativen Ekzem: Synonyma sind degeneratives Ekzem, traumiteratives Ekzem, Expositionsekzem, Abnutzungsdermatose und Erschöpfungsdermatitis. Mit diesen Bezeichnungen sind bereits wichtige Charakteristika dieser Form des Ekzems genannt: Auf aggressiv-traumatisierende Noxen folgt in Abhängigkeit von der Dauer der Einwirkung eine Erschöpfung der Regenerationsmechanismen der Hautoberfläche und schließlich die Entwicklung eines entzündlich-degenerativen Krankheitsprozesses. Sie kennen die Noxen, die bei der Operations-Vorbereitung auf die Haut treffen: Waschbürste, reichlich warmes bis heißes Wasser, Seife und Desinfektionsmittel. Darüber dann der gepuderte Gummihandschuh, der für längere Zeit eine feuchte Kammer herstellt. Die stärksten Verluste und Schädigungen rufen Seifen und Syndets, zusammen auch als Tenside bezeichnet, hervor. Diese waschaktiven Substanzen zeichnen sich in ihrer chemischen Struktur durch ein hydrophiles und ein hydrophobes Ende ihrer verschieden gebauten Kohlenwasserstoffmoleküle aus. In wäßrigen Lösungen wandern nun diese Moleküle an die Grenzschichten und ordnen sich dort so an, daß der hydrophile Teil im Wasser liegt, der hydrophobe dagegen nach Luft, Gewebe oder Schmutzpartikel gerichtet ist. Durch ihre vorzugsweise Lagerung an den Grenzflächen wird die Kraft der Oberflächenspannung des Wassers durchbrochen und herabgesetzt. Das Wasser verliert seine runde Tropfenform, es zerfließt. An der Haut tritt eine Wasserbenetzung und Durchdringung aller zugänglichen Strukturen ein. Der Lipidanteil des Fettsäuremantels wird in Tropfenform umschlossen und abgeschwemmt. Die durch Fett gebundenen Zellverbände des Str. corneums fluten ab. Zur Kompensation überzieht mit der Geschwindigkeit von 3 cm/sec ein Fettfilm aus der Umgebung den Defekt, was als Spreiteffekt bezeichnet wird. Die volle Regeneration des Fettmantels aus Lipiden der Hornschicht und der Talgdrüsen dauert etwa 1 Stunde. Die Verluste an Wasser und Elektrolyten, besonders aber von sauren Valenzen durch Hydrolyse der Alkaliseifen können erst nach Stunden ersetzt werden (Diapositiv). Das Puffersystem von Lactat und Bicarbonat verhindert eine schrankenlose Erhöhung des auf 5,5 bis 6,7 eingestellten pH-Wertes. Als grenzflächenaktive Substanzen überziehen die Tenside die Haut mit einer monomolekularen Schicht. Die chemische und elektrische Bindung der Waschmittelmoleküle an der Hautoberfläche ist so fest, daß sie auch durch intensives Nachspülen mit Wasser nicht abgelöst werden. Subjektiv resultiert daraus ein Gefühl der Rauhigkeit. Ein weiteres Phänomen ist die Reizung der Haut mit Juckreiz und Rötung durch insbesondere kurzkettige Kohlenwasserstoffe. Dabei finden Reaktionen mit Hautproteinen statt, was erkennbar ist am Freiwerden von Thiolgruppen. Eine Quellung der Haut wird insbesondere nach Alkaliseifenbehandlung festgestellt. Bekannt ist das Bild der Waschfrauenhände. Zusammenfassend sind Alkalisation, Entfettung, Wasser-Elektrolyteverlust, Adsorbtion der Moleküle auf der Oberfläche, Denaturierung von Proteinen und Quellung die Hauptnebeneffekte der Tenside. Hinzu treten bei der chirurgischen Händedesinfektion die Abrasion der Hornschicht durch die Waschbürste und zusätzliche Extraktion von hauteigenen Substanzen durch Antiseptica wie Alkohole, Phenole usw. (Diapositiv). Erste subjektive Symptome einer Hautschädigung sind Trockenheit, Rauhigkeit, Rötung und Juckreiz. Darauf folgen Brüchigkeit der Fingernägel und Schuppung entzündlich geröteter runder Herde. Hier am Oberarm dieses als Exsiccationsekzematid bezeichnete Erscheinungsbild. Schließlich entsteht nach längerer Zeit durch Erschöpfung der Regenerationsmöglichkeiten der Haut das toxisch-degenerative Exzem.

Wenden wir uns nun dem allergischen Ekzem - dem Kontaktekzem - zu. Als allergene Substanzen kommen nicht so sehr die Tenside, sondern die Desinfektionsmittel in Betracht. Auf einem Rundgang durch Münchner Operationssäle fiel auf, daß die älteren und ausgezeichnet germiciden Desinfektionsmittel, wie Jod, Quecksilber, Rivanol und in gewissem Umfang auch Formalin, wohl aus allergologischen Gründen, nicht mehr in Gebrauch sind. Im folgenden sollen daher nur die aktuellen Antiseptica diskutiert werden. In der 4. Desinfektionsmittelliste von Januar 1974 sind 29 chirurgische Händedesinfektionsmittel aufgeführt. Von diesen fand ich an den großen Münchner Kliniken jeweils etwa 3-5, insgesamt 16 Präparate in Gebrauch. Von diesen gebräuchlichen Antiseptica soll die Rede sein.

Abb. 2. Sie finden links die geläufigen Präparate, in der Mitte die Wirkstoffe und rechts die Strukturformeln. Neben Monopräparaten wie dem ersten, sehen Sie Substanzmischungen. Als Wirkstoffe fallen auf quaternäre Ammoniumbasen, Alkohole, Phenole, Phenolderivate, Toluol-Verbindungen, Diphenylmetanverbindungen, z.B. Hexachlorophen, Formaldehyd, organische Quecksilberverbindungen und Alkylpolyäther. Damit sind alle vorkommenden Substanzengruppen genannt. Häufig finden sich Alkohole, Hexachlorophen und Phenolderivate. Außerdem enthalten einige Antiseptica Tenside.

Abb. 3. Die folgenden Dias zeigen eine Aufstellung von Literaturangaben über im Epicutan-Test nachgewiesene Allergiefälle auf nebenstehende Substanzen. Neben Einzeldarstellungen finden sich Fallzahlen mit Bezug auf ein ausgewähltes Patientenkollektiv. Rückschlüsse auf die allergene Potenz einer Substanz sind daraus schwer abzuleiten. Exakte Angaben über Größen, wie Personenzahl mit regelmäßigem Kontakt oder Zahl der Anwendungen oder Menge verbrauchten Wirkstoffes, sind nicht oder nur in bescheidenem Ausmaß in diesen Mitteilungen enthalten.

Alkohol ist sicher ein äußerst seltenes Allergen, falls überhaupt existent! Allergien können aber mit den zur Vergellung verwendeten Begleit-Substanzen auftreten.

A.A. FISHER nennt 40 solcher Chemikalien, unter anderen Chinin, Salicyl-Säure, Phthalat. Ebenfalls selten sind Phenoallergien. Es wird daher in Desensibilisierungslösungen als Konservierungsstoff verwendet. Quecksilber in organischer Bindung als Phenylmercuriborat kann allergische Reaktionen hervorrufen. PANCOK beschreibt 1964 78 Fälle, bei insgesamt 867 Testungen, BANDMANN aus der gleichen Klinik unter Einschluß der vorigen Zahl 116 positive Testreaktionen. Als Gründe für diese Sensibilisierungen werden Langzeitlokalbehandlung von Dermatomycosen genannt. Formalin ist seit langem wegen seiner ubiquitären Verwendung Gegenstand allergologischer Untersuchungen. EBERHARTINGER beschreibt unter 6565 Testungen 53 sichere Allergiker, von denen 38 Patienten im Heilberuf tätig waren. STURDE und REICHENBERGER fanden 19 positive allergische und 42 toxische Reaktionen auf Formalin bei 2033 Testungen.

HURIETZ u.a. beschreiben 71 positive Epicutan-Reaktionen auf quaternäre Ammoniumverbindungen bei 205 allergieverdächtigen Patienten.

HANDELSNAME	WIRKSTOFFE in 100g	STRUKTURFORMEL
Cetavlon(R) (IMPERIAL CHEMICAL) AVLON	Cetyl-trimethyl-ammonium	$(CH_3)_3N^+-(CH_2)_{15}-CH_3$
Clorina(R) (LYSOFORM)	Toluolsulfonchloridnatrium 100°/₀= Chloramin	$CH_3-C_6H_4-SO_2-N(Cl)Na$
Desderman(R)	Äthanol 95,3% 78,2g 3, 4, 5, 6-Tetrabrom-o-Methylphenol 0,1g	OH, CH_3, Br, Br, Br, Br
Gammophen(R) (JOHNSON + JOHNSON)	Phenolderivate Hexachlorophen	OH, OH, Cl, CH_2, Cl, Cl, Cl, Cl, Cl
Kodan(R)-Spray	3, 4, 5, 6-Tetrabrom-o-Methylphenol 0,025g	OH, CH_3, Br, Br, Br, Br
	2,2-Dioxy-3, 5, 6 3', 5', 6'-hexachlordiphenyl-methan 0,075g, Äthanol 72,27g	OH, OH, Cl, CH_2, Cl, Cl, Cl, Cl, Cl
Lysoform(R) (LYSOFORM)	Aktive Aldehydgruppen Syndets, 01. aethe.var.	$HC(=O)H$
Merfen-Tinktur farblos(R) u. gefärbt(R) (ZYMA-BLAES)	Phenylhydrargyri boras 0,66g in 1000,0 ml Alc. isoprop. 500,0 ml Aqu. dest., Excipientes	$C_6H_5-Hg-O-B(OH)_2$
Merfen-orange(R)	Gleiche Wirkstoffe, jedoch ohne Alc. isoprop.	
pHiso Hex(R) (WINTHROP)	PH 5,5 eingestellte Emulsion Alkylphenoxypolyäther-Sulfonat, Öle, Hexachlorophen 3%	$C_8H_{17}-C_6H_4-O-C_2H_4-$ $-OC_2H_4-OC_2H_4-SO_3Na$
pre-op(R) (DAVIS und GECK)	Hexachlorophen 3%	OH, OH, Cl, CH_2, Cl, Cl, Cl, Cl, Cl

Präparat	Zusammensetzung	Formel
Rapidosept(R) (BAYER)	Dichlorbenzylalkohol 0,3g Isopropylalkohol 15,0g Butylglycol 30,0g Glycerin rückfettender Schaumstoff	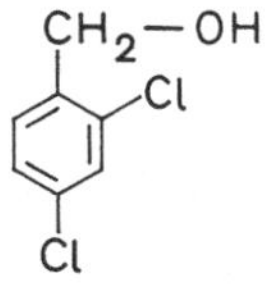 CH_2—OH, Cl, Cl (Strukturformel)
Satinazid(R) (MACK)	n-Propylalkohol 7,0g Hautschutzstoffe, hydrophile Substanzen	
Satinasept(R) (MACK)	Kondensationsprodukt aus Eiweißhydrolysat u. Fettsäuren 25,0g Hexachlorophen 1,5g Tetrabrom-o-Kresol 0,66g p-Chlor-m-Xylenol 0,34g	$C_{17}H_{33}CONH \cdot R_1(CONHR_1)_x \cdot COONa$ OH, OH, Cl, CH_2, Cl, Cl, Cl, Cl, Cl (Strukturformel) CH_3, Cl, H_3C, OH (Strukturformel)
Spitacid(R) (HENKEL)	Äthanol 46,0g Isopropylalkohol 27,0g Benzylalkohol 1,0g	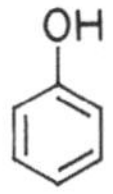 OH (Strukturformel)
Sterillium(R) (BODE)	Isopropanol 45,0 g n-Propanol 30,0 g Cetylaethyl-dimethyl-ammonium-aethosulfat 0,2g	$\left[C_{16}H_{33}-\overset{+}{N}(CH_3)(CH_3)(C_2H_5)\right]^+ C_2H_5OSO_3^-$
Zephirol(R) (BAYER)	Benzalkonium-chlorid 0,5g	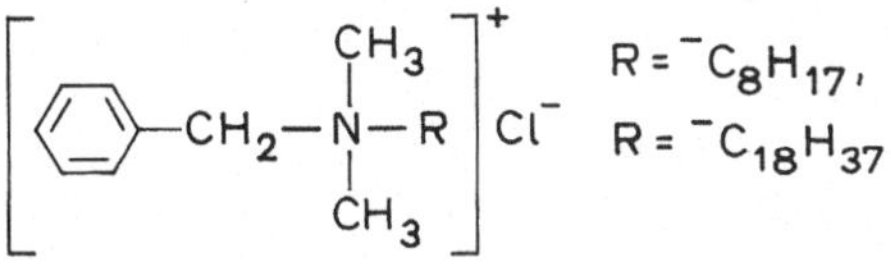 $\left[C_6H_5-CH_2-N(CH_3)_2-R\right]^+ Cl^-$ $R = {}^-C_8H_{17}$, $R = {}^-C_{18}H_{37}$

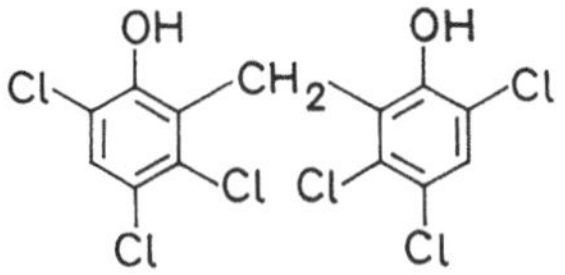

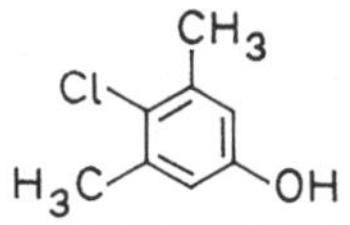

Abb. 2. Gebräuchliche Haut-Desinfektionsmittel an den großen Münchner Kliniken

Auf Hexachlorophen, einer Diphenylmetanverbindung und die ähnlich gebauten Diphenylsulfide und Salicylanilide, die in Seifen und Desodorantien enthalten sind, werden kontaktallergische und für das Hexachlorophen besonders fotoallergische Reaktionen beschrieben. HARBER nennt 1968 über 200 ihm bekannte Fälle von Fotoallergie auf halogenierte Salicylanilide und 9 Fälle von solchen auf Hexachlorophen. Die letzte Substanz hat Ähnlichkeit mit den Sulfonamiden, die Methylgruppe schwächt aber die Allergenpotenz stark ab.

(Diapositiv) Als Beispiel für eine Kontaktallergie auf ein Desinfektionsmittel zeige ich dieses Bild aus einer Veröffentlichung von FISHER und STILLMAN aus dem Jahre 1972. Das akute Kontaktekzem nach Verwendung von Augentropen, ist auf Benzalkonium-

Alkohole

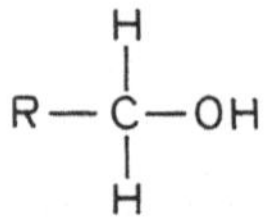

Phenol und Phenolderivate

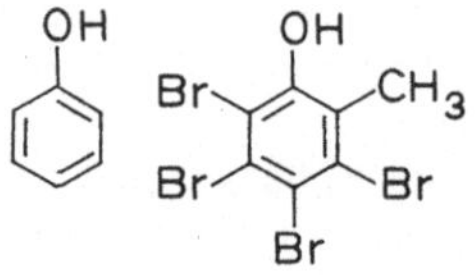

Organ. Quecksilberverbindungen

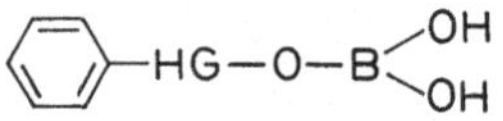

Formalin

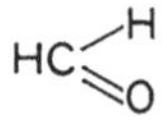

quarternäre Ammoniumverbindungen

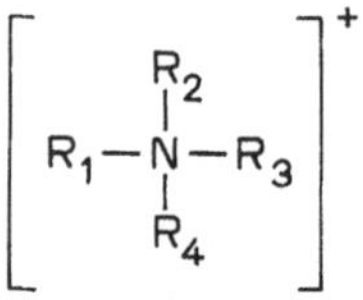

Diphenylmethane

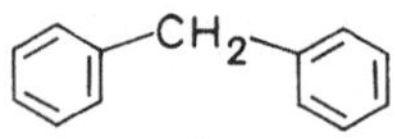

(Diphenylsulfide)

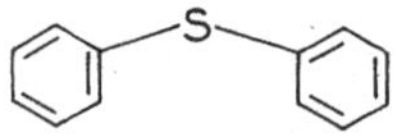

(Salicylanilide)

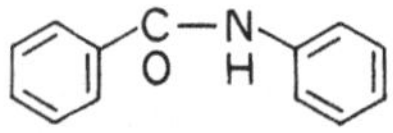

Toluol-Sulfon-Verbindungen

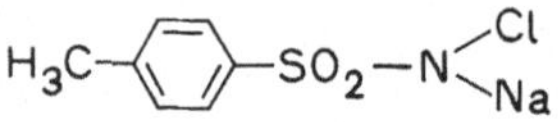

MARTIN-SCOTT, J.: Brit.J.Derm. 72,372,1960.
DEVRETS, C.C., SEEBOHM, P.M.: Y.B. Dermat., Chicago, 1961/62, 90.
BURCKHARDT: 1962 Handbuch der H.u. G.J. Jadassohn, Ergänzungswerk Bd. II/1, Schulz 1963. In GOTTRON, H.A., u. SCHÖNFELD W.: Dermatologie u. Venerolgie Bd. V/1.
PANKOK, E.: Arch.f.klin.exp.Derm. 219, 555, 1964.
BANDMANN, H.J.: Pharmazeut.Ztg.111, 1470,1966.
ERBERHARTINGER, Ch., EBNER, H.: Berufsdermatosen 12, 301, 1964.
STURDE, H.C., REICHENBERGER, M.: Berufsdermatosen 13, 335, 1965.
FISHER, A.A., STILLMAN, M.A.: Arch. Derm. 106, 169, 1972.
HURIEZ, C., AGACHE, P., MARTIN, P.: Sem.Hop.Paris 41, 2301, 1965.
RADTKE: Berufsdermatosen 22,49, 1974.
EPSTEIN, J.H., WUEPPER, K.D., MAIBACH, H.J.: Arch.Derm. 97, 236, 1968.
JUNG, E.G., SCHÜTZ, R.: Dermatologica 137, 216, 1968.
EPSTEIN, J., REES, W., BAUGHMAN, R. O.: Arch.Derm. 90, 153, 1964.
O'QUINN, S.E. et al.: J.amer.med. Ass. 199, 89, 1967.
MALTEN, K.E., ZIELHUIS, R.L.: Industrial toxicology and dermatology in the production and prozessing of plastics Elsevier Publishing Comp. 1964.
ADAMS, M.R.: Occupational Contact-Dermatitis, 1969, Philadelphia.

Abb. 3. Substanzgruppen gebräuchlicher Desinfektionsmittel (Literaturangaben zu Sensibilisierungen)

chlorid zurückzuführen. Diese Substanz ist eine quaternäre Ammoniumverbindung, wie sie in einigen Desinfektionsmitteln vorkommt.

Zum Thema Kontaktallergie noch ein Wort über Gummihandschuhe. Naturgummi und Kunstgummi selbst rufen selten Allergien hervor. Bei der Verarbeitung sind jedoch an die 74 Substanzen als Vulkanisierungsbeschleuniger und Antioxydationsmittel im Gebrauch, von denen Spuren im fertigen Gummi enthalten sind. Wegen der Unterschiedlichkeit der Beimengung empfiehlt es sich bei Überempfindlichkeit verschiedene Gummihandschuhe auszuprobieren.

Hier (Tabelle 1) noch ein Schema über unser Vorgehen bei Verdacht auf Desinfektionsmittelschäden. Bei Erhebung der Anamnese interessiert besonders die Frage der Kontaktabhängigkeit der Hautveränderungen. Die Untersuchungsmethoden (links) dienen einmal dem Ausschluß anderer Dermatosen (rechts), z.B. einer Mycose anhand mycologischer Untersuchungen. Zum anderen wird die Diagnose präzisiert. Wesentlich ist der Epicutan-Test mit und ohne

Tabelle 1. Diagnostisches und therapeutisches Vorgehen bei Verdacht auf Desinfektionsmittelschaden

Anamnese	Dauer, Lokalisation, Morphologie, Kontaktabhängigkeit, Waschgewohnheiten, andere Dermatosen.	
Untersuchungsgang:	Inspektion Epicutantest (normal u. mit Lichtexposition) Standard-Antigene Fragliches Präparat Inhaltsstoffe, Substanzreihen Mykologische Untersuchungen Alkaliresistenz- u. Neutralisationstest	Ausschluß anderer Dermatosen z.B. Mykosen, Mykid, nummuläres Ekzem, Dyshidrosis man., Neurodermitis const., Psoriasis
Diagnose:	a) Kontaktekzem b) toxisch-degeneratives Ekzem kombiniert	
Therapie:	a) Vermeidung des Ekzematogens: z.B. Änderung des Desinfektionsmittels, der Seife, Verwendung anderer Gummihandschuhe. Meidung des Allergens im täglichen Leben. Allergiepaß. Meldung an die Berufsgenossenschaft. Hautarztverfahren.	b) Kritische Beschränkung der Waschprozedur auf des Notwendigste. Strenge Einschränkung sonstiger Waschgewohnheiten. Wahl einer dem Hauttyp angemessenen Seife. Schutz der Hände vor Witterungseinflüssen. Konservierende Hautpflege mit Salben. Meldung an die Berufsgenossenschaften. Hautarztverfahren.

Lichtexposition zum Nachweis des Kontaktekzems. Getestet wird mit Standard-Allergenen, mit dem fraglichen Präparat und seinen Inhalationsstoffen und mit Substanzreihen, z.B. der sogenannten Gummi-Reihe bei Verdacht auf Gummi-Ekzem.

Eine verminderte Alkaliresistenz wird bei beiden Ekzemformen angetroffen.

Zur Therapie: Das Kontaktekzem fordert vor allem eine Allergen-Karenz, also den Wechsel des Desinfektionsmittels. Beim toxisch-degenerativen Ekzem sind Überlegungen angezeigt, die Waschprozedur unter Wahrung der antiseptischen Ansprüche zu ändern, evtl. auch auf die Bürste zu verzichten. Auch die sonstigen Waschgewohnheiten, Händewaschen bei jeder Gelegenheit und Waschzwänge lassen sich bei Selbstbeobachtung einschränken. Die Wahl einer dem Hauttyp angepaßten Seife und vor allem Hautpflege mit steroidfreien Salben sind entscheidende Hilfen, auf die auch der Hautgesunde nicht verzichten sollte.

St. Chlebarov, München

Berufsschäden der Haut bei Ärzten der operativen Fächer

Für das Auftreten von Berufsdermatosen kommen bei operativ tätigen Ärzten physikalische, chemische und parasitäre Ursachen in Frage.

In der ersten Gruppe werden Strahlenschäden nach Umgang mit Röntgenstrahlen, Radium und Isotopen genannt, sowie Lichtdermatosen unter dem Bilde von Dermatitis, Urticaria, Erythematodes, Erythema exsudativum multiforme und Herpes simplex. Die Chemikalien-Gruppe umfaßt toxische und allergische Dermatosen. Die parasitär-bedingte Gruppe: Pyodermien, Mykosen, Anthrax, Tuberkulose, Syphilis, Brucellose u.a. (SALINAS und SANTAMERA (1959).

Während früher in den medizinischen Berufen vor allem beruflich bedingte Infektionen im Vordergrund standen, treten heute an deren Stelle Hautschädigungen durch Strahleneinwirkungen und chemische Mittel.

Im zahnärztlichen Beruf treten häufig Kontaktekzeme durch Anästhetica, als chemische Noxen, auf, wobei die besondere Gefahr einer Gruppensensibilisierung zwischen Sulfonamiden und Lokalanästhetica besteht. Krankenschwestern leiden am häufigsten unter einer Antibioticaallergie. Neuerdings haben auch die Phenothiazinderivate als Allergogene an Bedeutung gewonnen. Nur 16 von 243 Angehörigen eines Sanitätspersonals, die an beruflich bedingten Hautschädigungen litten, waren an einer Infektion erkrankt (Tuberkulose, Brucellosis), dagegen 107 an Strahleneinwirkungen (Röntgen, Radium) und 120 infolge von chemischen Mitteln (SCHWANK und JARASEK, 1961), wobei die größte Gruppe von medikamentösen Exanthemen einen allergischen Wirkungsmechanismus hat.

Ferner werden Chirurgen bevorzugt von Abnutzungsdermatosen befallen. Eine wesentliche Bedeutung ist dabei dem Bürsten der Hände unter Verwendung scharfer Reinigungsmittel, Antiseptica und Alkohol zuzuschreiben. Irritationen durch Gummihandschuhe kommen natürlich auch vor (KOELSCH, 1966).

Als häufigste Krankheiten, hervorgerufen durch chemische Noxen, kommen hier das Kontaktekzem und die Dermatitis in Betracht. Das Kontaktekzem entwickelt sich nach einmaliger oder wiederholter Berührung der Haut mit einem sensibilisierungsfähigen Schadstoff, der sie als Vollantigen oder Halbantigen (HAPTEN) trifft. Dieser Stoff wird von vielen anderen Menschen mit nicht sensibilisierter

Haut vertragen. Das Vollantigen wird von immunkompetenten Lymphocyten aufgespeichert, die zur Antikörperbildung stimuliert werden. Diese mit Antikörpern beladenen Lymphocyten führen zusammen mit der Noxe, also den als Antigen wirksamen Allergenpartikeln, zu den typischen klinischen Erscheinungen des Kontaktekzems.

Im Falle der Dermatitis, die durch das klinische Bild der ödematösen Rötung mit Bläschen- und Blasenbildung bestimmt ist, spielt die Sensibilisierung keine Rolle. Hier sind Menge und Konzentration der toxischen Substanz sowie deren Einwirkungszeit von Bedeutung.

Eine Mittelstellung im Rahmen dieser Definition nimmt das sogenannte degenerative Ekzem ein, bei dem eine toxische Vorschädigung der Haut im Rahmen einer Dermatitis das Entstehen eines allergischen Kontaktekzems durch verminderte Resistenz des betroffenen Hautbezirkes begünstigen kann.

Unter den Noxen, die ein allergisches Kontaktekzem auslösen, dominieren die Antibiotica, besonders Penicillin und Streptomycin (FISHER, 1966; KOELSCH, 1966; KORTING, 1967; REICHENBERGER u. HEITMANN, 1969). Der allergene Effekt von Streptomycin ist an die Base Streptidin, einem Cyclohexanderivat mit Guanidinresten, gebunden. Eine strukturelle Ähnlichkeit weisen u.a. Neomycin, Kanamycin und Paromomycin auf (KORTING, 1967). Wahrscheinlich besitzt Neomycin zwei sensibilisierungsfähige chemische Gruppen. Eine davon, der stärkere Sensibilisator, ist Neosamin. Die andere ist ein gemeinsamer Anteil des Neomycin, Kanamycin und Paromamin. So variiert die Kreuzsensibilisierungsfähigkeit entsprechend den Anteilen des Neomycinmoleküls (PIRILÄ und PIRILÄ, 1966).

Bei einem Krankengut von 92 Angehörigen medizinischer Berufe fanden SCHULZ, SCHÖPF u. WEX (1970) in 61 Fällen eine Arzneimittelallergie, wobei das Ampicillin die häufigste Noxe (24 Fälle) war.

Unter den Desinfektionsmitteln treten Formaldehydlösungen, Chlorkresole und quarternäre Ammoniumverbindungen als Allergene hervor (GERTLER, LAUBSTEIN, 1967). Nach KOELSCH (1966) stellen erfahrungsgemäß Morphin, Novocain, Percain, Pantocain und chemisch verwandte Präparate die Ursachen für Ekzeme dar. Neuerdings führten Phenothiazinderivate immer mehr zu schweren Erkrankungen (KOELSCH, 1966; FISHER, 1966). Als besonders ekzematogen gelten aus dieser Gruppe Phenergan, Atosil, Largactil, Megaphen, Hibernal, Thoracin. Auch Farblösungen sind als Noxen in Betracht zu ziehen (KOELSCH, 1966).

Weitaus seltener sind Kontaktekzeme aufgrund von Antihistaminica. Ansonsten handelt es sich nach den Feststellungen von WORINGER und Mitarbeiter (1962, 1963) um die Paragruppe (Lokalanästhetica, Sulfonamide), die Diäthylendiamingruppe, die Pyridingruppe (Sulfapyridin, Pyribenzamin, Nicotinsäureamid, INH) u.a. (KORTING, 1967).

Zum Schluß dieses Kapitels möchte ich noch einen Fall, beschrieben von BANDMANN und DOENICKE (1971), zitieren. Als Noxe für das bei einem Anästhesisten ausgelöste Kontaktekzem wurde durch Epicutantestung Propanidid, der Wirkstoff des Kurznarkotikums Epontol ermittelt.

Im besonderen stellen für den Chirurgen die ionisierenden Strahlen eine der gefährlichsten physikalischen Noxen dar. In den dreißiger Jahren fanden die Röntgen- bzw. die Radiumstrahlen erstmals besondere Beachtung. Bei Ärzten, Zahnärzten und dem Pflegepersonal konnte man damals häufig die "Verbrennungserscheinungen" in Form der primären Röntgen- und Radium-Dermatitis erythematosa, bullosa, excoriativa und gangränosa, feststellen. Nicht zu vergessen seien die gefährlichen Strahlenspätschäden, die oft zur krebsartigen Entartung führen. Ähnliche Erscheinungen finden sich auch bei Mesothorium (RISS, 1962).

Zu den ionisierenden Strahlen gehören die Röntgenstrahlen sowie die α- und β-Strahlen des Radiums. Abgesehen von einer verschiedenen Eindringtiefe in das Gewebe ist die Wirkungsweise dieser Strahlen dieselbe. Sie führen dort, wo sie ein Atom in einer Zelle treffen, zu einem blitzartigen vorübergehenden Verlust eines Elektrons, das sich mit einem Ion paart. Durch diesen Vorgang wird am Ort der Einwirkung Energie frei, welche die Zelle schädigt. Schäden, die durch dauernde Einwirkung von Röntgenstrahlen entstehen, finden sich vor allem bei Personen, die ständig mit Röntgenstrahlen arbeiten. Besonders Ärzte und medizinisches Personal, die sich vor den Strahlen nicht genügend schützen, sind davon betroffen. So berichtet DANBOLDT (1941) über "Röntgendermatitis der Finger sowohl beim Patienten wie beim Arzt nach einer Durchleuchtung während eines einfachen chirurgischen Eingriffs", die nach einem Jahr bei Arzt und Patient aufgetreten ist.

Die Röntgenschädigung der Haut bei Ärzten und Zahnärzten äussert sich in Trockenheit und Schuppung der Haut an den Händen, Schädigung der Matrix und kleinen Erosionen (MOHS, 1952).

Der Chirurg ist den Gefahren der ionisierenden Strahlen besonders ausgesetzt, da er oft bei meist ungenügendem Schutz unter dem Röntgenschirm verschiedene Arbeiten verrichten muß. Als verschlimmernd wirkt sich hier noch das häufige Waschen und Bürsten der Hände aus, welches eine Beeinträchtigung des natürlichen Hautschutzes zur Folge hat. Unter 43 an beruflich bedingten chronischen Röntgenschädigungen der Hände leidende Personen waren 41 Ärzte, darunter 24 Chirurgen, wie PESKOWA (1960) bei einer Untersuchung feststellen konnte. In fast der Hälfte der beschriebenen Fälle waren bereits Veränderungen maligner Art eingetreten, bei ca. 1/4 waren Veränderungen im präcancerösen Stadium. Bei fünf Patienten konnte letaler Ausgang infolge Carcinom-Metastasen nicht verhindert werden. Die Latenzzeit betrug wenigstens zwei Jahre, durchschnittlich fünf bis acht Jahre und in seltenen Fällen 10-20 Jahre, nach BURCKHARDT (1962) 20-40 Jahre.

Die Röntgendermatitis bei Ärzten, besonders bei Pulmologen und Chirurgen, ist trotz laufend verbesserter Schutzvorrichtungen immer noch häufiger als man annimmt. Im allgemeinen ist unvorsichtiges Arbeiten mit Quarzlampen und Röntgenapparaten Schuld daran. Zunächst stehen Teleangiektasien im Vordergrund, dann folgen Nekrosen mit häufiger Spinaliombildung (KOELSCH, 1966; PIERRE, 1967).

Eine gewisse praktische Bedeutung haben auch heute für den operativ tätigen Arzt die Hautschäden als Infektionsfolge. Darunter fallen Pyodermie, Furunkulose, Tuberkulose bei Pathologen und Sektionsgehilfen; Syphilis sehr häufig bei Zahnärzten; Erysipel, Anthrax bei Bakteriologen und Pathologen; Warzen, Windpocken durch die Berührung mit an Gürtelrose erkrankten Patienten (KOELSCH, 1966; RÖCKL, 1966), ferner Dermatomykosen bei Medizinern, die mit Tieren experimentieren (GÖTZ, 1966). BALABANOFF (1960) beobachtete bei einem Gynäkologen an den drei beruflich verwendeten Fingern der linken Hand eine Fingernageltrichophytie (ALKIEWICZ und SOWINSKI, 1967). Bei der Thoraxchirurgie könnte eine Hauttuberkulose als Berufsdermatose eine Rolle spielen, besonders die Tuberculosis verrucosa cutis, die seit vielen Jahren als häufige Berufsinfektion anerkannt ist.

Nicht selten konnte man in den dreißiger Jahren in den Heilberufen das Auftreten von Syphilis bemerken. Die Übertragung der Syphilis erfolgt entweder mittelbar oder unmittelbar. So konnte PETERS (1935) häufig Infektionen bei Syphilidologen, Chirurgen, Gynäkologen, Zahnärzten, Laryngologen, bei pathologischen Anatomen und bei Hebammen beobachten.

FRIEDMAN (1932) stellte an Hand von Literaturangaben fest, daß unter den Primäraffekten an den Fingern 35% auf die Zahnärzte fallen. Bei Zahnärzten findet man speziell den pilzhutartigen, wuchernden Fingerschanker auch subungual lokalisiert. In letzter Zeit ist die syphilitische Infektion im Beruf sehr selten geworden.

Zusammenfassend kann gesagt werden, daß während früher in den medizinischen Berufen allgemein vor allem beruflich bedingte Infektionen im Vordergrund standen, heute an deren Stelle Hautschädigungen durch chemische Mittel und Strahleneinwirkungen treten.

Literatur

ALKIEWICZ, J., SOWINSKI, W.: Mykosen 10, 463-466 (1967).

BALABANOFF, V.A.: Berufsderm. 8, 201 (1960).

BANDMANN, H.-J., DOENICKE, A.: Berufsderm. 19, 160-165 (1971).

BURCKHARDT, W.: Die beruflichen Hautkrankheiten. In J. Jadassohn: Handbuch der Haut- und Geschlechtskrankheiten, Ergänzungsw. Bd. II/1. Berlin-Göttingen-Heidelberg: Springer 1962.

DANBOLDT, N.: Zbl. Haut- u. Geschl.-Krkh. 67, 174 (1941).

FISHER, A.A.: Ann. Allergy 24, 406-420 (1966).

FRIEDMAN, R.: J. americ. dent. assoc. 19, 613-630 (1932). Ref. Zbl. Haut- u. Geschl.-Krkh. 42, 377 (1932).

GERTLER, H., LAUBSTEIN, H.: Z. ärztl. Fortbldg. 59, 251-255 (1966). Ref. Berufsderm. 15, 369 (1967).

GÖTZ, H.: Arbeitsmed., Sozialmed., Arbeitshyg. 1, 85-87 (1966).

KOELSCH, F.: Lehrbuch der Arbeitsmedizin. Stuttgart: F. Enke 1966.

KORTING, G.W.: Der Landarzt 43, 1110-1118 (1967).

MOHS, F.E.: Roentgen ray cancer of the hands of dentists. J. Amer. dent. assoc. 45, 160-164 (1952). Ref. Zbl. Haut- u. Geschl.-Krkh. 85, 169.

PESKOVA, H.: Acta chir. plast. Prague 2, 125 (1960). Ref. Zbl. Haut- u. Geschl.-Krkh. 109, 27 (1961).

PETERS, L.: Dermat. Wschr. 2, 1387-1398 (1935).

PIERRE, M.M.: Bull. Soc. franc. derm. Syph. 74, 101 (1967).

PIRILÄ, V., PIRILÄ, L.: Acta derm. venereol. 46, 489-496 (1966).

REICHENBERGER, M., HEITMANN, H.J.: Berufsdermatosen 17, 291-292 (1969).

RISS, E.: Die Berufskrankheiten der Haut von 1930-1940. Prophylaxe und Therapie. Diss., München (1962).

RÖCKL, H.: Berufsderm. 15, 227-239 (1967).

SALINAS, M., SANTAMERA, A.: Rev. clin. esp. 75, 11-16 (1959). Ref. Zbl. Haut- u. Geschl.-Krkh. 106, 222.

SCHULZ, K.H., SCHÖPF, E., WEX, O.: Berufsderm. 18, 132-143 (1970).

SCHWANK, R., JIRASEK, L.: Csl. Derm. 36, 4 (1961). Ref.: Zbl. Haut- u. Geschl.-Krkh. 110, 119 (1961).

WORINGER, F., FOUSSEREAU, J., BATT, M.T.: Presse med. 71, 63-66 (1963).

WORINGER, F., FOUSSEREAU, J., SENGEL, D., BATT, M.T.: Derm. Wschr. 146, 549 (1962).

C. Beruflich und therapeutisch bedingte Schäden durch Laserstrahlen

W. Rother, Ottobrunn

Grundlagen der Anwendung des Lasers in der Medizin

Als erster Redner in der Vortragsreihe "Berufliche und therapeutisch bedingte Schäden durch Laserstrahlen" möchte ich einleitend über die Grundlagen der Anwendung des Lasers in der Medizin sprechen.

Bekanntlich werden biologische und medizinische Effekte durch Laserbestrahlung bereits seit über 10 Jahren mit mehr oder weniger großem Erfolg untersucht. In dieser Zeit wurde eine Vielzahl von verschiedenen Lasertypen entwickelt, von denen sich heute vier Typen für medizinische Applikationen als brauchbar erwiesen haben, und zwar die Gaslaser Ar- und CO_2-Laser und die Festkörperlaser Rubin- und Nd:YAG-Laser.

Zur Nomenklatur sei gesagt, daß die verschiedenen Lasertypen nach dem Namen des laseraktiven Materials benannt werden, so also nach den Gasen Ar oder CO_2 oder nach den Kristallen Rubin oder Yttrium-Aluminium-Granat, abgekürzt YAG.

Die verschiedenen Lasertypen unterscheiden sich, abgesehen von ihrer Bauart, im wesentlichen in ihren Ausstrahlungseigenschaften, also z.B. in der Laserlichtwellenlänge, Laserleistung oder Betriebsart, d.h. Impulsbetrieb oder kontinuierlicher Betrieb.

Die Laserwellenlänge hat Einfluß auf die

- Lichtabsorption des Gewebes
- Lichtreflexion der Strahlung in das Gewebe
- Lichtreflexion am Gewebe
- optischen Systeme der Lichtführung
- Gefährdung der Augen, infolge der spektralen Empfindlichkeit der Retina.

Die Laserleistung zusammen mit dem Absorptionsvermögen ist maßgebend für das Ausmaß der Gewebezerstörung, also für die Koagulationswirkung, für die Gewebeschnittiefe oder für die Schneidegeschwindigkeit.

Die Gewebezerstörung wird zusätzlich noch durch die Betriebsart beeinflußt, also durch kontinuierlichen Betrieb oder durch die Art des Impulsbetriebes.

Zum Verständnis der unterschiedlichen Wirkungen der Laserbestrahlung auf biologisches Gewebe möchte ich die verschiedenen Vorgänge aufzeigen, die bei Applikation von Laserstrahlung im Gewebe auftreten....

Laserbestrahlung wird zunächst in einem kleinen Gewebevolumen absorbiert. Dabei wird die eingestrahlte Lichtenergie in Wärme umgewandelt und infolge der schlechten Wärmeleitung des Gewebes steigt die Temperatur in dem kleinen Gewebevolumen sehr schnell an.

Bei der Temperatur von ca. 56°C beginnt das Eiweiß in den Zellen und im Blut zu koagulieren. Bei weiterer Energiezufuhr steigt die Temperatur weiter an bis auf 100°C, der Siede-Temperatur des Wassers. Das Wasser in den Zellen beginnt zu verdampfen und durch den Dampfdruck werden die Zellwände zersprengt. Bei diesem Vorgang können kleine Gewebepartikel aus dem Verband herausgeschleudert werden.

Während des Verdampfungsprozesses steigt die Temperatur infolge der Siedkühlung nicht weiter an, bis das Zellwasser vollständig verdampft ist.

Diese Erscheinung ist Ihnen aus dem Alltag beim Wasserabkochen bekannt. Solange Wasser im Topf ist, wird der Topf nicht wärmer als 100°C, wenn jedoch das Wasser restlos verdampft ist, kann der Topf Temperaturen im Bereich der Rotglut annehmen.

Der Wasserentzug in den Zellen durch Laserbestrahlung führt zu einer lokalen Schrumpfung des Gewebes und es treten kleine Vakuolen in den Zellverbänden auf.

Bei weiterer Temperaturerhöhung im Gewebe werden die großen organischen Moleküle bis zur Carbonisierung zerstört. In diesem Fall entstehen Löcher und kleine Schnitte im Gewebe.

Der Grad der Zerstörung hängt also im wesentlichen von der absorbierten Bestrahlungsdosis ab, also vom Produkt aus absorbierter Laserleistung und Bestrahlungszeit pro Bestrahlungsfläche.

Zum Schneiden sind also vorzugsweise Lasergeräte geeignet, die eine hohe Dauerstrichleistung bei einer Laserlichtwellenlänge emittieren, die vom Gewebe stark absorbiert wird, während zum Koagulieren die Lasergeräte in Betracht kommen, die ebenfalls eine hohe Dauerstrichleistung aussenden, aber deren Strahlung eine hohe Eindringtiefe besitzt. In diesem Fall werden dicke Koagulationsschichten erzeugt, die gegen einen hohen hämostatischen Druck standhalten können.

Es hat sich also gezeigt, daß der wichtigste Parameter für die Wechselwirkung zwischen Laserstrahlung und organischem Gewebe die wellenlängenabhängige Absorption des Gewebes ist. Für diese Absorption sind verschiedene Gewebebestandteile wie z.B. Keratin, Hämoglobin, Melanin, Wasser oder Eiweiß verantwortlich.

Als Beispiel zeigt die Abb. 1 die Wellenlängenabhängigkeit der Transmission des Lichts durch verschiedene Hautschichten im Spektralbereich von 0,2 µm bis 1,4 µm. Die obere Kurve zeigt die prozentuale Lichttransmission durch die Hornschicht, die mittlere Kurve die Transmission durch Horn- und Basalschicht und die untere Kurve die Lichttransmission durch die gesamte Cutis.

Die Transmission des Lichts durch verschiedene Hautschichten ist sehr unterschiedlich. Das Stratum corneum und das Stratum basale

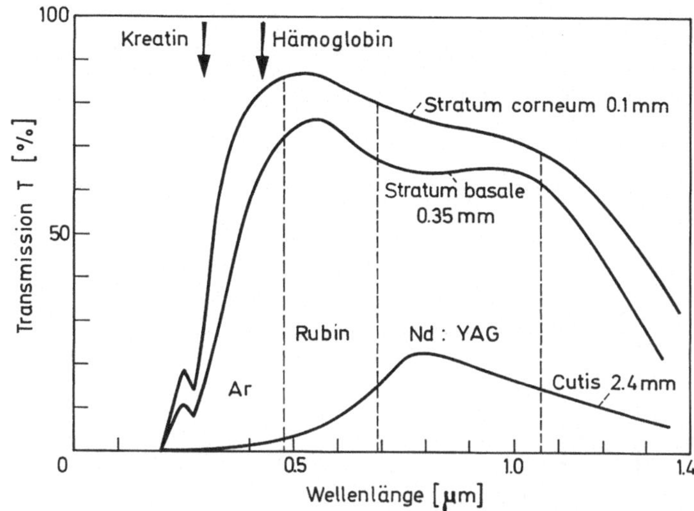

Abb. 1. Lichttransmission durch verschiedene Hautschichten

sind relativ transparent im sichtbaren Spektralbereich. Starke Absorption findet im nahen Ultraviolett im Stratum corneum durch das Keratin statt. Die Absorption durch das Hämoglobin in den Blutgefäßen der Subcutis ist im Wellenlängenbereich bei 0,45 μm zu erkennen.

Die Absorption im ultraroten Spektralbereich nimmt ab 1 μm zu. Diese Zunahme ist im wesentlichen auf die Absorption durch Wasser zurückzuführen.

In dem hier gezeigten Spektrum sind die Emissionswellenlängen des Ar-, Rubin- und Nd:YAG-Lasers als senkrechte Striche markiert. Sie sehen, daß die Strahlung des Ar-Lasers bei 0,5 μm vom Hämoglobin stark absorbiert wird. Die Strahlung des Rubin- und des Nd:YAG-Laser bei 0,7 μm bzw. 1,06 μm kann relativ tief durch die Haut dringen. Sehr stark absorbiert wird ebenfalls der CO_2-Laser, dessen Emissionslinie im langwelligen IR-Bereich bei 10,6 μm liegt und hier nicht dargestellt ist.

Blutlose Schnitte können heute mit den Dauerstrichlasern Ar, CO_2 und Nd:YAG erzielt werden. Aufgrund des Absorptionsverhaltens ist der CO_2-Laser besser zum Schneiden und der Nd:YAG-Laser besser zum Koagulieren geeignet. Der Rubin-Laser ist ein reiner Impuls-Laser. Dieser Laser, ebenso der Ar-Laser, wird heute hauptsächlich in der Ophthalmologie zur Koagulation der Retina eingesetzt.

Zum Abschluß meines Referats möchte ich als Beispiel für ein medizinisches Lasergerät den medizinischen Nd:YAG-Laser "MediLas" der Firma Messerschmitt-Bölkow-Blohm GmbH vorstellen. Mit diesem Gerät wurden teilweise die Experimente durchgeführt, über die H. Prof. EHLERS und H. Dr. MÜSSIGGANG anschließend berichten werden.

Abb. 2 zeigt den schematischen Aufbau dieses medizinischen Lasers. Das dünne Lichtbündel wird in einer Laseranordnung erzeugt, die hier schematisch durch den Nd:YAG-Kristall durch die Pumplampen und durch die Resonatorspiegel dargestellt ist.

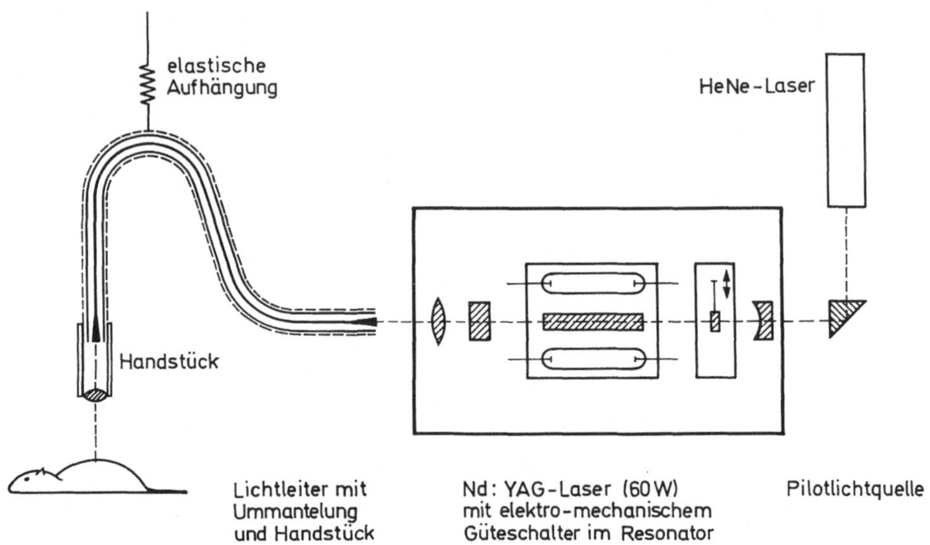

Abb. 2. Schematischer Aufbau eines Laserskalpells bzw. Laserkoagulators

Dieses Lichtbündel wird mit Hilfe einer Sammellinse in das verbreiterte Ansatzstück eines dünnen Quarzlichtleiters focussiert. Am Ende des Lichtleiters ist ein Handstück mit Linse aufgesteckt, um das aus dem Faserende austretende Lichtbündel auf das zu bestrahlende Gewebe zu focussieren. Der Lichtleiter ist in einer flexiblen Metallummantelung eingebettet und kann, geschützt vor mechanischer Beschädigung, frei beweglich wie ein Kabel manipuliert werden.

Im Resonator ist ein optischer Schalter angebracht, mit dem das Laserlicht an- und ausgeschaltet werden kann. Um die infrarote Strahlung des YAG-Lasers zu simulieren und zu markieren, wird zusätzlich das rote Lichtbündel eines sehr schwachen HeNe-Lasers in den Strahlengang eingekoppelt.

Abb. 3 zeigt die technische Ausführung dieses medizinischen Lasergerätes. Das Gerät besteht aus zwei Teilen, aus dem Versorgungsgerät und aus dem sog. Laserkopf mit dem angesteckten Lichtleiter. Laserkopf und Versorgungsgerät sind mittels eines beweglichen Auslegearms verbunden. Zur Zeit kann man mit dem Lichtleiter Laserleistungen bis zu 40 W übertragen. Die Möglichkeit der Leistungsübertragung bis zu 100 W ist gegeben.

Mit der Entwicklung dieses Gerätes ist für den Mediziner heute die Voraussetzung geschaffen worden, Laserstrahlen im klinischen Bereich einzusetzen. Mit der Verwendung von Hochleistungslicht-

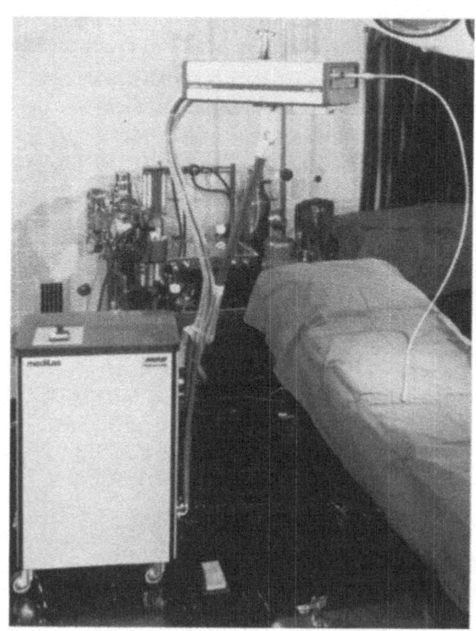

Abb. 3

leiter wurde international ein hoher technischer Stand erreicht. Das Gerät erhält seine weitere Bedeutung, wenn die Lichtleiter technologisch soweit ausentwickelt worden sind, daß Laserlicht durch ein Endoskop in das Leibesinnere geschickt werden kann.

G. Ehlers, München

Beruflich und therapeutisch bedingte Schäden durch Laser-Strahlen. Histologische und zytophotometrische Untersuchungen

Die therapeutische Verwendung von Laser-Licht in der Medizin - insbesondere auch im Fachbereich Dermatologie - gewinnt in zunehmendem Maße an Bedeutung. Vor der Anwendung von Laserstrahlen am Menschen ist es jedoch erforderlich, Wirkung und Nebenwirkung an Organen und Organsystemen von Tieren zu überprüfen.

Im Rahmen eines umfangreichen Forschungsprogramms wurde der Einfluß von Rubin- und Nd:YAG-Laserlicht auf die Haut dunkelhaariger Mäuse des Stammes C 57 BL überprüft. Bestimmte Versuche konnten zu einem späteren Zeitpunkt auf die menschliche Haut übertragen werden. Vergleichbare Untersuchungen sind bisher nicht bekannt geworden.

*) Mit Unterstützung der Deutschen Forschungsgemeinschaft

Im folgenden soll vorzugsweise auf besondere Laser-bedingte patho-histologische Veränderungen der Epidermis und des Bindegewebes im Strahlenfeld hingewiesen werden. Darüber hinaus scheinen Feulgen-cytophotometrische DNS-Bestimmungen an Epidermiszellen nach Einwirkung von Laserlicht von Bedeutung. Entsprechende Untersuchungen wurden erforderlich, nachdem MESTER und Mitarbeiter 1969 erstmals über die Entwicklung basalzellähnlicher epidermaler und follikulärer Proliferationen im Laser-Strahlenareal berichtet haben.

Mikromorphologische Untersuchungen an der Haut Laser-bestrahlter Mäuse lassen erkennen, daß nach Applikation von Einzel- und Gesamtdosen bis zu einer Höhe von 10 J/cm^2 Veränderungen im Bereich der Epidermis, der Hautanhangsgebilde, des Binde- und Fettgewebes nicht faßbar sind. Bei Versuchstieren, denen mehr als 10 J Rubinlaser-Licht/cm^2 Haut appliziert wurde, ist dagegen eine strahlenindizierte Epidermisatrophie nachweisbar. Teilweise ist lediglich noch eine Zellage zu erkennen. Zellen mit pyknotischen Kernen sind reichlich anzutreffen.

Im Bereich des Coriums fällt eine Verbreiterung, Verquellung und Homogenisierung der kollagenen Fasern auf. In perivasaler oder diffuser Anordnung stellen sich lymphohistiocytäre Infiltrate dar. Gleichartige Veränderungen sind in retikulärer Anordnung auch zwischen den Fettzellen anzutreffen. Bei einem Teil der Tiere fallen zusätzlich partielle Follikelwanddestruktionen mit Melanin-Emigration auf. Die von MESTER und Mitarbeitern beobachteten epidermalen oder follikelgebundenen Epithelproliferationen im Sinne der Hyperplasie oder Neoplasie konnten in Kurz- und Langzeitversuchen nicht nachgewiesen werden.

Von Interesse sind weiterführende Versuche an der menschlichen Haut, die mit Nd:YAG-Laser-Licht vorgenommen wurden (Tabelle 1).

Tabelle 1. Versuchsanordnung der Nd:Yag-Laserbestrahlung an menschlicher Haut

Versuchsgruppe	Laser-Leistung	Laser-Applikationsdauer
I	1 W	1 sec
II	5 W	5 sec
	5 W	10 sec
	5 W	15 sec
III	10 W	5 sec
	10 W	10 sec
	10 W	15 sec
	10 W	20 sec

Bei einer Laser-Leistung von 1 W und der Applikationsdauer von 1 sec finden sich intraepidermal bereits zahlreiche Zellen mit pyknotischen Kernen und optisch leerem Cytoplasmasaum. Die Zellkerne der Talgdrüsen lassen ebenfalls Chromatinverdichtungen erkennen. Das subepidermale Bindegewebe ist aufgelockert, die kollagenen Fasern erscheinen verschmälert.

Nach Steigerung der Laser-Leistung auf 5 W und einer Bestrahlungsdauer von 5 sec unterliegt die Epidermis in den oberen Anteilen einer Koagulationsnekrose. Angrenzende Bindegewebsareale zeigen Homogenisierungseffekte. Die Gefäße sind fibrinoid verquollen und von Rundzellinfiltraten umgeben.

Bei einer Verlängerung der Bestrahlungszeit auf 10 sec fällt eine totale Epidermis-Nekrose auf, welche bis an das Stratum papillare zu verfolgen ist. Unmittelbar angrenzende Bindegewebsanteile lassen einen Strukturverlust der kollagenen Fasern erkennen.

Wird die Epidermis einer Laser-Applikation von 15 sec unterzogen, ist eine Zunahme der Gewebeschädigung unter Ausbildung einer keilförmigen Epidermis- und Bindegewebsnekrose nachweisbar. Das Zentrum des Defektes erscheint optisch leer; angrenzende Kollagenfaseranteile weisen Verkochungseffekte auf.

Nach weiterer Erhöhung der Laser-Leistung auf 10 W bei einer Applikationsdauer von 5 sec sind die zuvor beschriebenen Veränderungen bis zum mittleren Corium zu verfolgen. Die keilförmig strukturierten Defektbildungen nehmen bei steigender Applikationsdauer von Nd:YAG-Laserlicht auf 10 sec sowie 15 sec zu und erreichen nach 20 sec untere Bindegewebsanteile in Höhe des Fettgewebes. Nachbarlich gelegene Hautanhangsgebilde zeigen erhebliche Degenerationserscheinungen, getroffene Gefäße fibrinoide Verquellungen mit perivasalen Rundzellinfiltraten.

Nicht unwesentlich erscheinen Feulgen-cytophotometrische Bestimmungen[1)] des DNS-Gehaltes nach Applikation von 10, 15 und 32 J Rubinlaserlicht/cm^2 Haut. Die Laserlicht-Applikation erfolgte protrahiert in Einzel-Dosen von 1 J oder aber als entsprechende Einmal-Dosis. Die Überlebenszeit der Tiere betrug 30 Tage, 32 Wochen und 1 Jahr. Als Vergleichselemente fanden Xenonblitzlicht-bestrahlte und unbestrahlte Mäuse-Epidermiszellen Verwendung (Tabelle 2).

Aufgrund der halbquantitativen DNS-Bestimmungen konnten nachfolgende Ergebnisse ermittelt werden.

Unbestrahlte Epidermiszellen weisen ein normales diploides DNS-Verteilungsmuster mit angedeutetem Verdoppelungsgipfel in der tetraploiden Phase auf.

Unter geringer Zunahme der Meßwertstreuung fanden sich nach Laser-Applikation unabhängig von der Einzel- und Gesamtdosis sowie der Überlebenszeit der Tiere DNS-Gipfelbildungen im hypo-

---

1) Die Feulgen-cytophotometrischen Untersuchungen wurden gemeinsam mit H.J. FLORIAN, H. ROTHE und U. SCHAIRER durchgeführt.

Tabelle 2. Versuchsanordnung Laser- und Xenonblitzlichtbestrahlter Tiere für Feulgen-cytophotometrische Untersuchungen des DNS-Gehaltes der Epidermis im sichtbaren Licht

Gruppe I-II:	48 Tiere, 10malige Applikation von Rubinlaser bzw. Blitzlicht während eines Zeitraumes von 30 min ED 1 J/cm^2, GD 10 J/cm^2. Überlebensdauer der Tiere nach Abschluß der Versuche: 30 Tage.
Gruppe III-IV:	48 Tiere, 15malige Applikation von Rubinlaser- bzw. Blichtlicht während eines Zeitraumes von 30 min ED 1 J/cm^2, GD 15 J/cm^2. Überlebensdauer der Tiere nach Abschluß der Versuche: 30 Tage.
Gruppe V-VI:	50 Tiere, Bestrahlung mit Rubinlaser- bzw. Blitzlicht über einen Zeitraum von 10 Wochen. ED 1 J/cm^2/Woche, GD 10 J/cm^2. Überlebensdauer der Tiere nach Abschluß der Versuche: 30 Tage.
Gruppe VII:	24 Tiere, 1malige Rubinlaserlicht-Bestrahlung mit einer ED bzw. GD von 10 J/cm^2. Überlebensdauer der Tiere nach Abschluß der Versuche: 30 Tage.
Gruppe VIII:	17 Tiere, Bestrahlung mit Rubinlaser- bzw. Blitzlicht über einen Zeitraum von 32 Wochen. ED 1 J/cm^2/Woche, GD 32 J/cm^2. Überlebenszeit der Tiere nach Versuchsbeginn: 32 Wochen.
Gruppe IX:	17 Tiere, Bestrahlung mit Rubinlaser- bzw. Blitzlicht über einen Zeitraum von 32 Wochen. 0,5 J/0,5 cm^2/Woche, GD 18 J/0,5 cm^2. Überlebenszeit der Tiere nach Versuchsbeginn: 32 Wochen.
Gruppe X:	12 Tiere, Bestrahlung mit Rubinlaserlicht über einen Zeitraum von 10 Tagen. ED 1 J/cm^2/Tag, GD 10 J/cm^2. Überlebenszeit der Tiere nach Versuchsbeginn: 1 Jahr.

diploiden, diploiden und hyperdiploiden Raum. Lediglich bei Tier-Langzeitversuchen stellte sich vereinzelt eine weitere Rechtsverschiebung bis in den triploiden Bereich dar. Die Zunahme der Streuung in den hypodiploiden Raum ist mit großer Wahrscheinlichkeit auf die Erfassung pyknotischer Kerne zurückzuführen.

Vergleichbare oder nahezu identische Feulgen-cytophotometrische Befunde konnten nach Verabfolgung von Xenon-Blitzlicht unter gleichen Versuchsbedingungen erhoben werden.

Statistische Berechnungen mittels des STUDENT-Verfahrens (T-Test) ließen im Vergleich zu unbestrahlten oder Xenonblitzlicht-bestrahlten Epidermiszellen eine signifikante Abweichung hinsichtlich der Lokalisation der DNS-Gipfelbildung, des mittleren DNS-Gehaltes und der mittleren Streuung nicht erkennen.

Bei einer Zusammenfassung der patho-histologischen Befunde ist erkennbar, daß Laserlicht zu strukturellen Veränderungen am Zellsystem der Haut führt, welche denen von Verbrennungen nahekommen. In Abhängigkeit von der Laser-Leistung sowie der Bestrahlungsdauer stellen sich Gewebedefekte dar, die eine Schädigungs-Skala von der epidermalen Kernverdichtung im Sinne der Kernpyknose bis zur Koagulationsnekrose des Gefäß-Bindegewebes umfassen. Entsprechende quantitativ-histochemische Untersuchungen des DNS-gehaltes an Zellen bestrahlter Epidermisareale weisen nach, daß Rubin-Laserlicht offenbar nicht zu einer Entgleisung des DNS-Stoffwechsels führt. Die von uns erhobenen mikromorphologischen und cytophotometrischen Befunde ergeben in Tier-Kurz- und Langzeitversuchen bisher keinen gesicherten Hinweis auf eine carcerogene Wirkung von Rubinlaserstrahlen.

Eine laserspezifische Wirkung auf Zellsysteme der Haut liegt nicht vor, da gleiche mikromorphologische Veränderungen und Feulgen-cytophotometrische Befunde auch nach Xenonblitzlicht-Applikation zur Beobachtung kommen.

Literatur

EHLERS, G., FLORIAN, H.J.: Cytophotometric investigation of possible carcinogenic effects of ruby laser radiation. Dermatology. Proc. XIV. Congr. Internat. S. 561. Dermatol. Padua-Venedig 1973. Amsterdam: Exerpta Medica. New York: American Elsevier Publishing Co. 1974.

EHLERS, G., FLORIAN, H.J.: Hautarzt 24, 423-428 (1973).

EHLERS, G., FLORIAN, H.J.: Med. Klin. 68, 1229-1238 (1973).

EHLERS, G., FLORIAN, H.J.: Fortschr. Med. 91, 832-834 (1973).

MESTER, E.: Der stimulierende Effekt von Laserstrahlen geringer Energie auf biologische Systeme. Laser u. ang. Strahlentechnik 1970, S. 46-47.

MESTER, E., LUDÁNY, G., FRENYO, V., IHÁSZ, M., DÖKLEN, A., JÁSZÁGI-NAGY, E., TOTA, G.J.: Langenbecks Arch. klin. Chir. 327, 310 (1970).

MESTER, E., SZENDE, B., TOTA, J.G.: Rad. biol. ther. 10, 379-382 (1969).

MESTER, E., SZENDE, B., TOTA, J.G.: Rad. biol. ther. 10, 371-377 (1969).

ROTHE, H.: FEULGEN-cytophotometrische Untersuchungen zur Frage der kanzerogenen Wirkung von Rubinlaser-Strahlen (Tier-Langzeitversuche). Inaug.-Dissertation, München 1974.

SCHAIRER, U.: Klinische, histologische und FEULGEN-cytophotometrische Untersuchungen zur Frage der kanzerogenen Wirkung von Rubinlaser-Strahlen (Tier-Kurzzeitversuche). Inaug.-Dissertation, München 1974.

H.-J. Florian, München

Laser und Auge – medizinischer Arbeitsschutz

Aus der Sicht des medizinischen Arbeitsschutzes ist das Thema Laser und Augenschaden ein Problem der biologischen Schadensschwelle und der hieraus abgeleiteten höchstzulässigen Bestrahlungsdosis (MPE = Maximum permissible Exposure). Sie wird ausgedrückt als ein Grenzwert, der sich ergibt als Produkt aus der höchstzulässigen Bestrahlung oder Bestrahlungsstärke für die maximale Bestrahlungsdauer und aus dem Flächeninhalt einer Grenzapertur, die im Bereich des sichtbaren Lichts in praxi der maximal geöffneten Augenpupille entspricht.

Die bisher veröffentlichten Richtwerte für eine höchstzulässige Bestrahlung am Auge konnten immer nur vorläufigen Charakter haben. Die Lasermaterie ist noch zu neu und die tierexperimentellen Ergebnisse hatten infolge unterschiedlicher experimenteller und biologischer Bedingungen an Kaninchen, Affen zwangsläufig eine hohe Streubreite.

Die hieraus abgestellten Unfallverhütungsvorschriften - so auch die "UVV Laser (VBG 93)" - haben dementsprechend hohe Sicherheitsspannen tolerieren müssen, die zwar das Schutzziel abdeckten, aber auch den Einsatz der kommerziellen und wissenschaftlichen Laseranwendung erschwerten. Oft genug ist ja gerade das Schutzobjekt Auge auch das sensitive Kontrollorgan für die Arbeitsaufgabe, sei es bei der Holographie oder auch im Hoch- und Tiefbau. Das Tragen von lichtabsorbierenden Schutzbrillen kann hier extrem hinderlich sein, Auflagen für spezialärztliche Eignungs- und Überwachungsuntersuchungen verursachen u.a. Kosten.

Inzwischen wurde die Schadensbeurteilung am Augenhintergrund konkretisiert. Ein viel beachteter amerikanischer "National Report" (ANSI = American National Standard for the safe use of laser, 26.4.73) koordiniert die bisherigen Ergebnisse in einer Schwellenwertberechnung (MPE) für die thermische Schädigungswirkung (Kurzzeitbelichtungen bis 10 sec) und fotochemische Schädigungswirkung (Langzeitbelichtung über 10 sec) über das Spektrum von 200 nm bis in den Bereich der Submillimeterwellen.

Bei den Werten für die höchstzulässige Bestrahlung ergeben sich mehrere Zeitbereiche, die zu beachten sind.

Im Bereich von 10^{-9} bis 2×10^{-5} ist die Geschwindigkeit des Wärmeaustausches zwischen Focus und Umgebung gering, so daß praktisch kein Wärmeaustausch erfolgt und die Temperaturerhöhung im Focus der gesamten eingestrahlten Energie proportional ist. Durch die MPE wird also die gesamte eingestrahlte Energie in diesem Zeitbereich begrenzt.

Im Zeitbereich von 2×10^{-5} bis 10 sec kann ein Wärmeaustausch zwischen Focus und Umgebung stattfinden, Die Temperaturerhöhung im Focus folgt der eingestrahlten Leistung; die MPE ist proportional zu $t^{3/4}$.

Für Langzeitbestrahlungen ab 10 sec werden die zulässigen Grenzwerte durch die fotochemischen Schädigungen bestimmt. Im Bereich von 10 bis 10^4 sec wird dafür die gesamte eingestrahlte Energie als ausschlaggebend angesehen. Durch die MPE wird also die gesamte eingestrahlte Energie begrenzt.

Die Darstellung ist als Sachaussage auch in den WHO Bericht 1974 (Nr. UR - 3490 - 537) eingegangen, und sie ist verbunden mit einer Gefahrenklasseneinteilung für Lasergeräte. Insgesamt ist das Papier jedoch so kompliziert, daß ein Expertengremium bei der zuständigen Berufsgenossenschaft erst eine geeignete Form der Darstellung für den praktischen Gebrauch finden muß.

Einige Konsequenzen sind aber bereits erkennbar und informativ verwertbar, zumal sie durch Untersuchungen der Forschungsgruppe LUND (Univers. Augenklinik München in Zusammenarbeit m. d. Ges. f. Strahlen- und Umweltforschung i. Auftrag des BM f. Forschg. und Technologie Bonn) untermauert wurden. Das bezieht sich speziell auf die kontinuierlich strahlenden Laser im sichtbaren Bereich.

Hierzu einige Hinweise: Ausgangspunkt für die Schadensbeurteilung am Augenhintergrund war und ist hier die infolge Laserexposition in 50% der Fälle erzielte und ophthalmoskopisch erkennbare sog. Minimalläsion in Form einer thermisch bedingten Gewebekoagulation (retinal threshold lesion - HAM *et al*.). Dieser visible und immer irreparable Schaden kann aber zweifellos noch nicht als das geringste Maß einer biologischen Veränderung vitaler physiologischer Systeme angesehen werden. Dieses Maß muß im Grenzbereich zum funktionellen Schaden gesucht werden, es ist aber dort nur mit Hilfe der Histomorphologie und Histochemie zu ermitteln.

Hier ist dann auch die Forschung darauf konzentriert, den jeweils ophthalmoskopisch erkennbaren Minimalschaden experimentell durch stufenweise abnehmende Laserleistung möglichst nahe an eine kritische Schwelle heranzubringen, bei der zwar noch Schäden am Pigmentepithel erkennbar sind, die aber nicht mehr die Kernstruktur der Fotoreceptorzellen einbeziehen. Damit läßt sich ein für die Sehfunktion entscheidender Grenzbereich zur funktionellen Schädigung präzisieren und der Abstand zum irreparablen grobvisiblen Minimalschaden definieren (Abb. 1/2/3/4a u. b).

Wird das Ergebnis in Zahlen ausgedrückt und auf den derzeit meistgebräuchlichsten HeNe-Dauerstrichlaser bezogen, dann wird als Schwellenwert für den ophthalmoskopisch visiblen, thermischen Schaden übereinstimmend 12 bis 12 mW angegeben. Die hiervon ermittelte funktionelle Schadensschwelle beträgt ein Drittel dieses Wertes, wie das auch die Arbeitsgruppe LUND bestätigen konnte. Das ergibt einen Korrekturfaktor 3 (nach VASSILIADES *et al*. von 2).

Bezogen auf den möglichen Laserunfall, und damit auf die Festlegung von Sicherheitsschwellenwerten, sind jedoch noch weitere Faktoren zu berücksichtigen.

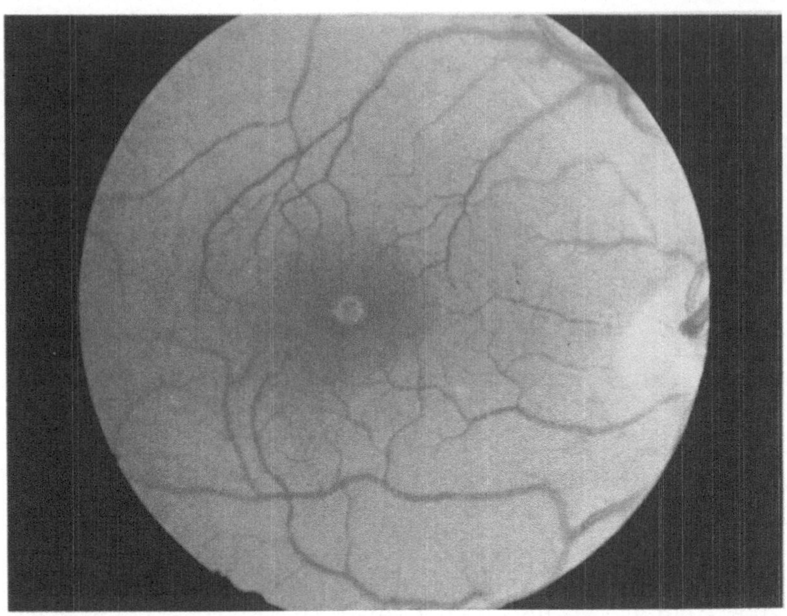

Abb. 1. Verletzung der Macula durch Rubin-Laserstrahl (Befund nach Laserunfall - Dr. FLORIAN)

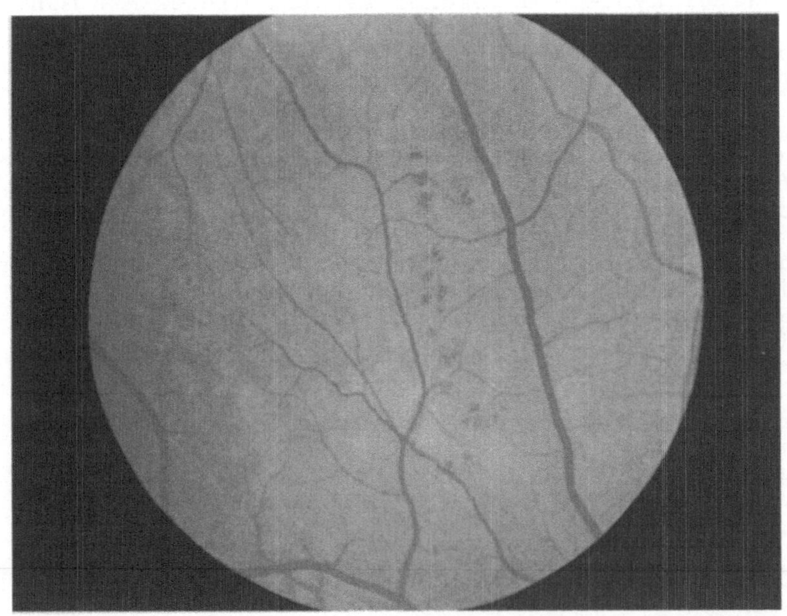

Abb. 2. Verletzung der peripheren Netzhaut durch 50 Hz Rubin-Puls-Laser (Befund einer Überwachungsuntersuchung - Dr. FLORIAN)

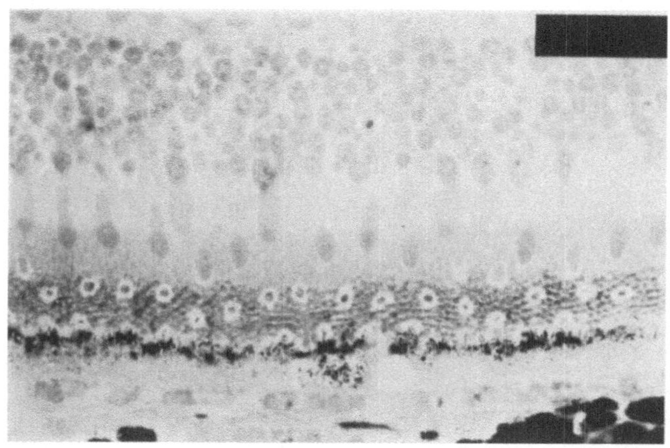

Abb. 3. Histologisches Bild eines ophthalmoskopisch sichtbaren (schwellennahen) Schadens der Netzhaut (HeNe-Laser; 12,5 mW; 270 msec - Dr. GABEL). Die Sehzellen der externen Schicht sind betroffen, das Pigmentepithel erscheint vakuolig verändert und flächig abgehoben

Es gehören korreliert

- die experimentell erzeugte Fleckgröße auf der Netzhaut von 25 µm auf die idealerweise mögliche von 10 µm - das ergibt den Faktor 2,5
- und die unterschiedliche Empfindlichkeit der Netzhaut im maculären und extramaculären Anteil - das ergibt den Faktor 2.

Faßt man die Ergebnisse zusammen, dann errechnet sich für die Ausgangsleistung eines HeNe-Lasers im kontinuierlichen Betrieb (Emissionszeit 0,25 sec) ein Grenzwert, der von der Gruppe LUND auf 0,8 mW angesetzt wird. Dieser Wert ist im amerikanischen Standard auf 1 mW gesetzt.

Das erlaubt, z.Z. zwei Aussagen zu machen:

1. Unter Verweis auf den ANSI und WHO Standard liegt ein HeNe-Dauerstrichlaser mit 1 mW Ausgangsleistung gerade noch auf der sicheren Seite, wenn es um die Verhütung eines Schadens geht, der - wie im Regelfall - durch zufällige Exposition erfolgt.

   Die Einschränkung setzt voraus, daß der Lidschlußreflex (Blinzelreflex) als automatischer Schutzreflex die Belichtungszeit auf 100 bis 150 msec begrenzt bei einer Pupillenapertur, die maximal 7 mm beträgt.

   Bei längeren Belichtungszeiten wären fotochemische Schäden zu berücksichtigen, wie sie aber auch durch andere hochenergetische Lichtquellen bewirkt werden können (Einflüsse in den Cyklus der Erneuerung des Sehpigments Rhodopsin).

   Würden die Schwellenwerte im neuen WHO-Papier in die deutsche Schutzordnung einbezogen werden - was zu erwarten ist - be-

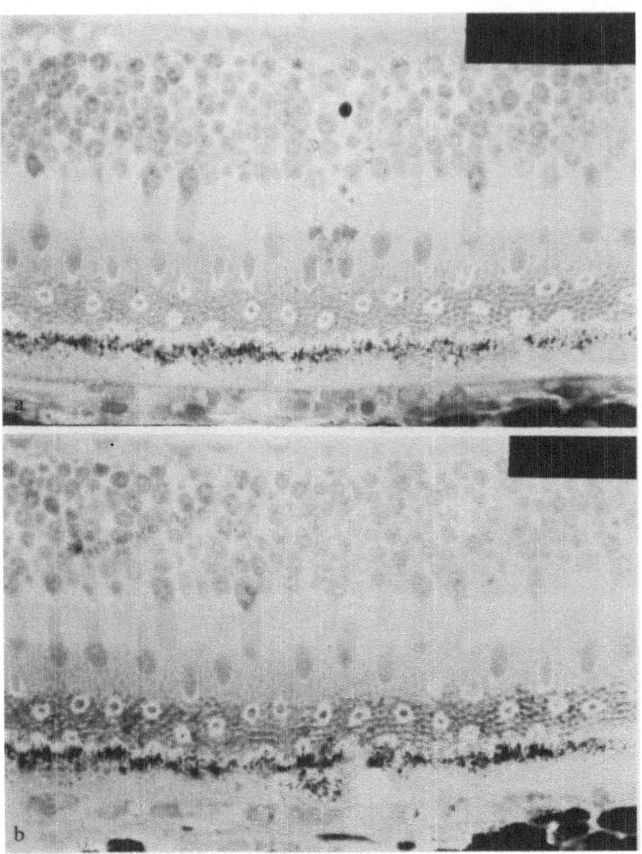

Abb. 4 a u. b. Histologisches Bild einer ophthalmoskopisch unterschwelligen Verletzung (Argon-Laser; 8 mW; 150 msec - Dr. GABEL). a) Schadenmuster wie Abb. 3, jedoch geringeren Ausmaßes, Fragmentation der Außensegmente einzelner Photoreceptorenzellen sowie Verklumpung und vermehrte Anfärbung der Innensegmente, einzelne Kerne pyknotisch. b) Nachweis eines Schadens nur am Pigmentepithel - Vakuolisierung des Cytoplasmas, Deplazierung von Melaningranula

deutet das für den hierzulande meist verwendeten HeNe-Laserbetrieb (z.B. im Bergbau, Hoch- und Tiefbau) eine deutliche Erleichterung von bestimmten Arbeitsschutzauflagen - z.B. auch bezüglich der Notwendigkeit arbeitsmedizinischer Vorsorgeuntersuchungen.

2. Andererseits ist auch jetzt schon abzusehen, daß die in den Erläuterungen zur VBG 93 (§ 10) festgeschriebene Formulierung, daß Laser mit nicht mehr als 10 mW Ausgangsleistung im Wellenbereich zwischen 200 bis 1.400 nm "als Laser geringer Leistung gelten" und als solche unter bestimmten Voraussetzungen von den Maßnahmen des medizinischen Arbeitsschutzes ausgenommen werden können, geändert gehört. Es ist inzwischen als gesichert anzusehen, daß mit dieser Leistung ein irreversibler Augenschaden entstehen kann.

Bei Umgang mit Lasern dieser Leistung ist also nach wie vor die Verpflichtung zur "arbeitsmedizinischen Vorsorgeuntersuchung" wirksam (s. "Berufsgenossenschaftliche Grundsätze v. Nov. 1973 - Gefährdung durch Laserstrahlen") (Tabelle 1).

Tabelle 1. Beurteilung der Eignung durch den Augenarzt

1. Untersuchung des Auges und seiner Anhangsorgane mit Feststellung der Sehleistung und der Sehschärfe
2. Prüfung des binocularen Sehaktes für die Nähe und Ferne
3. Prüfung des Farbsinns
4. Inspektion der äußeren Augenabschnitte
5. Untersuchung der brechenden Medien
6. Untersuchung des Augenhintergrundes

Anmerkung: In begründeten Fällen Prüfung des Gesichtsfeldes, Untersuchung des Farbsinns am Anomaloskop, Messung des Augeninnendrucks

Es soll betont sein, daß es hierbei erstrangig darum geht, in einer Eignungsuntersuchung bestimmte Vorschäden am Augenorgan zu identifizieren, um ggf. solche Personen vom Umgang mit gefährdenden Arbeitsmitteln freizustellen. Bezüglich der Sehleistung ist das Musterbeispiel hier der quasi Einäugige, und dieser Befund ist gar nicht so selten. Geht man von den Ausschlußkriterien "Sehschärfe auf jedem Auge nicht geringer als 0,5 (5/10), normales Stereosehen, keine Erkrankungen, die eine entscheidende Minderung der Leistungsfähigkeit erwarten lassen" aus, dann sind nach unseren Erfahrungen an mehreren hundert Fällen etwa 6% der Untersuchten betroffen.

In Überwachungsuntersuchungen ggf. durch Lasereinflüsse erworbene Minimalschäden zu erfassen und zu dokumentieren, ist durchaus problematisch, da im Bereich der thermischen Schädigung laserspezifische Veränderungen nicht bekannt sind. Eine Abgrenzung gegenüber anderweitigen Einflüssen oder auch Pigmentationsanomalien u.ä. ist deshalb schwierig.

Ich hätte nun gern, und nicht zuletzt deshalb, weil ein erfahrener Dermatologe diese Sitzung präsidiert, noch klargestellt, welche Überlegungen sich der medizinische Laserarbeitsschutz bezüglich des Hautorgans macht. Herr EHLERS und ich haben das Gerüst einer ersten Darstellung für die Überwachung beim Umgang mit Laser erarbeitet. Wir werden dieses Exposé in einer Veröffentlichung zur Diskussion stellen, damit der Zeitrahmen gewahrt bleibt.

H. Müssiggang, A. Hofstetter, G. Staehler und F. Leheta, München

Erfahrungen mit Laser bei Tierversuchen

Die Eigenschaften des Laserlichtes wie Kohärenz, spektrale Schärfe, scharfe Bündelung und damit die Erzielung hoher Energiedichte auf kleinstem Raum, lassen den Laser auch zum Schneiden und Verbrennen von Gewebe als geeignet erscheinen. Voraussetzung sind leistungsstarke Dauerstrich- oder quasi kontinuierlich arbeitende Impulslaser wie der CO_2- oder Nd:YAG-Laser. Die Laser unterscheiden sich durch ihre wellenlängenabhängige Gewebsabsorption und durch die Focussierbarkeit des Laserlichtbündels durch Linsen, Spiegel oder Lichtleiter. So eignet sich der CO_2-Laser wegen seines hohen Absorptionskoeffizienten und seiner geringen Eindringtiefe besser als alle anderen Laser zum Schneiden von Gewebe und weniger zum Coagulieren, während sich der Neodymlaser mit seiner wesentlich größeren Eindringtiefe zur Coagulation, kaum aber zum Schneiden eignet. Die Strahlungen des Nd:YAG-Lasers lassen sich durch dünne flexible Lichtleiter aus Quarzglas hindurchschicken, so daß Operationen in Körperhöhlen und Körpertiefen möglich sind.

Übereinstimmend mit den Erfahrungen aus den Laserzentren in den USA und der UdSSR stellten auch wir in unseren Vitro- und Vivoversuchen fest, daß allgemein der Laser als Operationsinstrument dem Skalpell und der Diathermie in folgenden Punkten überlegen ist:

1. Durch die Asepsis der Strahlen besteht verminderte Infektionsgefahr, was besonders bei Operationen in infizierten Bereichen wichtig ist.
2. Durch die hämostatische Wirkung werden Kapillaren, kleine Venen und Arterien rasch und fest verschlossen. Es findet kein instrumenteller Gewebskontakt statt, so daß der Coagulationsschorf nicht wieder aufreißen kann, was die Voraussetzung für Coagulationen an parenchymatösen Organen ist.
3. Durch punktförmiges Operieren besteht eine größere Gewebsschonung.
4. Durch die Sublimation bei der Entfernung definierter Gewebsmengen (Tumore) entstehen nur minimale Traumatisierungen, keine Impfmetastasen.

Unsere ersten Vitroversuche erfolgten mit einem quasi kontinuierlichen Nd:YAG-Laser mit 25 W bei einem Brennfleckdurchmesser von 0,1 bis 1 mm.

Gezeigt wird eine perlengroße, runde Ausbrennung der Harnblasenschleimhaut in 45 sec und eine haselnußgroße Ausbrennung eines Prostataadenoms in 6 min.

Vergleichsbefunde in vitro mit Schneide- und Coagulationsstrom zeigten, daß mit Laser der Übergang ins gesunde Gewebe dichter und glatter war. Coagulationsstrom erzeugte breite Verkohlungszonen und nur gering breite unregelmäßige Verkochungszonen, Schneidstrom nur schmale unregelmäßige Verkochungszonen.

Der erste größere Tierversuch erfolgte am Schwein im direkten CO_2-Laserstrahl mit einem gepulsten Kohlendioxydlaser mit einer Frequenz von 100 Hertz und einer mittleren Leistung von 120 bis 140 W. Es gelang ohne Parenchymnähte eine Leberresektion und ohne Nähte und Unterbrechung der Blutzufuhr eine Nierenpolresektion durchzuführen. 6 1/2 Wochen nach der Operation zeigte das histologische Präparat der Niere (Abb. 1) eine 0,2 mm breite neu gebildete Kapsel, eine 0,4 mm breite Narbe mit einzelnen noch erhaltenen Tubulusepithelien, daran anschließend normale Nierengewebe.

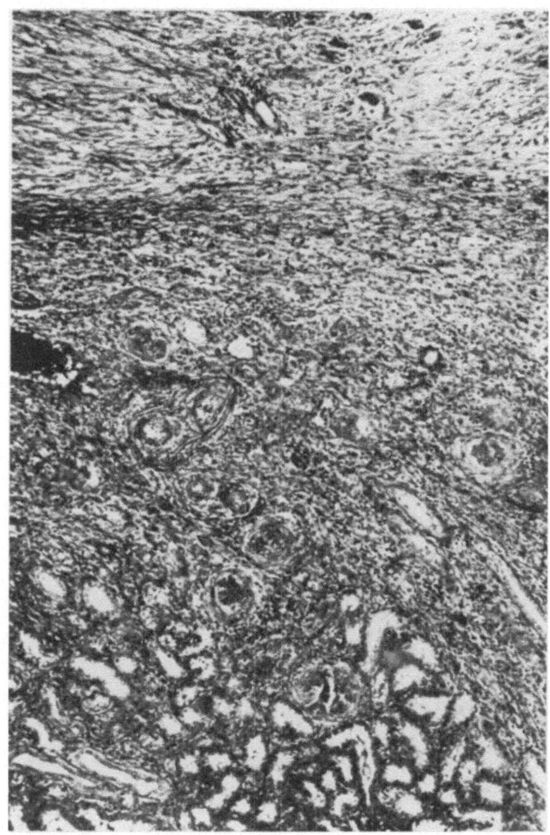

Abb. 1. Nierenpolresektion beim Schwein mit CO_2-Laserstrahlen, 6 1/2 Wochen p.o., 0,2 mm breite Kapsel, 0,4 mm breite Narbe, normales Nierengewebe

Bei der Leber entstand eine 0,3 mm breite Kapsel und eine 0,8 mm breite Narbe.

Inzwischen wurden von der Laserindustrie praktikable CO_2-Laser mit Spiegelarmen als Lichtleiter für die operative Medizin entwickelt. Sie werden heute in der USA, Kanada, UdSSR, Europa und Israel in der allgemeinen Chirurgie, plastischen Chirurgie, Orthopädie und Onkologie verwendet.

Da dieses System sich für Operationen in situ und endoskopische Operationen nicht eignet, erfolgten unsere weiteren Versuche mit Laserstrahlen, die über Lichtfaser geleistet werden können, um jede äußere und innere Stelle des Körpers zu erreichen. Einen Fortschritt bedeutete deshalb die Entwicklung des leicht bedienbaren YAG-Lasersystems "Medi Las" von der Fa. Messerschmitt-Bölkow-Blohm.

Im Film wird anhand einer Leber- und zweier Nierenpolresektionen am Kaninchen und Hund die Anwendung dieses Gerätes gezeigt.

In letzter Zeit wurden mit diesem Gerät Resektionen mit 40 W durchgeführt. Dabei gelang erstmalig am Hund eine bluttrockene Coagulation der Milz nach Resektion mit dem Skalpell. Zum ersten Mal wurden auch iatrogene Harnblasen-Schleimhautblutungen am Hund lasercystoskopisch coaguliert. Histologisch ergaben sich ca 2 mm tiefe Gewebsschädigungen.

Nach diesen Erfahrungen sind wir überzeugt, daß für bestimmte Operationen das Laserlicht bald große Bedeutung erlangen wird, das Licht des Nd:YAG-Lasers für berührungslose Lichtcoagulationen. Ziel der weiteren Laserforschung ist es, sichere und operative Anwendungsmöglichkeiten zu finden.

Zusammenfassung: Es wird über die 5-jährige operative Erfahrung in vitro und vivo mit leistungsstarkem Laserlicht berichtet. Die Versuche ergaben, daß für bestimmte Operationen das Laserlicht bald große Bedeutung erlangen wird, das Licht des CO_2-Lasers als Laserskalpell, das Licht des Nd:YAG-Lasers für berührungslose Lichtcoagulationen.

Literatur

1. MÜSSIGGANG, H., KATSAROS, W.: Bruns Beitr. klin. Chir. 218, 8 (1971).
2. MÜSSIGGANG, H., BRÜCKNER, W.L.: Urol. int. 28, 148-153 (1973).
3. MÜSSIGGANG, H.: Laser u. Elektro Optic, 4, 49 (1973).
4. ROTHER, W., MÜSSIGGANG, H., EHLERS, G.: Anwendung des Nd:YAG-Lasers in der Medizin, MBB, Kybernetik (1973).
5. MÜSSIGGANG, H., ROTHER, W.: Münch. med. Wschr. 116, 937-939 (1974).

D. Genitale Unfallprobleme

H.-J. Vogt, München

Andrologische Begutachtung nach Unfallverletzungen

Andrologische Begutachtungen im Rahmen der Unfallmedizin nehmen einen wichtigen Platz ein. Wenngleich im Vordergrund eines akuten Verletzungsgeschehens die chirurgische und internistische Versorgung steht, werden auf Dauer gesehen unfallbedingte Störungen im Genitalbereich als besonders tragisch empfunden. Dies ist leicht verständlich, wenn man bedenkt, welcher Stellenwert der Sexualität heute zugemessen wird und objektiv zuzumessen ist. Da der Geschlechtstrieb als Elementartrieb anzusehen ist, sind Störungen in diesem Bereich als erheblicher Eingriff in die körperliche Integrität zu bewerten.

Störungen im Genitalbereich bzw. beim Genitalvollzug können unmittelbare oder mittelbare Folgen eines Unfalls sein. Die wesentlichsten unmittelbaren Unfallfolgen sind zu sehen in Genital-, Rückenmarks- oder Hirnverletzungen; mittelbare Folgen entstehen im Gefolge notwendiger chirurgischer oder internistischer Maßnahmen, Stoffwechsel- oder psychischer Störungen.

Bei der Begutachtung der geklagten Störungen bzw. Beschwerden ist streng zu unterscheiden in Störungen der Zeugungsfähigkeit, also der Potentia generandi, und Störungen der Beischlaffähigkeit bis hin zur Impotentia coeundi. Bei den letzten 10 Gutachten wegen andrologischer Störungen handelte es sich dreimal um Klagen wegen Zeugungsunfähigkeit, fünfmal wegen Beischlafstörungen und zweimal um Beischlaf- und Störungen der Zeugungsfähigkeit. (Dieses entspricht in etwa unserem Durchschnitt andrologischer Begutachtungen nach Unfallgeschehen). Als Ursache für die Klagen wurden angegeben:

1.-3. Commotio cerebri
4.-5. Schindungsverletzung im Genitalbereich
6. Unterdruckversuche
7. traumatische Hydrocele
8. Schußverletzung im Genitalbereich
9 Verbrennung
10. Beckenbruch

Die Vielfalt der Unfalls- bzw. Verletzungsmöglichkeiten zwingt häufig zu umfangreichen Untersuchungen. Während eine Zeugungsunfähigkeit relativ einfach nachzuweisen ist, bringen Störungen der Zeugungsfähigkeit vielfach erhebliche Schwierigkeiten in der Beurteilung. Noch schwieriger gestaltet sich die Beurteilung von Störungen der Potentia coeundi, wenn organische Schädigungen nicht nachweisbar sind. Somit hat sich die Untersuchung zunächst in allen Fällen auf den Nachweis respektive den Ausschluß organischer Störungen zu konzentrieren. Sind diese ausgeschlossen, schließt sich die psychosomatische Beurteilung an.

Bei jeder Begutachtung einer fraglichen Zeugungsunfähigkeit ist zunächst ein Spermiocytogramm nach exakt 5-tägiger sexueller Karenz anzufertigen. Betrugsmanöver hierbei sind nach unseren Erfahrungen selten zu erwarten, vor allem dann, wenn man die Patienten darauf aufmerksam macht, daß laboratoriumstechnische Methoden diese schnell aufdecken können. Sind im Ejakulat keine Spermien nachweisbar, muß an die Möglichkeit einer retrograden Ejakulation gedacht werden. Deshalb sollte in diesen Fällen ein nach Orgasmus spontan gelassener Urin zentrifugiert und im Sediment nach Spermien gesucht werden. Im negativen Fall und bei höhergradigen Oligozoospermien empfiehlt sich dringend eine Hodenbiopsie zur histologischen Beurteilung des Tubulusapparates. Bei einem Verschluß der samenabführenden Wege ist der Tubulusapparat in der Regel unauffällig. Unterschiedlich ausgeprägte Tubulusatrophien sind hinsichtlich der Pathogenese und Ätiologie meist schwierig zu beurteilen, vor allem auch deshalb, weil keine Vergleichsuntersuchungen vor dem Unfallgeschehen vorliegen. Ob es sich um angeborene oder erworbene, temporäre oder permanente Störungen handelt, läßt sich nach den heutigen Kenntnissen nicht immer mit Sicherheit beantworten. Besondere Schwierigkeiten liegen dann vor, wenn das Unfallereignis viele Jahre zurückliegt; so kommt es auch heute immer noch vor, daß Verletzungen und Unfälle im 2. Weltkrieg oder in der Kriegsgefangenschaft für die Störungen verantwortlich gemacht werden. Der Rückgriff auf die Anamnese kann hier wichtige Erkenntnisse bringen, wenngleich die Anamnese nicht immer sicher zu verwerten ist. Durch gezielte Fragetechnik gelingt es jedoch meist, die notwendigen Kriterien herauszuarbeiten. Hierbei sind besonders unfallbedingte von anderen Schädigungen abzugrenzen. So führen Penisverletzungen zur Zeugungsunfähigkeit nur dann, wenn eine Immissio penis unmöglich ist. Der Verlust eines Hodens kann bei intaktem zweiten Hoden ohne Folgen bleiben. Nebenhodenentzündungen sind oft von einer Verklebung ihrer Kanälchen und damit einem Verschluß der samenabführenden Wege gefolgt. Eine retrograde Ejakulation, das heißt das Ausbleiben eines Ejakulates nach Orgasmus, kann als Unfallfolge bedingt sein durch Verlust des Blasentonus oder eine Veränderung des sog. Blasensphinkters. Als Ursache sind denkbar für ersteres Innervationsstörungen, für letzteres Traumatisation oder operativ bedingte Störungen des Blasensphinkters. Diese kann sowohl in einer unmittelbaren Folge einer Verletzung oder aber in einem nachfolgenden Narbenzustand bestehen. Die Abklärung erfolgt durch den Urologen. Eine eventl. unfallbedingte Schädigung der entsprechenden Nervensegmente ist vom Neurologen zu beurteilen. Die retrograde Ejakulation bedingt eine Impotentia generandi. Bei Nervenschädigungen ist in den seltensten Fällen eine Restitution zu erwarten. Erfolgversprechende chirurgische Behandlungsmethoden des geschädigten Blasensphinkters, die den pysiologischen Schließungsmechanismus wieder herstellen würden, sind nicht bekannt. So hat sich bei Kinderwunsch die Aufmerksamkeit als ultima ratio der homologen Insemination zugewandt. Dabei werden die Spermien durch Katheterisierung der Harnblase gewonnen. Nach Zentrifugieren wird die homologe Insemination angeschlossen. Eine Konzeption gelingt jedoch nur in den seltensten Fällen.

Bei Rückenmarksverletzungen ist nicht unbedingt eine Störung der Zeugungsfähigkeit zu erwarten; hier steht im Vordergrund meist eine Störung der Beischlaffähigkeit. Von Querschnittsgelähmten weiß man, daß die theoretische Zeugungsfähigkeit zunächst erhalten ist. Mehr oder minder schnell kommt es jedoch zu einer Verschlechterung der Samenqualität, so daß homologe Inseminationen mit einem durch Prostigmininjektionen oder durch elektrophysikalische Maßnahmen gewonnenen Ejakulat wenig Erfolg versprechen. Auch durch eine Sammlung von Splitejakulaten unter kryobiologischen Voraussetzungen ist wegen der hierbei zusätzlich auftretenden Schädigung der Spermien, besonders hinsichtlich der Motilität, kein besseres Ergebnis zu erwarten.

Bei Schädeltraumen sind eher Störungen der Potentia coeundi zu befürchten, doch gelegentlich auch schädigende Folgen für die Fertilität. Letztlich werden ja alle vegetativen Funktionen von übergeordneten Zentren im Gehirn gesteuert. Eine Anerkennung solcher Traumen setzt jedoch elektroencephalographisch faßbare und neurologisch nachweisbare pathologische Veränderungen der Hirnsubstanz voraus.

Der größte Teil der für die Beurteilung der Zeugungsfähigkeit nach Unfall angeführten Kriterien ist auch für die Störungen der Potentia coeundi relevant. Die Klinik entspricht dem bisher Gesagten. Zusätzlich müssen Stoffwechseluntersuchungen durchgeführt werden zum Ausschluß organischer Schädigungen wie z.B. Diabetes mellitus oder Leberschädigungen, welche zu Hormonabbaustörungen führen können. Die Fructosebestimmung im Ejakulat erlaubt einen indirekten Rückschluß auf die Androgenaktivität, d.h., daß bei normalem Fructosewert mit einer normalen Androgenaktivität gerechnet werden kann. Bei vermindertem Fructosewert muß eine weitere Abklärung erfolgen. Die Gonadotropin-Bestimmung ist durch die neuen immunochemischen Verfahren wesentlich erleichtert worden. Bei pathologischen Ejakulatbefunden sollte man auch hier auf eine Hodenbiopsie nicht verzichten.

Da bisher keine klinischen oder laboratoriumstechnischen Methoden bekannt sind, mit welchen man eine Impotentia coeundi objektivieren könnte, ist der Anamnese erhöhter Wert beizulegen. Die Klagen gliedern sich in:

Störungen der Libido

Störungen der Erektion

Störungen der Ejakulation

Störungen des Orgasmus.

Am häufigsten werden Erektionsstörungen und Libidomangel geklagt. Hierbei ist davon auszugehen, daß der Libidomangel in diesem Zusammenhang nicht echt sein muß, sondern in aller Regel als Schutzbehauptung bei Erektionsstörungen anzusehen ist. Dies ist verständlich, da sich ja niemand gern in eine Situation begibt, in welcher er von vornherein mit seinem Versagen rechnen muß (VOGT).

Erektionsstörungen nach Unfallgeschehen können vielfältige Ursachen haben. Unabhängig davon, ob es sich z.B. um den dauernden Verlust der Arbeitsfähigkeit und der dadurch bedingten psychischen Konsequenzen, um Verstümmelung, Entstellung, völlige Entkräftung, z.B. nach Dysproteinämien im Gefolge einer Verbrennung, oder anderes handelt, ist der zeitweilige vollständige oder teilweise Verlust der Potentia coeundi verständlich. Nach einer Wiederherstellung der körperlichen Gesundheit wird in aller Regel auch wieder die sexuelle Potenz erreicht. Natürlich ist es möglich, daß ein Sexualvollzug vor der vollständigen Genesung versucht wird. Wenn dieser mißlingt, kann es zu psychischen Störungen kommen, welche dann fixiert werden, und zu einer Impotentia coeundi führen, die dann im Zusammenhang mit dem Unfallereignis gesehen werden muß.

Ejakulationsstörungen beziehen sich entweder auf eine Ejaculatio praecox oder eine retrograde Ejakulation, wie sie eben geschildert wurde. Die Ejaculatio praecox hat im Grunde die gleichen Ursachen, wie sie gerade für die Erektionsstörungen angeführt wurden.

Orgasmusstörungen beziehen sich auf das emotionale Erleben vor, während und nach dem Geschlechtsverkehr (BORELLI). Sie betreffen beispielsweise Gefühlsgestimmtheiten und Gefühlsregungen (LERSCH), also Gefühle im engeren psychologischen Sinne. Die Gründe hierfür können nicht in einem Folgezustand nach dem Arbeitsunfall gesehen werden, sondern sind sicher auf die Persönlichkeitsstruktur, in anderen Fällen auch auf das eheliche Verhältnis zurückzuführen. Eine Besonderheit ist die sekundäre Anorgasmie nach Unfall, bei der es auf keine Weise möglich ist, einen Orgasmus zu erreichen. Dem liegt eine tiefgreifende Persönlichkeitsveränderung zugrunde (VOGT), welche dann eintreten kann, wenn alle persönlichen und beruflichen Hoffnungen zunichte sind.

Das Aufdecken organischer Veränderungen darf nicht dazu verführen, diese als ausschließliche Ursache der von den Patienten geklagten Potenzbeschwerden anzusehen. Es ergibt sich vielmehr die Notwendigkeit, die Bedeutung dieser Befunde in ihrer Wirkung auf die Beischlaffähigkeit zu untersuchen. Wenn auch der Beginn von Potenzstörungen seine Ursache haben kann in organischen Leiden, so folgt doch anschließend eine Verselbständigung der durch die Potenzstörung bedingten psychischen Störungen und eine psychogene Fixierung. Allen Potenzstörungen gemeinsam ist, daß der Mann beim erstmaligen Versagen geschockt wird. Daraus resultiert eine innere Unsicherheit und die Angst vor einem neuerlichen Versagen, die sog. Erwartungsangst, welche sich zu einer Neurose entwickeln kann. Es entsteht ein Kreislauf "Versagen-Erwartungsangst-Versagen", da sich der Mann nicht mehr vorbehaltlos der sexuellen Begegnung hingeben kann, sondern durch Denken und durch den Beobachtungszwang die vegetative Funktion der Erektion in ihrem reflektorischen Ablauf unterbricht. Insofern müssen derartige psychogene Störungen, die in zeitlichem Zusammenhang mit einem Unfallgeschehen aufgetreten sind, besonders sorgfältig untersucht werden und ggf. als mittelbare Unfallfolgen anerkannt werden.

Sind nun Störungen der Zeugungsfähigkeit oder der Beischlaffähigkeit als unmittelbare oder mittelbare Folgen eines Unfallgeschehens erkannt, erhebt sich die Frage der Bewertung. Während früher die Impotentia generandi und die Impotentia coeundi nach einer Entscheidung der RVO aus dem Jahre 1903 nicht mit einer Minderung der Erwerbsfähigkeit gleichgesetzt wurden, hat sich nach einem Urteil des Bundessozialgerichtes vom 22.4.1959 (Aktenzeichen: 11/9 RV 232/57) die Auffassung durchgesetzt, daß der Verlust der Zeugungsfähigkeit so schwerwiegende Folgen hat, daß die Anerkennung einer angemessenen "Erwerbsminderung" gerechtfertigt ist. Hierbei ist von besonderer Wichtigkeit, daß der Verlust der Zeugungsfähigkeit die Persönlichkeit beeinträchtigt und zu seelischen Begleiterscheinungen führen kann. Diese beeinflussen normalerweise auch die äußere Lebensführung, den Kontakt mit der Umwelt, das Verhalten in der Gesellschaft gegenüber den Arbeitskollegen und Vorgesetzten, aber auch deren Verhalten gegenüber dem Betroffenen und so folglich auch die Leistung und den Erfolg im Erwerbsleben. Demzufolge sollten Minderwertigkeitsgefühle, depressive Stimmungen oder Minderleistungen im Beruf nicht stets als psychopathische oder neurotische Reaktionsweise fehlgedeutet werden. Dies trifft im gleichen Sinne auch auf die Impotentia coeundi zu.

Bei der Festsetzung der Minderung der Erwerbsfähigkeit müssen individuelle Faktoren, das Alter und besonders extragenitale Schäden berücksichtigt werden. Wir lehnen uns bei der Einschätzung der Höhe der Erwerbsminderung an eine Tabelle an, wie sie von DÖPFMER posthum 1971 in: Fertility Disturbances in Men and Women von Ch. A. Joel im Verlag S. Karger-Basel, München, Paris, New York veröffentlicht wurde.

Impotentia generandi ohne endokrine Ausfallerscheinungen	30-40%
Impotentia generandi mit endokrinen Ausfallerscheinungen	40-80%
Verlust beider Hoden	
1. vor der Pubertät	30-80%
2. Pubertät bis 40. Lebensjahr	40-80%
3. 40.-60. Lebensjahr	30-60%
4. nach dem 60. Lebensjahr	20-40%
Verlust eines Hodens	0-10%
beidseitige Hodenatrophie (altersabhängig)	20-80%
Sterilisation wider Willen	35-40%
Verlust beider Nebenhoden	35%
Verlust eines Nebenhodens	0%
Impotentia coeundi (altersabhängig)	40-50%
Libidoverlust	30-40%
Impotentia erigendi	30-50%
Störungen der immissio penis	10-50%
Ejaculatio praecox	10-30%
Verstümmelung am Genitale	
Penisverlust (altersabhängig)	30-60%
Verlust oder Teilverlust des Skrotum	10-40%
Varicozele nach Dystrophie	10-35%
Varicozele, Kongenitale	0%
Gynäkomastie	20%

Bei Störungen der Zeugungs- oder Beischlaffähigkeit, welche therapeutischen Maßnahmen zugängig sind, sollte in einem Gutachten ein Therapievorschlag gemacht werden. In diesen Fällen ist eine Nachbegutachtung nach entsprechender Zeit vorzusehen.

Vergleicht man die Prozentzahlen einer MdE nach Unfallverletzung im Genitalbereich mit den entsprechenden Werten nach Schädigung anderer Organe, erhellt sich daraus die Wichtigkeit der andrologischen Begutachtung im Interesse des Geschädigten. Unsere ärztliche Aufgabe muß es sein, unter Ausnutzung sämtlicher wissenschaftlicher Möglichkeiten korrekte medizinische Unterlagen für eine gerechte Beurteilung des Schadensfalles zur Verfügung zu stellen.

E. Kasuistik

G. Oehlschlaegel, München

Besondere, durch die Arbeitstätigkeit bedingte Dermatosen

Berufsnoxen können auf die Haut als funktionellem Grenzflächenorgan entweder unmittelbar einwirken oder werden indirekt auf inhalativ-haematogenem Wege zugeführt. Der Wirkung von haematogen zugeleiteten Schadstoffen unterstellen wir, sofern es sich nicht um eine toxische Wirkung handelt, einen allergischen Pathomechanismus. Hautkrankheiten, die unmittelbar durch Umgebungseinflüsse verursacht werden, sind entweder physikalisch, chemisch-toxisch, allergisch oder durch Infektion bedingt. Kombinationen zwischen diesen Ursachen sind insofern gegeben, als die eine Schädigung möglicherweise erst die Grundlage für die Wirkung einer zweiten Noxe bietet, die dann den weiteren klinischen Verlauf bestimmt. Einwirkungen auf die Haut, die im allgemeinen zumutbar sind und toleriert werden, können infolge der Intensität durch Wiederholung durch die Berufstätigkeit zu einem Summationsschaden führen, zur Berufsdermatose.

In Abhängigkeit vom Zeitfaktor entsteht durch Entfettung und Austrocknung das degenerative Ekzem. Klinisch fehlen bei diesem die für das Ekzem im engeren Sinne charakteristischen Papulovesikeln.

Demonstration eines Falles von degenerativem Ekzem bei einem Landwirt. Die Anwendung von Seifen, der Umgang mit Wasser und Lösungsmitteln zur technischen Entfettung bei der Wartung von Landwirtschaftsmaschinen hat hier zur obligaten Schädigung geführt; klinisch zum Bild des hyperkeratotisch-rhagadiformen Ekzems.

Eine so veränderte Haut kann durch Minderung ihrer Abwehrfunktion, aber auch durch die zahlreichen Rhagaden das Eindringen von Substanzen erleichtern und somit einer Sensibilisierung Vorschub leisten und darüber hinaus das Eindringen von Bakterien erleichtern.

Mit diesem toxisch-degenerativen Ekzem hat das allergische Kontaktekzem, das Ekzem im engeren Sinne, mit seinen akuten, subakuten oder chronischen Verlaufsformen nur die exogene Auslösung gemeinsam. Lokalisation, eingehende Berufsanamnese und epikutane Testung führen zur Eruierung der Noxe. Hierzu folgende Beispiele:

a) Streng lokalisiertes Kontaktekzem nach 14-tägiger Benutzung einer neuen Schutzbrille bei einem Gußschleifer (Abb. 1). Neben einer Allergie gegen Kobaltchlorid bestand eine Überempfindlichkeit auf Gummiacceleratoren.

b) Kontaktekzem bei einem älteren Anstreicher. Schon die Lokalisation der Hauterscheinungen an freigetragenen Körperregionen wies auf die Auslösung durch ein flüchtiges Allergen hin (Kontaktallergie gegen Terpentin).

c) Chronisches Kontaktekzem der rechten Handinnenfläche bei einem Bügler, bei dem eine Allergie gegen das Kunststoffmaterial seines Handwerkzeuges vorlag.

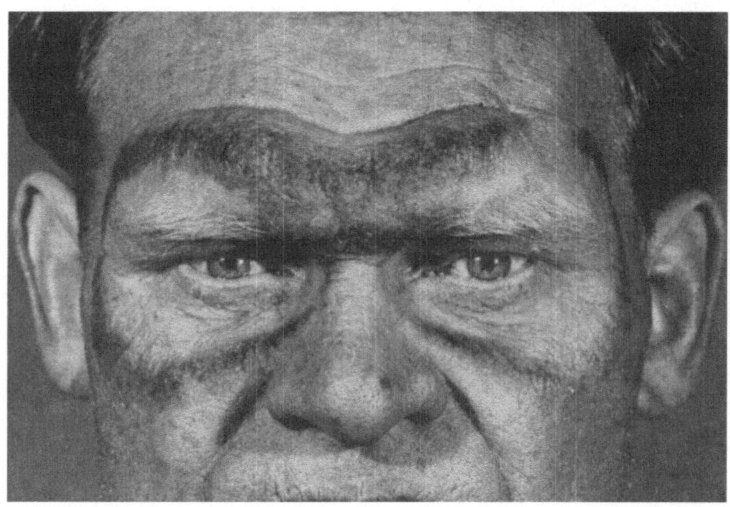

Abb. 1. 44-jähriger Gußschleifer mit Kontaktekzem nach Tragen einer Schutzbrille

d) Weiteres Beispiel eines streng lokalisierten Kontaktekzems bei einem im Schneiderhandwerk Beschäftigten, der Auflagefläche des Scherengriffes entsprechend, mit dem Nachweis einer Kobalt- und Nickelallergie.

e) Multiloculäres Kontaktekzem an unbedeckten Körperstellen eines Chemieingenieurs. Eine nachgewiesene Überempfindlichkeit auf Epoxyd-Harze und Aminhärter hatte durch Staubkontakt bei der Überwachung eines Labors zu den Hautveränderungen geführt.

Auch auf inhalativem Wege können Allergene zu Reaktionen an der Haut führen. Vorwiegend treten hierbei im Rahmen einer cutanvasculären Intoleranzreaktion urticarielle Erscheinungen auf.

Bei einer 47-jährigen Laborantin eines Zoologischen Instituts trat 5 Wochen vor Erstkonsultation eine Conjunctivitis, 2 Wochen später eine diffuse Schwellung des Gesichts auf. 2 Tage vor Konsultation erstmalig ein Asthmaanfall. Es wird weiterhin geklagt über Niesanfälle bei der Präparation von Ascariden für Forschungszwecke, einer Arbeit, die seit 10 Monaten durchgeführt wurde. Testergebnis: Massive Reaktion auf Ascariden-Extrakt mit hochgradigem Oedem des weiteren Testbereiches.

Eine ungewöhnliche Kontaktreaktion im Bereich der Unterlippe beobachteten wir bei einem Oboespieler, der mit Neurodermitis belastet ist. Das Mundstück des Instruments besteht aus Schilfrohr. Allergene konnten im Epicutan-Test nicht nachgewiesen werden.

Von den beruflich bedingten Infektionskrankheiten (bakteriell-, virus- oder pilzbedingt) können nur einige Erwähnung finden. Die vorwiegend staphylogenen Pyodermien werden durch Mikroverletzungen, durch Wärme und Feuchtigkeit und durch Verschmutzung provoziert. Furunkulosen treten vermehrt bei Grubenarbeitern im Steinkohlenbergbau und bei Arbeitern auf, die einem intensiven Kontakt mit Mineralölen ausgesetzt sind.

Für die Entstehung des Erysipeloids kommen als Krankheitsüberträger keinesfalls nur an Rotlauf erkrankte Schweine in Betracht; auch Fische, Krebse, Wild oder Geflügel können die Erreger, Erysipelothrix rhusiopathiae, beherbergen. Dementsprechend weitgestreut ist somit der gefährdete Personenkreis; häufig sind Erkrankungen an Erysipeloid in der fischverarbeitenden Industrie.

Die Hauttuberkulose als Folge einer beruflichen Infektion, heute nach Bekämpfung der Rindertuberkulose selten, sieht man unter dem Bild der Tuberculosis cutis verrucosa. Stets handelt es sich um eine Superinfektion bei einer normergischen Reaktionslage. Die Begutachtung hat hier neben der Frage sonstiger aktiver Organtuberkulosen die Umgebungssituation und die Erregerart zu berücksichtigen.

Das Paravakzinevirus verursacht den Melkerknoten, der an den Händen von Melkern in Ein- und Mehrzahl nach Ansteckung durch Kühe auftritt, die an "falschen Pocken" erkrankt sind.

Einen sehr eindruckvollen Krankheitsfall sehen wir bei einer 34-jährigen Mitarbeiterin eines agrarwissenschaftlichen Institutes. Hier lag ein Kontakt mit Schafen vor, die an "Maul- und Lippengrind" erkrankt waren (Abb. 2). Es muß bemerkt werden, daß das Paravakzinevirus keinesfalls nur beim Rind, sondern auch bei anderen zahlreichen Nutztieren vorkommen kann.

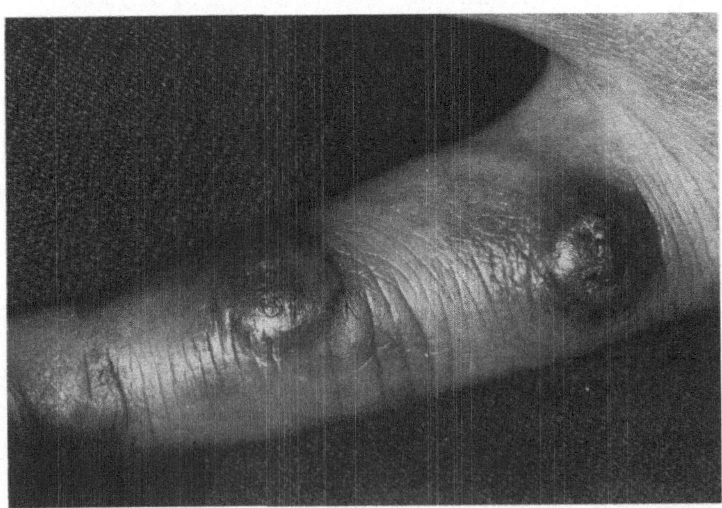

Abb. 2. Melkerknoten bei einer 34-jährigen Mitarbeiterin eines agrarwissenschaftlichen Institutes

Pilzkrankheiten können ebenfalls berufsbedingt sein. Besonders in Gebieten mit landwirtschaftlicher Wirtschaftsstruktur ist die Trichophytie zu beobachten - eine Krankheit, die beim Umgang mit erkrankten Tieren, übrigens auch Laboratoriumstieren, übertragen wird. Tiefere Infiltratbildung spricht klinisch für die Auslösung durch animale Stämme.

Epidermophytien werden insbesondere bei Arbeitern gesehen, die Gummistiefel tragen müssen. Feucht-warmes Milieu erleichtert das Angehen der Infektion. Duschräume sind häufige Übertragungsorte. Eine Häufung findet sich unter Bergarbeitern, Gießereiarbeitern und Heizern. Das klinische Bild ist bekannt, einschließlich der Nagelveränderungen. Problematisch in der Bewertung der Berufsbedingtheit ist die Tatsache, daß der Durchseuchungsgrad in der Normalbevölkerung bei etwa 40% liegt.

Paronychien, meist durch Hefepilze der Gattung Candida albicans bedingt, und von der Haut auf die Nagelsubstanz übergreifende hefebedingte Onychomykosen sehen wir vorwiegend bei Reinemachefrauen, Angestellten im Gaststättengewerbe und wegen des günstigen Kohlenhydratangebotes an der Hautoberfläche bei Beschäftigten von Marmelade und Konserven herstellenden Betrieben.

Auch tierische Parasiten können berufsabhängige Dermatosen nach Stich oder Einwanderung der Erreger erzeugen. Wir beobachten urticarielle Herde, Seropapeln, Papulovesikeln und Kratzeffekte. Eine eingehende Anamnese deckt die Zusammenhänge auf. Von Milbenarten der verschiedensten Tiergattungen können Landarbeiter ebenso betroffen werden wie Tierpfleger. Transport- und Lagerarbeiter sowie Lebensmittelhändler sind wiederum Nahrungsmittelmilben gegenüber exponiert. Trombidien (Gräser- und Getreidemilben) betreffen Landwirtschafts- und Forstarbeiter, auch Gärtner.

Bei Zeckenbissen kann es durch Übertragung von Rickettsien oder großen Viren zu besonderen Folgezuständen kommen. Zu nennen sind das Erythema chronicum migrans und die Akrodermatitis chronica atrophicans. Bei beiden Krankheiten können zentralnervöse Erscheinungen auftreten, die auf eine Meningitis hinweisen.

Berufsbedingte acneiforme Dermatosen treten uns als Gewerbeacne entgegen. Für die Entstehung der Öl-Acne spielen Industrieöle, Schneideöle und insbesondere die Verschmutzung der Haut durch enganliegende, ölgetränkte Arbeitskleidung die wesentliche Rolle. Mikrotraumen durch Metall- oder Glassplitter wirken hier mit. Wenn vor allem chlorsubstituierte, aromatische Kohlenwasserstoffe zur Gewerbeacne führen, wird auch von "Perna" (Perchlornaphthalin) -Krankheit gesprochen. Die Teer- und Pechacne tritt demgegenüber zurück. - Bemerkenswert für die Gewerbeacne ist besonders die atypische Lokalisation.

Als Praecancerose im weiteren Sinn auftretende Veränderung gilt die Teerhaut, die möglicherweise bei Straßenarbeitern auftreten kann. Die hierbei entstehenden Keratosen haben Potenz zur malignen Entartung, vergleichbar mit den als bekannt geltenden senilen Keratosen.

In diesem Zusammenhang sei eine frühere Beobachtung an einer Arbeiterin eines Isoliermaterial herstellenden Betriebes angeführt, die mit Teer verarbeitete Korkplatten zu zerschneiden hatte. Neben zahlreichen Veränderungen, die senilen Keratosen entsprachen und die an Handrücken, Unterarmen und im Gesicht lokalisiert waren, fanden sich neben papillomatösen Pseudocancerosen multiple Keratoakanthome. Das sind Tumoren, die sich feingeweblich höchstens durch ihre topische Struktur von hochdifferenzierten Plattenepithelcarcinomen unterscheiden lassen, denen aber eine Sequestrierungs- und spontane Abheilungstendenz eigen sein kann, jedoch keinesfalls muß. Deshalb Bewertung wie Plattenepithelcarcinom.

Wohl bald in den Bereich des Medizinhistorischen gehört die chronische Röntgenschädigung der Haut bei Ärzten. Bei zwei uns bekannten Fällen waren Amputationen notwendig geworden. Summationswirkungen nach mangelhaftem Strahlenschutz führten zum Röntgenoderm und über dieses hinaus zum Röntgenulcus ohne erkennbare Heilungstendenz. Die große Gefahr liegt in solchen Fällen in der Entwicklung zum Röntgencarcinom, das allerdings auch ohne vorherige Ulceration auf einem Röntgenoderm entstehen kann.

Als Beispiel weittragender Folgen auf eine relativ banale Schädigung hin, sahen wir bei einem jetzt 75-jährigen Kunstglaser eine Carcinomentwicklung im Bereich einer Glassplitterverletzung an der Hand.

Unfallereignis 1937. 3 Wochen später Amputation des Zeigefingers. 4 Jahre später Amputation des Mittelfingers (Osteomyelitis?). Die Haut über dem Verletzungsbereich war wechselnd ulceriert. Seit 1972 großflächiges, nicht mehr abheilendes Ulcus. 1973/74 Röntgenbestrahlung eines Carcinoms (Carcinomentwicklung auf Narbengewebe? Carcinomentwicklung auf dem Boden eines Ulcus im Sinne eines malignen Fehlregenerates?) ohne ausreichenden Effekt. Deswegen jetzt Amputation der Hand (Abb. 3).

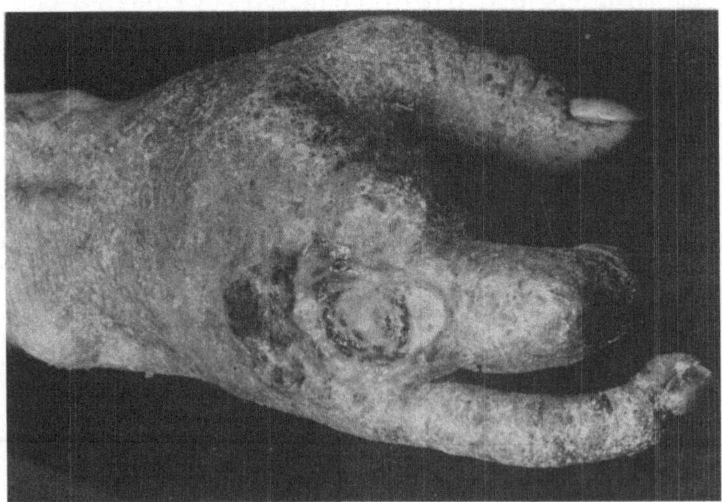

Abb. 3. Plattenepithelcarcinom auf dem Boden einer nicht abheilenden Glassplitterverletzung bei jetzt 75-jährigem Kunstglaser. Zusätzlich iatrogenes Kontaktekzem

Als zusätzliche Folge langjähriger Lokalbehandlung entwickelte sich überdies ein Kontaktekzem bei Paragruppen-Allergie (Konservierungsmittel von Externis!) und gegen Wollwachsalkohole (Salbengrundlagen).

Berufsallergie – internistischer Bereich (Leitung: G. Reichel)

H. H. Schwarting, Bad Lippspringe

Die Bedeutung der Kutantestung für das allergische Berufsasthma

Die Bedeutung der Kutantestung für das allergische Berufsasthma basiert in erster Linie auf dem Nachweis spezifischer Antikörper vom Typ I nach COOMBS und GELL, d.h. dem Nachweis der Reagine oder des Immunglobulin E als Ausdruck einer ausschließlich oder überwiegend berufsbedingten Sensibilisierung. Dabei wird die seit vielen Jahren geübte klinische Allergiediagnostik wahrscheinlich auch in absehbarer Zeit nicht auf direkte Kutantestungen am Patienten verzichten können. Je nach diagnostischer Zielsetzung werden die anamnestisch verdächtigen Allergene im sogenannten "Bestätigungstest" einzeln geprüft, oder es wird eine "Suchdiagnostik" erforderlich, um ein möglichst breites Allergenspektrum bei dem Patienten abzuklären. Als Suchtest hat sich die sogenannte "große Allergenprobe nach Hansen" bewährt. Zu bemerken ist allerdings, daß die Allergiediagnostik seit kurzem durch ISHIZAKA, STENWORTH und JOHANSSON mit der Reindarstellung der Reagine eine Erweiterung erfahren hat, die scheinbar den Wunsch nach einer Allergietestung ausschließlich auf dem Laboratoriumsweg der Erfüllung näher bringt. Bei den in Vitro-Proben, wie z.B. dem Radio-Allergo-Sorbent-Test (RAST) und anderen Immuntests handelt es sich aber noch um sehr aufwendige serologische Methoden, die bisher nur in wenigen speziell ausgerichteten Laboratorien durchgeführt werden können und in ihrer Aussagefähigkeit noch größerer Erfahrungen bedürfen. Es wird somit vorerst eine der wesentlichen Aufgaben des Allergologen bleiben, das ursächliche Allergen im Einzelfall zu ermitteln und das geschieht, wie erwähnt, nach wie vor mit den Kutantestungen am Probanden selbst, wobei die übrigen Kriterien allergischer Reagibilität für die Diagnostik des professionellen allergischen Berufsasthmas mit herangezogen werden, wie z.B.

1. die speziell allergologisch ausgerichtete Anamnese,
2. die Provokationsproben am Bronchialsystem,
3. Karenz- und Expositionsproben am Arbeitsplatz.

Sofern sich nach intracutaner Injektion von 0,05-0,1 ml eines standardisierten Allergenextraktes innerhalb von 15 bis 20 min eine Quaddelbildung von mindestens 12-15 mm Ausdehnung und ein umgebendes Erythem von 20-25 mm Durchmesser zeigt, wird die Reaktion als positiv im Sinne eines Antikörpernachweises gewertet, wenn Kontrollteste zum Beispiel mit NaCl und Histamin normal verlaufen. Der Nachweis der Sofortreaktion gelingt beim Berufsasthma fast regelmäßig bei Allergenen organischer Herkunft, wie z.B. beim Haar-Berufsasthma, beim sogenannten landwirtschaftlichen Asthma, beim Mehlasthma, beim Sericinasthma, beim Gummiarabicum-Asthma sowie Tischler- und Holzsägerasthma, um einige besonders wichtige Berufsallergien hier anzuführen. Bei der Allergie-Diagnostik der Patienten mit hohem Sensibilisierungsgrad nach dem "highest sensitive Type" mit positiven Reaktionen bei Extraktverdünnungen von 10^{-11} bis 10^{-7} hat sich der cutane Reibtest (nach GRONEMEYER, DEBELIC, OEHLING) als Vorprobe bewährt. Die auch als Orientierungstest in der Praxis geeignete Probe wird mit dem zu prüfenden Rohstoff an der Volarseite des Unterarmes durch 8-10 maliges Reiben mit dem entsprechenden Allergen (Holzstaub, Mehl-, Getreidestaub, Tierhaare) durchgeführt. Nach 3-5 min an der Kontaktstelle auftretende kleine urticarielle Effloreszenzen, die im weiteren Verlauf großflächig verschmelzen können, sind stets als Ausdruck einer aktuellen Allergie zu bewerten, wenn ein Kontrolltest mit einer indifferenten Lösung negativ verläuft.

Variationen der Intracutantechnik sind der sogenannte Prick-Test, der sich in der Kinderpraxis bewährt hat, sowie der Scratch-Test. Beide Testverfahren sind weniger empfindlich und werden als Vorprobe bei hohen Sensibilisierungen angewandt, können aber wegen ungenauer Dosierbarkeit und stärkerer mechanischer Reizeffekte falsch positive Reaktionen hervorrufen und werden daher von uns nur in besonderen Fällen angewendet.

Relativ selten werden bei den Cutantests sogenannte verzögerte positive Hautreaktionen mit und ohne urticarielle Frühreaktion etwa 4-8 Std nach der Intracutaninjektion vom Typ III beobachtet, d.h. vom Arthus-Typ nach COOMBS und GELL. Nach PEPYS handelt es sich hierbei um eine Sensibilisierung gegen inhalierte organische Staubpartikel, wie z.B. Pilzsporen oder tierische Proteine der verschiedensten Herkunft, die als sogenannte allergische interstitielle Pneumopathien subsummiert werden und klinisch unter dem Begriff des Farmer-Lunge-Syndroms oder Vogelhalterlunge zunehmend bekannt werden. Die "verzögerten" Cutanreaktionen, die ebenfalls den Sofort- oder besser Frühreaktionen zuzuordnen sind, beruhen nicht auf der Anwesenheit von Reaginen, d.h. des Immunglobulin E, sondern auf präcipitierenden Antikörpern vom Typ des Immunglobulin G und Immunglobulin M, die sich z.B. mit der Doppeldiffusionsmethode nach OUCHTERLONY nachweisen lassen. Nicht zu verwechseln ist die verzögerte Cutanreaktion als humorale Sofortreaktion mit der zellulär allergischen Spätreaktion Typ IV, auf der z.B. das Kontaktekzem beruht, das dem dermatologischen Bereich der Berufsallergien angehört (Abb. 1a u. b).

Ein grundsätzliches Problem ist die sachgerechte Interpretation der allergischen Hautreaktion. Das gilt für alle allergischen Asthmaformen, nicht nur für das Berufsasthma. Der Nachweis einer positiven Cutanreaktion vom Soforttyp oder, was gleichbedeutend ist, ein durch sie erstellter Antikörpernachweis beweist nicht ohne weiteres die krankheitsauslösende Bedeutung des ermittelten Allergens.

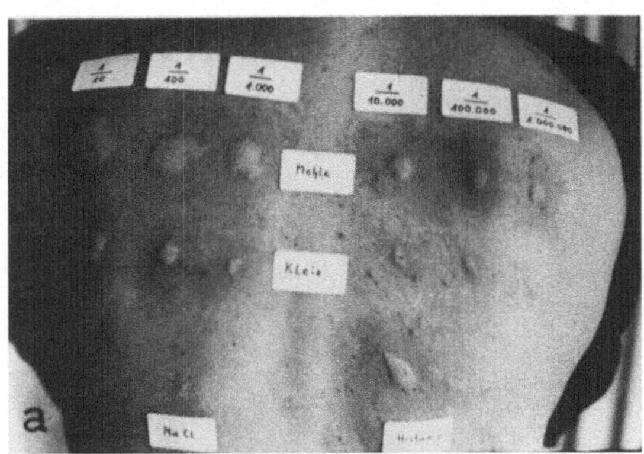

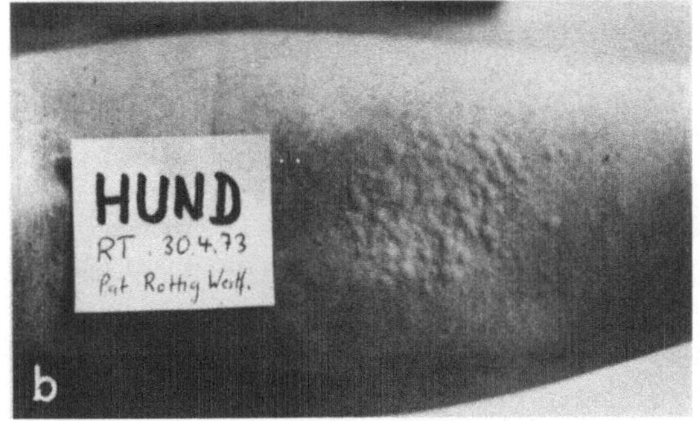

Abb. 1 a u. b. (a) Reihe I: Intracutane Mehltestung beginnend mit 1 : 1 Million bis 1 : 10. Reihe II: Intracutane Kleietestung beginnend mit 1 : 10 Millionen bis 1 : 100. Reihe III: NaCl (Mehlkontrolle) Histamin 1 : 10.000 (Maximalreaktion); (b) Cutaner Reibtest mit Hundehaaren

Nach GRONEMEYER kann eine positive Hautreaktion verschiedene Stadien einer Sensibilisierung repräsentieren:

1. eine noch klinisch unterschwellige oder apathogene Sensibilisierung, die noch ohne aktuelle Bedeutung für das augenblickliche Krankheitsbild ist, die vielleicht erst nach Jahren erreicht werden kann oder zeitlebens unterschwellig bleibt. Es handelt sich um eine "non clinical allergy" nach Tuft.
2. eine klinisch überstandene, inveterierte, symptomlos gewordene Sensibilisierung, ebenfalls ohne aktuelle Bedeutung bei der Spontanheilung einer Pollinosis im Regressionsalter oder nach einer durchgeführten Hyposensibilisierungsbehandlung.
3. eine überschwellige Sensibilisierung ohne klinische Bedeutung infolge von Expositionsverlust, z.B. bei einem Bäcker nach Aufgabe der Berufstätigkeit.
4. eine aktuelle manifeste oder pathogene Sensibilisierung, die bei jedem Überschreiten des individuellen Schwellenwertes zur jeweiligen Organreaktion, d.h. zum Bronchialasthma führt.
5. Negative Hautreaktionen vermögen eine Allergie nicht immer auszuschließen. Durch die Reaktionsminderung der Haut beim

endogenen Ekzem oder bei Vorbehandlung mit Medikamenten oder durch die Reaktionssteigerung durch erhöhte mechanische Übererregbarkeit bei einer Urticaria factitia erfährt die Cutantestung eine Einschränkung ihrer Aussagefähigkeit. Inhalative Provokationsproben ermöglichen dann eine Differenzierung des jeweils vorliegenden Sensibilisierungsstadiums beim Berufsasthma, so daß das cutane Testergebnis lediglich ein Nachweis für eine Sensibilisierung bzw. Antikörperbildung bedeutet, nicht jedoch den pathogenetischen Beweis für das momentan vorliegende Krankheitsbild erbringt.

Literatur

FUCHS, E.: Asthma bronchiale in der Gewerbemedizin. Band 54 aus der Reihe Arbeitsmedizin, Sozialmedizin, Präventivmedizin. Stuttgart: A.W. Gentner-Verlag 1973.

GRONEMEYER, W., DEBELIC, M.: Der sogenannte Reibtest, seine Anwendung und klinische Bedeutung. Dermatologica 134, 208 (1967).

GRONEMEYER, W.: Berufliche Inhalations-Allergien. Aus: Fortbildung Thoraxkrankheiten Bd. 5 hrsg. von F. BRECKE. Hippokrates (1971) S. 33-45, Stuttgart.

HANSEN, K., WERNER, M.: Lehrbuch der klinischen Allergie. Stuttgart: Thieme 1967.

E. Gonsior, Frankfurt/Main

Die Bedeutung der inhalativen Provokationsprobe für die Diagnose des berufsbedingten allergischen Bronchialasthmas

Einleitend sei der Begriff des allergischen Bronchialasthmas definiert: Allergisches Bronchialasthma - oder genauer gesagt exogen-allergisches Asthma bronchiale - ist eine rezidivierende oder chronische obstruktive Ventilationsstörung, deren pathogenetische Grundlage eine Immunreaktion des Typ I nach COOMBS und GELL (1968) ist.

Innerhalb dieser Definition bedeutet Immunreaktion des Typ I eine allergische Sofortreaktion, die von einem Reagin oder einem reaginähnlichen Antikörper unter Freisetzung von vasoaktiven Mediatorsubstanzen vermittelt wird. Eine obstruktive Ventilationsstörung ist eine Bronchialerkrankung, die mit einer generalisierten Verengung der Luftwege einhergeht. Das exogen-allergische Asthma bronchiale unterscheidet sich von anderen obstruktiven Ventilationsstörungen durch seine allergische Pathogenese.

Mit Abschluß der Hauttestung sind die für den Patienten zutreffenden Verdachtsantigene bekannt. Wegen der bekannten Differenzen zwischen dem Reagingehalt der Haut und dem der Schleimhaut des Bronchialsystems besteht keine sichere Zuordnung zwischen Hauttestergebnis und der Aktualität eines Antigens für das Bronchialsystem. Aus diesem Grunde ist eine alleinige Hauttestung zur Ermittlung der Krankheitsursache unzureichend. Eine positive Hautreaktion sagt also nicht mit Sicherheit etwas über die tatsächliche Auslösung des Krankheitsbildes durch das getestete Antigen aus. Dieser Nachweis kann nur durch Reproduktion des Krankheitsbildes am Manifestationsorgan gebracht werden. Die Auslösung eines exogen-allergischen Asthma bronchiale durch ein bestimmtes Antigen kann nur dann als erwiesen gelten, wenn durch Exposition des Bronchialsystems gegenüber diesem Antigen das typische Krankheitsbild ausgelöst werden kann.

Zur inhalativen Provokation inhaliert der Patient das Antigen mit einem normalen Therapievernebler. Da nicht alle bronchialen Reaktionen sofort nach Inhalation auftreten, kann pro Untersuchungstag nur ein Antigen verabreicht werden. Wegen der Gefahr eines anaphylaktischen Schocks oder schwerer bronchialer Reaktionen muß der Antigenextrakt in Verdünnung je nach dem vermuteten Sensibilisierungsgrad des Patienten verabreicht werden. Nach einer positiven Reaktion sind die Beschwerden durch die Inhalation eines Broncholytikums meist vollständig wieder zu beheben (GONSIOR u. Mitarb. 1974a).

Zum Abschluß einer so stark erhöhten bronchialen Reagibilität, daß eine Reaktion allein auf den Inhalationsreiz hin erfolgt- also völlig unabhängig vom verabreichten Antigen - muß der inhalativen Provokation ein Leerversuch mit dem Lösungsmittel des Antigenextraktes vorausgehen. Kommt es bei dieser Inhalation zur bronchialen Reaktion, so muß die nachfolgende Antigenprovokation mit äußerster Vorsicht interpretiert werden.

Die Messung der Bronchialobstruktion kann mit den üblichen Lungenfunktionsparametern erfolgen. Nach unseren Untersuchungen sind hierfür - besonders bei Gutachterfragestellungen - die ganzkörperplethysmographische Bestimmung des spezifischen Atemwiderstandes oder aber die Messung der Ein-Sekundenkapazität geeignet (BRISCOE u. Mitarb., 1958; DOERSHUK u. Mitarb., 1974; GONSIOR u. Mitarb., 1974b).

Für die Auswertung der inhalativen Provokation ist es notwendig, sich das Ziel dieser Untersuchung vor Augen zu führen: Eine inhalative Provokation ist dann positiv ausgefallen, wenn es gelungen ist, das Symptom Asthma - also eine Ruhedyspnoe - zu provozieren. Dieses klinische Symptom kann insofern in einen Lungenfunktionswert übersetzt werden, als normalerweise bei einem spezifischen Atemwiderstand von 20 cmH_2O x sec eine leichte Ruhedyspnoe auftritt (GONSIOR u. Mitarb., 1974c). Dieser Wert von 20 cmH_2O x sec wird nach MEIER - SYDOW Dyspnoeschwelle genannt. Eine Atemnot kann natürlich nur dann ausgelöst werden, wenn vor der Untersuchung keine Symptomatik vorgelegen hat. Es ist also anzustreben, daß der Patient vor Provokation beschwerdefrei ist.

Abb. 1 zeigt halbschematisch die Plethysmogramme einer inhalativen Provokationsprobe, die in der Sofortreaktion positiv ausgefallen ist. Die Zahlen oberhalb der Plethysmogramme geben den spezifischen Atemwiderstand in cmH_2O x sec an.

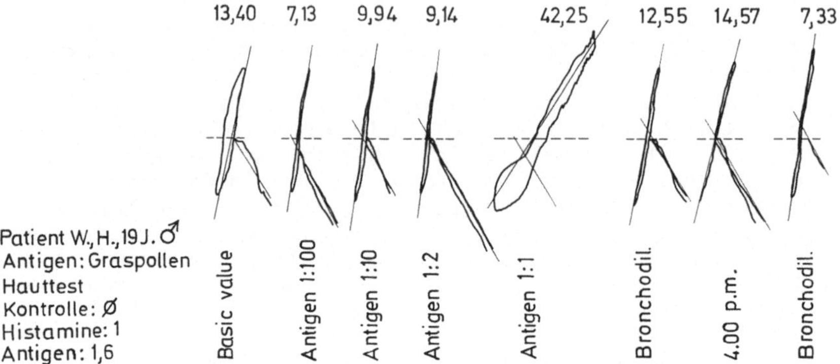

Abb. 1. Positive Antigen Challenge, Immediate Reaktion

Für die Durchführung von inhalativen Provokationsproben in der Diagnostik von Berufskrankheiten halten wir folgende Gesichtspunkte für besonders beachtenswert:

Die inhalative Antigenprovokationsprobe muß als einfacher Blindversuch erfolgen.

Bei offener Durchführung kann weder eine psychogene Beeinflussung der Untersuchungsergebnisse noch eine Simulation bei Rentenwunsch ausgeschlossen werden. Selbst bei ganzkörperplethysmographischer Untersuchung sind solche Artefakte nicht mit letzter Sicherheit zu vermeiden.

Die Verabreichung des Antigens sollte in der Form eines wässrigen Antigenextraktes als Aerosol erfolgen.

Nur bei dieser Darreichungsform lassen sich die Bedingungen des Blindversuches einhalten. Eine Inhalation des nativen Antigens kann nicht erfolgen, ohne daß der Patient Kenntnis von der verabreichten Substanz erhält. Nur durch Verabreichung des wässrigen Antigenextraktes ist eine so indifferente Darreichungsform sichergestellt, daß unspezifische Reize entfallen. Nur bei dieser Darreichungsform kann eine Lösungsmittelinhalation als vergleichbarer Leerversuch benutzt werden.

Diese Gesichtspunkte veranlassen uns, den sog. "arbeitsplatzbezogenen Inhalationstest" (WOITOWITZ, 1970) mit Zurückhaltung zu beurteilen. Bei dieser Versuchsanordnung ist weder die Bedingung des einfachen Blindversuches gewahrt, noch kann eine unspezifische bronchiale Reaktion durch stabförmiges Antigen ausgeschlossen werden. Darüberhinaus muß darauf hingewiesen werden, daß jede Antigenverstäubung zu einer anhaltenden Kontamination des Untersuchungsraumes führt. Zusätzlich ist in Fällen von hochgradiger Sensibilisierung bei Benutzung von Nativantigenen eine ausreichende Dosierbarkeit des Antigens nicht sichergestellt.

Bei Durchführung inhalativer Provokationsproben mit Hilfe von forcierten Atemmanövern ist der Ausschluß eines spirometrie-induzierten Bronchialasthmas notwendig. Durch vergleichende Untersuchungen mit spirometrischer, pneumotachographischer und ganzkörperplethysmographischer Messung der Bronchialobstruktion konnten wir nachweisen, daß starke bronchiale Reaktionen allein durch den Reiz des forcierten Atemmanövers ausgelöst werden können.

Abb. 2 zeigt Plethysmogramme vor und nach einer forcierten Exspiration.

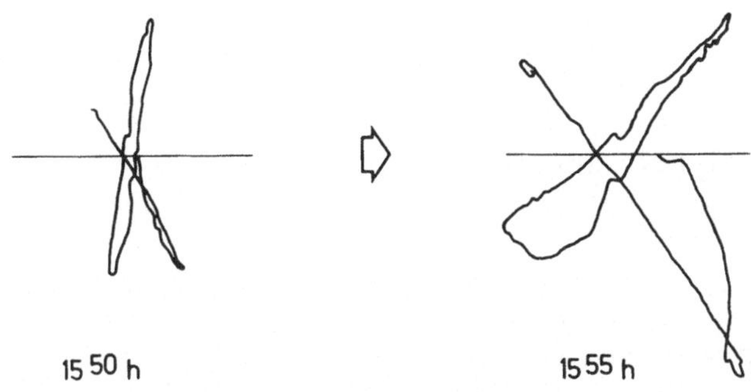

Abb. 2. Rise of airway resistance following forced exspiration

Kann bei einem Patienten ein solches spirometrie-induziertes Asthma nicht ausgeschlossen werden, so ist eine Untersuchung mit dem Plethysmographen indiziert, da hier die Messung bei Ruheatmung ohne wesentliche Mitarbeit des Patienten erfolgen kann.

Bei Beachtung dieser Forderungen stellt die inhalative Provokationsprobe in der Diagnostik des exogen-allergischen Asthma bronchiale eine reproduzierbare und objektive Methode zum Nachweis des krankheitsauslösenden Antigens dar.

Literatur

COOMBS, R.R.A., GELL, P.G.H.: Classification of allergic reactions responsible for clinical hypersensitivity and disease. In: Gell, P.G.H. u. R.R.A. Coombs: Clinical aspects of immunology. Oxford u. Edinburgh, Blackwell 1968.

BRISCOE, W.A., DUBOIS, A.B.: J. clin. Invest., 37, 1279-1285 (1958).

DOERSHUK, C.F., FISHER, B.J., METTHEWS, L.W.: Amer. Rev. Resp. Dis. 109, 452-457 (1974).

GONSIOR, E., THIEL, Cl., SCHULTZE-WERNINGHAUS, G., KROIDL, R.: Ther. d. Gegenw. 113, 1727-1738 (1974a).

GONSIOR, E., KRÜGER, M., MEIER-SYDOW, J.: Comparison of different methods in bronchial antigen challenge. 9th European congress of allergology, London 1974.

GONSIOR, E., MEIER-SYDOW, J., THIEL, Cl.: Immunitätsforschung, Suppl, Bd. 1, 221-227 (1974c).

WOITOWITZ, H.J., WOITOWITZ, R.H., SCHÄLKE, G.: Dtsch. med. Wschr. 95, 276-280 (1970).

In dieser Arbeit wurden Ergebnisse der Inauguraldissertation von M. KRÜGER verwendet.

G. Reichel, Bochum

Berufsasthma und unspezifische Hyperreagibilität des Bronchialsystems

CURRY und TIFFENEAU (1) machten als erste darauf aufmerksam, daß das Asthma bronchiale zu einer gesteigerten brochomotorischen Erregbarkeit führt. Die Autoren wiesen nach, daß Histamin und Acetylcholin bei der Bronchitis und dem Asthma bronchiale schon in einer Dosierung zur Bronchialobstruktion führt, die beim Gesunden noch keine wesentliche Wirkung entfaltet. Auf eine Inhalation von Acetylcholin, einem körpereigenen bronchokonstriktorisch wirkenden Stoff, in einer Dosis, die je nach gewählter Versuchsanordnung zwischen 0,1-3% schwankt, reagiert ein gesundes Bronchialsystem mit einem nur geringgradigen Anstieg des Atemwegswiderstandes (Abb. 1). Patienten mit überempfindlichen Bronchien zeigen aber eine verstärkte, z.T. starke Reaktion, die mit asthmaähnlicher Dyspnoe verbunden sein kann. Dieser gesteigerten Reaktion liegt eine endogene Bereitschaft zur Bronchialobstruktion zugrunde, die durch exogen zugeführte chemische oder physikalische Stoffe ausgelöst werden kann (4,6, 7,8). Die Bronchialreaktion bei Überempfindlichen bedarf keines spezifischen Auslösers (2,3,4,8). Antigene wirken beim Sensibilisierten ebenso wie verschiedene am Arbeitsplatz oder in der häuslichen Umgebung vorhandene Reiz- oder Duftstoffe. Es lassen sich beim Überempfindlichen meist eine Vielzahl von Reizen nachweisen, die zur Bronchialobstruktion mit Dyspnoe führen, wie das Beispiel in Abb. 2 zeigt. Es stammt von einem 45-jährigen Chemiefacharbeiter, der anläßlich eines grippalen Infekts über am Arbeitsplatz auftretende Atemnot klagte. Im Acetylcholin-Provokationstest fand sich eine starke bronchiale Übererregbarkeit. Sowohl nach Exposition mit einem am Arbeitsplatz vorkommenden Staub als auch nach verdunsteter Kunstharzverdünnung und Ammoniak kam es zu deutlichen bronchialen Reaktionen, die zum Anstieg des Atemwiderstandes führte. Ähnliche Reaktionen waren auch mit kalter Luft auszulösen. Das Spektrum der in der Abb. 2 dargestellten Reizstoffe, die eine bronchiale Reaktion zur Folge haben, läßt sich beliebig erweitern und umfaßt eine große Anzahl am Arbeitsplatz und in der häuslichen Umgebung vorhandenen Reiz- oder Duftstoffe.

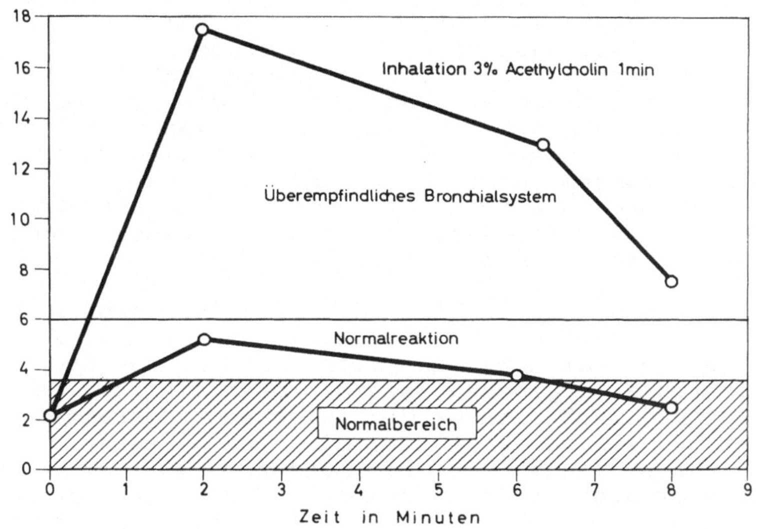

Abb. 1. Reaktion eines normalerregbaren und eines überempfindlichen Bronchialsystems auf Inhalation einer Acetylcholin-Lösung

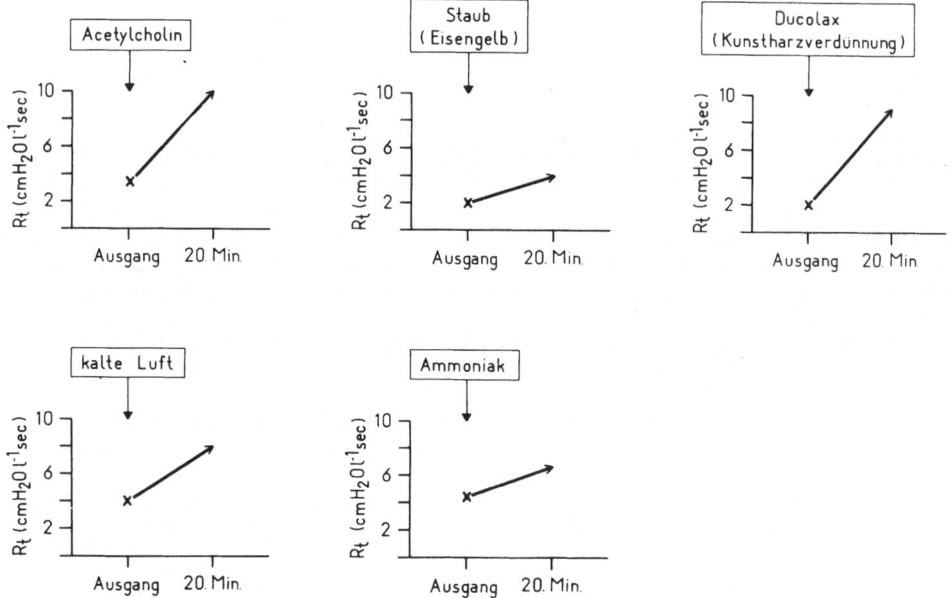

Abb. 2. Verhalten des Atemwegswiderstandes (R_t cm H_2O l^{-1} sec) bei einem 45-jährigen Chemiefacharbeiter während eines akuten Bronchialinfekts nach Provokation mit verschiedenen beruflichen und außerberuflichen Reizen

Die Überempfindlichkeit des Bronchialsystems zeigt, ohne in jedem Fall mit einem speziellen Krankheitsbild identisch zu sein, sehr enge Beziehungen zum allergisch asthmatischen Formenkreis und zu den chronisch unspezifischen Atemwegserkrankungen (4,5,7). Das allergisch verursachte Bronchialasthma geht fast ausschließlich mit einer gesteigerten bronchomotorischen Erregbarkeit einher (4). Aber auch zweidrittel aller Patienten mit chronisch unspezifischen Atemwegserkrankungen zeigten eine mäßige, aber deutliche bronchomotorische Übererregbarkeit (4,5). Dieser Personenkreis ist ebenso wie der der allergischen Asthmatiker nach unseren bisherigen Erfahrungen hinsichtlich einer inhalativen Umweltbelastung im besonderen Maße gefährdet.

Arbeitsmedizinisch ist natürlich die Frage von großer Wichtigkeit, ob ein überempfindliches Bronchialsystem, das auf viele ubiquitär vorkommende Reize anspricht, sekundäres Symptom eines berufsbedingten allergischen Asthma bronchiale ist. Es sollte dabei scharf unterschieden werden zwischen krankheitsverursachenden Stoffen und solchen Faktoren, die eine bestehende Erkrankung nur beeinflussen. Viele Luftverschmutzungsstoffe, die am Arbeitsplatz oder auch in der häuslichen Umgebung vorkommen können, wie z.B. Kälte, hohe Luftfeuchtigkeit, Zigarettenrauch etc. sind in der Lage, bei bestehendem überempfindlichem Bronchialsystem eine bronchokonstriktorische Reaktion auszulösen oder eine bestehende Atemwegsobstruktion zu verschlimmern. In diesen Fällen bestehen jedoch keine Anhaltspunkte dafür, daß die Grunderkrankung ursächlich auf die gleichen Schadstoffe zurückgeführt werden kann.

Literatur

1. CURRY, J.J.: J. clin. Invest. 25, 785 (1946).
2. NOLTE, D., ULMER, W.T.: Beitr. Klin. Tuberk. 134, 54 (1966).
3. REICHEL, G.: Schweiz. Med. Wschr. 102, Nr. 4, 102 (1972.
4. REICHEL, G.: Verh. Dtsch. Ges. f. Arbeitsmed. 13, 55 (1973).
5. STEMPEL, G.: Reaktionen des Bronchialsystems auf Acetylcholinaerosol und ihre Beziehungen zur Staubexposition, zum Rauchen und zu unspezifischen Atemwegserkrankungen. Dissertation Münster 1971.
6. ULMER, W.T.: Schweiz. Med. Wschr. 96, Nr. 39, 941 (1966).
7. ULMER, W.T.: Arbeitsmed. Sozialmed. Arbeitshyg. 10, 277 (1972).
8. VRIES, K. DE., BOOIJ-NOORD, H., GOEI, J.T., GROBLER, N.J., SLUITERS, H.J., TAMMELING, G.J., ORIE, H.G.M.: Hyperreactivity of the bronchial tree to drugs, chemical and physical agents. In: Bronchitis II, Ed. by N.G.M. ORIE and H.J. SLUITER, Royal Vangorcum Ltd., Assen 1964.

E. Fuchs, Wiesbaden

Erfolgsaussichten der Hyposensibilisierungsbehandlung bei exogen-allergischem Berufsasthma

In der mir zur Verfügung stehenden Zeit will ich versuchen, die grundsätzliche Frage zu beantworten, ob durch eine spezifische Hyposensibilisierungsbehandlung die Weiterentwicklung einer entschädigungspflichtigen Berufskrankheit im Sinne der Ziffer 41 der Anlage 1 zur 7. Berufskrankheitenverordnung verhindert und damit im Individualfall die Berufsfähigkeit erhalten werden kann. Es geht hier um die Frage, inwieweit eine spezifische Hyposensibilisierungsbehandlung in der Lage ist, die Überempfindlichkeit der sensibilisierten Schleimhaut des Respirationstraktes so zu mindern, daß bei erneutem - berufsbedingtem - inhalativem Allergeneinstrom die allergische Reaktion und damit Rhinitis und Asthma bronchiale ausbleiben. Die Frage ist umso mehr berechtigt, als die Ergebnisse der spezifischen Hyposensibilisierungsbehandlung mit Allergenextrakten bei inhalativen Allergosen im allgemeinen sehr erfolgversprechend sind, wobei allerdings, was die Prognose angeht, wichtige Fakten, auf die ich noch eingehen werde, berücksichtigt werden müssen. Es besteht heute weitgehende Einmütigkeit darüber, daß die spezifische Hyposensibilisierungsbehandlung die wirksame und einzige (!) ursächliche Behandlungsmethode der exogen-allergischen Krankheiten des Respirationstrakts darstellt, und zwar immer dann, wenn eine Allergenkarenz aus verschiedenen Gründen nicht möglich ist. Unsere eigenen günstigen Behandlungsergebnisse decken sich weitgehend mit denen anderer Autoren, sie liegen bei beiden Geschlechtern etwa um 80%. Ich beziehe mich hier besonders auf unsere gemeinsamen, umfangreichen Untersuchungen mit GRONEMEYER, WERNER und DEBELIČ an 697 Patienten (Tabelle 1). - Zudem hat die Einführung von Pyridin-extrahierten und Aluminiumpräcipitierten sog. Halb-Depotextrakten die praktische Durchführung (bei gleichen Erfolgschancen wie früher mit wäßrigen Allergenextrakten) sehr vereinfacht (ADL-Bencard, Allpyral, Depot-Pangramin (Abello), Novo-Helisen-Depot, Allergopharma). Die besten Ergebnisse einer - meist präsaisonalen - spezifischen Hyposensibilisierungsbehandlung werden bei Pollenallergikern erzielt, aber auch die ganzjährige Behandlung mit Hausstaub- und Hausstaubmilben bei Hausstauballergikern zeitigt gute Erfolge. Der Erfolg hängt wesentlich von der richtigen Durchführung der Behandlung, aber auch davon ab, ob frühzeitig hyposensibilisiert wird. Nicht nur die Krankheitsdauer, sondern auch das Lebensalter spielen eine Rolle. Von großer Bedeutung sind ferner der Sensibilisierungsgrad und die Potenz des krankmachenden Allergens sowie die Zahl der vorhandenen aktuellen Sensibilisierungen, d.h., ob nur gegen ein oder mehrere Allergene eine Allergie vorliegt. Schließlich muß ganz besonders die tägliche Expositionsdauer berücksichtigt werden, die nicht bei allen beruflich bedingten Sensibilisierungen willkürlich verändert werden kann.

Zwei eigene Beobachtungen mögen die Problematik deutlich machen:

1. Ein mehlallergischer Bäckermeister mit Asthma bronchiale wird während einer mehrmonatigen Mehlkarenz anläßlich einer

Tabelle 1. Übersicht der Desensibilisierungsergebnisse bei den verschiedenen Manifestationen

	N	sehr gut und gut	befriedigend	mit Erfolg N	mit Erfolg %	ohne Erfolg N	ohne Erfolg %
Rhinopathia allergica	174	68	76	144	82,8±2,8	30	17,2±2,8
Asthma bronchiale	259	126	89	215	83,0±2,3	44	17,0±2,3
Rhinopathia mit Asthma bronchiale	232	92	84	176	75,8±2,8	56	24,2±2,8
Rhinopathia, Asthma bronchiale mit Spätschäden	19	10	5	15	78,9±9,3	4	21,1±9,3
Rhinopathia mit anderen allergischen Manifestationen	13	6	1	7	53,8±13,7	6	46,2±13,7
Summe	697	302	255	557	79,9±1,5	140	20,1±1,5

Signifikanz: $x^2 = 46,7$
(5%:9,488; 1%:13,277)
f = 4

Es besteht ein signifikanter Unterschied zwischen den Desensibilisierungsergebnissen bei Rhinopathia und Asthma bronchiale gegenüber denen bei Rhinopathia mit Asthma bronchiale und den beiden letzten Gruppen

ohne Erfolg gelten: nur vorübergehend gebessert, ungebessert, verschlechtert

klinischen Heilmaßnahme mit einem wäßrigen Roggen- und Weizenmehlextrakt hyposensibilisiert. Es stellt sich bei pneumometrischer Kontrolle der Therapieerfolg nach Erreichung der sog. Enddosis ein. Eine inhalative Provokation mit einem allergenen Mehlextraktaerosol wird ohne Einschränkung der Funktionswerte toleriert, auch ist der Hyposensibilisierungseffekt so stark, daß die berufliche Tätigkeit als Bäcker bei insgesamt 1 1/2 jähriger Fortführung der Therapie und auch anschließend voll ausgeführt werden kann (Abb. 1).

2. Ein insektenstauballergischer Entomologe mit Asthma bronchiale, das sich nach nur 1-jähriger Exposition entwickelte(!), wird gleichzeitig inhalativ und subkutan hyposensibilisiert. Es gelingt eine Senkung des Empfindlichkeitsgrades der Schleimhaut des Respirationstraktes gegen Staub der afrikanischen Wanderheuschrecke (Locusta migratoria) von 10^{-11} auf 10^{-2} zu erzielen. Diese Anhebung der Toleranzschwelle ist objekti-

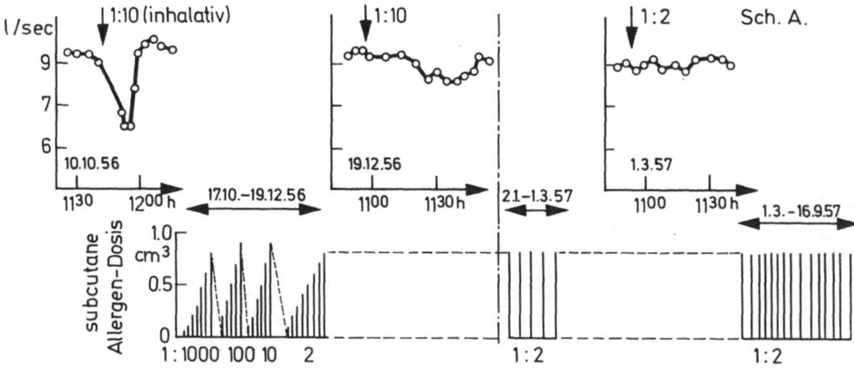

Abb. 1

vierbar, sie reicht aber nicht aus, die "natürliche" Allergenexposition im Laboratorium ohne bronchioläre Reaktion zu überstehen. Der hochspezialisierte Entomologe muß seinen Beruf aufgeben (Abb. 2).

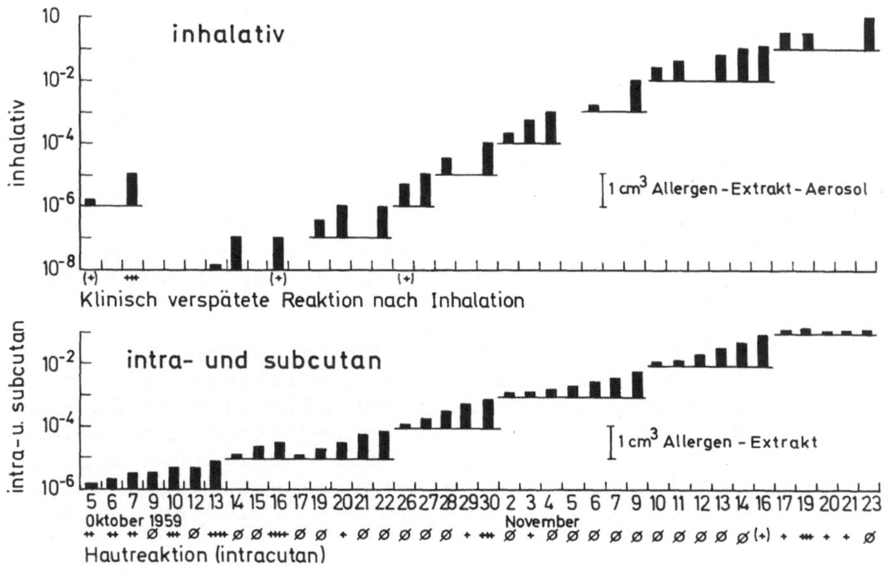

Abb. 2

Im ersten Fall wurde die spezifische Therapie bei Allergenkarenz eingeleitet und anschließend sachgemäß und richtig fortgeführt, der Erfolg stellte sich ein, die "natürliche" Exposition wurde später vertragen. Im zweiten Fall wie auch in zahlreichen anderen eigenen Beobachtungen (u.a. einem rinderhaarallergischen Viehauktionär und einem Tierarzt) gelang nur eine Anhebung der Toleranzschwelle, die jedoch nicht ausreichte, um die "natürliche", weil zu massive Allergenexposition zu kompensieren bzw. unwirksam zu machen.

Wie ausgeführt, macht die massive tägliche unvermeidbare Allergeninhalation am Arbeitsplatz eine adäquate ausreichende Dosierung zumeist unmöglich, so zum Beispiel auch bei einem tierhaarallergischen Biologie-Laboranten oder bei einer Medizinisch-Technischen-Assistentin, die bei Fortführung ihrer beruflichen Tätigkeit fast ständig, d.h. täglich über viele Stunden ihren krankmachenden Allergenen ausgesetzt sind im Gegensatz zum Beispiel zu wissenschaftlich arbeitenden tierhaarallergischen Pharmakologen oder Pathologen und Immunologen, die die allergene Exposition am Arbeitsplatz auf eine kurze und vorabsehbare Zeit täglich reduzieren können. Es ist nur zu verständlich, wenn selbständige Unternehmer, vor allem Bäcker und Konditoren oder Wissenschaftler eines speziellen experimentellen Fachgebietes (Zoologen, Pharmakologen, Pathologen), die an einem berufsbedingten allergischen Bronchialasthma erkranken, fast in jedem Fall den Wunsch haben, zunächst eine spezifische Hyposensibilisierung zu versuchen, um weiter in ihrem Beruf bzw. in ihrer speziellen Forschung tätig bleiben zu können. Bei diesem Personenkreis ist damit zu rechnen, daß aus Eigeninteresse die Behandlung besonders genau und auch lange genug durchgeführt wird. Weitgehende Expositionsprophylaxe in Verbindung mit spezifischer Hyposensibilisierung erhalten oft die Berufsfähigkeit. In diesem Zusammenhang kann ich über drei Pharmakologen berichten, die vorwiegend an einem Bronchialasthma infolge Sensibilisierung gegen Rattenhaare und teilweise auch gegen Meerschweinchenhaare litten. Alle drei wurden erfolgreich hyposensibilisiert, sie können ihrer Forschungstätigkeit weiter nachgehen. Der Umgang mit Laboratoriumstieren, der sonst innerhalb von wenigen Stunden zu schwersten Asthmakrisen führte, war nach der Hyposensibilisierung weiter möglich. Im Falle eines Pathologen blieb dagegen der Hyposensibilisierungserfolg aus, da neben der Sensibilisierung gegen Ratten-, Mäuse- und Meerschweinchenhaare sich auch eine Formalinsensibilisierung entwickelte.

Ich komme zum Schluß und fasse zusammen: Trotz der an sich recht guten Hyposensibilisierungsergebnisse bei inhalativen Allergosen besteht für die meisten berufsbedingten allergischen Asthmaformen die wichtigste Therapie in einer konsequenten Expositionsprophylaxe, d.h. zumeist Berufsaufgabe mit nachfolgender Umschulung. Nach Arbeitsplatzwechsel bzw. Allergenkarenz verschwinden die manifesten Krankheitserscheinungen zumeist vollständig, wenn nicht schon sekundäre Organschäden den Krankheitsverlauf bestimmen.

Eine spezifische Hyposensibilisierungsbehandlung ist nur wenigen ausgesuchten Fällen zu empfehlen, besonders solchen, bei denen vorwiegend eine "diskontinuierliche", vorhersehbare allergene Teilexposition besteht, z.B. bei einer mehlallergischen Ehefrau eines selbständigen Bäckermeisters.

Als zusätzliche und palliative Behandlung bis zum Eintritt versicherungsrechtlicher Maßnahmen, wie aber auch zur Unterstützung einer Hyposensibilisierungsbehandlung in besonders gelagerten Fällen, wenn z.B. ein selbständiger mehlallergischer Bäckermeister seinen Betrieb nicht aufgeben will, kann die Inhalation bzw. das Aufschnupfen von Dinatriumcromoglykat (Intal) eine wertvolle Hilfe sein. Intal ist in der Lage, protektiv auf die Auslösung des exogen-allergischen Bronchialasthma zu wirken. Dieser Wirkstoff scheint nach Berichten über 4-jährige Dauerbeobachtungen "atoxisch" zu sein, so daß die Hyposensibilisierung durch injektive Applikation und die protektive Wirkung von Intal sich in vorteilhafter Weise ergänzen können. Zudem erfährt die Hyposensibilisierung unter "Intal-Schutz" in ihrer Durchführung u.U. in mehrfacher Beziehung eine Erleichterung (z.B. Verminderung der Summationseinwirkung von gespritztem und inhaliertem Allergen, Einsparung von Corticoiden u.a.).

Literatur

1. BRUUN, E.: Specific Hyposensization. VII, Int. Kongr. f. Allergology, Florenz 1970. Excerpta med. 365, Amsterdam 1971.
2. FUCHS, E.: Med. Klin. 67, 988-990 (1972).
3. FUCHS, E.: Asthma bronchiale in der Gewerbemedizin. Stuttgart: Gentner 1973.
4. GRONEMEYER, W.: Therapie allergischer Krankheiten. In: Lehrbuch der klinischen Allergie. Hrsg. von K. HANSEN und M. WERNER, speziell S. 518-534. Stuttgart: Thieme 1967.
5. WERNER, M., GRONEMEYER, W., FUCHS, F., DEBELIĆ, M.: Behandlung mit wäßrigen Allergenextrakten. In: Allergie- und Immunitätsforschung. Hrsg. von E. LETTERER und W. GRONEMEYER, Bd. III, 167-183. Stuttgart: Schattauer, 1970.
6. WORTMANN, F.: Behandlung mit Halbdepot- und Depotextrakten. In: Allergie- und Immunitätsforschung. Hrsg. von E. LETTERER und W. GRONEMEYER, Bd. III, S. 185-195. Stuttgart: Schattauer 1970.
7. WÜTHRICH, B., GÜNTHARD, H.P.: Schweiz. Med. Wschr. 104, 713-717 (1974).

K. Lanser, Bochum

Intal-Behandlung des Berufsasthma

Bei entsprechender Exposition arbeitsplatzbedingter Allergene kann seit 1961 nach Nr. 41 der Berufskrankheitenverordnung das Bronchialasthma als Berufserkrankung anerkannt werden. Die hieraus abgeleitete Forderung nach Aufgabe des Berufes stellt jedoch für den Erwerbstätigen meist auch eine wirtschaftliche Frage dar. Ein Berufswechsel wird häufig aus finanziellen Aspekten und nicht vom gesundheitlichen Blickpunkt aus abgelehnt. Hinzu kommt, daß einerseits bronchopulmonale Erkrankungen vom Betroffenen selbst und seiner Umgebung oft noch nicht als Leiden angesehen werden und somit eine Meldung bei der Berufsgenossenschaft unterbleibt. Andererseits sollen die Schwierigkeiten des Arbeitsplatzwechsels, der Umschulung oder der Aufgabe der betriebseigenen Mitarbeit vermieden werden (18,19). Durch weiterbestehende Exposition folgt unvermeidlich die Progredienz des Leidens. Die primär funktionelle, reversible Ventilationsstörung mündet in der chronisch-obstruktiven Atemwegserkrankung auf infektiöser Grundlage mit ihrem irreversiblen Dauerschaden.

Der totale Allergenentzug wäre somit immer noch das Mittel der Wahl, um die ständigen Schübe allergischer Atemwegsobstruktion zu verhindern. Ein neuer medikamentös-therapeutischer Aspekt hat sich jedoch durch die Behandlung mit Dinatrium cromoglicium (DNC)[1] bei allergischen Erkrankungen aufgetan (1,2,5,17). Diese Substanz zeigt im Stadium des überempfindlichen Bronchialsystems bei präexpositioneller Applikation eine protektive Wirkung gegenüber bronchialobstruktiven Reizen.

Weitgehende klinische und experimentelle Untersuchungen zeigten, daß DNC weder bronchodilatatorische, antiinflammatorische, corticoidähnliche, noch antagonistische Aktivität gegenüber Spasmogenen wie Histamin, SRS-A,5-Hydroxytryptamin, Bradykinin, Acetylcholin, Prostaglandinen und Nicotin besitzt. Auch ein Effekt im Adenylcyclase-3,5-AMP-System oder an alpha- und beta-Receptoren der Atemwege konnte nicht eindeutig ermittelt werden (5,6). Somit hat noch die von COX aufgestellte Arbeitshypothese einer membranstabilisierenden Wirkung bei der Mastzelle, wonach eine Ausschüttung von Anaphylaktogenen partiell oder total blockiert wird, vorrangige Geltung (3).

Die tierexperimentellen Untersuchungen, insbesondere unserer Arbeitsgruppe über die Entstehung und den reflexmäßigen, vagusgeleiteten Ablauf bronchoconstrictorischer Reaktionen (16), machen jedoch eine receptorenbezogene Aktivität von DNC wahrscheinlich. Auch COX sprach schon 1971 von einer indirekten alpha-Receptorenwirkung (4). Diesbezügliche gegenwärtige Untersuchungen werden diese Fragestellung noch durchleuchten müssen.

Nachdem sich die obstruktiv-protektive Wirkung bei der Behandlung allergischer Reaktionen der Bronchien durch Hausstaub, Gräser, Pollen usw. gezeigt hatte, war der therapeutische Einsatz bei berufsbedingtem Asthma bronchiale berechtigt. Hierbei wurde festgestellt, daß DNC auch in der Lage ist, die Sofort- und Spätreaktion gegenüber Substanzen und Stäube wie Mehle, Wolle, Tierhaare, Tolylen-di-isocyanat, Piperizin-di-hydrochlorid, Platinammoniumchlorid und Lactose zu verhindern (5,7,8,9,10,11,12,13, 18).

Um die Wirksamkeit zu verdeutlichen, sei auf die Schutzwirkung von INTAL anhand einiger Beispiele hingewiesen. Die erste Abbildung zeigt die Überempfindlichkeit des Bronchialsystems bei einem 35-jährigen gelernten Bäckermeister, der auf eine Mehlstaubinhalation eine Sofortreaktion mit einem ausgeprägten Atemwegswiderstandsanstieg antwortete, die etwa dem achtfachen des Ausgangswertes entspricht. Nach einer einwöchigen Behandlung mit INTAL verbleibt bei gleichem Reiz nur ein Anstieg auf das Doppelte des Ausgangswertes.

---

1) INTAL R; FISONS Arzneimittel GmbH, 504 Brühl.

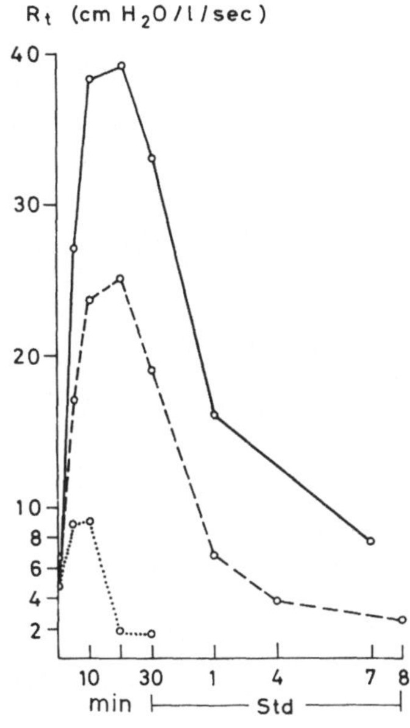

Abb. 1. Inhalativer Provokationstest mit Sofortreaktion des Atemwegswiderstandes (R_1) beim Bäckerasthma. Gleichzeitige Pferdeepithelallergie des Probanden.

____ Mehlstaub

_ _ _ _ Pferdeepithelien

.... nach INTAL-Behandlung (Mittelwert der R_t-Werte nach Mehlstaub- und Pferdeepithelinhalation)

Bei diesem Patienten konnte gleichzeitig noch eine berufsunabhängige Hyperreagibilität der Atemwege auf die Inhalation von Pferdeepithelien registriert werden. Auch diese ließ sich mit INTAL-Behandlung nahezu unterdrücken.

Eine Spätreaktion bei einem 32-jährigen Tierpfleger beim inhalativen Provokationstest mit Hundehaaren zeigt die Abb. 2. Die anfänglich mäßig erhöhten Atemwegswiderstände kurz nach der Inhalation normalisieren sich im Verlauf einer Stunde. Sechs Stunden später kommt es zu einer erneuten Bronchialobstruktion mit Resistancewerten, die die Sofortreaktion weit übertreffen. Diese Erhöhung läßt sich noch weitere 5 Std nachweisen, obwohl ein erneuter Allergenkontakt ausgeschlossen werden konnte. Nach einer viertägigen INTAL-Medikation verbleibt zwar eine nahezu gleichartige Sofortreaktion, die Spätreaktion konnte jedoch nicht mehr nachgewiesen werden.

Eine kurative Wirkung kann durch DNC nicht erreicht werden. Nur bei einer kontinuierlichen Applikation ist es möglich, eine relative Beschwerdefreiheit zu erreichen. Ein späterer Ersatz durch einen inhalativen Bronchodilatator vermag nicht, den Anstieg der Strömungswiderstände bei erneutem Kontakt mit dem Allergen zu verhindern (Abb. 3).

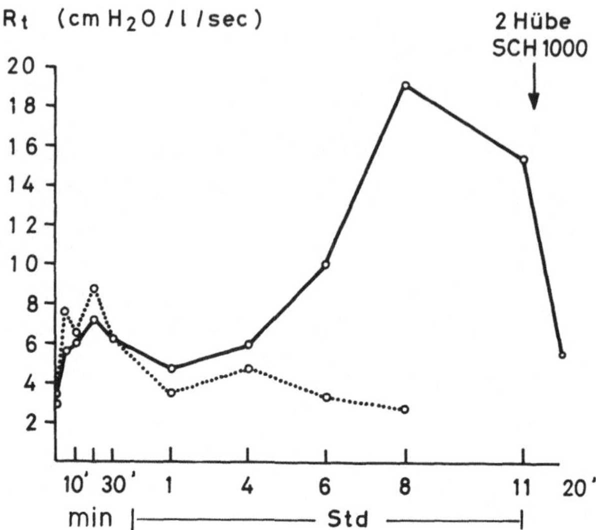

Abb. 2. Profil der Bronchialwiderständ e (R_t) nach Tierhaar-inhalation bei einem 32-jährigen Tierpfleger.
____ohne Behandlung (nach 11 Std wurden 2 Hübe Aerosol Spray SCH 1000 zur Broncholyse appliziert)
....nach 4 Tagen INTAL-Therapie. Eine Spätreaktion unterbleibt

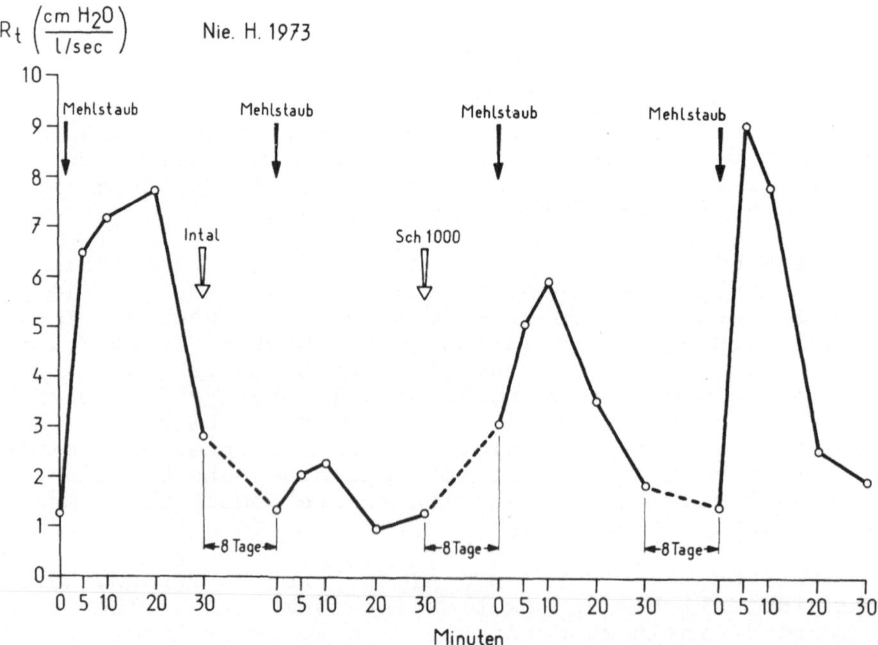

Abb. 3. Verhalten der Resistance (R_t = totaler Atemwegswiderstand) bei inhalativer Mehlstaubexposition (Ausgangssituation; Messung nach achttägiger INTAL-Medikation; weitere acht Tage später unter Monotherapie mit SCH 1000; abschließend nach acht medikamentenfreien Tagen

Trotz eines vielversprechenden Therapieansatzes hat sich die Hoffnung nicht vollständig erfüllt, einen wirksamen Schutz gegen Berufsallergene zu vermitteln. Auf dem Boden häufig schon fortgeschrittener Infektionsschäden im Bronchialsystem ist eine Minderung des Behandlungserfolges erkennbar. Zwar unterbleiben die schweren Atemnotanfälle, jedoch muß oft die Therapie durch zusätzliche Gaben von Broncholytica, Antibiotica und Corticosteroiden ergänzt werden (18). Hier hilft, daß gelegentlich ein steroideinsparender Effekt beobachtet werden kann (15).

Versuche, Patienten mit DNC-Therapie am Arbeitsplatz zu belassen, von denen u.a. auch PUGLIESE u. CORSICO (14) berichten, scheinen daher nur zeitlich begrenzt erfolgreich zu sein. Bisher wird, auf längere Zeit gesehen, ein Berufswechsel noch unumgänglich sein.

Es sollte jedoch immer ein Therapieversuch mit INTAL unternommen werden, um dem Patienten Gelegenheit zu geben, sich an die geänderte Situation zu gewöhnen und sich mit steigender Einsicht neuen beruflichen Aufgaben zuzuwenden.

Literatur

1. ALTOUNYAN, R.E.C.: Acta Allergol. 22, 487 (1967).
2. BAVING, G., ULMER, W.T.: Med. Welt 21, 1155-1160 (1970).
3. COX, J.S.-G.: Nature 216, 1328 (1967).
4. COX, J.S.-G.: Brit. J. Dis. Chest. 65, 189 (1971).
5. INTAL[R] - (Cromolyn sodium - Fisons). A Monograph. Bedford, Mass.: Fisons Corporation (1973).
6. KERR, J.W., GOVINDARAZ, M., PATEL, K.R.: British Medical Journal 2, 139-141 (1970).
7. PEPSY, J., HARGREAVE, F.E., CHAN, F., McCARTHY, D.S.: Lancet 2, 134 (1968).
8. PEPSY, J., PICKERING, C.A.C., LOUDON, H.W.G.: Clinical Allergy 2, 189-196 (1972).
9. PEPSY, J., PICKERING, C.A.C., BRESLIN, A.B.X., TERRY, D.J.: Clinical Allergy 2, 225-236 (1972).
10. PEPSY, J., PICKERING, C.A.C.: Clinical Allergy 2, 197 (1972).
11. PEPSY, J., PICKERING, C.A.C., HUGHES, E.G.: Clinical Allergy 2, 391-396 (1972).
12. PEPSY, J.: Clinical Allergy 3, 1-22 (1973).
13. PICKERING, C.A.C., BATTEN, J.C., PEPSY, J.: Clinical Allergy 2, 213-218 (1972).
14. PUGLIESE, S., CORSICO, R.: Lavoro Umano, Napoli 25, 76 (1973).
15. READ, J., REBUCK, A.S.: Med. J. Aust, 1, 566-569 (1969).
16. ULMER, W.T., ISLAM, M.S., BAKRAN jr., J.: Dtsch. med. Wschr. 96, 1759 (1971).
17. ULMER, W.T.: Med. Klinik 67, 444-446 (1972).
18. ULMER, W.T.: Dtsch. med. Wschr. 99, 1179-1182 (1974).
19. WOITOWITZ, H.-J., WOITOWITZ, R.H., SCHÄCKE, G.: Dtsch. med. Wschr. 96, 276 (1971).

O. Kersten, München

Aktueller Stand der Überlegungen einer arbeitsmedizinischen Vorsorge im Hinblick auf das berufsbedingte Bronchialasthma

Nach den jährlichen Übersichten über die Geschäfts- und Rechnungsergebnisse, die der Hauptverband der gewerblichen Berufsgenossenschaften herausgibt, steigen die Erkrankungen an Bronchialasthma nach Ziffer 41 der 7. BKVO rapide an. Im Jahre 1973 wurden über 800 Fälle gemeldet gegenüber 300 bis 400 Fällen in den 60iger Jahren, was als normal hingenommen wurde. Hierbei ist der Anteil Berufsasthmagefährdeter oder Erkrankter in Bäckereien, Konditoreien und Mühlen gegenüber den anderen Berufszweigen hervorstechend. Im Schrifttum wird der Prozentsatz der Gefährdeten unterschiedlich hoch bemessen. Nach Schätzungen übersteigt er 10%. Der Berufsgenossenschaft Nahrungsmittel und Gaststätten wurden seit 1961, dem Jahr der Einführung dieser Berufskrankheit in die BKVO, rund 1% des genannten Personenkreises - es sind mehr als 3.000 - als erkrankt gemeldet. Die Tendenz der jährlich hinzukommenden Fälle ist stark steigend. Entschädigt werden in jedem Jahr gegenüber früher ca. 60 jetzt 100 neue Rentenfälle. Der Schwerpunkt berufsgenossenschaftlicher Arbeit liegt in Umschulungsmaßnahmen und sonstigen Hilfen zur Rehabilitation beruflicher Art. Das ergibt sich daraus, daß nach der geltenden 7. BKVO die Berufsaufgabe als faktisches Merkmal zusätzlich zur medizinischen Feststellung eines berufsbedingten Leidens im Sinne der derzeitigen Ziffer 41 der Liste zur BKVO verlangt wird. Das Leiden selbst und eine Berufsaufgabe als einschneidende Konsequenz soll durch Vorsorgemaßnahmen unterlaufen werden. Die Berufsgenossenschaften entnehmen eine entsprechende Vorsorgeverpflichtung dem § 708 RVO und § 18 der allgemeinen Unfallverhütungsvorschriften. Eine neue Gewichtung erhält die medizinische Vorsorge durch das Erfordernis der betriebsärztlichen Betreuung nach dem Gesetz über Betriebsärzte, Sicherheitsingenieure und andere Fachkräfte für Arbeitssicherheit vom 12.12.1973 (BGBL. I S. 1885). Nach wie vor sind die Berufsgenossenschaften hier stärkstens engagiert. Deshalb bemüht sich der Hauptverband der gewerblichen Berufsgenossenschaften unter Beteiligung des Bundesarbeitsministeriums, der Gewerbeärzte, der Arbeitnehmer und Arbeitgebervertreter in seinem Ausschuß ARBEITSMEDIZIN, Grundsätze für arbeitsmedizinische Vorsorgeuntersuchungen zu erarbeiten. Einer dieser Vorsorgegrundsätze bezieht sich auf das berufsbedingte Bronchialasthma im Sinne der Ziffer 41 der 7. BKVO. Hiermit soll es ermöglicht werden, berufsbedingte obstruktive Atemwegserkrankungen auf allergischer und chemisch-irritativer Basis frühzeitig zu erkennen und damit auszuschließen.

Der derzeit vorliegende Entwurf der berufsgenossenschaftlichen Grundsätze für arbeitsmedizinische Vorsorgeuntersuchungen zu Ziffer 41 der 7. BKVO bedient sich bereits der Formulierungen, die für die kommende 8. BKVO zu diesem Komplex vorgesehen wurden. Die Formulierungen vermeiden den Begriff des Asthmas als Allgemeinbegriff deshalb, weil Atemwegserkrankungen mit allergischer und auch solche mit chemisch-irritativer oder toxischer Ursache erfaßt werden sollen. Der Begriff des Bronchialasthmas allein ist aber hierfür zu eng, da mit ihm im allgemeinen nur die allergoformen Erkrankungen gemeint sind.

Dem allgemein geltenden Schema für Vorsorgegrundsätze, die zu Asbest, Lärm und für den Bereich chemischer Schadstoffe vorliegen, passen sich auch die zu Ziffer 41 BKVO an. Hier ist zwischen der Eignungsuntersuchung und den sich hieraus ergebenden arbeitsmedizinischen Kriterien und den zeitlich abgestuften Überwachungsuntersuchungen und den sich ebenfalls hieraus ergebenden arbeitsmedizinischen Kriterien zu unterscheiden.

Die Eignungsuntersuchung soll vor Aufnahme einer Tätigkeit an Arbeitsplätzen durchgeführt werden, an denen mit vermehrtem Auftreten von Atemwegsobstruktionen im vorhin beschriebenen Sinne zu rechnen ist. Diese Untersuchung umfaßt zunächst eine allgemeine Untersuchung. Dazu gehört die allgemeine Anamnese, die Arbeitsanamnese, die Feststellung der Beschwerden sowie die Untersuchung der Thorax-Organe.

In einer speziellen Untersuchung war in einem ersten Entwurf unter anderem eine generelle Ganzkörperplethysmographie gefordert und eine Acetylcholintestung erwünscht worden. Hierzu gab es viele Einwände hinsichtlich der Praktikabilität und der Finanzierbarkeit. Es wurde unter anderem vorgebracht, daß man in den kleinen Praxen, auch denen der Werksärzte, in der Inhalationsdiagnostik genau so gut mit einem Vitalographen arbeite. Das gewünschte Verfahren sei zu aufwendig, der Bodyplethysmograph erfasse zudem nur manifeste Krankheitsbilder und keine Frühstadien; auch gegen den Acetylcholintest wurden Einwände erhoben.

Die jetzt vorliegende Fassung berücksichtigt diese Einwände insoweit, als in der speziellen Untersuchung als Teil der Eignungsuntersuchung neben der Röntgenaufnahme der Thoraxorgane und einem Abhusteversuch die Ganzkörperplethysmographie ergänzend nur dann erforderlich wird, wenn anamnestische, klinische oder röntgenologische Hinweise für eine bronchopulmonale Erkrankung vorliegen. Der Acetylcholintest bleibt weiterhin erwünscht. Hiermit wird der Verdachtsfall ausgesondert und notwendigerweise einer Untersuchung in einem Institut unterzogen, das über eine entsprechende Ausstattung verfügt. Da dies nicht viele sind, wird eine möglichst zentrale Untersuchung in wenigen Instituten erreicht. Das ist aus folgendem Grund zu begrüßen:

Auf der Münchner Tagung der Gesellschaft für Arbeitsmedizin im vergangenen Jahr hatte ich von einer misslichen Erfahrung der Verwaltung während der vergangenen 13 Jahre, in denen Bäckerasthma-Fälle zu bearbeiten waren, berichtet. Wir hatten festgestellt, daß wegen der Vielgestaltigkeit diagnostischer Methoden die Gleichbehandlung der Versicherten im erforderlichen Ausmaß nicht gewährleistet ist. Die Überlegungen bei diesen Vorsorgegrundsätzen gingen daher dahin, bei einem so differenzierten Krankheitsgeschehen, das verschieden aufgefaßt, diagnostiziert und behandelt werden kann, möglichst solche Methoden vorzugeben, die bei der Diagnostik ein einheitliches Vorgehen sichern. Der Hinweis auf eine bronchopulmonale Erkrankung soll also zu einer Messung des Strömungswiderstandes der Atmungsorgane und des thorakalen Gasvolumens im Bodyplethysmographen führen. An einem Beispiel wird ferner in den Vorsorgegrundsätzen die Durchführung des Acetylcholintests erläutert. Dieser Test ist nicht zwingend, wird aber erwünscht, mithin in das Ermessen des Untersuchers gestellt.

Welche arbeitsmedizinischen Kriterien ergeben sich nun aus den Vorsorgeuntersuchungen? Wir unterscheiden zwischen Personen, die geeignet, nicht geeignet oder bedingt geeignet für die infrage kommende Tätigkeit sind.

Nicht geeignet für den gewählten Beruf sollen solche Personen sein, bei denen chronischer Auswurf im Sinne einer chronischen Bronchitis und normalen Strömungswiderständen der Atemwege feststeht, sowie solche mit eindeutig erhöhten Strömungswiderständen und ferner Personen mit Rhinitis vasomotorica oder sonstigen allergischen Erscheinungen im Bereich der oberen Luftwege und der Augen und endlich solche mit interkurrent auftretenden Atemwegsobstruktionen auch in den letzten drei Jahren vor der Untersuchung.

Bedingt geeignet sollen solche Personen sein, die Bronchialerscheinungen wie die oben genannten aufweisen, allerdings im verminderten Umfang und die unter entsprechenden vorbeugenden Maßnahmen beschwerdefrei sind. Weiterhin sind Personen bedingt geeignet, die gegen Schadstoffe relativ wenig exponiert sind dann, wenn sie schon gewisse Überempfindlichkeitssymptome der Bronchien aufweisen. Personen, welche in der Anamnese angeben, mehrfach Pneumonien, eine Pleuritis, eine Lungentuberkulose, gehäuft Bronchitiden und Entzündungen der Nasennebenhöhlen durchgemacht zu haben, sind gleichfalls nur bedingt geeignet. Dieser bedingt geeignete Personenkreis unterliegt weiteren Überwachungsuntersuchungen in fixierten Zeitabständen, wobei eine erste Überwachungsuntersuchung nach sechs Monaten zu erfolgen hätte. Auch bei vorzeitigem Auftreten von Atemwegsbeschwerden oder allergischen Prozessen sollen die Überwachungsuntersuchungen einsetzen. Es soll dann neben anderem ein inhalativer Provokationstest bei arbeitsplatzbezogenen Beschwerden durchgeführt werden. Ein Hauttest wird für angezeigt gehalten.

Nicht geeignete Personen werden auch hier, wie bei der Einstellungsuntersuchung, ausgesondert. Bedingt geeignete und für geeignet befundene werden bei etwa auftretenden Beschwerden gleichfalls überwacht.

Das Betriebsärzte-Gesetz vom 12.12.1973 tritt in seinem Kern am 1.12.1974 in Kraft und damit der § 3, der den Aufgabenkatalog der Betriebsärzte beinhaltet. Die Arbeitgeber haben dann nach Maßgabe der jeweiligen UVV "Betriebsärzte", die auch die Einsatzzeit regelt, Betriebsärzte zu bestellen.

Die berufsgenossenschaftlichen Vorsorgegrundsätze bringen in den jeweiligen Bereichen arbeitsmedizinische Anhaltspunkte und sind richtungsweisend für entsprechende Untersuchungen und Maßnahmen. Es ist zu hoffen, daß sie sich durchsetzen, da nur so eine Gleichbehandlung der gefährdeten Versicherten im hier besprochenen Sinne gewährleistet ist.

W. Ulmer, Berlin

Schlußwort

Meine sehr verehrten Damen und Herren!

Ich glaube, wir sollten nicht auseinander gehen, bevor wir denen sehr herzlich danken, die entscheidend zum Gelingen dieses Kongresses beigetragen haben. Ich hoffe, daß Sie mit mir übereinstimmen, daß auch dieser Kongress wieder ein gelungener war.

Vor allem habe ich Herrn Professor CONTZEN zu danken, daß er mir immer zur Seite gestanden hat mit Rat und Tat. Sehr herzlich danke ich Herrn DORKA, der viele, viele Kleinarbeit hier in Berlin in großer Treue durchgeführt hat.

Auch dem Senat der Stadt Berlin gilt unser Dank. Er hat bei der Vorbereitung uns zur Seite gestanden und uns den Senatsempfang in der schon traditionell freundlichen Art durchgeführt.

Herr Direktor FIBURG hatte die Organisation hier in der Kongreß-Halle übernommen, und wir danken ihm, daß hier alles so gut vorbereitet war.

Herr SYBORG vom Deutschen Reisebüro hat in dankenswerter Weise alle entsprechenden Vorbereitungen durchgeführt. Dem DEMETER-Verlag haben wir es zu verdanken, daß wir einen so schönen Tagungsführer zur Verfügung hatten.

Frau VOPEL und Frau MILLHOFF, die schon in jahrelanger Arbeit der Gesellschaft immer treu zur Seite stehen, haben sich auch in diesem Jahr wieder bestens bewährt. Auch meinen Sekretärinnen, Fräulein HUMBURG und Fräulein ECKEL, habe ich vielmals für die große Einsatzfreude während der Vorbereitung und während der Durchführung des Kongresses zu danken.

Besonderer Dank muß natürlich den Referenten ausgesprochen werden. Denn der Kern dieser Tagung ist die Wissenschaft. Die wissenschaftlichen Ergebnisse wurden von den ausgezeichneten freien Vorträgen und Referaten getragen.

Schließlich habe ich auch noch den Vorsitzenden der verschiedenen Abteilungen, Herrn REHN, Herrn WITT, Herrn PERRET und Herrn FRIEDEBOLD zu danken. Auch den Leitern der Paralellsitzungen, Herrn DOTZAUER, Herrn BORELLI und Herrn REICHEL meinen Dank. Sie haben mit der Organisation von Paralellsitzungen gezeigt, daß unsere Gesellschaft über den Rahmen der Unfallchirurgie hinausreicht.

Daß die Sitzungen so lebhaft sein konnten, ist den Diskussionsrednern und dem treu aushaltenden Auditorium zu danken.

Als Internist unter so vielen Chirurgen möchte ich noch eine kleine Anekdote über EINSTEIN, der ja lange Jahre hier in Berlin gelebt hat, anfügen: EINSTEIN war bei einer Physikalischen Gesellschaft, bei der ein Thema behandelt wurde, von dem er wenig verstand, eingeladen. Am Ende der Sitzung wurde er gefragt, ob ihm diese Tagung nicht sehr langweilig gewesen sei. Antwort: "Es wäre wahrscheinlich langweilig gewesen, wenn ich mehr davon verstanden hätte".

Ich wünsche allen Teilnehmern, daß sie eine gute Heimfahrt haben und daß sie auch diese, unsere 38. Jahrestagung, in angenehmer Erinnerung behalten!

G. Friedebold, Berlin

Meine Damen und Herren,

Sie gestatten mir, daß ich mich zum Sprecher für uns alle mache und unserem lieben Präsidenten für diese vorzügliche Leistung danke, die ja um so höher zu bewerten ist, als er uns als Internist einen so hervorragenden Kongreß geboten hat, für den wir dankbar sein müssen und zu dessen Erfolg ich herzlich gratuliere. Er trägt ja wesentlich dazu bei, daß dieser Kongreß hier in Berlin zur Attraktion für künftige Tagungen wird. Also, unserem Präsidenten - herzlichen Dank!

H. Contzen, Frankfurt

Bericht über die Mitgliederversammlung am 21. 11. 1974 in der Kongreßhalle Berlin

Der Präsident unserer Gesellschaft, Prof. Dr. W.T. ULMER, Bochum, eröffnete um 14,30 Uhr die Mitgliederversammlung 1974, zu der termingerecht eingeladen worden war. An dieser Mitgliederversammlung 1974 nahmen 113 Mitglieder teil.

In seinem Geschäftsbericht erläuterte der Präsident den Mitgliedern die mit der Einladung zur Mitgliederversammlung vorgelegten Änderungsvorschläge für die Satzung, über die dann im Verlauf der Sitzung abgestimmt wurde.

Der Präsident teilte weiter mit, daß sich der GERHARD-KÜNTSCHER-Kreis gebildet habe, der mit unserer Gesellschaft zusammenarbeiten und u.a. im Rahmen unserer Jahrestagung jeweils einen Preis verleihen möchte. Das Präsidium habe diesem Wunsche unter der Voraussetzung entsprochen, daß dem Preisrichterkollegium des GERHARD-KÜNTSCHER-Kreises der jeweilige Präsident unserer Gesellschaft angehören solle.

Die 39. Jahrestagung 1975 wird vom 20. bis zum 22. November 1975 wiederum in Berlin stattfinden und gemeinsam mit der Österreichischen Gesellschaft für Unfallchirurgie und der Schweizerischen Gesellschaft für Unfallmedizin durchgeführt. Im Rahmen dieser 39. Jahrestagung wird die nächste Mitgliederversammlung am 20.11.1975 stattfinden.

Prof. ULMER begründete dann den Vorschlag, Berlin als ständigen Tagungsort zu wählen, einmal mit der Größe der Gesellschaft und der sich daraus ergebenden großen Kongreßbeteiligung, zum anderen mit den günstigen finanziellen Bedingungen, die die Kongreßhalle hinsichtlich Miete und Stellfläche für die Industrieausstellung bietet. Aus dem Kreis der Mitglieder ist kein Widerspruch gegen die Wahl von Berlin zum ständigen Tagungsort erfolgt.

Der Kassenführer, Dr. DORKA, Berlin, trug dann den Kassenbericht 1974 vor. Bei insgesamt 1095, davon 819 zahlenden Mitgliedern betrug das Vermögen der Gesellschaft am Stichtag, dem 31.10. 1974, DM 61.268,47.

Nach dem Haushaltsplan 1975, den Dr. DORKA vorlegte, sind die zu erwartenden Auslagen durch die voraussichtlichen Einnahmen gedeckt.

Anschließend berichteten die Kassenprüfer, Prof. DÜRR/Koblenz und Priv. Doz. Dr. HIERHOLZER/Duisburg, daß sie die Bücher unserer Gesellschaft und deren Kasse geprüft und in Ordnung befunden hätten. Die daraufhin der Mitgliederversammlung vorgeschlagene Entlastung des Vorstandes wurde ohne Gegenstimme gewährt.

Bei der anschließenden geheimen Abstimmung über die vorgeschlagene Änderung von § 1 unserer Satzung wurde die vorgeschlagene, neue Fassung von 99 Mitgliedern (von insgesamt 103 gültigen Stimmen) genehmigt.

Der § 1 unserer Satzung wird künftig lauten:

Name, Rechtsform, Sitz, Geschäftsjahr

1. Die Deutsche Gesellschaft für Unfallheilkunde e.V. ist eine Vereinigung von natürlichen und juristischen Personen, die in der Unfallheilkunde, der Versicherungs-, Versorgungs- und Verkehrsmedizin tätig sind oder sich wissenschaftlich oder verwaltungsmäßig mit diesen Fachgebieten beschäftigen oder für sie ein wissenschaftliches oder berufliches Interesse haben.

2. In der Gesellschaft werden folgende Sektionen gebildet:

a) Verkehrsmedizin,
b) Berufskrankheiten,
C) Versicherungsmedizin.

Jede Sektion hat einen wissenschaftlichen Leiter. Diese werden vom Präsidium für die Dauer von 3 Jahren gewählt. Die Amtsperiode beginnt jeweils am Ersten des auf den Tag der Wahl folgenden zweiten Monats. Die Gewählten bleiben im Amt, bis ihr Nachfolger das Amt übernimmt. Die Bestimmung des § 10, Ziff. 3

der Satzung findet auf die Durchführung der Wahl Anwendung. Jedes Mitglied der Gesellschaft kann an den Arbeiten der Sektionen teilnehmen.

3. Die Gesellschaft ist in das Vereinsregister eingetragen.

4. Sitz der Gesellschaft ist Bochum.

5. Geschäftsjahr ist das Kalenderjahr.

In einem weiteren geheimen Wahlgang wurde über die vorgeschlagene Änderung von § 11, Abs. 2 der Satzung abgestimmt. Hierbei gaben 98 Mitglieder (von 103 gültigen Stimmen) ihre Zustimmung zur Änderung von § 11, Abs. 2, der demnach künftig lauten wird:

2. Der nichtständige Beirat besteht aus zwölf auf Vorschlag des Präsidiums von der Mitgliederversammlung gewählten Mitgliedern. Von diesen scheidet ein Drittel jeweils nach drei Jahren aus und wird durch Neuwahl ersetzt; Wiederwahl ist grundsätzlich unzulässig.

Bei der nachfolgenden geheimen Wahl des 2. stellvertretenden Präsidenten 1975 (designierter Präsident 1976) sind 93 Mitglieder (von 102 gültigen Stimmen) dem Vorschlag des Präsidiums gefolgt und haben Prof. Dr. H. CONTZEN/Frankfurt am Main zum 2. stellvertretenden Präsidenten 1975 gewählt.

Durch die von der Mitgliederversammlung 1973 genehmigte Änderung von § 11, Abs. 2 unserer Satzung haben sich Schwierigkeiten für die Wahl der sonst satzungsgemäß am 31.12.1974 ausscheidenden 6 Mitglieder des nichtständigen Beirates ergeben. Diese Schwierigkeiten wurden vom 1. Schriftführer, Prof. CONTZEN, erläutert und damit begründet, daß der § 11, Abs. 2 in der 1973 geänderten Form sich als nicht praktikabel erwiesen habe. Aus diesem Grund müsse das Präsidium den Mitgliedern vorschlagen, ausnahmsweise die sonst am 31.12.1974 ausscheidenden 6 Mitglieder en bloc erneut in den nichtständigen Beirat zu wählen. Da als Nachfolger von Prof. CONTZEN als 1. Schriftführer Priv. Doz. Dr. PROBST/Murnau vom Präsidium gewählt worden ist, wurde die weitere Wahl eines siebenten Mitgliedes in den nichtständigen Beirat erforderlich.

In der anschließenden geheimen Wahl haben 91 Mitglieder (von 103 gültigen Stimmen) diesen Vorschlag des Präsidiums genehmigt und folgende Herren erneut in den nichtständigen Beirat gewählt: Dr. BECK/Ulm, Priv. Doz. Dr. BEDACHT/München, Prof. Dr. Dr. BORELLI/München, Priv. Doz. Dr. DELANK/Bochum, Prof. Dr. DÜBEN/Hannover, Dr. ERNST/Murnau; außerdem wurde für den ausscheidenden Priv. Doz. Dr. PROBST nun Prof. Dr. DOTZAUER/Köln in den nichtständigen Beirat gewählt.

Abschließend wurde von einem Mitglied der Wunsch geäußert, in der Kongreßhalle Berlin künftig 2 automatische Dia-Projektoren zur Synchronprojektion zu installieren. Die ständige Kommission wird sich um die Realisation dieses Vorschlages bemühen.

Sachverzeichnis

S

T

U

V

W

Hefte zur Unfallheilkunde

Beihefte zur Monatsschrift für Unfallheilkunde

Herausgeber: J. Rehn, L. Schweiberer

100. Heft: **Verhandlungen der Österreichischen Gesellschaft für Unfallchirurgie.** 4. Tagung am 11. und 12. Oktober 1968 in Salzburg. Im Auftrage des Vorstandes herausgegeben vom Sekretär der Gesellschaft, E. Jonasch. 14 Abb. X, 150 Seiten. 1969 DM 46,–; US $19.80 ISBN 3-540-04537-6

101. Heft: **Beiträge zur Unfallheilkunde.** Von A. Wilhelm, H. Schnabelmaier, H. v. Elmendorff, E. Ahrer, G. Philadelphy, M. Bauer. 75 Abb. IV, 91 Seiten. 1969. DM 44,–; US $19.00 ISBN 3-540-04538-4

102. Heft: **Verhandlungen der Deutschen Gesellschaft für Unfallheilkunde, Versicherungs-, Versorgungs- und Verkehrsmedizin e.V.** XXXIII. Tagung vom 19. bis 21. Mai 1969 in Nürnberg. Im Auftrage des Vorstandes herausgegeben von J. Rehn. 77, davon 2 farb. Abb. XV, 298 Seiten. 1970. DM 83,–; US $35.70 ISBN 3-540-04858-8

103. Heft: L. SCHWEIBERER: **Experimentelle Untersuchungen von Knochentransplantaten mit unveränderter und mit denaturierter Knochengrundsubstanz.** Ein Beitrag zur kausalen Osteogenese 24 Abb. III, 70 Seiten. 1970. DM 40,–; US $17.20 ISBN 3-540-04859-6

104. Heft: W. SCHRAMM: **Klinische und tierexperimentelle Untersuchungen über die Transplantation autoplastischer Spongiosa.** 23 (8 farb.) Abb. IV, 92 Seiten 1970. DM 53,–; US $22.80 ISBN 3-540-04860-X

105. Heft: A. LOB: **Die Krukenberg-Plastik in Friedenszeiten.** 10 Abb. VI, 48 Seiten. 1970 DM 28,–; US $12.10 ISBN 3-540-05147-3

106. Heft: **Verhandlungen der Österreichischen Gesellschaft für Unfallchirurgie.** 5. Tagung am 24. und 25. Oktober 1969 in Salzburg. Im Auftrag des Vorstandes herausgegeben vom Sekretär der Gesellschaft E. Jonasch. 24 Abb. XII. 188 Seiten. 1970 DM 58,–; US $25.00 ISBN 3-540-05148-1

107. Heft: **Verhandlungen der Deutschen Gesellschaft für Unfallheilkunde, Versicherungs-, Versorgungs- und Verkehrsmedizin e.V.** XXXIV. Tagung vom 11. bis 13. Mai 1970, Düsseldorf. Im Auftrage des Vorstandes herausgegeben vom H. Contzen, W. Arens. 79 Abb. XVI, 267 Seiten. 1971. DM 93,–; US $40.00 ISBN 3-540-05361-1

108. Heft: **Verhandlungen der Österreichischen Gesellschaft für Unfallchirurgie.** 6. Tagung am 16. und 17. Oktober 1970 in Salzburg. Im Auftrage des Vorstandes herausgegeben vom Sekretär der Gesellschaft, E. Jonasch. 40 Abb. XI, 214 Seiten. 1971 DM 76,–; US $32.70 ISBN 3-540-05580-0

109. Heft: U. SCHMIDT-TINTEMANN: **Zur Lage der plastischen Chirurgie.** 15 Abb. VIII, 92 Seiten. 1972 DM 47,–; US $20.30 ISBN 3-540-05645-9

110. Heft: **Verhandlungen der Deutschen Gesellschaft für Unfallheilkunde, Versicherungs-, Versorgungs- und Verkehrsmedizin e.V.** XXXV. Tagung vom 24. bis 26. Mai 1971 in Freiburg/Br. Im Auftrage des Vorstandes herausgegeben von H. Contzen, W. Arens 127 Abb. XVI, 324 Seiten. 1972 DM 119,–; US $51.20 ISBN 3-540-05767-6

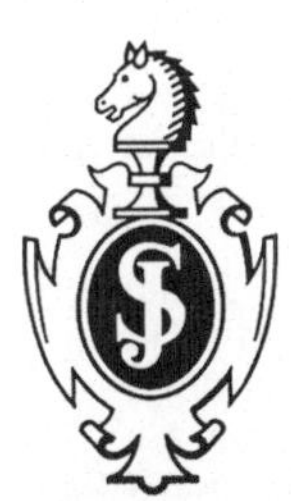

Springer-Verlag
Berlin Heidelberg New York

Fortsetzung
Hefte zur Unfallheilkunde

111. Heft: **Verhandlungen der Österreichischen Gesellschaft für Unfallchirurgie.** 7. Tagung am 8. und 9. Oktober 1971 in Salzburg. Im Auftrage des Vorstandes herausgegeben vom Sekretär der Gesellschaft E. Jonasch. 43 Abb. XII, 291 Seiten. 1972
DM 110,–; US $47.30 ISBN 3-540-05961-X

112. Heft: J. PROBST: **Reosteosynthesen langer Röhrenknochen.** 37 Abb. VIII, 139 Seiten. 1973
DM 72,–; US $31.00 ISBN 3-540-06028-6

113. Heft: K.-P. SCHMIT–NEUERBURG, D. WILDE: **Defektüberbrückung an den langen Röhrenknochen**
Experimentelle Untersuchungen zur Einheilung massiver Corticalistransplantate. 60 Abb., davon 16 farbige auf 4 Tafeln. 7 Tab. IV, 120 Seiten. 1973
DM 56,–; US $24.10 ISBN 3-540-06149-5

114. Heft: **Deutsch-Österreichisch-Schweizerische Unfalltagung in Bern.** 26. bis 28. Oktober 1972
36. Jahrestagung der Deutschen Gesellschaft für Unfallheilkunde, Versicherungs-, Versorgungs- und Verkehrsmedizin e.V. 8. Tagung der Österreichischen Gesellschaft für Unfallchirurgie. 58. Jahresversammlung der Schweizerischen Gesellschaft für Unfallmedizin und Berufskrankheiten. Kongreßbericht zusammengestellt von H. Contzen, E. Jonasch, E. Baur. 114 Abb.
XVI, 340 Seiten. 1973. DM 119,–; US $51.20
ISBN 3-540-06288-2

115. Heft: M. WEIGERT: **Anregung der Knochenbildung durch elektrischen Strom.** 39 Abb. VI, 101 Seiten
1973. DM 57,–; US $24.60 ISBN 3-540-06511-3

116. Heft: H. BOHMERT: **Hautersatz bei Verbrennungen mit Spalthautnetztransplantaten und Xenotransplantaten.** 66 Abb. (davon 29 farbig) VIII, 94 Seiten
1974. DM 54,–; US $23.30 ISBN 3-540-06679-9

117. Heft: **37. Jahrestagung** der Deutschen Gesellschaft für Unfallheilkunde, Versicherungs-, Versorgungs- und Verkehrsmedizin e.V. 22. bis 24. November 1973, Berlin
Kongreßbericht im Auftrage des Vorstandes zusammengestellt von H. Contzen. 150 Abb. XV, 409 Seiten. 1974
DM 122,–; US $52.50 ISBN 3-540-06727-2

118. Heft: E. KUTSCHA-LISSBERG, R. RAUHS: **Frische Ellenbogenverletzungen im Wachstumsalter**
12 Abb. VI, 60 Seiten. 1974. DM 38,–; US $16.40
ISBN 3-540-06949-6

Preisänderungen vorbehalten

119. Heft: **9. Tagung der Österreichischen Gesellschaft für Unfallchirurgie.** 5. und 6. Oktober 1973 in Salzburg
Kongreßbericht im Auftrage des Vorstandes zusammengestellt vom Sekretär der Gesellschaft E. Jonasch
30 Abb. VIII, 196 Seiten. 1974. DM 68,–; US $29.30
ISBN 3-540-07033-8

120. Heft: **Knochenverletzungen im Kniebereich**
2. Reisensburger Workshop zur klinischen Unfallchirurgie, 18. bis 21. September 1974. Unter Mitarbeit von W. Bandi, C. Burri, E. Courvoisier, F. Freuler, P. Hamacher, K. Hell, G. Hierholzer, U. Holz, F. Klapp, E. Kuner, R. Labitzke, F. Magerl, E. Muggler, G. Muhr, A. Pannike, J. Rehn, G. Ritter, A. Rüter, H. Scholze, L. Schweiberer, W. Spier, D. Terbrüggen, O. Trentz, H. Tscherne, S. Weller und H. Wenzl herausgegeben von C. Burri, A. Rüter und W. Spier. 71 Abb. VIII, 149 Seiten
1975. DM 32,–; US $13.80 ISBN 3-540-07200-4

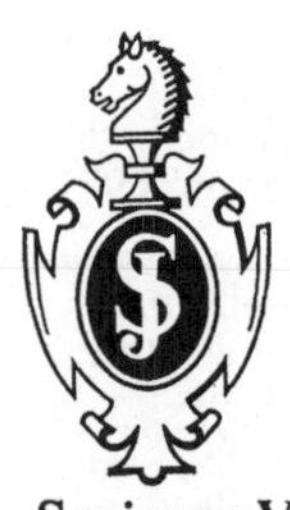

Springer-Verlag
Berlin Heidelberg New York